Nancy Arrowsmith

Das Buch der heilenden Kräuter

NANCY ARROWSMITH

Das Buch der heilenden Kräuter

HERBOLOGIE, HEILKRAFT, REZEPTE UND GESCHICHTEN

Aus dem Amerikanischen übersetzt
von Sarah Heidelberger

Übertragung der Verse von Michael Korth

NIKOL
VERLAG

Aus dem Amerikanischen übersetzt von Sarah Heidelberger.
Die Originalausgabe erschien unter dem Titel *Herbal Roots*.

MIX
Papier | Fördert gute Waldnutzung
FSC® C083411

2. Auflage 2023

Genehmigte Lizenzausgabe 2022 für
Nikol Verlagsgesellschaft mbH & Co. KG, Hamburg

Satz und Layout: Keller & Keller GbR
Umschlaggestaltung: Nele Schütz Design unter
Verwendung von Shutterstock/artdock, bomg (Ornamente)
Illustrationen: »Leonhart Fuchs – Kräuterbuch von 1534«,
Rar. 2037, Bayerische Staatsbibliothek München
(Außer Seiten 106, 566: »Jacob und Johann Georg Sturm,
Deutschlands Flora in Abbildungen«, 1796;
und Seite 444: »Prof. Dr. Otto Wilhelm Thomé,
Flora von Deutschland, Österreich und der Schweiz«,
1885, Gera; siehe www.biolib.de)
Druck und Bindung: CPI Moravia Books s.r.o.
Printed in the Czech Republic

ISBN: 978-3-86820-683-8

Besuchen Sie uns im Internet:
www.nikol-verlag.de

Für meinen Vater,
obwohl Kräuter ihm viel
zu grün waren.

»Mein wild verwunschenes Kräuterbuch
Treibt Blüten in Reimen mehr als genug,
Manchmal ermüdend und manchmal zu lang,
Führt es den Leser fest an der Hand
Durch Wiesen und Felder, Wälder und Au'n,
Um mit ihm das Buch der Natur anzuschau'n.
Lieb wie ein Vater zu seinem Kind
Sprech ich mit Blumen im Frühlingswind,
Voll kindlicher Freude pflück ich sie mir
Und bring das Entdeckte beglückt zu Papier.«

Nach: John Clare: »The Shepherd's Calendar«, Mai, S. 53

»Zum Anbeginn der Zeit herrschte zwischen Gott und dem Teufel noch mehr Zwietracht als heute. Wann immer Gott etwas erschuf, versuchte der Teufel, es zu zerstören.

Eines Tages beschloss Gott, den Menschen zu erschaffen, und formte ihn aus Lehm. Dabei achtete er sehr darauf, dass die Haut glatt wurde. Weil der Ton aber noch nicht fest war, musste Gott ihn über Nacht trocknen lassen.

Genau an diesem Tag machte der Teufel einen Abendspaziergang. Als er die Lehmfigur sah, freute er sich, und als er feststellte, dass sie von Gott erschaffen worden war, kicherte er vor Freude. Er nahm einen Stock und durchbohrte den feuchten Lehm hier und da, bis die Figur schließlich eher aus Löchern als aus Lehm bestand. Der Teufel lachte über sein Werk und schlief in diese Nacht sehr gut, denn er war stolz auf sich.

Als Gott am nächsten Tag kam, um seine Arbeit zu begutachten, war er untröstlich: Was noch gestern ein schön gestalteter Mensch gewesen war, war heute nur noch ein bröckeliger Haufen Lehm. Gott sah sich nach etwas um, mit dem er die Figur reparieren konnte, und weil er nichts Besseres fand, riss er Kräuterbüschel aus dem Boden und stopfte sie in die Löcher. Nachdem er alles repariert hatte, verschloss er die Löcher mit Lehm und strich diesen glatt. Zwar sah die Figur jetzt nicht mehr ganz so gut aus wie zuvor, aber der Lehm trocknete schnell, und so konnte Gott schon wenig später Leben in den fehlerhaften, aber gesunden Menschen hauchen, und er sah, dass sein Werk gut war.

Seitdem dienen die Kräuter, die Gott verwendet hat, um seinen Lehmmenschen zu reparieren, der Menschheit als Heilkräuter, und noch immer retten diese den Menschen vor den Untaten des Teufels.

Nach einem alten bulgarischen Volksmärchen,
aus: Oskar Dähnhardt: »Natursagen«, Band I, S. 96

EINFÜHRUNG

In diesem Buch zeige ich, wie tief Kräuter in unserem Leben Wurzeln geschlagen haben und seit Jahrtausenden zu einem wichtigen Bestandteil der europäischen Kultur geworden sind. Im Fernen Osten sind sie seit noch längerer Zeit mit dem Leben des Menschen verbunden. In Nord-, Mittel- und Südamerika sowie in Afrika und Australien wurden sie schon lange vor der Ankunft des Europäers gesammelt und vielseitig verwendet. Viele europäische Kräuter, wie der Wegerich, folgten buchstäblich den Fußstapfen der weißen Eroberer in die Neue Welt und gedeihen dort seitdem harmonisch zusammen mit den einheimischen Kräutern, denen sie in medizinischen Belangen nicht selten vorgezogen werden. Da ich meine Erfahrungen mit Kräutern vor allem in Europa gesammelt und durch europäische Kräuterkenner, Gärtner und Bauern Wissen über sie erlangt habe, behandle ich in diesem Buch überall in Europa anzutreffende Kräuter – allerdings um den Preis, auf außergewöhnlich interessante und vielfältige Kräuter aus anderen Teilen der Welt verzichten zu müssen.
Pflanzen und Kräuter sind äußerst empfindsam, und Erfahrungen von Menschen mit einem »grünen Daumen« bestärken diese These. Kräuter reagieren sensibel auf Licht, Geräusche und Gedanken, auf den Mineralgehalt der Erde, auf benachbarte Pflanzen, Feuchtigkeit, erdmagnetische Kräfte, Zuwendung, Liebe und Hass. In erstaunlicher Geschwindigkeit passen sie sich durch Evolution an ihre Umgebung an. Pflanzen sind Lebewesen von wunderbarer Komplexität, die die Magie und Vielfältigkeit des Lebens widerspiegeln. Wir beginnen sie gerade erst zu verstehen und schätzen zu lernen. Deswegen sollten wir sie nicht lieblos und ausbeuterisch behandeln. Kräuter werden oft als Monokulturen auf mit Dünge- und Unkrautvertilgungsmitteln behandelten Böden »zwangsernährt«, ohne dass andere Einflüsse wie Sonnen- oder Mondstand, astrologische Zusammenhänge, das Erntewetter oder die Stunde, zu der geerntet wird, berücksichtigt werden. Die Pflanzen werden oft achtlos geerntet, als Massenware vermarktet und von der modernen Medizin als wertlos betrachtet.
Dagegen betonen *alle* alten Berichte über Kräuterkunde, dass Kräuter nur zu bestimmten Zeiten und unter bestimmten Planetenkonstellationen geerntet werden dürfen. Es hieß, man solle sie zum Beispiel
– in voller Blüte,
– am Morgen,
– des Nachts,
– unter dem Einfluss des Löwen, des Skorpions oder des Krebses
– oder im Winter ernten
und dass

– sie nicht mit bloßer Hand oder mit Eisen berührt werden sollen,
– sie mit Silber-, Gold- oder Kupferwerkzeugen ausgegraben werden müssen
– und die Wurzeln nicht von Menschenhand aus dem Boden gerissen werden dürfen.

Es muss einen Grund für diese Anweisungen geben, denn sie stammen aus einer Zeit, in der man enger mit der Natur zusammenlebte und ein sensibleres Wissen um die Kräfte des Kosmos besaß. Einige dieser Vorschriften können heutzutage nur schwer befolgt werden, aber können wir es uns leisten, das Wissen unserer Vorfahren als bloßen Aberglauben abzutun?

Kräuter bildeten eine existenzielle Grundlage für einen Großteil der Medizin und der Nahrung, fanden in der bäuerlichen Lebenswelt auch als Rauschmittel Verwendung und wurden früher sehr verehrt. In vielen Kulturen glaubte man, dass Pflanzen, und besonders Kräuter, von Geistern und Elben bewohnt seien. In einigen Gegenden haben Kräuter bis heute besondere Bedeutung, denn sie sind klein im Wuchs, aber groß an Kraft und gelten darum als das »kleine magische Volk« der Pflanzenwelt.

Oft wird diese Sichtweise als abergläubisch belächelt, aber ich glaube, dass in dieser Tradition ein Körnchen Wahrheit steckt. Wir haben unsere Vorstellung von Kräutern auf die materielle Ebene und ihren Nutzen für uns reduziert und durch die Enge unseres Blickwinkels viel an altem Wissen verloren. Der moderne Mensch kennt Kräuter meistens nur noch als aromatische und heilsame Pflanzen, die der Nahrung Geschmack verleihen und ihren Nährwert steigern. Zum Heilen von Krankheiten nimmt man sie am liebsten in Tablettenform ein.

Wenn man das alte und das moderne Wissen über Kräuter verbindet, sind die heutigen Verwendungsmöglichkeiten dieser wahrhaft magischen Pflanzen beinahe unbegrenzt. Tatsächlich gibt es nur wenig, das wir nicht mit Kräutern tun könnten. John Gerard schrieb dazu schon 1636 hellsichtig: *»Nichts kann hergestellt werden, gleich ob es wohlschmeckend, süßriechend, erfreulich anzusehen, förderlich für den Körper oder gesundheitsstärkend sein soll, ohne die Würze eines Krautes, den Geschmack einer Blüte, die Farbe eines Blattes, den Saft einer Pflanze oder den Sud einer Wurzel.«*[1]

Kräuter haben schleimlösende, reinigende, magenstärkende, entkrampfende, durchblutungsfördernde, wassertreibende, schweißtreibende, blutstillende, abführende, regelfördende oder blähungstreibende Eigenschaften. Sie wirken gegen Fieber, Würmer, Entzündungen, Hauterkrankungen oder Gifte und als Aphrodisiaka, Wundheilmittel, Antiseptika oder Anthelminthika. Sie werden in Form von Extrakten, Tinkturen, Pillen, Riechsalz, Tee, Salben, Puder, Augen- oder

Ohrentropfen, Hustensaft, Pastillen, Latwergen, Säften, Pulvern, als Bäder, Breiumschläge, Kompressen, Einreibemittel, Pflaster, Verbände, Wärmekissen, Pessarien oder Zäpfchen verabreicht. Kräuter verleihen Heilweinen, Heilbier und destilliertem Alkohol, Bittermitteln, Stärkungsmitteln, ätherischen Ölen und Inhalationen ihr Aroma oder werden als Schnupfmittel konsumiert. Sie finden in der Kosmetik, als Zahnbürsten und Massageölzusätze Verwendung und werden Seifen, Reinigungsmitteln, Gesichtswässern, Kräuteressigen, Parfüms, Gesichtscremes, Sommersprossenentfernungsmitteln, Shampoos, Haarspülungen, Mundwassern und Intimduschen beigegeben. Kräuter werden in Räumen ausgestreut und als Girlanden aufgehängt, um die Luft zu erfrischen und einen angenehmen Duft zu verbreiten. Sie werden zur Wasserreinigung, als Räucherwerk und als Bestandteile von Potpourris, Kräuterkissen und Desinfektionsmitteln verwendet. Kräuter können nicht nur Bakterien, sondern auch Motten, Fliegen, Ratten, Mäuse, Flöhe, Ungeziefer und größere Tiere töten oder vertreiben. Sie ziehen Katzen an und werden von Tierärzten als Medikamente verwendet. Sie dienen als Färbemittel und Topfreiniger. Ihre Fasern werden zu Seilen, Stoffen und Papier verarbeitet, und ihre Wedel und Stängel dienen als Matratzenfüllung. Ihre Wurzeln finden als Beißringe und Amulette Verwendung, ihre Früchte als Rasseln und Spielzeug und ihre Blütenstängel als Fackeln. Die Blätter und Stängel dienen als Feuerholz, Streu, Dünger, Insektizide oder Tierfutter. Kräuter werden als Orakel und in Kunst und Literatur als Symbole genutzt und finden Verwendung als Halluzinogene, Narkotika, Rauschgetränke, Anregungs- und Beruhigungsmittel. Sie werden Nahrungsmitteln als Konservierungsstoffe beigegeben und als Gewürz für Essiggurken, Eingemachtes, Süßigkeiten, Senf, Gelee, Saucen, Marmeladen und Salate benutzt. Auch Säfte, Sirup und Honig werden durch sie aromatisiert, und man trinkt sie als Tee und Kaffeeersatz. Man kann ihr Öl auspressen oder sie in Essig konservieren. Die Blätter werden wie Spinat gekocht und die Wurzeln, Stängel und Blüten wie Gemüse gegessen. Und nicht zuletzt kann man sich einfach wegen ihres einzigartigen Geschmacks und Aussehens an ihnen erfreuen.

Auch wenn der Platz in diesem Buch nur ausreicht, um die vielfältigen Bereiche der Kräuter kurz zu streifen, ist es mir wichtig, die verschiedenen Wissensbereiche als gleichwertig zu behandeln. Auf diese Weise möchte ich einen umfassenderen Blick auf Kräuter gewähren und eine Zusammenfassung an sowohl praktischem als auch traditionellem Wissen bieten.

Die Anzahl der Kräuter, die heutzutage in Medizin, Kosmetik und Küche verwendet werden, ist sehr groß. Eine vorsichtige Schätzung, die sich nur auf die gewöhnlichsten beläuft, würde mindestens 1000 Kräuter ergeben, und selbst ohne die Kräuter der Neuen Welt und anderer Kontinente verdienen mehr als

500 von ihnen einen Platz in einem Werk über europäische Kräuter. Um in die Tiefe und Breite zu gehen, musste ich die Auswahl der Kräuter notgedrungen beschränken. Ich habe mich besonders auf Kräuter konzentriert, die tief im menschlichen Bewusstsein verwurzelt sind, großen Anwendungsreichtum besitzen und nicht nur medizinischen und kosmetischen Zwecken dienen, sondern auch in der Magie und im Volksglauben eine herausragende Bedeutung besaßen. Ich wünsche Neugierigen unterhaltsame Stunden, Kräuteranfängern überraschende Leseabenteuer und Fachkundigen Ansporn zum tieferen Eindringen in die vielschichtige Welt magischer Pflanzen.

ETYMOLOGISCHES

»Tatsächlich: In den Namen, Ihr Herren, liegt ein verworr'nes Glück,
Und ein großes Geheimnis, das ein Mann zu finden wusste.«

Nach: Ben Johnson: »Tale of a Tub«, Akt IV, Szene 2

Unsere moderne Methode der botanischen Klassifizierung wurde in der zweiten Hälfte des achtzehnten Jahrhunderts von Carl von Linné begründet. Sein System unterscheidet die Pflanzen anhand ihrer bestimmenden äußeren Merkmale, ihrer Fortpflanzungsart, der Zahl ihrer Blätter oder Blütenblätter, der Samengröße etc. in Familien, Gattungen, Arten und Sorten. Dieses System ermöglicht es Forschern zwar, neu entdeckte Pflanzen leicht und genau klassifizieren zu können, doch es hat einen großen Nachteil: Aufgrund seiner Komplexität und der lateinischen Fachausdrücke verwehrt es vielen Laien den Zugang. Nichteingeweihte haben kaum die Möglichkeit, sich den Pflanzen, die ihnen im Garten oder bei einem Spaziergang begegnen, systematisch anzunähern oder sie mit dem Fachbegriff zu benennen, ohne einen Kurs in Botanikerlatein belegt zu haben.
Volksbotaniker verwenden traditionell eine bislang unübertroffen praktische Methode für die Klassifizierung von Kräutern: Wenn eine Pflanze in ihrem Wuchs, Geruch oder Aussehen ein besonders ungewöhnliches Merkmal aufweist, verleihen sie ihr einen Spitznamen, der diese Eigenschaft beschreibt. Bei »Hunde«- oder »Sau«-pflanzen handelt es sich um gewöhnliches Unkraut, und anschauliche Namen wie Beinwell oder Gichtkraut verweisen auf die medizinische Wirkung der Pflanze auf Mensch und Tier. Da die von Volksheilern und -kräuterkennern entwickelten Volksnamen sehr zahlreich sind, habe ich versucht, in jedem Kapitel so viele wie möglich in verschiedenen Sprachen zu nennen. So möchte ich es vereinfachen, die gängigsten Verwendungen der Pflanzen nachzuverfolgen und neue Anwendungsmöglichkeiten zu entdecken. Zudem erläutere

ich die etymologische Abstammung der Kräuternamen, um das eine oder andere Geheimnis der Fachbezeichnungen zu lüften. Darüber hinaus habe ich eine unorthodoxe Methode der Klassifikation verwendet: die Aufteilung in Sonnen- und Mondkräuter. Damit hoffe ich, die Kategorisierung für Laien vereinfachen zu können und auch Kräuterkennern neue Aspekte der Kräuter nahezubringen.

PFLANZE ist der Überbegriff für die Mitglieder des Pflanzenreiches. Seit 1550 wird er hauptsächlich in Zusammenhang mit kleineren Pflanzen und Kräutern verwendet und dient nur selten zur Bezeichnung von Bäumen oder Büschen. William Cole aber definierte das Wort im 17. Jahrhundert etwas weiter: *»Mit Pflanze meine ich nicht mehr, aber auch nicht weniger, als alles, das die Erdoberfläche hervorbringt und das von einer vegetativen Seele durchtränkt ist.«*

Das Wort KRAUT stammt von dem althochdeutschen Begriff *krut* ab, der »nutzbares Gewächs« bedeutet. Es wird in diesem Buch für alle Pflanzen verwendet, die wegen ihres Geruchs oder Geschmacks als Nahrungsmittel oder als Medizin verwendet werden. Das Wort »Kraut« wird manchmal mit Eigennamen kombiniert, um eine Pflanze zu benennen, wie sich an der Bezeichnung »Johanniskraut« schön illustrieren lässt. Das Johanniskraut ist eine Pflanze, die traditionell zu Mittsommer, also am Johannistag, gesammelt wird.
Einer alten Weisheit zufolge werden jene Pflanzen »Unkräuter« genannt, von denen man noch nicht weiß, wie sie zu verwenden sind.

Die botanische Klassifizierung von Kräutern und ihre Erkennungsmerkmale

»Wissenschaft, wurde sie richtig entwickelt, ist nichts anderes als gesunder Menschenverstand und Vernunft.«

Nach: Stanislaus, König von Polen: »Maximen«, Nr. 43

Aufgrund des Umfangs dieses Buches sind die Pflanzenbeschreibungen oft nur skizzenhaft. Deswegen eine kurze Warnung: Wenn es *eine* goldene Regel im Umgang mit dem Sammeln von Pflanzen gibt, dann diese: Wenn Sie sich nicht sicher sind, ernten Sie die Pflanze nicht! Am besten bestimmen Sie das Kraut dreifach, bevor Sie es pflücken. Man kann bei der Kräuterernte kaum vorsichtig genug sein, denn viele Wildkräuter, besonders die Mitglieder der unübersichtlichen Familie der Doldengewächse (*Apiaceae,* früher *Umbelliferae*), können giftig sein. Auch lokale Abweichungen innerhalb einer Art sorgen manchmal für Verwirrung, und so empfiehlt es sich, vor der Ernte ein lokales Bestimmungsbuch zu Rate zu ziehen, um die Kräuter endgültig zu identifizieren. Ein und dasselbe Kraut kann sehr unterschiedlich aussehen, je nachdem, ob Sie es in Alpenwäldern, in den Rocky Mountains oder im schottischen Hochmoor gefunden haben. Eine weitere Ursache für Verwechslungen ist die verwirrende Vielzahl der Volksnamen, die den Kräutern gegeben wurde. In vielen Fällen ist es einfacher, sich die korrekten botanischen Bezeichnungen anzueignen, als sich mit irreführenden Volksnamen herumzuquälen.

Als Vorsichtsmaßnahme rate ich, sich zuerst mit allen giftigen Pflanzen in Ihrer Umgebung vertraut zu machen, bevor Sie sich an die essbaren Kräuter wagen. Es ist einfacher, die zehn oder zwanzig giftigen Pflanzen zu erkennen, als Hunderte von essbaren Heilpflanzen und all ihre Unterarten und Variationen zu bestimmen.

Eine einfache Klassifizierungsmethode

Aus meinen eigenen Erfahrungen mit Kräutern und dem Wissen, das ich von erfahrenen Kräuterkennern und aus der Volksliteratur zusammengetragen habe, hat sich ein einfaches System der Klassifizierung von Kräutern ergeben, das auf dem direkten Einfluss der beiden einflussreichsten Himmelskörper beruht: der Sonne und dem Mond. Diese Unterteilung ist sehr subjektiv, aber sie gewährt eine Ausgangsbasis für tiefe Einsichten in die Natur der Kräuter. Ältere Kräuterbücher bezeichneten einige Pflanzen als männlich und andere, die der gleichen Art angehören, aber andere Merkmale aufweisen, als weiblich, zum Beispiel gilt die Rote Schafgarbe als männlich und die Weiße als weiblich. Majoran und Eibisch galten als Sonnenkräuter, Oregano und Malve als Mondkräuter. Thymian wird als männlich angesehen, und Quendel ist nicht nur ein wilder Thymian, sondern auch weiblich.

Allgemein zählt man Kräuter mit hauptsächlich aufbauender medizinischer Wirkung und gedeckten Blütenfarben wie Rot, Blau oder Weiß, die blattreich und fleischig sind und nah am Boden wachsen, zu den Mondkräutern. Sie werden stark von den Bewegungen des Mondes beeinflusst. Ihre medizinische Wirkung entfaltet sich langsam, und oft müssen sie mehrere Tage oder Wochen lang regelmäßig eingenommen werden, bevor sie zu wirken beginnen. Kräuter mit bitterem oder scharfem Geschmack, die leuchtende Farben wie Gelb, Orange und Grün zeigen, in die Höhe wachsen und dünne, dornenartige Blätter aufweisen, zählen zu den Sonnenkräutern und werden stark von den Bewegungen der Sonne und den Sonnenwenden beeinflusst. Nur sehr wenige Kräuter weisen eine ausgeglichene Natur auf. Diese gelten in vielen Kulturen als heilig. Zu ihnen zählen der Farn und die Mistel, denen ungewöhnlich große Heilkräfte zugesprochen werden. Über die Jahrhunderte hinweg wurden sie in der Kräutermagie immer und immer wieder angewendet.

Die Aufteilung in »Sonne und Mond« und »männlich und weiblich« scheint bei genauer Beobachtung der Natur offensichtlich. Eine der ersten Parallelen, die Kinder und die Mitglieder sogenannter »primitiver« Kulturen ziehen, ist die zwischen Mann und Frau auf der einen und Sonne und Mond auf der anderen Seite. Die Kraft der Sonne ist direkt, wärmend, stark und durchdringend und weist, ähnlich der Vitalität eines Mannes, täglich und jährlich wiederkehrende Zu- und Abnahmen auf. Der Mond verändert sich stetig, er nimmt zu und ab wie der Mutterleib einer schwangeren Frau. Diese beiden Pole, die Sonne und der Mond, Mann und Frau, Yin und Yang, üben ihren Einfluss auf alle lebenden Dinge bis hin zu den kleinsten Kräutern aus. Neben dieser einfachen Klassifizierung teilte die griechische Lehre der vier Temperamente Menschen, Kräuter und Erkrankungen in vier verschiedene Gruppen auf, die in enger Verbindung mit den vier Elementen und den vier Temperaturen (heiß, kalt, feucht und trocken) standen. Im Gegensatz zur chinesischen Medizin, die die Temperamente kreisförmig anordnete, galten sie bei den Griechen als in gegensätzliche Paare aufgeteilt. Sie wurden mit einer Jahreszeit, einem Element und einer Temperatur, Feuchtigkeit oder Trockenheit verbunden. Krankheiten wurden als heiß, kalt, feucht oder trocken eingeordnet und entsprechend behandelt, entweder indem man Kräuter und Heilmittel verschrieb, die dem jeweiligen Temperament entgegenwirkten, wie etwa kalte und trockene Kräuter gegen feuchtes Fieber, oder indem man den Patienten zur Ader ließ, um den Einfluss des schädlichen Temperaments zu verringern. Eines der bahnbrechenden Bücher der westlichen Medizin, Robert Burtons *Anatomie der Melancholie* aus dem Jahr 1651, beschäftigt sich in einem gelehrten Diskurs auf 1000 Seiten mit nur einem einzigen dieser Temperamente, der Melancholie.

Dieses Klassifizierungssystem veränderte und entwickelte sich in vielen Kräuterbüchern, bis die Kräuter schließlich in weibliche und männliche Versionen ein und desselben Krauts unterteilt wurden. Es ist kaum zu glauben, dass das westliche Klassifikationssystem der vier Elemente so sehr in Vergessenheit geraten ist, dass viele Menschen nicht mehr wissen, wie wichtig es in der Geschichte der westlichen Medizin einst war. Rudolf Steiner versuchte, ihm in der Anthroposophie einen neuen Platz einzuräumen, und die Hildegard-Medizin, die auf den Lehren der mittelalterlichen Äbtissin Hildegard von Bingen beruht, verwendet es noch heute. Die alte Unterteilung in männliche und weibliche Kräuter aber ist vollkommen in Vergessenheit geraten.

KRÄUTER IM JAHRESLAUF

»Ein jegliches hat seine Zeit, und alles Vorhaben unter dem Himmel hat seine Stunde: geboren werden hat seine Zeit, sterben hat seine Zeit; pflanzen hat seine Zeit, ausreißen, was gepflanzt ist, hat seine Zeit; töten hat seine Zeit, heilen hat seine Zeit…«

Prediger Salomo 3: 1–3

Kräuter haben ihr ganz eigenes Zeitgefühl. Am einfachsten kann man die Zyklen erkennen, die in Verbindung mit der Vermehrung stehen, wie zum Beispiel Keimung, Knospe, Blüte, Aussamung, Überwinterung und Absterben. Diese Zyklen sind eng mit den Jahreszeiten verbunden. Kräuter folgen aber noch weiteren natürlichen Abläufen. Sie reagieren höchst empfindlich auf die Bewegungen des Mondes, der Sonne und der Sterne. Früher einmal galt der Zusammenhang zwischen dem Wachsen von Pflanzen und dem Ab- und Zunehmen des Mondes als selbstverständlich. Auch astrologische Einflüsse wurden studiert, um die beste Zeit zum Säen, Pflanzen und Ernten zu bestimmen. Ein einziger Blick in ein Kräuterbuch, das vor dem achtzehnten Jahrhundert geschrieben wurde, wird dies bestätigen. Die Methoden, mit denen die optimalen magischen, astrologischen und botanischen Voraussetzungen für den Umgang mit Pflanzen ermittelt wurden, waren häufig ebenso erstaunlich kompliziert wie die Rituale, die zum Sammeln der Pflanzen erforderlich waren. Derartige Lehren sind in Verruf geraten und höchstens noch in einigen ländlichen Gegenden, in denen die alten Traditionen bis heute lebendig sind, von Bedeutung. Hier sät man noch »nach dem Mond« aus, und die Einheimischen wissen, wann geerntet wird.
Immer wieder hat sich erwiesen, dass Pflanzen stark auf den Einfluss des Mondes reagieren und ihr Wachstum mit dem Ab- und Zunehmen des Mondes korrespondiert: Während der drei Tage vor Vollmond sind die meisten Pflanzen saftiger. Wenn Sie Kräuter sammeln, sollten Sie dies immer berücksichtigen. Ölhaltige, saftreiche und fleischige Pflanzen, die sofort Verwendung finden, sollten kurz vor Vollmond gepflückt werden. Sollen sie getrocknet werden, empfiehlt es sich, sie bei abnehmendem Mond zu sammeln, da sie dann während des Trocknungsprozesses nicht so leicht verderben. Korbflechter und Tischler wissen, dass trockene, faserige oder spröde Pflanzen vor Vollmond geschmeidiger werden. Die Blätter wachsen vor Vollmond stärker, die Wurzeln danach. Um Vollmond herum kommt es auch häufig zu Wetterveränderungen. Die meisten Pflanzen erleben um den Maivollmond herum einen Wachstumsschub, und in früheren Zeiten verriet der Ernteherbstmond den Bauern, wann der richtige Zeitpunkt für die Ernte der verschiedenen Feldfrüchte gekommen war.

Die Sonne beeinflusst alle Pflanzen. Abgesehen davon, dass Kräuter um die Sonnenwenden herum medizinisch besonders wirksam sein sollen (Johanniskraut zur Sommersonnenwende, Mistel zur Wintersonnenwende), reagieren Pflanzen direkt auf das Auf- und Untergehen der Sonne. Einige Blumen schließen sich abends bei Sonnenuntergang und öffnen sich mit den ersten Strahlen der Morgensonne wieder. Heliotrope Pflanzen wie die Sonnenblume folgen der Sonne bei ihrer Reise über den Himmel mit ihren Köpfen und drehen sich, um auch noch die letzten Strahlen einzufangen. Die meisten Pflanzen wachsen dem Sonnenlicht entgegen und recken den Hals zur Sonne hin. Efeu wendet sich von direktem Licht ab. All dies hat praktische Folgen für die Ernte von Kräutern: Blattreiche und blühende Pflanzen sollten immer am Morgen gesammelt werden, kurz nachdem sie erwacht sind und der Tau getrocknet ist. Zu dieser Zeit befinden sie sich unter dem wohltuenden Einfluss der Sonne und sind am frischsten und stärksten.

Die Kräuterernte sollte, wenn möglich, immer nach diesen natürlichen Zyklen erfolgen und unter Berücksichtigung der Einflüsse von Sonne und Mond stattfinden. In den meisten Fällen werden die Blätter gesammelt, während oder kurz bevor die Pflanzen blühen. Blüten werden meist als Knospen oder zu voller Blüte geerntet. Samen und Nüsse werden geerntet, wenn sie reif sind. Wurzeln sollten abends oder früh am Morgen ausgegraben werden, am besten im Herbst oder Anfang des Frühjahrs, wenn die Pflanzensäfte noch in den Wurzeln oder noch nicht nach oben in die blattreichen Teile der Pflanze gestiegen sind.

Kräuter sollten mit wenigen Ausnahmen immer in Mengen gesammelt werden, die genau ein Jahr lang reichen. Neue, frische Pflanzen wachsen und reifen während dieses Jahres normalerweise nach und können dann neu gesammelt werden. Ein Jahr alte getrocknete Kräuter haben meistens nur noch wenige Heilkräfte und sollten umgehend entsorgt werden. Bleiben einmal größere Bestände übrig, können Sie diese mit Wasser abkochen und für kosmetische Zwecke, als Badezusatz oder als Fuß- und Handbäder verwenden. Ansonsten geben Sie sie am besten auf den Komposthaufen. Wenn für den Winter größere Mengen benötigt werden, sollten für diese Zeit aus den noch frischen Kräutern Tinkturen, Öle oder Salben hergestellt werden. Wurzeln halten sich häufig länger als frische Pflanzenteile.

STANDORT

»Zu jedem Klima, jedem Land und noch viel mehr jedem persönlichen Ort gibt es ein dazugehöriges Heilmittel, eigentümlicherweise gegen die geradezu vorherrschendsten und häufigsten seiner Krankheiten.«

Nach: Robert Burton: »Anatomy of Melancholy«, S. 562

Bestimmte klimatische Bedingungen und Bodenbeschaffenheiten bringen Pflanzen hervor, die durch diese klimatischen Umstände verursachte Krankheiten heilen können. Giersch beispielsweise wächst meistens in feuchten Gegenden, wo Gelenkbeschwerden ein verbreitetes Übel sind. Rote, weiße und gelbe Taubnesseln wuchern häufig an Orten, wo Harnbeschwerden und chronische Infektionen um sich greifen. Nesseln gedeihen dort, wo Vieh gezüchtet wird, dessen Fleisch ein wichtiger Bestandteil der menschlichen Ernährung ist, und wirken blutreinigend. Lungenkräuter wachsen häufig in Regionen, in denen Allergien ein ernstzunehmendes Problem sind – die Liste der Beispiele ließe sich endlos fortsetzen. Pflanzen teilen uns etwas über unsere Lebensumstände mit und verraten aufmerksamen Kräuterkennern regionale oder lokale Heilmittel.

Stärke, Aroma und Geschmack von Kräutern hängen stark von Ort und Jahreszeit ab. Die Beschaffenheit des Bodens, Sonneneinstrahlung, Niederschlagsmenge und Schatten, Höhenlage und Breitengrad und die An- oder Abwesenheit bestimmter Nachbarpflanzen üben einen starken Einfluss aus. Deswegen weisen Pflanzen häufig einen überraschend schwankenden Gehalt an aktiven Bestandteilen auf. Bergpflanzen sind meistens wirksamer als Flachlandgewächse, und Wildgemüse besitzt oft einen stärkeren Geschmack als angebaute Grünpflanzen. Je mehr Sonnenlicht eine Pflanze speichern kann, desto robuster ist sie und desto höher ist ihr Gehalt an ätherischen Ölen. Kräuter, die im Dunkeln oder in großer Feuchtigkeit wachsen, sind häufig medizinisch wertlos. Pflanzen, die im Umfeld von Städten und Abgasen geerntet wurden, sollten nicht verwendet werden. Beobachtung und Erfahrung lehren den aufmerksamen Kräuterkenner, unter welchen Bedingungen optimale Ernteergebnisse für jedes Kraut erzielt werden können. Bis man die Vorlieben und Tugenden eines Krautes vollständig erforscht hat, ist es ratsam, mehrere Teilernten von Pflanzen der gleichen Art zu nehmen, die unter verschiedenen Umständen gewachsen sind, und diese miteinander zu vermischen. Dadurch ist der Patient keinen starken Schwankungen in der medizinischen Wirksamkeit des Kräuterpräparats unterworfen.

KRÄUTER SAMMELN

»Bier mit Kräutern, ein Fleckchen Erdbeeren – köstlicher Überfluss:
Hagebutten, Früchte von Eiben, Nüsse.
Ein Becher Met vom stattlichen Haselstrauch, gleich frisch bereitet:
Braune Eicheln, Dorngestrüpp voll von würzigen Brombeeren.
Der Sommer und sein freundlich üppiger Mantel, reich an guten Genüssen:
Erdkastanien, Wildem Majoran, Brunnenkresse – überall gründuftende Reinheit!«

Nach: »The Hermit's Hut«, verfasst von einem unbekannten irischen Dichter aus dem 10. Jahrhundert. Zitiert in: »A Celtic Miscellany«, S. 69

»So lebst du, bis als reife Frucht du selbst
In deiner Mutter Schoß fällst oder sanft,
Nicht rau gepflückt, man todesreif dich sammelt.«

Aus: John Milton: »Das verlorene Paradies«, Elfter Gesang, Z. 532 ff.

Das Kräutersammeln galt bei den Völkern, deren Lebensgewohnheiten eng mit der Natur verbunden waren, als hohe Kunst und erforderte Rituale, Zaubersprüche, vorbereitende Übungen, Beschwörungen und Regeln. Noch im 19. Jahrhundert war der Brauch, eine Pflanze höflich anzusprechen, bevor man sie erntete, weit verbreitet. Heutzutage ist diese schöne Sitte der Dankbarkeit nur noch in den »primitivsten« bäuerlichen Gesellschaften, die der Natur auf tiefreligiöse Weise verbunden sind, lebendig. Gebete dieser Art dienten zur Beschwichtigung der Pflanzengeister oder sollten die Pflanze dazu bewegen, ihr Leben freiwillig zum Wohl von Männern, Frauen, Kindern oder Tieren zu opfern.
In industrialisierten Gesellschaften hat die Kräuterernte weitaus geringere Bedeutung: Sie dient schlicht der Versorgung der Menschheit und der Befriedigung ihrer unmittelbaren Bedürfnisse und ist meistens nichts anderes als systematischer Raubbau der natürlichen Ressourcen, um kurzfristig Rohstoffe zu erwirtschaften. Mittlerweile ist allgemein bekannt, dass Wildpflanzen Teil eines Ökosystems sind und der Mensch dieses ökologische Gleichgewicht nicht leichtfertig zerstören sollte. Gefährdete Arten werden häufig gesetzlich geschützt. Aber auch über diese gesetzlichen Regelungen hinaus sollte bei der Ernte wildwachsender Pflanzen darauf geachtet werden, dass genug Pflanzen übrig bleiben, um die Vermehrung und das Überleben der verschiedenen Arten zu sichern. In den meisten Ländern ist es streng verboten, seltene Arten zu zerstören, zu entwurzeln oder zu pflücken. In Nordamerika kommt es häufig vor, dass seltene Bestände medizinischer Pflanzen geplündert und in fremde Länder (vor allem nach

Deutschland) verkauft werden, was katastrophale Folgen für den Wildkräuterbestand hat. Aufgrund der Ausrottung wildwachsender Kräuter werden die meisten Heilkräuter inzwischen kommerziell angebaut, um Kräuterkenner versorgen zu können. Hier einige weitere praktische Hinweise für das Ernten wilder und angebauter Pflanzen:

- Blütezeit, Verbreitung und Reife können je nach Höhenlage, Breitengrad, Lichtverhältnissen, Mikroklima und jahresabhängigen Wetterverhältnissen stark variieren. Dasselbe Kraut kann oft mehrere Wochen bis Monate lang an verschiedenen Standorten nacheinander geerntet werden.
- Wurzeln werden am besten mit einer Grabgabel, einem Spaten oder einer Schaufel ausgegraben. Blühendes Kraut wird ein Stück über dem Boden von Hand gepflückt oder mit einem Messer oder einer Schere abgeschnitten. Blätter und Blüten werden sauber abgeschnitten oder von Hand gepflückt. Samen werden in der Regel von Hand oder mit Hilfe von Kämmen gesammelt.
- Für jedes Kraut sollte ein einzelner Behälter bereitstehen, damit Sie nicht Gefahr laufen, die Kräuter zu verwechseln oder zu vermischen.
- Kräuter sollten in sauberen Körben oder Papier- oder Stoffsäckchen gesammelt werden. Nicht geeignet sind Metall- oder Plastikbehälter. In Plastiktüten beginnt das frische Kraut zu schwitzen und schimmelt leicht. Metall kann unerwünschte chemische Reaktionen verursachen.
- Erkrankte, von Insekten befallene und farbveränderte Pflanzen sollte man stehen lassen. Auch solche, die sich während des Trocknungsprozesses verfärben, sollten aussortiert werden.
- Lassen Sie mindestens ein Drittel des Wildpflanzenbestandes stehen. Es sind immer mindestens drei Pflanzen nötig, um eine Ernte im folgenden Jahr zu ermöglichen. Kräuter, die einzeln oder zu zweit wachsen, sollten niemals gepflückt werden.
- Wurzeln sollten immer schonend und nur dann gesammelt werden, wenn die Pflanze häufig vorkommt. Reißen Sie niemals Wurzeln aus oder verletzen Sie sie, wenn Sie Blüten, Blütenspitzen oder Blätter sammeln.
- Die Kräuter sollten nicht in die Behälter gepresst oder gestopft werden. Lassen Sie ihnen genug Luft zum Atmen und streuen Sie sie sofort nach dem Sammeln in einem luftigen Raum in dünnen Schichten zum Trocknen aus. Die meisten Kräuter werden im Haus ohne direkte Sonneneinwirkung getrocknet.
- Verarbeiten Sie die Kräuter nach dem Sammeln umgehend: Trocknen Sie sie, wenn gewünscht, zupfen Sie die Blätter von den Stängeln und nehmen Sie die Samen ab etc. Viele Kräuter welken und verderben, bevor der Sammler sie getrocknet oder zu einer Tinktur verarbeitet hat.

– In feuchtem Klima müssen die Kräuter schnell getrocknet werden, damit sie nicht schimmeln. In heißen, trockenen Gegenden sollten Sie auf keinen Fall zur heißen Mittagszeit Kräuter sammeln, sondern die frühen Morgenstunden nutzen, wenn der Morgentau gerade verdunstet ist.

KRÄUTER TROCKNEN

»Ich habe lang genug gelebt: Mein Lebensweg
Geriet ins Dürre, ins verwelkte Laub...«

Nach: Shakespeare: »Macbeth«, Fünfter Aufzug, 3. Szene

Das Trocknen ist die am häufigsten verwendete Methode, um Kräuter für den Winter aufzubewahren. Alle Kräuter sollten so schnell wie möglich getrocknet werden, und zwar nicht unter direkter Sonneneinstrahlung, um die aktiven Inhaltsstoffe zu erhalten. Beim Trocknen sollten Sie Folgendes beachten:

– Stark aromatische Pflanzen und Kräuter, die flüchtige ätherische Öle enthalten, sollten möglichst im Schatten und ohne künstliche Hitze getrocknet werden. In feuchtem Klima kann es notwendig sein, künstlich nachzutrocknen, um die aktiven Inhaltsstoffe zu erhalten.
– Blumen, Blätter, Blüten, kleine Früchte und Samen werden dünn auf einem sauberen Tuch oder Papier ausgestreut und auf warmen, schattigen und luftigen Dachböden getrocknet. Auch warme Räume, in denen man die Kräuter auf hohen Regalen trocknet, können genutzt werden.
– Eine andere Möglichkeit besteht darin, sie auf Ablagen oder auf an allen vier Ecken aufgehängten Stoffbahnen zu trocknen, die über einer Wärmequelle hängen, die gleichmäßig Hitze abgibt.
– Außerdem können die Kräuter in *kleinen* Bündeln verkehrt herum in einem warmen, luftigen Raum aufgehängt werden. Die Bündel müssen regelmäßig auf Schimmel und Verfärbung kontrolliert werden.
– Große Wurzeln werden in dünne Streifen geschnitten, lose auf einen Faden gefädelt und in einem warmen und luftigen Raum über eine Wärmequelle gehängt.
– Kleinere Wurzeln werden der Länge nach angeschnitten und dann zum Trocknen wie Wäscheklammern auf eine Leine gehängt.
– Größere Früchte, Samen, fleischige Blätter und saftige Wurzeln müssen oft künstlich getrocknet werden, damit sie nicht verderben. Sie können (auf niedrigster Stufe!) in einem Dörrapparat, auf einem Regal über einer Wärmequelle

oder sehr langsam in einem offenen Elektroherd auf niedrigster Stufe getrocknet werden.

- In feuchtem Klima sollten Kräuter eher künstlich getrocknet werden, um zu vermeiden, dass sie verschimmeln. In trockeneren Gegenden reicht es meistens aus, die Pflanzenteile in dünnen Schichten auf Papier auszustreuen.
- Verfärbte oder seltsam aussehende getrocknete Pflanzenteile sollten aussortiert werden. Entfernen Sie dann größere Stängel und streifen Sie Blüten und Blätter ab. Zerkrümeln oder zerkleinern Sie die Blätter und zerschneiden oder würfeln Sie die Wurzeln für die Lagerung.

KRÄUTER AUFBEWAHREN

»In vollem Haus
Ist bald gerüstet der Schmaus.«

Miguel de Cervantes: »Don Quijote«, Band II, Kapitel 30

Es gibt kaum einen schöneren und beruhigenderen Anblick als eine Speisekammer, die ordentlich mit eingelagertem Gemüse, Eingemachtem, Konserven, Gläsern und Flaschen gefüllt ist. Getrocknete Kräuter halten sich lange und können auf erstaunlich kleinem Raum gelagert werden. Frische Kräutersäfte, Aufgüsse und Tees können einen Tag lang in einer Thermosflasche oder im Kühlschrank aufbewahrt werden. Natürlich konservierte Lotionen, Salben und Cremes bleiben für mehrere Wochen oder Monate frisch, wenn sie mit einwandfreien, frischen Zutaten zubereitet wurden. Meistens können sie auch eingefroren werden. Unter trockenen und kühlen Bedingungen ohne direkte Hitze- oder Sonneneinwirkung halten die meisten getrockneten Kräuter ein Jahr lang. Sie müssen allerdings atmen können. In trockenem Klima eignen sich Stoff- oder Papierbehälter hervorragend, in feuchteren Gegenden sollten sie aber vollständig getrocknet und in geschlossenen Glas-, Emaille- oder Keramikbehältern vor Feuchtigkeit geschützt werden. Verwenden Sie keine Plastik- oder Metallbehälter. Kräuter, die flüchtige ätherische Öle enthalten (Küchenkräuter) oder Feuchtigkeit aus der Luft absorbieren (sogenannte hygroskopische Pflanzen), werden am besten in luftdichten Gläsern aufbewahrt. Sirup, Salben, Gelees, Konserven, Öle, Alkoholextrakte, Tinkturen und andere vorbereitete Mischungen können für mehrere Jahre in versiegelten sterilisierten Gläsern gelagert werden. Einige Aufbereitungen, wie zum Beispiel Johanniskrautöl, müssen in dunklen Gefäßen aufbewahrt werden. Generell ist es am einfachsten, *alle* Kräuteraufbereitungen in dunklen Glasgefäßen zu lagern. Alle Aufbewahrungsbehälter sollten regelmäßig auf Befall durch Motten, Insekten, Nagetiere oder Schimmelpilze hin kontrolliert werden.

Pflanzensamen behalten ihre Keimfähigkeit je nach Art von einigen Tagen bis über mehrere Jahrzehnte hinweg. Idealerweise werden sie unter trockenen, kühlen und dunklen Bedingungen gelagert. In feuchtem Klima können Samen mit Hilfe von Kieselgel getrocknet und dann in geschlossenen Behältern an einem kühlen Ort, im Kühlschrank oder im Gefrierfach gelagert werden. In trockenerem Klima werden sie bis zu einem Feuchtigkeitsgehalt von zwei bis acht Prozent getrocknet und dann im Kühlschrank oder Gefrierfach in geschlossenen Behältern aufbewahrt. Frieren Sie niemals feuchte Samen ein, da sich dann das enthaltene Wasser ausdehnt und die Zellwände zu platzen beginnen. Feuchte Samen verlieren ihre Keimfähigkeit sehr schnell.

KRÄUTER IM HAUSHALT

»Das Wetter kann dem Bauern oft ein Päuschen spenden,
Doch Hausfrau'narbeit ist trotz Bienenfleiß nie zu beenden.«

Nach: Thomas Tusser: »Book of Housewifery«, Vorwort

Hausarbeit gilt allgemein als Plackerei, doch es ist durchaus möglich, Vergnügen daran zu finden, wenn Kräuter die Arbeit erleichtern, das Essen aromatisieren, die Luft reinigen und wohltuende Gerüche verbreiten. Kräuter können in Küche und Haushalt auf die verschiedensten Arten verwendet werden. Duftkissen, Potpourris und Schüsseln voller duftender Kräuter bringen einen Raum erst richtig zum Leuchten, und Mottensäckchen halten nicht nur ungeliebte Insekten fern, sondern bringen auch Ihr Leinen zum Duften. Ein paar Kräuterbündel, die an Fäden von der Decke hängen, können eine sterile moderne Küche in einen gemütlicheren Ort verwandeln. Direkte Verwendung finden Kräuter als Reinigungs-, Politur- oder andere Haushaltsmittel. Man kann sie zum Wollefärben einsetzen, zu Seifen verarbeiten oder Bier mit ihnen brauen. Kräuter sind außerordentlich vielseitige Haushaltshilfen, und es bereitet großes Vergnügen, nach und nach ihre vielen Anwendungsmöglichkeiten kennen und meistern zu lernen.

Farbkünste

»Sie fürchtet für die ihren nicht den Schnee; denn ihr ganzes Haus hat wollne Kleider. Sie macht sich selbst Decken; feine Leinwand und Purpur ist ihr Kleid.«

Sprüche 31: 21–22

Meistens färben wir mit chemischen Produkten, aber auch viele Blumen, Kräuter und Sträucher eignen sich zu diesem Zweck. Pflanzenfarben waren einst weitverbreitet, sind aber mittlerweile so selten geworden, dass ihr Wert proportional gestiegen ist. Sie ergeben warme, beruhigende Farbtöne von einem erstaunlichen Farb- und Nuancenreichtum. Das Hauptziel beim Färben mit Naturstoffen besteht darin, mit Hilfe einer Beize, die die Fasern darauf vorbereitet, die Farbpigmente aufzunehmen, eine möglichst beständige Farbe zu erhalten. Wolle nimmt leichter und zuverlässiger Farbe auf als Stoff. Beim Gebrauch von Naturstoffen sollten Sie beachten, dass die sich ergebende Farbe vollkommen anders ausfallen kann als die des Färbebades. Die Ergebnisse hängen stark von der verwendeten Beize, der Wasserhärte und der Eignung der verwendeten Pflanze ab. Die Intensität des gewünschten Farbtones kann durch die verwendete Farbstoffmenge, aber auch durch die Färbezeit oder die Anzahl der Färbevorgänge beeinflusst werden. Holzaschelösungen, abgestandener Wein, Ampferwurzeln, Weiden- oder Eichenrinde, Wäschesoda, Salz, Essig und pulverisierte Galläpfel sind die am leichtesten zugänglichen natürlichen Beizen. Meist werden aber Alaun, Oxalsäure, Kaliumbikarbonat, Kupfer- oder Eisensulfat, Zinnchlorid und Gerbsäure als Beizmittel vorgezogen, da sie exakt gemessen und dementsprechend präzise eingesetzt werden können.

Hier eine kurze Auflistung der notwendigen Schritte, wenn Sie erstmals Wolle färben:
Durchnässen Sie 500 g Wolle und drücken Sie sie aus, ohne sie auszuwringen, bis sie nur noch feucht ist, und legen Sie sie beiseite. Lösen Sie 90–120 g Alaun und 30 g Weinstein in etwas kochendem Wasser auf und geben Sie die Lösung zusammen mit 16 l entkalktem Wasser in einen großen Topf aus Emaille oder Edelstahl, der nur zum Färben verwendet werden sollte. Tauchen Sie die feuchte Wolle ein, bis sie vollständig von der lauwarmen Flüssigkeit bedeckt ist. Decken Sie den Topf ab und erhitzen Sie ihn langsam. Lassen Sie das Ganze für eine Stunde köcheln. Lassen Sie es dann abkühlen, bis es lauwarm ist, und nehmen Sie danach die Wolle heraus. Drücken Sie sie vorsichtig aus, bis sie trocken ist, und wickeln Sie sie in ein Handtuch. Alternativ kann man die Wolle auch über Nacht in der Mischung abkühlen lassen und erst am nächsten Morgen herausnehmen.
Für den eigentlichen Färbevorgang geben Sie mindestens 500 g Färbemittel in 18 l entkalktes kaltes Wasser. Als Daumenregel verwendet man ungefähr 500 g Färbemittel für jedes Kilogramm Wolle, das gefärbt werden soll. Wenn Sie mit Blüten färben, muss das Farbbad in der Regel nur eine Stunde ziehen, bei Blättern sollten Sie die Mischung über Nacht stehen lassen. Holzige Stängel werden wiederholt in der Wasserlösung aufgekocht und ca. eine Woche lang einge-

weicht, wobei das Ganze jeden Tag wiederaufgewärmt werden muss, da sich sonst Schimmelpilze bilden. Manche Farbstoffe müssen mit Wäschesoda oder Salmiakgeist fermentiert werden, damit eine lang anhaltende Farbe entsteht. Seihen Sie die Blätter und andere Überreste sorgfältig ab.

Erwärmen Sie das Farbbad für hitzeempfindliche Farben wie Rot oder Blau (z. B. Färberröte, Labkraut oder Indigo) auf 60 °C, für kräftige Braun- und Orangetöne bis zum Siedepunkt. Lassen Sie den Färbesud dann abkühlen, bis er nur noch warm ist, geben Sie die Wolle hinein und tauchen Sie sie vollständig unter. Rühren Sie mehrmals sorgfältig um. Bedecken Sie dann den Topf und lassen Sie das Ganze köcheln, bis der gewünschte Farbton erreicht ist.

Nehmen Sie den Topf von der Herdplatte und heben Sie die Wolle heraus oder lassen Sie sie über Nacht im Farbbad abkühlen. Die Farben werden intensiver, wenn Sie den fest verschlossenen Topf in eine Strohkiste oder unter eine Bettdecke geben, bis die Wolle abgekühlt ist. Spülen Sie die Wolle dann in entkalktem Wasser aus, bis das Wasser klar bleibt, und hängen Sie sie zum Trocknen auf. Manche Färber geben der ersten Spülung Salmiakgeist, Essig oder Salz bei, damit die Farben besser angenommen werden. Einige Pflanzen, wie zum Beispiel Schafgarbe, reagieren sehr empfindlich auf Salmiakgeist, was zur Folge hat, dass sich die Farbe des Farbbades in dem Moment, in dem Sie den Salmiakgeist hinzufügen, vollkommen verändert, z. B. von Gelb auf Grün.

Nach einigen anfänglichen Versuchen mit Alaun können Sie sich an andere Beizen wagen. Sie sollten Muster der verschiedenen Färbeexperimente aufbewahren und mit Notizen versehen. Weil es bei der Verwendung von Naturmaterialien sehr schwierig bis unmöglich ist, ein und denselben Farbton ein zweites Mal zu treffen, muss die gesamte Wolle auf einmal gefärbt werden. Die große Palette der möglichen Schattierungen und Töne und die Unberechenbarkeit des Ergebnisses gehören zu den größten Herausforderungen beim Färben mit Naturstoffen. Aber was kann es für eine größere Freude geben, als überrascht festzustellen, dass man aus einer Pflanze, die man schon lange kennt und die in Massen um das eigene Haus herumwächst, eine völlig neue Farbe gewinnen kann?

Gelb-, Braun-, Gold- und Grüntöne können aus einer großen Auswahl von Färbemitteln relativ einfach hergestellt werden. Die Farben Rot, Blau und Schwarz sind weitaus schwieriger zu gewinnen. Aus diesem Grund haben Pflanzen wie Färberröte, Färberwaid und Indigo über die Jahrhunderte eine große ökonomische Bedeutung erlangt. Färberrötewurzeln ergeben dunkelrote und purpurrote Farbtöne, aber auch Schattierungen von Orange und Rosa. Aus Färberwaid und Indigo lassen sich Blau-, Grün- und Schwarztöne gewinnen. Auch der Färberwau ist eine ausgesprochen nützliche Färbepflanze, da er lang anhaltende und leuchtende Gelbtöne produziert.

Auch viele andere Pflanzen sind für den Färber von Interesse: Walnussschalen, Eichenblätter, Rosskastanien, Teeblätter und Flechten ergeben auch ohne Beize Brauntöne. Korbblütler (z. B. Ringelblume, Rainfarn, Gänseblümchen oder Färberkamille) färben gelb, ebenso wie die Blütenrispen des Echten Labkrautes. Die Wurzeln von echtem Labkraut und Kleblabkraut ergeben, je nach verwendeter Beize, Rosa, Orange oder Rot. Stockrosenblüten erzeugen eine leider nicht sehr haltbare hellblaue Farbe. Schafgarbe färbt Wolle gelb und grün, und Brennnessel und Majoran verleihen ihr einen hellen Grünton.

GAUMENFREUDEN

»Die Kochkunst, das ist das Wissen von Medea und Circe, von Helena und der Königin von Saba. Es ist das Wissen um all die Kräuter und Früchte, den Balsam und die Gewürze und alles Heilende und Süße, das auf den Feldern und in den Hainen wächst.«

John Ruskin

»Viel von der Eleganz der Kochkunst hängt davon ab, dass die Beigaben zu jedem Gericht passend und darauf abgestimmt sind.«

Nach: William Kitchiner: »The Cook's Oracle«, S. 105

Da Kräuter in der Küche vielseitigst eingesetzt werden, spielen sie in unserer Ernährung eine weitaus größere Rolle, als es scheint. Sie dienen dem Würzen und werden sowohl Fast-Food- als auch Slow-Food- (also langsam und sorgfältig gekochten) Gerichten beigegeben. Man verwendet sie in Saucen, beim Bierbrauen, bei der Weinherstellung und zum Brotbacken, bei der Garnierung, beim Einmachen und Kandieren. Sie finden sich in Sirup, Essig und Salaten und werden außerdem als Gemüse und Beilagen gereicht.

Vor der Erfindung der modernen Techniken zur Nahrungsmittelkonservierung wurden Kräuter noch viel häufiger verwendet als heutzutage. Aus dem Mittelalter überlieferte Rezepte erfordern den verschwenderischen Umgang mit erstaunlichen Mengen von Gewürzkräutern. Die Beigabe von keimhemmenden und desinfizierenden Kräutern verhinderte, dass die Nahrungsmittel verdarben. Früher aß man als Nachtisch häufig ein stark gewürztes Dessert namens *krude*, weshalb Apotheker den Beinamen *krudener*, »Krudeverkäufer«, bekamen. Aus dem Wort *krut* oder *krude* entstand später das Wort »Kräuter«, ebenso wie die dänische Bezeichnung für Kräuter, *kruid*.

In Indien nimmt man nach den Mahlzeiten noch heute Kräuter-Kaumischungen ein, um die Verdauung zu unterstützen.

Die in der Küche verwendeten Kräuter unterscheiden sich von Land zu Land. Prinzipiell werden Lebensmittel im wärmeren, südlicheren Klima stärker gewürzt, im Norden dagegen halten sich die Köche eher zurück. Gewürze und Kräuter wachsen im Süden üppiger, und die Lebensmittel müssen aufgrund der größeren Hitze stärker konserviert werden. Außerdem unterstützt die verschwenderische Würzung in heißeren Gegenden die Verdauung und ist schweißtreibend, was wiederum eine kühlende Wirkung hat. In der Küche bezeichnet der Begriff »auf englische Art« Gerichte, die mit frischen Zutaten und so wenig Gewürzen wie möglich zubereitet wurden. In der deutschen Küche kommen relativ wenige Küchenkräuter und Gewürze zum Einsatz, darunter Petersilie, Dill, Majoran, Wacholderbeeren, Koriander, Kümmel und Anissamen. In der französischen Küche hingegen kommt den frischen Grünkräutern wie Kerbel, Thymian, Estragon, Petersilie sowie Lorbeerblättern und Knoblauch eine große Bedeutung zu. Die Süditaliener verwenden all diese Kräuter ebenfalls, benutzen zusätzlich aber noch intensivere Gewürze wie Oregano, Rosmarin, Basilikum, Salbei und Chili. In Spanien und Südamerika findet sich kaum ein Gericht ohne Chili, Blattkoriander und Knoblauch.

Kräuter verwendet man in der Küche meistens schlicht als Gewürze, ohne einen Gedanken an ihre medizinische Wirkung oder ihren Nahrwert zu verschwenden. Dennoch sollte man auch diese Aspekte berücksichtigen, denn vorbeugende Küchen-»Medizin« ist oft nützlicher als Notfallmedizin. Die Ernährung ist der vermutlich wichtigste Einfluss auf die Gesundheit. Viele Krankheiten können verhindert, gelindert und häufig auch geheilt werden, indem man sich gezielt ernährt. Es ist allgemein bekannt, dass bestimmte Nahrungsmittel schädlich für Allergiker oder Herzpatienten sind und dass Zucker für Diabetiker tödlich sein kann. Aber kaum einer weiß, dass Zitronenmelisse ein Herzstärkungsmittel ist oder dass Diabetiker mit Bohnenkraut würzen und Bohnenhülsentee trinken sollten. Zwar können diese Krankheiten nicht durch Würzen allein geheilt werden, aber der kluge Gebrauch von Kräutern in der Küche kann durchaus verhindern, dass aus kleineren Unausgeglichenheiten ernsthafte medizinische Probleme entstehen. Wie die berühmte medizinische *Schule von Salernum* es so treffend formuliert:

»Die richtige Ernährung sichert die Gesundheit.
Sie heilt den Leib, die Seele und befreit von Mattigkeit.
Ein König, der sich selbst beim Essen nicht beherrschen kann,
Der ist trotz Macht und Größe nur ein armer Mann.«

Die meisten Gewürzkräuter unterstützen den Verdauungsprozess. Bohnenkraut hat eine besonders positive Wirkung auf die Gallenblase. Fenchel, Dill, Anis, Koriander und Kümmelsamen wirken gegen Blähungen. Thymian, Rosmarin und Salbei sowie Knoblauch und Zwiebeln haben ausgeprägte antibakterielle Wirkung und können Grippen und Erkältungen abwehren. Brennnesseln liefern weitaus mehr verwertbares Eisen als Spinat, und Brunnenkresse hat einen ungewöhnlich hohen Jodgehalt.

Frische Grünkräuter werden meistens erst gegen Ende des Kochvorgangs unter das Essen gemischt, damit Farbe, Aroma und Geschmack beibehalten werden. Wie immer gibt es auch hier Ausnahmen, zum Beispiel Lorbeerblätter, die ihr Aroma erst entfalten, wenn sie mitgekocht werden. Die meisten Kräuter harmonieren gut miteinander, aber natürlich gibt es auch einige, die sich »beißen«. Liebstöckl beispielsweise harmoniert nur mit wenigen anderen Würzkräutern und gedeiht auch im Garten nicht gemeinsam mit anderen Kräutern.

Um Kräuter beim Kochen geschmacklich besser aufeinander abzustimmen, braucht man ein geübtes oder begabtes Händchen. Als Daumenregel gilt: Beginnen Sie mit fertigen Kräutermischungen oder einzelnen Kräutern und würzen Sie vorsichtig, bis Sie mit der Vereinbarkeit der Kräuter vertraut sind. Der Durchschnittskoch weiß, welche Kräuter auf seinem Küchenregal am besten zu welchem Gericht passen. Ein wirklich begabter Koch aber würdigt die kulinarischen Vorzüge jedes Krautes und weiß sie verschwenderisch oder mit Maß und Fingerspitzengefühl zu verwenden.

ॐ KRÄUTER IN DER SCHÖNHEITSPFLEGE

»Die Fackeln soll'n die Nacht verjagen,
Juwelen schöne Frauen schmücken,
Und Naschwerk Naschkatzen beglücken,
Die Schönheit gibt es zum Entzücken,
Der Kräuterduft soll Herz und Sinn erfreu'n
Und Bäume sind gemacht zum Früchtetragen.
Die Dinge wachsen um des Wachstums willen,
Saat springt aus Saat, und Schönheit pflanzt
Die Schönheit fort allein zum Glücklichsein.«

Nach: William Shakespeare: »Venus und Adonis«, Z. 163–168

Die alten Griechen lieferten bereits vor vielen Jahrhunderten eine treffende Definition der wahren Natur der Kosmetik: Sie macht ihren Benutzer zum Kosmopoliten, indem sie ihn beflügelt, Wissen über die Welt zu erlangen und sich im Einklang mit dem *Kosmos* zu fühlen. Diese kosmopolitische Philosophie wurde mit der Hilfe von Kräutern und pflanzlichen Substanzen, Mineralien und tierischen Produkten erreicht. Der Schwerpunkt lag dabei auf dem großzügigen Gebrauch von Düften, Ölen und Parfüms. Die ursprüngliche Bedeutung des Wortes *Parfüm* war das gründliche Einräuchern des Körpers mit Duftstoffen, Rauch und angenehmen Gerüchen, die häufig aus Kräutern gewonnen wurden. John Gerard, ein englischer Kräuterbuchautor des späten 16. Jahrhunderts, bemerkte eine weitere Wahrheit über die Kosmetikindustrie und brachte den Wankelmut der menschlichen Natur auf den Punkt: *»Von weit her beschafft und teuer gekauft ist den Damen das Liebste.«*[2] Frauen (und Männer) kaufen noch immer lieber übertrieben teure Cremes, um sich zu verschönern, auch wenn die einfachsten und preiswertesten Produkte wie Vollkornweizenmehl, Buttermilch, Joghurt, Eier, Avocados, Granatäpfel, Kräuter, pflanzliche Öle, Wein und Honig häufig ebenso wirksam sind.

Hier ein Zitat aus John Shirleys *An Accomplished Ladies' Rich Closet of Rarities*, in dem sich der Autor höflich an seine weiblichen Leser richtet: *»Ihr Damen, glaubt nicht, dass ich diese Abhandlung verfasse, um Euch zum leisesten Dünkel oder einer übertriebenen Einschätzung Eurer eigenen Vorzüge hinzureißen, indem ich Euch eine Möglichkeit biete, Euch noch schöner zu machen, wenn dies überhaupt möglich ist, oder zu erhalten, was Ihr schon habt, sei es vor den Narben der Zeit oder einem unglücklichen Zufall. Denn Reinlichkeit ist auf dieser Seite des Gebietes des Stolzes ebenso zu beobachten wie bei der Kleidung. Ja, wenn man es recht betrachtet, ist auch die Gesundheit betroffen.«*[3]

Kräuter verwendet man pur oder mit anderen Zutaten vermischt als Reinigungslotionen, Gesichtswässer, Haarspülungen, Dampfbadzusätze, Mundwässer, gebrauchsfertige Cremes, Parfüms und Badezusätze. Sie wirken reinigend, peelend, beruhigend, desodorierend, trocknend, heilend, blutstillend, erweichend, stimulierend, feuchtigkeitsspendend, porenverfeinernd, parfümierend oder aufbauend. Die in der Kosmetik am häufigsten verwendeten Kräuter sind Kamille, Salbei, Minze, Thymian, Huflattich, Malve, Ringelblume, Lavendel, Frauenmantel, Beinwell, Rosmarin, Veilchen und Rose. Kosmetische Kräuter können auch innerlich angewendet werden, beispielsweise in Form einer Frühjahrskur. Vieles spricht für die Verwendung von natürlichen Inhaltsstoffen wie Kräutern in der Kosmetik. Sie sind leicht erhältlich, günstig, relativ einfach zuzubereiten und enthalten weder chemische Konservierungsstoffe noch starke, überflüssige Parfüms, weswegen sie seltener Hautreizungen oder Allergien auslösen. Für Anfänger empfiehlt es sich, ein seriöses Buch über Naturkosmetik zu Rate zu ziehen, in dem die wichtigsten natürlichen Zutaten und ihre Anwendungen aufgezählt sind. Hier einige praktische Vorschläge für alle, die es wagen wollen, mit Naturkosmetik zu experimentieren:

- Für ein erfolgreiches Ergebnis sollten stets frische oder frisch getrocknete Zutaten verwendet werden. Naturstoffe verlieren an Wirksamkeit und können sogar der Haut schaden, wenn sie alt, abgestanden oder ranzig sind.
- Damit Ihre Kosmetika frisch bleiben, sollten Sie kleine Mengen zubereiten, die nur einige Wochen reichen. Naturstoffe und frisch gepresste Öle verderben schnell und sollten umgehend entsorgt werden, wenn sie schlecht zu riechen beginnen. Einige Cremes und Lotionen können auch eingefroren werden.
- Naturkosmetika, Tees und Lotionen können für einen begrenzten Zeitraum im Kühlschrank aufbewahrt werden.
- Kräuterwässer und -lotionen halten länger, wenn die aktiven Inhaltsstoffe in Alkohol oder Öl extrahiert und nach Bedarf verdünnt werden.
- Sie können Cremes und Mischungen natürliche Konservierungsstoffe wie Myrrhe, Benzoetinktur oder Borax beimengen, um sie haltbarer zu machen.
- Gemischte Cremes trennen sich manchmal in ihre Öl- und Wasserkomponenten, können aber meistens mit dem elektrischen Mixer wieder vermengt werden. Es bedarf allerdings einiger Versuche, um herauszufinden, wie man in der Konsistenz einheitliche Cremes und Salben herstellt. *Als Faustregel gilt:* Zuerst wird das Wachs geschmolzen, erst danach darf man das Öl dazugeben. Am besten suchen Sie sich jemanden mit Erfahrung, der Sie einweist. Leider bieten nur wenige Fachbücher wirklich praktische Hilfestellungen.

KRÄUTER ZUM STREUEN UND SCHMÜCKEN

»Da tobt die tolle Schar beim Hochzeitsfest umher
Und streut im wilden Lauf die Kräuter auf das Paar.
Aus vollen Händen fliegt Melisse düfteschwer,
Kamille schimmert hell der Braut im Lockenhaar.
Die Minze schwirrt im Saal, der Ysop schmückt das Fest,
Und Wohlgemut und Rosen zier'n das Liebesnest.
Der laue Sommerwind riecht süß und blütenfrisch
Der gelbe Rainfarn schmückt den Hochzeitstisch.
Waldmeister würzt den Wein und Rosmarin das Mahl,
Um's gastlich frohe Haus blüh'n Blumen ohne Zahl.

Das schenkt uns die Natur zu dieser schönen Zeit,
Die Wiesenkönigin trägt heut ihr schönstes Kleid.«

Nach : Michael Drayton: »Poly-Olbion«, Lied XV, Z. 192–204

Wie oft liest man, dass Könige und Königinnen auf Teppichen aus Rosenknospen einherschritten oder dass Speisesäle mit Kräutern ausgestreut wurden – aber wer hat heute noch das Vergnügen, barfuß durch ein Zimmer zu laufen, das mit süß duftenden Kräutern ausgelegt ist?

Der Brauch hat einen sehr banalen Ursprung: Böden, die aus festgestampfter Erde, kaltem Stein oder rohen Holzplanken bestanden, wurden häufig mit saugfähigen Materialien wie Sand oder Sägespänen bestreut, um das Putzen zu erleichtern. An festlichen Tagen wurden Binsen ausgeworfen, und so mischte sich eine süße, saubere und frische Duftnote in die Raumluft. Zu sehr hohen Anlässen, zum Beispiel Hochzeiten und Festessen, pflückte man stark duftende Blumen und Kräuter, um sie den Feiernden zu Füßen zu werfen. Nach Newton wurden *»bei Vermählungen die Häuser und Kammern mit jenen wohlriechenden und süßen Kräutern bestreut, um kundzutun, dass in der Ehe jeder trübe Gedanke und jede bedrohliche Stimmung, jeder Streit, Zank, Misston, jeder Widerspruch und jede Uneinigkeit verbannt und ausgeschlossen sei.«*[4]

Die alten Römer verteilten ihre Kräuter bei Festgelagen so verschwenderisch, dass sie sogar ihren Wein mit ihnen tränkten und ihren Gästen Kräutergirlanden und mit Blütenwasser gefüllte Schälchen zum Fingerwaschen überreichten, um den Weindämpfen entgegenzuwirken.

Nicht nur Gäste wurden mit Girlanden geschmückt, man ehrte damit auch Liebespaare, Dichter und Sieger. In späteren Jahrhunderten streute man nicht mehr den Speiseraum mit Kräutern aus, sondern parfümierte das Essen mit starken Blumen- und Kräuterdüften. Heute gehen wir sehr vorsichtig mit parfümierenden Kräutern um. Selbst der sparsame Brauch, kleine duftende Kräuterbündel an die Wand oder die Decke zu hängen, ist beinahe ausgestorben. Doch trotz unserer modernen Genügsamkeit werden wieder Zeiten kommen, in denen Kräuter ausgestreut werden.

Die kräftigende Luft der Bergregionen wirkt gerade durch die Kräuterdüfte von Dost, Wildem Thymian, Ross- und Wasserminze, Salbei, Wacholder, Tannen-, Kiefern- und Lärchennadeln, die die dünne Luft durchdringen, so anregend. Wir schnuppern sie im Wellnessurlaub, können sie aber auch in unsere Häuser bringen. Mit einem Kräuterkissen hier, einem Potpourri da oder einer Duftlampe im Flur können wir Erinnerungen an unsere Ferien in den Bergen wiedererwecken.

KRÄUTER FÜR HAUS UND HOF

»Und doch fühlte sich dieser Mann, der nur spärlichen Kohl zwischen Dornhecken pflanzte und dünnkörnigen Mohn um weiße Lilien und Verbenen säte, im Herzen reich wie ein König, und wenn er spät in der Nacht heimkam, stellte er all die Speisen auf den Tisch, die er nicht zu kaufen brauchte.«

Nach: Vergil: »Georgica«, Z. 130–133

Der Landwirt ist dem Haus verpflichtet, wie seine englische Bezeichnung *husband* andeutet, die aus dem Altnordischen und Altenglischen stammt und eigentlich *house-bound*, »an das Haus gebunden«, bedeutet. Zwar heißt es, dass die Arbeit einer Hausfrau niemals aufhört, aber der Landwirt kann sich nur bei Schlechtwetter eine Ruhepause von seiner Feld- und Stallarbeit gönnen. Auch wenn sein Leben hart und schwierig ist, bietet es doch gelegentlich Anlass zur Freude. Nach William Cole können die Belohnungen dieses Lebens durchaus ästhetischer Natur sein: *»Wenn es jemanden gibt, der so sehr zum Kräuterkenner wurde, als er sich an den wunderbaren Seiten der Natur erfreut, als er die eine oder andere Runde an ihren einsamen Orten spazierte, ihre Verbündeten aufspürte, ihre zahlreichen verzierten Beeten sah, sich erholte und in ihren Düften, den harmlosen Freuden ihrer Felder und Gärten feierte: Er ist's, der eine der größten irdischen Glückseligkeiten kennenlernen durfte. Und aus diesem Grunde haben Eroberer, Fürsten, Helden, Personen der größten Ehren, ihre Szepter zertreten, ihre Throne verlassen, ihren Purpur abgelegt und allen staatlichen Überfluss von sich gewiesen, um ihrer Mutter Erde in ihren eignen Kleidern den Hof zu machen. Solcherlei Schönheit kann gefunden werden in den Blumen, solch seltene Erscheinungen in den Pflanzen erkannt werden.«*[5]

Zum anderen können sie aber auch von durchaus praktischem Nutzen sein: *»Ich sah sogar Schmiede, bar aller medizinischen Mittel, sodass aufgrund einer Angelegenheit von sechs Pence ein Tier sterben musste, das das Hundertfache wert war. Um dies zu verhindern, habe ich diese sicheren und erprobten Heilmethoden ersonnen: Wenn jeder wahre Pferdeliebhaber oder Landwirt sein Wissen über einige Kräuter und gemeine Gewächse mitteilt, dann wird er sich sicher sein auf jedem Feld, jeder Weide, Wiese oder Landfurche; ja sogar am Rande jedes Bergweges oder eines trüben Grabens wird er finden, was sein Pferd bei Gesundheit erhält und vor plötzlicher Not bewahrt.«*[6]

Wenn man bedenkt, wie viele Menschen heute Pferde halten und wie teuer Tierärzte sind, sind Gervase Markhams Argumente so schlagkräftig wie eh und je. Es gibt viel Raum für die Weiterentwicklung zahlreicher Kräuterpräparate für Tiere oder Kräuterprodukte für den Verkauf. Inzwischen verwenden Tierärzte zunehmend Kräuterprodukte, weil Tiere besonders positiv auf Kräuterbehandlungen reagieren.
Feinschmeckernahrungsmittel wie mit Kräutern versetzter frischer Käse und Kräuteressig finden reißenden Absatz in Feinschmeckerläden und im Ab-Hof-Verkauf. Die Tourismusbranche profitiert genauso davon wie die Gesundheit der Käufer. Bisher vergessene Feldfrüchte wie Hanf, Dinkel und Einkorn sind wieder eingeführt worden, und das Interesse an Ölpflanzen wächst zusehends. Kräuter werden zunehmend in der Imkerei und der Kleintierhaltung eingesetzt.

☞ FINGERZEIGE FÜR DEN ANBAU

»Ein Garten ähnelt jenen verderblichen Maschinen, die den Mantelsaum eines Mannes oder seine Hand greifen und seinen Arm, sein Bein und seinen ganzen Körper unwiderstehlich in seine Gewalt ziehen.«

Nach: Ralph Waldo Emerson: »Conduct of Life: Wealth«

Das Gärtnern ist eine vornehme Kunst, an der sich gebildete und kultivierte Menschen auf der ganzen Welt erfreuen. Der Gärtner kann nicht nur geradezu despotische Macht über sein kleines Grundstück ausüben, er kann durch die geordnete und wohlwollende Ausübung dieser Macht auch sich selbst mäßigen und disziplinieren.

William Shakespeare bemerkte dazu: *»Tugend?! Ein Witz! – Es liegt in uns, ob wir so sind oder anders. Denn unser Körper ist ein Garten und unser Wille ist der Gärtner, sodass, ob wir drin Nesseln pflanzen oder Lattich säen, den Ysop aufziehn oder Thymian jäten, ihn karg mit einer Art von Kraut besetzen oder durch Vielfalt reich benutzen, ihn nachlässig verwildern lassen oder dort fleißig Früchte ernten, nur unser Wollen uns aus freiem Willen dazu treibt.«*[7]

In *Adam in Eden* meint der Zyniker William Cole, dass einer der wichtigsten Antriebe für menschliche Betätigungen, der Profit, auch eine große Motivation für das Gärtnern ist: *»Ich hoffe, es braucht keinen Grund, den Kräuterkenner zu seinen Studien zu ermuntern. Wenn das Vergnügen ihn einlädt, was für ange-*

messenere Absichten mag es dann für ihn geben als jene bunten Prachtstücke? Welche Düfte könnten den Geruchssinn mehr entzücken als die der Blumen? Wenn die Sinnenlust ihn erfreut hat, was könnte ihm willkommener sein als der opulente Geschmack der Früchte? Und was unser aller höchstes Anliegen betrifft, die Gesundheit, wem hat der große Erhalter aller Dinge mehr Kräfte zugeteilt als den Kräutern und Pflanzen, ohne deren Gebrauch der Apotheker kein Mittel anzufertigen wüsste? Wenn aber keiner dieser erwärmenden Anreize genügend Überzeugungskraft in sich trägt, sei der werte Leser so großzügig, mir zu gestatten, das größte Argument der Welt anzuführen, den Profit, welcher, mehr noch als das Allgemeinwohl, ein Lockmittel ist, das auch den gewöhnlichen Mann einzufangen vermag.«[8]

Der Umfang dieses Buches lässt es leider nicht zu, den Anbau aller hier aufgeführten Kräuter detailliert zu behandeln, insbesondere den kommerziellen Anbau. Kräuter sind sehr wählerisch, was Boden, Standort, benachbarte Pflanzen, Düngemittel etc. angeht. Da die meisten Kräuter frisch verwendet oder gegessen werden, sollten giftige Unkrautvernichtungs- oder chemische Pflanzenschutzmittel unbedingt vermieden werden. Bioanbau eignet sich für Kräuter grundsätzlich am besten.

Kräuter sind schwierigere Nachbarn als Gemüsepflanzen. Es ist eine Kunst für sich, seinen Kräutergarten so zu gestalten, dass die Zu- und Abneigungen aller Pflanzen berücksichtigt werden. Raute und Basilikum zum Beispiel können einander nicht riechen und machen sich gegenseitig das Leben schwer. Salbei und Rosmarin hingegen sind gute Nachbarn, während Liebstöckl und Wermut asoziale Eigenschaften aufweisen. Einige Kamillenpflanzen in einem Feld regen den Kornwuchs an, in großen Mengen aber haben sie wuchshemmende Wirkung. Auch wenn es sehr verlockend ist, einen kleinen Garten nur für Kräuter anzulegen, sollte der Gärtner überlegen, seine Kräuter zwischen Gemüse und anderen Pflanzen großzuziehen, um ihr Wachstum zu unterstützen und die Gesundheit beider Gartenbewohner zu stärken. Kräuter wurden in Klostergärten und Weinbergen häufig ans Ende der Gemüsereihen gepflanzt.

Die größte Herausforderung für den Kräutergärtner ist die Keimung der Pflanzen. Wenn Kräuter sich erst einmal etabliert haben, ist es meistens einfach, sie durch Pflanzenteilung, Stecklinge oder durch Selbstaussaat zu vermehren. Gartenanfänger können sich überlegen, ihre ersten Pflanzen in einer Gärtnerei zu kaufen und daran zu lernen, sie zu vermehren. Es besteht auch die Möglichkeit, einige der oft winzigen Samen auf einmal in Torftöpfen hochzuziehen. Die meisten Samen werden mit einer dünnen Schicht feiner Erde bedeckt und im Haus an eine warme Stelle gestellt. Halten Sie die Erde feucht, aber nicht nass. Einige Samen erfordern Sonderbehandlungen, zum Beispiel Arnika, die ein Lichtkeimer ist und Licht braucht, um die Keimung auszulösen, oder Süßdolde, die eine Frostperiode durchlaufen muss, ehe sie keimt. Dünnen Sie die Keimlinge auf eine robuste Pflanze pro Topf aus. Härten Sie die Pflanzen nach und nach an einem geschützten Platz draußen ab und graben Sie dann die Pflanze samt Torftopf an ihrem endgültigen Standort im Garten ein. Achten Sie dabei darauf, dass der Rand des Topfes gut mit Erde bedeckt ist. Die Kräuter werden kräftig wachsen, und der Umstellungsschock fällt unter diesen Umständen so gering wie möglich aus. Gießen Sie die Erde um die Pflanze herum häufig, bis sie sich eingewöhnt hat. Danach sollten Sie die Wässerung aber einschränken: Die meisten Kräuter fühlen sich unter trockenen Bedingungen und mit wenig frischem Düngemittel am wohlsten. Einige Kräuter, zum Beispiel Ysop und Schnittlauch, sollten regelmäßig umgepflanzt werden, damit die Erde nicht ausgelaugt wird, während andere, wie Katzenmelisse und Andorn, immer wieder an derselben Stelle hochkommen, solange es ihnen dort gefällt. Stecklinge werden generell im August und dann wieder im Frühjahr geschnitten.

Viele Gärtner denken, dass es ihren Pflanzen schadet, sie zu ernten, und gehen viel zu vorsichtig vor, wenn sie sie schneiden. Generell aber gilt, dass gesunde Pflanzen positiv auf das Ernten reagieren, wenn es sich in Grenzen hält und nicht zu spät im Jahr stattfindet. Blattreiche Kräuter wie Basilikum und Bohnenkraut wachsen in die Breite, wenn man die Spitzen abschneidet. Eher holzige Pflanzen wie Lavendel, Thymian und Bergbohnenkraut müssen zurückgeschnitten werden, um das Wachstum in den unteren Teilen der Pflanze anzuregen. Auf diese Weise wird verhindert, dass die Stängel verholzen. Kräuter sollten nicht im Spätherbst kurz vor dem Frost, sondern im Sommer zurückgeschnitten werden, damit neue Blätter nachwachsen können. Wird die Pflanze zu kurz vor dem ersten Frost geschädigt, kann es passieren, dass sie der Kälte erliegt, besonders bei Barfrösten. In sehr heißen, trockenen Regionen besteht die Gefahr, dass beschnittene Pflanzen ausdörren. Es ist immer klug, einige Samen Ihrer Lieblingskräuter aufzubewahren, falls der Winterfrost sie abtöten sollte. Einjährige Kräuter wie Basilikum müssen jedes Jahr neu gesät werden.

Saatguterhaltung

Die Sortenvielfalt unserer Kräuter ist ebenso gefährdet wie die Vielfalt unserer Wildpflanzen, wenn nicht sogar noch mehr. Es ist wichtig, die Kräuter, die unsere Großeltern aus ihrer Heimat mitbrachten, ebenso zu erhalten wie ihre Rezepte und Kräuterüberlieferungen. Die Samengewinnung bei Kräutern ist ziemlich einfach und eignet sich gut als Übung, bevor Sie sich an andere Gewächse heranwagen.

Es ist sehr ratsam, die Samen der Sorten zu erhalten, die sich besonders gut entwickelt oder an die lokalen Bedingungen angepasst haben, oder diese durch Stecklinge zu vermehren. Entgegen der allgemeinen Ansicht gibt es auch bei den gewöhnlichsten Kräutern einen erstaunlichen Sortenreichtum. Thymian beispielsweise existiert in einer verblüffenden Mannigfaltigkeit an Geruchs- und Farbsorten, zum Beispiel bunte, goldblättrige oder nach Kümmel, Zitrone oder Orange duftende. Auch Wilder Thymian weist von Standort zu Standort zahlreiche Unterschiede, inklusive nach Zitrone duftender Sorten, auf. Basilikum kommt, so, wie auch die Minze, in zahlreichen Formen, Größen und Duftrichtungen vor. Ein Gärtner, der diese Seltenheiten zu sammeln beginnt, wird schnell feststellen, dass sie die Oberhand in seinem Garten gewinnen! Zwischen den verschiedenen Pflanzen existieren auch beträchtliche Unterschiede bezüglich Kälte- und Feuchtigkeitsempfindlichkeit. Wenn diese Eigenschaften erhalten werden sollen, müssen die Pflanzen vermehrt werden.

In der Volkstradition wurden Kräuter immer von einem Garten zum nächsten weitergegeben, und man glaubte, dass sie wirksamer wären, wenn man sie gestohlen hatte oder der Eigentümer einfach beiseiteschaute, wenn ein Nachbar die Pflanzen ausgrub. Eine etwas modernere Möglichkeit, um Kräuter auszutauschen, sind Gartenmärkte, Garten- und Saatguttauschbörsen oder der Weg über den Gartenzaun hinweg. Es ist überraschend, wie weit einige Kräuter auf diese Weise gereist sind. Trotz der strengen Zollbestimmungen konnten die meisten Immigranten Samen ihrer Lieblingskräuter in die USA einführen, wo sie bis heute gedeihen. Aber viele dieser Kräuter und der Traditionen, die mit ihnen verbunden sind, wurden nicht weitergegeben, und sowohl die Pflanzen als auch das Wissen über sie sind gefährdet, wenn wir kein Interesse daran haben, Pflanzen und Informationen mit unseren Nachbarn, Kindern, Enkeln und Schülern auszutauschen.

MEDIZINISCHE EIGENSCHAFTEN DER KRÄUTER

Die sogenannte primitive Medizin

»Viele alte Weiblein und Frauen vom Land leisten mit einigen bekannten und häufig vorkommenden Gartenkräutern mehr Gutes als unsere arroganten Ärzte mit all ihren wunderlichen, kostspieligen, weit hergeholten, seltenen und nur mutmaßlich wirkenden Heilmitteln. Ganz ohne Frage würden wir das, was zu Hause wächst und ihnen an Wirksamkeit ebenbürtig ist, mehr schätzen, wenn es diese seltenen exotischen Mittelchen nicht gäbe. Unsere wirken, wenn sie in der richtigen Dosierung eingenommen werden, angemessen und gut zubereitet sind, so gut wie ihre, wenn nicht besser und passender zu unserer Veranlagung.«

Nach: Robert Burton: »Anatomy of Melancholy«, S. 563

Wie hat die Menschheit vor Urzeiten die heilenden Eigenschaften der Kräuter erkannt? Zunächst einmal war dieses Wissen intuitiv, ähnlich dem intuitiven medizinischen Wissen der Tiere. Schweine wissen, welche Knollen sie als Nahrung und Medizin ausgraben müssen, und verwundete Tiere suhlen sich instinktiv im Schlamm. Katzen fressen Gras oder Katzenminze, wenn es ihnen schlecht geht, und spüren auch andere Kräuter instinktiv auf. Der Mensch hat dieses instinktive Wissen bereits in sehr früher Zeit durch die Ergebnisse empirischer Beobachtungen und Experimente ergänzt. Die ersten Medizinmänner und -frauen lernten, wie verschiedene Tiere auf Pflanzen reagierten. Ähnliche Pflanzen wurden danach getestet und jede Pflanze sorgfältig auf spezifische Merkmale hin untersucht. Weitere Hinweise auf die Heilkräfte der Kräuter fand man in heiligen Träumen und Visionen. Mit der Zeit stieg die Zahl der erprobten Kräuterheilmittel, und das Wissen um die medizinischen Eigenschaften der Kräuter galt als Erfahrungsschatz des Schamanen, des Medizinmannes oder der Medizinfrau. Dieses Wissen wurde in Form von Lehrgängen, die manchmal bis zu zwanzig Jahre dauerten, an die nächste Generation von Heilern weitergegeben. Das Wissen um die heilenden Eigenschaften der Kräuter und Pflanzen galt als nur eine der vielen Heilkünste, zu denen auch das Wissen um die Heilkräfte von Steinen, Tieren, Zaubersprüchen, Gedichten, Liedern, Trommeln, Tänzen, Ritualen, Hypnose, Exorzismen und dem Wirken des Himmels zählte.

Die westliche Volksmedizin hat sich einige Erinnerungen an diese »primitiven« Medizinsysteme erhalten. Kräuter, die in der Volksmedizin weit verbreitet waren, waren jene, die auf Empfehlung von Karl dem Großen in den Klostergärten angebaut wurden. Trotzdem geriet die europäische Volksmedizin in der frühen Neuzeit in den Verruf, »Hexenkunst« zu sein. Die Angst vor allem »Magischen«, »Unheimlichen« und deshalb »Unchristlichen« erfasste große Teile Europas. Viele Frauen wurden, nur aufgrund ihres Wissens über einige wenige Kräuteranwendungen, als Hexen auf dem Scheiterhaufen verbrannt. Und mit ihnen verbrannte ein wichtiger Teil des europäischen Kräuterwissens.

In der Gegenwart schicken pharmazeutische Konzerne Kräuterforscher in entlegene Gegenden der Erde, um dort Kulturen mit lebendigen Volksmedizintraditionen aufzuspüren. Oft patentieren Pharmakonzerne umgehend den aktiven Inhaltsstoff eines einheimischen Kräutermittels, verleugnen aber den Wert der »primitiven« Medizin und zollen den eigentlichen Entdeckern der Heilpflanze weder Anerkennung noch finanzielle Entschädigung.

Eine kleine Kräuterbuchgeschichte

»Aus diesen alten Feldern wächst das Korn
Mit neuer Kraft von Jahr zu Jahr:
Und aus den alten Büchern sprießt hervor
Die Weisheit, die seit alter Zeit dem Menschen nützlich war.«

Nach: Geoffrey Chaucer: »The Parlament of Foules«, Z. 22ff.

Seit der Erfindung der Schrift besteht eine enge Verbindung zwischen der Geschichte der westlichen Kräutermedizin und der Geschichte der Kräuterbücher. Mehrere altägyptische und altsumerische Niederschriften haben bis heute überlebt. Aus diesen Texten sowie archäologischen Funden ist es möglich, ein Bild der damaligen Kräutermedizin zu rekonstruieren. In der Bibel werden häufig Heilpflanzen und -kräuter erwähnt, und auch in den Werken der alten Griechen finden sich einige Kräutererwähnungen. Die wichtigsten erhaltenen Abhandlungen über Kräuter stammen von den griechischen Autoren Dioskurides (Mitte des 1. Jahrhunderts n. Chr.), Claudius Galenus (129–199 n. Chr.) und dem römischen Wissenschaftler Plinius (1. Jahrhundert n. Chr.). Ihre Werke waren während des ganzen Mittelalters die Lehrbücher der Kräuterkundigen. Arabische Naturforscher wie Avicenna, Averroes und viele andere interpretierten diese Schriften, und ihre Interpretationen wurden in den mittelalterlichen Klöstern häufig zu Rate gezogen. Die Klöster wurden, besonders in Mittel- und Westeuropa, zu wichtigen Zentren für die Verbreitung der klassischen Kräuterkunde. Im 9. Jahrhundert erließ Karl der Große die Verordnung *Capitulare de Villis*, in der er die medizinischen Kräuter für den Anbau in Klostergärten vorschrieb. Diese Liste wurde zur Basis für die moderne europäische Kräuterkunde. Die wichtigsten Kräuterbücher dieser Klosterperiode stammen von Wahlafridus Strabo (9. Jahrhundert), der Schule von Salernum (ebenfalls 9. Jahrhundert), Hildegard von Bingen (12. Jahrhundert) und Albertus Magnus (13. Jahrhundert).

Eine neue Ära der Geschichte der Kräuterbücher und -kunde begann mit der Erfindung der Druckerpresse gegen Ende des 15. Jahrhunderts. Peter Schoeffers *Garten der Gesundheit* zählte zu den ersten und wichtigsten dieser gedruckten Kräuterbücher. Seinem Buch folgten die Arbeiten von Otto Brunfels, Hieronymus Bock, Pierandrea Matthiolus und Leonhart Fuchs.

Das erste wichtige englische Kräuterbuch war das angelsächsische *Leech-Book of Bald and Child*, das sich stark auf Dioskurides bezog, aber auch nordische Bräuche und Erfahrungen berücksichtigte. Viele Übersetzungen und Sammlungen lateinischer und griechischer Kräuterbücher wurden erst später gedruckt, von William Turners *Nieuwe Herball* (1551) bis zu dem sehr wichtigen *Herball* von John Gerard (1597), das als Erstes auch Pflanzen aus der Neuen Welt mit einschloss. Es folgten die Arbeiten von John Parkinson (1629 und 1640) und Nicholas Culpeper. Kräuter wurden auch in vielen Büchern über Haushaltsführung, Kochkunst, Kosmetik und Feldarbeit ausführlich behandelt.

Antike Medizin

Um die antiken medizinischen Verfahren und die Lehre der alten Kräuterbücher verstehen zu können, muss man einen tieferen Einblick in die Komplexität der frühen medizinischen Lehren gewinnen. Eine der ersten Lehrmeinungen war die astrologische Theorie von Krankheiten und Kräutern. Die verschiedenen Körperteile wurden den verschiedenen Sternzeichen zugeordnet, zum Beispiel dachte man, dass die Knie vom Steinbock, die Genitalien dagegen vom Skorpion beeinflusst wären. Kräuterheilmittel wurden astrologisch zugeordnet, je nachdem, ob das Heilmittel mit dem erkrankten Körperteil zusammenarbeitete oder gegen die Krankheit im betreffenden Körperteil wirkte.

Auch die vier Elemente Luft, Feuer, Wasser und Erde und die dazugehörigen vier Körpersäfte (Blut, gelbe Galle, Phlegma und schwarze Galle) unterstützten den Arzt dabei, Krankheiten zu diagnostizieren und Kräuter zu verschreiben. Hier ein vereinfachtes Beispiel für die Beziehungen zwischen den Temperamenten und den vier Elementen:

Winter	KALT		*Herbst*
Phlegmatisch (Phlegma)			**Melancholisch** (schwarze Galle)
Gehirn/Lunge			Milz
Mangelnde Initiative	**Wasser**	**Erde**	Traurigkeit
FEUCHT			TROCKEN
Sanguinisch (Blut)	**Luft**	**Feuer**	**Cholerisch** (gelbe Galle)
Leber			Gallenblase
Enthusiasmus			Wut, Ärger
Frühjahr	HEISS		*Sommer*

Krankheiten wurden von den Temperamenten her als sanguinisch, cholerisch, melancholisch oder phlegmatisch klassifiziert und von Kräutern geheilt, die ihrer Natur nach heiß, trocken, kalt oder feucht waren. Die Fähigkeiten, mit denen die besten Ärzte dieser Zeit Zusammenhänge aufspürten und das passende Kraut bzw. die passenden Kräuter für das individuelle Temperament des Patienten und die Natur der Krankheit fanden, waren beachtlich. Paracelsus veröffentlichte im 16. Jahrhundert sein Werk *De signature rerum,* das die Kräuterkunde revolutionierte. In diesem Werk präsentierte er seinen Glauben an die Signaturenlehre. In seiner Theorie behauptete er, dass die heilenden Eigenschaften der Pflanzen durch das Studium der Signatur der Pflanze erkannt werden können.

Die Signatur, das heißt die bestimmenden äußeren Merkmale der Pflanze, sollte seiner Meinung nach einem menschlichen Organ oder Körperteil ähneln oder eine Krankheit darstellen. Ein nierenförmiges Blatt wies demnach auf den Nutzen der Pflanze in der Behandlung von Nierenerkrankungen hin, und das leuchtend gelbe Kurkuma wurde verwendet, um Patienten mit Gelbsucht zu heilen. Paracelsus und andere Alchimisten betonten, wie wichtig es sei, die aktiven Inhaltsstoffe durch Destillation zu isolieren und Metalle und Chemikalien mit rein pflanzlicher Medizin zu kombinieren. Gleichzeitig wurde das »Simpling«, also die Kunst, Krankheiten mit einem einzelnen Kräuterheilmittel zu heilen, das zu den individuellen Bedürfnissen passte, abgeschafft. Die verschriebenen Mittel waren oft chemischer Natur oder bestanden aus Mischungen. Botanik und Medizin, einst untrennbar miteinander verbunden, wurden hiermit unwiderruflich voneinander getrennt. Die Medizin stand nun der Chemie näher, wohingegen die Botanik sich der Kräuterkunde annäherte.

Moderne Medizin

»Anatomie, BOTANIK, Chemie und die Materia Medica sind Zweige der Naturgeschichte, erfüllt von solcher Unterhaltsamkeit und Nützlichkeit, dass niemand, der sie vernachlässigt, Geschmack oder Gelehrigkeit für sich beanspruchen könnte. Die Welt der Pflanzen mit ihren okkulten Tugenden und Kräften ist von allen das erhabenste Thema für die Geistesarbeit eines Genies und schenkt einem gütigen Geist die tiefste Befriedigung: Denn es gibt kein Gebrechen, das unser gefallenes Geschlecht heimsucht und nicht damit gelindert oder geheilt werden könnte.«

Nach: Nicholas Culpeper: »English Physician and Complete Herbal«, S. 2

Im 17. und 18. Jahrhundert wäre die westliche Kräutermedizin durch zwei verschiedene Entwicklungen beinahe ausgestorben. Auf der einen Seite wurden Kräuterheilmittel zu Gunsten chemischer Substanzen und Mischungen aufgegeben. Kräuterheilmittel wurden von den damaligen Medizinern als zu ungenau abgelehnt. Parallel dazu wurden diejenigen von der Kirche und weltlichen Herrschern verfolgt, die das Volkswissen über Kräuter besaßen und verbreiteten. Frauen, die Hausmittel verabreichten, galten als Hexen, und männliche Heiler betrachtete man als Zauberer und Magier, die mit dem Teufel zusammenarbeiteten. Während dieser Zeit wurden die wissenschaftlich ausgebildeten Ärzte zusammen mit den Priestern zu den wichtigsten sozialen Figuren des westlichen Landlebens.

Samuel Hahnemann (1755–1843), der Begründer der modernen Homöopathie, war einer der ersten Mediziner, die sich wieder der Heilkunst der einfachen Kräuterheilmittel und den mittelalterlichen Kräuterlehren zuwandten. Der wichtigste Grundsatz seines Systems, »Ähnliches heilt Ähnliches« (*similis similibus curantur*), ging aus der Lehre von Paracelsus hervor.

Gegen Ende des 19. Jahrhunderts lebte die Kräuterkunde in Deutschland durch die Leistungen der Kräuterpfarrer Sebastian Kneipp und Johann Künzle wieder auf. Ihre Arbeiten wurden aber erst zur Zeit der Weltkriege voll gewürdigt, als durch Handelsblockaden und Materialknappheit Bedarf an preisgünstigen, leicht erhältlichen einheimischen Kräuterheilmitteln entstand. Viele westliche Regierungen begannen damals, Kräuterkundige und den Anbau von Kräutern zu unterstützen. Interessanterweise wurde eines der wichtigsten englischen Kräuterbücher, das von Mrs Grieve und Hilda Leyel, zwischen den Weltkriegen veröffentlicht. Auch die Aromatherapie wurde für die Soldaten in den Schützengräben als Erste Hilfe entwickelt.

In den letzten Jahren ist das Interesse an Kräutern und Kräuterheilmitteln rasch wiederaufgelebt. Der Grund liegt in ihrer Verfügbarkeit und ihrer Wirksamkeit als preiswerte Präventivmedizin. Kräuter eignen sich für die Regulierung chronisch stressbedingter Funktionsstörungen des modernen Menschen wie Herz- und Kreislauferkrankungen. Traditionelle Kräuterheilverfahren erleben eine Renaissance, und die medizinisch wirksamen Bestandteile der altbekannten Kräuter werden mit wissenschaftlichen Methoden getestet.
Die momentane Faszination für Kräuter ist eine Entwicklung, die von den erfahrenen Kräuterkundigen herzlich willkommen geheißen werden sollte – allerdings mit Vorbehalten. Überschwängliche Nostalgie kann zu Kräutermissbrauch führen. Rücksichtslose und systematische Aberntung von Wildpflanzen durch Geschäftsleute, denen die Pflanzen in ihrer Schönheit und Eigenart nichts bedeuten, ist eine weitere negative Folge. Vorsicht ist auch bei der weitverbreiteten Vorstellung geboten, dass man nichts falsch machen kann, wenn man Kräuter verschreibt. Vielmehr sollten Kräuteranfänger sich zuerst auf ein oder zwei Kräuter konzentrieren und alles über die vielfältigen Verwendungsmöglichkeiten lernen, anstatt große Mengen verschiedenster Kräuter zu ernten. Für den angehenden Kräuterkenner ist es ebenfalls wichtig zu lernen, welche Kräutermittel gut erhältlich sind und schnell für die Bedürfnisse des Patienten verarbeitet werden können. Wenn Sie einige Jahre lang mit Kräutern experimentieren, sollte am Ende das Ziel stehen, eine kleine Hausapotheke mit erprobten und bewährten Kräuterrezepten und -behandlungen zusammenzustellen.

Die praktische Verwendung von Kräuterheilmitteln

»Von jedem Kräutlein, das im Walde sprießt,
Lernt jeder, der an seinem Wissen feilt
Und aufmerksam im Buch des Lebens liest,
Welches Kraut tötet und welches heilt.«

Nach: Michael Drayton: »Quest of Cynthia«

Die moderne Kräuterheilkunde erkennt drei Hauptwirkungsgebiete von Kräutern an:

1. Kräuter werden als tonifizierende und aufbauende Mittel verwendet, die FÜR den Körper arbeiten, damit die allgemeine Gesundheit verbessert und Erkrankungen vorgebeugt wird.
2. Kräuter werden direkt GEGEN Krankheiten, Schmerzen und Beschwerden eingesetzt, damit gesundheitsgefährdende Beschwerden korrigiert und schädliche Tendenzen abgewehrt werden.

3. Kräuter können geschädigte, geschwächte oder funktionsuntüchtige Körperteile und -organe unterstützen und kräftigen, damit ihr ursprünglicher Zustand wiederhergestellt werden kann. Sie wirken AUSGLEICHEND.

Man sollte sich stets bewusst machen, dass Kräuter keine harmlosen oder wirkungslosen medizinischen Substanzen sind. Viele der stärksten Medikamente, Aufputschmittel und Gifte stammen von Pflanzen. Curare, Digitalis, Strichnin, Kaffee, Tabak und Belladonna werden aus Kräutern oder Pflanzen gewonnen, und Penicillin wird aus Schimmel hergestellt. Alkohol wird aus pflanzlichem Material fermentiert, Morphium, Kodein und Opium werden aus Mohn gewonnen, und Kokain ist ebenfalls pflanzlichen Ursprungs. Bis zur Erfindung chemischer Antiseptika und Antibiotika waren Kräuter das einzige wirksame Mittel gegen Keime und Infektionskrankheiten. Die Pharmaindustrie verwendet viele Pflanzen und Kräuter direkt als Medizin oder erstellt synthetische und »bioidentische« Medikamente als Kopien der aktiven Inhaltsstoffe. Ein überraschend großer Prozentsatz moderner Medikamente wird aus Pflanzen erzeugt. Selbst das englische Wort für Medizin, *drug*, stammt von dem angelsächsischen Wort *dregen* ab, das »trocknen« bedeutet. Eine Medizin war in früheren Zeiten einfach ein getrocknetes Kräuterheilmittel.

Chemische Medikamente, die auf Kräutern basieren, berücksichtigen die Saponine, Glykoside, ätherischen Öle und anderen Komponenten, die in einer wachsenden Pflanze vorhanden sind, zumeist nicht. Die heilende Wirkung dieser chemisch produzierten Medikamente ist daher zielgerichteter, aber auch weniger umfassend als bei Kräuterheilmitteln. Diese Einseitigkeit kann zu einer Störung des natürlichen Gleichgewichts im Körper führen und unerwünschte Nebenwirkungen auslösen. Wenn das richtige Kraut in der richtigen Dosis verabreicht wird, hat es einen ausgleichenden Effekt auf den ganzen Körper. Seine Wirkung ist sanft, aber gründlich, und wirkt zwar spezifisch gegen die Krankheit, stärkt aber gleichzeitig auch das erkrankte Organ bzw. die betroffene Körperregion.

Kräuter brauchen Zeit, um ihre Heilwirkung im menschlichen Körper zu entfalten, genauso wie sie Zeit brauchen, langsam und Blatt für Blatt zu wachsen, bis die Pflanze reif für die Ernte ist. Es ist besser, regelmäßig über mehrere Wochen hinweg kleine Mengen an Kräutern einzunehmen, als zu versuchen, innerhalb weniger Tage eine »Instantheilung« anzustreben: Eine vorbeugende Behandlung ist wirksamer als Nothilfe. Man sollte auch nicht ungeduldig werden, wenn die gewünschte Wirkung nicht schon nach einigen Tagen eintrifft.

Der konsequente Gebrauch von sanften Kräutern eignet sich hervorragend bei kleineren Wehwehchen oder chronischen Erkrankungen. Außerdem sind Vorsicht und genaue Beobachtung der individuellen Wirkungen im Umgang mit Heilkräutern unumgänglich.

Individuelle Reaktionen auf medizinische Kräuter können sehr verschieden sein. Ein einziges Kraut, zum Beispiel die Brennnessel, kann bei der einen Person abführend, bei der anderen stopfend wirken. Frauenmantel kann die Menstruation herbeiführen oder stillen. Andere Kräuter, wie Zitronenmelisse oder Mistel, können sowohl zu niedrigen als auch zu hohen Blutdruck regulieren. Einige Menschen reagieren auf bestimmte Kräuter erst nach mehreren Behandlungswochen, während andere die Wirkungen sofort spüren. Allergische und individuelle Reaktionen sollten auf keinen Fall ignoriert werden. Auch wenn Tinkturen eine praktische Verabreichungsweise von Kräutern sind, können sie z. B. für Alkoholiker gefährlich sein.

Auch wenn ich den Gebrauch von Kräuterheilmitteln nur wärmstens empfehlen kann, muss ich erneut darauf hinweisen, dass sie nicht harmlos sind. Opium ist nicht weniger gefährlich, nur weil es pflanzlich ist. Schwangere Frauen sollten besonders zurückhaltend im Gebrauch von Kräutern sein, die Fehlgeburten einleiten können. Alle Kräuterheilmittel sollten auf der Stelle abgesetzt werden, wenn negative oder allergische Reaktionen auftreten. Holen Sie sich Rat beim Fachmann und verwenden Sie Kräuterheilmittel mit Vorsicht und Verstand. Es ist eine Kunst für sich, die Kräuter so zu vermischen, dass sie einander ergänzen und in ihrer medizinischen Wirksamkeit unterstützen, ohne einander gegenzuwirken. Das Wissen, das durch dieses Buch vermittelt wird, soll keinen Ersatz für kompetente medizinische Diagnosen, Ratschläge oder Behandlungen darstellen und ist keine Anleitung für die Selbstbehandlung. Sich selbst mit Kräutern zu behandeln kann zu hervorragenden Ergebnissen führen, wenn die Diagnose richtig ist und die Kräuter mit Sorgfalt und Wissen verabreicht werden. Die Diagnose sollte von einem kompetenten Mediziner oder Kräuterfachmann erstellt werden, sonst könnten wichtige Symptome, die den Anfang einer schweren Krankheit kennzeichnen, übersehen werden. Wenn Kräuter mit Sorgfalt verwendet werden, können sie ein Segen sein und dem Patienten viele unnötige Gänge zum Arzt und vielleicht sogar die eine oder andere Operation ersparen. Wenn sie aber unverantwortlich verwendet werden, können sie tödlich sein.

Teezubereitung

»Wenn du mit der Medizin beginnst, halte deinen Kursus durch und führe ihn fort: Denn wie sich beobachten lässt, bringt es mehr Schaden denn Gutes, wenn man die Körpersäfte aufrührt, aber nicht verfolgt...«

Nach: Robert Burton: »Anatomy of Melancholy«, S. 585

Kräuter werden in Europa meistens in Form von Tee eingenommen. Weil Tee wärmt und nur langsam wirkt, ist er die beste Methode, um einen geschwächten oder erkrankten Körper wieder ins Gleichgewicht zu bringen. Tee ist auch ideal als Präventivmedizin und er kann die eigene Konstitution unterstützen. Eine allgemeine Anleitung für die Zubereitung von medizinischen Tees finden Sie in der Tabelle für Kräuterverwendungen (siehe Umschlagseiten).

Tee kann aus Blättern, zerkleinerten frischen Früchten, Blüten und weichen Stängeln hergestellt werden, indem man kochendes Wasser über das Kraut gießt. In den meisten Fällen gibt man einen Esslöffel des frischen Krautes auf 1/4 l Wasser, deckt den Behälter ab und lässt das Ganze für zehn bis 15 Minuten ziehen, bevor man es abseiht und serviert. Man bezeichnet diese Methode als Aufguss. Harte Samen, holzige Wurzeln und Stängel sowie Rinde, getrocknete Früchte und Blüten werden meist für zehn bis 15 Minuten gekocht (ein Teelöffel Kraut auf 1/4 l Wasser) und müssen dann abgedeckt für weitere zehn bis 15 Minuten ziehen. Besonders holzige Wurzeln und Stängel sowie Kräuter mit flüchtigen, hitzeempfindlichen Bestandteilen sollten über Nacht in kaltem Wasser eingeweicht werden, um die aktiven Inhaltsstoffe herauszuziehen. Die Flüssigkeit sollte am Morgen bis kurz vor dem Siedepunkt erhitzt werden. Danach muss sie zehn bis 15 Minuten lang ziehen. Kräutertees werden am besten in Glas-, Keramik- oder Emaillegefäßen zubereitet. Metallgefäße, besonders Aluminium, können unerwünschte chemische Reaktionen hervorrufen. Zum Ziehen eignen sich am besten Teekannen, und fertig zubereiteter Tee kann den ganzen Tag über in einer Thermosflasche aufbewahrt werden. Warmer Tee sollte nicht länger als zwölf Stunden lang aufbewahrt und keinesfalls wiederaufgewärmt werden. Wenn ich in diesem Buch z. B. von vier Teilen Kamille und zwei Teilen Huflattich spreche, meine ich damit vier Maßeinheiten Kamille (z. B. Teelöffel) und nicht vier Gewichteinheiten.

Kräutertees, die nur für den Genuss zubereitet werden, können lauwarm, warm, heiß oder gekühlt konsumiert werden. Sie sollten nur in begrenztem Maß getrunken und häufig gewechselt werden, damit sich keine unerwünschten medizinischen Reaktionen auf das Kraut einstellen. Allgemein sollte man lieber mehrere Teesorten im Haus haben und sie je nach Stimmung abwechselnd trinken, als literweise ein und dieselbe Sorte zu sich zu nehmen.

Medizinische Kräutertees können generell in zwei Gruppen eingeteilt werden: aufbauende Tees und Bittertees. Medizinische Tees werden am besten bei Körpertemperatur getrunken. Ihr medizinischer Effekt ist stärker, wenn man sie in kleinen Schlucken über den Tag verteilt zu sich nimmt, anstatt sie auf einmal hinunterzuschütten. Die Heilwirkung ist verlässlicher, wenn Kräutertee regelmäßig und zuverlässig getrunken wird. Eine Kräuterteekur bedeutet meistens, je nach Kraut drei bis neun Wochen lang zwei bis drei Tassen Tee am Tag zu trinken. Es empfiehlt sich, nach diesem Zeitraum zu einem anderen Kraut mit ähnlicher Wirkungsweise zu wechseln, damit sich der Körper nicht an das Kraut gewöhnt.

– Aufbauende Tees

Stärkende Tees haben einen eher milden Geschmack und werden verwendet, um die einzelnen Organe und den gesamten Körper zu stärken und zu kräftigen. Sie sollten morgens auf nüchternen Magen, dann wieder am frühen Nachmittag und schließlich ein letztes Mal am Abend, etwa zwei Stunden vor dem Zubettgehen, getrunken werden. Schlaf- und nervenstärkende Tees können am Nachmittag und dann wieder als Schlummertrunk etwa eine Stunde vor dem Zubettgehen konsumiert werden. Patienten mit schwacher Blase sollten den Abendtee durch Kapseln oder eine Tinktur ersetzen.

– Bittertees

Bittertees haben einen positiven Einfluss auf den Verdauungsprozess und stärken Leber und Galle. Sie sollten eine halbe bis eine Stunde vor den Mahlzeiten eingenommen werden, damit der Tee wirken kann, bevor die Verdauung beginnt. Für ein erfolgreiches Ergebnis sollte Bittertee immer vor der Hauptmahlzeit des Tages und regelmäßig vor dem Frühstück und dem Mittagessen getrunken werden. Bittertee sollte nicht gesüßt werden.

– Tinkturen

In den USA werden Kräuter meistens in Form von Tinkturen oder Gelatinekapseln eingenommen, weil Teetrinken dort nicht so verbreitet ist. Die neueste Entwicklung in der Verabreichung von Kräutern ist sogenanntes Softgel, ein konzentriertes Extrakt, das von einer weichen Hülle umgeben ist. Auch wenn diese Methode mit Sicherheit praktische Vorteile hat, hat sie mehrere Nachteile: Tinkturen und Kapseln kosten viel Geld, während frische Kräuter einfach im

Garten gezogen und für den weiteren Gebrauch getrocknet werden können. Außerdem können Wechselwirkungen mit Alkohol auftreten, die noch nicht ausreichend untersucht wurden. Baldriantinktur beispielsweise wirkt auf manche Menschen anregend, andere dagegen nutzen sie als Einschlafhilfe. Einige aktive Inhaltsstoffe von Pflanzen können nur mit Hilfe von Alkohol extrahiert werden, wiederum andere nur mit Wasser. Manche Kräuter können problemlos in großen Mengen verabreicht werden, andere, wie Mistel, werden wirkungslos, wenn man zu viel einnimmt. Generell lernt man mehr über eine Pflanze, wenn man sie frisch verwendet, und konzentrierte, mit Alkohol versetzte Kräuter kann man leichter falsch gebrauchen. Als Daumenregel gilt, dass Leute, die auf dem Land wohnen und einen Garten haben, sich zunächst an die Kräuter in ihrem Naturzustand herantasten und erst dann mit einfachen Präparaten wie Salben, Badezusätzen, Sirup oder Likör experimentieren sollten. Menschen, die weit von der Natur entfernt in großen Städten wohnen, sollten Kräuterspezialisten oder Biobauern um Rat bitten.

Besondere Kräuterkuren

– Die Frühlingskur

Frühlingskuren werden seit Jahrhunderten verwendet, um den Körper als Vorbereitung auf die Aktivitäten der Sommermonate zu reinigen. Sie wirken gegen Lethargie und Bewegungsmangel, die im Winter häufig entstehen. Die Kur ist am wirksamsten, wenn sie mit Heilfasten kombiniert wird, das in christlichen Ländern meist zur Fastenzeit vorgenommen wird.

Eine Frühlingskur besteht in erster Linie darin, vier bis sechs Wochen lang regelmäßig frisch gepressten Saft oder Tee aus verschiedenen Frühlingskräutern zu trinken. Gepresster Kräutersaft kann aus den Kräutern hergestellt werden, die im Frühjahr den ganzen Garten bevölkern: Brennnesseln, Löwenzahn, Stiefmütterchen, die ersten Erdbeerblätter, Wegerich, Schafgarbe und kleine Mengen an Gundelrebe oder Ehrenpreis. Die Zahl der möglichen Kräuterkombinationen für stärkende Tees ist beinahe unbegrenzt.
Vor allem eignen sich Schafgarbe, Löwenzahn, Brennnesseln, Klettenwurzeln, Ringelblumenblätter und -blüten, Stiefmütterchen, Blüten von rotem Klee, Sauerampfer, Veilchenblätter, Erdrauch, Liebstöckl und Petersilienwurzeln, Wacholderbeeren und Schachtelhalm. Noch erfreulicher lässt sich der Frühling mit einem warmen Gericht aus frischem Frühjahrsgrün begrüßen. Brennnesseln, die wie Spinat zubereitet werden, enthalten viele Spurenelemente und reinigen den Körper. Außerdem schmecken sie überraschend gut. Die Nessel trägt

wegen ihrer gründlichen Reinigungswirkung auch den Beinamen »Besen der Natur«. Junge Löwenzahnblätter, Gänseblümchenknospen, junge Taubnesseln, Erdbeer-, Sauerampfer-, Veilchen- und Schlüsselblumenblätter sowie Wasserkresse und Bärlauch werden traditionell als Frühlingssuppenkräuter verwendet. Die meisten ländlichen Gegenden haben ihre eigenen kulinarischen Traditionen mit Frühjahrsgemüsen oder -salaten oder Gründonnerstagssuppen.

– Die Heublumenkur

Heublumenkuren beinhalten alle Kräuter, die sich in frisch geschnittenem Heu finden. Abgebrochene Blüten, Blätter und Samen sinken nach der Heuernte als fedriger Staub zum Boden der Scheune. Dieses Sediment wird bei Heublumenkuren genutzt. Heublumen können in Scheunen problemlos in großen Mengen gesammelt werden, man sollte aber darauf achten, dass man nur Bioheu nutzt, das im selben Jahr geschnitten wurde. Die besten Ergebnisse erzielt man mit Wiesenheu aus Berggegenden mit möglichst vielen unterschiedlichen Kräutern. Wegen der großen Zahl der enthaltenen Kräuter ist die Heublumenkur die in der Medizin vielseitigste Form der Kräuterkur. Sie hilft, das Immunsystem zu stärken und die Organe zu kräftigen, reinigt den Körper und unterstützt das Abnehmen, lindert Wehwehchen, Muskelkater und Erkältungssymptome und wehrt Grippen ab. Gewarnt seien allerdings Personen mit allergischer Vorgeschichte oder Heuschnupfen: Sie sollten sehr vorsichtig sein, wenn sie Heublumen verwenden.

Heublumen werden äußerlich als Dampfbäder, Bäder, Breipackungen oder Wärmekissen verwendet. Die gängigste Methode, um Heublumen anzuwenden, sind Dampfbäder. Geben Sie eine Handvoll Heublumen auf je einen Liter Wasser. Bringen Sie die Mischung zum Kochen und lassen Sie sie bedeckt für 15 Minuten ziehen. Dann wird der Dampfbehälter auf einer Unterlage auf den Tisch oder den Boden unter die betreffende Körperregion gestellt und Kopf und Brust (oder Ihr ganzer Körper) werden unter Handtücher oder Decken gesteckt, damit der Dampf nicht entweichen kann. Nehmen Sie den Deckel von den Heublumen ab und atmen Sie tief ein. Der Dampf kann so lange inhaliert werden, wie die Mischung warm ist, zumeist sind das 15 bis 20 Minuten. Die zu behandelnde Körpergegend sollte dann mit einem Waschlappen gereinigt und sorgfältig abgetrocknet werden. Ruhen Sie sich in einem vorgewärmten Bett ein bis zwei Stunden lang aus, um die medizinische Wirkung des Dampfbades zu erhöhen.

Heublumen können auch gekocht und dann in ein warmes Bad oder Sitzbad abgeseiht werden. Der übrig bleibende Heublütensatz kann in sauberen Baumwollstoff gewickelt und nach dem Bad in Form von einer Kräuterpackung auf den erkrankten Körperteil gelegt werden. Der Patient wird in Wolldecken gewickelt, damit er seine Körpertemperatur erhält. Kräuterpackungen können für mehrere Stunden aufliegen, allerdings sollte darauf geachtet werden, dass der Körper währenddessen nicht auskühlt oder Zugluft ausgesetzt ist. Die betroffene Körperregion muss sorgfältig abgetrocknet und auch nach der Behandlung warm gehalten werden.

Als vierte Methode bietet es sich an, die Heublumen in ein kissenähnliches Säckchen zu geben und dieses dann zu dämpfen oder auf dem geschlossenen Deckel eines Wasserkessels zu erhitzen. Das warme Kräuterkissen kann feucht oder trocken direkt auf den Körper gelegt und mehrere Male wiederverwendet werden. Stellen Sie sicher, dass dem Patienten während und nach der Behandlung warm genug ist.

Die Hausapotheke

Eine Hausapotheke einzurichten scheint eine schwierige Angelegenheit zu sein, aber in den meisten Fällen reichen bereits einige Tees, Tinkturen und Salben aus. In ein Medizinschränkchen gehören die üblichen Verbände, ein Thermometer und einige wenige Kräuterpräparate, und schon sind Sie gewappnet gegen Wehwehchen und Notfalle. Die folgenden Kräuterprodukte sind vielseitig im Haushalt verwendbar:

- Tee für Erkältungen und Bronchial-, Rachen- oder Nasennebenhöhlenprobleme, je nachdem, was im betreffenden Haushalt am häufigsten vorkommt, und ein Hustensaft für Kinder. Sollte all dies nicht erhältlich sein, sollten Sie in Ihrem Gewürzregal immer frischen Salbei und Thymian stehen haben, um derartige Beschwerden zu behandeln.
- Schlaftee, Beruhigungstropfen oder Baldriandragees.
- Tee gegen Verdauungsbeschwerden und ein leichtes Abführmittel oder einige frische Leinsamen, die im Kühlschrank aufbewahrt werden.
- Ein mildes harntreibendes Mittel, Nieren- oder Blasentee oder -tinktur.
- Tee oder Tinktur gegen chronische oder häufig auftretende Beschwerden aller Familienmitglieder.
- Gemahlene Eichenrinde oder Kohletabletten als Erste Hilfe bei Vergiftungen und Durchfall.
- Eine Flasche mit gemischten ätherischen Ölen, die mit Jojoba-, Oliven- oder Sesamöl verdünnt werden können, um den Körper bei Muskelkater, leichten Schmerzen und Kopfschmerzen einzureiben. Magenverstimmungen, Reise-

krankheit, Ohnmachtsanfälle etc. können direkt mit dem ätherischen Öl behandelt weren, indem Sie einige Tropfen auf ein Stück Brot träufeln und essen.
- Schweißtreibender Tee aus Linden- oder Holunderblüten, um Fieber zu »brechen«.
- Kamillenextrakt zum Desinfizieren, für Bäder und Dampfbäder, um Wunden auszuwaschen und zum Gurgeln. Auch ätherisches Thymian- oder Oreganoöl, entsprechend verdünnt, wirkt stark antibakteriell.
- Johanniskrautöl oder Ringelblumensalbe. Beides kann bei der Behandlung von Hautausschlag, schmerzenden oder verhärteten Narben, Verbrennungen und Wunden oder als Massageöl verwendet werden. Aloe und Hauswurz können im Haus oder Garten angebaut und zur direkten Behandlung von Schnittwunden und kleinen Verletzungen verwendet werden.
- Arnikatinktur oder -salbe als Erste-Hilfe-Maßnahme bei Wunden, Verstauchungen, Muskelzerrungen, Verrenkungen, Gelenkbeschwerden und blauen Flecken.
- Kräuterwasser, beispielsweise Lavendel- oder Rosenwasser, wegen seiner desodorierenden Wirkung und seines heilsamen Geruchs, und als Riechwässerchen bei Kopfschmerzen und Ohnmachtsanfällen.

Stocken Sie Ihre Hausapotheke mit frischen Kräutern auf, wenn diese gerade erntereif sind, und beschaffen Sie sich stärkere und spezifischere Medikamente, wenn sie nötig sind. Einmal im Jahr sollte das Medizinschränkchen aussortiert werden. Werfen Sie alte Kräuter weg oder verwenden Sie sie als Badezusätze. Tinkturen kann man länger aufbewahren, wenn sie an kühlen Orten in dunklen Glasflaschen gelagert werden.

Um herauszufinden, welche Kräuter notwendig sind, um Beschwerden zu behandeln, ist einige Übung nötig, aber es ist erstaunlich, wie wenig man eigentlich braucht, um im Alltag zurechtzukommen. Viele Kräuteraufbereitungen werden vielseitig verwendet: Ihre medizinischen Eigenschaften sind selten auf nur einen Bereich beschränkt. Ein erfahrener Kräuterkundler kann mit nur wenigen Kräutern bemerkenswerte Ergebnisse erzielen. Unerfahrene Kräuterkundler neigen dazu, zu viele Kräuter in großen Mengen zu verwenden, weil sie zu wenig über die möglichen Nebenwirkungen wissen.

Bei der Frage, welches Kraut das wichtigste im Garten oder in der Hausapotheke ist, kann man sich nur schwer zwischen Kamille und Salbei entscheiden. Die Gelehrten der berühmten medizinischen Schule von Salernum vereinfachten die Lösung dieses Problems, indem sie behaupteten: *Curmoriatur homo, cui salvia crescit in horte?* (»Warum stirbt der Mensch, wenn Salbei in seinem Garten wächst?«).

NEBENSÄCHLICHES UND WISSENSWERTES

»Es liegt ein Aberglaube im Vermeiden von Aberglauben.«

Nach: Francis Bacon: »Essays. Über den Aberglauben«

Magie und Aberglauben

Die moderne Lebensweise lässt wenig Freiraum für die Magie des Alltags, und Aberglaube erscheint vielen von uns wie etwas, das nur ukrainische Bauern des 17. Jahrhunderts praktizierten. Wir haben vergessen, dass Magie ein Weg ist, uns etwas, das uns wie ein Wunder erscheint und Ehrfurcht in uns erweckt, zu nähern. Magische Rituale sind nichts weiter als geregelte Vorgangsweisen, um dem Magischen zu begegnen. Weil wir der Magie keinen Platz einräumen, fehlt uns das Außergewöhnliche und Wundersame in unserer Welt. Wir sind nicht mehr mit tiefer Ehrfurcht an die Natur gebunden. Also haben Sie Nachsicht mit mir und diesem Buch, lachen Sie über die wunderlichen Rituale, die Sie darin finden. Versuchen Sie bitte, zu verstehen, dass es einen Grund dafür gab, dass unsere Vorfahren sich auf eine derart »unwürdige« und abergläubische Weise verhalten haben: Sie wollten stets daran erinnert werden, dass Pflanzen magische Geschöpfe sind, die unsere Bewunderung und Ehrfurcht verdienen. Sie sprachen, ermahnten und stritten mit ihnen, beschworen und verwendeten sie und bezogen sie mit in ihr alltägliches Leben ein. Aber sie betrachteten Kräuter auch als etwas, das vom Göttlichen beseelt war, und bildeten sich nicht ein, über alle Kreaturen, klein und groß, herrschen zu können.

Manche Leser werden überrascht sein, wenn sie feststellen, dass viel Platz in diesem Buch ungewöhnlichen Heilmethoden gewidmet ist. Die meisten magischen Kräuterheilverfahren haben wenig medizinischen Wert, aber sie befriedigten das tiefverwurzelte Verlangen unserer Vorfahren, die Welt mit Magie, Zaubersprüchen und Ritualen zu mystifizieren. Dies ist ein ebenso wichtiger Bestandteil unserer Kräutertraditionen wie die etablierte Kräuterkunde und -medizin. Viel »Nebensächliches und Wissenswertes« kann als Ammenmärchen abgetan werden, als bloßer Aberglaube, den man nicht ernst nehmen sollte. Einiger Aberglaube, der sich um die Welt der Kräuter rankt, entstand durch die Arbeiten von Dioskurides und Plinius und wurde dann von den mittelalterlichen Mönchen aufgenommen, die ihr Wissen an die Volksheiler und Hebammen weitergaben. Andere Praktiken wurzeln in heidnischen Ritualen und religiösen Kulten, wie z. B. die Kräuterrituale, die sich um die Johannisnacht ranken. Wieder andere resultieren aus empirischen Beobachtungen und Experimenten und sind heute wissenschaftlich belegbar, wie seltsam sie auf den ersten Blick auch erscheinen mögen. Hauswurz ist ein typisches Beispiel: Seit Jahrhunderten wird er in Europa auf Hausdächern angepflanzt, und immer wieder wurde erwähnt, dass er Blitzeinschläge verhindert. Aber erst kürzlich wurde durch ein wissenschaftliches Experiment bewiesen, dass die Pflanze starke Stromstöße unbeschadet übersteht. Die kleinen Spitzen auf den fleischigen Blättern funktionieren wie Miniaturblitzableiter.

All diese Überzeugungen sollten nicht einfach abgelehnt werden, nur weil sie aus unterschiedlichen Denkweisen resultieren. Verschiedenartigster Aberglaube, der aus jahrhundertealten Traditionen, Erfahrungen oder einfacher Einbildungskraft stammt, kann uns tiefere Einblicke in die Welt der Kräuter gewähren und weitere Tätigkeitsbereiche für die Arbeit mit Kräutern aufzeigen. Die Befragung von Orakeln wird zumeist nur als unterhaltsamer Zeitvertreib angesehen, kann uns aber auch auf die der Natur innewohnende Gesetze hinweisen. Besonders Kinder lernen dadurch, ihre Sinne und Beobachtungsgabe zu schärfen. Die Art, auf die ein bestimmtes Kraut im Frühjahr wächst, kann uns verraten, wann eine andere Pflanze zu ernten ist. Die Härte des kommenden Winters kann häufig vorhergesagt werden, indem man das instinktive Verhalten bestimmter Tiere oder das Wachstum mancher Pflanzen beobachtet.

Zaubersprüche und Gebete zum Kräutersammeln

Medizinmänner und -frauen der verschiedensten Kulturen beten heute noch zu den Pflanzen, bevor sie sie sammeln, oder wiederholen während des Sammelns Zaubersprüche. Die Kräuterkundler unserer eigenen Tradition waren ebenfalls sehr vertraut mit den Kräutern, kannten ihre Wachstumsgewohnheiten, ihre Heilkräfte und ihre Eigenarten. Hier finden Sie einige Beispiel dafür, wie die Menschen die Pflanzen traditionell ansprachen, bevor sie geerntet wurden: *»Frau Holunder, Frau Holunder, gib mir was von deinen Beeren und ich werde dir was von meinen geben, wenn sie im Walde wachsen.«*

Der folgende englische Kräutererntezauber aus dem 12. Jahrhundert, der von Dr. Charles Singer übersetzt wurde, wurde in den *Proceedings of the British Academy* veröffentlicht: *»Erde, erhabene Göttin, Mutter Natur, die alle Dinge erschafft … Lausche, ich flehe dich an, und sei meinem Gebet geneigt. Welches Kraut auch immer deine Macht erschafft, gib es, so fleh' ich dich an, mit Wohlwollen den Völkern, um sie zu retten, und gewähre mir diese Medizin. Komm zu mir mit deinen Mächten, und wie auch immer ich sie verwenden möge, mögen sie Erfolg haben, wem auch immer ich sie angedeihen lasse. Was auch immer du schenkst, es möge gedeihen. Zu dir kehren alle Dinge zurück. Jene, die diese Kräuter rechtens von mir erhalten, mach du sie wieder ganz.«*[9]

Hier zwei modernere Versionen des Gebets:

»Erde, du Gesegnete, Natur, Mutter aller Dinge, lausche meinem Gebet und leihe ihm dein Ohr. Ich bitte dich, gib' den Menschen jedes Kraut um ihrer Gesundheit willen, und ich bitte dich, mich mit dem Wissen um ihre Heilkräfte zu beschenken. Komm zu mir und erfülle mich mit diesem Wissen. Ich bete darum, dass ich es weise verwende und verabreiche. Was du gibst, gibst du weise. Alle Dinge kehren zu dir zurück. Mach' den Menschen, dem diese Kräuter gegeben werden, wieder ganz.«

»Ich bitte dich, lass mich die Ganzheit und die Verflochtenheit der Existenz aller lebenden Geschöpfe entdecken. Lass mich das Ineinandergreifen der Natur verstehen, wie Efeu eine Baumrinde umfängt.
Lass mich das ständige Spiel der Gegensätze begreifen und das Gegensätzliche überwinden, um das Ganze zu sehen. Lass mich sehen, was nicht sichtbar ist, lass mich mit anderen Augen sehen, jenseits von Sonne und Mond, und im Landesinneren das Rauschen des Meeres hören. Lass meine Augen hinter die Oberfläche jedes Blattes, jeder Pfütze, jedes Windhauchs sehen.
Wenn mir all dies verliehen wurde, werde ich vielleicht die Kräuter kennen und den Anlass, um sie zu verwenden und ihre Grenzen und Stärken erfahren wie auch die meinen. Bis dahin stehe ich unendlich in ihrer Schuld, ein Novize voll des Staunens über ihre Vielschichtigkeit.«

LITERARISCHE ERWÄHNUNGEN

»Die Literatur ist voller Düfte.«

Nach: Walt Whitman: »Uncollected Prose«, Band II, S. 72

Wenn die Literatur Bezug auf Kräuter nimmt, tut sie das nicht immer romantisch-überschwänglich, trocken oder langweilig, sondern auch verspielt oder ehrfurchtsvoll. Shakespeare kannte sich gut mit den vielen Volksnamen der Kräuter und Blumen aus und hatte Freude an Wortspielen und zweideutigen Anspielungen. Die Zitate in diesem Buch sind aus nur wenigen Büchern entlehnt, und die Auswahl ist keinesfalls erschöpfend. Mein Hauptkriterium bei der Auswahl bestand darin, Vielfalt zu zeigen, ungewöhnliche Texte zu verwenden und verschiedene Ansichten über ein Kraut in den verschiedenen literarischen Stilrichtungen darzustellen. Wo immer es möglich war, habe ich versucht, auf die Originalquellen zurückzugreifen. Dies ist besonders wichtig im Falle von Dioskurides und Plinius, die im Mittelalter so oft (falsch) zitiert wurden, dass viele der späteren Zitate nur noch wenig Ähnlichkeit mit dem Original aufweisen.

SCHLUSSBEMERKUNG

Es ist seltsam, dass die Mehrzahl der Kräuter ihrer Natur nach weiblich ist und die Kräuterwissenschaft mehrere Jahrhunderte lang von Frauen bestimmt wurde. In der Zeit, in der die Schulmedizin zum eifersüchtig bewachten Territorium der Männer wurde, praktizierten die Frauen auch weiterhin Kräutermedizin. Aber alle Künste und Bräuche sind nur dann wirklich ergiebig und fruchtbar, wenn das männliche und das weibliche Element sich darin das Gleichgewicht halten und beide Seiten im harmonischen Wechselgesang zu einer Stimme verschmelzen.

Allein schon aus diesem Grund ist es wichtig, Kräuter zu unseren Freunden zu machen: Sie können uns wieder ins Gleichgewicht bringen. Wollen wir wieder gesund werden, dann brauchen wir Kräuter aus dem Garten oder aus der Apotheke. Wollen wir ausgewogener essen, dann gehören dazu auch Kräuter, die unsere Sinne beflügeln und die Eigenschaften der Speisen harmonisieren. Wenn wir Freude am Gärtnern finden, dann werden wir besonderes Vergnügen an den duftenden Kräuterblättern finden. Wenn wir gerne in alten Büchern stöbern, treffen wir dort alte Bekannte, weil viele Dichter und Naturverbundene Kräuter immer wieder liebevoll erwähnen. Parfüm wäre ohne herbe Kräuterduftnoten undenkbar. Kräuter begleiten uns durchs Badezimmer, in den Flur und ins Wohnzimmer, zur Küche und durch die offenen Türen hinaus in den Garten. Nur eins sollten wir nicht tun – sie ignorieren. Denn sie sind magische Wesen, die unser Leben unendlich bereichern können.

Früher gehörte es zum kindlichen Zeitvertreib, ein Herbarium mit gepressten Blüten und Blättern aus der Natur anzulegen. Auch ich gehörte zu diesen Kindern, und heute fahre ich mit diesem *Herbarium Magicum* in meiner Arbeit fort, in der Hoffnung, dass viele Leser daran ebenfalls ihre Freude finden werden.

HEILIGE KRÄUTER

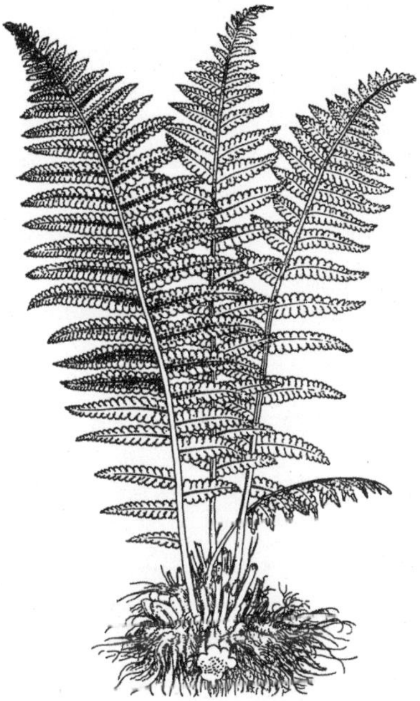

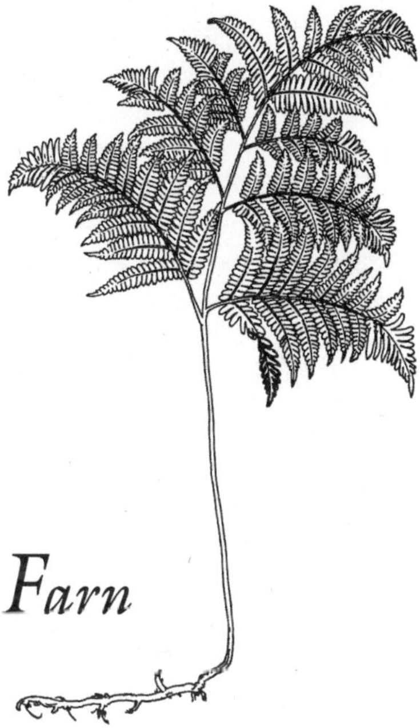

Farn

ETYMOLOGISCHES

Der Name Farn hat sich aus dem mittelhochdeutschen *varn,* dem altenglischen Begriff *fearn* sowie dem Sanskritwort *parna* entwickelt, was »Feder«, »Blatt« oder »Flügel« bedeutet.

Große Farne wie der *Pteridium aquilinum* werden auch als Farnkraut bezeichnet. Die lateinische Bezeichnung *pteridium* ist von dem griechischen Wort *pterón* abgeleitet und hat dieselbe Bedeutung wie die obigen Wortstämme. Im antiken Griechenland hieß es, die Pteriden genannten Nymphen lebten auf Lichtungen, auf denen Farnkraut wuchs. Der Name *aquilinum* entstand wegen der Ähnlichkeit der Farnwedel mit den ausgebreiteten Schwingen von Adlern (lat. *aquila*). Das Studium der Farne ist eine eigene Wissenschaft, die den Namen Pteridologie trägt.

Andere Farne werden als *aspidium* (von dem griechischen Wort *aspis*: »Schild«) bezeichnet, da die Sporenbedeckung von der Form her einem Schild ähnelt. Die botanische Bezeichnung *asplenium* ist ebenfalls griechischen Ursprungs und deutet auf die medizinische Verwendung der Pflanze bei Milzbeschwerden hin. Der *drypoteris* ist ein Eichenfarn. Die botanischen Zusatznamen *femina* und *mas* beziehen sich auf die alte Unterteilung der Farne in männliche und weibliche Formen.

Es gibt einige tausend verschiedene Farnarten, und nicht wenige Botaniker haben ihre Arbeit deren Studium gewidmet, womit das Auftauchen des Wortes Pteriodomanie in den Wörterbüchern dieser Welt wohl gerechtfertigt wäre. In der letzten Zeit sind viele Farne botanisch neuklassifiziert worden. Die meisten Farne sind mehrjährig, und mittlerweile gehören die verschiedenen Arten auch unterschiedlichen Pflanzenfamilien an. Aufgrund der Vielfalt ist es für den Neuling häufig schwierig, sich einen Weg durch den Dschungel der Farne zu bahnen. Hier finden sich nur einige der vielen erwähnenswerten Arten.

Volksnamen

In der Volksbotanik wird innerhalb der Farne kaum differenziert. Die meisten großen Farne werden als Farnkraut bezeichnet und die kleineren werden wahllos in Gruppen aufgeteilt. Dies ist keine sonderlich gute Idee, vor allem, wenn die Pflanzen medizinisch verwendet werden.

Pteridium aquilinum – Adlerfarn

Deutsch:	Jesus Christwurz, Irrkraut, Adlersaumfarn, Großer Wandfarn, Johanniswurz, Federfarn
Englisch:	Bracken, Brake, Brake fern, Female fern, Fern of God, King Charles in the Oak Tree
Französisch:	Fougère, Fougère imperiale, Fougère commune, Fougère aquiline
Italienisch:	Felce, Filice, Felce aquilina, Felce da ricotte, Erba delle streghe
Holländisch:	Varen
Spanisch:	Helecho comun

Irisch:	Raithneach
Walisisch:	Rhedyn, Rhedynen
Finnisch:	Sanajalka
Japanisch:	Warabi
Rumänisch:	Faletga
Ungarisch:	»Die Blumen des Donnergottes Perun«

Dryopteris filix-mas – Männliches Farnkraut

Deutsch:	Wurmfarn, Farnkrautmännlein, Mausleitern, Hirschzehen, Männerfarn, Gemeiner Wurmfarn, Echter Wurmfarn, Gewöhnlicher Wurmfarn
Englisch:	Male shield fern, Male fern
Französisch:	Fougère male
Italienisch:	Felce maschia

Das männliche Farnkraut *Dryopteris filix-mas* hat besonders in Deutschland viele verschiedene Namen, da es in Zentraleuropa extrem häufig vorkommt.

Athyrium filix-femina – Waldfrauenfarn

Deutsch:	Farnweiblein, Frauenfarn
Englisch:	Lady fern, Spleenwort

Osmunda regalis – Königsfarn

Deutsch:	Königsraute, Gewöhnlicher Rispenfarn, Königsrispenfarn
Englisch:	Regal Fern, Royal Fern, Water Fern, Bog Onion

Polypodium vulgare – Engelsüß

Deutsch:	Baumfarn, Kropfwurz, Marienmilch, Großer Bittersüß, Gewöhnlicher Tüpfelfarn
Englisch:	Common polypody, Rock of Polypody, Polypody of the oak, Rock brake, Brake root, Wall fern, Oak fern

Ceterach officinarum – **Milzfarn**

Deutsch: Schriftfarn
Englisch: Common spleenwort, Scaly fern, Fingerfern

Phyllitis scolopendrium (**früher:** *Asplenium scolopendrium*) – **Hirschzunge**

Deutsch: Hirschzungenfarn
Englisch: Hart's tongue, God's Hair

Adiantum capillus veneris – **Frauenhaarfarn**

Deutsch: Venushaar, Frauenhaar, Liebfrauenhaar
Englisch: True Maidenhair, Hair of Venus
Französisch: Capillaire commun, Capillaire de Montpellier

Asplenium trichomanes – **Braunstieliger Streifenfarn**

Deutsch: Brauner Streifenfarn
Englisch: Common Maidenhair

Asplenium adiantum nigrum – **Schwarzstieliger Streifenfarn**

Deutsch: Schwarzer Streifenfarn, Immergrüner Streifenfarn
Englisch: Black Maidenhair, Black spleenwort fern

Asplenium ruta-muraria – **Mauerraute**

Deutsch: Mauerstreifenfarn
Englisch: White Maidenhair, Wall rue, Tentwort

Die Mauerraute war in früheren Zeiten als *Salvis Vitae* bekannt. Im Französischen werden die drei Streifenfarne unter dem Namen *Doradilles* zusammengefasst.

Botrychium lunaria – **Mondraute**

Deutsch:	Vexierchrut, Walpurgiskraut, Echte Mondraute
Englisch:	Moonwort, Grape fern, Unshoe the Horse

Mondraute ist in einigen Gegenden sehr selten geworden und deswegen gesetzlich geschützt.

ÄUSSERE MERKMALE

Vor langer, langer Zeit wurden Farne so hoch wie Bäume, aber über die Jahrtausende haben sie sich langsam zu kleineren Sorten und Arten entwickelt. Die Farne von heute erreichen Größen zwischen zehn Zentimetern und zwei Metern, manchmal sogar mehr. Weil sie keine Blüten hervorbringen, sondern sich durch Sporen vermehren, stellen sie eine botanisch einzigartige Pflanzengruppe dar. Farne unterscheiden sich je nach Örtlichkeit stark voneinander, und wenn Sie die Farne in Ihrer Gegend korrekt identifizieren wollen, ist ein örtlicher Botanikführer unumgänglich.

Der Geruch aller großen Farne ist streng und unangenehm und deswegen unverkennbar. Der häufigste große Farn, der Adlerfarn, hat einen langen, kriechenden Wurzelstock und drahtige Stängel, die unter günstigen Umständen bis zu drei Meter lang werden können. Die Triebe des Adlerfarns erinnern an einen Bischofsstab und werden deswegen im Englischen als *crosiers* (»Bischofsstäbe«) bezeichnet. Die großen Wedel erinnern leicht an Palmwedel. Adlerfarnwedel sind hellgrün und spreizen sich elegant nach außen, um möglichst viel Grund zu bedecken. Die Stängel weisen im Querschnitt ein Muster auf, das an die ausgebreiteten Flügel eines Adlers erinnert. Die Sporen des Adlerfarns sind so winzig, dass man sie mit bloßem Auge kaum erkennen kann.

Das Rhizom des männlichen Farnkrauts ist kurz und kriechend und wächst sehr dicht unter der Erdoberfläche. Innen ist es grün, außen von braunen Schuppen bedeckt. Die Wedel sind 60 bis 120 cm lang und nicht paarweise angeordnet. Die Sporen des Männlichen Farnkrauts befinden sich in schildähnlichen Hüllen. Waldfrauenfarn ähnelt dem Männlichen Farnkraut stark, ist meistens aber kleiner. Die Sporen bilden zumeist winzige Wurzeln aus, während sie noch an den Wedeln der Mutterpflanze hängen, und »springen« dann ab, um sich selbst in der Erde zu verwurzeln.

Der Königsfarn hat einen stammähnlichen Stängel und ein knolliges Rhizom. Seine Stängel sind braun und drahtig, und die Wedel können zwischen 2,40 und 3 m lang werden. Die jungen Wedel sind rotmeliert, die älteren nehmen eine gedeckt grüne Färbung an. Einige Pflanzen dieser Art sind unfruchtbar, andere haben einen dornigen Stängel, der mit Sporenkapseln bedeckt ist, die im späten Frühjahr reifen.

Engelsüß hat einen dicken gelben Wurzelstock, der mit Schuppen bedeckt ist. Seine Wedel werden bis zu 30 cm lang und sind paarweise angeordnet.

Die Felsenfarne sind weitaus kleiner als die Waldfarne. Der Milzfarn wächst an Wänden und in Felsspalten. Seine Wedel sind zwölf bis 18 cm lang und haben dieselbe Form wie die menschliche Milz. Hirschzunge hat lange, ungeteilte Wedel und kann aus diesem Grund leicht von den anderen Farnen unterschieden werden. Außerdem ist sie immergrün. Frauenhaarfarn wird bis zu 30 cm hoch und erinnert an einen kleinen Baum. Seine Stängel sind schwarz, der Wurzelstock kriechend. Die Mauerraute wird nur 5 bis 9 cm hoch und wächst auf Felsen und Wänden. Sie erinnert stark an Gartenraute, ist aber kleiner und zierlicher.

STANDORT, JAHRESZEIT UND NÜTZLICHE PFLANZENTEILE

Farne wachsen an schattigen, waldigen Stellen auf der ganzen Welt, außer im tiefen Süden und im hohen Norden. Große Farne sieht man in Wäldern, Dickichten, auf frisch abgebrannten Lichtungen, in feuchten Laubwäldern, an steinigen und schattigen Orten, in Mooren, Heiden, Hecken, an Flussufern und Gärten nur allzu oft. Viele der natürlichen Lebensräume der Farne werden entwässert, und so geraten einige Arten inzwischen in Gefahr. Adlerfarn wächst bis zu einer Höhe von 1 750 m, taucht massenweise auf und bedeckt so große Teile der Landschaft. Männliches Farnkraut wächst bis zu einer Höhe von 2 400 m. Die Königsraute ist in Sümpfen, Feuchtgebieten, Mooren und anderen sehr feuchten Gegenden zu Hause. Engelsüß lässt sich gerne in alten, zerfallenden Mauern, auf Baumstümpfen oder zwischen Baumwurzeln und Steinen nieder. Milzfarn

und die Streifenfarne wachsen auch an Wänden und zwischen Steinen und sind vor allem in südlicheren Ländern zu Hause.
Der Adlerfarn produziert zumeist ab Juni oder Juli bis in den September hinein Sporen. Die Sporen des Männlichen Farnkrauts reifen eher. Junge Farnwedel werden im Frühling gesammelt, sobald sie austreiben. Milzfarn und die Streifenfarne können im Sommer geerntet werden. Farnwurzeln sollten im Sommer und Herbst ausgegraben werden.

Sammeln, Trocknen und Aufbewahrung

Die jungen, essbaren Triebe der großen Farne haben nur einige Tage im Frühjahr Saison, und zwar kurz bevor sie beginnen, sich auszurollen. Die Wedel des Milzfarns und der Streifenfarne werden zumeist im Frühsommer gesammelt, wenn sie frisch und grün sind.
Die Wurzeln des Männlichen Farnkrautes werden gewöhnlich im Sommer oder Herbst ausgegraben. Ein kleiner Teil des Rhizoms sollte aber immer wieder zurück in die Erde gesteckt werden, da er zu einer neuen Pflanze heranwächst, die die geerntete ersetzt. Die stärksten Wirkstoffe stammen von Pflanzen, die in hochliegenden Gegenden mit kaltem Klima wachsen und im Juni oder Juli ausgegraben wurden. Die besten Engelsüßwurzeln stammen von im Norden wachsenden Exemplaren. Bei ihrer Ernte sollten Sie Vorsicht walten lassen, da sie Hautausschlag verursachen können.

Wird Farn für magische Zwecke gesammelt, ist dafür die Mitternachtsstunde am Mittsommerabend am besten geeignet. Es heißt, dass Farne, die zu Ostern, Weihnachten, am Dreifaltigkeitssonntag, Maria Lichtmess (2. Februar), am Pfingstabend und am Abend vor dem Tag des Heiligen Thomas (21. Dezember) gesammelt werden, besonders starke Wirkung zeigen. Auch Farne, die geerntet werden, während ein Komet zu sehen ist, sollen äußerst wirksam sein.

Die folgende Anleitung zum Sammeln von Farn»samen« stammt aus dem Jahr 1650 und wurde in Würzburg niedergeschrieben: Gehen Sie am Mittsommerabend zu einer Kreuzung und ziehen Sie in aller Stille mit einer Haselnussrute einen Kreis um den ausgewählten Platz. Legen Sie in die Mitte des Kreises sorgfältig einen Zichorienstängel auf ein Stückchen Fell und nehmen Sie es erst um Mitternacht weg, wenn Geister und Gespenster sich um den Kreis herum zu versammeln beginnen. Sobald Sie die Zichorie entfernen, wird an ihrer statt ein Farnstängel emporwachsen. Dieser erblüht und bringt einen Samen hervor, der auf das Fell herabfällt. Der Samen sollte schnell aufgehoben und in ein Federkästchen gelegt werden, das an der Haut getragen wird.

Die Wurzel des männlichen Farnkrauts, die eine Länge von etwa 7 bis 15 cm aufweisen und 4 bis 5 cm breit sind, sollten zunächst gewaschen werden. Kratzen Sie dann vorsichtig die Schuppen ab, teilen Sie die Wurzeln der Länge nach und trocknen Sie sie an einem warmen, dunklen Platz. Künstliche Hitze kann den Trocknungsprozess beschleunigen, solange die Temperatur 50 °C nicht übersteigt. Die gesamte Wurzel muss während des Trocknens ihre grünliche Färbung beibehalten. Das Heilmittel sollte in dunklen, luftdicht verschlossenen Behältern aufbewahrt und innerhalb eines Jahres verbraucht werden. Extrem große Farnexemplare bringen Wurzeln mit einem Gewicht von bis zu 1,8 kg hervor.

Saatguterhaltung und Keimung

Farne vervielfältigen sich mit Hilfe von Sporen oder durch Pflanzenteilung. Am einfachsten vermehrt man sie, indem man ihnen eine Umgebung schafft, die ihrem Lebensraum in der Wildnis ähnelt, und sie sich selbst fortpflanzen lässt.

☞ FINGERZEIGE FÜR DEN ANBAU

Farne werden gelegentlich als Unkraut angesehen, aber ihr üppiges Wachstum, ihre majestätische Größe, ihr Wert als Zierpflanze und ihre düngenden Eigenschaften sollten ausreichen, um sie zu einem willkommenen Gast im Garten zu machen. Sie bevorzugen schattige, nach Norden gerichtete Standorte und gedeihen dort, wo wenige andere Pflanzen wachsen. Der beste Boden für Farne besteht aus einer Mischung aus Torf, Humus, Sand und einigen Kieselsteinen. Farne können im Frühjahr eingepflanzt werden, oder die Sporen werden »ausgestreut«. Farne gedeihen auch drinnen, wenn man sie vor Sonnenlicht, extrem feuchtem Boden und trockener Luft schützt, weswegen sie sich für das Badezimmer besonders gut eignen. Königsfarn, Männliches Farnkraut und Adlerfarn sind leicht umzupflanzen. Sie sollten im Frühling mit einem großen Wurzelballen ausgegraben und dann nicht zu tief im Garten eingesetzt werden. Man kann auch Farnwedel mit den Sporen nach unten auf die Erde legen und mit Blättern und Holzkompost bedecken. Innerhalb weniger Wochen sollten dann Jungpflanzen sprießen. Sie müssen feucht gehalten werden, bis sie sich gut eingelebt haben, danach brauchen sie nur wenig Pflege. Engelsüß ist etwas schwieriger umzupflanzen und sollte unter Steine gesetzt werden. Wenn Sie Pflanzen aus ihrer natürlichen Umgebung nehmen, sollten Sie darauf achten, dass Sie keine Bestände zerstören. Im Herbst können Farne, wenn nötig, mit Blättern und Kompost gedüngt werden. In sehr warmen Gegenden bleiben die Wedel manchmal den Winter über grün. Farne gedeihen schlecht unter Buchen.

Farne sind für den Gärtner eine wichtige Quelle für kostenloses Kompost- und Düngematerial. Farnwedel sind reich an Kalium und können benutzt werden, um Keimlinge und frostempfindliche Pflanzen zu bedecken, oder als nährstoffreicher Mulch verwendet werden. Man kann sie zerkleinern und flüssigen Düngemitteln beimengen, und sie geben hervorragenden Mulch für Kartoffeln und Zuckerrüben ab. Fuchsiawurzeln wühlen sich tiefer in den Boden, wenn man vor ihrer Pflanzung unter ihnen Farnwedel eingräbt. Farnkompost wird auch genutzt, um das Keimen von Baumsamen zu unterstützen, und die schwarzen drahtigen Würzelchen des Königsfarns werden als Topfmischung für Orchideen verwendet.

Dem Volksglauben zufolge können vorhandene Farnbestände nur an den vier Freitagen im Mai, am 10. Juli und am 29. August zerstört werden.

GAUMENFREUDEN

Auch wenn Farne in großen Mengen giftig sein können, können die zarten Triebe in maßvollen Mengen als blutreinigendes Frühjahrsgericht genossen werden. Schwangere Frauen, kleine Kinder, Genesende oder chronisch kranke Menschen sollten Farne nicht zu sich nehmen. Außerdem verträgt das Kraut sich nicht gut mit alkoholischen Getränken. Die jungen Schösslinge von Farnen wie dem Adlerfarn, dem Männlichen Farnkraut, dem Waldfrauenfarn, dem Saumfarn oder dem in Nordamerika vorkommenden Zimtfarn (*Osmunda cinnamomena)* und dem Straußenfarn (*Matteuccia struthiopteris)* können im Frühjahr geschnitten werden, wenn sie 15 bis 20 cm hoch sind. Die flaumige Oberfläche wird abgerieben, und die Schösslinge werden wie Spargel in kochendem Salzwasser zubereitet. Junge Farnwedel gelten in Japan als große Delikatesse. Dort wäscht man sie in eiskaltem Wasser, gibt sie für etwa zwei Minuten in kochendes Wasser, nimmt sie heraus und lässt sie über zwei Stunden lang in sehr kaltem Wasser einweichen. Durch diese Vorbehandlung werden der unangenehme medizinische Geschmack und die möglichen giftigen Eigenschaften der Sprösslinge größtenteils entfernt. Danach werden sie erhitzt und wie Spargel als Beilage mit Butter oder Sahnesoße serviert oder zu Suppe püriert. Die Jungtriebe können auch in Dosen abgefüllt werden und sind in dieser Form in einigen Delikatessenläden erhältlich.

Der Wurzelstock des Saumfarns gehörte einst zu den Grundnahrungsmitteln der neuseeländischen Maoris. Auch die Indianer aus der Gegend um Vancouver aßen Farnwurzeln mit großem Genuss. Alle Farne haben stärkehaltige Wurzelstöcke, die gemahlen als Mehlersatz dienen können. In Europa aß man Farne nur in Zeiten großer Knappheit, und allgemein sprach man voller Geringschätzung von ihnen. Der Herzog von Orleans schenkte Ludwig dem XV. im Jahr 1745 ein Farnbrot und kommentierte dazu dramatisch: »Euer Majestät, Eure Untertanen ernähren sich *hiervon*.« Zu Beginn des 20. Jahrhunderts beschrieb Sturtevant das Farnbrot, das damals in der Normandie hergestellt wurde, als verachtungswürdig. Auch Farnwedel werden gelegentlich ins Brot gemischt, und aus den gemahlenen Wurzeln und Gerstenmehl kann man Mehlbrei zubereiten. In Skandinavien und Sibirien wurde jahrhundertelang ein Bier aus Malz und Farnwedeln gebraut.

HAUSHALTSHILFEN

Alle großen Farne können als Lagermaterial für Menschen und Tiere verwendet werden. Dem Volksglauben nach müssen die Wedel vor dem Gebrauch getrocknet werden, weil es angeblich Blindheit verursacht, auf grünem Farn zu liegen. Getrocknetem Farn werden allerdings starke Heilkräfte zugesprochen. Die getrockneten Wedel werden als Matratzen- oder Kissenfüllung verwendet oder direkt unter das Laken gelegt. Sie müssen erneuert werden, sobald sie zu zerkrümeln beginnen. Kleine, mit Farnwedeln gefüllte Kissen können Kindern gegeben werden, um das Zahnen zu erleichtern. Farnmatratzen helfen auch, Schmerzen zu lindern, und wirken gegen rheumatische Beschwerden, Krämpfe und Zahnschmerzen. In Zeiten, in denen Bettwanzen noch ein Problem darstellten, streute man Farn unter das Bett, um die Parasiten zu vertreiben. Kakerlaken, Schlangen, Fliegen, Mücken und andere Insekten fliehen vor dem Geruch von brennendem Farn.

Eine faszinierende Eigenschaft der Farne ist ihre Fähigkeit, sich selbst im Dunkeln zu fotografieren. Legt man in einer Dunkelkammer einen frischen Farnwedel auf eine Fotoplatte, erzeugt er einen geisterhaften schattenartigen Abdruck. Farne wirken auch gegen die unangenehmen Effekte von negativen Erd- und Wasseradern, und Bergsteiger schwören darauf, dass einige Farnwedel, in ihren Schuhen oder über dem Herzen getragen, Müdigkeit und Kälte abwehren und das Laufen leichter machen.

Adlerfarn und alle anderen großen Farne können verwendet werden, um Obst zu lagern. Die Wedel werden im Sommer in größeren Mengen gesammelt und dann in einem luftigen Dachboden getrocknet. Im Herbst lagert man die Äpfel oder sonstiges Obst dann auf Regalen oder in Schachteln, die mit den getrockneten Wedeln ausgelegt sind. In Italien verwendet man die Wedel, um frisch gepressten Ricotta, einen Bauernkäse, abzuseihen und einzuwickeln, damit er nicht sauer wird. In Galloway heißt es: *»Roter Adlerfarn bringt Milch und Butter«*, denn die Kühe fangen an, Milch zu produzieren, nachdem die Farne sich in den ersten Frostnächten im Oktober rot gefärbt haben. Adlerfarn kann, wenn gewünscht, auch bei der Herstellung von Lauge für Seifen- und Reinigungsmischungen verwendet werden. Die Wedel werden verbrannt und die Asche wird mit Wasser zu winzigen Kügelchen geformt. Diese Kügelchen werden dann erneut verbrannt. Die entstehende Asche wird für die Reinigung direkt aufgetragen oder mit Talg zu Seife aufbereitet.

Erwähnenswerte Rezepte

Es ist ratsam, für die Erste-Hilfe-Behandlung von kleinen Schnitten und Verbrennungen immer ein Glas Kräuterheilsalbe oder -tinktur in der Küche zu haben. Die Wunden verheilen sehr schnell, wenn sie sofort behandelt werden. Arnikatinktur kann (auch bei Kindern) auf jeder Art von Schnittwunde oder Prellung, Verstauchung oder Verrenkung angewendet werden (siehe Seite 112). Bei der Behandlung von Brandwunden und Verbrühungen eignen sich Farnsalbe, Johanniskrautöl, Schwarzwurz- oder Ringelblumenheilsalbe. John Shirley beschreibt ein Rezept für eine Brandwundsalbe, die mit Farn zubereitet wird.

»Eine hervorragende Heilsalbe für Verbrühungen oder jede Form von Verbrennung

Man nehme einen Liter Sahne und eine Handvoll Farnwurzeln. Man schneide die Wurzeln in Scheiben, wasche sie und koche sie dann in der Sahne in einem irdenen Topf, bis sie gelieren. Ist die Zeit gekommen, sie zu verwenden, rühre man sie mit einem Spachtel gut durch, trage sie mit einem Stück Leinen auf und erneuere sie oft.«[10]

In bäuerlichen Haushalten wird statt Sahne meistens Schmalz als Salbenbasis verwendet. Farnheilsalbe kann aber auch auf Wachs- oder Wachs-und-Lanolin-Basis zubereitet werden.

ॐ SCHÖNHEITSPFLEGE

Schmerzende, müde Füße können wieder erfrischt werden, indem man sich Farnwedel in die Schuhe legt. Die Streifenfarne, die starke Ähnlichkeit mit menschlichem Haar aufweisen, werden seit Jahrhunderten als Vorbeugung gegen Haarverlust, zum Anregen des Haarwuchses und als Heilmittel gegen Schuppen verwendet. Das frische Kraut wird in Wasser oder Wein gekocht, die Mischung dann mit etwas Klettenwurzelöl oder frischem Olivenöl verstärkt und jeden Tag großzügig auf der Kopfhaut verteilt.

MEDIZINISCHE EIGENSCHAFTEN

Verschiedene Farne helfen Patienten seit Jahrhunderten, Würmer und rheumatische Schmerzen abzuwenden. Theophrastus und Dioskurides empfahlen männliches Farnkraut für die Behandlung von Milzkoliken, und Plinius lobte Waldfrauenfarn für seine heilende Wirkung auf die Leber, warnte aber gleichzeitig auch vor schädlichen Auswirkungen auf die Fortpflanzungsorgane. Spätere Quellen empfahlen das Kraut als Empfängnisverhütungsmittel. Hildegard von Bingen verschrieb Farn, um Gicht zu heilen und um die Sehkraft zu verbessern. Man stellte Farnheilsalben her, um Hämorrhoiden, Wunden und Verbrennungen zu behandeln, und verschrieb Farnbier gegen Fehlfunktionen der Leber und der Gallenblase. Von Bäumen gesammelte Farne sollten besonders wirksam gegen Magenschmerzen sein, und an Eichen gefundener Baumfarn wurde verwendet, um Melancholie, Keuchhusten, Skorbut, Polypen und Milzverhärtung zu behandeln. Die Franzosen glaubten, dass ein Gürtel aus Mittsommerfarn gegen alle inneren Erkrankungen schützte, und die Schweizer hängten Farne verkehrt herum in ihre Eingangshallen, um Rheumatismus vom Haus fernzuhalten.

Moderne Medizin

Moderne Kräuterkundige verschreiben Farne weitaus seltener als ihre antiken Vorgänger. Für die innere Anwendung ziehen sie kleinere Farne vor, weil ihre heilenden Eigenschaften sanfter sind. Schwangere Frauen, Kinder, Genesende und Personen mit schwachem Herzen, Magengeschwüren oder Darmbeschwerden sollten Farnprodukte meiden. Auch Alkohol sollte strikt vermieden werden, wenn Sie Farnmedizin einnehmen. Wenn Sie sich der korrekten botanischen Klassifizierung nicht sicher sind, wenden Sie die Farne nicht innerlich an – bei der äußerlichen Anwendung sind sie wirksam genug.

Farne, allen voran das Männliche Farnkraut, werden auch heute noch als Wurmkuren verschrieben. Bandwürmer werden durch Männliches Farnkraut gelähmt, bei Grubenwürmern (*Ankylostoma*) und Spulwürmern (*Ascaris*) sind Farnkuren allerdings nicht immer wirksam. Wurmmittel sollten immer unter der Aufsicht eines Arztes oder eines Kräuterexperten angewendet werden und müssen zusammen mit einem Abführmittel eingenommen werden, damit die Eingeweide sie nicht aufnehmen. Wurmkuren dürfen nur einmal alle acht Wochen verabreicht werden, um mögliche Nebenwirkungen zu verhindern. Die jungen, diagonal wachsenden Rhizome des Männlichen Farnkrautes ergeben die stärkste Medizin. Sie wird in Form von Pulver oder als ätherisches Extrakt verabreicht.
Die kleineren Farne sind weniger wirkungsvoll und deswegen sicherer beim inneren Gebrauch. Waldfrauenfarn hat dieselben medizinischen Eigenschaften wie männliches Farnkraut, wirkt aber schwächer. Engelsüß wird, ebenso wie Waldfrauenfarn und die Streifenfarne, oft als Mittel gegen Husten verabreicht. Engelsüß und brauner Streifenfarn haben leicht abführende Wirkung. Milzfarn wird noch immer bei der Behandlung von Fehlfunktionen der Milz verschrieben. Frauenhaarfarn ist, solange er frisch ist, ein Heilmittel mit anregender Wirkung auf die weiblichen Fortpflanzungsorgane. Eine homöopathische Zubereitung aus Hirschzunge und kanadischem Gelbwurz (*Hydrastis canadensis*) wird Diabetikern verabreicht. Königsfarn gilt als hervorragendes Heilmittel bei der Behandlung von Hexenschüssen und Gelbsucht.

Alle Farne können äußerlich angewendet werden, um rheumatische Schmerzen, Gicht, Hexenschüsse und verkrampfte oder steife Glieder zu behandeln. Außerdem heißt es, dass sie negative Energien, die von Wasser- und Erdadern ausgehen und einige Formen von Strahlung ausgleichen. Bergfarne gelten für diese Zwecke generell als wirksamer als Flachlandpflanzen, ebenso wie größere Farne stärker als kleine wirken sollen. Die einfachste Methode der Farnanwendung besteht darin, frische Wedel auf die schmerzende Stelle zu legen. Im Winter kann als Ersatz eine Tinktur aus dem grünen Kraut verwendet werden. Hexenschuss, plötzliche rheumatische Schmerzen oder Krämpfe in den Beinen können auf diese Weise gelindert werden. Ein Kissen aus frischem Farn oder kleine mit Sporen gefüllte Säckchen helfen Schwerhörigen mit rheumatischen Ohrenschmerzen und lindern Erkältungen. Kissen aus getrockneten Farnwedeln erleichtern rheumatische stechende Schmerzen und Krämpfe. Schreibkrämpfe und durch häufiges Tippen ausgelöste Handschmerzen können durch ätherisches Farnextrakt gelindert werden.

Warme Farnfußbäder erleichtern Krämpfe und Gichtschmerzen und werden auch verwendet, um Krampfadern zu behandeln. Rheumatische Versteifungen werden durch Einreiben mit Farnwurzelwein behandelt, und Farnwurzelessig ist ein wirksames Erste-Hilfe-Medikament bei eiternden Wunden, bevor der Arzt zu Rate gezogen wird.

In der Homöopathie verwendet man Männliches Farnkraut als Wurmkur gegen Bandwürmer und bei entzündeten Lymphknoten. Die chinesische Medizin verwendet 35 verschiedene Farne, darunter *Osmunda japonica* und *Matteuccia struthiopteris.* Sie werden in sehr ähnlichen Zusammenhängen verwendet wie im Westen, nämlich gegen Parasiten, um giftige Hitze auszutreiben oder um durch heißes Blut verursachte Gebärmutterblutungen zu stillen. Da die Kräuter recht giftig sind, sollten sie nicht an geschwächte Patienten oder Kinder verschrieben und nicht zusammen mit stark fetthaltigen Gerichten eingenommen werden.

Besondere Heilmittel

Der Kräuterpfarrer Johann Künzle war der Meinung, dass die meisten Menschen, die an Gicht leiden, mit Hilfe von Farnwurzeln kuriert werden können, auch wenn sie die Krankheit schon seit Jahrzehnten haben. Er empfahl seinen gichtgeplagten Patienten, ein oder zwei große, frische und ungewaschene Farnwurzeln klein zu schneiden, in einen Leinensack zu füllen und den Sack auf die schmerzende Körperstelle zu legen, bis der Schmerz vertrieben war. Wenn die Beschwerden nicht verschwinden, sollte ein tägliches warmes Bad mit einem Zusatz aus zerdrückten Wacholderbeeren helfen. Um die Therapie noch wirksamer zu machen, sollten die Patienten zusätzlich am Tag mindestens eine Tasse Tee aus Mädesüß (*Filipendula ulmaria*), Echtem Labkraut oder Hauhechel (*Ononis spinosa*) trinken.

Eine Tinktur aus frischen Farnwedeln für den Winter ist leicht herzustellen: Füllen Sie ein sauberes Glas mit einer großen Öffnung mit gehacktem frischem Farn und füllen Sie das Ganze mit 96%igem Weingeist oder, wenn dieser nicht erhältlich ist, klarem Korn- oder Obstschnaps auf. Verschließen Sie das Glas sorgfältig und stellen Sie es für vier bis sechs Tage in die Sonne oder an eine warme Stelle. Gießen Sie die Tinktur dann ab und filtern Sie sie durch einen Kaffeefilter, füllen Sie sie in dunkle Flaschen ab und stöpseln Sie sie sorgfältig zu.

FARN IN HAUS UND HOF

Die kaliumkarbonatreiche Asche von verbranntem Adlerfarn kann bei der Herstellung von Seife und Glas verwendet werden. Farnpflanzen, die im Juni gesammelt wurden, ergeben Asche mit einem Kaliumkarbonatgehalt von bis zu 20 % und stellen deswegen einen wichtigen Inhaltsstoff für Düngemittel dar. Der Wurzelstock des Adlerfarns wurde auch von Gerbern verwendet, um Gams- und Jungziegenleder zu behandeln. Kellermeister hängten die Wurzeln in ihren Weinfässern auf, damit der Inhalt nicht verdarb.

In Devon setzte man in früheren Zeiten die Farnbestände in Brand, weil man hoffte, damit Regen auszulösen. Noch heute wird dieser Brauch praktiziert. Da die Farne aber Schutz für Wild und Vögel bieten, beschweren sich die Jäger häufig über die Feuer auf den Hügeln. Feldhasen lieben Farne so sehr, dass sie liebevoll auch als *fern-sitters* (»Farn-Hocker«) bezeichnet werden.

Früher sammelten Landwirte Adlerfarn zum Decken ihrer Dächer und als Lagerstreu für ihre Tiere. Soll Farn zu diesen Zwecken dienen, wird er im Herbst geschnitten, wenn er sich gelb zu färben beginnt, und dann wie Heu getrocknet. Farn soll Fliegen, Läuse und andere Parasiten vertreiben und wird deswegen in Hundekörben und -zwingern und Hühnerställen ausgestreut. Einige Bauern hangten auch Farnwedel in ihre Ställe, um Fliegen anzulocken. Abends stülpten sie dann eine Tüte oder einen Sack über die Pflanze und fingen so die Fliegen, die sich darum tummelten. Manchmal wird Farn auch in Getreidespeichern ausgestreut, um Mäuse und Schlangen zu vertreiben.

Sowohl frischer als auch getrockneter Farn kann in Maßen an Vieh verfüttert werden. Als regelmäßige Nahrung kann er die Tiere allerdings vergiften. Getrocknete Adlerfarnwedel und die Wedel und Wurzeln des männlichen Farnkrauts können in gekochter Form als Schweinefutter verwendet werden. Farne sollen dem Volksglauben nach auch wirksam gegen Krankheiten sein, die durch böse Kräfte verursacht wurden. In den Koben aufgehängte Farne sollen die Schweine bei guter Gesundheit halten, und auch Vogelkäfige werden aus diesem Grund mit Farnwedeln ausgestreut. Kranken Pferden wird ein Stück Farn unter die Zunge gebunden, und in der Touraine (Frankreich) räuchert man in der Johannisnacht alle Tiere mit Farn aus, um Krankheiten abzuwehren. In Polen fütterte man die Schweine zu Mitternacht mit Farntee, um diverse Krankheiten zu heilen. Farn, der um Mitternacht am Johannistag oder Karfreitag gesammelt wurde, wurde in vergangenen Zeiten das ganze Jahr über an die Tiere verfüttert,

um sie vor Hexen zu schützen. Handförmige Farnwurzeln, die in der Johannisnacht ausgegraben wurden, wurden verwendet, um Fresströge zu reinigen. In allen germanischen Ländern fütterte man Kühe, die zu wenig Milch gaben, mit den Wurzeln eines stacheligen Farns.
In Ländern, in denen Adlerfarn sehr häufig vorkommt, wird er manchmal als Packmaterial für zerbrechliche Gegenstände wie Dachziegel verwendet.

Verwendung in der Tiermedizin

Farn kann Tieren ebenso wie Menschen als Wurmkur verabreicht werden. Katzen und Hunde reagieren auf den Wirkstoff weniger empfindlich als Menschen, aber es empfiehlt sich, wegen der richtigen Dosierung einen Tierarzt zu Rate zu ziehen. Von Bandwürmern befallene Tiere werden mit Wurzelöl von Männlichem Farnkraut behandelt. Männliches Farnkraut wird auch Pferden mit Hautausschlag verabreicht.

NEBENSÄCHLICHES UND WISSENSWERTES

»Sie bereiten Farn gegen magische Schwindeleien zu, gesammelt zur Sommersonnenwende und aus dem Boden gezogen in einer stürmischen Nacht, mit Raute, Klee und Eisenkraut.«

Nach: Levinus Lemnius, zitiert nach Brand: »Popular Antiquities«

Hildegard von Bingen glaubte, dass Farnwedel nicht nur Hexen und Blitze vertreiben könnten, sondern auch den Teufel selbst. Sie riet jungen Müttern, getrockneten Farn in ihre Betten und die Wiegen ihrer Neugeborenen zu legen. Die Sorben badeten ihre Kinder in einem Farnsud, um die sichtbaren und unsichtbaren Überbleibsel von großen Schrecken abzuwaschen. Die Norditaliener glaubten, dass Hexen ihre Hände mit dem Kraut einrieben, um Hagelstürme zu lenken. Die Franzosen waren der Meinung, dass Farn, der vor Sonnenaufgang gesammelt wurde, gegen alle Formen von Zauberei und Hexenkunst wirke. In Deutschland dachte man, dass Farne, die auf Tiergräbern wuchsen, die Kraft besaßen, einen Menschen nicht nur unsichtbar, sondern auch reich zu machen. Außerdem warnte man davor, unachtsam auf das Kraut zu treten, da man glaubte, dass sich sonst selbst der erfahrenste Waldläufer verirren würde und erst zurückfände, wenn er seine Kleider und Schuhe verkehrt herum anzog. In Österreich vermied man es, Farne, die dort auch »Streitkraut« heißen, ins Haus zu bringen. Dem schweizerischen Kräuterkenner und -pfarrer Johann Künzle zufolge hatte der Teufel eine derartige Abneigung gegen Farne, dass er jedes Mal, wenn er eine dieser Pflanzen sah, das Gesicht verzog wie ein Schuljunge, der in den Ferien an seiner Schule vorbeigeht.

Die Esten glaubten, dass am Mittsommerabend gesammelte Farnwedel besondere magische Kräfte hätten, wenn der Sammler unverletzt durch einen Ring aus Schlangen gehen konnte, ohne sich umzudrehen. Auf diese Weise gesammelte Farne konnten ihn unsichtbar machen, ihn durch verschlossene Türen gehen lassen und verliehen ihm die Fähigkeit, nach Belieben zu stehlen. Johannisfarn brachte angeblich auch jeden Morgen eine goldene Münze hervor, wenn man ihn vor dem Zubettgehen unter das Kissen legte. Farnpflanzen, die am Mittsommerabend ausgegraben und dann in einem vollkommen dunklen Raum getrocknet worden waren, wurden in mitteleuropäischen Häusern häufig aufgehängt, weil es hieß, dass sie Glück brächten und Blitze fernhielten. In Südosteuropa wurde am Johannistag der Küchenboden mit Farnwedeln ausgestreut, damit der heilige Johannes sich in der Nacht unter dem Küchentisch ein Bett daraus bereiten konnte.

Sollten Farnwurzelstöcke als Amulette verwendet werden, sammelte man sie meistens am 24. Juni. Die Wedel wurden über der Wurzel abgeschnitten, sodass das überbleibende Stück an eine Hand erinnerte. Diese »Hand« wurde dann über dem Rauch des Sonnwendfeuers getrocknet. Zu diesem Zweck verwendete man zumeist männliches Farnkraut oder Adlerfarnwurzeln.
Der Stiel des Adlerfarns wurde diagonal durchgeschnitten und dann nach Mustern abgesucht, die verschiedene Buchstaben oder Worte repräsentieren sollten. Es hieß auch, dass sie einen Adler und sogar den Fußabdruck des Teufels darstellten. In England glaubte man, dass Hexen sich vor Adlerfarn fürchten, weil der Buchstabe C, der für Christus steht, im Stängel entdeckt werden kann. Die Iren glaubten, dass der erste Buchstabe, den der Adlerfarnstängel preisgab, wenn er geschnitten wurde, ein G, der zweite ein O und der dritte ein D ist, also »God«, englisch für »Gott«. In Deutschland hieß es, dass diese Buchstaben JC oder HIC lauteten. In Surrey winkte jedem das Glück, der das Abbild einer Eiche in einem Farn entdecken konnte. Die Finnen verwendeten bei der Matratzenherstellung wegen der Worte, die sich im Stängel zeigten, niemals Farne.

Auch wenn angeblich alle Teile des Farns starke magische Kräfte besitzen, sollen die Blüten und Samen ganz besondere übernatürliche Fähigkeiten in sich tragen. Aus botanischer Sicht bringen Farne keine Blüten oder wirklichen Samen hervor, aber der Volksglaube beharrt darauf, dass die Pflanzen an besonderen Tagen plötzlich und unerwartet Blüten tragen. Farnblüten und -samen sollen Ausstrahlungen der Sonne und deswegen rot, golden oder weiß sein. Sie riechen nach Fäulnis oder wie eine brennende Flamme, und wenn sie gepflückt werden, zieht angeblich ein heftiger Sturm auf oder ihre Schönheit vergeht. Die Farnblüte ist ein Symbol absoluter Vollkommenheit und goldenen Gleichgewichts, und der Farnsamen die Quintessenz unsichtbarer magischer Kräfte. Einem Menschen, dem es gelingt, einen Farnsamen zu ergattern, werden der Sage nach all seine Wünsche erfüllt, er kann nach Belieben unsichtbar werden und Metalle in Gold verwandeln. In Tirol hieß es, dass er am St.-Jakobs- und am St.-Philippstag Quellwasser in Wein verwandeln könne.

Die Farnblüte wird häufig mit Feuer und Schlangen assoziiert. Es hieß, dass Farne nur einmal alle hundert Jahre in der Johannisnacht erblühen würden. Den Litauern zufolge schlüpfte der Schlangenkönig in dieser Nacht aus seinem Bau, um den »Samen des Zauberers« zu fangen und in seine Krone einzusetzen. Schlangen und ihre Verwandten, die Drachen, bewachen die Blüte angeblich die ganze Nacht lang, und in Schweden wird die Pflanze dem Volksglauben nach von Baumtrollen beschützt. Menschen, die schlau genug waren, um die Wächter zu überlisten, wurden mit Gesundheit, Wohlstand und Glück gesegnet und waren vor bösen Mächten geschützt. Die Assoziation des Farns mit Schlangen ist auch in Deutschland und Wales verbreitet. In Wales verfolgten angeblich Schlangen und Nattern den Farnblütensammler, bis er die Blüte wegwarf. In Deutschland hieß es, dass jeder, der mit der Hilfe von Farn unsichtbar wurde, von einer Schlange betrogen werden konnte. In Österreich fragte man diejenigen, die geistesabwesend vom Weg abkamen und sich verirrten, ob sie einen Farnsamen in der Tasche hätten. Allgemein galt das Sammeln von Farnsamen als Privileg der Männer.

In Finnland hieß es, dass Farne drei Blüten hätten, von denen eine einzige weiß sei. Ein Mann, der diese Blüte sammeln wollte, musste in der Johannisnacht ein weißes Tuch unter der Pflanze ausbreiten, sich daraufsetzen und warten. Es hieß, dass Geister und Gespenster auftauchen und versuchen würden, den Sammler abzulenken und den Augenkontakt zwischen ihm und der Pflanze zu durchbrechen. Er musste dann sprechen: »Gebt mir die Blüte, die für 44 Dinge verwendet werden kann!«, und sie dann sehr sorgfältig mit einem weißen Tuch auffangen, wenn sie herauskam. Nun musste er unter ständigem Wiederholen des Paternosters rückwärtsgehen, bis er zu einem Feld kam, das quer gepflügt worden war. Vergaß er, das Gebet zu sprechen, erschienen kleine Männlein, die die schwer ergatterte Blüte aus seinen schützenden Händen rissen.
Nach schlesischer Tradition sollte der Mann das Fell einer einjährigen schwarzen Ziege unter die Pflanze legen, damit die Blume nicht die Erde versengte. Um

auf das Erscheinen der Blüte zu warten, sollte er seine Kleider ablegen und die Blüte flink fangen, während sie herabfiel.
Nach russischem Glauben konnte ein Mann, der zu Ostern eine Farnblüte sammelte, die Geheimnisse der Erde lesen und ihre Schätze hervorholen. Der Mann musste ein Messer und das Tuch mitnehmen, auf dem der Osterkuchen gesegnet wurde, und dann einen Kreis um die Pflanze ziehen. Er selbst musste im Inneren des Kreises Platz nehmen und dann die Pflanze mit seinen Augen fixieren. Wenn in der Kirche die Worte »Christ ist erstanden« gesungen wurden, erblühte sie. Er musste die Blüte im richtigen Moment pflücken, sich selbst mit dem gesegneten Tuch bedecken und nach Hause laufen, ohne nach rechts oder links zu blicken. Im sicheren Heim musste er sich mit dem Messer in die Hand schneiden und die Blüte in die Wunde zwischen Blut und Haut legen. In diesem Moment wurden ihm angeblich alle Geheimnisse enthüllt und er erlangte alles verlorene Wissen.

In Estland glaubte man, dass nur ein ehrlicher Mann, eine Waise oder drei Männer, die in Harmonie zusammenarbeiten, die Teufelsblüte des Farns sammeln könnten. Der Hoffnungsvolle (bzw. die Hoffnungsvollen) sollte zuerst herausfinden, welche Farne in diesem Jahr blühen, und dann einen von ihnen auswählen, der in ausreichender Entfernung zu den Bauernhäusern und dem nächsten krähenden Hahn wuchs. Er durfte niemandem von seinen Hoffnungen, Plänen und Ängsten erzählen, sondern musste in der Johannisnacht vor Mitternacht in aller Stille zu der Pflanze gehen. Dann sollte er den Farn mit dem Messer, einer Axt, dem Schwert oder einem Wacholder- oder Bergeschenzweig gezogenen Kreis umschließen. War er ein Zauberer, reichte auch sein bloßer Finger. Dann trat er in den Kreis und entzündete ein Feuer aus mitgebrachten Wacholderzweigen. Dann legte er ein heiliges Gesangbuch vor sich auf ein gesegnetes Tuch und entzündete an jeder Seite eine Kerze. Danach blieb er bis zum Tagesanbruch innerhalb des Kreises, las laut aus dem Buch vor und schützte sich mit dem Schwert gegen mögliche Gefahren. Um Schlag Mitternacht brachte die Pflanze Knospen hervor, die sich blitzschnell in ein schillerndes Spiel changierender Blüten verwandelten. Nur eine der Blüten war eine Teufelsblume: diejenige, die mit einer steten goldenen Flamme brannte. Ihr Erscheinen wurde von Stürmen und wütenden Geistern begleitet. Der Mann musste seinen Mut und seine Zauberkraft zusammennehmen und versuchen, seinen Blick nicht von der Blume abzuwenden. Zauderte er oder war er dumm genug, den Kreis zu verlassen, packten ihn die Geister und quälten ihn zu Tode. Wenn sein Herz aber stark blieb, konnte er die Blume, kurz bevor sie den Boden erreichte, in seinem Gesangbuch fangen. Dann bewahrte er sie unter seinem Hut, in der rechten Achselhöhle, an seiner

Brust oder über der Leber auf. Bis zum Tagesanbruch musste er mit der Blume wach in dem Kreis verweilen und dabei singen, um sein Herz zu ermutigen.

Schlaue Männer, die ihr Leben bei der Jagd auf die Farnblume nicht riskieren wollten, nahmen sich einen Igel zur Hilfe. Sie beobachteten sorgfältig die Gewohnheiten der Igel in der Umgebung, um einen Igelbau zu finden. Durch einen Zaun trennten sie die jungen Igel von ihrer Mutter. Die um das Leben ihres Nachwuchses bangende Mutter verschwand so schnell wie möglich im Wald, um eine Farnblume zu suchen. Der Mann musste geduldig und still warten, bis die Igelmutter mit der Blume im Maul zurückkehrte. Sobald sie den Zaun mit der Blüte berührte, öffnete er sich und gab den Weg zu ihren Jungen frei. Der Mann zog der Igelin dann schnell die Blume aus dem Maul, bevor sie sie herunterschluckte.

Mit der Farnblüte konnte man angeblich auch Wunder geschehen lassen. Wenn ein Mann sie in seiner Hand bewegte, wurden Wünsche wahr. Legte er sie in seinen Geldbeutel, würde er unendlich viel Geld haben, und sein Keller, seine Speisekammer und sein Kornspeicher füllten sich mit den besten Weinen und Waren, wenn er die Farnblüte auf eines der Regale legte. Legte er sie auf die Erde, fand er verborgene Schätze. Er konnte die Wunden, Schmerzen und Beschwerden seiner Mitmenschen heilen und mit Tieren sprechen, alle Schlösser öffnen, Knoten lösen und nach Belieben durch Luft und Raum wandeln. Schlief eine Frau mit der Farnblüte an ihrem Leib ein, würde sie von einem Mann besucht werden, der dann das Bett mit ihr teilte.

Den schriftlichen Überlieferungen zufolge galten Farnsamen als mächtiger als die legendäre Alraune. Laut einem Schweizer Bericht wurde im Jahr 1596 der Teufel höchstpersönlich von dem Besitzer eines Farnsamens dazu gezwungen, ihm den Tisch zu decken. Im Jahre 1601 wurde ein Deutscher als Hexenmeister hingerichtet, weil er einen Farnsamen in seiner Achselhöhle versteckt hatte, um »hieb- und stichfest« zu werden. 1511 verbot Kaiser Maximilian gesetzlich den Gebrauch von Farn für magische Zwecke. Im Jahr 1512 kam diesem Verbot Unterstützung durch die Synode von Ferrara zu. 1648 versuchte ein österreichischer Hausierer, Farnsamen für einen Reichstaler pro Stück zu verkaufen. Er bewarb sie als niemals versagende Methode zum Schutz von Reisenden vor Stößen und Blutergüssen. Geschäftsleute sollten mit ihrer Hilfe keine Verluste erleiden. Auch Grimmelshausen, Jonson und Shakespeare schwärmten von der außergewöhnlichen Macht der winzigen Farnsamen.

Farnsamen wurde auf ähnliche Weise gesammelt wie die Farnblüte: Er wurde während des Fallens in neun Leintüchern, einem Taschentuch, einem Hemd, einem gesegneten Abendmahlstuch, den filzigen Blättern der Königskerze oder in einem schweren Mörser aufgefangen. Durch Schürzen oder Papier brannte er sich angeblich hindurch und er verschwand, wenn man ihn mit bloßer Hand berührte.

In der Steiermark hieß es, dass Farne am Weihnachtsabend blühen würden. In Schwaben und der Pfalz konnte Weihnachtsfarn nur von einem Mann gesammelt werden, der sich während der gesamten Adventszeit mit teuflischen Gedanken beschäftigt hatte. Am Weihnachtsabend musste er dann eine Wegkreuzung aufsuchen, die sich zwischen Kirche und Friedhof befand. Um Mitternacht erschienen ihm die Geister der Lebenden und der Toten und versuchten, ihn zum Sprechen zu bringen. Wenn seinen Lippen auch nur ein Wort entwich, gehörte seine Seele dem Teufel. Wenn er aber durchhielt, erschien ihm ein letzter Geist, der wie ein Jäger gekleidet war, und überreichte ihm mehrere in ein Tuch gebundene Farnsamen.

In Niederösterreich hieß es, dass der Farn in der Johannisnacht erblühen würde, während der Donner dröhnte und Stürme über das Land hinwegfegten, die von den Dämonen der Hölle geritten wurden. In Tirol musste der Sammler um den Farn herum sieben grüne Holunderstäbe kreisförmig angeordnet in die Erde stecken, dann seine Kleider ausziehen, sein Hemd unter der Pflanze ausbreiten und es mit Steinen beschweren. Am folgenden Morgen konnte er die Samen von seinem Hemd aufsammeln und musste die Steine dann hangabwärts werfen. Wenn er unachtsam war und sie hangaufwärts warf, war seine Arbeit vergeblich und der Samen brachte mehr Pech als Glück.

In Portugal sammelte man Farnsamen traditionell, indem ein Mann seine Kleider unter der Pflanze ausbreitete und sie mit Silbermünzen beschwerte. Um Mitternacht nahte der Teufel heran, um die Pflanze zu schütteln und so die Samen zu verteilen. Der Mann musste dann in die Sicherheit seines Hauses eilen und den ganzen Weg über hinter sich Kreuze mit seinem Schwert schlagen. Am folgenden Morgen konnte er dann den Samen von seinem Hemd auflesen.

In Norddeutschland gab es noch eine weitere Methode, um Farnsamen zu sammeln: Zu Mittag am Johannistag schoss man einen Pfeil in Richtung Sonne. Die verwundete Sonne ließ dann drei Tropfen Blut herabfallen, die der Jäger im Fall in einem weißen Tuch auffangen musste. Die Blutstropfen entwickelten sich zu Farn- bzw. sogenannten Blutsamen.

Farnsamen zu besitzen bringt angeblich große Vorteile mit sich: Man kann unsichtbar werden und mit allen lebenden Dingen, auch Steinen und Bächen, sprechen. Der Besitzer wird mit allen Reichtümern gesegnet und erlangt unerschöpfliche Energie und Glück. Seine Kugeln werden niemals ihr Ziel verfehlen, wenn er Farnsamen in das Schießpulver mischt, und wenn er ein Farnsamenamulett trägt, ist er »hieb- und stichfest«. Verborgene Schätze enthüllen sich ihm, und er kann die steilsten Berge wie eine Ziege erklimmen. Immer sind die Trümpfe in seiner Hand, seine Pfeile fliegen immer gerade und seine Kegelkugel wird immer alle Kegel umwerfen.
Einige habgierige und waghalsige Männer waren sogar bereit, ihre Seele für die winzigen Samen einzutauschen. Sie gingen einen Vertrag mit dem Teufel ein und unterzeichneten ihn mit ihrem Blut. Der Teufel versprach daraufhin, um Mitternacht mit dem Samen in der Hand zu erscheinen, der unbeschreiblichen Reichtum bringen sollte, der erst an dem Tag enden sollte, an dem der Teufel zurückkäme, um seine Schuld einzulösen.

Die Mondraute (*Botrychium lunaria*) galt unter Zauberern als eine besondere Pflanze, die unabhängig von den anderen Mitgliedern der Farnfamilie stand. Sie galt als am wirksamsten, wenn man sie bei Mondlicht sammelte, weil sie ihrer Natur nach ein Mondkraut ist. Man verwendete sie für Zauberformeln, und die Alchimisten glaubten einst, sie könne Quecksilber in echtes Metall verwandeln. Einer der englischen Volksnamen, *Unshoe the Horse* (»Das Pferd entschuhen«), entstand, weil man glaubte, dass Mondraute Schlösser öffnen und die Beschläge von Pferdehufen lösen könnte.

Kinder liebten es früher, sich mit Röcken und Hemdchen aus grünen Farnwedeln zu verkleiden. Auch erwachsene Teilnehmer an Fruchtbarkeitsritualen und -prozessionen verwendeten in vergangenen Tagen Farne als Teil ihrer Kostüme.

Der Legende nach versteckte im englischen Lock Tyne einst ein Wassermann seine Frau und seine Kinder in den großen Farnen, die am Wasserrand wuchsen, vor den einmarschierenden Dänen. Seitdem trägt der Königsfarn im Englischen viele Namen, die an Osmund den Wassermann erinnern, so zum Beispiel *Heart of Osmund* oder *Osmund royal fern*.

Farn und die Kunst der Weissagung

In Finnland und Estland verwendeten junge Leute, die unbedingt den Namen ihres zukünftigen Partners wissen wollten, Farnwurzeln als Orakel. Die oder der Fragende begab sich in der Johannisnacht kurz vor Mitternacht an eine Wegkreuzung, und zwar ohne ein Wort zu sprechen. Er oder sie zog mit einem Ebereschenstock einen Kreis um den Farn und trat dann selbst in den Kreis hinein. Die ganze Pflanze wurde in dem Moment, indem sie zu blühen begann, aus dem Boden gezogen. Die Wurzel gab dann einen Buchstaben preis. In Cornwall und Sussex schnitten die Liebenden einfach die Wurzel ab, um die Initialen des Geliebten zu erfahren. Österreichische und deutsche Mädchen liefen in der Johannisnacht durch ein Farnfeld. Wenn einem von ihnen ein Farnsamen auf den Fuß fiel und sie ihn kochte, erschien ihr daraufhin die Liebe ihres Lebens.

Auf den Azoren lasen die Zauberer ihren Kunden aus der Asche von verbrannten Farnblüten die Zukunft. Die keltischen Druiden verehrten Farn zutiefst.

Legenden

In einer norddeutschen Version der Legende begab sich ein Bauer in die Wälder, um nach einem entlaufenen Tier zu suchen. Auf seinem Weg überquerte er eine Farnlichtung und ein Farnsame fiel in seinen Schuh. Nach mehreren Stunden ergebnislosen Suchens kehrte er nach Hause zurück. Als er aber seine Haustür öffnete, begrüßte seine Frau ihn nicht wie üblich, sondern gab einen Schrei der Überraschung von sich. Er versuchte sie zu beruhigen, aber sie schien seine Worte nicht zu hören. Auch für seine Kinder schien er unsichtbar zu sein. In seiner Verwirrung setzte der Mann sich auf einer Bank nieder und zog seine Schuhe aus. Der Farnsamen fiel zu Boden, und wieder stieß die Ehefrau einen Schrei aus, als ihr Mann plötzlich vor ihr auftauchte.[11]

In Schottland begab sich eines Weihnachtsabends ein Mann zu einem Ort, an dem Farne wachsen, um Farnsamen zu ernten. Dort rannte ein Feldhase an ihm vorbei, der von einem Jagdhund verfolgt wurde. Einige Minuten später kam ein Fremder zu Pferde und fragte den Mann, ob ihm ein Hund begegnet sei. Verschwiegen schüttelte der Mann den Kopf. Der unheimliche Fremde zuckte daraufhin mit den Schultern und antwortete: »Ich werde sie bald genug einholen.« Der Mann wartete ab, was als Nächstes geschehen würde. Einige Minuten später kam der Fremde wieder heran. Diesmal trieb er eine verkrüppelte Kuh vor sich her. Er fragte den Mann erneut, ob ein Hund vorbeigekommen wäre. Wieder schüttelte dieser den Kopf. Der Fremde antwortete: »Ich werde sie bald genug einholen.« Das war genug für den Mann. Er schrie: »Du Idiot, du wirst sie niemals einholen!« Weil der Mann sein Schweigegelübde gebrochen hatte, schickte Satan einen Sturm los, der alle Farnsamen und damit auch die Hoffnungen des Mannes zerstreute.[12]

ꙮ LITERARISCHE ERWÄHNUNGEN

»Blind ist die Gans, die nicht weiß den Fuchs
vom Farnbusch zu unterscheiden.«

Nach: John Lyly: »Euphues«

»Ich hatte
Keine Medizin, mein Herr, mich unsichtbar zu machen,
Keinen Farnsamen in meiner Tasche.«

Nach: Ben Jonson: »New Inn«

»Ich habe Neuigkeiten für Euch: Die Hirsche röhren,
der Winter schneit, der Sommer ist vorbei.
Der Wind weht hoch und kalt, die Sonne steht tief,
kurz ist ihr Lauf, und das Meer steigt an.
Tiefrot ist der Farn, sein Schatten verloren. Die Wildgans
erhob schon ihren gewohnten Schrei.
Kälte ergriff die Schwingen der Vögel. Zeit des Eises,
so lauten meine Neuigkeiten.

Nach: A Celtic Miscellany, S. 64, zitiert nach einem Text eines unbekannten irischen Dichters aus dem 9. Jhdt.

»Wo Farn mit Zungen redet,
Die Woge gen Klippen rauscht,
Der Falk das Feld befehdet,
Der Druide dem Vogel lauscht.«

Aus: H. C. Artmann: »Des Gwenc'lan Prophesei«

»Schneide Farne, schneide Farne –
Ich bin müd ganz allein,
Schneide Farne traurig.
Hinterm Hügel, vor dem Hügel,
Hinterm schönen Hügel,
Hinterm Hügel vor dem Hügel
Alle Tage mühsam.
Aber komm ich zu dir,
Drunt am Wege, drunt am Wege,
Dann bin ich nicht mehr müd,
Wenn mein Herz bei ihm ist.«

Schottisch-gälisches Volkslied von den Hebriden,
deutsch von H. C. Artmann

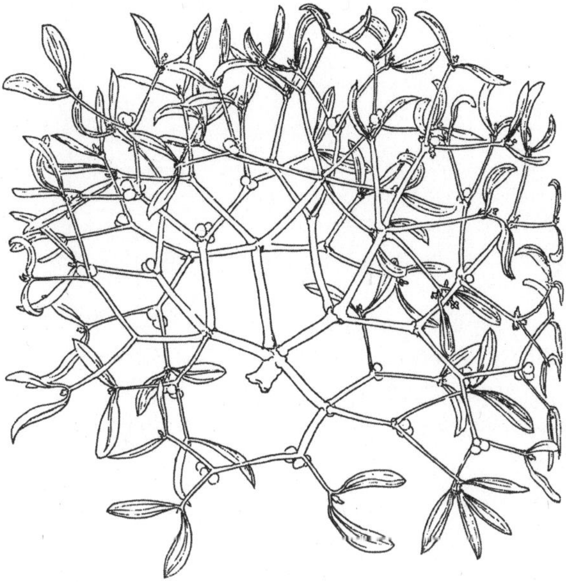

Mistel

ETYMOLOGISCHES

Das Wort Mistel ist leicht anstößiger Herkunft, da es von dem althochdeutschen Begriff für Dung abstammt, worin noch unser Mist mitschwingt. Dieser Zusammenhang entstand, weil die Pflanze von Vögeln verbreitet wird, indem sie die Samen durch ihren Kot verteilen. Mistelbeeren sind klebrig und weiß, daher die botanischen Namen *Viscum* (»klebrig«) und *album* (»weiß«).

Viscum album ist eine der zahlreichen Arten und Unterarten der Mistel. Die Amerikanische Mistel (*Phoradendron spp.*) hat giftige Bestandteile und darf in der medizinischen Verwendung keinesfalls die Europäische Mistel ersetzen. Die Mistel wird gelegentlich mit dem heutzutage sehr seltenen *Loranthus europaeus* verwechselt. Die Europäische Mistel ist ein Halbschmarotzer und wurde früher zur Familie der Riemenblumengewächse (*Loranthaceae*) gezählt, gehört nach neuesten Erkenntnissen aber zu den Sandelholzgewächsen (*Santalaceae*).

Volksnamen

Viscum album – **Europäische Mistel**

Deutsch:	Weißbeerige Mistel, Hexenbesen, Alfranken, Satanskraut, Donnerbesen, Marenstocken, Bocksfutter, Drudenfuß, Donarbesen, Hexennest, Laubholzmistel, Bocksbutter, Albranken, Wintergrün, Zehrwurz, Eselsohr, Magenwurz, Pfaffenspint, Geißechrut, Vogelchrut, Vogelmistel, Wintersamen, Donnerrebe
Englisch:	Mistletoe, Birdlime mistletoe, Mislin-bush, Misle, Devil's fuge, Billy goat fodder, All-heal, Kiss-and-go, Churchman's greeting, veraltet: Misseltoe
Französisch:	Gui, Gui commun, Gui des Druides, Gui de chêne, Herbe de la Croix
Italienisch:	Visco, Vischia
Spanisch:	Muerduago
Holländisch:	Düwelnest
Dänisch:	Mistelten
Polnisch:	Jemiola
Ungarisch:	Fehér byöngy
Walisisch:	Uchelwydd
Irisch:	Drualus

ÄUSSERE MERKMALE

Bei der an Eichen wachsenden Mistel handelt es sich zumeist um *Loranthus europaeus*, eine vollkommen andere Art als die normale Europäische Mistel. Die Mistel ist ein gegabelter, runder immergrüner Busch, der von den verschiedensten Bäumen herabhängt, zumeist Obstbäumen, aber auch Birken, Weißdorn, Pappeln, Maulbeer- und Haselnussbäumen und immergrünen Bäumen. Selten findet man sie an Linden und Ahornbäumen und niemals an Stechpalmen. Der gängigen Definition nach handelt es sich bei der Mistel um einen Schmarotzer bzw. Halbschmarotzer, da sie einige ihrer Nährstoffe auch durch die Bildung von Chlorophyll in den eigenen Stängeln und Blättern bezieht. Der Stängel ist dick und kurz, die Zweige sind grünbraun und verfärben sich zum Ende des Jahres hin goldgrün. Im Frühjahr entspringt aus jedem Pflanzenende eine Blüte. Die Mistel neigt dazu, in den Gabelungen zu brechen. Die Blätter sind ledrig, wachsen gegenständig am Stängel, sind zungenförmig, grüngelblich und ähneln Propellern oder Ohren. Die Blätter fallen nach zwei Jahren ab, der Stängel bleibt aber grün. Große Mistelkugeln mit einem Durchmesser von einem Meter können bis zu 30 Jahre alt sein. Die Blüten sind unauffällig und grüngelblich, haben aber einen angenehmen Geruch, der Fliegen und Bienen anzieht. Männliche und weibliche Pflanzen können an ein und demselben Wirtsbaum wachsen. Die Frucht ist erbsenförmig und zuerst grün und dann weiß oder gelblich. Sie enthält ein bis zwei Samen, die von einer klebrigen Substanz umhüllt sind. Getrocknete Mistel zerbricht an den Gelenken in winzige Teilchen.

STANDORT, JAHRESZEIT UND NÜTZLICHE PFLANZENTEILE

Mistel gedeiht im hohen Norden nicht, findet sich aber überall, von Süd- und Mitteleuropa bis Skandinavien. In Nordamerika herrschen andere Sorten vor. Diese können giftig sein und ihre medizinische Verwendung ist noch nicht ausreichend untersucht worden.

Mistel blüht im März und April, und die Früchte reifen von November bis Dezember. Weil zu dieser Zeit nur wenige Pflanzen Früchte tragen, verschlingen Vögel, vor allem die Misteldrossel, die Beeren gierig und belagern die Bäume in großen Schwärmen. Nach dem Festmahl säubern sie ihre Schnäbel dann an der Rinde. Wegen der in den Früchten enthaltenen zähen Flüssigkeit bleiben die Samen an den Bäumen hängen und wachsen schon bald zu einer neuen Mistelpflanze heran.

Mistel wird in Skandinavien traditionell am 23. Juni, in Italien am ersten Tag nach Vollmond gesammelt. In anderen Gegenden schneidet man sie zu Neumond. Laut Plinius sammelten die Druiden sie am sechsten Tag nach Neumond.

Sammeln, Trocknen und Aufbewahrung

Es gibt viele traditionelle Methoden des Mistelsammelns. Jeder Asterix-Leser weiß, dass Druiden versessen auf Eichenmistel waren. Sie wurde angeblich mit goldenen Sicheln geerntet, keinesfalls aber durfte Eisen verwendet werden. Plinius schrieb, dass die zur Mistelernte versammelten Druiden zunächst unter dem Baum speisten, ihm dann ein Opfer darbrachten und danach zwei weiße

Ochsen darunter führten, deren Hörner mit Kränzen geschmückt waren. Die Priester stiegen dann auf den Baum, schnitten die Mistel mit goldenen Sicheln ab und fingen sie in einem weißen Umhang auf, bevor sie den Boden berührten. Danach wurden die Ochsen mit einem Gebet der Seele des Baumes geopfert. Man verabreichte diese magische Mistel unfruchtbaren Tieren und als Gegenmittel gegen jede Art von Giften. Mistel wurde bei prähistorischen archäologischen Grabungen in der Schweiz zutage gefördert, was beweist, dass sie seit sehr langer Zeit als Medizin und Zaubermittel verwendet wurde.

Auch wenn das Kraut das ganze Jahr über gesammelt werden kann, gilt Weihnachtsmistel traditionell als am wirksamsten. In Wales verwendete man Weihnachtsmistel, um Epilepsie zu behandeln. Zweige, die durch einen Steinwurf vom Baum geholt wurden, galten als besonders heilsam. Einem alten Glauben nach war Mistel bei Kinderkrankheiten außergewöhnlich wirksam, wenn sie mit einem Pfeil von einer Eiche geschossen wurde, und zwar wenn sich die Sonne am ersten, dritten oder vierten Tag nach Neumond im Sternzeichen Schütze befand. Wenn der Zweig fiel, musste man ihn mit der linken Hand auffangen.

Die Zweige werden je nach Wetter gewöhnlich zwischen November und April gesammelt. Die Blätter und jungen Zweige werden für medizinische Zwecke, kurz bevor sich die Beeren bilden, geerntet, aber nicht, wenn die Temperatur unter dem Gefrierpunkt liegt. Am einfachsten lässt Mistel sich sammeln, wenn Bäume gefällt werden, da man sich so die Leitern und den Einsatz von Werkzeugen spart, mit denen man die Mistelbüschel abschneidet, die meist hoch in den Bäumen hängen. Anthroposophische Kräuterkundler vermeiden es noch immer, die Pflanzen mit Eisen zu ernten, und fangen sie in Tüchern auf, bevor sie den Boden berühren. Außerdem sorgen sie dafür, dass sie nicht in Kontakt mit Elektro- oder Erdstörungen geraten. Die so geerntete Mistel wird dann zu verschiedenen Präparaten für die Krebsbehandlung verarbeitet. Misteltee kann ein Jahr lang aufbewahrt und sollte im folgenden Jahr neu geerntet werden. Mistel muss langsam und gründlich getrocknet werden. Da die Pflanze so ledrig ist, sollte sie vor dem Trocknen klein geschnitten werden.

Saatguterhaltung und Keimung

Besonders gute Mistelpflanzen können auf dieselbe Weise vermehrt werden, wie es die Vögel tun: Drücken Sie die Beeren in die Rinde einer Astgabel oder in eine Spalte in der Rinde, aus der sie nicht weggespült werden können. Es gibt bislang keine Informationen über die Aufbewahrung von Mistelsamen, auch wenn die Lagerung theoretisch möglich sein sollte.

☞ FINGERZEIGE FÜR DEN ANBAU

Weil Mistel nicht im Boden wächst, kann man sie eigentlich nicht als Gartenpflanze klassifizieren. Sie kann »gepflanzt« werden, indem man die reifen Früchte in Baumrinde reibt, aber nur wenige Gärtner sind bereit, sie in der Nähe von Obstbäumen wachsen zu lassen, da sie sich schnell verbreitet und den Bäumen schaden kann. In der Schweiz sind Landeigentümer gesetzlich dazu verpflichtet, Misteln, die auf ihrem Grund wachsen, zu entfernen. Nichtsdestotrotz ist die Symbiose zwischen Wirtsbaum und Parasit noch nicht vollständig untersucht worden. Misteln können zwar geschwächte Bäume töten, in anderen Fällen aber scheinen sowohl Wirt als auch Parasit zu gedeihen.

Mistelsamen brauchen Licht, um zu keimen, und wachsen mit etwas Vogeldung am besten. Die geeignetste Art, Mistel zu pflanzen, besteht darin, so genau wie möglich nachzuahmen, was die Misteldrossel tut, wenn sie die Samen isst und sie durch ihr Verdauungssystem transportiert. Die Samen werden in die Rinde gepresst und dann mit etwas Vogelkot gedüngt. Den Gesetzen der Gegensätze zufolge raubt die Mistel ihre Nährstoffe zwar anderen Bäumen, kann andererseits aber auch dazu genutzt werden, den Garten fruchtbarer zu machen. Traditionell zerkleinert man die Mistelblätter fein, spricht ein Gebet für sie und sät sie dann gemeinsam mit der gewünschten Feldfrucht aus.

GAUMENFREUDEN

Da die Beeren der Mistel giftig sind, wird sie in der Küche höchstens als Weihnachtsdekoration verwendet.

HAUSHALTSHILFEN

Mistel ist als Feiertagsdekoration während der Weihnachtszeit ein beliebter Gast im Haus. Laut John Brand wurde die Pflanze einst wegen ihres heidnischen Ursprungs aus den Kirchen verbannt und trat ihr Exil in den Küchen an. Damals hielten die Diener die heidnische Tradition am Leben.

ॐ SCHÖNHEITSPFLEGE

Hieronymus Bock schrieb im 16. Jahrhundert ein Rezept für ein kosmetisches Mittel zur Stärkung rauer und splitternder Fingernägel nieder. Die Paste wurde zu gleichen Teilen aus Linde, Mistelpulver und Weinhefe hergestellt, mit etwas Wasser zu einer pastenartigen Konsistenz verrührt und regelmäßig aufgetragen.

MEDIZINISCHE EIGENSCHAFTEN

Nach Sir James George Fraser war der goldene Zweig der Mistel für Volksgruppen wie die japanischen Ainos und die senegalesischen Walos sowie für die Druiden ein Allheilmittel. Zur Mistel schrieb er: *»In Holstein gilt die Mistel, vor allem die Eichenmistel, noch heute als Allheilmittel gegen grüne Wunden und als Glückszauber für die Jagd. Im südfranzösischen Lacaune ist der alte druidische Glaube, dass die Mistel ein Gegenmittel gegen verschiedene Gifte sei, unter den Bauern noch immer lebendig. Sie legen den Erkrankten Mistel auf den Magen oder verabreichen ihnen einen Mistelaufguss. (...) In Schweden glaubt man, dass man Fallsuchtanfälle abwenden könne, indem man ein Messer mit Eichenmistelgriff bei sich trägt. Aus denselben Gründen hängte man in Deutschland den Kindern Mistelzweige um den Hals. (...) Noch im 18. Jahrhundert empfahlen große englische und holländische Ärzte die Mistel als Heilmittel. Aber die Einstellung der Mediziner zu den Heilkräften der Mistel hat sich entscheidend verändert: Während die Druiden noch glaubten, dass die Mistel alles heilen würde, glauben die Ärzte von heute offensichtlich, dass sie gar nichts heilt.«*[13]

Vielleicht erwuchs die moderne Missachtung gegenüber der Mistel als Heilkraut aus einem falschen Verständnis ihrer anfänglichen medizinischen Bedeutung. Früher verwendete man Mistel wahllos bei der Behandlung von Krankheiten, gegen die sie wirkungslos war, und setzte sie sozusagen als letzten Ausweg ein. In der Folge litt ihr Ruf. Veitstanz, Wundrose, Starrsucht, plötzlich auftretende Schmerzen in der Brust, Muskelschwund, krebsartige Wucherungen, Sterilität und Impotenz wurden alle mit der Mistel behandelt. Man glaubte, dass sie eine wohltuende Wirkung auf die Milz ausübe, Leistenbrüche kuriere und, nach Nicholas Culpeper, harte Knoten und Abszesse reifte und aufbrach. Eichenmistel galt für diese Zwecke allgemein als am wirksamsten, gefolgt von Birnen- und Haselnussmistel. In Frankreich stand ein uralter Eichenbaum, der mit Mistel überwuchert und eine berühmte Pilgerstätte für Epilepsieleidende war. Weidenmistel wurde in der Schweiz bei der Behandlung von Wundrose verwendet, und in England galt Apfelmistel als anerkanntes Heilmittel für »Anfälle«. Aus Mistel gefertigte Ringe galten als wirksam gegen epileptische Anfälle, und am Johannistag gesammelten Mistelzweigen wurden besondere Kräfte zugesprochen. Mistel wurde im Fernen Osten viele Jahrhunderte lang als Heilmittel angebaut, das neben anderen Anwendungsbereichen vor allem den Blutdruck senken sollte.

Moderne Medizin

Es ist seltsam, dass so wenig über die verschiedenen heilenden Eigenschaften der Mistel im Vergleich zu *Loranthus europaeus* geforscht wird. In älteren medizinischen Texten war mit dem Wort Mistel zumeist der *Loranthus europaeus* gemeint, heute wird die Mistelart *Viscum album* verwendet.

Moderne Kräuterkenner verschreiben Mistel als ausgleichendes Kraut. Sie kann bei der Regulierung von unkontrolliertem und extrem hohem Blutdruck helfen, aber auch niedrigen Blutdruck anheben, ohne die Herzfunktion zu vermindern. Epilepsiekranken wird sie noch heute verschrieben, um die Krankheit zu lindern. Zusammen mit Weißdorn und Knoblauch zählt die Mistel zu den wichtigsten Krautern bei der Vorbeugung von Herz- und Kreislaufproblemen und wird zusammen mit Baldrian bei Nervosität verabreicht. Gebärmutterblutungen und andere unerklärliche innere Blutungen können mit Hilfe von Mistel vermindert werden. Außerdem wird sie Diabetikern verabreicht. Nach der Geburt wird jungen Müttern ein Misteltee verschrieben, der die Blutungen verringern und den Kreislauf stabilisieren soll. Kindern wird Mistel üblicherweise nicht verabreicht.

Medizinisch verwendet werden die Blätter und Zweige der europäischen (nicht der amerikanischen!) Mistel. Die Beeren sind giftig. Auch die europäische Mistel hat giftige Bestandteile, besonders wenn der aktive Inhaltsstoff extrahiert und direkt in den Blutkreislauf injiziert wird oder man große Mengen der Beeren zu sich nimmt. Nimmt man aber die Blätter und Zweige in kleinen, regelmäßigen Dosen ein, haben sie keine negativen Auswirkungen auf den Patienten. Auch moderne Ärzte erkennen den Wert der Mistel in der Behandlung von Krebs und verschiedenen Geschwülsten an und verordnen sie als Ultima Ratio, wenn sonst nichts mehr wirkt. In Deutschland zählt die Mistel zu den am häufigsten verabreichten Krebsmedikamenten. Sie wird in kleinen Dosen unter die Haut oder direkt in den Tumor injiziert und verlangsamt nicht nur das Wachstum des Geschwürs, sondern lindert auch die Schmerzen. Je nach Wirtsbaum wird Mistel gegen verschiedene Krebsarten eingesetzt. Nimmt man das Kraut regelmäßig in kleinen Dosen ein, ist es ein wirksames und nützliches Krebsvorsorgemittel. In der chinesischen Medizin wird sie viel eingesetzt, allerdings kommt es häufig zu Verwechslungen zwischen chinesischer und anthroposophischer Verwendung des Krauts. Iscador, ein Medikament, das in Europa häufig bei der Krebsbehandlung verwendet wird, wurde nach den anthroposophischen Überzeugungen von Rudolph Steiner entwickelt und hat wenig mit den traditionellen chinesischen Methoden zu tun. Interessanterweise sind Mistelmedikamente in der zusätzlichen Krebsbehandlung dann am effektivsten, wenn sie in kleinen Dosen verabreicht werden. Größere Mengen scheinen keine Wirkung zu zeigen. Mistel wird bei anderen Beschwerden zumeist als Aufguss, der über Nacht in kaltem Wasser zieht, als frischer Saft oder pulverisiert in Kapselform verschrieben.

Äußerlich wird Mistel einzeln oder zusammen mit Schachtelhalm oder Frauenmantel in Bädern verwendet, die gegen Gebärmutterschmerzen verabreicht werden. Kalte Füße, Frostbeulen und rissige Hände können mit Mistelfuß- und -handbädern gewärmt und geheilt werden. Mistelpflaster werden bei Gesichtsneuralgie verwendet.

Ein homöopathisches Heilmittel aus europäischer Mistel wird in der Behandlung von Epilepsie, Huntington-Krankheit, rheumatischer Schwerhörigkeit, krampfartigen Kopfschmerzen, Asthma und Raynauds-Syndrom verschrieben. Außerdem wirkt es gegen Endometriose, Gebärmutter- und Lungenblutungen und Herzprobleme.

Besondere Heilmittel

Mistelhonig

Mistel wird zumeist als Tee oder in Pulverform verabreicht. Krebspatienten verwenden kommerzielle Mistelzubereitungen, die per Injektion verabreicht werden. Eine schlichte Volksmethode, um Mistel zu sich zu nehmen, besteht darin, die Pflanze, wenn sie noch keine Früchte trägt, mit Mörser und Stößel zu zerkleinern und mit frischem Honig zu vermengen. Mistelhonig kann löffelweise eingenommen oder als Süßungsmittel für Kräutertees verwendet werden. Mistel hält länger als die meisten anderen Kräuter, aber nicht mehr als ein Jahr. Einige Kräuterkenner empfehlen, sie nur während der Wintermonate einzunehmen.

MISTEL IN HAUS UND HOF

Die Mistel ist eine parasitäre Pflanze und kann Obst- und Nutzholzbäume verkrüppeln, wenn sie unbeaufsichtigt wächst. Wenn Sie Misteln entfernen, sollten Sie auch den entsprechenden Zweig abnehmen, damit sich die Mistel nicht erneut festsetzen kann. Die alten Griechen und Römer sammelten das Kraut wegen seines Harzes, das fermentiert und als Klebstoff und Vogelleim verwendet wurde. Der gelbe Klebstoff wurde auf Baumästen verteilt, um Vögel zu fangen, vor allem Drosseln, die damals eine kulinarische Spezialität waren. Die Drosseln, die hauptverantwortlich für die Vermehrung der Mistel sind, wurden mit Vogelleim gefangen, zu dessen Herstellung sie selbst beigetragen hatten. Die Pflanze kann auch an Ziegen, Rinder und Schafe verfüttert werden und war in Europa früher ein weit verbreitetes Viehfutter. Feldhasen und Wild essen Misteln, wenn sie an sie herankommen, mit Vorliebe, und Marder haben angeblich eine Schwäche für die Beeren. Bienen werden von den winzigen Blüten der Mistel angezogen.

Weil die Mistel zu einer so ungewöhnlichen Jahreszeit Früchte trägt, spielte sie eine zentrale Rolle in vielen Ritualen, die die Fruchtbarkeit von Obstbäumen und Tieren unterstützen sollten. In Österreich wurden während der zwölf Weihnachtstage (25. Dezember bis 6. Januar) Mistelzweige an Obstbäume gebunden, um eine Rekordernte im nächsten Jahr zu gewährleisten. In Pommern und Bayern hängte man Misteln in Haus und Stall auf, um Hexen und böse Geister zu vertreiben. Auf den britischen Inseln verfütterte man Weihnachtsmistel an die erste kalbende Kuh im neuen Jahr, um das gesamte Vieh für das nächste Jahr vor Unfruchtbarkeit, Krankheiten, Verschreien und Hexerei zu bewahren. In den slawischen Ländern schützte man kalbende Kühe, indem man die Spitze eines abgelegten Kuhhorns abschnitt. Dann wickelte man Mistel, Kornelkirschenholz und Schießpulver in ein Leintuch und legte das Bündel in das Horn, das dann in einer Ecke des Stalles untergebracht wurde. Nach altem Volksglauben rieben die Hexen Mitteleuropas die Kühe mit einem Haselnuss- und einem Mistelzweig ein, bevor diese im Frühjahr auf die Weide geführt wurden, weil sie glaubten, so ihre Milch stehlen zu können.

Transsilvanische Hirten schnitten früher Haare aus Schwanz und Mähne eines unbändigen Hengstes, damit er nicht herumstreunte. Die Haare wurden zusammen mit etwas Mistel, die von einem Birnbaum stammte, in ein Tuch gewickelt. War das Pferd erst einmal sicher im Stall, bohrte der Hirte ein Loch in die Türschwelle, gab das Tuch hinein und verschloss das Loch dann sorgfältig mit einem

Stöpsel aus Haselnussholz. Darauf führte er das Pferd aus dem Stall, bis ein Huf die Schwelle übertreten hatte und fest auf die frische Erde auftrat. Dann zeichnete der Hirte den Huf mit einem Messer nach und schnitt die Erde aus. Er füllte Salz in das Loch und gab das Bodenstück dann wieder hinein. Man glaubte, dass das Pferd nun nicht mehr weglaufen und sich zähmen lassen würde.

Verwendung in der Tiermedizin

Plinius empfahl, unfruchtbare Tiere mit Mistelzweigen, die auch als »Lebensruten« bekannt waren, zu schlagen. Sterile Rinder und Schafe werden in einigen Gegenden noch immer mit Misteltee behandelt. Außerdem wird den Tieren nach ihrer Geburt ein Tee aus Weißdorn- oder Ahornmistel verabreicht. In alten Zeiten empfahlen die Tierärzte, den Tieren als Vorbeugung gegen Infektionskrankheiten Nasenspülungen aus einem Mistel-Wein-Gebräu zu verabreichen. Als verhext geltende Tiere wurden mit Mistelruten geschlagen und mit Mistelbier gefüttert. In Polen mischten die Frauen am 25. April Mistel in das Futter für ihre Ferkel. Man glaubte, dass sie damit auf magische Weise das ganze Jahr über vor Krankheiten geschützt seien.

NEBENSÄCHLICHES UND WISSENSWERTES

Die Mistel war einst unter dem Namen *virga aurea* (»goldener Zweig«) bekannt, weil sie sich zur Wintersonnenwende, wenn ihre Wirtsbäume die Blätter verlieren und die Sonne ihren niedrigsten Stand erreicht hat, golden färbt. Eine goldene Mistelkugel, die in einer alten Eiche wächst, ist ein wunderbarer Anblick und hat angeblich magische Fähigkeiten. Sie ist weder von dieser noch von jener Welt, wie die Figur im Märchen, die den König besucht und weder reitet noch läuft, weder nackt noch bekleidet und weder hungrig noch satt ist. Sie wächst nicht in der Erde, ist durch den Wirtsbaum aber dennoch an den Boden gebunden, und gehört als Kraut weder zur Luft noch zur Erde. Sie wird sowohl mit dem Mond als auch mit der Sonne, mit Feuer, Blitz und Donner und den Farben Gold, Weiß und Grün assoziiert. Manchmal wurde sie am Palmsonntag als »Palme« in die Kirchen getragen.

Die vielen Volksnamen der Mistel weisen darauf hin, dass sie mit Kräften, Geistern und Gottheiten assoziiert wird, die nicht unbedingt »geheuer« sind. Die Mistel gehört zu den Pflanzen, die wir am wenigsten verstehen und die wir auf rationalem Wege nicht klassifizieren oder erklären können. Es ist bezeichnend, dass wir sie als Mittel gegen eine Krankheit verschreiben, die wir ebenso wenig verstehen: Krebs. In den slawischen Ländern und in Schweden hängte man früher Misteln über die Tür, um Alpträume zu vertreiben. Wenn die Hexen in den Baumwipfeln Tirols schlechtes Wetter heraufbeschworen, band man einen Mistelkranz um einen Baum, um die Hexe zu fangen. Es hieß, dass sich das Wetter daraufhin schlagartig ändern würde. In Flandern glaubte man, dass Misteln auf Bäumen wachsen würden, auf denen sich der Alp niedergelassen hatte. In Holland und Schweden wurde Mistel häufig über den Betten aufgehängt, um die Schläfer vor schlechten Träumen zu beschützen.

Der Baldur-Mythos aus der Edda erzählt, wie der junge und lebhafte Frühlingsgott Baldur vom Wintergott Hödur wegen der Machenschaften des Unruhestifters Loki mit einem Speer aus immergrüner Mistel getötet wird. Aus ähnlichen Absichten trugen Jäger in vergangenen Zeiten etwas Mistel bei sich, weil sie glaubten, dass sie sie »hieb- und stichfest« und sogar unsichtbar mache. Albertus Magnus glaubte, dass sich Vögel in Bäumen versammelten, in denen Mistel und ein Schwalbenflügel hingen – was in Anbetracht der Vorliebe einiger Vogelarten für Mistelbeeren nicht sonderlich verwunderlich ist. Wächst Mistel auf einem weißen Haselnussstrauch, soll man so tief unter dem Baum, wie die Mistel hoch hängt, einen Schatz finden können. In Schweden suchte man Goldschätze mit Hilfe einer Eichenmistel und einer Abbildung Christi oder mit einer Wünschelrute aus Mistel. An anderen Orten glaubte man, dass unter Haselmisteln magische Wesen wie Alraunen, Haselwürmer oder Schlangen lebten. In Wales hieß es, dass unter Eschenmisteln rotköpfige Schlangen über große Schätze wachten.

Ein walisisches Sprichwort lautet *»Keine Mistel, kein Glück«*, und dementsprechend glaubten die Waliser, dass ein Mistelzweig unter dem Dach Glück bringe. Bei transsilvanischen Hochzeiten trug man zu den Festlichkeiten Misteln, weil man glaubte, dass sie dem Brautpaar Glück bringen würden. In Frankreich war man früher überzeugt, dass Züge nicht aus den Gleisen sprangen, wenn eine Mistel in einem der Wagen lag. Klassische Autoren vertraten die Meinung, dass Mistel in Verbindung mit anderen Kräutern wie Türkenbundlilie Schlösser öffnen könne. Damit sie magische Kräfte hatte, musste sie vom Baum geholt, als Geschenk überreicht oder am besten gestohlen worden sein. Gekaufte Mistel galt als wirkungslos.
Im Volksglauben war die Meinung verbreitet, dass Bäume, auf denen Mistel wuchs, nicht vom Blitz getroffen werden würden und dass Mistel beim Löschen von Bränden hilfreich sei. Außerdem hieß es, dass mit Mistel geschmückte Häuser nicht vom Blitz getroffen und auch aus keinem anderen Grund niederbrennen würden.

In Frankreich gehen die Kinder am Neujahrsabend mit einem grünen Mistelstrauß von Haus zu Haus, um Neujahrsgrüße weiterzugeben. Früher schützte man sie mit Mistel- und Angelikaamuletten vor schwarzer Magie. In Wales hieß es, dass ein Schlafender prophetische Träume haben würde, wenn er Sonnwendmistel unter sein Kissen legte. In Somerset hängte man zu Weihnachten Mistel in die Halle, wobei jede ihrer Beeren für einen Kuss stand. In Worcestershire hängte der Dienstbote den Zweig auf, der als Letztes in die Dienste der Familie getreten war. Man schmückte den Zweig mit Schleifen, Äpfeln und Nüssen und befestigte ein Band daran, damit die Damen ihn herunterziehen konnten, um eine Beere abzunehmen, wenn sie geküsst worden waren. Wenn keine Beeren mehr übrig waren, nahm man ihn ab und schlug damit die Zuschauer, um sie mit Fruchtbarkeit zu segnen. Laut Wilhelm Mannhardt glaubte man früher, dass die Mistel von einem Himmelsbaum gefallen sei und Jesus am Kreuz repräsentiere. Im Gegensatz zu Weihnachtsgrün ließ man in vielen Gegenden Mistelzweige auch nach den Weihnachtstagen im Haus und entfernte sie erst im darauffolgenden Jahr. In anderen Gegenden glaubte man, dass alle Küssenden zu Feinden würden, wenn der Mistelzweig nicht vor der zwölften Nacht verbrannt wurde. In Hereford war es Brauch, die Mistel von Apfelbäumen oder Pappeln zu schneiden und um Punkt zwölf Uhr in der Silvesternacht aufzuhängen. Gleichzeitig wurde die Mistel aus dem letzten Jahr abgenommen und verbrannt. In Wales und den angrenzenden Regionen hieß es, dass es Unglück brächte, wenn man *vor* Weihnachten Mistelzweige ins Haus holte. In Schweden galten die goldenen Blätter, die von einem bloßen Baum herabhängen, als Symbol für das Leben und die Wiederauferstehung.

In der viktorianischen Sprache der Blumen bedeutete das Verschenken von Misteln so viel wie »Ich überwinde Schwierigkeiten«.

Mistel und die Kunst der Weissagung

In Polen galt es als schlechtes Omen, wenn Misteln an Weiden oder Erlen wuchsen. In der Bretagne bedeutete eine Mistel an einem Weißdorn, dass viele Soldaten einberufen werden würden. Allgemein gilt eine gute Mistelernte zu Weihnachten als Zeichen für eine gute Kornernte im kommenden Jahr.

℘ LITERARISCHE ERWÄHNUNGEN

»Kaum war dieses gesagt, da flogen schon zwei Tauben vom Himmel (...)
Und ließen sich beide nieder auf dem erkorenen Platz des Baumes,
Wo goldenes Licht zwischen den grünen Zweigen hervorschien.
So, wie die Mistel manchmal bei Winterfrost im Wald
Ohne den Samen des Baumes mit grünem Laub sprießt,
Und sich mit goldenen Zweigen um die runden Äste schmiegt,
So blühte auch der goldene Zweig an der schattigen Eiche,
Und knisterte das goldene Blatt im Windhauch.«

Nach: Vergil: »Aeneis«, Sechster Gesang, Zeile 190ff.

»Der Mistelzweig hängt überm Burgportal,
Die Stechpalme ziert den Rittersaal.«

Nach: Thomas Haynes Bayly: »The Mistletoe Branch«

»Die Mistel ist ein Kind der Sonne, geboren aus dem Blitz, gewiegt
von Wind und Mond in der Krone eines Baumes. Wir verwenden sie,
um den Unfruchtbaren bei der Empfängnis zu helfen und um
zu verhindern, dass der Krebs unentdeckt im Körper wächst.
Sie liegt zwischen Himmel und Erde, weder in der einen Welt noch
in der anderen, und am Übergang zwischen den Jahreszeiten,
ein Eichenkind im Leib. Golden und silbern zeigt sie sich uns,
doch scheint sie unempfindlich gegen die Jahreszeiten und den
ab- und zunehmenden Mond. Sie trägt des Winters Früchte,
des Sommers verblasst sie neben dem grünen Blattwerk ihres Wirtes.«

Nach: Schwester Clarissas unveröffentlichtem
»Book of Natural Observations«

SONNENKRÄUTER

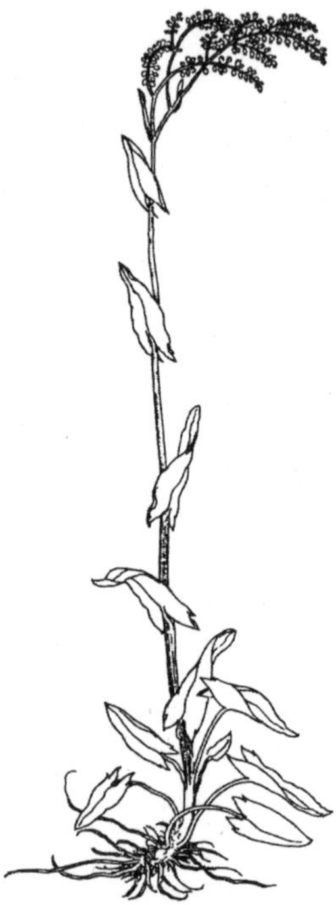

Ampfer

ETYMOLOGISCHES

Der Name Ampfer stammt von dem altdeutschen und altfranzösischen Wort für »sauer« ab. *Rumex alpinus* wird im Deutschen auch Mönchs-Rhabarber genannt, weil er in Klostergärten stark verbreitet war.

In der Volksbotanik wird bis auf wenige bemerkenswerte Ausnahmen kaum zwischen den verschiedenen Ampfersorten unterschieden, was zu einiger Verwirrung bei den Volksnamen führte, besonders da die Bezeichnungen Ampfer, Rhabarber und Spinat austauschbar verwendet werden. Ampfergewächse sind meist mehrjährige Pflanzen und gehören zur Familie der Knöterichgewächse (*Polygonaceae*). Einige der wichtigsten Mitglieder dieser Familie sind:

Rumex acetosa, Großer Sauerampfer
Rumex acetosella, Kleiner Sauerampfer
Rumex alpinus, Alpenampfer
Rumex crispus, Krauser Ampfer
Rumex hydrolapathum, Flussampfer
Rumex hymenosepalus, Färberampfer
Rumex obtusifolius, Stumpfblättriger Ampfer
Rumex patientia, Gartenampfer
Rumex scutatus, Schildampfer
Rumex vesicarius, Blasenampfer

Volksnamen

Rumex acetosa – **Großer Sauerampfer**

Deutsch:	Sauerampfer, Sauersenf, Saustompfer, Sauerkraut, Sau-Pompfer, Sauergras, Läuskraut, Süerling, Amper, Sauerstingel, Salatampfer, Englischer Spinat, Grundwurz, Mergelwurz, Sauerblätter, Kuckuckskraut, Lauskraut, Wiesensauerampfer, Kuckuckskraut
Englisch:	Garden sorrel, Dock, Sour dock, Sour grass, Sour sabs, Sourrock, Cuckoo sorrow, Green snob
Französisch:	Oseille, Oseille commune, Grande oseoille, Surelle, Surette, Vinette
Italienisch:	Acetose, Lapazio, Saleggiola, Pan e vin, Pan cúch
Holländisch:	Amper
Spanisch:	Acedera, Vinagrella

Rumex acetosella – **Kleiner Sauerampfer**

Deutsch:	Zwergsauerampfer, ansonsten vgl. »Großer Sauerampfer«
Englisch:	Sheep's sorrel, Field sorrel
Französisch:	Petite oseille, Oseille sauvage, Oseille des près, Oseille de brebis, Vinette sauvage
Spanisch:	Acederilla, Cizana
Italienisch:	Acetosella

Rumex alpinus – **Alpenampfer**

Deutsch:	Mönchs-Rhabarber, Blacke, Scheiß-Plätschen, Saupletschen, Butter-Pletschen, Bergrhabarber, Sau-Blacke
Englisch:	Mountain rhubarb, Monk's rhubarb, Butter leaves, Alpine dock, Lapatium
Französisch:	Patience Rumex des Alpes, Rhubarbe des moines
Italienisch:	Rabarbaro alpino
Russisch:	Ščavel al'pijskij

Rumex crispus – **Krauser Ampfer**

Deutsch:	Krausampfer, Krausblättriger Ampfer, Pockenblätter, Schorf-Lattich, Strippkraut, Ampfergrindwurzel, Gelber Ampfer
Englisch:	Curled dock, Yellow Dock
Spanisch:	Lengua de vaca, Hualtata

Rumex hydrolapathum – **Flussampfer**

Deutsch:	Hoher Ampfer, Teichampfer, Riesenampfer
Englisch:	Great water dock, Gabo, Wild rhubarb, Red Dock
Spanisch:	Paratella

Rumex hymenosepalus – **Färberampfer**

Deutsch:	Wilder Rhabarber, Gerbampfer
Englisch:	Tanner's dock, Wild rhubarb, Pie dock, Sour dock, Red dock, Sand dock
Spanisch:	Canaigre
Russisch:	Kanegra, Ščavel severo-amerikanskij

Rumex obtusifolius – **Großer Ampfer**

Deutsch:	Grundwurzel, Ochsenzunge, Altes Ross, Wildes Ross, Strumpfn, Blacke, Placke, Saukraut, Bitterwurzel, Stumpfblättriger Ampfer
Englisch:	Dock, Common wayside dock, Butter dock, Bitter dock

Rumex patientia – **Gartenampfer**

Deutsch:	Gemüseampfer, Ewiger Spinat, Englischer Spinat, Winterspinat
Englisch:	Patience dock, Monk's rhubarb, Garden patience, Herb patience, Spinach dock, Passion's dock, Patience dock.
Französisch:	Patience, Épinard oseille, Épinard immortel, Oseille d'Amerique
Russisch:	Ščavel špinatnyj

Rumex scutatus – **Schildampfer**

Deutsch:	Schildblättriger Ampfer, Römischer Ampfer, Französischer Spinat, Blaugrün
Englisch:	French sorrel, French garden sorrel, Buckler-shaped, Buckler-leaved sorrel
Französisch:	Oseille ronde und Patience à écousson
Italienisch:	Erba pan e vin
Russisch:	Ščavel ščitkovidnyj

Rumex vesicarius – **Blasenampfer**

Deutsch:	Blasenampfer
Englisch:	Bladder Dock
Hindi:	Chukra, Chuka
Russisch:	Ščavel puzyrčcatyj

ÄUSSERE MERKMALE

Der große Sauerampfer wird höchstens 90 cm hoch. Charakteristisch sind seine dunkelgrünen Blätter, die mit Schneckenlöchern durchsetzt sind, und die Stängel, die eine rote Tönung aufweisen. Außerdem bilden sich im Spätsommer und Herbst rötliche Samenköpfe. Culpeper beschreibt ihn folgendermaßen: »*Die Blätter sind glatt, fleischig und zart, lang und spitz zulaufend. Sie enden an den Hauptstängeln in zwei spitzen Ohren ähnlich dem Spinat, die einen sehr sauren Geschmack haben. Der Stängel ist lang und schlank, besetzt mit zwei oder drei kleineren Blättern und einer langen rötlichen Spitze am oberen Ende, die aus kleinen staubblättrigen Blüten besteht, die mit kleinen, glänzenden, dreieckigen Samen gefüllt sind. Die Wurzel ist etwa einen Finger dick, verzweigt und faserig, hat eine gelblich braune Färbung und bleibt mehrere Jahre bestehen.«*[14]

Der Kleine Sauerampfer unterscheidet sich ein wenig von seinen großblättrigen Vettern. Er wird höchstens 30 cm groß und die Blätter wachsen entlang des Stängels anstatt rund um die Wurzeln. Die Blätter sind viel kleiner als die der anderen Ampfergewächse und ähneln stacheligen Lanzen.
Schildampfer erkennt man an seinen mittelgroßen, fleischigen grau-grün-bläulichen Blättern, die einen kompakten Busch bilden. Die Form der Blätter ist breiter und schildförmiger als die Blätter von den anderen Ampfergewächsen.
Die meisten anderen Ampferarten haben große rötliche Blätter, die denen des Großen Sauerampfers ähneln und um den Stängel herum angeordnet sind, der die charakteristischen roten Blüten und die Samen trägt.

STANDORT, JAHRESZEIT UND NÜTZLICHE PFLANZENTEILE

Ampfer wächst in gemäßigten Gegenden Europas, Asiens und Nord- und Südamerikas bis zu einer Höhe von 2 000 m. Er ist ein derart hartnäckiger Wiesen- und Weidelandbewohner, dass er im Herbst ganze Landstriche rot färben kann. Ampfer fühlt sich in feuchten Gegenden und Böden mit hohem Eisengehalt wohl, gedeiht aber eigentlich fast überall, an Flussläufen und ausgebrannten Feuerstellen, zwischen Farnen, auf verlassenem Weideland, in Gräben und an trockenen kieshaltigen Orten. Die einzige Gegend, in der er nicht wächst, sind die Tropen. Ampfer blüht von Frühling bis Sommer mit einer gelegentlichen Nachblüte im Herbst.

Sammeln, Trocknen und Aufbewahrung

Die Faustregel beim Sammeln von Ampfer lautet: Probieren Sie die Blätter, bevor Sie sie ernten. Keine Ampfersorte ist giftig, aber einige haben einen beißenden und unangenehm bitteren Geschmack. Wegen der Schwierigkeiten beim Identifizieren der Pflanzen und der mühsamen Arbeit, die beim Sammeln der kleinblättrigen Wildsorten anfällt, bauen viele Menschen Ampfer lieber selbst an. Junge Ampferblätter sollten nur von Anfang des Frühjahrs bis Juni gesammelt werden, bevor die Pflanze Blütenstängel entwickelt. Später im Jahr geerntete Blätter sind viel bitterer und saurer als die jungen.

Für den medizinischen Gebrauch können Ampferblätter an warmen, luftigen Orten getrocknet werden. Ampferwurzeln sollten abgebürstet und wenn nötig gewaschen werden, um den Schmutz zu entfernen. Danach werden sie gespalten und zum Trocknen aufgehängt.

Ampfer kann für den Küchengebrauch auf dieselbe Weise wie Spinat konserviert werden: aufbereitet und in Dosen abgefüllt oder für zwei Minuten blanchiert und dann eingefroren. Einige Köche konservieren Ampfer in irdenen Krügen oder Töpfen im Keller, die sie mit geklärtem Rinderfett und Pergamentpapier versiegeln. Am besten eignet sich aber das Einfrieren, weil so der hohe Vitamin-C-Gehalt erhalten bleibt und wenig Gefahr besteht, dass der Ampfer verdirbt.

Saatguterhaltung und Keimung

In Russland ist Ampfer eine derart beliebte Zutat für Suppen, dass dort Zuchtprogramme entwickelt wurden, um Sorten mit weichen Blättern, wenig Fasern und angenehmem Geschmack hervorzubringen. Leider sind diese Programme wegen Geldmangel mittlerweile gefährdet.

Da meistens nur Saatgut von einer Ampfersorte gewonnen wird, ist es nicht schwierig, sortenreines Saatgut zu erhalten. Schneiden Sie die Pflanze zurück, bis alle Wildampferpflanzen derselben Art aufgehört haben zu blühen, und lassen Sie Ihren Ampfer sich erst dann aussäen. Sie können die Pflanzen auch in einem unbeheizten Glashaus oder Frühbeet aufziehen und sie dann früher als die wilden Sorten blühen lassen, damit das Saatgut sortenrein bleibt. Kultivierte Sorten können im Herbst auch durch Pflanzenteilung vermehrt werden.

Nicht alle Ampferfrüchte enthalten Samen. Schauen Sie sich durch eine Lupe die reifenden Stängel an, um die kleinen Samen zu finden. Die Stängel kann man ernten, bevor die Samen ganz reif sind, und auf Papier oder Stoff trocknen. Ampfersamen werden an einem sehr trockenen, warmen Ort ohne direkte künstliche Wärme getrocknet, weil die Blätter Wasser absorbieren und die Pflanzenteile unter normalen Umständen feucht bleiben.

☞ FINGERZEIGE FÜR DEN ANBAU

Wildampfer ist ein verhasstes Gartenunkraut, kultivierter Ampfer aber kann im Frühling ein willkommener grüner Gast sein. Die kultivierten Sorten sind ausgesprochen frostbeständig und bringen, sobald sich der Boden im Frühjahr erwärmt, fleischige grüne Blätter hervor. Schildampfer mag leichten, reichhaltigen und neutralen Boden und eine sonnige, eher trockene Umgebung. Ampfersamen können im März oder April im Freien ausgesät und dann dünn mit Erde bedeckt werden, oder man teilt im Frühjahr oder Herbst die Wurzeln. Die jungen Keimlinge sollten ausgedünnt werden, damit die reifen Pflanzen einen Abstand von 35 cm zueinander haben. Die Blütenstängel sollten so schnell wie möglich entfernt werden, um die Produktion von frischen grünen Blättern anzuregen. Andere Ampfersorten gedeihen am besten in feuchtem Boden. Starkes Wachstum von Ampfergewächsen weist auf einen hohen Säuregehalt des Bodens hin. Daher fühlt sich Ampfer in leicht saurem Boden wohl.

GAUMENFREUDEN

»Salaten verleiht Ampfer eine willkommene Frische, indem er den Geschmack von Orangen und Zitronen beigibt. Zusammen mit Salz verleiht er Salaten Würze und Schmackhaftigkeit, die nicht nur Pflanzen und Kräutern schmeichelt, sondern auch für die Menschen angenehm und wohlschmeckend ist.«

Nach: John Evelyn: »Acetaria«

Zu Beginn des zwanzigsten Jahrhunderts galt Ampfer als nur Bauern angemessenes Nahrungsmittel. Heute gilt er als große Delikatesse und findet viel Verwendung in der *Nouvelle Cuisine*. Die Beliebtheit der französischen Küche hat dazu geführt, dass Ampfer auch in anderen Ländern Einzug in die Küchen gehalten hat. In Russland zählt er zu den wichtigsten Gemüsesorten, weil er bei der Zubereitung von Suppen verwendet wird.

Ampfer wird häufig Getränken als Ersatz für Orangen und Zitronen beigefügt. Als Gewürz verträgt er sich gut mit anderen Kräutern, kann aber auch alleine verwendet werden. In jedem Fall sollte man bei der Dosierung sparsam sein, weil er so sauer schmeckt. Manche Menschen reagieren auf die in der Pflanze enthaltenen Säuren. Daher empfiehlt es sich, ihn zweimal zu kochen und das Kochwasser abzugießen, bevor er serviert wird. Ampfer ist außerordentlich Vitamin-A-haltig.

Ampfer wird in China, Russland und Indien schon seit Jahrhunderten verwendet. Die Griechen, Römer und die mittelalterlichen Mönche bauten Alpenampfer in ihren Gärten an, die später als Vorbild für die europäischen Bauerngärten dienten. In Lappland wird noch heute Käse aus Ampfersaft und Rentiermilch hergestellt. In Skandinavien wurden in Hungersnöten Ampfersamen gemahlen und zu Brot gebacken. Auch bei den Bauern auf den Hebriden fand die Pflanze viel Verwendung. In Irland aß man Ampfer mit Fisch und Milch. Bretonische Köche stellen noch heute eine Fischsuppe her, die mit Ampfer, Schnittlauch, Petersilie, Minze und Frühlingszwiebeln gewürzt wird. In England wurde das Kraut häufig gekocht, zerstampft und zusammen mit Zucker und Essig zu einer süßsauren grünen Sauce verarbeitet.

Heute würzt man Suppen, Brühen, Salate, Spiegeleier, Omelette, Fisch, Rüben und Spinat mit Ampfer. In vielen Rezepten kann man Spinat durch Ampfer ersetzen. Ampferpüree wird zu Gänse- und Schweine-, Lamm- und Kalbsbraten serviert. Ampfersamen können zu einem ähnlichen Mehl gemahlen werden wie Buchweizen – beide Pflanzen gehören zur selben botanischen Familie. Das Mehl kann beim Brot- und Pfannkuchenbacken verwendet werden. Ampfersaft lässt Milch gerinnen und wird manchmal als Eratz für kommerzielles Käselab verwendet.

Französischer Gartenampfer hat sehr weiche Blätter, die wenige Ballaststoffe enthalten. Er wächst schnell nach, weshalb er ein ideales Küchenkraut ist. Aber auch wilder Kleiner Sauerampfer ist schmackhaft, und es haben sich viele verschiedene Sorten von Großem Sauerampfer entwickelt, die hervorragende kulinarische Qualitäten aufweisen. Als Faustregel gilt, dass die meisten anderen Ampfersorten als Suppenkraut verwendet und nicht roh gegessen werden sollten.

Erwähnenswerte Rezepte

Kalte Ampfersuppe

Waschen und rupfen Sie 500 g frische Ampferblätter und hacken Sie sie fein. Kochen Sie sie auf kleiner Flamme in einem Liter Wasser, bis sie zusammenfallen. Würzen Sie die Suppe nach Belieben mit Salz und Pfeffer, nehmen Sie den Topf vom Herd und seihen Sie das Ganze ab oder pürieren Sie es. Lassen Sie die Suppe abkühlen, füllen Sie sie auf Teller und geben Sie etwas fein gehackte Petersilie, Gurke und ein wenig Zitronensaft darüber. Kühlen Sie die Suppe nochmals und servieren Sie sie kalt.
Wer eine milde Suppe bevorzugt, kann die Säure des Ampfers dämpfen, indem er einen Anteil geschmacklich sanfteren Gemüses wie Spinat oder Salat verwendet.

Ampfersalat

Bereiten Sie den Ampfer wie oben, aber mit weniger Wasser zu. Seihen Sie die Blätter nach dem Kochen ab, würzen Sie sie mit Salz, Petersilie, Pfeffer, etwas Olivenöl und Zitronensaft und garnieren Sie den Salat mit Gurke und hart gekochten Eiern. Salatblätter mit sanftem Geschmack lassen sich gut mit gekochtem Ampfer kombinieren.
Ampferfans können das Kraut auch ungekocht essen, indem sie beispielsweise ein paar gehackte Blätter unter einen normalen Salat mischen oder einen Salat aus Kopfsalat, Rucola, Ampfer und Kerbel servieren.

Ampfercremesuppe

Eine etwas herzhaftere Suppe kann im Winter aus konserviertem oder tiefgefrorenem Ampfer oder im Frühling aus den frischen Blättern zubereitet werden. Waschen und zupfen Sie sorgfältig 500 g frische Ampferblätter, entfernen Sie die Stängel und lassen Sie den Ampfer dann sorgfältig abtropfen. Hacken Sie ihn nun fein. Erhitzen Sie zwei bis drei Esslöffel Butter in einer Pfanne und geben Sie ein bis zwei gehackte Frühlingszwiebeln und den Ampfer dazu. Erhitzen Sie ihn, bis er in sich zusammenfällt, und löschen Sie das Ganze dann mit 750 ml Hühnerbrühe ab. Lassen Sie die Suppe aufkochen und reduzieren Sie die Hitze. Vermischen Sie zwei aufgeschlagene Eigelbe mit 250 ml Sahne und rühren Sie das Ganze mit einem Schaumschläger vorsichtig in die abgekühlte Brühe. Erhitzen Sie die Suppe erneut, ohne sie zu kochen – sonst gerinnen Milch und Ei. Würzen Sie die Suppe mit Salz und Pfeffer und garnieren Sie sie mit Schnittlauch.

Ampferpüree wird auf fast dieselbe Weise hergestellt. Die Zwiebeln sollten aber weggelassen und nur halb so viel Brühe und Sahne beigegeben werden. Ampferpüree ist eine schmackhafte Beilage zu Fleischgerichten.

Ampfer-Kartoffel-Suppe

Diese Suppenversion ist noch dickflüssiger als die Ampfercremesuppe. Waschen Sie den Ampfer, lassen Sie ihn abtropfen und hacken Sie ihn wie oben beschrieben und schälen und würfeln Sie ein Kilogramm Kartoffeln. Erhitzen Sie zwei bis drei Esslöffel Butter in einem Kochtopf und geben Sie zwei gehackte Frühlingszwiebeln, 3/4 des Ampfers und die Kartoffeln dazu. Köcheln Sie das Ganze 20 bis 30 Minuten auf kleiner Flamme und geben Sie, wenn nötig, etwas Wasser hinzu. Pürieren Sie dann das Gemüse, geben Sie es wieder in den Topf und erhitzen Sie es vorsichtig. Heben Sie 250 ml frische Sahne mit einem Schaumschläger unter und rühren Sie dann den übrigen Ampfer dazu. Würzen Sie nach Belieben und servieren Sie die Suppe heiß oder kalt.

Grüne bzw. Ampfersauce

Ampfersaucen sind nicht mehr so beliebt wie einst, obwohl sie eigentlich mehr Aufmerksamkeit verdienen. Hier einige historische Rezepte:
»Man wasche und reinige einen großen Korb Ampfer und gebe ihn mit ein wenig Butter von der Größe eines Eis in eine große Schmorpfanne. Nun deckt man diese sorgfältig ab und stellt sie für eine Viertelstunde über ein kleines Feuer, reibt dann den Ampfer mit dem hinteren Ende eines hölzernen Löffels durch ein Haarsieb, würzt ihn mit Pfeffer, Salz und etwas Puderzucker, erhitzt alles wieder und serviert es unter Lamm, Kalb, Kalbsbries etc. etc. Man kann auch Cayennepfeffer, Muskat und Zitronensaft hinzugeben.«[15]

»Grüne Sauce für Junggänse oder Entchen

Zutaten: Eineinhalb Liter Ampfersaft, ein Glas Sherry, ein Kilogramm grüne Stachelbeeren, ein Teelöffel Staubzucker, 30 g frische Butter.
Verfahren: Kochen Sie die Stachelbeeren in Wasser, bis sie zart sind. Quetschen Sie sie und pressen Sie sie durch ein Sieb. Geben Sie den Brei in einen Kochtopf, zusammen mit obigen Zutaten. Lassen Sie das Ganze für drei oder vier Minuten köcheln und servieren Sie es sehr heiß.
Anmerkung.: Wir geben dieses Rezept an als eine Sauce für Junggänse, da manche unserer Leser es möglicherweise einmal gebrauchen könnten. Aber zu den meisten der modischen Gerichte wird sie heute in feiner Gesellschaft selten oder nie serviert.«[16]

»Wie man eine hervorragende Grüne Sauce zubereitet, zu servieren bei jedem Anlass, welcher sie erfordert

Man nehme großen Ampfer, gemahlenes weißes Brot, geschabte und entkernte Äpfel, einige Zweige Minze, den Saft unreifer grüner Trauben (genug, um alles anzufeuchten) und stampfe alles besonders klein. Nun gebe man Zucker darauf, vermische alles sorgfältig und serviere es nun, mit Schwein, Kalb, Huhn, Zicklein, Lamm, junger Gans oder ähnlichem Gekochtem.«[17]

Ausgebackener Ampfer

Bereiten Sie eine Stunde, bevor Sie mit dem Kochen beginnen, einen dünnen Teig zum Ausbacken aus 200 g Vollkornweizen- oder -maismehl, geschmolzener Butter, zwei geschlagenen Eiern, Salz und Wasser vor. Lassen Sie die ganzen gewaschenen und abgetropften frischen Blätter in etwas Öl mit Salz und Pfeffer einige Minuten lang ziehen. Drücken Sie mehrere große Blätter zusammen, tauchen Sie sie in den Backteig und frittieren Sie das Ganze in Frittierfett. Die Ampferblätter können auch mit einem Löffel voll Füllung gefüllt werden, bevor Sie sie in den Teig tunken.

Für eine süßere Version müssen Sie zunächst einen dickeren Teig herstellen, ihn dünn ausrollen und dann mittelgroße Kreise ausstechen. Geben Sie eine Mischung aus gehacktem Ampfer, etwas Zitronensaft und braunem Zucker auf eine Hälfte des Kreises, falten Sie ihn dann zusammen und verschließen Sie die Ränder, indem Sie sie wie Ravioli mit den Zinken einer Gabel zusammenpressen. Frittieren Sie sie in heißem Fett, bis sie goldbraun sind.

Kräuterpfannkuchen

Für Pfannkuchen eher medizinischer Natur brauchen Sie eine Mischung aus fein gehackten frischen Kräutern wie Fenchel, Wermut, Dill, Kerbel, Veilchen, Brunnenkresse, Ampfer, Betonie, Spinat und Blättern von schwarzer Johannisbeere. Geben Sie so viel Zwieback- oder Brösel hinzu, wie nötig sind, um einen Teig herzustellen. Formen Sie den Teig zu Plätzchen und braten Sie diese in Butter. Dieses Gebäck sollte im Frühjahr in größeren Mengen gegessen werden, um das Blut zu reinigen und die Sinne zu schärfen.[18]

HAUSHALTSHILFEN

Ampfer kann im Haushalt auf vielfache Weise genutzt werden. Die großen Blätter eignen sich hervorragend als Packmaterial für Butter und andere verderbliche Nahrungsmittel. Die fleischigen Ampferwurzeln der größeren Sorten ergeben ausgekocht eine rote Speisefarbe. Ampfersaft reinigt wie Zitronensaft die Haut von Verfärbungen und verhindert, dass sich frische Früchte wie Äpfel und Birnen braun färben. Ampfersalz (besser bekannt als Zitronensalz) ist ein hochwirksames Bleichmittel, das zur Bleichung von Stroh verwendet wird und hartnäckige Flecken wie Rost und Tinte von Haushaltswäsche entfernen kann.

Im Spätsommer und Herbst können die rötlichen Samenstängel von Großem und Keinem Sauerampfer sowie Blutampfer gesammelt werden, bevor sie vollkommen reif sind, umgekehrt zum Trocknen aufgehängt und dann in Vasen als Trockenblumen arrangiert werden. Aus den Ampferköpfen lassen sich mehrere Naturfarben herstellen: Mit Salmiakgeist allein oder Salmiakgeist und Eisensulfat ergibt sich ein dunkles Oliv, zusammen mit Kaliumbichromat entsteht Dunkelgelb, Essig bringt ein helles Rosa hervor, Salmiakgeist und Kupfersulfat Braun, Chrom ein gelbliches Beige und Zinn ein gelbliches Grün. Die Wurzeln des Großen Sauerampfers können als Färbemittel gekocht werden. Die Wolle muss mit Eisen und Weinstein gebeizt werden, damit ein Grauton entsteht. Chrom ergibt ein bräunliches Orange. Beim Färben mit Naturzutaten gibt es viel Raum für Experimente, da kein Färbeergebnis dem anderen genau gleicht: Alleine Ampfergewächse können die verschiedensten Farbtöne entstehen lassen.

ॐ SCHÖNHEITSPFLEGE

Ampfer wird heute kaum noch als kosmetisches Kraut verwendet. Otto Brunfels empfahl einst den Gebrauch von Ampferwurzeln, um lepröse Wunden zu behandeln, und verschrieb Ampferbäder gegen Juckreiz. John Gerard überlieferte ein Rezept für ein Getränk, das aus den Wurzeln von Krapp und Alpenampfer sowie Sennesblättern, Anis, Süßholz, Skabiose und Odermennig hergestellt wurde, die in starkem Ale ziehen mussten. Dieses stark reinigende und abführende Gebräu sollte *»junge Frauenzimmer liebreizend und kirschengleich«*[19] aussehen lassen.

MEDIZINISCHE EIGENSCHAFTEN

In alten Kräuterbüchern waren die Ampfergewächse unterteilt in männliche und weibliche Sorten. Man glaubte, dass er gleichzeitig den Darm entkrampfe und gegen Durchfall wirke. Horaz schrieb dazu: *»Wenn die Därme verstopft sind, werden Blutegel und Schalentiere das Ärgernis beseitigen, oder auch langgewachsener Ampfer.«*[20] Ampfersamen wurden wegen ihrer stopfenden Wirkung Durchfallerkrankten verabreicht. Alpenampfer wurde in großen Mengen als Abführmittel verschrieben. Ampfer wurde auch Patienten verabreicht, die an Ekzemen, trägen Nieren, Hautkrankheiten und Skorbut litten. In Italien verabreichte man einen Saft aus Kleinem Sauerampfer, Radieschen, Angelika, Silberdistel, Wegerich und Ehrenpreis gegen Skorbut. Ampfer wurde außerdem bei der Behandlung von Schüttelfrost und Gelbsucht verwendet, um den Magen zu stärken, chronische Katarrhe zu kurieren, bei Fieber die Temperatur zu senken, Nierensteine zu lösen, Ohrenschmerzen zu lindern und die Menstruation zu unterbinden. Ampfersalbe wurde auf Hautausschläge aufgetragen, und die großen Blätter wurden zusammen mit Kohlblättern angewärmt und auf Abszesse, Skorpionsstiche und Entzündungen gelegt.

Moderne Medizin

Heutzutage wird Ampfer hauptsächlich als blutreinigendes Kraut verwendet. Er ist in Frühjahrstees und in Teemischungen, die Schwellungen und Geschwülste auflösen sollen und gegen Hautkrankheiten verabreicht werden, enthalten. Außerdem ist er Bestandteil blutbildender Mittel für Anämiker. Die Samen und Wurzeln der Ampferpflanze wirken stopfend und können bei Durchfall eingenommen werden. Die gekochten Blätter wirken reinigend und haben einen abführenden Effekt. Ein Getränk aus Kleinem Sauerampfer wirkt kühlend bei Fieber, und die Wurzel des Krausen Ampfers wird bei der Behandlung von Hautkrankheiten und chronischem Juckreiz verschrieben. Ampferblätter enthalten große Mengen an Vitamin C und eignen sich deshalb besonders im Frühjahr zur Nahrungsergänzung. Sie enthalten aber auch größere Mengen an Oxalsäure, die Magenprobleme verursachen kann. Personen mit Rheuma, Gicht, empfindlichem Magen, schwachen Nieren und schwangere Frauen sollten die

Pflanze ganz allgemein meiden. Andere Patienten sollten Ampfer nur drei bis vier Wochen hintereinander einnehmen oder bei der Behandlung von Erkältungen und Husten eine homöopathische Essenz verwenden.

Krauser Ampfer wird in der Homöopathie gegen geschwollene Lymphknoten, Blähungen, morgendlichen Durchfall und Hustenreiz verabreicht.

AMPFER IN HAUS UND HOF

Der Alpenampfer (*Rumex alpinus*) wird in den Alpenregionen in großen Mengen gesammelt. Die Blätter werden wie Sauerkraut gegoren und im Winter den Schweinen verfüttert. Dabei sollte man aber stets bedenken, dass frischer Kleiner Sauerampfer Durchfall verursachen und die Tiere sogar vergiften kann, wenn man sie mit zu großen Mengen füttert. Der Große Sauerampfer ist ein verhasster Gast auf Weideland, weil er nur schwer auszurotten ist und anderen, ertragreicheren Pflanzen die Nährstoffe raubt. Krauser Ampfer wird manchmal in Kräutertabakmischungen gegeben.

Verwendung in der Tiermedizin

Einem alten Volksglauben nach sollte man kranke Tiere mit brennenden Krausampfersamen einräuchern. Am besten eigneten sich hierfür Samen, die an Mariä Himmelfahrt in der Kirche gesegnet worden waren. Alten deutschen Volkstierheilern zufolge sollte man von Maden befallene Tiere mit gefalteten Ampferblättern einreiben und dabei einen Zauberspruch aufsagen.

NEBENSÄCHLICHES UND WISSENSWERTES

Im Deutschen wird Ampfer manchmal als Kuckuckskraut bezeichnet, weil man glaubte, dass die Vögel mit der sauren Pflanze im Frühling ihre Stimmbänder reinigten. In Deutschland ermahnten die alte Frauen Kinder, keinen Ampfer zu essen, weil sie sonst Läuse bekommen würden. Dieser Aberglaube entstand durch die Ähnlichkeit zwischen Ampfersamen und den kleinen Plagegeistern. Jungfrauen schenkte man Amulette aus Ampfersamen, die sie vor unzüchtigen Träumen bewahren sollten. Kinder kauen und saugen gerne an den sauren Ampferblättern herum. Ampfer kann außerdem verwendet werden, um Nesselverbrennungen zu behandeln (siehe Kapitel über Brennnesseln, S. 159).

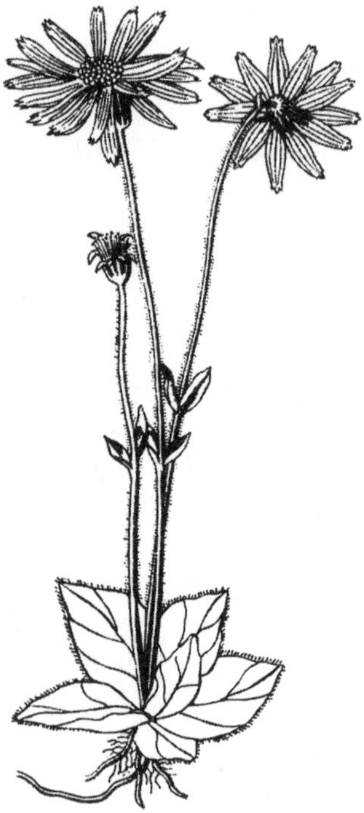

Arnika

ETYMOLOGISCHES

Der Name Arnika ist unbekannten Ursprungs, hat aber lateinische Wurzeln. *Montana* bezeichnet Arnika, die in Bergregionen wächst.

Die Arnika ist ein mehrjähriges Mitglied der Familie der Korbblütler (*Asteraceae*, früher *Compositae*). Die Europäische Arnika (*Arnica montana)*, auf die sich die alten Kräuterbücher zumeist beziehen, und die amerikanischen Arnikas, allen voran die *Arnica chamissonis*, werden häufig verwechselt.

Und es wird noch verwirrender, weil im amerikanischen Südwesten und in Mexiko ein weiteres Mitglied dieser Familie existiert, das ebenfalls unter dem Namen Arnika bekannt ist: die Mexikanische Arnika (*Heterotheca inuloides)*.

Volksnamen

Arnica montana – **Europäische Arnika**

Deutsch:	Wohlverleih, Wolfsblume, Gemsblume, Altvatermark, Bergwurz, Berg-Wohlverleih, Donnerblume, Kraftrose, Bruchkraut, Blutblum, Fallwurz, Engelkraut, Fallkraut, Johannisblume, Wundkraut, Feuerblume, Mutterblume, Wolferlei, Kraftwurz, Ochsenwurz, Ochsenauge, Wolfsblume, Magdalenenkraut, Gemsblume, Konnesblume, Mitterwurz, Stichkraut, Mägdeblume
Englisch:	Arnica, Mountain tobacco, Leopard's bane, Lamb's skin
Französisch:	Arnique, Arnica, Panacée des chutes, Tabac des Vosges
Italienisch:	Arnica, Tabachine, Starnudele
Russisch:	Barranik, Arnika gornaja

Die große deutsche Kräutergelehrte Hildegard von Bingen bezeichnete die Arnika als »Wolfsgelena«. »Wolf« bezieht sich hier aber nicht auf das wilde Tier, sondern auf eine Hautkrankheit, die in einigen Gegenden auch heute noch als »Wolff« bezeichnet wird.

ÄUSSERE MERKMALE

Die auffälligsten Charakteristika der Arnika sind der unverwechselbare starke, sonnige und würzige Geruch und die Farbe der Blüten, die dunklem Eigelb gleicht. Die Blätter formen eine Rosette. Arnika wird häufig mit anderen gelbblühenden Pflanzen wie Kreuzkraut und Löwenzahn verwechselt.

Die Wurzel der Arnika ist dunkelbraun und hat weißliches Mark. Sie ist umgeben von drahtigen, aber zerbrechlichen Würzelchen. Die Blattrosette ist flach auf dem Boden ausgebreitet. Der Stängel erreicht eine Höhe von maximal 45 cm und trägt ein bis drei relativ große mittelgrüne Blätter. Das Kraut schmeckt, ebenso wie die orangegelben Blüten, aromatisch und manchmal sogar bitter. Die Blüten sind behaart und die Blütenblätter ungleichmäßig, was dem Kraut ein etwas struppiges Aussehen verleiht.

STANDORT, JAHRESZEIT UND NÜTZLICHE PFLANZENTEILE

Die *Arnica montana* ist eine Bergpflanze und fühlt sich in Höhen ab 2 000 m heimisch. Man kann ihr aber auch im Mittelgebirge begegnen, zum Beispiel auf Wiesen, in Mooren, in der Heide, auf grasigen Böschungen, in humusreichem oder sandigem Boden und in lichten Nadelbaumwäldern. Gelegentlich wird sie angebaut und kann auch in ihrem natürlichen Umfeld vermehrt werden. Die Europäische Arnika wächst einzeln oder in großen Gruppen. Einheimisch ist sie in Mitteleuropa. Im Norden wächst sie bis Südschottland, im Osten bis Russland und im Süden bis Italien. Die Amerikanische Arnika wächst im Westen Nordamerikas, wurde aber auch in Russland, Ostdeutschland und Polen sowie im Flachland angebaut, dort, wo die *Arnica montana* nicht gedeiht. In Nordamerika gibt es viele lokale Varianten, daher ist dort vor der medizinischen Verwendung eine genaue Identifizierung nötig.

Arnika blüht von Juni bis August und wird traditionell am Johannistag (Sommersonnenwende) gesammelt. Die Wurzeln werden im Herbst oder im Frühjahr, bevor die Pflanze blüht, ausgegraben. In einigen Ländern verstößt das Ernten von wilder Arnika gegen das Gesetz. Dort muss Arnika für den kommerziellen Gebrauch angebaut werden.

Sammeln, Trocknen und Aufbewahrung

Arnikablüten werden an sonnigen Sommertagen gesammelt und lose in Körbe gelegt, entweder mit oder ohne Blütenkelch. Arnikablätter erntet man zwischen Mai und August. Die Wurzeln der drei- bis vierjährigen Pflanzen werden im Herbst, nachdem die Blätter abgestorben sind, oder im Frühling geerntet. Damit für die Vermehrung genug Pflanzen übrig bleiben, sollte man immer nur eine von drei bestehenden Wurzeln ausgraben. Achten Sie dabei darauf, die zarten Seitenwurzeln mitzunehmen.

Arnikablüten müssen gleich nach dem Pflücken getrocknet werden, bevor sie verwelken. Am besten trocknet man sie mit Hilfe künstlicher Hitze auf weißem Papier. Insekten sind auf dem Papier leicht zu erkennen und können einfach entfernt werden. Die Blätter werden im Schatten getrocknet und sollten nach der Trocknung auf verfärbte Stellen hin untersucht werden. Blätter mit solchen Stellen müssen entfernt werden. Getrocknete Arnikablüten werden in dunklen Behältern aufbewahrt und halten nur ein Jahr. Arnikatinktur hält, in dunklen Flaschen gelagert, mehrere Jahre lang.

Saatguterhaltung und Keimung

Arnika aus Samen zu züchten ist sehr schwierig. Häufig verweigert sie die Keimung und treibt mit ihrer Dickköpfigkeit selbst den geduldigsten Gärtner in die Verzweiflung. Am besten lässt sich Arnika vermehren, indem man einen wilden Bestand der Pflanze findet und den Standort jätet und pflegt, sodass die Pflanze in ihrem eigenen Fortpflanzungsrhythmus unterstützt wird. Auf diese Weise können Sie in sehr kurzer Zeit ein ganzes Arnikafeld zur Ernte heranziehen. Es gibt nur wenige Arnikasorten, da sie in erster Linie eine Wildpflanze ist.

☞ FINGERZEIGE FÜR DEN ANBAU

Arnikablüten werden meistens von Wildpflanzen geerntet, gelegentlich wurde die Pflanze aber auch in Gärten angebaut. Erstmals züchtete man sie 1759 in Großbritannien. Seitdem wird sie in hoch gelegenen, rauen Gegenden, in lichten Moorgebieten und Heiden und auf kargem Weideland angebaut. Arnika gedeiht am besten in einer Mischung aus Lehm, Torf und Sand und mag große Höhen. In reichhaltigem Gartenboden oder im Flachland gedeiht sie häufig nicht, und ihre Keimung erfolgt launisch. Arnika kann im Frühling durch Pflanzenteilung vermehrt werden, oder man sät die Samen früh im Jahr in Frühbeeten aus und pflanzt sie im Mai um. Im Spätfrühling kann man sie auch einfach an Ort und Stelle aussäen. Für eine möglichst gleichmäßige Verteilung der Samen sollten diese mit drei Teilen Grassamen vermischt werden. So umgeht man auch das sonst unumgängliche Ausdünnen. Die Erde muss um die Samen herum festgedrückt werden, ohne sie vollkommen damit zu bedecken. Mit etwas Glück keimen die Samen innerhalb von zwei Wochen. Arnikablüten können nach zwei Jahren, die Wurzeln nach drei bis vier Jahren geerntet werden.

Arnika wird häufig von Insekten befallen, da die Blätter Käfer, Motten und die entsprechenden Raupen anziehen. Auch Schimmel ist ein häufiger Gast, und winzige Arnikafliegen legen ihre Eier in den Blüten ab. Angesichts all der Schwierigkeiten, die der Anbau des Krauts mit sich bringt, ist es ratsam, ihr Wachstum in der Wildnis zu beobachten und zu versuchen, die dortigen Lebensverhältnisse nachzubilden. Die Gärtner, die Erfolg hatten, haben Arnika meistens auf einer nahen Wiese eingebürgert, das Gras gemäht, nachdem die Pflanze ihre Samen verteilt hat, und sie sich dann selbst vermehren lassen.

HAUSHALTSHILFEN

Arnika wurde in früheren Zeiten als Gewürz in Bier und Met verwendet. Heute ist dieser Brauch aus der Mode gekommen.

ॐ SCHÖNHEITSPFLEGE

Die individuellen Reaktionen auf die äußerliche Anwendung von Arnika fallen sehr unterschiedlich aus. Wer sehr empfindliche Haut hat oder allergisch auf das Kraut reagiert, sollte es nicht anwenden. Für alle anderen empfiehlt es sich, eine Flasche mit Arnikatinktur in Reichweite zu haben (Rezept siehe unten). Sie dient als sanftes Desinfizierungsmittel und regt die Blutzirkulation in den verletzten Körperteilen an. Außerdem zeigt Arnika einen deutlichen Heilungseffekt bei Hautinfektionen und -flecken. Arnikatinktur oder ein Aufguss aus Arnikablüten wird häufig starken Reinigungsmischungen, Seife und Aknecremes beigegeben. Arnikatinktur kann auch belebenden Gesichtswässern zugesetzt werden. Wer an Haar- oder Kopfhautproblemen leidet, kann Arnikahaarwasser verwenden, um die Durchblutung der Kopfhaut anzuregen.

▣ MEDIZINISCHE EIGENSCHAFTEN

Europäische Arnika wurde erstmals im 18. Jahrhundert in Apotheken verkauft und ist in den Ländern, in denen sie wild wächst, als Volksheilmittel noch immer hochgeschätzt. Der deutsche Kräuterpfarrer Sebastian Kneipp lobte das Kraut enthusiastisch als »die beste Erste Hilfe bei Wunden«. Während des Zweiten Weltkriegs entdeckte die Schulmedizin die Amerikanische Arnika, die mittlerweile als ebenso wirksam wie das europäische Kraut gilt. Die amerikanischen Ureinwohner verwenden seit Jahrhunderten verschiedene Arnikaarten als Wundheilmittel.

Moderne Medizin

In den Bergregionen findet sich in den Hausapotheken der meisten Haushalte stets eine Flasche selbst gemachter Arnikatinktur, mit der Schnitte, Verbrennungen, Kratzer, Blutergüsse, Wunden, Verstauchungen und Sonnenbrand behandelt werden. Ihre Heilkräfte als Erste Hilfe sind wirklich phänomenal: Wird Arnika *sofort* auf eine Wunde aufgetragen, wird die Durchblutung der betroffenen Region angeregt, was Schwellungen und den Blutfluss sowie eine weitere

Ausbreitung des Blutergusses und die Infektionsgefahr verringert. Die Blätter können als Verband für frische Wunden verwendet werden. Arnikatinktur wird zudem in der äußerlichen Behandlung von rheumatischen Beschwerden, Arthritis, Verstauchungen und Verrenkungen verwendet. Sie unterstützt den Heilungsprozess bei Knochenbrüchen, Abszessen und Operationswunden, infizierten Venen und Fingernägeln und kann bei noch unversehrter Haut auch auf Frostbeulen aufgetragen werden.

Arnikatinktur sollte vor der Anwendung verdünnt werden. Falls Hautirritationen auftreten, muss sie sofort abgesetzt werden. Sänger gurgeln mit verdünnter Tinktur, um ihre Stimmen zu stärken und Heiserkeit und Erschöpfung vorzubeugen. Verdünnte Arnikamundspülungen können Zahnfleischbluten lindern. Ein warmes Fußbad in stark verdünntem Arnikatee oder stark verdünnter Tinktur wärmt kalte und empfindliche Füße. Bezüglich des inneren Gebrauchs von Arnika bestehen viele Missverständnisse. Die Amerikanische Arnika (*Arnica chamissonis*) sollte nicht innerlich angewendet werden, wird äußerlich aber ähnlich der europäischen Sorte häufig in Form von Tinktur oder Salbe verabreicht. Die Mexikanische Arnika (*Heterotheca inuloides*) aber kann bei menstruellen Krämpfen und Darmkolik eingenommen werden. Bezüglich der inneren Anwendung der europäischen *Arnica montana* sind Kräuterkundige geteilter Meinung: Einige halten sie für giftig und raten stark von der inneren Anwendung ab, andere dagegen empfehlen sie, in Maßen eingenommen, als kreislaufanregendes Mittel. Die Wahrheit liegt, wie immer, dazwischen. Die Symptome einer Reaktion auf Arnika sind Kratzen im Hals, Atembeschwerden, Übelkeit und in Extremfällen Zitter- und Schwindelanfälle. Menschen mit schwachem Magen sollten Arnika insgesamt meiden. Wenn allergische Reaktionen auf das Kraut auftreten, sollte die Behandlung auf der Stelle abgebrochen werden. Arnika sollte man nur in kleinen Mengen und in Verbindung mit anderen Kräutern für einen eher kurzen Zeitraum einnehmen. Der Reizeffekt von Arnikablütentee kann verringert werden, indem man die winzigen Blütenhärchen nach dem ersten Abseihen durch Filterpapier ausfiltert.

Wegen der anregenden Wirkung und ihrem positiven Effekt auf den Kreislauf wird Arnika innerlich bei der Behandlung von Arterienverkalkung, Kreislaufbeschwerden, Wassereinlagerungen und zur Einleitung der Menstruation verwendet. Außerdem wirkt sie als Wurmkur und wird auch als allgemeines Anregungsmittel eingenommen. Arnika kommt des Weiteren bei der äußerlichen Behandlung von Herzmuskelschwächen, Gehirnerschütterungen, Lähmungen und Gicht zum Zuge. Schwangere Frauen sollten das Kraut keinesfalls verwenden.

In der Homöopathie wird Arnika äußerlich als Tinktur, innerlich als Wurzelpräparat verwendet, und zwar bei der Behandlung von Epilepsie und Erschöpfungszuständen. Arnika ist in der Homöopathie eines der wichtigsten Wundheilmittel. Sie wird aber auch Alzheimerpatienten, Traumapatienten und den Opfern schwerer emotionaler Misshandlungen verabreicht. Interessanterweise lindert sie auch bei Hunden die Nachwirkungen emotionaler Misshandlungen und die Angst vor Gewittern.

In der Volksmedizin werden vor allem Arnikawurzeln verwendet. Man nimmt sie als Tee ein, um Blutungen in Nieren und Lunge zu stillen und Durchfall zu behandeln. Eine Dosis von fünf bis zehn Gramm der pulverisierten Wurzel in einem Liter Wein gilt als hilfreich bei der Behandlung von Opiumentzug. Arnikawurzeltee wurde auch als Erste-Hilfe-Mittel bei Pilzvergiftungen eingesetzt.

Besondere Heilmittel

Arnikatinktur

Arnika ist, wie viele andere Wundkräuter auch, nicht als Salbe, sondern in Alkohol am wirksamsten. Geben Sie frische Arnikablüten locker in ein sauberes Einkochglas. Sie können auch getrocknete verwenden, obwohl frische Blüten heilkräftiger sind. Bedecken Sie die Blüten mit 90 bis 96%igem Alkohol, verschließen Sie das Glas und stellen Sie den Behälter für zwei bis drei Wochen in die Sonne. Schütteln Sie die Flasche täglich. Nach Ablauf der Zeit wird die Flüssigkeit abgeseiht und dann nochmals durch Filterpapier gegossen, um die Blütenpartikelchen zu entfernen. Verdünnen Sie die restliche Flüssigkeit mit destilliertem Wasser im Verhältnis 1 : 2 (Arnika : Wasser). Geben Sie die Tinktur in eine dunkle, gut verschließbare Glasflasche und bewahren Sie diese an einem dunklen, kühlen Ort auf. Falls kein hochprozentiger Alkohol erhältlich ist, können auch starke klare Schnäpse wie Wodka, Gin oder Korn verwendet werden. In diesem Fall wird beim Verdünnen weniger Wasser beigegeben.

Tee zur Blutdruckregulierung

Dieser Tee dient der Regulation und Vorbeugung von erhöhtem Blutdruck. Vermengen Sie drei Teile Schafgarbe, vier Teile Echten Steinklee

(*Melilotus officinalis*), zwei Teile Gänsefingerkraut (*Potentilla anserina*), zwei Teile Bärlapp (*Lycopodium clavatum*), zwei Teile Weißdornblätter und -blüten (*Crataegus laevigata*), einen Teil Schlüsselblumen, drei Teile Zitronenmelissenblätter, drei Teile Mistel (*Viscum album*), ein Teil Eisenkraut (*Veronica officinalis*), 1/2 Teil Meisterwurz (*Peucedanum ostruthium*), zwei Teile Lavendelblüten, 1/2 Teil Angelikawurzeln und 1 1/2 Teile Arnikablüten. Mischen Sie die Kräuter gut durch und bereiten Sie einmal täglich einen Tee daraus, der in einer Thermosflasche warm gehalten werden kann. Trinken Sie vier bis acht Wochen lang zwei bis drei Tassen pro Tag. Nach dieser Behandlung sollten Sie mindestens einen Monat lang aussetzen, wobei Sie einen anderen Tee mit ähnlicher Wirkung verwenden können.

ARNIKA IN HAUS UND HOF

Die Reizwirkung der Arnikablüten und ihrer feinen Härchen ist so stark, dass selbst erfahrene Tabakschnupfer von Arnikatabak niesen müssen. Arnikablätter wurden, besonders in Frankreich und Schweden, auch als Tabakersatz geraucht. Nicht immer kommt der Ersatz an das Original heran, so auch beim Arnikatabak, der Gähnanfälle und Juckreiz verursachen kann.

Arnika ist unter Landwirten nicht sonderlich beliebt, weil nur Ziegen sie gerne fressen und sie somit Platz für besser verwendbare Futterpflanzen raubt. Kühe können auf Arnikaweiden sogar vergiftet werden und ihre Milch wird rot. Hilfsmaßnahmen für diese Art von Vergiftungen finden Sie im Kapitel über Augentrost auf S. 380. Es sollte angemerkt werden, dass die nordamerikanische Arnika (*Arnica chamissonis*) früher für medizinische Zwecke kommerziell in Russland, Polen und Ostdeutschland angebaut wurde, wo sie mehr Aufmerksamkeit und Wertschätzung genoss als in ihrem Heimatland.

Verwendung in der Tiermedizin

Arnikatinktur kann bei Haus- und Nutztieren äußerlich bei fast allen Formen von Wunden, Verstauchungen, Prellungen und Schnittwunden angewendet werden. Darüber hinaus eignet sie sich bestens als Desinfektionsmittel. Die innere Anwendung bei Tieren ist nicht zu empfehlen: Pferde ermüden von Arnikainjektionen, und Hunde können negativ auf Arnikatee reagieren. Nichtsdestotrotz kann appetitlosen Tieren oder solchen mit einer Kolik eine kleine Menge Arnikawurzel, vermengt mit anderen verdauungsfördernden Kräutern, verabreicht werden.

NEBENSÄCHLICHES UND WISSENSWERTES

Arnika blüht zur Zeit der Sommersonnenwende und ihre Blüten weisen eine erstaunliche Ähnlichkeit mit der Sommersonne auf. Aus diesem Grund entstand der Brauch, Arnika am Johannistag zu pflücken. Es heißt, dass sie dann die warme, brennende Kraft der Sonnwendsonne besitzt.

Hildegard von Bingen ging davon aus, dass die Pflanze so stark von der Sonne beeinflusst ist, dass sie vor ihrer überwältigenden, sogar giftigen und aphrodisierenden Wirkung warnte. Ihr zufolge musste ein sehnsüchtiger Verehrer dem Objekt seiner Begierde nur mit einem Arnikablatt die Haut reiben, um es zu stürmischer Begierde hinzureißen. Die Leidenschaft verwandelte sich angeblich in Liebeswahn, sobald das Arnikablatt vertrocknete.

In Mittel- und Osteuropa bauten Kinder zu Mittsommer ein »Bett« aus Arnikablüten, Gänseblümchen und Glockenblumen und legten dann ein Heiligenbild auf das Blumenkissen. Am nächsten Morgen fanden sie entweder Geld unter dem Bild, oder zwischen den Blüten erschien ein Bild des heiligen Johannes. Geschah dies, hieß es, dass die Arnikablüten außerordentlich starke Heilkräfte aufwiesen.

Auch in der Haushalts- und Volksmagie spielt die Arnika eine große Rolle: Arnika (am besten Sonnwendarnika) wurde zwischen die Dachsparren oder hinter ein Kruzifix gelegt oder an den vier Ecken eines Kornfeldes verbrannt, um das Haus und die Ernte vor Hagel und Blitzen zu schützen. Die solaren Eigenschaften der Arnika wurden während Stürmen angerufen, indem man das Kraut verbrannte, um drohendes Unwetter abzuwenden. In Österreich glaubte man, dass die Puppen der Arnikafliegen, die in den angeschwollenen Köpfen der Blume zu finden sind, Felder gegen Feuer, Mutterkorn und Insektenbefall schützten.

Kinder mit einem Hang zum Schabernack pulverisieren Arnikablüten und verwenden den feinen Staub als Nies- oder Juckpulver.

LITERARISCHE ERWÄHNUNGEN

»Der Bergsteiger sieht bei seinem Fall als Letztes die Pflanze,
über die er in seiner Hast, den Berggipfel zu erreichen,
sorglos getrampelt ist.
Arnika, und die winzigen Sonnen lodern in seinem Geist
und tränken seinen Fall mit ihren schneidenden Geruch.
Aus seiner Verwirrung und seinem Schmerz erwachend,
findet er sich gebadet in den Blüten wieder.
Mit der Pflege der Arnika findet sein verletzter Körper
zurück ins Leben.

Die Gamsblume lebt in den Bergen, nicht weit der Wölfe
und der Bergziegen, des Blitzes, des Hagels und der Sonne.
Sie erblüht am Mittsommertag, wenn die Sonne am
stärksten ist. Sie wird auf den höchsten Gipfeln gesammelt
und ins Tal gebracht, um die Einwohner zu schützen.
Eine Tinktur bewahrt Tiere und Menschen vor Verletzungen,
die Stängel, in die Ecken des Feldes oder auf das Dach gelegt,
schützen vor Blitz, Donner und Hagel, aber auch vor
Erntefeinden.
Der Sturm wird ermutigt, weiterzuziehen, wenn Arnika
ins Feuer geworfen wird und ihr süßsaurer Geruch den
Kamin hinaufkriecht, um die Sturmwolken zu bekämpfen.
In dunklen Flaschen aufbewahrt, erweckt ihr Geruch selbst in
den dunkelsten winterlichen Krankenzimmern die Sonne.«

Nach: Schwester Clarissas unveröffentlichtem
»Book of Natural Observations«

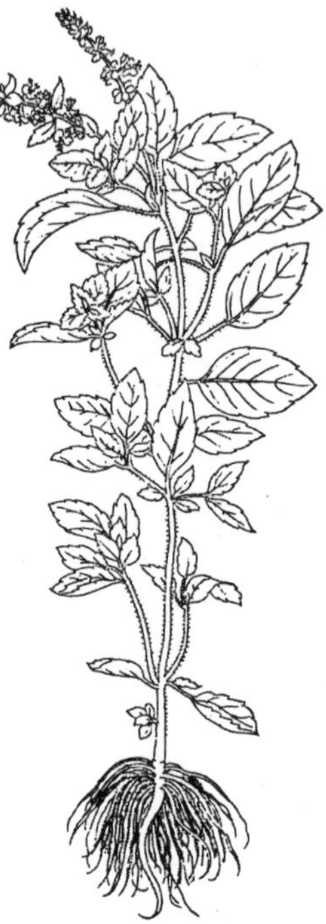

Basilikum

ETYMOLOGISCHES

Der Name Basilikum stammt von dem griechischen Wort *basiliskos* ab, das »königlich« bedeutet. Basilikum ist deswegen dem Volksglauben nach ein Kraut für Könige und ein König unter den Kräutern. Aus derselben Quelle entwickelte sich auch der Name des legendären Reptils, dessen Blicke töten können: der Basilisk. Basilikum hat der Volkslogik nach deshalb die Kraft, Menschen vor den Königen der Insekten- und Reptilienwelt, dem Skorpion und dem Basilisken, zu schützen.

Es gibt unzählige Basilikumsorten, die eine ganze Palette von verschiedenen Düften, Farben und Formen aufweisen, aber fast alle von ihnen sind einjährige Pflanzen: Wenn man sie im Herbst ins Haus holt, sterben sie im Winter meistens ab. Die bekannteste Art, *Ocimum basilicum*, ist ein Mitglied der Familie der Lippenblütler (*Lamiaceae* oder *Labiatae*). Ihr untergeordnet sind das Griechische Buschbasilikum (*Ocimum basilicum ssp. basilicum)* (großblättrig) und das Kleine

Buschbasilikum (*Ocimum basilicum ssp. minimum)*, das häufig als Zierpflanze verkauft wird. Andere Basilikumarten sind *Ocimum americanum* (Zitronenbasilikum), *Ocimum canum* (Wildes Basilikum), *Ocimum gratissimum* (Afrikanisches Basilikum), das in Heckenform in Afrika und Indien angebaut wird, und *Ocimum tenuiflorum*, das Indische Basilikum, auch *Ocimum sanctum* sowie Heiliges Basilikum und Tulsi genannt.

Volksnamen

Ocimum basilicum – **Basilikum**

Deutsch:	Basilienkraut, Königskraut, Königsbalsam, Pfefferkraut, Nelkenbasilie, Braunsilge, Josefskräutlein, Hirnkraut, Herrenkraut, Krampfkräutl, Deutscher Pfeffer, Basilge, Baumsilge, Suppenbasil, Birnkraut, Braunsilage, Hirtenbasilie
Angelsächsisch:	Nedevyrt
Englisch:	Common Basil, Sweet basil, Garden Basil, Josephwort, St. Joseph's Wort. *Ocimum basilicum ssp. minimum:* Bush basil, Monk's basil
Französisch:	Basile, Basilie, Basilic, Herbe royal, Oranger des savatiers, Frambasin, Pistou
Holländisch:	Vol mynte
Italienisch:	Basilico, Bassilico, Basili
Spanisch:	Albahace menor, Albajaca, Albahaca
Sanskrit:	Munjariki, Surasa, Varvara

ÄUSSERE MERKMALE

Griechisches und Kleines Buschbasilikum verströmen einen angenehmen würzigen Balsamduft und haben einen einzigartigen feurigen und pfeffrigen Geschmack. Basilikum zählt zu den wenigen aromatischen Kräutern, die ihre ätherischen Öle wie eine Duftwolke verströmen, sobald sie berührt werden. Griechisches Buschbasilikum wird, je nach Sorte, bis zu 90 cm hoch. Die Pflanze hat einen viereckigen Stängel und eierförmige leuchtend dunkelgrüne Blätter, die oft faltig sind. Nicholas Culpeper beschreibt sie folgendermaßen:

»Das größere oder gewöhnliche Basilikum erhebt sich zumeist mit einem aufrechten Stängel, der sich vielfältig zu allen Seiten verzweigt, mit je zwei Blättern an jedem Knoten, die etwas breit und rundlich, aber doch spitz sind, und eine blassgrüne, aber frische Farbe haben. Sie sind an den Rändern leicht abgeschnitten und von starkem, gesundem Duft.«[21]

Die oberen Blätter sind häufig violett gefärbt. Basilikumblüten sind Lippenblütler, weiß, cremefarben, violett oder rosa und in Wirteln um die Spitze des Stängels herum angesiedelt. Die Frucht ist dunkelbraun und enthält vier winzige schwarze oder dunkelbraune Samen, die schleimig werden, wenn man sie in Wasser einweicht.

Kleines Buschbasilikum wird nur bis zu 30 cm hoch. Die Blätter sind weitaus blasser, kleiner und spitzer. Im Norden reifen die Samen nicht immer. Einige Buschbasilikumsorten haben winzige Blätter, die einen duftenden »Basilikumkopf« bilden. Viele andere grüne Basilikumsorten zeigen unerwartet dunkelviolett gefärbte Blätter. Andere Sorten sind vollkommen violett, kraus oder weisen blasige Blätter auf. Basilikumduft kann pfeffrig, kampfer-, zimt-, nelken-, zitronen- oder süßholzartig ausfallen.

Indisches Basilikum hat kleinere, weniger glänzende Blätter und eine kompaktere Form.

☼ STANDORT, JAHRESZEIT UND NÜTZLICHE PFLANZENTEILE

Basilikum ist in erster Linie ein Garten- und Blumentopfgewächs. In den meisten tropischen Gegenden wächst es wild und schafft es gelegentlich, dem kultivierten Anbau zu entkommen. Im Norden überlebt es allerdings nur selten in der freien Natur. Basilikum ist einjährig, die Samen bleiben aber bis zu fünf Jahre lang keimfähig. Die Pflanze blüht, je nach Klimaverhältnissen, von Juli bis September und sollte vor der Blüte gesammelt werden. Basilikumsamen werden zwischen August und September gesammelt.

Das Heilige Indische Basilikum *Ocimum tenuiflorum* wird in Indien seit mindestens 3 000 Jahren angebaut. In Afrika finden sich einige weitere wild wachsende Arten.

Sammeln, Trocknen und Aufbewahrung

Bei sorgfältiger Planung und warmem Klima ist es möglich, Basilikum zweimal pro Saison zu schneiden, erstmals an einem sonnigen Julitag, kurz bevor es blüht. Die Pflanze sollte bis zu den Hauptstängeln gestutzt werden. Die erste Ernte ist, was Aroma und Qualität betrifft, den folgenden immer überlegen. Die zweite Ernte sollte im September stattfinden, wenn die Pflanze erneut Blüten ausbildet.

Für den Küchengebrauch können die noch nicht blühenden Spitzen im Juli abgeschnitten und dann bis September in regelmäßigen Abständen nachgeschnitten werden. Haben Sie keine Angst, den Hauptstängel zu verletzen: Buschigere Pflanzen entstehen nur, wenn der Hauptstängel zurückgeschnitten wird, wodurch die Pflanze neue Blätter treibt.

Basilikum sollte umgehend an einer schattigen, luftigen Stelle oder in einem Dörrapparat getrocknet werden. Sie können die Blätter dünn auf Ablagen oder Stoffbahnen ausstreuen oder verkehrt herum in Bündeln aufhängen. Getrocknetes Basilikum muss beim Trocknen eine gesunde grüne Farbe beibehalten und sollte in dunklen Behältern an einem trockenen Ort aufbewahrt werden.

Saatguterhaltung und Keimung

Basilikumsorten können leicht durch Bienen gekreuzt werden. Wenn Sie die Sorten rein erhalten wollen, sollten Sie sie also isolieren. Viele kommerzielle Sorten sind nicht das, was sie versprechen, und zwei Samen aus ein und demselben Samentütchen können vollkommen unterschiedlich ausfallen. Das liegt daran, dass einige Unternehmen nicht besonders darauf achten, die Sorten wenig profitabler Arten rein zu halten.
Da Bienen die Pflanzen gerne bestäuben, sollten sie räumlich getrennt werden, um die Sortenreinheit zu erhalten. Es ist auch möglich, die Reifung der verschiedenen Sorten zu staffeln oder eine Sorte zurückzuschneiden, wenn die andere blüht. Auf diese Art kann man auf einem Grundstück mindestens zwei verschiedene sortenreine Sorten ernten. Ansonsten müssen sie in Käfigen isoliert und Bienen eingeführt werden, um die Blüten zu bestäuben.

Basilikumsamen fallen aus den Samenbehältern heraus, und es ist schwer, den richtigen Moment für die Ernte zu bestimmen. Werden die Samenstängel zu spät zurückgeschnitten, kann es sein, dass sich keine Samen mehr darin befinden, schneidet man sie zu früh zurück, sind sie vielleicht noch nicht reif. Am besten betrachtet man die Samenbehälter in regelmäßigen Abständen durch eine Lupe, um herauszufinden, wann die Samen gereift sind und wann sie herauszufallen beginnen. Die samentragenden Stängel können geerntet werden, kurz bevor die Mehrheit der Samen reif ist, und sollten dann an einem luftigen Ort auf Papier getrocknet werden. Obwohl die meisten Samen einfach herausfallen, sind einige schwer zu entfernen. Deswegen ist es ratsam, die Samenträger durch ein Sieb zu reiben, um auch die letzten Samen zu entfernen. Die Blattreste können zum Würzen verwendet werden.

☞ FINGERZEIGE FÜR DEN ANBAU

Basilikum wurde, vor allem in Indien, schon früh angebaut. Wenn man der Legende trauen darf, verbreitete es sich mit den Armeen Alexanders des Großen in Richtung Westen. Pyramidenfunde haben dagegen bewiesen, dass die alten Ägypter es bereits im Jahr 3500 v. Chr. anbauten. Vielfältigen Aufzeichnungen zufolge wird es im Mittelmeerraum seit ca. 200 v. Chr. angebaut. Deutschland erreichte das Basilikum 1100 n. Chr., England im Jahre 1548 und die USA vor 1806. Basilikum wird heute fast weltweit in warmen Klimazonen angebaut.

Basilikum ist eine so launische Gartenpflanze, dass die Römer, wie Plinius verrät, versuchten, sein Wachstum durch Gegenmagie zu unterstützen: Beim Aussäen verfluchte und beschimpfte man die Pflanze und betete zu den Göttern, dass sie sie zerstören sollten. Man pflügte sie unter, während sie wuchs, und trat auf die jungen Pflanzen, übergoss sie mit kochendem Wasser und sprengte sie zu Mittag, in der Hoffnung, durch diese schlechte Behandlung eine gute Ernte zu erzielen.

Trotz seines schwierigen Charakters ist der Duft von Basilikum so angenehm und sein Geschmack so erfreulich, dass ein Anbauversuch den Aufwand wert ist. Der Duft entfaltet sich jedes Mal, wenn die Blätter berührt werden, und durchtränkt den Garten mit einem durchdringenden Aroma. Es gibt eine verblüffende Anzahl an Basilikumsorten mit den aufregendsten Duftrichtungen wie Zimt, Nelke und Zitrone, aber auch Gewürzbasilikum. Viele Gärtner leiden an »Basilikumsucht« und suchen beständig nach neuen Duftrichtungen und Blattformen. Kleines Buschbasilikum eignet sich am besten als Topfpflanze, breitblättriges Basilikum dagegen ist ideal für den größeren Anbau und die Trocknung. Basilikum fühlt sich im Norden nicht immer wohl: Es ist extrem frostempfindlich, »gefriert« bei Temperaturen über dem Gefrierpunkt und reift in kaltem Klima so langsam, dass es leichte Beute für Schnecken ist, die die Pflanzen regelrecht lieben.

Basilikum braucht reichhaltigen, gut gedüngten, lockeren Boden und reagiert empfindlich auf Unkrautkonkurrenz. Fast alle Basilikumsorten sind einjährig und müssen dementsprechend jedes Jahr neu gesät werden. Die besten Ergebnisse werden erzielt, wenn man die Samen Ende März unter Glas oder in kleine Tontöpfe sät und sie dann in größere Töpfe umpflanzt, ohne dabei die Wurzeln zu verletzen. Die Pflanzen werden erst dann an ihren endgültigen Standort gepflanzt, wenn es sicher keinen Frost mehr geben wird. Das Aussäen im Freien ist nur in warmem, feuchtem Klima zu empfehlen. Die jungen Pflanzen sollten nach der Umpflanzung für einige Tage im Schatten stehen und während der gesamten Wachstumsperiode vor Wind geschützt werden. Auf geschützte, nach Süden ausgerichtete Standorte reagieren sie positiv, und in Töpfen fühlen sie sich wohl. Basilikum hat wenige Insektenfeinde, was aber durch Schnecken wettgemacht wird, die über Nacht eine ganze Basilikumbepflanzung niedermähen können. Es besteht die Möglichkeit, die Basilikumsaison zu verlängern, indem man die Pflanzen vor dem ersten Frost in Töpfe umpflanzt und ins Haus bringt, aber die Pflanzen leben dann nicht mehr lange. Viele Fensterbrettgärtner sind zu zaghaft, um den Basilikumhauptstängel zurückzuschneiden, weswegen die Pflanze schnell aussät und abstirbt. Wenn Sie möchten, dass Ihr Basilikum im Topf viele Blätter hervorbringt, müssen Sie den Hauptstängel abknipsen und regelmäßig die Blüten ausbrechen. Schnell werden sich an den Knotenpunkten neue Blätter bilden und die Pflanze sieht buschiger und gesünder aus.

Eine alte Gärtnerweisheit lautet. Wenn Raute und Basilikum zusammen gepflanzt werden, wird das Basilikum so von dem stärkeren Kraut gekränkt, dass es sich nur noch zusammenrollen und sterben will.

GAUMENFREUDEN

Basilikum ist eines der nützlichsten aromatischen Küchenkräuter. Ein Koch, der ein Mal die frische Pflanze verwendet hat, wird sie nie mehr missen wollen und läuft Gefahr, sie zu überschwänglich zu verwenden. Basilikum stimuliert die Verdauungsdrüsen und sollte schweren Mahlzeiten beigemengt werden. Außerdem hat es ausgeprägt antibakterielle Wirkung und wurde vor dem Zeitalter des Kühlschranks verwendet, um Fleisch und Fisch zu konservieren. Es wurde als Pfefferersatz und Curryzutat benutzt und dient zusammen mit Bohnenkraut und Rosmarin häufig als Basis-Kräutermischung. Anders als die meisten anderen Kräuter gewinnt getrocknetes Basilikum beim Kochen an Aroma und sollte sparsam verwendet werden, weil es sonst andere, zartere Aromen übertüncht.

Ungekochtes frisches Basilikum wird häufig Tomatengerichten beigefügt, außerdem ist es ein beliebtes Gewürz für Gurken- und Tomatensalate, Dips und kalte Soßen. Italienische Köche aus ländlichen Gegenden schwören darauf, dass man Basilikum niemals hacken, sondern zerreißen oder mit dem Stößel im Mörser zerkleinern sollte, um das volle Aroma zu erhalten. Gemüsesäften, Meeresfrüchtecocktails und Hütten- oder Frischkäsemischungen verleiht es Würze. Manche Köche aromatisieren Olivenöl mit einem Basilikumzweig. Basilikum ist eine unverzichtbare Zutat der italienischen Pesto und *Salsa Verde*. Außerdem lassen sich ungewöhnliche Küchengeschenke herstellen, indem man Basilikumzweige in eine dekorative Flasche steckt und mit hochwertigem Wein- oder Apfelessig auffüllt.

Zahlreiche gekochte Gerichte werden mit dem getrockneten Kraut gewürzt. Viele Nudelsaucen, aber auch Tomatensuppen, Pilzgerichte, Omeletts, gefüllte Tomaten oder Auflaufgerichte und Soufflés mit Tomaten wären ohne Basilikum nicht denkbar. Häufig wird es Suppengewürzmischungen beigegeben, und in Frankreich würzt man traditionell Schildkrötensuppe, Bouillabaisse, Pistou und Aalgerichte mit Basilikum. Noch heute fügt man es Pasteten und Leberwurst bei. Füllt man Ente mit einigen Zweigen frischem Basilikum, verliert das Gericht ebenso etwas von seiner Schwere wie Schwein, Hammel, Gemüse, Hülsenfrüchte, Kohl und Getreidegerichte. Auch zu Auberginen und Eiern passt Basilikum hervorragend.

Basilikumblätter können konserviert werden, indem man sie wäscht, auf Küchenhandtüchern abtrocknet und im Stück einfriert. Die Blätter können leicht zerkrümelt werden, solange sie noch gefroren sind, und erhalten den Großteil ihres Aromas. Bedeckt mit Olivenöl kann man sie auch in sterilen Gläsern lagern. Für die Verwendung im Winter können Sie das Basilikum trocknen, oder Sie stellen Pesto her, um das ganze Jahr über etwas von dem aromatischen Kraut zu haben. Die duftenden Stängel des Basilikums können auch getrocknet und zum Würzen von Eingelegtem verwendet werden.

Die klebrigen Samen einiger Basilikumarten, wie z. B. Kampferbasilikum, werden bei der Zubereitung von Getränken verwendet. Kampferbasilikumblätter werden, ähnlich dem Heiligen Basilikum, in der Küche sparsam verwendet. Besonders in Thailand wird mit Heiligem Basilikum gekocht, zum Beispiel gebratenes Fleisch oder Currys. Die Blätter werden erst gegen Ende des Kochvorgangs zugegeben, um ihr Aroma zu erhalten.

ℭ Erwähnenswerte Rezepte

Basilikumessig oder -wein

»Buschbasilikum erreicht seine Vollkommenheit in der Mitte des Monats August. Man fülle eine Flasche mit großer Öffnung mit den frischen grünen Blättern des Basilikums (diese ergeben einen viel feineren und stärkeren Geschmack als die getrockneten) und bedecke sie mit Essig oder Wein und lasse sie für zehn Tage ziehen. Ist eine sehr starke Essenz gewünscht, seiht man den Likör ab, gießt ihn über einige frische Blätter und lässt sie für vierzehn weitere Tage ziehen.
Bemerkung: Dies ist eine sehr empfehlenswerte Beigabe zu Saucen, Suppen und zu der Mischung, die meist für Salate hergestellt wird.
Dies ist ein Geheimnis, um das uns die Köche von Ersatzschildkrötensuppe sehr dankbar sein mögen: Ein Löffel von unserem Gebräu in die fertige Suppe durchtränkt die ganze Terrine mit den Aromen von Basilikum und feiner Säure, und dies zu sehr geringen Kosten, wenn frisches Basilikum und Zitronen übermäßig teuer sind.«[22]

Würzpulver

Ein Würzpulver für den täglichen Gebrauch kann aus 30 g getrocknetem Zitronenthymian, 30 g getrocknetem Bohnenkraut, 15 g getrocknetem Oregano, 15 g getrocknetem Buschbasilikum, 60 g getrockneter Petersilie und 30 g getrockneter Zitronenschale (ungespritzt) hergestellt werden. Zupfen Sie die getrockneten Blätter von den Stängeln, zerkleinern Sie sie mit der Zitronenschale in einem Mörser und sieben Sie sie dann gründlich durch. Die Mischung sollte in luftdichten Gläsern an einem kühlen Ort in Reichweite des Herdes aufbewahrt werden.[23]

Suppengrün

Eine ähnliche Mischung wird in den Wintermonaten zum Würzen von Suppen verwendet. Je ein Teil fein gehackte getrocknete Petersilienblätter und Karotten, 1/2 Teil getrockneter Lauch, 1/6 Teil getrocknete Pastinaken- oder Selleriewurzel, 1/6 Teil getrocknete Liebstöcklblätter und je 1/8

Teil getrockneter Majoran und Buschbasilikum werden auf einem Stück Papier in einen Dörrapparat gegeben, um auch die letzte Feuchtigkeit zu entfernen, gut vermischt und an einem dunklen, kühlen Ort in luftdichten Behältern aufbewahrt. Die Mischung kann gelagert werden, bis sie ihr Aroma zu verlieren beginnt, auf keinen Fall aber länger als zwölf Monate. Getrocknetes Suppengrün sollte ein Stunde lang in etwas kaltem Wasser eingeweicht werden, bevor man es mit der Suppe weich kocht.

Basilikumgelee

Kräuter können in Form von Gelee verwendet und konserviert werden. Derartige herbe Gelees werden, genauso wie Minzgelee, mit Rindfleisch, Schwein, Hammel, Wild oder Hühnchen serviert und regen die Verdauung an. Basilikumgelee wird aus dem Saft von grünen Äpfeln hergestellt und mit so wenig Zucker wie möglich zubereitet. Geben Sie einen Esslöffel Apfelessig und einen großen Zweig fein gehacktes Basilikum (besonders gut geeignet sind stark duftende Sorten) auf einen halben Liter gesüßten Apfelsaft. Lassen Sie das Ganze unter stetigem Rühren leicht auf kleiner Flamme köcheln, bis die Masse zu gelieren beginnt. Seihen Sie das Basilikum ab, wenn Sie den Gelee in sterile Gläser umfüllen und sorgfältig verschließen. Als Dekoration können Sie nach dem Abfüllen einen Basilikumzweig in die Mitte des Glases stecken. Auf dieselbe Weise wird auch das ungewöhnliche Basilikum-Chili-Gelee hergestellt.

Basilikumsandwiches

Auch in den einfachsten Rezepten kann man mit Basilikum punkten. Basilikumsandwiches sind ideale Teebegleiter und eine leichte, aber befriedigende Mahlzeit. Kochen Sie zunächst einige Eier hart und lassen Sie sie abkühlen. Zerkleinern Sie dann mehrere Zweige frisches Basilikum. Vermengen Sie dieses mit etwas weicher Butter und toasten Sie einige Scheiben Roggen- oder Vollkornweizenbrot. Bestreichen Sie die Scheiben großzügig mit der Butter und belegen Sie sie mit den fein gehackten gekochten Eiern. Würzen Sie das Ganze mit etwas Salz und Zitronensaft.

Kartoffeln mit Basilikum

Mit etwas Basilikum können Sie auf einfache Weise preiswerte Kartoffelmahlzeiten in etwas ganz Besonderes verwandeln. Schälen und vierteln Sie pro Person vier mittelgroße Kartoffeln und schneiden Sie sie in Scheiben. Kochen Sie die Kartoffelstückchen langsam, ohne dass sie anbräunen, in Butter und ein wenig Wasser in einem bedeckten Topf und geben Sie wenn nötig Wasser nach. Wenn sie weich sind, würzen Sie sie mit Salz und füllen sie auf eine vorgewärmte Servierplatte. Bestreuen Sie sie dann mit fein gehacktem frischem Basilikum.

Sollte Basilikum einmal nicht zu bekommen sein, können Sie frische Petersilie, Kerbel, Schnittlauch oder Minze verwenden. Auch frische Salbeiblätter passen gut zu Kartoffeln, sie sollten aber beim Kochen beigefügt und vor dem Servieren entfernt werden.

Basilikumbutter

Besonders gut kommen die Aromen des Basilikums in ungesalzener Butter zur Geltung. Vermengen Sie 250 g weiche Butter mit dem Saft einer Zitrone. Hacken Sie vier gehäufte Esslöffel frisches Basilikum oder zerstoßen Sie sie in einem Mörser. Heben Sie das Basilikum dann unter die Butter und vermengen Sie das Ganze mit der Küchenmaschine. Formen Sie die Butter zu einer Rolle, wickeln Sie sie in Aluminiumfolie und lassen Sie sie im Kühlschrank erharten. Größere Mengen können auch eingefroren werden. Basilikumbutter wird auf Brot oder mit gegrilltem Fleisch, Fisch oder gekochten Kartoffeln serviert. Auch Gemüsegerichte, Saucen und Suppen können damit gewürzt werden.

Eine würzigere, stärkere Variante entsteht, wenn Sie eine gepresste Knoblauchzehe, zwei Esslöffel fein gehackte Petersilie, mehrere gehackte Oliven, etwas Sardellenpaste und etwas gehackten Rosmarin, Bohnenkraut und Thymian beimengen.

Pistou

Diese traditionelle französische Suppe italienischen Ursprungs verströmt das besondere Aroma von einfachen Gerichten, die mit den frischesten Zutaten zubereitet werden. Hacken Sie eine Zwiebel und eine Stange

Lauch, schälen Sie drei oder vier große Tomaten, am besten reife Saucentomaten wie Roma, schneiden Sie 250 g Brechbohnen und schälen und würfeln Sie drei Kartoffeln in mittelgroße Würfel. Braten Sie Zwiebel und Lauch in einem Esslöffel Butter oder Olivenöl an, bis die Zwiebel glasig wird, und geben Sie dann die geschälten Tomaten dazu. Lassen Sie sie köcheln, bis sie weich sind. Löschen Sie das Ganze mit 1 1/2 l Gemüsebrühe ab und lassen Sie die Suppe auf hoher Temperatur aufkochen. Fügen Sie, wenn die Brühe kocht, die Bohnen und die Kartoffelwürfel hinzu. Salzen Sie die Suppe mit Salz und etwas frisch gemahlenem Pfeffer und lassen Sie sie köcheln, bis das Gemüse weich, aber nicht zerkocht ist.
Schälen Sie, während die Suppe kocht, zwei Zehen Knoblauch und zerstoßen Sie sie zusammen mit zwei kleinen Zweigen frischen Basilikums in einem Mörser. Geben Sie zwei Esslöffel Olivenöl dazu und stößeln Sie weiter. Geben Sie die Mischung in die fertige Suppe und streuen Sie frisch geriebenen Parmesankäse darüber. Falls nur abgepackter Parmesan erhältlich ist, verwenden Sie lieber einen anderen würzigen Hartkäse, der besser mit den Zutaten harmoniert. Statt Mörser und Stößel können Sie auch eine Küchenmaschine verwenden.

Pesto

Es gibt viele, viele Variationen der Pestosauce. Im Grunde genommen ist Pesto eine Knoblauch- und Basilikumsauce, die das sehr flüchtige Aroma des Krautes für die Wintermonate erhalten soll. Die einfachste Pesto wird aus großen Mengen frischer Basilikumblätter, halb so viel Knoblauch und etwas Petersilie, die in einem Mörser sorgfältig zerkleinert werden, hergestellt. Wenn gewünscht, kann auch eine gesalzene Sardelle dazugegeben werden. Die Sauce wird dann mit etwas Olivenöl und Zitronensaft verrührt.
Für die verfeinerte, traditionelle Variante benötigen Sie eine Tasse Basilikumblätter, vier große Zehen Knoblauch und 1/2 Tasse Pinienkerne. Zerkleinern Sie alles zusammen in einem Mörser und fügen Sie einen Teelöffel Salz und eine halbe Tasse frisch geriebenen Parmesankäse hinzu. Gießen Sie während des Zerkleinerns Olivenöl hinzu, bis die Masse die Konsistenz von weicher Butter hat. Pesto kann frisch serviert oder auch in kleinen Gläsern eingemacht oder eingefroren werden.

Moderne Köche vermengen die Pestozutaten im Mixer. So spart man zwar Zeit, aber der Geschmack der Sauce wird dadurch nicht unbedingt besser. Wenn kein frischer Parmesan erhältlich ist, lassen Sie ihn am besten weg. Die Pinienkerne können, wenn nötig, durch ungesalzene Cashew- oder Sonnenblumenkerne oder auch durch Walnüsse ersetzt werden.
Pesto ist ein hochkonzentriertes Gewürz, und schon ein Teelöffel davon kann Saucen, Suppen und gekochten Gerichten ein ganz ungewöhnliches Aroma verleihen. Gut passt Pesto zu hart gekochten Eiern, Ofenkartoffeln, leichten Fischgerichten, gefüllten Tomaten, Pasta oder Gnocchi. Ein wenig davon vermischt mit frischem Ricotta oder Frischkäse ergibt einen köstlichen Belag für Knäckebrot und Toast.

HAUSHALTSHILFEN

Grünes Basilikum ist ein hübscher Schmuck für jedes Haus. Es verströmt ein angenehmes starkes Aroma, das die Räume erfrischt, und hält Fliegen und Mücken fern. Indisches Basilikum wird in seinem Heimatland seit Jahrtausenden eingesetzt, um die Luft zu reinigen und Insekten abzuwehren. Im Winter kann man zu diesem Zweck auch kleine Säckchen mit getrocknetem Basilikum aufhängen. In französischen Restaurants stellt man Töpfe mit Basilikum auf die Tische, um die Fliegen fernzuhalten, in Indien verwendet man frisches Basilikum als »lebendes Räucherwerk«, um die Gottheiten Krishna, Vishnu oder dessen Gattin Lakshmi zu ehren, und in der Tudorzeit beschenkten die englischen Bauersfrauen ihre abreisenden Gäste mit kleinen Basilikumtöpfen. Auch Potpourris, Duftsäckchen und Blumensträußchen lassen sich mit einigen Stängeln oder Blättern Basilikum verfeinern. In Parkinsons Worten: *»Das gewöhnliche Basilikum wird gänzlich verwendet, um zusammen mit anderen Kräutern Duft- oder Waschwässerchen herzustellen. Manches Mal findet es sich selbst in Blumensträußchen. Seine physischen Eigenschaften verschaffen ein freudvolles und glückliches Herz, wozu hauptsächlich die Samen als Pulver verwendet werden.«*[24]

ॐ SCHÖNHEITSPFLEGE

Kosmetiker schätzen Basilikum wegen seines frischen, aromatischen Duftes und seiner antiseptischen, kräftigenden Wirkung nicht weniger als die Köche. Frische Basilikumblätter können Mischungen für Gesichtsdampfbäder beigemengt oder als Badezusatz verwendet werden. Es heißt, dass ein Dampfbad mit etwas Basilikum und einer größeren Menge Malve oder Kamille nicht nur das Gesicht, sondern auch den Kopf klärt. Maurice Messengué empfiehlt Umschläge aus Basilikumblättern, um die Brüste zu festigen und die Haut zu reinigen und weicher zu machen. Auch Mundspülungen und Gurgelwässern wird das Kraut beigegeben. Ätherisches Basilikumöl (die besten Sorten kommen aus Frankreich) findet in der Parfümindustrie breite Verwendung und ist häufiger Bestandteil von Saunaölen. Im Mittelalter kannte man Basilikum als das »italienische Augenkraut« und man verwendete es in Unmengen für Spülungen, die die Augen zum Glänzen bringen sollten.

MEDIZINISCHE EIGENSCHAFTEN

Entweder man liebt Basilikum oder man hat eine wirklich starke Abneigung dagegen. Die frühen Anhänger des Krautes lobten seine wohltuende und angenehme Wirkung als Brust-, Herz- und Blutreinigungstee. Man verwendete es, um »feuchte Gehirne« zu stärken, unterkühlte Venen aufzuwärmen, die Verdauung zu fördern und Blähungen zu vertreiben, die Nieren anzuregen, Fieber zu senken und Erkältungen zu heilen. Basilikum galt als starkes Aphrodisiakum. Culpeper bemerkte: *»Es löst sowohl die Geburt als auch die Wiedergeburt aus; und so, wie es der Venus in der einen Weise abhilft, so verdirbt es all ihr Handeln in der andren. Ich wage es nicht, mehr davon zu berichten.«*[25]
Andere Schriftsteller hielten es für einen *»Feind des Augenlichts und einen Räuber des Gehirns«*. Trotz dieser Meinungsverschiedenheiten stimmten alle Autoren darin überein, dass Basilikum ein unübertreffliches Heilmittel gegen Wespen- und Skorpionstiche und Schlangenbisse darstellt, das sowohl innerlich als auch äußerlich angewendet werden kann. Die Verbindung des Basilikums mit dem Sternzeichen Skorpion, Skorpionen selbst, dem Planeten Mars und der Sexualität hat dem aromatischen Kraut einen eher schlechten Ruf eingebracht.

Kampferbasilikum wurde zu verschiedenen Zeiten angebaut, um Kampfer für medizinische Zwecke zu liefern.

Moderne Medizin

Moderne Heiler verwenden in der Medizin hauptsächlich Heiliges Basilikum. Basilikum übt eine leicht stimulierende Wirkung auf alle Drüsen aus und hat antiseptische und reinigende Wirkung. Ein Tee aus den Blättern oder Blütenspitzen hat einen erfrischenden Einfluss auf den gesamten Organismus. Bei stillenden Müttern fördert er den Milchfluss, bei Fiebernden erhöht er die Schweißbildung und bei Erkältungen wirkt er schleimlösend. Basilikum zeigt auch eine stärkende und zugleich anregende Wirkung auf träge Mägen. Es kann Übelkeit lindern, Reisekrankheit vorbeugen, Blähungen vermindern und den Appetit anregen, Würmer vertreiben und ganz allgemein das Verdauungssystem reinigen und kräftigen. Ein Getränk aus Basilikumblättern und Weißwein kann als leicht abführendes Verdauungstonikum verwendet werden.

Schnupftabak aus Basilikumblättern wird verwendet, um nervöse Kopfschmerzen und Schnupfen zu behandeln. Außerdem lässt sich aus den Blättern eine Wundsalbe herstellen. Basilikumtee dient als Gurgelwasser, und gekochte Basilikumsamen werden verschrieben, um Katarrhe zu behandeln. In der Aromatherapie wird Basilikumöl auch innerlich verwendet. Man behandelt damit Migräne, stressbedingte Nervenschwäche, Magenkrämpfe und Schlaflosigkeit.

Heiliges Basilikum wird seit Jahrtausenden in der ayurvedischen Medizin verwendet, ist aber erst kürzlich als Kraut wiederentdeckt worden, das ausgleichend gegen stressbedingte Krankheiten wie Magen-Darm-Schwächen, Immunerkrankungen, Kopfschmerzen und zu hohen Cholesterinspiegel wirkt. Es hilft auch, den Organismus von innen her zu erwärmen. In der Homöopathie wird *Ocimum canum* eingesetzt, um von starkem Erbrechen begleitete Nierenschmerzen, Nierenkoliken, roten Uringrieß und Nierensteine zu lindern, besonders wenn die Beschwerden in der rechten Körperhälfte auftreten.

In der chinesischen Medizin heißt es, dass Basilikum Kälte und Feuchtigkeit vertreibt und Giftstoffe auflöst. Außerdem ist es hilfreich gegen starkes Aufstoßen und durch Erkältungen verursachte Kopfschmerzen.

BASILIKUM IN HAUS UND HOF

Im mediterranen Raum wird Basilikum aus finanziellen Gründen angebaut. Die Extraktion des Öls wurde 1582 kommerzialisiert. In Frankreich war es früher das Zeichen der Schuster und hing vor ihren Läden, um Kunden anzuziehen.

Bienen lieben mit Zucker oder Honig gesüßten Basilikumtee und statten den Pflanzen häufige Besuche ab. Basilikumblätter finden sich in Kräuterschnupftabak und dienen auch als angenehm würziger Ersatz für Pfeifentabak. Wer gerade mit dem Rauchen aufhören will, kann Basilikumpfeifen oder selbst angefertigte Zigaretten rauchen, wenn das Verlangen nach Tabak zu stark wird.

Früher bezog man Kampfer aus Kampferbasilikum und verwendete es für sowohl medizinische als auch technische Zwecke wie die Herstellung von Feuerwerk. Heiliges Basilikum wird häufig als Insektenabwehrmittel verwendet.

Verwendung in der Tiermedizin

Pferde, die an Krämpfen leiden, werden mit Basilikumbranntwein eingerieben.

NEBENSÄCHLICHES UND WISSENSWERTES

Basilikum wird seit dem Anbeginn der Kräuterkunde mit Skorpionen und Schlangen in Verbindung gebracht, vielleicht weil die Wurzeln der Pflanze den Tieren gleichen oder weil beide warme, sonnige Orte lieben. Schlangen und Skorpione können häufig dabei beobachtet werden, wie sie sich in der Nähe von Basilikumpflanzen sonnen. Früher glaubte man, dass man Skorpione erzeugen würde, wenn man das Kraut roch oder zerkleinerte. Mizaldus schrieb, dass Basilikum giftige Ungeheuer hervorbrächte, wenn man es in Pferdemist legte. Im Mittelalter dachte man, Skorpione entstünden, wenn man Basilikum zwischen zwei Steinen rieb und das Kraut dann mit einem Glasbehälter bedeckte. Der Logik der sympathetischen Magie zufolge schützte Basilikum die Menschen vor Skorpionen, Schlangen und Basilisken. Dioskurides schrieb dazu: »*Mit feinem Mehl, Rosenöl und Essig vermengt, unterstützt es die Heilung von Entzündungen, einzeln wirkt es gegen die Bisse des Petermännchens und des Skorpions. (...) Durch die Nase geschnupft, lindern der Samen und das Kraut auch Niesanfälle. Während des Niesens aber müssen die Augen zusammengepresst werden. Einige weigern sich, es zu essen, weil es angeblich Würmer hervorbringt, wenn man es kaut und danach in die Sonne stellt. Bei den Libyern heißt es sogar, dass der, der es einnimmt, einen Skorpionsstich nicht überleben werde.*«[26]

In alten Zeiten glaubten einige Ärzte, dass Basilikum Läuse erzeugte (Dioskurides) und zu feurig für die normale Verwendung sei (Galen). In Griechenland symbolisierte man Armut durch das Bild einer Frau, die auf eine Basilikumpflanze blickte. Ein modernes französisches Idiom für Rufmord lautet »*semer le basilic*« (»Basilikum verbreiten«). Im 19. Jahrhundert assoziierte man Basilikum aufgrund seiner Verbindung mit dem Sternzeichen Skorpion und dem Planeten Mars mit glühender Wut. Außerdem war es eine Grabpflanze und wurde in Ägypten auf den Gräbern verstreut, in Persien und Malaysia darauf gepflanzt und den Hindus bei ihrem Tod auf die Brust gelegt.

Basilikum ist eine Pflanze der magischen Extreme: Die einen singen Loblieder darauf, die anderen verschmähen sie. Vor allem das Heilige Basilikum wird bei den Hindus als sakrale Pflanze verehrt und vor den Türen eingepflanzt, um böse Geister durch die Gegenwart Vishnus oder Krishnas fernzuhalten. Vishnu-Anhänger tragen Basilikumholzkugeln als Gebetskette und glauben, dass Tulsi-Räucherwerk sogar Sünden wegräuchern kann.

Früher galt Basilikum als ein derart »königliches« Kraut, dass nur Könige das Recht hatten, es zu schneiden, und zwar mit einer goldenen Sichel. Die Dualität des Krautes wird durch den folgenden Vers verdeutlicht:
»Ich bitt Euch, Majestät, beachtet dieses selt'ne Kraut:
Berührt Ihr's leicht und streichelt es wie eine Braut,
Entfaltet sich sein kostbar süßer Duft –
Greift Ihr es unsanft an, verpestet sein Geruch die Luft.« [27]

Auch die aphrodisierende Wirkung der Pflanze gilt als widersprüchlich, was durch die symbolische Repräsentation der Pflanze, »Liebe, die mit Tränen gewaschen wird«, verdeutlicht ist. Die Pflanze symbolisiert sowohl das Feuer der leidenschaftlichen Liebe als auch die enge Bindung der Freundschaft. Es heißt, dass Basilikum die Zuneigung zwischen Menschen fördert. Im Mittelalter mischte man es in Liebestränke, und auch heute noch wird es als Liebesgabe überreicht. In Moldawien galt ein Mann, der Basilikum von einer Frau annahm, als ihr Liebster. In Norditalien hieß es, dass ein Mann, der Basilikum von seiner Geliebten annahm, treu bleiben würde. Die aphrodisierende Wirkung der Pflanze unterstützt die alte Weisheit, dass » Liebe durch den Magen geht«.

Basilikum und die Kunst der Weissagung

Im Einklang mit seiner aphrodisierenden Wirkung verwendete man Basilikum im Mittelalter, um die Treue einer Frau auf die Probe zu stellen. Man legte dazu einen Basilikumzweig unter ihren Teller. Aß sie ihre Mahlzeit, war sie keusch, lehnte sie sie ab, galt sie als unzüchtig.

Legenden

»Einem bulgarischen Volksglauben nach war es der Teufel, der Gott einst verriet, wie die jungfräuliche Empfängnis zu bewerkstelligen war. Während einer ihrer Unterhaltungen riet Satan Gott, ein Büschel Basilikumblüten zu pflücken, sie unter sein Kissen zu legen und eine Nacht lang auf ihnen zu schlafen. Am Morgen sollte er sie dann zu einer Jungfrau bringen und diese daran riechen lassen. Schon bald, sagte der Teufel, würde sie ein Kind empfangen.
Dieses eine Mal befolgte Gott den Rat des Teufels und schlief auf seinen Basilikumblüten. Am Morgen schickte er dann den Erzengel Gabriel zu Maria. Gabriel schenkte ihr die Basilikumblüten, und sie erfreute sich an deren Duft. Und tatsächlich wurde sie schwanger und brachte Jesus Christus auf die Welt.«

Nach: Oskar Dähnhardts »Natursagen«, Band I, S. 3

»Basilius der Große lebte während der Herrschaft Ivans des Schrecklichen in Russland. Er war der Erste, der süß riechendes Basilikum auf Gräber pflanzte. Von da an nannte man das Kraut nach ihm, und noch heute trägt es den Volksnamen ›Basilienkraut‹.«

Nach: Oskar Dähnhardts »Natursagen«, Band II, S. 299

»Als die Jungfrau Maria ein Versteck für sich und den kleinen Jesus suchte, traf sie auf einen Bauern, der Korn aussäte. ›Bauer, Bauer‹, rief sie, ›geh' und rufe deine Familie herbei, denn es ist Zeit zu ernten!‹
Zuerst wollte der Bauer nicht auf sie hören, doch dann gab er nach. Er lief nach Hause und holte seine Familie herbei. Als sie bei dem Feld anlangten, war das Korn schon reif. Gemeinsam begannen sie, es zu ernten. Maria versteckte sich mit ihrem Kind in der letzten Garbe. Die Kornpflanzen bedeckten sie bis auf ein Stückchen ihres Umhangs, der am Boden herauslugte. Einige Basilikumpflanzen, die in der Nähe wuchsen, bemerkten, was geschehen war, und bogen sich hinüber, um den Stoff zu verstecken.
Wenig später kam Herodes vorbei. Er fragte den Bauern, ob er eine Frau mit einem Kind im Arm gesehen habe. Der Bauer antwortete: ›Ja, ich habe sie gesehen, als ich dieses Feld ausgesät habe!‹
Herodes wusste, dass das mehrere Monate her sein musste, und eilte weiter. In seiner Hast bemerkte er nicht, wie die Minze flüsterte: ›Unter der Garbe! Unter der Garbe!«, und ignorierte auch den Eichelhäher, der aus der Luft herunterrief: ›Unter der Garbe! Unter der Garbe!‹
Jesus und Maria waren trotz der Minze und des Eichelhähers sicher vor Herodes. Um sie für ihren Verrat zu strafen, verbot Maria der Minze, jemals zu blühen, und befahl, dass der Eichelhäher niemals einen vollen Magen haben werde. Die

Basilikumpflanze aber segnete sie und sagte, dass sie wohl gedeihen werde. Seitdem ist der Basilikum duftend und aromatisch.«

Eine katalanische Legende, nach: Oskar Dähnhardts »Natursagen«, Band II, S. 62

LITERARISCHE ERWÄHNUNGEN

»Einen Rosenkranz der Kräuter werd' ich dichten,
Und mit Basilikum beginnen,
Sein Duft ist heilsam wundersam.«

Nach: Drayton, Michael: »Poly-Olbion«

»So, wie aus Basilikum der Skorpion entsteht,
und mit eben jenem Kraut auch zerstört wird:
So wird auch die Liebe, von Zeit und Laune
in einem müßigen Kopf erschaffen,
von Zeit und Laune aus dem Herzen verbannt.«

Nach: Lyly, John: »Euphues and his England«, S. 298

»Skorpione sonnen sich gerne im Schatten einer grunen
und fruchtbaren Pflanze, in der Aura des Basilikums.
Dort sterben sie und werden wiedergeboren und
verwandeln sich wie Basilisken im Herzen:
Sie entstehen durch den stechenden Geruch des Basilikums
und krabbeln dort in düstre Ecken, sie stechen dort und
beißen und reizen ihren ruhelosen Gastgeber durch die
dunklen Monate des Winters. Doch wenn der Frühling kommt,
flieht der Skorpion zurück in die schattigen Wurzeln der
königlichen Basilikumpflanze. Und dies ist die Zeit, in der das
Basilikum die Macht hat, zu heilen und sanft zu lindern, zu
reinigen und des Winters Überflüsse zu entfernen.«

Nach: Schwester Clarissa unveröffentlichtem
»Book of Natural Observations«

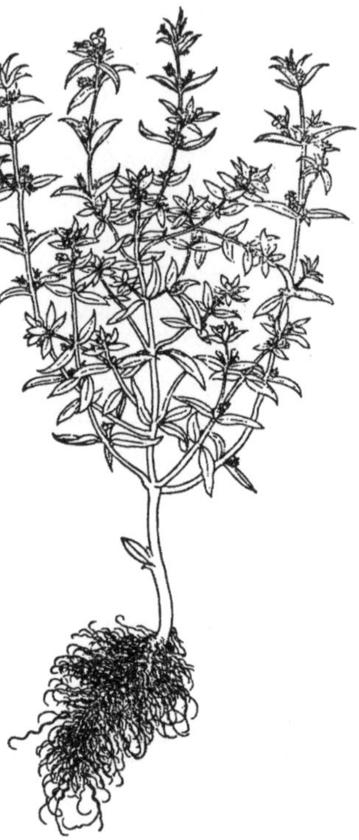

Bohnenkraut

ETYMOLOGISCHES

Bohnenkraut wird besonders häufig bei der Zubereitung von Bohnen verwendet. Die Herkunft des lateinischen Namens *Satureja* ist unbekannt, er könnte sich möglicherweise aus dem griechischen Wort für Satyr, der Bezeichnung des Planeten Saturn oder dem Wort für sättigen, *saturare*, entwickelt haben. Beim *Satureja hortensis* handelt es sich um eine Gartenpflanze, beim *Satureja montana* um eine Bergpflanze.

Bohnenkraut zählt zu den Lippenblütengewächsen. Das einfache Bohnenkraut (*Satureja hortensis)* ist einjährig und wird häufig im Süden angebaut, wo es sich bereitwillig aussät. Das mehrjährige, aber weniger aromatische Winterbohnenkraut (*Satureja montana*) fühlt sich in nördlichen Gefilden wesentlich wohler. Einige aromatische Kräuter aus Südosteuropa wie *Micromeria croatica* wurden früher als Bohnenkraut klassifiziert. In den Gärten Zentralamerikas wird eine mexikanische Bohnenkrautsorte angepflanzt.

☙ Volksnamen

Die beiden wichtigsten Bohnenkrautarten sind das einfache Sommerbohnenkraut, das einjährig ist, und das mehrjährige Winter- oder Bergbohnenkraut. In der Volkssprache werden die beiden häufig verwechselt, und einige Volksbotaniker zählen sogar den Ysop zum Bohnenkraut. Dies trifft aber nicht zu, auch wenn alle drei derselben botanischen Familie angehören.

Satureja hortensis – **Sommerbohnenkraut**

Deutsch:	Bohnenkraut, Kuttelkraut, Kalbshyssop, Eselspfeffer, Bergminze, Wirbeldost, Hühnerfüll, Weinkraut, Pfefferkraut, Saturei. Gelegentliche Verwechslung mit Ysop, Oregano und anderen Mitgliedern der Familie der Lippenblütler
Englisch:	Garden Savory
Französisch:	Sarriette annuelle, Savourée, Sadrée, Poivrette
Italienisch:	Santoreggia, Coniella, Savoreggia
Spanisch:	Ajedrea
Holländisch:	Bonenkruid
Irisch:	Sáibhre
Russisch:	Čaber sadovyj

Satureja montana – **Winterbohnenkraut**

Deutsch:	Winterbohnenkraut, Bergbohnenkraut. Häufige Verwechslungen mit anderen Kräutern
Englisch:	Mountain Savory
Französisch:	Sarriette vivace, poivre d'âne

ÄUSSERE MERKMALE

Sommerbohnenkrautpflanzen sind, ähnlich dem Rosmarin, stachlig und nadelartig, da sich die Blätter häufig zusammenrollen, wenn sie trocken werden. Sie sind allerdings weitaus kleiner als Rosmarinpflanzen. Winterbohnenkraut ist noch kleiner und buschiger und trägt breitere, glänzendere und spitzere Blätter. Sommerbohnenkraut wird bis zu 60 cm hoch. Die gesamte Pflanze strömt einen stark würzigen, kampferähnlichen Geruch aus, besonders wenn die Blätter berührt werden. Dies liegt an den ätherischen Ölen, die in den winzigen Öldrüsen auf den schmalen Blättern enthalten sind. Sommerbohnenkraut hat kleine, aber zähe und stabile Wurzeln, und seine Stängel sind haarig, holzig und rot gefleckt. Die Blätter sind kurz, länglich und spitz und erinnern an Speerspitzen. Farblich variieren sie zwischen dunklem Grün und einer gräulichen Färbung und haben häufig purpurne oder rote Flecken. Die Blüten erscheinen zu fünft und sind meistens weiß, rosa oder blau mit einer rosa Färbung. Eine einzelne Pflanze kann von Zweig zu Zweig mehrere Blütenfarben aufweisen. Die Samen variieren farblich zwischen graugrün und dunkelbraun.

Winterbohnenkraut ähnelt dem Sommerbohnenkraut zwar, ist aber meistens farblich dunkler und viel kleiner (bis zu 30 cm). Die Stängel und Zweige sind sehr holzig und können gelegentlich sogar stämmig werden. Die Blätter sind hart und steif und sehen, ähnlich dem Johanniskraut, aus, als wären sie mit einer Nadel durchbohrt worden. Die kleinen Blüten sind purpurfarben oder weiß mit einem Gelbstich.

☼ STANDORT, JAHRESZEIT UND NÜTZLICHE PFLANZENTEILE

Sommerbohnenkraut ist eine Kulturpflanze und in freier Wildnis recht selten. Es blüht zwischen Juli und September. Auch Winterbohnenkraut wird häufig angebaut, verwildert aber leichter in die freie Natur. Ursprünglich stammt es aus Süd- und Osteuropa. Es wächst bis zu einer Höhe von 1 500 m auf Felsen, Bahndämmen, Feldern und Friedhöfen. Winterbohnenkraut blüht kurz vor den Sommersorten, weshalb man im Norden leichter brauchbare Samen ernten kann.

Sammeln, Trocknen und Aufbewahrung

Halten Sie sich einige Bohnenkrautpflanzen für den ständigen Gebrauch in der Küche und einige für die Halten Winterernte. Die Pflanzen werden kurz vor dem Blühen geschnitten, also im Juni oder Juli. Die letzte Winterbohnenkrauternte sollte vor Ende Juli geschnitten werden, sodass die Pflanze sich vor dem ersten Frost wieder erholen kann. Winterbohnenkraut kann für den Wintergebrauch auch in Töpfe umgepflanzt werden.

Bohnenkraut sollte zum Trocknen in Bündeln an luftigen, dunklen Orten aufgehängt werden. Zupfen Sie dann die Blätter von den Stängeln und verwahren Sie sie in luftdichten Behältern. Bohnenkraut ist eines der wenigen Kräuter, bei denen sich Aroma und Geschmack beim Trocknen verstärken.

Saatguterhaltung und Keimung

Bohnenkrautsamen halten nur zwei bis drei Jahre. Es gibt mehrere Sorten, die sich untereinander kreuzen, wenn sie frei aussamen dürfen. Die verschiedenen Sorten variieren stark in Ölgehalt und aromatischen Eigenschaften, und besonders in Südosteuropa existieren sehr unterschiedliche Arten und Sorten. Winterbohnenkraut wird meist durch Stecklinge und Wurzelteilung vermehrt. Auf diesem Wege bleiben die Pflanzensorten rein. Sommerbohnenkrautsorten müssen voneinander isoliert werden, wenn sie sortenrein bleiben sollen. Die Isolation kann zeitlich durch versetzte Blütezeiten oder räumlich vorgenommen werden, sodass die Bienen nicht verschiedene Sorten besuchen und die Pollen übertragen. Kräuterzüchter können die Sorten auch isolieren, indem sie sie unter insektensicheren Abdeckhauben aufziehen, die aus Insektennetzen bestehen, die über Holz- oder Drahtrahmen gezogen werden. Zur Bestäubung der Blüten werden dann Bienen eingeführt.

☞ FINGERZEIGE FÜR DEN ANBAU

Sommerbohnenkraut ist eine einjährige Pflanze und gedeiht an feuchten, warmen Standorten. Je nach Klima wird es zwischen März und Mai direkt im Freien ausgesät und dünn und locker mit Erde bedeckt, aber feucht gehalten. Die Keimung erfolgt langsam (zwei bis drei Wochen), und die Pflanzen reagieren empfindlich auf Umpflanzung. Bohnenkraut mag reichhaltigen, leichten, aber nicht frisch gedüngten Boden mit voller Sonneneinstrahlung und regelmäßiger Bewässerung. Es kommt auch gut unter trockenen, alkalischen Bedingungen zurecht. Die Keimlinge sollten auf einen Abstand von 15 cm ausgedünnt werden. Werden sie nicht ausgedünnt, bleiben die Pflanzen dürr und entwickeln nur wenige Blätter. Einige Köche säen die Samen, besondern bei warmem Klima, lieber später aus, damit das Kraut erntebereit ist, wenn die Bohnen zu reifen beginnen. Sommerbohnenkraut leidet unter Dürre und ist frostempfindlich. Nach der ersten Kälte stirbt es ab.

Winterbohnenkraut ist eine mehrjährige Pflanze und wächst aus Samen, Stecklingen und Wurzelteilung. Am besten gedeiht es in kalkreichem, steinigem, nährstoffarmem Boden oder in Bergregionen. Die Samen werden im Frühjahr in Schalen oder, wie das Sommerbohnenkraut, im Garten ausgesät. Die Wurzelteilung erfolgt zwischen März und April. Die Stecklinge werden dann an ihren endgültigen Standort umgepflanzt, und zwar mit mindestens 30 cm Abstand. Die Keimung kann unregelmäßig sein. Stecklinge von Seitensprossen mit verholzten Teilen sollten im Sommer geschnitten und dann unter eine Glashaube gesetzt werden, bis sich eigene Wurzeln formen. Winterbohnenkraut muss im Spätsommer zurückgeschnitten werden, damit die Stängel nicht zu holzig werden und die Pflanze eine buschigere Form annimmt. Holzige Pflanzen und Pflanzen, die zu spät im Jahr zurückgeschnitten wurden, erliegen dem Frost weitaus schneller. In Gegenden, in denen Frost- und Tauwetter sich abwechseln, ist besonders im Frühling etwas Winterschutz zu empfehlen.

Beide Bohnenkrautarten fühlen sich in der Nähe von Bohnen besonders wohl und unterstützen deren Wachstum. Sie können auch als Beetumrandung um Zwiebelbeete gepflanzt werden – die Ergebnisse sind bemerkenswert.

GAUMENFREUDEN

Winter- und Sommerbohnenkraut sind pfeffrige Gewürze. Sommerbohnenkraut wird eher frisch verwendet, lässt sich aber auch gut trocknen. Die Blätter des Winterbohnenkrautes sind etwas fester und weniger aromatisch. Meistens werden sie in Eintöpfen oder Suppen verwendet.
Wie der Name schon sagt, passt Bohnenkraut besonders gut zu Bohnen. Es hilft, die Verdauungsdrüsen zu stimulieren, wärmt den Magen, übt eine positive Wirkung auf die Gallenblase aus und erleichtert Völlegefühl und Blähungen, die häufig auf Bohnengerichte folgen. Außerdem ergänzt sein Geschmack den von Bohnen.

Bohnenkraut wurde früher in Kombination mit Zwiebeln und Knoblauch verwendet, um Nahrungsmittel wie Salami oder Würste zu konservieren, die sonst nicht allzu lange haltbar sind. Heutzutage findet man es häufig in Kräutersalzmischungen. Gemüse und Hülsenfrüchte lassen sich besonders gut damit würzen, aber auch Suppen, Würstchen, Eiergerichte, Füllungen, Dips und Hütten- oder Frischkäseaufstriche, Schweinefleischpasteten, Hackbällchen, Erbsensuppe, gefüllte Zucchini, Salate, Linseneintöpfe, gekochter Blumenkohl, Auberginen, Kürbis, Tomaten, Kohl und Rüben ergänzt es hervorragend. Die starken Gerüche dieser Gemüsesorten werden durch das Bohnenkraut gemildert. Man kann die Schnittflächen von Fleisch mit dem Kraut einreiben, bevor man es anbrät, oder es Hühnchen-, Fisch- und Lammgerichten beifügen. Eine Mischung aus Wacholderbeeren, Lorbeerblättern, frischem Salbei, Thymian und Bohnenkraut eignet sich hervorragend als Gewürz für Wild. Bei Paniermischungen kann man den Bröseln je eine Messerspitze Thymian, Majoran und Bohnenkraut beimengen. Die alten Römer hatten einen geradezu verschwenderischen Umgang mit Bohnenkrautessig, der noch heute zum Einmachen von Gemüse verwendet wird.

Erwähnenswerte Rezepte

Schnittbohnen

Dies ist die einfachste und leckerste Methode, um Brechbohnen mit Bohnenkraut zuzubereiten: Putzen und waschen Sie die Bohnen, schneiden Sie sie in mundgerechte Stücke und geben Sie sie in einen Kochtopf. Gießen Sie gerade so viel gesalzenes Wasser darauf, dass der Boden des Topfes bedeckt ist. Geben Sie nun einige Zweige frisches Bohnenkraut (meistens verwendet man Sommerbohnenkraut, aber auchWinterbohnenkraut eignet sich) und zwei bis drei in Scheiben geschnittene Zehen Knoblauch hinzu. Dämpfen Sie die Bohnen bei mittlerer Hitze, bis die Bohnen weich sind, aber nicht auseinanderfallen. Auf diese Weise gegarte Bohnen sind leichter zu verdauen und haben einen angenehm »bohnigen« Geschmack.

HAUSHALTSHILFEN

In früheren Zeiten besprengte man in Räumen, die von Fliegen und Wanzen befallen waren, den Boden mit Bohnenkrauttee oder streute das Kraut auf den Boden. Auch Motten verabscheuen den Geruch des Krauts, weswegen es in Duftsäckchen verwendet wird. In Notzeiten benutzte man den Wurzelmilchsaft des Winterbohnenkrauts als Kaugummi.

ॐ SCHÖNHEITSPFLEGE

Sommerbohnenkraut kann belebenden aromatischen Kräuterbädern beigefügt werden.

▣ MEDIZINISCHE EIGENSCHAFTEN

Nach Otto Brunfels zählt Bohnenkraut zu den heißen, austrocknenden Heilmitteln und ähnelt in seinen medizinischen Eigenschaften stark dem Thymian. Im Mittelalter verwendete man es vor allem als Aphrodisiakum, um den Sexualtrieb der Männer zu steigern, und als Heilkraut bei Frauenbeschwerden. Der Verzehr von Sommerbohnenkraut wurde schwangeren Frauen empfohlen und galt als wirksam gegen Gift und Hexerei.

Moderne Medizin

Kräuterbücher beziehen sich immer auf *Sommer*bohnenkraut als Heilkraut. Winterbohnenkraut wird kaum erwähnt, auch wenn es medizinisch sehr ähnlich wirkt. Bohnenkraut hat einen positiven Einfluss auf das gesamte Verdauungssystem. Es hilft, den Appetit zu steigern, stärkt Leber, Magen und ganz besonders die Gallenblase und löst Verstopfungen. Es wirkt gegen Magenkrämpfe, Koliken und Blähungen, lindert Durchfall und Übelkeit und wirkt prophylaktisch gegen Wurmbefall. Bohnenkraut- und Bohnenhülsentee sind besonders harntreibend und regulieren den Blutzuckerhaushalt.

Außerdem ist Bohnenkraut das am besten geeignete Gewürz für Diabetiker. Es soll auch eine leicht stimulierende Wirkung auf die Blase haben, schweißtreibend wirken, die Nerven stärken, das Atmen erleichtern und Husten lösen. Das Gurgeln mit Bohnenkrauttee empfiehlt sich bei geschwollenen Mandeln oder nach Mandeloperationen. Äußerlich wird Bohnenkraut bei Geschwüren und juckenden Insektenstichen verwendet, und der frische Saft der Pflanze kann als Ohrentropfen dienen.

BOHNENKRAUT IN HAUS UND HOF

Bohnenkraut eignet sich, gleich der Zitronenmelisse, hervorragend als Bienenkraut und wird von den Insekten häufig und gern besucht. Außerdem kann man es auf Bienen- oder Wespenstiche reiben, um die Schmerzen zu lindern.

Verwendung in der Tiermedizin

In alten Zeiten verabreichte man Eseln Bohnenkraut als Aphrodisiakum. In der modernen Veterinärmedizin wird Tieren mit Krämpfen oder Durchfall Bohnenkrauttee verabreicht.

NEBENSÄCHLICHES UND WISSENSWERTES

Die alten Griechen glaubten, dass der Geruch von Bohnenkraut dem von Satyrn ähnele und Nymphen in die Flucht treibe. Es wäre interessant herauszufinden, ob die jungen Nymphen von heute genauso darauf reagieren.

LITERARISCHE ERWÄHNUNGEN

»Wo die Bienen rasten, um ihre feuchten Flügel
In der Sommersonne zu trocknen (...),
Wächst überall grüner Seidelbast und duftender Thymian,
Säe aus das stark riechende Bohnenkraut
Und Beete von Veilchen, die aus der rieselnden Quelle trinken.«

Nach: Vergil: »Georgica«, Buch IV

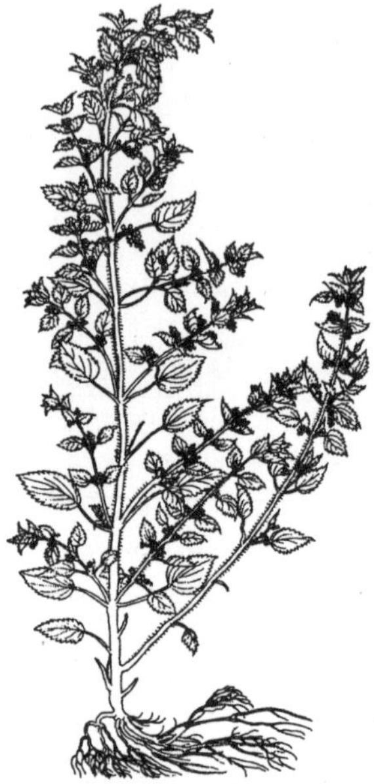

Brennnessel

ETYMOLOGISCHES

Das Wort Nessel stammt von dem althochdeutschen *nezzila* ab, einer Verkleinerungsform von *nazza*. Der Ursprung des Wortes *nazza* ist nicht geklärt, obwohl es von *naterwurz* abgeleitet sein könnte, einer Bezeichnung für Pflanzen mit schlangenartig verdrehter Wurzel.

Sowohl *urens* als auch *urtica* haben sich aus dem lateinischen Wort für brennen, *urere*, entwickelt. Die Kleine Brennnessel (*Urtica urens*) brennt somit gleich doppelt. Die Große Brennnessel (*Urtica dioica*) trägt ihren Namen, weil die Art »zweihäusig« ist, d. h., jede einzelne Pflanze hat entweder nur männliche oder nur weibliche Blüten.

Sowohl *Urtica urens* als auch *Urtica dioica* sind Mitglieder der Brennnesselgewächse (*Urticaceae*). Zwischen den beiden Arten gibt es kaum kulinarische oder medizinische Unterschiede, sie können also gleichwertig verwendet werden. Die Große Brennnessel (*Urtica dioica*) ist meist mehrjährig, die Kleine Brennnessel (*Urtica urens*) dagegen einjährig. Die sibirische Hanfnessel (*Urtica cannabina*) wird bei der Stoffherstellung verwendet, und die Pillenbrennnessel (*Urtica pilulifera*) bringt ölige Samen hervor, die als Medizin verwendet werden.

Volksnamen

Urtica dioica – **Große Brennnessel**

Deutsch: Saunessel, Gänsenessel, Donnernessel, Hanfnessel, Haarnessel, Dabadl (Tessin), Nettel, Neddel, Große Nessel, Dudelkolbe, Gichtrute, Feuerkraut, Tissel, Zingel, Tittenkölbl, Eselskraut, Scharfnessel, Senznettel, Hebernessel, Tausendnessel

Englisch: Common nettle, Great nettle, Greater nettle, Devil's leaf, Devil's plaything, Hokypoky, Tanging nettle, Heg-Beg, Hodgy-Pidgy, Jenny nettle, Naughty man's plaything.

Französisch: Ortie, Ortie méchante, Grande ortie

Spanisch: Ortiga

Italienisch: Ortica, Urtie

Dänisch: Nedde

Schwedisch: Nässla

Irisch: Neantóg

Walisisch: Danadl

Russisch: Krapiva dvudomnaja

Urtica urens – Kleine Brennnessel

Deutsch: Eiternessel, Harnnettel, Krusennettel, Hafernessel; wird häufig nicht von der Großen Brennnessel unterschieden

Englisch: Lesser nettle

Französisch: Ortie brulante, Ortie grièche, Petite ortie

ÄUSSERE MERKMALE

Die Brennnessel gehört zu den wenigen Pflanzen, die die meisten Menschen auf den ersten Blick erkennen, weil sie schon schlechte Erfahrungen mit ihr gemacht haben. Brennnesseln können leicht mit weißen, gelben oder roten Taubnesseln oder Herzgespann (*Leonurus cardiaca*) verwechselt werden. Für die meisten Kräuterkundler und Wildkräutersammler spielt der Unterschied zwischen *Urtica urens* und *Urtica dioica* kaum eine Rolle. Die Große Brennnessel wird bis zu

120 cm groß. Das Rhizom ist mehrjährig und wird durch seine karotinreiche dunkelgelbe Farbe charakterisiert. Es ist rund, verzweigt und kriechend und hat viele sekundäre Wurzeln. Der Stängel ist stämmig, viereckig und gerade und häufig lila angehaucht. Die grünen Blätter wachsen kreuzweise vom Stängel, haben drei, fünf oder sieben Adern und mit zunehmender Höhe des Stängels immer gezacktere Ränder. Alle Blätter sind haarig und enden in einer scharfen, harten Spitze. Die Blatthärchen sind mit einem brennenden Saft gefüllt, der freigesetzt wird, wenn man die Härchen beschädigt oder bricht. Die Pflanzen bringen entweder männliche oder weibliche Blüten hervor, wobei die männlichen etwas später erscheinen als die weiblichen und meistens größer sind. Im Gegensatz zu den herunterhängenden weiblichen Blüten stehen sie aufrecht in einer Ähre, die Hirse ähnelt, aber kleiner ist. Die Samen sind winzig, dunkel und ölig und fallen leicht heraus.

Die Kleine Brennnessel (*Urtica urens)* ist eine Miniversion der großen Nessel. Sie wird selten größer als 60 cm. Außerdem ist sie weniger haarig als die große Pflanze, die Blätter sind kleiner, und eine einzelne Pflanze kann sowohl männliche als auch weibliche Blüten hervorbringen.

STANDORT, JAHRESZEIT UND NÜTZLICHE PFLANZENTEILE

Die Brennnessel ist eine kosmopolitische Pflanze: Die einzigen Orte, wo sie nicht wächst, sind die afrikanischen Tropen, Südamerika, Indien, die Polarregionen, die Wüste, und in Gegenden oberhalb von 2 500 m. Sowohl die Kleine als auch die Große Brennnessel mögen gut gedüngten Boden nahe menschlicher Behausungen, Stallungen, Gartenzäunen, Hühnerställen, Friedhöfen, Kompost- und Misthaufen, feuchten Wäldern, Gebüschen und Ruinen. Die Kleine Brennnessel wächst meistens in der Nähe von Häusern, die Große Brennnessel eher in der Umgebung von Wäldern und Gebüschen. Oft findet man Nesseln an Stellen, an denen andere Pflanzen sich nicht niederlassen. Man hat sie sogar auf Bäumen gefunden, zum Beispiel auf Weiden, Pappeln, Buchen, Eschen oder Eichen. Dem Volksglauben nach wachsen Nesseln dort, wo das Blut Unschuldiger vergossen oder ein Leichnam vergraben wurde. Zählt man Nutztiere zu diesen Leichen, trifft der Aberglaube vermutlich sogar zu. Nesseln blühen in warmen Gegenden fast das ganze Jahr über, in nördlichen Regionen von Mai bis Oktober. Die jungen Blätter werden zwischen April und August gesammelt, die Samen zwischen Spätsommer und Herbst und die Wurzeln im Frühling oder Herbst.

Sammeln, Trocknen und Aufbewahrung

Die ganze Pflanze sowie die einzelnen Blätter werden gesammelt, bevor die Pflanze 30 cm hoch wird. Die Ernte kann drei Mal jährlich erfolgen, bis die Brennnessel zu blühen beginnt. Man schneidet sie mit Handschuhen und einem Messer oder einer Schere genau über der Wurzel ab und zupft die Blätter von den Stängeln, ohne sie zu quetschen. Brennnesselsamen werden mit Handschuhen von den Pflanzen auf Tücher gerieben, wenn sie reif sind, wobei einige von ihnen auf den Boden fallen werden. Die Wurzeln werden im September und Oktober durch Pflügen oder Bodenauflockerung ausgegraben. In kleineren Gärten gräbt man sie im Frühling oder Herbst mit einer Grabgabel aus. Die faserigen Stängel der Großen Brennnessel werden geschnitten, nachdem die Pflanze Blüten getrieben hat. Man sollte darauf achten, die Stängel nicht zu knicken. Um die Fasern zu gewinnen, werden die Stängel wie Flachs der Witterung ausgesetzt, um die nützlichen Pflanzenteile bloßzulegen.

Nesselsamen können in dunklen, luftigen Räumen auf Papier getrocknet und dann mit einem Sieb gereinigt werden. Die Wurzeln sollten kurz, aber gründlich gewaschen und draußen für zehn Tage getrocknet werden, um sie dann zur weiteren Trocknung aufzuhängen oder bei niedrigster Hitze in ein Backrohr zu geben. Nesselwurzeln neigen dazu, Feuchtigkeit zu absorbieren, und sollten in luftdichten Behältern gelagert werden. In trockenem Klima trocknet man die blattreiche Pflanze in fächerartig ausgebreiteten und aufgehängten Bündeln. In feuchteren Gegenden trocknet man die Blätter besser einzeln auf Papier oder Tüchern in einem trockenen, luftigen Raum. Gut getrocknete Blätter nehmen eine dunkelgrüne Färbung an. Sie zerkrümeln leicht und nehmen nach dem Trocknen Feuchtigkeit auf, weshalb sie in geschlossenen Behältern oder Holzbehältern aufbewahrt werden sollten. Nesseln können auch getrocknet werden, indem man sie im Fenster aufhängt, was den Vorteil mit sich bringt, dass sie Fliegen fernhalten. Die getrockneten Kräuterbündel können in trockenen, kühlen Räumen gelagert und im Frühjahr als Viehfutter oder Gartendünger verwendet werden. Frisch pürierte Brennnesseln können eingefroren werden.

Saatguterhaltung und Keimung

Es erscheint unglaublich, dass eine derart häufig vorkommende Pflanze wie die Brennnessel früher durch groß angelegte Züchtungsprogranne verbessert wurde, doch so ist es. Man züchtete viele verschiedene Brennnesselstämme und -sorten mit variierender Länge und Stärke der Fasern. Viele Sorten sind mit den Jahren leider verloren gegangen. Die Sorten dürfen einzig durch Wurzelteilung vermehrt werden, weil sie sich sonst miteinander und mit Wildpflanzen kreuzen.

Man sollte außerdem darauf achten, bei der Großen Brennnessel sowohl weibliche als auch männliche Pflanzen zu ziehen und bei der Saatguterhaltung Isolationstechniken anzuwenden.

☞ FINGERZEIGE FÜR DEN ANBAU

Die Große Brennnessel wird kommerziell von Stoff- und Papierherstellern angebaut. Die besten Pflanzen sind hohe und stabile Exemplare mit langen, biegsamen Fasern, die an feuchten und geschützten Standorten in reichhaltigem Boden gedeihen. Die Große Brennnessel kann aus Samen gezogen werden, einfacher aber ist es, diese mehrjährige Pflanze durch Wurzelteilung zu vermehren. Die Schotten haben die Kleine Brennnessel früher als Spinatpflanze angebaut, diese Gewohnheit aber mittlerweile aufgegeben.

Nesseln wird man nur schwer wieder los, wenn sie sich erst mal auf einem Feld heimisch gemacht haben, weswegen viele Bauern und Gärtner sie als fest verwurzeltes Ärgernis betrachten. Dabei vergessen sie aber, dass sich auch verhasstes Unkraut im Garten als sehr nützlich erweisen kann: Nur Beinwell übertrifft die Brennnessel als Kompostpflanze (jedenfalls solange sie keine Blüten oder Samen trägt), und sie ist die Basis für die berühmte Brennnesseljauche. Junge Nesselpflanzen können als Mulchmaterial verwendet werden, und wachsende Nesseln bereichern den Boden, beschleunigen den Kompostierungsprozess und tragen zur Humusbildung bei. Nesseln werden gelegentlich auch an Stellen gepflanzt, an denen sonst nichts wächst, um Bodenerosion zu verhindern. Außerdem verbessern sie als Windschutz das garteneigene Mikroklima. Nesseln ziehen Schmetterlinge und nützliche Insekten an und sind für viele Raupen ein unersetzliches Nahrungsmittel. Neuere Experimente weisen darauf hin, dass sie die negativen Effekte von Wasser- und Erdadern und sogar Radioaktivität verringern: Nesseln scheinen die schlechten Strahlungen »aufzunehmen« und damit den Boden zu reinigen. Pflanzt man Nesseln in die Nähe von Pfefferminze, Baldrian, Angelika, Salbei und Majoran, steigern sie deren Ölgehalt. Außerdem erhöhen sie die Haltbarkeit von Tomaten. Frische Tomaten können im Haus für einige Tage auf einem Brennnesselbett gelagert werden.

Weicht man die Nesselblätter bis zu 24 Stunden lang in kaltem Wasser ein, entsteht die sogenannte beißende Brennnesselbrühe, die noch etwas von den brennenden Eigenschaften der frischen Pflanze besitzt. Bespritzt man gefährdete Pflanzen mit dieser Lösung, sind sie für kurze Zeit vor schädlichen Insekten geschützt. Nesselwasser, das länger als 24 Stunden eingeweicht ist und zu fermentieren beginnt, zieht Insekten eher an, als sie zu vertreiben, und sollte nur als Düngemittel verwendet werden.

In Sachsen pflanzte man Nesseln um Kohlfelder herum, weil es hieß, dass sie die Raupen der Kohleule von den Kohlpflanzen fernhalten würden. Außerdem glaubte man, dass ein Nesselstängel, der zusammen mit einem Besenstiel in der Mitte eines Feldes aufgestellt wird, die Ernte vor Vögeln schützen würde. Den Esten zufolge sollte zur Pflanzzeit ein Nesselstängel im Boden vergraben und mit einem Stein beschwert werden, um die Ernte vor Raupenbefall zu schützen.

GAUMENFREUDEN

»Und daher sammeln und verspeisen die genügsameren Italiener und Franzosen in der Tat bis zum heutigen Tag Ogni Verdura, d. h. beinahe alles, das grün und zart ist, bis zu den oberen Spitzen der Nesseln.

Nach: John Evelyn: »Acetaria. A Discourse of Sallets«, S. 5

Die Brennnessel ist, trotz ihrer Widerborstigkeit, ein wohlschmeckendes Gemüse und kann gekocht, als Suppe oder als Salat zubereitet werden. Die Blätter müssen gekocht werden, um die beißenden Härchen zu zerstören, und es empfiehlt sich, zum Waschen Gummihandschuhe überzustreifen. Nesseln sind leichter zu verdauen als Spinat, und manche Köche mischen sie unter Spinat, um dessen Oxalsäuregehalt entgegenzuwirken und seinen Geschmack und Nährstoffgehalt zu erhöhen. Nesselsalat wird aus den gekochten Blättern sehr junger Pflanzen (ältere werden zäh) zubereitet und mit frischem Kopfsalat und Löwenzahn- oder Ampferblättern kombiniert. Nesseln haben einen hohen Nährstoffgehalt. Sie enthalten viele Spurenelemente, viel Protein, Vitamin C und K und gehören zu den ersten Pflanzen, die sich im Frühjahr aus dem Boden wagen.

Wegen dieser positiven Eigenschaften, aber auch, weil die Blätter am besten schmecken, wenn sie noch jung sind, zählen Nesseln in vielen Ländern Europas zu den traditionellen Frühlingsgerichten. Plinius war der Meinung, dass der Verzehr von Nesseln im Frühjahr für ein ganzes Jahr der Gesundheit sorgen würde. In ländlichen Gegenden Bayerns glaubt man noch heute, dass ein Frühjahrsmahl aus Brennnesseln Schulden abhält (vielleicht stimmt das, weil sie kostenlos sind), aber auch in anderen Teilen Deutschlands isst man im Frühjahr Nesseln, um die Gesundheit zu unterstützen und weil man glaubt, dass es einem Glück für das ganze Jahr bringt. Traditionell isst man Nesseln am Gründonnerstag, und zwar in Form von Suppen oder Pfannkuchen, die aus den ersten grünen Pflanzen des Jahres wie Kerbel, Spinat, Petersilie, Sauerampfer, Brennnesseln, Gänseblümchen, Vogelmiere, Schlüsselblumenblättern, Gundelrebe, Löwenzahn, Geißfuß (auch Gichtkraut genannt), Veilchenblättern usw. zubereitet werden. Auch wenn eine einzelne Nesselmahlzeit am Anfang des Jahres eher symbolische als gesundheitsfördernde Wirkung hat, kann der regelmäßige Verzehr von Nesseln im Frühjahr positive, ja sogar erstaunliche Wirkungen zeigen. Sie sind eine bessere Vitamin- und Mineralienquelle als Tabletten und wirken kräftigend auf den gesamten Körper. Sie unterstützen die Verdauung, reinigen das Blut von Giftstoffen, die sich während der bewegungsarmen Wintermonate angesammelt haben, und sind eine willkommene Abwechslung in den tristen Frühlingstagen, wenn es sonst noch wenig frisches Gemüse im Garten gibt.

Erwähnenswerte Rezepte

Brennnesselgemüse

Nur die jüngsten Frühlingsnesseln sollten zum Kochen verwendet werden. Wenn Brennnesseln regelmäßig zurückgeschnitten werden, wachsen neue Triebe nach, die bis in den Sommer hinein verwendet werden können. In heißen Zeiten werden Brennnesseln grobkörnig, filzig, haarig und allgemein ungenießbar. Schneidet man sie zurück, treiben die meisten Pflanzen im Herbst, wenn es kühler wird, erneut aus. Die kleinsten Nesseln können ganz gekocht werden, die Stängel der größeren sollten vor dem Kochen allerdings entfernt werden. Die Blätter werden sorgfältig in viel Wasser gewaschen, geputzt und dann abgetrocknet. Geben Sie die gewaschenen Blätter mit einer Küchenzange in einen Topf, dessen Boden mit ungesalzenem Wasser bedeckt ist. Nesseln schrumpfen, genauso wie Spinat, beim Kochen extrem zusammen, deswegen sollten sie nicht zu lange oder in zu viel Wasser gekocht werden, da sonst die Nährstoffe auskochen. Man lässt sie einfach im abgedeckten Topf köcheln, bis die Blätter weich sind. Die Kochzeit variiert nach Menge, sollte aber zehn Minuten nicht überschreiten. Das abgegossene Wasser kann als Basis für Suppen oder abgekühlt als Dünger für Hauspflanzen verwendet werden. Nach dem Abgießen werden die Blätter mit Salz, Pfeffer, Muskat und etwas Butter gewürzt. Manche Köche pürieren die gekochten Blätter oder hacken sie klein und servieren sie mit angebratenen Speckwürfelchen. Eine äußerst leckere Suppe besteht aus pürierten frischen Nesselblättern und Bärlauch, die mit etwas Speisestärke oder Kartoffelbrei verdickt und mit Brühe aufgegossen werden. Servieren Sie die Suppe mit einem Löffel Kartoffelbrei in der Mitte. Gekochte oder pürierte Nesseln eignen sich gut zum Einfrieren.

Nesselpudding

Dies ist eine neuere Version eines im 17. Jahrhundert von Pepys in seinem Tagebuch aufgezeichneten Rezeptes. Putzen Sie 750 g junge Nesselspitzen und hacken Sie sie fein. Schneiden Sie zwei Stangen Lauch oder eine große Handvoll Bärlauch sowie einen kleinen Kohlkopf klein und vermischen Sie das Gemüse miteinander. Legen Sie ein Geschirrtuch oder Nesseltuch in eine Schüssel und geben Sie abwechselnd mehrere Schichten Gemüse und ungekochten Reis (insgesamt 250 g) hinein. Binden Sie das Tuch mit einem Stück Bindfaden zusammen und lassen Sie dabei genug Platz, damit der Reis aufquellen kann. Hängen Sie das Säckchen dann in einen großen Topf, der zur Hälfte mit stark gesalzenem Wasser gefüllt ist, und kochen Sie es 25 Minuten lang, wenn der Reis locker bleiben soll, 35 bis 40 Minuten, wenn ein richtiger »Pudding« entstehen soll. Füllen Sie den Inhalt des Säckchens in eine vorgewärmte Schüssel, geben Sie ein wenig Butter darauf und würzen Sie das Ganze mit Muskat.

Kräuterbier

Es gibt viele Rezepte für Kräuterbier, und von den meisten von ihnen gibt es wiederum Varianten. Die meisten Bierbrauer würden wohl zustimmen, dass das folgende Rezept für die ersten Versuche gut geeignet ist – danach gehen die Meinungen auseinander. Waschen Sie 650 g frische Nesselspitzen, trocknen Sie sie ab und kochen Sie sie zusammen mit acht Litern Wasser, 60 g gehackter Ingwerwurzel und dem Saft und der Schale zweier Biozitronen in einem großen Emailletopf für 40 Minuten. Gießen Sie den Sud dann durch ein Seihtuch oder feinmaschiges Sieb ab. Rühren Sie 400 g braunen Zucker unter und lassen Sie den Sud abkühlen, bis er lauwarm ist. Rühren sie währenddessen 30 g Bierhefe mit einigen Tropfen Wasser zusammen, bis sie flüssig ist, und verteilen Sie sie auf einer Scheibe getoastetem Brot. Legen Sie das Brot auf die Oberfläche der Flüssigkeit,

decken Sie den Topf ab und stellen Sie ihn für sechs bis sieben Stunden an eine warme Stelle. Schöpfen Sie dann den Schaum ab und rühren Sie einen Esslöffel Weinstein unter. Füllen Sie die Flüssigkeit mit einem Gummischlauch in robuste, sterilisierte Flaschen um, ohne den Hefe-Bodensatz aufzuwühlen. Verkorken Sie die Flaschen mit frischen Korken, die über Nacht in kaltem Wasser eingeweicht wurden. Mindestens 1/5 der Korken sollte aus den Flaschenhälsen herausstehen, und sie sollten sorgfältig mit einem Faden festgebunden werden. Die Flaschen müssen an einem kühlen Platz gelagert werden, sonst bersten sie. Das Kräuterbier ist nach zwei bis drei Tagen trinkbar. Vor dem Öffnen sollten die Flaschen gekühlt werden. Flaschen, die geschüttelt wurden oder zu lange oder an einem warmen Ort gelagert wurden, können explodieren.
Wenn es gerade keine frischen Nesselblätter gibt, kann das Bier auch aus der halben Menge getrockneter Blätter gebraut werden. Andere Kräuter wie Löwenzahn, Anserine, Klette, Andorn, Kleblabkraut oder Mädesüß können beigegeben werden, um den Geschmack zu verändern oder die medizinischen Eigenschaften des Biers zu verstärken. Nesselbier ist ein sehr einfaches, hefelastiges Bier und hält einem Vergleich mit normalem Bier nicht stand. Menschen, die an Blähungen leiden, sollten auf seinen Verzehr verzichten, aber für Patienten mit Nieren- oder Blasenproblemen oder Nierensteinen ist es zu empfehlen. Es löscht hervorragend den Durst und war jahrhundertelang ein traditionelles Getränk der Erntehelfer und Bauernknechte.

HAUSHALTSHILFEN

In vielen Märchen und Legenden taucht Nesseltuch auf, und manche Leser haben sich vielleicht gefragt, ob es so einen Stoff jemals tatsächlich gegeben hat. Nesseltuch wurde über die Jahrhunderte hinweg kommerziell hergestellt und wird in Europa, nachdem Hanf und Leinen wieder modisch geworden sind, vermutlich einen ähnlichen Aufschwung erleben. Bereits jetzt sind viele Nesseltuch-Herstellungsverfahren patentiert. Große *Urtica dioica*-Pflanzen haben Fasern von bis zu 30 cm Länge, die zu einem harten und robusten Stoff verarbeitet werden können, der Leinen ähnelt und ähnliche Qualitäten aufweist wie Segeltuch. Die erste Aufzeichnung über die Herstellung von Nesseltuch stammt aus dem Jahr 800 n. Chr. Im 15., 16. und 17. Jahrhundert war die Herstellung weit verbreitet, und besonders die Schotten produzierten zwischen dem 16. und 17. Jahrhundert viel Haushaltstuch aus Nesseln. Während des Ersten Weltkrieges lebte das Interesse an der Nesseltuchproduktion wieder auf. Die deutsche Regierung unterstützte Versuchsprojekte zur kommerziellen Herstellung von Nesseltuch als Hanf- und Baumwollersatz und gab sogar vollständig aus Nesselfasern hergestellte Armeeuniformen aus. Auf Flohmärkten in ganz Europa findet man noch immer selbstgesponnene Nesselunterwäsche und -handtücher, da das Tuch extrem lange hält.

Seit dem Zweiten Weltkrieg gab es unterschiedlich erfolgreiche Versuche, Nesseltuch auf kommerzieller Basis zu produzieren. Nesselstoff kann in Struktur und Schwere sehr unterschiedlich gewebt werden. Die Farbe variiert zwischen Weiß und Creme. Wenn er neu ist, ist er ein wenig kratzig, wird aber mit der Zeit sehr weich.

Eine grüne Färbung wird durch Brennnesselblätter erzeugt, und aus den Wurzeln und Alaunbeize entsteht Gelborange. Die grüne Nesselfarbe wird vor allem für das Färben von Wolle und Ostereiern verwendet. Färbt man mit ihnen Woll stoff, ergeben sich je nach Beizmittel Töne zwischen Grau und Gelb bis zu Orangebraun.

Brennnesseln sind wichtige Pflanzen für die Milchwirtschaft. Kühe, die mit karotinreichen Nesselwurzeln gefüttert werden, produzieren die bei den Kunden so beliebte gelbe Butter. Frischer Nesselsaft kann Milch gerinnen lassen und wird als Lab verwendet. Lab kann hergestellt werden, indem man 1,5 l starken Nesselaufguss mit 800 g Salz mischt. Mit Nesselwurzeln kann man auch erfolgreich die Bildung von Milch- und Essigsäure in Milch und Bier verhindern. Um die Jahrhundertwende legten die Berliner Milchfrauen an heißen, schwülen Tagen blankgeputzte Nesselwurzeln in ihre Milch, damit sie nicht verdarb. Bierbrauer sollen früher Nesselwurzeln an die Innenwände ihrer Fässer gebunden haben, damit das Bier nicht sauer wurde, wenn Sturm aufkam.
Es gab viele weitere rituelle Praktiken um das Zusammenwirken von Nesseln und Milch, die größtenteils magischer Natur waren. Zum Beispiel legte man eine Nesselwurzel in die Milch, die für die Zubereitung des Weihnachtskäses gedacht war, und schüttete sie dann zusammen mit der Molke auf den Misthaufen. Dadurch meinte man, dann das ganze Jahr über Glück in allen Angelegenheiten zu haben, die mit dem Vieh zusammenhingen. Wurde in Böhmen Milch verzaubert oder wollte sie nicht zu Butter werden, schlug man das unwillige Butterfass mit Nesseln, bis man Erfolg hatte. Die Buttermilch wurde danach in ein

Loch geschüttet, in das man einen Pfahl hineinsteckte. In diesem Loch wurden die Nesseln begraben. In Transsylvanien wurde verhexte Milch über einen Nesselstängel gegossen und der Stängel dann geschlagen. Man glaubte, dass nun die Hexe erscheinen und den Zauber zurücknehmen würde. In Sachsen sprach man einen Zauberspruch über die Nesseln, um Milch in Butter zu verwandeln:

»Grüß dich Gott, Nesselstrauch,
Hast fünfzig und kein Rauch,
Gieb mir den besten, lass mich aufschließen, der Zauberin ihr Schloss,
Dass ich kann herausnehmen Butterkloß,
Das helfe mir Gott …«[28]

Nesselblätter können auch als Scheuerlappen für Kupfer und Glas verwendet werden. Stopft man Brennnesselsaft in kleine Löcher in Holzwannen, schwillt das Holz an und verschließt den Behälter wieder wasserdicht. Brennnesselöl kann als Lampenöl verwendet werden, und destilliertes Nesselwasser hält Läuse fern. Legt man eine frische Nessel in einen Raum, bleibt er frei von Fliegen.

ॐ SCHÖNHEITSPFLEGE

Brennnesseln, ganz besonders Nesselwurzeln, wirken gegen Schuppen, regen das Haarwachstum an und beleben die Kopfhaut. Nesseln sind der wichtigste Inhaltsstoff vieler Haarwässer.

Brennnesselblatttee hat blutstillende, zusammenziehende, reinigende und erfrischende Wirkung und kann als Aftershave oder Kräuter-Gesichtswasser verwendet werden. Nesselbäder und -dampfbäder erfrischen und klären die Haut, und Nesseltee und Brennnesselessig kühlen gerötete oder sonnenverbrannte Haut. Schmutzige Hände können aufgehellt werden, indem man sie mit destilliertem Brennnesselsamengeist wäscht und dann in der Sonne trocknen lässt.

MEDIZINISCHE EIGENSCHAFTEN

»Auch wenn die Veilchen süß und Nesseln stechend riechen,
Ist jedes Kraut für etwas andres gut.
Das Veilchen klärt den schweren Kopf des Siechen,
Lässt Übersättigte genesen und es befreit vom Wankelmut.
Und wenn die Brennnessel auch ätzend duftet

Ist sie ein Wundermittel für dein Blut,
Befreit von Magenkrämpfen, üblen Säften,
Bringt Schlaflose und Gichtige zu Kräften
Und heilt fast jedes Leid, das dich befällt.
Wo gibt es bess're Medizin für wenig Geld?«

Nach: »Die Schule von Salernum«, S. 58

Gemessen an der Anzahl der Erwähnungen in alten Kräuterbüchern muss die Brennnessel früher sehr geschätzt gewesen sein. Vor allem verwendete man sie in medizinischer Hinsicht als fiebersenkendes Mittel, als Purgativum und reinigendes Heilmittel und als Aphrodisiakum sowie Heilmittel bei Frauen- und Monatsbeschwerden. Bei den norditalienischen Volksheilern heißt es:
»Der Kluge, der die Brennnessel
Bewahrt am Herd gleich hinterm Kessel,
Hat stets die Medizin zur Hand,
Die löst und öffnet jedes Band.«

Einem italienischen Kräuterbuch zufolge reicht es schon, Nesseln und Schafgarbe einfach in der Hand zu halten, um gegen Krankheit, Fieber und Tod geschützt zu sein. Der etwas zurückhaltendere Plinius empfahl Nessel gegen Fieber dritten und vierten Grades. Um wirksam zu sein, mussten die Wurzeln der *Urtica autumnalis* unter ständiger Wiederholung des Namens des Patienten und seines Vaters ausgegraben werden. Man band sie dann an dem Patienten fest. Generell ist es ein weitverbreitetes Volksheilmittel, Salz auf frische Nesseln zu streuen und dabei einen Zauberspruch gegen 77 verschiedene Arten von Fieber zu wiederholen. Das Fieber wird »austrocknen«, sobald die Blätter zu welken beginnen. Fieberpatienten wurden gelegentlich mit Nesseln »ausgepeitscht«, um sie zum Schwitzen zu bringen und das Fieber zu vertreiben.

Nach Nicholas Culpeper vertreibt die Nessel *»die phlegmatischen Überflüsse im Körper des Menschen, die nach der Kälte und Feuchtigkeit des Winters zurückgeblieben sind.«*[29]

Man verwendete sie deswegen häufig als Frühlingstonikum und im Kampf gegen jede Art von Wucherungen, Schwellungen, Abzessen, Arthrose, Gicht und auch Krebs. Man aß sie, um den Magen zu reinigen, und nahm die Samen mit Honig ein, um die Lungen zu öffnen. Sie wurde gegen Skorbut verschrieben, und ein Weinaufguss aus den Blättern öffnete angeblich das Gehirn. Außerdem verabreichte man sie als Gegenmittel bei Pilz-, Schierlings-, Quecksilber-, Bilsenkraut- und Alraunvergiftung, Schlangenbissen, Skorpionsstichen und sogar Tollwut.

Brennnesseln wurden früher auch äußerlich eingesetzt. Brennnesselöl, das vor Sonnenaufgang zubereitet wurde, wurde auf Frostbeulen und Erfrierungen gerieben oder zum Erweichen einer verhärteten Bauchregion verwendet. Salz und Nessel wurden auf schlecht heilende Wunden gestreut, und Pocken sowie Hexenschuss wurden mit Brennnesselpflastern behandelt. Ein Pflaster aus Wein und Brennnesseln wurde auf eine geschwollene Milz aufgelegt, und destilliertes Nesselwasser, Brennnesselpulver oder Wurzelsud fanden als Wundheilmittel Verwendung.

Als Aphrodisiakum soll Brennnessel, nach Otto Brunfels' Worten, *»den menschlichen Körper zur Unzucht anstacheln«.*[30] Man empfahl Männern und Frauen, um ihren ehelichen Pflichten nachzukommen, Nesselsamen, Zwiebeln, Eigelb und Pfeffer zu essen.[31] Ein Weinaufguss aus den Blättern sollte *»die Regel anregen, die Verengungen des Mutterleibes öffnen und die Krämpfe beruhigen«.* Zäpfchen aus Myrrhe und Nesseln wurden vaginal eingeführt, um die Menstruation anzuregen. In Bayern empfahl man Frauen mit Gebärmutterkrebs, vor Sonnenaufgang Nesselsamen in alle Winde wehen zu lassen. Die Slowaken glaubten, dass Vaginalprobleme behoben werden könnten, indem man auf frische Nesseln urinierte. Nordamerikanische Indianerfrauen verwendeten die Pflanze, um nach anstrengenden Geburten wieder zu Kräften zu kommen.

Moderne Medizin

Auch wenn einige der alten Heilmittel reichlich weit hergeholt, wenn nicht sogar gefährlich sind, trägt die Nessel noch heute die Bezeichnung »Besen der Natur« und ist ein geschätztes Stärkungs- und Reinigungsmittel. Die Nessel ist eines der wichtigsten Blutheilmittel. Sie wirkt blutreinigend und gilt als beliebte Frühlingskur, weil sie so leicht erhältlich ist. Sie regt die Bildung von neuen Blutkörperchen an und regeneriert das Blut, weswegen sie nützlich in der Behandlung von Blutarmut und als Stärkungsmittel nach Blutstürzen, Operationen und Geburten ist. Auch auf Patienten mit zu hohem Blutzuckergehalt wirkt die Brennnessel ausgleichend. Früher war sie auch Bestandteil von Vitamin-Stärkungsmitteln.

Brennnesseln treiben die Menstruation, können aufgrund des hohen Vitamin-K-Gehaltes die Blutung aber auch regulieren. Man verwendet sie als Tee in Kombination mit Rosenblütenblättern und Königskerzenblüten bei der Behandlung von blutenden Hämorrhoiden. Nasenbluten kann mit einem Nasenstöpsel aus mit Nesseltee getränkter Watte gestillt werden. Brennnesseltee wirkt stärkend bei Patienten mit inneren Verletzungen, Bluthusten und nach Blutstürzen und bei Frauen nach der Geburt. Selbstverständlich ist in solchen Fällen medizinische Betreuung nötig.

Durch die Nieren wirkt die Brennnessel bei der Reinigung des Körpers mit. Am angenehmsten nimmt man Nesseln in Bierform zu sich, was besonders Personen mit Nierensteinen und -gries und Patienten, die auf Anweisung des Arztes viel Flüssigkeit zu sich nehmen sollen, zu empfehlen ist. Nesseltee ist das ideale Getränk für Fieberpatienten und kann auch Rheuma-, Gicht- oder Arthrosepatienten verabreicht werden. Tee aus Nesselwurzeln ist ein noch wirksameres Abführmittel als Nesselblatttee und kann auch bei schmerzhaftem Wasserlassen verabreicht werden. Nesseln haben meist einen abführenden Effekt, unter manchen Umständen können sie aber genau das Gegenteil bewirken. Nesselblatttee wird von stillenden Müttern verwendet, um den Milchfluss anzuregen, und Nesselwurzeltee löst Schleim in Brust und Magen.

Brennnessel unterstützt das homöopathische Prinzip, dass Gleiches Gleiches heilt, denn Nesseltee wirkt gegen bestimmte Formen von Ausschlag und Ekzemen, vor allem gegen die als *Urticaria* bekannte Hautkrankheit. Bei der Behandlung von rheumatischer Gicht, Asthma, Windpocken, Nesselausschlag und Schwellungen der Milz wird Brennnessel homöopathisch verabreicht. *Urtica urens* wird homöopathisch außerdem in der Behandlung von brennenden Schmerzen und Verbrennungen sowie Bienenstichen verwendet. Zudem setzt man sie gegen Nierensteine und Probleme mit den Milchdrüsen und als Gegenmittel bei allergischen Reaktionen auf Schalentiere ein.

Nesseltee wird aus einem Esslöffel Nesselblättern oder einem gehäuften Teelöffel Nesselwurzeln pro Liter kochendem Wasser zubereitet. Die Blätter werden mit dem Wasser übergossen und ziehen danach für zehn bis 15 Minuten. Die Wurzeln werden ein bis zwei Minuten lang gekocht. Verursacht der Nesseltee ein Übelkeitsgefühl, ist er zu stark. Für Frühlingskuren ist frischer Brennnesselsaft zu empfehlen. Gut sortierte Apotheken führen ihn meistens, er kann aber auch mit einem Entsafter selbst hergestellt und für den Wintergebrauch in sterilisierten, versiegelten Flaschen aufbewahrt werden. Nesselwurzeltee lindert, als Gurgelwasser verwendet, Halsschmerzen. Größere Mengen benützt man, um Kranke zu waschen. Frischer Nesselblatttee oder Nesseltinktur kann als Brandlotion auf Verbrennungen aufgetragen werden.

Besondere Heilmittel

Teemischung für eine Frühlingskur

Vermengen Sie je drei Teile Stiefmütterchen und Walnussblätter, je zwei Teile Brennnessel- und Löwenzahnblätter, je zwei Teile Schafgarbe und Erdrauch *(Fumaria officinalis)*, ein Teil Johanniskraut, ein Teil Ringelblumenblüten, je ein Teil Kletten-, Petersilien- und Liebstöcklwurzel und, wenn erhältlich, ein Teil Sassafraswurzel *(Sassafras albidum)*. Übergießen Sie je zwei Esslöffel Kräutermischung mit 750 ml kochendem Wasser, lassen Sie den Tee für zehn bis 15 Minuten ziehen und seihen Sie ihn dann in eine Thermoskanne ab. Der Tee sollte täglich etwa vier bis sechs Wochen lang eingenommen werden. Drosseln Sie während dieser Zeit den Konsum von Alkohol und Zigaretten drastisch und vermeiden Sie größere Mengen Fleisch, Zitrusfrüchte, Kaffee, Tee und fettreiche Nahrungsmittel. Wird sie gewissenhaft eingehalten, reinigt eine derartige Kur das Blut und die Haut und bekämpft Akne. Sie hat eine heilsame Wirkung auf viele Hautkrankheiten, lindert die ersten Anzeichen von Rheuma und erweckt nicht zuletzt die Lebensgeister zu neuer Kraft und erhöht die Lebensfreude.

BRENNNESSEL IN HAUS UND HOF

Brennnesselfasern lassen sich sowohl zu Papier als auch zu Tuch verarbeiten. Garn, Seile und Fischnetze können aus Nesseln gedreht werden. In Zeiten der Not wurden aus ihnen Zucker, Stärke und sogar Äthylalkohol gewonnen. In den 1950er Jahren stellte man in Ostdeutschland Chlorophyll aus der Kleinen Brennnessel her.

Viele Landwirte ignorieren die Brennnessel als potenzielle Futterpflanze, weil außer Eseln kaum ein Tier das frische Kraut freiwillig frisst. Viele Pflanzen- und auch einige Fleischfresser sind gekochten oder getrockneten Nesseln aber äußerst zugeneigt. Kühe, Schweine und Haushühner fressen getrocknete Nesseln. Pferden, Schafen, Gänsen, Hühnern, Truthühnern, Ziegen und sogar Hunden und Katzen können die gekochten oder getrockneten Nesseln aus gesundheitlichen Gründen zugefüttert werden. Einem schweizerischen Sprichwort nach sterben kranke Tiere mit Sicherheit, wenn sie Nesseln verweigern. Das Fell von Pferden und Schafen wird glänzender, wenn man Brennnesselsamen unter ihr Futter mischt, und Schweine, Kühe und Pferde erfreuen sich guter Gesundheit, wenn man sie regelmäßig mit Nesseln füttert. Kühe geben mehr Milch, und Hühner legen mehr Eier. Truthühner legen angeblich früher im Jahr. Der Mist von mit Nesseln gefütterten Tieren ist besonders reich an Stickstoff und Spurenelementen.

In den Bergregionen Javas pflanzt man, ähnlich dem Hanf in Rumänien, eine örtliche Nesselart als Begrenzung zwischen den Feldern an, die nach der Wachstumsperiode zu Fasern weiterverarbeitet wird.

Eine weitere ungewöhnliche Eigenschaft von Nesseln ist ihre Fähigkeit, radioaktives Material aus dem Boden aufzunehmen. Die Messwerte von Nesseln waren nach dem Reaktorunglück in Tschernobyl weitaus höher als die fast aller anderen Pflanzen, und die Werte blieben über die Jahre hinweg konstant: Nesseln, die auf Boden mit hohem radioaktivem Gehalt wuchsen, hatten beständig höhere Werte als der Boden selbst.

Verwendung in der Tiermedizin

Brennnessel wird sowohl in der Schul- als auch in der Volkstiermedizin verwendet. Nesselfutter hält die Tiere bei guter Gesundheit, und getrocknete Nesselblätter können nach Durchfallanfällen, Blutarmut, Rheuma, Arthrose oder inneren Blutungen als medizinisches Futter verabreicht werden. Hühnern mit Durchfall und Pferden mit Verdauungsproblemen werden getrocknete Nesseln verfüttert. Nesselblatttee hilft Pferden mit Koliken, und Katzen, Hunde und Pferde mit Arthrose werden mit frischen Nesseln »ausgepeitscht«, d. h. leicht geschlagen, um Blut in die betroffenen Regionen zu bringen. Außerdem kann man die Tiere mit gekochten Nesseln füttern. Hunde, die unter Nervosität oder Ekzemen leiden, können ebenfalls mit gekochten Nesseln behandelt werden. Pferdefell glänzt wieder, wenn man es mit einer Salbe aus Schmalz und Brennnesselwurzeln einreibt, die wie Ringelblumensalbe zubereitet wird.

In vielen Ländern glaubte man, dass Brennnesseln gegen Dämonen wirken würden. In Russland, Finnland und Ungarn hängte man am Johannistag Nesseln über die Stalltüren und -fenster, um die Tiere vor dem Einfluss von Hexen zu schützen. In anderen Gegenden hängte man Brennnesseln über die Köpfe der Tiere oder ließ das Vieh Nessel-Schutzamulette tragen. Im alten Böhmen legte man in der Walpurgisnacht Brennnesseln auf den Misthaufen und schlug sie mit einem Stock. Man glaubte, so würde man die Herzen der Hexen, die den Hoftieren Schaden zufügen wollten, mit Angst und Schrecken erfüllen. Im österreichischen Altenburg strich man verhexten Kühen dreimal im Namen Gottes mit drei verschiedenen zerstampften Nesselwurzeln vom Kopf bis zum Schwanz. Der Heiler warf sich die »verhexten« Wurzeln dann über die Schulter. Beim Volk der Roma hieß es, dass Fußkrankheiten von Vieh geheilt werden könnten, indem man drei Nesselstängel durch eine Hecke bog und brach und dabei den folgenden Reim wiederholte:

»Die ist for den Ochs,
Die andere ist for den Fuß,
Die dritte ist, die heilen muss.«[32]

NEBENSÄCHLICHES UND WISSENSWERTES

Während der industriellen Revolution war Nahrung auf den britischen Inseln so knapp, dass die Brennnessel beinahe zur gefährdeten Art geworden wäre. Viele Weber bekamen nur Hungerlöhne. Sie sammelten Nesseln, um ihre Nahrung aufzubessern, und durchkämmten das Land nach allem, was grün und essbar war.

Weil sie brennt, wurde die Nessel häufig mit Feuer, Blitz, der Sonne und brennender Lust und Liebe assoziiert. Johannisnesseln galten in ganz Europa als besonders wirksam gegen Hexen, Dämonen und Magie. In Russland sprangen die Mittsommerfeiernden über Lagerfeuer und trieben ihr Vieh durch »Nesselfeuer«, um es vor Hexerei zu schützen. Der Brauch wurde bis Ende des 19. Jahrhunderts praktiziert. Nach Albertus Magnus muss man Schafgarbe und Brennnesseln in der Hand halten, um sich vor *»Ängsten und Fantasterien«* jeglicher Art zu schützen.
Ein späterer Autor, Otto Brunfels, glaubte, dass man vor allen Feinden geschützt sei, wenn man Kerbel und Brennnesseln bei sich trug. In Island schlug man Zauberer mit Nesseln, damit sie der Magie abschworen. Im alten Böhmen hieß es, dass an Kreuzungen, an denen üppig Brennnesseln wuchsen, in naher Zukunft Hexen ihren Sabbat abhalten würden. Hexen geben angeblich Nesseln in ihre Zaubertränke, damit niemand ihr Treiben stört.

Mit Ausnahme der Franken glaubte man fast in ganz Europa, dass Blitze nicht in Nesseln einschlagen. In Ungarn und Norditalien sammelte man die Pflanzen am Gründonnerstag und streute sie auf dem Dachboden aus, um das Haus vor Blitzschlägen zu bewahren. In Deutschland warf man aus demselben Grund während Stürmen Brennnesseln auf das Küchenfeuer. Eine recht merkwürdige Abwandlung dieses Glaubens stammt aus Preußen: Wenn es donnerte, legte man

Nesseln und Eisen unter Eier, die gerade ausgebrütet wurden, damit die Küken nicht taub wurden. Die aphrodisierende Wirkung der Brennnessel ist bereits seit Jahrhunderten bekannt. Ovid schrieb über Nesseltränke, von denen es hieß, dass sie Hemmungen lösen und die Fruchtbarkeit erhöhen würden. Man rieb Tieren, vor allem Zuchtvieh, die Genitalien mit Nesseln ein oder schlug sie damit. Am Rhein hieß es, dass Mädchen *»in den Nesseln sind«*, wenn sie mannbar und willig waren.[33] In der Schweiz sagte man über ein Mädchen mit einem unehelichen Kind: *»Die Dochter hat villicht in die Nessle brunzelt.«*[34]

In Schwaben gab es einen alten Liebeszauber, laut dem man am Johannistag eine Brennnesselwurzel ausgraben und sie unter dem Altartuch verstecken musste. Das Objekt der Begierde musste dann heimlich mit der Wurzel gerieben werden und drei Ave-Marias lauschen. In Norddeutschland riefen die Mädchen die »lockenköpfige« Nessel an, wenn sie sich einen lockenköpfigen Geliebten wünschten: *»Krauskopf, locke den Krauskopf heran, ach wie das flattern kann!«*

Im alten Rom schlugen die Athleten ihren Körper vor Wettkämpfen und Rennen mit Brennnesseln, um ihn zu stärken. Bei den französischen Roma und Sinti verstand man das Überreichen von Brennnesseln als Ermutigung zum Kampf. In Herefordshire nagelte man noch vor einem Jahrhundert Erlenzweige und Nesseln an die Haustür unwilliger Dienstboten. In Südirland peitschen sich die Schuljungen am ersten Mai noch heute mit Brennnesseln, was vermutlich ein Überbleibsel der alten Fruchtbarkeitsrituale ist. Und zu guter Letzt riet Albertus Magnus den Fischern, sich die Hände mit dem Saft von Nesseln und Lauch einzureiben, weil dann die Fische zu ihnen kommen würden.

Kinder gehen Brennnesseln meist weitläufig aus dem Weg, schaffen es aber trotzdem immer wieder, sich zu verbrennen. Angeblich verbrennen Nesseln einen nicht, wenn man sie entschlossen zupackend pflückt oder wenn man den Atem anhält. Verbrennt man sich doch, lindern feuchter Lehm, Rosmarin-, Minze- oder Salbeiblätter die Schmerzen, wenn man die Brandwunde damit einreibt. Das üblichste Heilmittel sind Ampferblätter. Während man die Wunde mit den Blättern behandelt, wiederholt man einen Reim, der von Gegend zu Gegend anders lautet.

Wiltshire:
»Ampfer rein
Und raus die Nessel
Aus der Wunde ohne Fessel.«

Northumberland:
»Nessel rein und Ampfer raus
Ampfer rein und Nessel raus
Jagt das Brennen aus dem Haus.«

Schweiz (hier reibt man die Verletzung mit Gutem Heinrich ein):
»Nomini Patri, nessje mach und Blattre,
Mit Heimina ribri das Tüets sus vertribri.«[35]

Brennnesseln und die Kunst der Wahrsagung

Es heißt, dass Jungfrauen Brennnesseln berühren können, ohne sich dabei zu verbrennen. Eine alte Methode, um festzustellen, ob eine Frau keusch war, bestand darin, sie auf eine frische Nessel urinieren zu lassen. War sie noch Jungfrau, erhielten die Blätter ihre Frische, war sie keine mehr, verdörrten die Blätter unter ihrer »weiblichen Hitze«. In abgewandelter Form hat dieser Glaube in der Schweiz lange überlebt: Hier galt eine Frau als unfruchtbar, wenn ihr Urin die Nesseln zum Verdorren brachte. In Bosnien lesen junge Musliminnen am 23. April ähnlich wie bei Farnkraut die Namen ihrer zukünftigen Gatten aus Nesseln.

Im 13. und 14. Jahrhundert glaubte man, dass Brennnesseln das Schicksal Kranker verraten würden. Ließ ihr Urin Nesseln verdorren oder verdorrten die Nesseln, wenn man sie in den Nachttopf unter dem Bett legte, gab es wenig Hoffnung. Frische Nesseln galten als Zeichen rascher Genesung. Wuchs in einer Gartenhecke in der Nähe eines Hauses eine Nessel mit weißen Blättern, deutete man dies als Zeichen nahenden Unglücks. In der Schweiz sagt man noch heute, dass Personen, die im Sterben liegen, bald *»in den Nesseln«* sein werden.

Dem schwäbischen Bauernaberglauben zufolge sind Nesselblätter mit winzigen Löchern Vorboten von Sommerhagel. Blühen die Nesseln früh, sollte man am besten auch früh aussäen. Werden sie sehr hoch, weist das auf hohen Schnee im kommenden Winter hin.

LITERARISCHE ERWÄHNUNGEN

»Du bittest mich, Criseyde zu verlassen
Und eine andere zu lieben, einfach so.
Wie kann ich, Bruder, sie denn plötzlich hassen,
Sie aus dem Herzen reißen, kalt und roh?

Grad wie beim Ballspiel hin und her, mal so, mal so,
Mit Nessel rein und Ampfer raus,
Komm in mein Herz und dann hinaus, Pandare?«

Nach: Geoffrey Chaucer: »Troilus and Criseyde«, Buch IV, Z. 456–461

»›Hoi, Marinko, gehst du schlafen
Zu deinem Geliebten?‹
He, Brennnessel grün!
›Zu meinem Geliebten geh ich schlafen;
Die Decke ist lang, die Nacht ist kurz,
Der Südwind weht die ganze Nacht!‹
He, Brennnessel grün!«

Deutsches Volkslied aus der Gottschee (Jugoslawien), aus: Cesar Bresgens »Liebeslieder«

»Das Nesselkraut ist bitter und sauer und brennet mich,
Verloren hab' ich mein schönes Lieb, das reuet mich.«

Berühmte Klage eines untröstlichen Liebenden von Uhland.
Nach: Mannhardt: »Baumkultus der Germanen«, Band I, S. 187

Eines Tages sah er einige Bauern, die damit beschäftigt waren, Brennnesseln zu pflücken. Er blickte auf den Haufen von entwurzelten und beinahe schon verwelkten Pflanzen und sagte: »Sie sind tot. Es wäre gut, wenn die Menschen wüssten, wie sie sie für sich nutzen können. Ist die Nessel jung, ist ihr Blatt ein hervorragendes Gemüse. Ist sie reif, hat sie Fasern und Fäden wie Hanf oder Flachs. Nesselstoff ist so gut wie Tuch. Gehackt eignet sich die Nessel für Geflügel. Wird der Samen der Nessel ins Futter gemengt, verleiht er dem Fell der Tiere Glanz. Wird die Wurzel mit Salz vermischt, ergibt sie eine schöne gelbe Farbe. Außerdem bringt die Nessel gutes Heu hervor und kann zweimal geschnitten werden. Und was benötigt die Nessel? Wenig, wenn sie reift, aber sie ist schwer zu ernten. Dies ist alles. Mit nur wenigen Mühen wäre sie nützlich. Sie wird vernachlässigt und ist deswegen schädlich.«

Nach: Victor Hugo: »Die Elenden«

»Dies Eckchen meines Hofes ist mir lieb und wert,
So, wie die Pflanze stolz ist auf die Blüte.
Ich mag den Staub, der jedes Nesselblatt beschwert –
Es sei denn, Regen badet es mit sanfter Güte.«

Nach: Edward Thomas: »Tall Nettles«

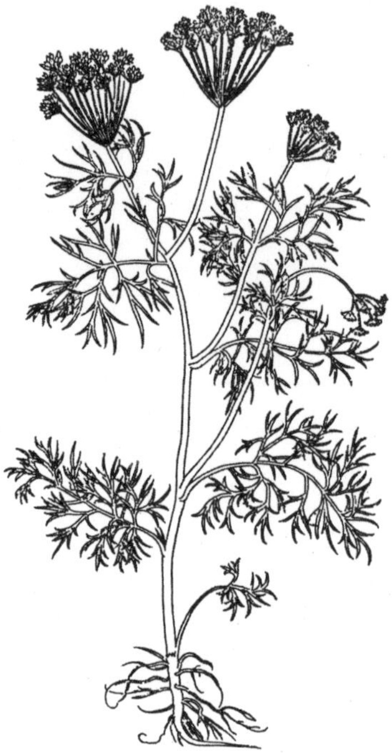

Dill

ETYMOLOGISCHES

Der eigentliche Ursprung des Wortes Dill ist unbekannt. Die Dänen nannten ihn *dild*, die Angelsachsen *dile* und im Althochdeutschen bezeichnete man ihn als *tillj*. Einige Gelehrte vertreten die Meinung, dass sich das Wort aus dem altnordischen *dilla* entwickelte, was »beruhigen« bedeutet.

Die alten Griechen und Römer nannten Dill *anethon* bzw. *anethum*, was von dem griechischen Wort für Blähungen abstammt.

Dill, ein einjähriges Mitglied der Familie der Doldenblütler, ist unter der botanischen Bezeichnung *Anethum graveolens* bekannt. Botaniker unterscheiden zwischen dem Gewöhnlichen Dill, *Anethum graveolens var. graveolens*, und dem Gartendill (*Anethum graveolens var. hortorum*). Im Fernen Osten wird der Indische Dill (*Anethum graveolens var. sowa*) als Heilkraut angebaut.

Volksnamen

Dill wird meistens bei seinem gewöhnlichen Namen genannt und hat wenige Spitznamen. Im Englischen bezeichnet man die Samen als *Meeting House Seeds*.

Anethum graveolens – **Dill**

Deutsch:	Hexenchrut, Gurkenkraut, Kümmerlingskraut, Dillfenchel, Blähkraut, Dillich, Gurkenkümmel, Dille, Kapernkraut, Kappenkraut
Französisch:	Aneth, Aneth odorant, Fenouil puant, Fenouil bâtard
Italienisch:	Aneto, Aneto puzzolente, Finocchio fetido
Griechisch:	Anethon
Spanisch:	Eneldo, Hinojo, Inoldo
Portugiesisch:	Endro
Russisch:	Ukrop

ÄUSSERE MERKMALE

Alle Mitglieder der Doldenblütlerfamilie können leicht miteinander verwechselt werden. Da viele von ihnen giftig sind, ist hier Vorsicht geboten. Dill kann man am deutlichsten an seinem erdigen, durchdringenden Geruch, der wirklich einzigartig ist, und an seinen federigen Blättern, die denen des Fenchels ähneln, erkennen. Dillblätter und -früchte haben einen angenehmen und wärmenden Geschmack und ähneln im Wuchs Fenchel, bis sich die Dolden bilden.

Dill hat eine kleine spillerige Wurzel. Der runde, hohle Stängel kann bis zu einem Meter hoch werden und ist der Länge nach mit winzigen grünen und weißen Streifen gezeichnet. Dillblätter sind federig und fadenartig und haben eine leuchtend grüne Farbe mit leichtem Blaustich. Die ganze Pflanze ist unbehaart, und die oberen Blätter sind eng um den Stängel herum angeordnet. Dill hat, anders als Fenchel, meistens nur einen Stängel. Dillblüten sind gelb und wachsen in bis zu 15 cm breiten Dolden. Dillfrüchte haben einen würzigen Geschmack, sind normalerweise abgeflacht und ähneln Linsen. Ihre Farbe ist ein grünliches Braun.

STANDORT, JAHRESZEIT UND NÜTZLICHE PFLANZENTEILE

In Südeuropa, Nordafrika, Amerika und im Orient wächst Dill wild auf Kornfeldern. In den meisten Gegenden wird er auch angebaut. Er stammt entweder aus dem Kaukasus oder aus dem Mittelmeerraum und wurde von den alten Ägyptern, Griechen, Römern und Juden häufig verwendet. Häufig wildert er von den Gärten aus auf Geröllhalden, Sandbänke, an Flussufer, auf Felder, an Zäune, Pfade und in die Nähe von Häusern aus. Unter günstigen Bedingungen wächst er bis zu einer Höhe von 1 300 m. Dill blüht von Juli bis August und die Früchte reifen meist im Juli, August oder September, manchmal sogar bis in den Oktober hinein.

Sammeln, Trocknen und Aufbewahrung

Es ist ratsam, im Garten zwei verschiedene Dillaussaaten für die Verwendung in der Küche vorzunehmen. Die eine kann regelmäßig abgeerntet und wenn nötig neu gesät werden, und die andere liefert Samen für die Einmachzeit. Dillblätter für den Küchengebrauch sollten regelmäßig geschnitten werden, bevor die Pflanze zu blühen beginnt. Die reifen Samenköpfe werden am Morgen gesammelt, sobald der Tau getrocknet ist. Entweder man schneidet die Dolden separat oder erntet die ganze Pflanze im August oder September, sobald die niedrig gelegenen Samenköpfe reifen. Die geernteten Pflanzen sollten so wenig wie möglich angefasst werden, um möglichst wenige Samen zu verlieren. Trocknen Sie sie an dunklen, luftigen Stellen auf Tüchern. Man kann sie auch zu Bündeln zusammenbinden und an trockenen Sonnentagen draußen auf Laken dreschen. Die gedroschenen Früchte müssen so schnell wie möglich getrocknet werden, wenn nötig mit künstlicher Hitze. Die gründlich getrockneten Früchte werden in luftdichten Behältern gelagert.

Dillblätter schmecken frisch am besten, können aber auch fein gehackt und eingefroren werden, entweder trocken und lose in Plastiktüten oder feucht in Eiswürfelformen. Die einzelnen Dillwürfel werden dann in Plastiktüten gesteckt und im Tiefkühlfach für den Wintergebrauch gelagert. Die Samen halten sich gut, wenn man sie richtig getrocknet hat, und erhalten ihr Aroma länger als die der meisten anderen Kräuter. Ätherisches Dillöl ist durchsichtig und gelb, wenn es frisch ist. Gedunkeltes Öl sollte entsorgt werden.

Saatguterhaltung und Keimung

Die verschiedenen Dillsorten kreuzen sich miteinander. Gute Dillsorten sollten deswegen isoliert angebaut werden, damit sie rein bleiben. Einige moderne Dillsorten sind so gezüchtet worden, dass sie viele Blätter, aber wenig Samen entwickeln.

Wie bei den meisten Mitgliedern der Doldenblütlerfamilie bilden sich die besten Früchte an der ersten, zentralen Dolde. Diese sollten für das Aussäen im nächsten Jahr aufbewahrt werden. Die Samen der folgenden Dolden sind qualitativ schlechter und können in der Küche verwendet werden, vor allem zum Einmachen. Die Samen bleiben unter kühlen Bedingungen zwei bis drei Jahre lang keimfähig und sind somit weniger kurzlebig als die der anderen Mitglieder der Doldenblütlerfamilie.

☞ FINGERZEIGE FÜR DEN ANBAU

Dill vermehrt sich recht fröhlich selbst, wenn man ihn aussäen lässt. In den meisten Böden fühlt er sich wohl, am liebsten aber mag er nährstoffreichen, durchlässigen Boden. Die extreme Hitze des Südens bekommt ihm schlecht, aber er mag eher trockenes Klima und einen sonnigen Standort, weil er anfällig für Schimmel ist.

Da Dill sehr kurze Wurzeln hat und Umpflanzungen nur selten überlebt, sollte er im Frühjahr direkt draußen ausgesät werden. Dillsamen keimen meistens innerhalb von weniger als zwei Wochen und sollten auf zehn bis zwölf Zentimeter Abstand zwischen den Pflanzen ausgedünnt werden. Die Nachsaat sollte alle paar Wochen erfolgen. Dillbeete sollten immer gut gejätet werden. Die Pflanzen gedeihen, wenn man sie vor Wind und extremer Hitze schützt.

Dill kann einzeln, aber auch zwischen anderen Pflanzen ausgesät werden, da er deren Wachstum unterstützt. Zwiebeln, Petersilie, Spargel, Salat und Spinat gedeihen in der Nähe von Dill angeblich besonders gut, außerdem verbessert er den Geschmack von Kohl. Tomatenpflanzen reifen in der Nähe von Dill schneller, er sollte aber entfernt werden, bevor die Tomaten ihre volle Größe erreicht haben. Dasselbe gilt für Karotten. Dill und Fenchel sollten nicht in näherer Nachbarschaft wachsen.

Einem deutschen Gärtneraberglauben zufolge schützt man das Haus für das ganze Jahr vor Schäden, wenn man am Neujahrstag Dill, Salz und Leinsamen an der ganzen Länge des Hauses entlang aussät.

GAUMENFREUDEN

Generell gilt, dass Dillblätter weniger aromatisch sind als Dillsamen und dass sie in der Küche häufiger verwendet werden. Beide unterstützen die Verdauung und »entblähen« Gerichte. Auch wenn sie selten verzehrt werden, sind Dillwurzeln prinzipiell essbar und waren in früheren Zeiten Bestandteil des Speisezettels nordamerikanischer Snake- und Schoschonen-Indianerstämme.

Fein gehackte Dillblätter passen zu Salaten und hervorragend zu Gurken- und Tomatensalaten. Besonders gut harmonieren sie auch mit mildem Gemüse wie Tomaten, Kohl, Kohlsprossen, Brokkoli, roter Beete, Rübchen, grünen Bohnen und Kartoffeln. Dill-Kräuterbutter unterstützt den Geschmack von Fisch- und Gemüsegerichten. Frische Dillblätter eignen sich auch zum Würzen von Mayonnaise, Dips, kalten Saucen, Suppen, Bloody Mary, gefüllten Eiern, Streichkäseaufstrichen, Avocado-Salat und Fischcocktails sowie Hirse. Fisch wird traditionell mit Dillsauce serviert oder auf einem Bett aus Dill- oder Fenchelblättern gekocht, um ihm etwas von seinem »fischigen« Aroma zu nehmen. Auch zu Krabben passt Dill hervorragend.

Essig und Eingemachtem mengt man die blühende Dillpflanze (ohne Wurzeln) oder die Samendolden bei. Essigflaschen zum Verschenken können hergestellt werden, indem man mehrere blüten- oder samentragende Dillstängel in frischen Apfelessig gibt.

Dillsamen, oder präziser: Dillfrüchte, werden häufig beim Backen, Destillieren und Einmachen verwendet. Außerdem würzt man mit ihnen Lammeintopf, Fischsuppen und Reisgerichte. Reife Dillfrüchte passen auch zu Einmach-Gewürzmischungen, Chutneys und indischem Curry und ersetzen gelegentlich Kümmel in Sauerkrautgerichten. Gemahlene Dillsamen können bei salzarmen Diäten als Salzersatz verwendet werden. Kommerzielles Dillsalz ist sein Geld meistens nicht wert, da es oft aus handelsüblichem Salz hergestellt wird, das mit Dillextrakt gewürzt wurde. Die Früchte der zahlreichen Mitglieder der Doldenblütlerfamilie, zum Beispiel Anis, Kümmel, Koriander, Fenchel und Dill, werden oft zum Würzen von Brot verwendet, da sie seiner blähenden Wirkung entgegenwirken und es leichter verdaulich machen.

In Sachsen trugen die Frauen beim Backen früher Dillfrüchte bei sich, um den Teig vor Hexerei zu schützen. Auch heute noch gibt man sie in viele traditionelle Brotteige, und die französischen Köche verwenden sie auch bei der Herstellung einiger Kuchen und Pasteten. Das Öl der reifen Dillfrüchte eignet sich gut zum Würzen von Likören. Das übrig gebliebene Fruchtfleisch kann bei einer Temperatur von etwa 200 °C als Kaffeeersatz geröstet werden.

Erwähnenswerte Rezepte

Dill-Pickles

Es gibt unzählbare Methoden, Eingemachtes zuzubereiten. Dies ist nur eines der vielen traditionellen Rezepte.
Schälen und halbieren Sie vier Kilogramm große Gurken und schneiden Sie die Enden ab (hier sammeln sich die Bitterstoffe). Kratzen Sie die Samen mit einem Löffel aus und probieren Sie, ob die Gurken bitter sind. Bittere Gurken sollten nicht verwendet werden. Schneiden Sie die übrig gebliebenen Gurken in fünf Zentimeter große Würfel. Kochen Sie einen Liter Essigwasser mit mindestens 250 g Zucker, zwei Chilis, vier Esslöffeln Senfsamen, vier Lorbeerblättern und mehreren unreifen Dillfruchtdolden oder Dillblüten auf. Rühren Sie die Gurkenwürfel unter, lassen Sie sie fünf Minuten lang kochen und dann abkühlen. Füllen Sie die Gurkenwürfel in sterilisierte Gläser, gießen Sie die Essigmischung darüber, decken Sie die Gläser mit Zellophan oder Einmachdeckeln ab und lassen Sie sie für eine Woche an einem kühlen Ort stehen. Gießen Sie dann den Saft ab, kochen Sie ihn auf, lassen Sie ihn abkühlen und gießen Sie ihn erneut über die Gurken. Versiegeln Sie die Gläser und lagern Sie sie an einem trockenen und dunklen Ort. Wer lieber süße Pickles mag, sollte die Chilis weglassen und mehr Zucker beigeben.

HAUSHALTSHILFEN

Dillsamen werden in winzigen Mengen Kräuter-Schlafkissen beigegeben.

ॐ SCHÖNHEITSPFLEGE

Dillfrüchte werden gekaut, um Mundgeruch und Hungeranfällen vorzubeugen. Daher stammt auch der englische Name *Meeting House Seeds*: Die Kirchengänger wurden während der langen Predigten hungrig und warteten auf ihr Sonntagsmahl. Sie vertrieben die Hungergefühle mit Dillfrüchten. Das Öl, das aus den Dillfrüchten extrahiert werden kann, wird wegen seines frischen Kräuterduftes in Parfüms und Seifen verwendet.

▣ MEDIZINISCHE EIGENSCHAFTEN

Eine alte Papyrusrolle aus Ägypten erwähnt die medizinische Verwendung von Dill gegen Kopfschmerzen. Pythagoras berichtete, dass Epilepsie geheilt werden könne, indem man Dill in der linken Hand hielt. Dioskurides glaubte, dass das Sehvermögen geschwächt werde, wenn man über einen langen Zeitraum hinweg Dill anwendete, empfahl ihn aber andererseits für die Anregung des Milch- und Urinflusses und als Mittel gegen Übelkeit.

Dioskurides schrieb dazu:
»Ein Trunk aus dem abgekochten Sud der getrockneten Dolde und Frucht fördert die Milchbildung, lindert Koliken und Blähungen und gebietet leichtem Erbrechen Einhalt. Er fördert die Harnabsonderung und stillt Weinkrämpfe. Über einen längeren Zeitraum eingenommen, stumpft er allerdings die Sehkraft ab und schmälert die Potenz. Die Abkochung wird Frauen, die an Unterleibsleiden erkrankt sind, in ein Sitzbad gegeben. Der geröstete aufgelegte Samen entfernt Feigwarzen.«[36]

Die Blätter und Blütenspitzen der Dillpflanze wurden lange Zeit als warme Umschläge bei Leisten- und Nabelbrüchen angewendet.

Moderne Medizin

Die Kräuterkundler von heute verschreiben aus medizinischen Gründen nur Dillfrüchte. Diese ähneln in ihrer Wirkung Fenchel, Anis, Koriander und Kümmel und sind so milde, dass sie Kleinkindern gegen Koliken verabreicht werden können. Personen mit Nierenschäden sollten die Anwendung von Dill in größeren Mengen oder über längere Zeiträume hinweg allerdings vermeiden. Die Früchte wärmen und haben eine stimulierende Wirkung auf die Verdauungsorgane, die Nieren und die Milchdrüsen. Dill wirkt außerdem schleimlösend und kann gegen Schlaflosigkeit, die durch Verdauungsstörungen hervorgerufen wird, eingenommen werden.

Stillende Mütter trinken warme Milch, in der Dillblätter eingeweicht wurden, oder Dillfrüchtetee, um den Milchfluss anzuregen. Auch Säuglingen mit Verdauungsstörungen können kleine Mengen dieses Tees verabreicht werden. Der gepresste Saft der frischen Pflanze wird gelegentlich bei Hämorrhoiden angewendet. Aus den reifen Früchten kann ein medizinisches Öl hergestellt werden, das als antiseptisches Schmerzmittel wirksam ist.

In der chinesischen Medizin wird Dill verwendet, um Kälte zu vertreiben und das Yang zu wärmen. Er wirkt auch gegen Verstopfung und Appetitlosigkeit und wird Fisch und Fleisch beigemengt, um sie leichter verdaulich zu machen.

DILL IN HAUS UND HOF

Bienen lieben Dill, Vögel meiden ihn. Da Vögel sich selten an frisch ausgesäte Dillsamen heranwagen, verteilen manche Bauern Dill, Kümmel und Salz in einer Feldecke, bevor sie aussäen. Sie sind überzeugt davon, ihre Ernte mit dieser Bauernmagie vor Vögeln und Tieren zu schützen.

Das Fruchtfleisch der Dillfrüchte, das nach dem Destillieren übrig bleibt, kann geröstet und an das Vieh verfüttert werden. Dasselbe gilt für die frischen Früchte. Beides beschützt, dem Volksglauben nach, die Tiere vor schlechten Einflüssen. Für die Gesundheit hängte man dem Vieh ganze Dillpflanzen um den Hals oder in ihre Ställe. Im Spätmittelalter fütterte man Kühe mit Dillfrüchten und streute in der Walpurgisnacht (die Nacht zum 1. Mai) Dill und Salz in den Ställen aus, um sie vor Hexen abzusichern. Auch heute noch verabreicht man Kühen nach dem Kalben Dill, um Krankheiten abzuwehren und den Milchfluss anzuregen. Außerdem soll man angeblich Dill und Salz in der Westentasche bei sich tragen, wenn man Tiere kauft. Jedes neugeborene oder -gekaufte Kalb sollte mit Dill und Salz bestreut werden. Dieselbe Behandlung sollte man allen Tieren im Frühjahr zukommen lassen, bevor sie zum ersten Mal auf die Weide getrieben werden.

Auch Hunden tut etwas fein gehackter Dill als Nahrungsergänzung wohl. Stillenden Hündinnen kann man Dillsamentee oder zerkleinerte Dillsamen verfüttern, um ihren Milchfluss anzuregen.

NEBENSÄCHLICHES UND WISSENSWERTES

»Nimm Eisenkraut und Dill -
Dann kriegt die Hex' nicht, was sie will.«

Englische Volksweisheit

Dill, Fenchel und Sellerie wurden im alten Griechenland mit dem Dionysoskult in Verbindung gebracht. Man zog Dill auch in den Gärten des Adonis und legte ihn alljährlich als Opfer auf sein Grab. Bei den alten Römern zählte Dill zu den Pflanzen des Bacchus und wurde zu Kränzen und Kugeln verarbeitet, die ein Symbol für die Freude waren.

Im modernen Volksglauben beeinflusst Dill Hochzeiten, Geburten und kleine Kinder. In Deutschland war es früher Brauch, dass sich Braut und Bräutigam vor dem Kirchgang Dill in ihre Schuhe streuten. Manche Bräute steckten sich vor der Zeremonie heimlich Brot, Dill- und Kümmelsamen in die Tasche, um sich und ihr neues Heim zu schützen. In Norddeutschland hieß es, dass eine Braut, die während der Predigt Senf- und Dillsamen bei sich trug und dabei sprach:
»Ich habe Senf und Dille, Mann, wenn ich rede, schweigst du stille!«[37],
ihren Mann in Zukunft beherrschen werde.

Angeblich lindert Dill im Kindbett die Schmerzen bei der Geburt. Befindet sich im Bett der werdenden Mutter auch eine Silbermünze, und sie sagt:
»Ech laien af Salver och Dall
Men Kand soll sen wä ech wall!«[38]
wird sie ihr Kind in Zukunft beherrschen. Säuglingen hängte man auch Dillfrüchte um den Hals, um sie vor Unheil zu schützen, bis sie getauft wurden.

Allgemein hieß es, dass Dill schwarzer Magie entgegenwirke, besonders wenn man ihn an der bloßen Haut bei sich trug. In Tschechien heilte man Menschen, die von Hexen und Alpträumen geplagt wurden, indem man ihnen heimlich Dill unter ihre Kissen legte. Ein englisches Sprichwort lautet:
»Dill und Eisenkraut tut gut,
Wenn man auf Elbenhügeln ruht.«

Mit anderen Worten ist die Schutzkraft von Dill und Eisenkraut so stark, dass man sogar ungestraft auf einem Elbenhügel schlafen kann.

Wünschte sich ein Norditaliener, körperlich kräftiger zu werden, aß er Brot aus Mehl, Bier und Dillsamen.

Nicht zuletzt verlieh Dill dem, der ihn bei sich trug, angeblich Macht über den Ausgang von Gerichtsverhandlungen und direkten Einfluss auf unbeugsame und undurchschaubare Mitglieder der menschlichen Rasse, wie Richter oder Anwälte. Um dies zu erreichen, musste man sich Dill und Haferstroh in den Schuh legen, bevor man zum Gericht ging, und dann sprechen:
»Vor Haferstroh und Dille
Da schweigen die (Gerichts)Herren stille!«[39]

Legenden

Eine osteuropäische Waldfrau war einst kurz davor, einem Menschen die Geheimnisse des vierblättrigen Klees und der Dillsamen zu enthüllen. Doch bevor die Worte ihren Lippen entwichen, rief ihre Schwester: »Was auch immer du tust, gib nicht das Geheimnis des vierblättrigen Klees und der Dillsamen preis!« Die Waldfrau gehorchte ihrer Schwester, und bis heute ist es den Menschen nicht gelungen, die geheimen Kräfte dieser Pflanzen zu entdecken.

LITERARISCHE ERWÄHNUNGEN

»Der Mann ist nur in seinen Träumen König,
Jedoch vollkommen frei,
Und staunend über Gottes Werke verbringt er seine Zeit,
Indem er allen Kräutern nachspürt
Und ihre Wirkungen studiert.
Hier findet er den wundersamen Dill,
Womit die Kräuterfrau heimliche Leiden heilt,
Die man nicht nennt aus Schamgefühl.«

Nach: Michael Drayton: »Poly-Olbion«, Z. 184–208

»Eisenkraut und Dill
Halten Hexenzauber still.«

Nach: Michael Drayton: »Nymphidia«

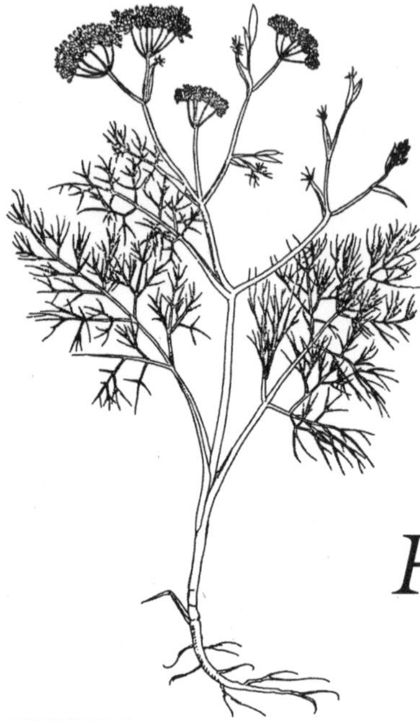

Fenchel

ETYMOLOGISCHES

Der deutsche Name Fenchel sowie der botanische Name *foeniculum* stammen von dem lateinischen Wort *faeniculum* ab, das »kleines Heu« bedeutet. Die häufigste Fenchelart ist *Foeniculum vulgare*.

Fenchel ist ein Mitglied der Familie der Doldenblütler und, abgesehen von einigen Gartensorten, die als einjährige behandelt werden, meistens zwei- bis mehrjährig. Es gibt viele Sorten von wildem und kultiviertem Fenchel mit breit variierenden botanischen Merkmalen und Ölgehalten. Die Pflanze wird manchmal mit dem Echten Haarstrang *(Peucedanum officinale)* oder anderen giftigen Vertretern dieser Familie verwechselt, beim Sammeln ist also Vorsicht geboten.

Wilder Fenchel bzw. Bitterfenchel trägt den botanischen Namen *Foeniculum vulgare var. vulgare.* Dem Gärtner sind meistens zwei andere Sorten bekannt: der Süßfenchel oder Gewürzfenchel *(Foeniculum vulgare var. dulce),* der wegen seiner Früchte und Samen, und der Gemüse-, Knollen oder Zwiebelfenchel *(Foeniculum vulgare var. azoricum),* der wegen seiner Knollen und Stängel angebaut wird. Außerdem existieren zahlreiche verschiedene Sorten von wildem Fenchel.

Volksnamen

Bei den alten Griechen bezeichnete man Fenchel als *Marathron*, bei den Angelsachsen als *Flonel*. Auf Altenglisch bezeichnete man ihn als *Finugl*, woraus die Namen Finkel, Fenkel und Spingel entstanden. Die Namen für den kultivierten Fenchel lauten:

Foeniculum vulgare – **Fenchel**

Deutsch: Fenchel, Finkel, Fenigl, Enis, Brotsamen, Knollenfenchel, Kammfenchel, Süßfenchel, Gewürzfenchel, Gemüsefenchel, Zwiebelfenchel, Brotanis, Femis, Fenikel, Fenkel, Finchel, Frauenfenchel, Kammfenchel, Kinderfenchel, Langer Anis

Englisch: Fennel, Sweet Fennel, Florentine Fennel, Florence Fennel, Mild Fennel, Devil-in-a-Bush, Love-in-a-Mist

Französisch: Fenouil, Aneth doux, Aneth fenouil, Anis vert

Italienisch: Finocchio, Finocchio di Bologna, Finocchio di Chioggia, Carosella, Finocchione, Finocchini

Spanisch: Hinojo, Comino, Anis

Russisch: Krop

Chinesisch: Hui-Hsiang

ÄUSSERE MERKMALE

Am besten erkennt man Fenchel am Geruch, wenn man die Pflanze oder die Samen zwischen den Fingern reibt. Die Samen schmecken wie Süßholz, sind sehr süß und haben wenig Bitterstoffe. Wilder Fenchel schmeckt ein wenig bitter, der kultivierte aber ist eine wahre Gaumenfreude. Solange die Pflanze jung ist, weist sie starke Ähnlichkeit mit Dill auf, entwickelt dann aber eigene Erkennungsmerkmale. Die Wurzel ist weiß, dick, lang und pfahlförmig und der aufrechte Hauptstängel ist der Länge nach gepunktet und von blaugrüner Farbe. Er ist mit einem weißen Mark gefüllt und wird bis zu zwei Meter hoch. Die Basis der dicken Blattstängel hat die Größe einer Faust, und Kultursorten bilden eine Knolle aus. Fenchelblätter sind federig, aber gröber als die von Dill, und von dunkelgrüner bis rötlicher Farbe, die die kleinen leuchtend gelben Blüten unterstreicht. Fenchelblüten bilden Dolden, die einen Durchmesser von bis zu 15 cm erreichen können. Die Früchte sind halbmondförmig und setzen sich aus zwei Samen zusammen, die jeweils fünf vertikale graue Streifen aufweisen.

STANDORT, JAHRESZEIT UND NÜTZLICHE PFLANZENTEILE

Fenchel stammt ursprünglich aus dem Mittelmeerraum und fühlt sich deswegen an trockenen, sonnigen, nach Süden ausgerichteten Hängen, Terrassen und Weinbergen, Bahndämmen, Flussufern und Wiesen besonders wohl. Häufig verwildert er und hat sich auf diesem Wege auf der ganzen Welt als Wildpflanze in gemäßigten Gegenden, besonders in Meeresnähe, niedergelassen. Auch wenn die Pflanze im hohen Norden keine Früchte ausbildet, kann man sie dort wegen ihrer Blätter und fleischigen Stängel anbauen. Fenchelknollen sollten zwischen Juli und Oktober geerntet werden, gelegentlich auch im Winter. Die Samen werden von August bis Oktober, die Wurzeln zwischen September und Oktober oder Anfang des Frühjahrs geerntet.

Sammeln, Trocknen und Aufbewahrung

Fenchelwurzeln sollten für die Trocknung im September ausgegraben und dann in kleine Stücke geschnitten werden. Die Blätter werden von Frühling bis Sommer einzeln geerntet. Im Anschluss daran sollten die Pflanzen zurückgeschnitten werden, damit sie neue Triebe ausbilden, die in Geschmack und Konsistenz feiner sind. Die Knollen werden, je nach vorherrschendem Mikroklima, im Spätsommer und Herbst bis in den Frühling hinein geerntet. Die Samen, oder botanisch korrekt: die Früchte, werden im Herbst gesammelt, wenn sie sich gelb oder braun färben und graue Streifen aufweisen. Die erste Ernte ist meistens die beste, da spät reifende Früchte meistens keinen hohen Ölgehalt aufweisen. Fenchelsamen können durch Abstreifen oder unter Zuhilfenahme von Kämmen gesammelt werden. Die Dolden oder die ganzen Pflanzen (ohne Wurzeln) können aber auch mit der Schere abgeschnitten und zum Trocknen auf Planen oder Tüchern ausgebreitet werden. Sobald sie getrocknet sind, müssen die Pflanzen gedroschen werden, um die Samen zu entfernen. Ist das Klima für diese Jahreszeit ungewöhnlich feucht, sollte der Trocknungsprozess durch künstliche Hitze unterstützt werden. Fenchelwurzeln sollten langsam mit künstlicher Hitze getrocknet werden. Die Blätter und Stängel trocknen schlecht, können aber, vor allem in pürierter Form, eingefroren werden.

Saatguterhaltung und Keimung

Süßfenchelsamen bleiben bei kühler, dunkler und trockener Lagerung etwa drei Jahre lang vital und keimen innerhalb von zwei Wochen. Die besten Samen finden sich in der ersten Hauptdolde. Über die Jahrhunderte wurden, neben den wilden Sorten, viele verschiedene Fenchelsorten gezüchtet. In den letzten Jahren wurde der sogenannte Bronzefenchel beliebt und wird häufig als Knollenfenchel verkauft, auch wenn es sich eigentlich um eine Gewürzsorte handelt. Seien Sie achtsam, wenn sie Gemüsefenchelsamen kaufen, da es hier viele sehr unterschiedliche Sorten gibt, von denen einige in der Gegend, in der Sie leben, schlecht gedeihen könnten. Meistens bedarf es einiger Experimente, bis man eine Sorte gefunden hat, die sich im entsprechenden Lokalklima wohl fühlt. Haben Sie eine gefunden, bleiben Sie ihr treu und versuchen Sie, die Samen zu erhalten, damit sich die Sorte in Ihrem Mikroklima noch besser akklimatisiert. Samen können nur von zweijährigen Pflanzen gesammelt werden. Deswegen sollten Sie die Samen entweder im Spätsommer aussäen und die Pflanzen draußen überwintern lassen oder sie im Frühjahr aussäen, die Wurzeln ausgraben und sie drinnen überwintern lassen. Fenchel sollte im Frühjahr so schnell wie möglich wieder eingepflanzt und von anderen Sorten isoliert werden, damit die gewünschten Eigen schaften erhalten bleiben.

☞ FINGERZEIGE FÜR DEN ANBAU

Süßfenchel wird in Europa, Asien und Amerika wegen seiner Samen angebaut. Er ist nicht schwierig zu ziehen und erscheint oft ganz von selbst Jahr für Jahr wieder. Allgemein gedeiht er auch unter widrigen Bedingungen gut. Fenchel mag lockeren, durchlässigen und nährstoffreichen, aber nicht frisch gedüngten Boden mit ziemlich hohem Kalkgehalt und regelmäßiges Gießen. Am besten wächst er an Südhängen in Gegenden, in denen auch Spätsommer und Herbst noch warm und trocken sind. Fenchel sollte alle paar Jahre umgepflanzt werden, damit er den Boden nicht auslaugt. Einem Aberglauben zufolge sollte Fenchel immer mit einigen Silbermünzen, Brot und Salz ausgesät werden, damit die Ernte erfolgreich wird.

Knollenfenchel wurde einst nur in Frankreich und Italien angebaut, ist mittlerweile aber ein Kosmopolit geworden. Er eignet sich für Diäten, da er den Körper entwässert und bei wenigen Kalorien viele Mineral- und Nährstoffe liefert. Er ist frostempfindlich und sollte erst nach den letzten Frosttagen im Frühling oder noch später ausgesät werden. Ist der Sommer warm und feucht genug, schießen die Pflanzen in die Höhe und säen sich aus. In Italien wird Fenchel im Herbst ausgesät, damit sich die Stängel schon Anfang des Frühlings zu Knollen verdicken. Wollen Sie große Fenchelknollen (die eigentlich verdickte Stängel sind) ziehen, müssen Sie das lokale Wetter sehr genau kennen. Fenchel benötigt reichhaltigen, aber nicht frisch gedüngten Boden, sonst besteht die Gefahr, dass er von Nacktschnecken und Blattläusen heimgesucht wird. Hat die Pflanze sich erst einmal eingelebt, sollte sie feucht gehalten und mit Erde oder Mulch gebleicht werden. Auf diesen Weise erhalten Sie weiße und süße Knollenstängel.

Fenchelfrüchte reifen unter den meisten Klimabedingungen während des ersten Jahres, in sehr kalten Gegenden können sie aber auch zwei Jahre brauchen. Je nach Länge der Wachstumssaison wird Fenchel im Frühling, wenn die Frostgefahr vorbei ist, oder im Herbst ausgesät. Die Samen werden direkt ausgesät und gut mit Erde bedeckt. Die Pflanzen dünnt man auf einen Abstand von 30 cm aus. Die Samen sollten vor dem Kälteeinbruch geerntet werden, sonst fallen sie ab. Nach der Ernte werden die mehrjährigen Pflanzen zurückgeschnitten und als Schutz gegen die Kälte mit gut kompostiertem Mist oder einer dicken Mulchschicht aus Stroh, Blättern oder anderem organischem Material bedeckt. Die Wurzeln können allerdings auch ausgehoben und, mit Erde bedeckt, in tiefen Gräben oder in mit Sand gefüllten Behältern im Keller gelagert werden, solange man mindestens zehn Zentimeter Stängel stehen lässt und sie nicht zu stark zurückschneidet. Kontrollieren Sie den Zustand der Pflanzen über den Winter hinweg regelmäßig und entfernen Sie sorgfältig schimmelige Pflanzenteile. Die Wurzeln können im Frühling erfolgreich wieder eingepflanzt oder sogar in Blumenkästen aufgezogen werden, sobald es wärmer wird.

GAUMENFREUDEN

Fenchel wurde schon in den Küchen der Pharaonen verwendet und von den alten Römern angebaut. John Parkinson schrieb 1640 in seinem *Theatricum Botanicum*: *»Blätter, Samen und Wurzeln dienen beidem, der Nahrung und der Medizin. Die Italiener finden besonders viel Vergnügen an dessen Gebrauch und pflanzen ihn deshalb um und bleichen ihn, um ihn zarter zu machen, damit sein Geschmack angenehmer wird, der süß und etwas scharf ist und der Verdauung bei groben Nahrungsmitteln wie Fisch und anderem schwerem Fleisch hilft. Wir legen ihn gewöhnlich auf Fisch oder kochen ihn mit diesem und vielen anderen Dingen. Auch die Samen kocht man mit Brot und manchen weiteren Speisen.«*

In der modernen Kochkunst verwendet man frische Fenchelblätter als Gewürzkraut und Dillersatz. Die dicken Stängel der kultivierten Sorten werden als Gemüse oder Salat gegessen. Die reifen Samen verwendet man wegen ihres aromatischen Öls. Sie verleihen Eingemachtem und Backwaren, aber auch Spirituosen Geschmack.

Fenchelblätter werden vor allem zum Würzen von öligem Fisch verwendet, so wie Kümmel bei fettem Schweinefleisch eingesetzt wird. Fachleute vermuten, dass dieser Brauch in Küstengegenden entstanden sein könnte, wo Fenchel wild wächst. Ein englisches Sprichwort verulkt die Verbindung zwischen Fenchel und Fischgerichten:

»Hummer, Lachs und Krabben,
Üppig mit Fenchel garniert,
Werden zu köstlichen Happen,
Weil der Koch ihnen erst im Jenseits
Den Leckerbissen serviert.«[40]

Fisch wird häufig auf einem Fenchelblattbett gekocht. Italienische Köche wickeln Fisch gelegentlich in Fenchelblätter, bevor sie ihn über dem offenen Feuer backen oder grillen. Lachs wird traditionell mit Fenchelsauce serviert, Seebarsch und Makrele werden mit dem Kraut gefüllt und Aalsuppe wird mit fein gehacktem Fenchel aufgetafelt. Im Mittelalter empfahl man in der Fastenzeit, Fisch mit Fenchel zu würzen. Es hieß, dass Fisch, der unter dem Einfluss des Sternzeichens Fische gefangen wurde, nicht gegessen werden sollte, bevor er nicht mit Fenchel gemildert worden war.

Fenchelblätter werden auch Salaten und Gemüsesuppen, vor allem Borscht, beigegeben und können in Kräuterbutter und -essig gemengt werden. Manchmal findet sich Fenchel auch in gemischten Kräutern. Fein gehackte junge Fenchelblätter können zum Würzen von Geflügel verwendet und direkt vor dem Servieren über Gemüsesorten wie Kartoffeln, Karotten und Erbsen gegeben werden. Einige Bäcker legen ihren Brotteig auf ein Bett aus Fenchel, bevor sie ihn backen. Die Blätter der wilden Fenchelpflanzen werden gelegentlich als Ersatz für Gartenfenchel verwendet, auch wenn ihr Geschmack gröber ist.
Unreife Fenchelblütenköpfe werden häufig zum Würzen von Eingemachtem verwendet oder zusammen mit den Blättern der schwarzen Johannisbeere und Meerrettichwurzeln zu eingemachten Gurken gegeben. Reife Fenchelblütenköpfe sind hübsche Garnierungen, besonders zusammen mit blauen Borretschblüten.

Einige kultivierte Fenchelsorten haben süß schmeckende, große weiße und knollenähnliche Blätterstängel. Diese können roh gegessen, in dünnen Scheiben in Salate gemengt oder als Gemüse gedämpft, im Ofen gebacken, püriert oder entsaftet werden. Brühe aus der frischen Pflanze hat wenige Kalorien und eignet sich deswegen für Diäten. Auch Kindern tut Fenchelpüree gut, da es mild schmeckt und leicht verdaulich ist. Fenchel ist ein typisch italienisches Gericht, das man als Vorspeise, Salat oder in Butter geschmort und mit frisch geriebenem Parmesan, Butter und Salz gewürzt serviert.

Fenchelsamen sind ein weitverbreitetes Gewürz. Die Früchte der einjährigen Pflanze sind süß, werden aber von Jahr zu Jahr bitterer. Die meisten Gartenfenchelsorten wurden extra wegen ihrer süßen und aromatischen Früchte gezüchtet. Apfelgerichte werden manchmal mit Fenchel- und Dillsamen gewürzt. In der Antike verwendete man Fenchelsamen, um Nahrungsmittel zu konservieren, und teilweise hat sich dieser Brauch bis heute erhalten. Fenchel-, Anis-, Kümmel- und Koriandersamen werden manchmal in Brotteig gemengt, um den Geschmack von altem oder modrigem Mehl zu überdecken. Fenchelsamen werden auch zum Würzen von Oliven, Eingemachtem, Käse und Sauerkraut verwendet. Außerdem werden sie häufig zu Hochprozentigem verarbeitet: Absinth und Sambuca enthalten meistens destillierte Fenchel- und Anissamen, Saragossawein wird aus Fenchelwurzeln hergestellt und aus den Stängeln kann Fenchellikör destilliert werden. Das Kauen von Fenchelsamen lindert Hungergefühle, und die getrockneten Samen finden sich in den Kräuter-Verdauungsmitteln, die in Indien nach dem Essen serviert werden.

Erwähnenswerte Rezepte

Diese »Fenchel-Sauce für Makrele« stammt aus Mrs. Beetons *Book of Household Management:*

»Zutaten: 1/4 l geschmolzene Butter, etwas mehr als ein Esslöffel gehackter Fenchel.
Zubereitung: Rühren Sie die geschmolzene Butter sehr glatt; hacken Sie den Fenchel sehr klein und reinigen Sie ihn sorgfältig von jedem Sand oder Schmutz und geben Sie ihn in die Butter, wenn diese genau den Siedepunkt erreicht hat. Köcheln Sie die Sauce für ein oder zwei Minuten und servieren Sie sie in einer Terrine.«[41]

Cazzo del Imperatore[53]

Dieses Bauerngericht hat seinen eher vulgären Namen erhalten, weil es angeblich aphrodisierende Wirkung besitzt, und ist eine sehr einfache Vorspeise, die in Italien traditionell in der Fenchelsaison serviert wird. Waschen Sie sehr frische und süße Fenchelknollen und schneiden Sie dunkle Verfärbungen sorgfältig aus. Vierteln Sie die Knollen und schneiden Sie sie der Länge nach, je nach Größe, in Achtel oder Sechzehntel. Arrangieren Sie sie angenehm für das Auge auf einer Platte und garnieren Sie sie mit aphrodisierenden Blumen wie Kapuzinerkresseblüten. Würzen Sie das Ganze mit einer Prise feinem Meersalz, viel gutem kaltgepresstem Olivenöl und frisch gemahlenem schwarzem Pfeffer.

HAUSHALTSHILFEN

Fenchel findet sich in vielen Potpourri- und Duftsäckchenmischungen.

ॐ SCHÖNHEITSPFLEGE

Fenchel dient in der Kosmetik vor allem als Atemerfrischer. Fenchelsamen werden nach den Mahlzeiten gekaut, um den Atem zu versüßen, Fenchelöl findet sich in kommerzieller Zahnpasta und Mundwässern, und Atempastillen aus Fenchel sind in allen Drogeriemärkten und Apotheken erhältlich. Fenchelöl wird außerdem bei der Herstellung von Parfüm verwendet.

Aufgüsse aus Fenchelsamen finden sich in Gesichtslotionen, Schönheitspackungen, Augenspülungen und Feuchtigkeitscremes. Fenchelgesichtslotionen haben zusammenziehende und reinigende Wirkung. Schönheitspackungen aus Fencheltee und Honig unterstützen Behandlungen gegen Falten, und Gesichtspackungen aus frischer Mayonnaise und Fencheltee wirken gegen trockene Haut. Cremes mit Fenchel sollen Falten vorbeugen und trockene Haut nähren.

Dampfbäder mit Fenchel machen raue, trockene Haut wieder weich, und Fenchelbäder haben einen stimulierenden und kräftigenden Effekt auf die ganze Haut. Ist nichts anderes erhältlich, kann Fencheltee auch als Haarspülung verwendet werden. Kompressen aus zerkleinerten Fenchelsamen oder gekochten Fenchelsamen werden auf die Brüste gelegt, um die Haut zu festigen.

▣ MEDIZINISCHE EIGENSCHAFTEN

»Der Fenchelsamen hat die Kraft,
Dass er den Wind vom Leibe schafft.
Die Heilkunst schätzt ihn viererlei:
Zunächst, dass er vom Gift befreit,
Und Fieberbrand mit Macht vertreibt,
Den Darm putzt, wenn man wohlbeleibt,
Und viertens Adlerblick verleiht.
Ob Kraut, ob Samen – beide helfen – Amen.«

Nach: Sir John Harrington: »The School of Salernum«, S. 46

Fenchel ist eines der ältesten Heilkräuter. In China wird er bereits seit Jahrtausenden verwendet, in Indien, Ägypten und im arabischen Raum seit Jahrhunderten. Dioskurides und Plinius beschrieben ihn, und in Spanien wurde er um die erste Jahrtausendwende herum verwendet. Karl der Große ordnete seinen Anbau an, Hildegard von Bingen empfahl ihn, John Gerard schrieb über seine augenkräftigende Wirkung, und Nicholas Culpeper zählte seine Anwendungsmöglichkeiten auf. Sein heißes und trockenes Temperament legte es nahe, ihn beim Austreiben von Fieber, zur Unterstützung der Verdauung und gegen Schlafstörungen, Melancholie, psychische Erkrankungen und Erkältungen zu verwenden. Man verschrieb ihn, um überschüssiges Wasser aus dem Körper zu ziehen, und empfahl ihn Frauen nach der Niederkunft. Außerdem hieß es, dass er entzündete Brüste heilt, den Milchfluss stimuliert und Milchstau löst. Fenchel wurde auch verwendet, um das Gift aus Schlangenbissen und von tollwütigen Hunden sowie aus Skorpionenstichen zu ziehen. Auch sollte er bei Kräutervergiftungen, verschiedenen Augenkrankheiten und gegen Ohrwürmer helfen.

Moderne Medizin

Der Ruf des Fenchels, ein wirksames Heilkraut zu sein, hat sich ungeschwächt bis in die heutige Zeit erhalten. Sowohl Kräuterkundler als auch Homöopathen empfehlen ihn stillenden Müttern und Säuglingen, vor allem wegen seiner mild abführenden Wirkung und seiner positiven Effekte auf den Verdauungsapparat. Fenchelsaft und -tee werden noch immer verwendet, um geschwächte oder entzündete Augen auszuwaschen, und die Samen finden sich in Hustensäften und

-bonbons. Fenchel war ein Volksheilmittel gegen Epilepsie und ist als solches kürzlich wissenschaftlich bestätigt worden: Große Dosen Fenchelöl rufen bei Menschen epileptische Anfälle hervor. Entsprechend dem Grundsatz, dass »Gleiches Gleiches heilt« geht man davon aus, dass kleine Fenchelmengen, die über einen langen Zeitraum hinweg eingenommen werden, heilende Wirkung auf Epilepsie ausüben. Auch die Wurzeln werden gekocht und als mildes Abführmittel eingenommen.

In der chinesischen Medizin sind Fenchelsamen unter dem Namen *Xiao hui xiang* bekannt. Sie werden bei Leistenbrüchen (Kälte im Lebermeridian) und Kälte im Magen verabreicht. Warme Fenchelumschläge wärmen den Magenbereich und lindern Schmerzen. Außerdem verwendet man ihn hier, wie in der westlichen Medizin, gegen Blähungen, Verstopfung und Übersättigung sowie zur Steigerung des Appetits. Die Samen können ohne Bratfett in einer Pfanne geröstet und dann zu einem Pulver gemahlen werden. Dieses Pulver wird in China als Küchengewürz verwendet. Das Pulver lässt sich aber auch gemeinsam mit anderen Kräutern in Reiswein auflösen und wird dann als Heilmittel gegen Leistenbrüche und Darmschmerzen, die durch Kälte ausgelöst wurden, eingesetzt. Es heißt, dass übermäßiger Fenchelkonsum den Augen schadet, und das Kraut wird nicht gegen heiße Erkrankungen oder bei Männern, die unter vorzeitigen Samenergüssen leiden, eingesetzt.

Besondere Heilmittel

Fenchelsamen und -früchte werden entweder pur verwendet oder zu Fenchelwasser, -sirup, -tinktur, -honig, -latwerge oder -öl weiterverarbeitet. Fenchelsamentee oder in Milch eingeweichte Fenchelsamen können stillenden Müttern verabreicht werden, um den Milchfluss anzuregen. Verdünnter Fenchelsamentee lindert Verdauungsbeschwerden bei kleinen Kindern. Ein stärkerer Tee zur Anregung des Milchflusses kann aus den folgenden Zutaten hergestellt werden: ein Teil getrockneter Fenchel, ein Teil Anissamen, ein Teil Dillsamen und ein Teil Frauenmantelblätter (wenn erhältlich, sind Silbermantelblätter zu bevorzugen).

FENCHEL IN HAUS UND HOF

Ein altes Sprichwort sagt, man solle Fenchel in der Nähe des Zwingers pflanzen, um Fliegen fernzuhalten. Übrigens zeigt Fenchel auch bei Hunden aphrodisierende Wirkung und kann fein gehackt einer Diät aus rohem Fleisch beigemengt werden, um die Fruchtbarkeit zu steigern und später den Milchfluss der Hündinnen zu stimulieren.

Getrocknete Fenchelstängel und -blätter und Destillationsrückstände können an Rinder, Pferde und Schafe verfüttert werden, um den Appetit anzuregen und die Milchproduktion zu steigern. Außerdem reibt man das Kraut auf Bienenstöcke, damit die Bienen nicht ausschwärmen. Zudem kann man die Immen mit gesüßtem Fencheltee füttern.

Verwendung in der Tiermedizin

Füttert man seine Tiere mit Fenchelsamenpulver zu, steigert man damit meist ihren Appetit und lindert Verdauungsprobleme. Fenchelsamen können in Säckchen erwärmt und als warme Umschläge bei verschiedenen Beschwerden verwendet werden.

NEBENSÄCHLICHES UND WISSENSWERTES

Fenchel diente bei den attischen Mysterien den Feiernden als Girlandenschmuck und war Aphrodite und Artemis geweiht. Antiken Aufzeichnungen zufolge verwendeten Schlangen Fenchel als Heilmittel gegen verschwommene Sicht und rieben sich an der Pflanze, wenn sie ihre Haut ablegten. Für die Angelsachsen war Fenchel ein wichtiges magisches und geistervertreibendes Kraut und Teil des berühmten Neunkräuterzaubers:

»Thymian und Fenchel sind ein Paar von großer Macht.
Der weise Herr, heilig im Himmel,
Fertigte diese Kräuter, als er am Kreuze hing;
Setzte und sandte sie in die sieben Welten, um allen zu helfen,
arm und reich.«[42]

Im Mittelalter verwendete man Fenchel in Kombination mit Johanniskraut, um Menschen vor Hexen, Dämonen und Zwergen zu schützen. Man hängte ihn am Mittsommerabend über Haus- und Stalltüren, um bösen Zauber fernzuhalten, und rieb die Euter und Hörner der Kühe damit ein, um Krankheiten abzuwenden. In den meisten europäischen Ländern wird er noch heute gegen Dämonen und gelegentlich auch als Aphrodisiakum verwendet. Die Italiener trugen Fenchelamulette gegen böse Geister und verwenden seinen Namen in sexuellen Wortspielen und Anzüglichkeiten – beispielsweise werden Homosexuelle als »finocchi«, also »Fenchel«, bezeichnet. In der Provinz Friaul bekämpften sich die Hexen angeblich gegenseitig mit Fenchelzweigen. Bei den englischen Bewohnern Somersets galt Fenchel als »gutes« Kraut und wurde über den Haustüren aufgehängt, um das Haus und seine Bewohner vor Feuersbrünsten zu beschützen. In einigen Versionen des Prometheus-Mythos diente ein hohler Fenchelstängel als Versteck für die glühende Kohle, die den Menschen das Feuer schenkte.

Fenchel und die Kunst der Weissagung

Einem verbreiteten Mythos nach gebären Frauen, die in der Schwangerschaft ein Verlangen nach Fenchel haben, mit Sicherheit Söhne. Es heißt auch, dass gute Fencheljahre gute Weinernten ankündigen.

ꝏ LITERARISCHE ERWÄHNUNGEN

»Auch der Fenchel muss gerühmt werden, der mit kräftigen Sprossen emporwächst und die Arme der Zweige weit ausstreckt; er schmeckt süß und verbreitet auch einen recht süßen Duft. Angeblich ist er nützlich, wenn die Augen von Schatten verdunkelt werden; auch soll sein Samen, vermengt mit Ziegenmilch, Blähungen im Bauch lindern und schnell Verstopfungen lösen. Zudem lindert die Fenchelwurzel, vermischt mit Lenaeischem Trunk, Keuchhusten.«

Nach: Wahlfridus Strabo: »Hortulus«, S. 20

»Er thront hoch über kleinen Pflanzen
Und lässt die gelben Blüten tanzen.
Fenchel verleiht seit alter Zeit
Mit zauberischer Leichtigkeit
Dem blinden Auge Helligkeit.«

Nach: Longfellow, zitiert in Grieve: »A Modern Herbal«, S. 294

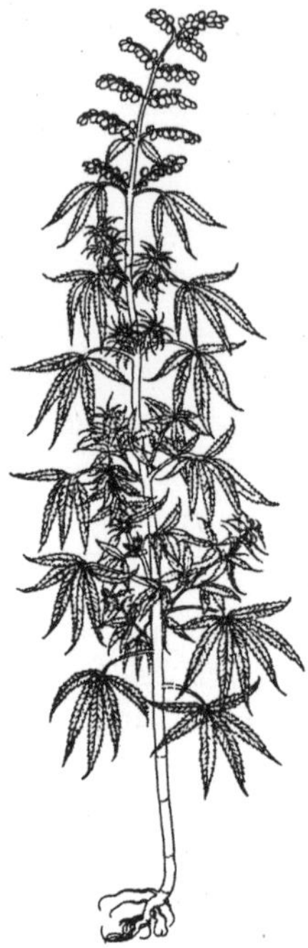

Hanf

ETYMOLOGISCHES

Der Name »Hanf« stammt von dem althochdeutschen Wort *haaf* bzw. dem altnordischen *hampr* ab. Die botanische Bezeichnung *Cannabis* entstand aus dem skythischen *nahpi-z* bzw. *hanapi-z*, dem lateinischen *cannabis* und dem persischen *kanab.*

Um das Wort »Hanf« rankt sich einiger Galgenhumor: Hanffasern wurden einst bei der Herstellung der Seile verwendet, mit denen man Verbrecher hängte, und schon bald bezeichnete man die Übeltäter im Englischen als »Hanfsamen« oder »Hanfstrecker«. Ihre Witwen nannte man »Hanfenwitwen«, und es hieß, dass sie mit Hanf wedelten, nach Hanf schmeckten oder am Hanffieber starben. Im schottischen Dialekt bezeichnet man junge Leute, die wilden Hafer aussäen, botanisch unkorrekt als Hanflinge.
Die obersächsische Redensart »Durch den Hanf gucken« bedeutet »sich erhängt zu haben«, und von einem, der es wert war, aufgehängt zu werden, sagte man: »Er geht nicht gerne an einem Hanffelde vorbei.« Gleiches gilt für das Sprichwort »Besser den Hanf in den Händen als am Halse«. Manchem Übeltäter steht der Galgen schon von früher Jugend an bevor, und er muss seinem Lebenswandel nach »für den Hanf gewachsen sein«.

Der nahe mit dem Hopfen verwandte Hanf ist ein einjähriges Mitglied der Familie der *Cannabaceae*. Der botanische Name der Pflanze lautet *Cannabis sativa ssp. sativa*. Das medizinisch wirksamste Kraut, auch Indischer Hanf genannt, ist *Cannabis sativa ssp. indica.* Die wild wachsende Art *Cannabis sativa ssp. spontanea* findet sich in Sibirien und Zentralasien. Es existieren zahlreiche lokale Varianten.

Volksnamen

Cannabis sativa ssp. sativa – **Hanf**

Deutsch:	Hanf, Honif, Semmelhanf, Bästling, Knaster
Englisch:	Neckweed, Devil's flower, Gallows grass
Französisch:	Chanvre
Spanisch:	Canabo, Cañamo, Mariguana, Marijuana
Italienisch:	Canapa
Holländisch:	Hennep
Schwedisch:	Hampa
Dänisch:	Hamp
Walisisch:	Cywarch
Irisch:	Cnáib
Russisch:	Konopija posevnaja
Hindi:	Kimab

Cannabis sativa ssp. Indica – **Indischer Hanf**

Deutsch:	Indischer Hanf, Cannabis, Hasch, Haschischkraut, Maconha, Marihuana
Englisch:	Bhang, Ganja, Dagga, Marihuana, Pot, Grass, Reefer
Russisch:	Konopija indiijskaja

Früher hielt man die weibliche Pflanze wegen ihrer stattlichen Größe und der großen Blütenköpfe für die männliche. Zwar wurde diese Fehlinterpretation mittlerweile botanisch korrigiert, aber in den alten Volksnamen lebt sie weiter:

Hanf (weiblich)

Deutsch:	Samenhanf, Mastel, Sämer
Englisch:	Winter hemp, Carl, Carl hemp, Chrule hemp, Charle hemp

Hanf (männlich)

Deutsch:	Fämmel, Fimmel, Geilhanf
Englisch:	Summer hemp, Fimble, Femble, Flembe, Fyrble, Barren

ÄUSSERE MERKMALE

Hanf ist eine schöne, große Pflanze, oft sogar die höchste im Garten, obwohl sie nur einjährig ist. Er wird problemlos bis zu drei Meter hoch und hat weiße, spillerige Pfahlwurzeln und einen eckigen, starken, aufrechten Stängel. Die ganze Pflanze verströmt einen markanten und harzigen starken Geruch, der einen buchstäblich überwältigen kann, wenn ein Hanffeld zu blühen beginnt. Selbst die eher unempfindliche menschliche Nase kann ein Hanffeld auf Hunderte Meter Entfernung riechen. Hanf hat viele *»gefingerte Blätter, von denen ein jedes aus fünf, sechs oder sieben Teilen, lang und schmal, spitz und an den Rändern gezahnt, zusammengesetzt ist, von welchen jeweils das mittlere am längsten ist und die sich an einem langen Blattstängel zusammensetzen. An der Oberfläche sind sie grün, gräulich an der Unterseite und grob in der Textur.«*[43]

Wer jemals mit Hanfpflanzen zu tun hatte, kennt den Unterschied zwischen Männchen und Weibchen. Die männlichen Pflanzen sind klein und gehen bald ein. Sie haben gelblich grüne oder weißlich grüne Blüten, die in Büscheln an den Stängelspitzen wachsen. Diese Blüten produzieren keine Samen, sondern Pollen. Die weiblichen Pflanzen sind wesentlich buschiger und werden sehr hoch. Die Blüten und Samen der Weibchen sind nicht leicht zu erkennen, da sie eine grünliche Farbe aufweisen.

☼ STANDORT, JAHRESZEIT UND NÜTZLICHE PFLANZENTEILE

Wild wächst Hanf in Indien, Sibirien, China und Persien. Indischer Hanf stammt ursprünglich aus Nordwestindien, dem Iran und Afghanistan. Häufig wildert er aus und wird von Vögeln oder durch Vogelfutter verbreitet, das auf Müllhalden und -haufen entsorgt wurde. Mittlerweile hat er sich in den meisten warmen Gegenden eingebürgert. Hanf wächst auf Geröll, unfruchtbaren Feldern, an Wänden und Hecken und an bewaldeten Hängen, und zwar bis zu einer Höhe von 1 500 m. Hanf wurde schon Jahrtausende vor Christi Geburt angebaut. Zu Beginn des 20. Jahrhunderts wurde er in Kentucky in der Blue-Grass-Region als Faserpflanze angebaut, erregte dann aber wegen seiner narkotischen Eigenschaften Missfallen und wurde in Nordamerika systematisch ausgerottet. Interessanterweise wurde die Kampagne gegen die Papierpflanze Hanf ausgerechnet von Zeitungen unterstützt. Hanf blüht im Juli und August.

Sammeln, Trocknen und Aufbewahrung

Die Arbeiter auf den Hanffeldern bezeichneten die Pflanze einst als *Devil's Flower* (»Teufelsblume«), weil sie Kopfschmerzen verursachte und in dem Ruf stand, junge Mädchen unfruchtbar zu machen und bei alten Frauen Hautausschläge auszulösen.

Die Blütenköpfe der weiblichen Pflanzen werden für medizinische Zwecke im August oder September geschnitten, wenn sie in voller Blüte stehen.

Für die Ernte der Hanffasern wurden Maschinen entwickelt, um die Fasern von den holzigen Teilen der Stängel zu entfernen. Vor einigen Jahrzehnten mussten die Stängel noch mühsam von Hand geschnitten, gebündelt, gestapelt und auf dem Feld geröstet werden, d. h., man lieferte sie den Elementen aus, um die Fasern zu isolieren. Die kleinen männlichen Pflanzen wurden im Sommer geerntet. Die größeren weiblichen Pflanzen, auch als Samenhanf bezeichnet, wurden in voller Reife im September geschnitten. Samenhanf wurde mit Sicheln oder Sensen so nah am Boden wie möglich geschnitten und dann auf dem Feld getrocknet. Die Stängel wurden nach der Länge sortiert und für zwei bis vier Wochen im Regen liegen gelassen oder in Wasser eingeweicht, bis sie weich zu werden begannen. Nun trocknete man sie erneut und presste oder brach sie, um die Fasern herauszulösen. Sorgfältige Beobachtungen haben gezeigt, dass Pflanzen, die während des abnehmenden Mondes geerntet werden, trockener sind und robustere Fasern aufweisen als die, die während des zunehmenden Mondes geerntet werden. Auf der anderen Seite sind diese Pflanzen aber viel aromatischer und harzhaltiger und eignen sich besser für medizinische Zwecke.

Wenn Sie Hanfsamen ernten möchten, müssen Sie Vögel fernhalten, die eine Hanfpflanze innerhalb weniger Tage »ausnehmen« können. Netze sind nicht besonders wirksam gegen die Plagegeister, weil die gefräßigen Tiere einfach darunter kriechen und sich darin verfangen. Eine Methode ist, die Pflanzen bis auf die Wurzeln zurückzuschneiden, sobald die Vögel über sie herfallen. Legen Sie die geernteten Pflanzen drinnen in einem luftigen, trockenen Raum auf Tüchern aus. Die meisten Samen reifen auf diese Weise, die restlichen müssen aber herausgedroschen werden. Außerdem können die Blätter zu schimmeln beginnen, weshalb die Pflanzen regelmäßig gewendet und untersucht werden müssen. Sie können den Vögeln auch eine frühere Sorte als Köder anbieten, der sie ablenkt, während die Samen der Hauptsorte reifen.
In einer vogelfreien Idealwelt sammelt man Hanfsamen am besten, indem man die Pflanzen täglich in einer Papier- oder Stofftüte ausschüttelt und die Samen dann in einem trockenen, dunklen Raum nachtrocknet. Eine einzige weibliche Pflanze erzeugt erstaunlich viele Samen, möchten Sie aber die genetische Vielfalt einer Sorte erhalten, müssen Sie Samen von mehreren Exemplaren mischen.

Hanfblätter werden normalerweise von weiblichen Pflanzen gesammelt, sobald sie zu blühen beginnen oder wenn sie Samen ansetzen, und zwar indem man die Zweige von der Pflanze schneidet. Man zupft dann umgehend die Blätter, Blüten und Samen von den markigen Stängeln und trocknet sie schnell an einem kühlen, trockenen und luftigen Ort. Einige Pflanzen haben einen so hohen Harzgehalt, dass die Blätter sehr lange brauchen, um vollkommen zu trocknen. Sie verderben bei Feuchtigkeit schnell und müssen trocken gelagert werden.

Saatguterhaltung und Keimung

Es gibt unzählige Hanfsorten, besonders in den gemäßigten Zonen. Die Pflanze sät sich selbst aus und wird von Vögeln verteilt, die die samentragenden Pflanzen in Schwärmen heimsuchen. In den letzten Jahren wurden mehrere Sammelexpeditionen in die ehemalige Sowjetunion und nach Asien unternommen, um nach bislang unentdeckten Hanfsorten zu suchen. Allgemein kann man Hanf in Faser- und Medizinsorten unterteilen, auch wenn die Unterschiede nicht deutlich definiert sind. In der EU weisen die meisten kommerziellen Sorten wenig Alkaloide und einen hohen Fasergehalt auf. Eine Hanfsorte kann beinahe keine betäubenden Alkaloide enthalten, während die nächste einen besonders

hohen THC-Gehalt aufweisen kann. Bei der Ernte von Hanfsamen ist unbedingt zu beachten, dass man für die Vermehrung sowohl männliche als auch weibliche Pflanzen benötigt. Die Männchen sind kleiner und trocknen schnell ein, die Weibchen größer und buschiger und tragen hellgrüne bis gelbe winzige Blüten. Außerdem sind sie aromatischer als die Männchen. Hanfsorten kreuzen sich miteinander, wenn sie in unmittelbarer Nähe wachsen. Um die Sorten rein zu halten, müssen sie isoliert oder in Entfernungen von mindestens 500 m angepflanzt werden.
Hanfsamen halten sich bei kühler, trockener und dunkler Lagerung relativ lange. Manchmal keimen sie sogar, nachdem sie jahrelang vergessen auf einem Dachboden herumgelegen haben.

☞ FINGERZEIGE FÜR DEN ANBAU

Hanf wird schon seit langer Zeit kultiviert: Bereits für die Bronzezeit konnte der Anbau nachgewiesen werden, und 220 n. Chr. galt er in China als Heilkraut und wurde zu diesem Zweck auch von den alten Ägyptern, Griechen, Römern und Kelten benutzt. Er reift innerhalb von 90 bis 150 Tagen und kann daher sowohl in nördlichen Gegenden als auch im Süden erfolgreich angebaut werden. Hanf aus dem Süden ist medizinisch wirksamer als der aus dem Norden, weswegen in nördlichen Ländern die Fasersorten vorherrschen. Die Gesetzgebung ist sehr unterschiedlich, in den meisten Ländern ist es aber verboten, Hanf als Rauschmittel anzubauen. Erlaubt ist dagegen fast überall der Anbau für Vogelfutter, Öl oder Fasern. In vielen Ländern ist es verboten, Hanfsamen im Kräuterladen zu kaufen, im nächsten Samengeschäft aber kann man sie säckeweise als Vogelfutter erhalten. In der Europäischen Union wurde die Gesetzeslage kürzlich gelockert, und der Anbau von alkaloidarmen Sorten für die Faserproduktion wird mittlerweile staatlich subventioniert.

Hanf wächst auf jedem Boden, solange er nicht besonders kalt, nass, vollkommen unfruchtbar oder ökologisch geschädigt ist. Auf dickem Lehmboden wächst er zwar, gedeiht aber nicht. Auf nährstoffarmem, sandigem Boden hingegen fühlt er sich außerordentlich wohl. Hanf mag Boden mit einem leicht basischen pH-Gehalt und direkte Sonneneinstrahlung mit etwas Schatten. Er sollte im Frühjahr ausgesät werden. Bis zur Ernte erfordert er dann nur wenig Aufmerksamkeit, da er eine extrem unempfindliche Pflanze ist. Er vergiftet das meiste in der Umgebung wachsende Unkraut oder entzieht dem Boden so viele Nährstoffe, dass sie dahinwelken und absterben. Wegen seines außerordentlich schnellen Wachstums und seines gierigen Wesens braucht man ihn meist nicht zu düngen. Außerdem eignet er sich aus denselben Gründen als Gründüngungspflanze in der Fruchtfolge. Schädlinge suchen Hanf selten heim. In sehr heißen Sommern kann er wegen Feuchtigkeitsmangels verkümmern. Biogärtner halten sich häufig eine Hanfpflanze im Garten, um Vögel zu ködern oder anzuziehen. Eine Mischkultur mit Hanf kann Rostpilz auf Eibisch und Stockrosen verhindern.

Gärtnerlegenden

Generell gilt, dass Hanf gemäß dem Zweck, zu dem er dienen soll, ausgesät werden sollte. Samenpflanzen sollten früh ausgesät werde, damit die Samen genug Zeit zum Reifen haben. Faser- und Heilmittelpflanzen sollten eine Woche oder drei Tage vor Vollmond ausgesät werden. Pflanzen, die während des abnehmenden Mondes ausgesät wurden, werden weniger hoch als andere. Traditionell gelten der 11. April und der hundertste Tag des Jahres, der 1. und 3. Mai und die Tage des heiligen Urban, Georg, Christian und Hiob als günstig für die Aussaat. Den badischen Bauern zufolge sollte man das Kraut am 11., 12. oder 13. Mai aussäen, die dem Heiligen Bonifatius, Pankratius und Servatius geweiht sind. In Mitteleuropa kennt man sie wegen der kurzen Kältephase, die in diesen Tagen häufig auftritt, als »die drei Eisheiligen«. Faserhanf soll dem Aberglauben nach während der drei Eisheiligen ausgesät werden, da die Männer sehr groß gewesen sein sollen und der Hanf demnach gerade und hoch wächst. In Schwaben glaubte man, dass Hanf, der unter dem Sternzeichen Löwe ausgesät wurde, besonders lange Fasern hat, und solcher, der unter dem Zeichen Fische gesät wurde, besonders ebenmäßige Fäden ergibt.

Dem Volksglauben zufolge kann man ganz leicht voraussagen, wie gut die Hanfernte ausfallen wird, und ebenso einfach die Pflanzenhöhe beeinflussen. Ist das Wetter am Faschingsdienstag schlecht, wird der Hanf im kommenden Jahr gut wachsen. Ist das Wetter schlecht, wenn der erste Storch in Nordeuropa eintrifft, wird der Hanf nicht sonderlich hoch. Haben Schlüsselblumen und Primeln im Frühjahr lange Stängel, dann werden auch die Hanfstängel lang sein. In Deutschland und Frankreich steckte man einen Weidenstock in die Erde, wenn man den Hanf aussäte, um den Pflanzen zu zeigen, wie hoch sie werden sollen. Außerdem hieß es, dass der Hanf groß werden würde, wenn er von einem großen Menschen gesät wurde, dieser sehr hoch springen konnte oder wenn der letzte Gläubige, der sich am Aschermittwoch in der Kirche befand, groß war. Sprangen die Tanzpaare am Faschingsdienstag oder am Johannisfeuer hoch, würde der Hanf ebenfalls groß werden. In Schwaben riefen die Tänzer: *»Wichs, wachs, dass der Hanf drei Ellen lang wachs!«*[44]

In Bayern rollte man am Johannisabend brennende Strohräder von den Hügeln, um das Hanfwachstum zu unterstützen. In Norditalien bereiteten die Frauen am letzten Donnerstag im Januar ein besonderes Nudelgericht zu. Je länger sie rührten, desto höher wuchs angeblich der Hanf. In Polen wurden Mädchen, die am Ostersonntag die Messe verschliefen, von den Kirchgängern »gewässert«, damit der Hanf größer wurde.

GAUMENFREUDEN

Hanfsamen haben einen sehr hohen Ölgehalt und werden ausgepresst, um ein Öl zu produzieren, das einen hervorragenden Nährstoffgehalt hat (unter anderem Omega-3-Fettsäuren), sich aber relativ schlecht hält. Mittlerweile wird es in der EU und in Kanada als Salatöl produziert und verkauft. Geröstete Hanfsamen werden seit der Antike gegessen und sind in Russland, Polen und anderen Teilen Osteuropas noch heute eine traditionelle Speise. Ein traditionelles schlesisches Weihnachtsmenü besteht aus Hanfsuppe, Fisch, Mohnknödeln und gedünsteten Früchten. In Russland stellte man aus Hanfsamen früher Butter her, und in Österreich verwendet man heutzutage ähnlich wie Mohnsamen Hanfsamen in traditionellen Backwaren. Sowohl Hanf- als auch Mohnsamen haben einen hohen Ölgehalt und können bei der Zubereitung von Brot, Keksen und schweren Kuchen verwendet werden, um sie nährstoffreicher und appetitanregender zu machen. Nur Indischer Hanf ist so stark, dass er auch als Backzutat narkotische Wirkung zeigt. Gewöhnlich sind Hanfsamen selbst dann harmlos, wenn man sie in großen Mengen isst. Die Samen können auch gemahlen und als Füllung für Plätzchen verwendet werden. Frischer Hanf wird gelegentlich verwendet, um Bier zu aromatisieren und zu verstärken.

HAUSHALTSHILFEN

Grüne Hanfpflanzen vertreiben angeblich Bettwanzen, und getrocknete Stängel können als primitive Zündhölzer verwendet werden. Die getrockneten großen Stängel können im Garten eingesetzt werden, um kleinere Pflanzen unauffällig hochzubinden.

Wie Jute und Sisal wird Hanf benutzt, um Seile und Garn herzustellen, und gleich Flachs und Nesseln können seine Fasern zu einem robusten Stoff gewebt werden. Die Chinesen verwenden Hanf zu diesem Zweck bereits seit mindestens

4 500 Jahren. Sie nannten ihr eigenes Land »die Erde des Hanfes und der Maulbeerbäume«. Früher kennzeichnete man unfruchtbare Landstriche in Besitzdokumenten als »Hanfland«, also Orte, an denen der Hanfanbau für den Haushaltsgebrauch erlaubt war. In Italien war es für die Bauernmädchen, die ihre Mitgift anfertigten, einst Brauch, zu diesem Zweck jedes Jahr ein Hanffeld anzulegen. Hanfunterwäsche und -küchentücher findet man noch heute auf europäischen Flohmärkten, da das Tuch sehr lange hält. Solange es neu ist, ist es ziemlich kratzig, mit der Zeit aber wird Hanfstoff geschmeidig weich. Mittlerweile verwendet man ihn als Alternative zu anderen festeren Stoffen, z. B. für Handschuhe und Jeans, und neue Verarbeitungsverfahren haben das Problem der Kratzborstigkeit gelöst. In Rumänien und einigen Teilen der früheren Sowjetunion baut man Hanf nach wie vor als Öl- und Faserpflanze an. Viele mitteleuropäische Bauern haben in den letzten Jahrzehnten weitere Verwendungsmöglichkeiten für diese vielseitige Pflanze entdeckt. Hanföl ist extrem nützlich und kann als Speiseöl, aber auch bei der Herstellung von Seifen, Reinigungsmitteln und Kosmetika verwendet werden.

In der Schweiz ließen die Bauern früher am St.-Agatha-Tag (5. Februar) in der Kirche ein Stück Hanfseil, etwas Brot und Salz segnen. Die Gegenstände wurden dann zwischen die neugewebten und -genähten Stoffe gelegt, um diese vor Mäusen und Motten zu schützen.

ॐ SCHÖNHEITSPFLEGE

Hanföl, zu erkennen an seiner leuchtend grünen Farbe, wird in der Kosmetik mittlerweile wie Mandel-, Avocado- und Jojobaöl verwendet. Es ist sehr ölig und eignet sich deswegen für rissige, trockene oder beschädigte Haut und ist in Schutz- und Reinigungscremes für die Arbeit im Freien enthalten. In fast jeder Drogerie finden sich Hanfshampoo und -haarspülungen sowie Hanfgesichts- und -handcremes. Nachteilig ist nur der etwas höhere Preis, der typisch für alle Kosmetika aus rein natürlichen Inhaltsstoffen mit begrenzter Haltbarkeit ist.

MEDIZINISCHE EIGENSCHAFTEN

Seit Jahrhunderten gilt Hanf als lösendes Kraut, das schädliche Substanzen aus dem Körper zieht und die Gebärmutter öffnet. Haremsbesitzer in Konstantinopel wussten ihn zu ihrem Vorteil einzusetzen. In Deutschland legte man die

Arbeiterinnen auf Hanfbetten, um krampfartige Schmerzen zu lindern, oder band sich Hanffasern um den Arm oder an die Oberschenkelinnenseite, um Krämpfe zu lösen. In Böhmen wärmten sich Fieberpatienten die Ohren mit dem Rauch einer Hanfkugel, die drei vielfarbige Stoffstückchen, drei Späne und zehn Linsen enthielt und über einem Kohlenfeuer verbrannt wurde. In anderen Gegenden glaubte man, Fieber zu besiegen, indem man drei Hanfkugeln im Feuer verbrannte und den Rauch aus dem Fenster wedelte. Man glaubte, dass gemeinsam mit dem Rauch auch das Fieber hinausging. Hildegard von Bingen empfahl Hanf als Wurmkur. Hebammen aus Lincolnshire in England bereiteten Geburtskuchen aus Hanfsamen zu. Otto Brunfels verschrieb Hanf gegen Ohrenschmerzen, und Nicholas Culpeper empfahl die Samen gegen Blähungen, Husten, Koliken und Leber- und Gallenverstopfungen.

Für medizinische Zwecke wurden nur die Blütenspitzen und die Samen der weiblichen indischen Pflanze verwendet. Volksheiler verwendeten Hanf als mildes Hypnotikum, als Sedativum und als Betäubungsmittel. Er unterstützt den Körper bei der Ausscheidung von Urin und Schleim und kann außerdem gegen Schmerzen, insbesondere Zahn- und Kopfschmerzen, eingesetzt werden. Des Weiteren wirkt Hanf als mildes Beruhigungsmittel bei nervösen Störungen, Neuralgie, bei Kleinkindern auftretenden Krämpfen, Konvulsionen und Schlaflosigkeit sowie in manchen Fällen von Delirium tremens. Aus Hanfsamen zubereitete »Milch« wird hier und da noch immer gegen Tripper angewendet, und die Samen werden Patienten mit Leberproblemen und nervösen Erschöpfungszuständen verabreicht.

Hanf wurde in Deutschland früher recht häufig medizinisch verwendet. 1855 kamen beispielweise bereits hunderte Tonnen von Marihuana und Haschisch aus Übersee im Hamburger Hafen an.

Moderne Medizin

Hanf wird heutzutage kaum noch als medizinisches Heilkraut verwendet, da der Alkaloidgehalt (THC) nicht gut abschätzbar und der Konsum fast überall gesetzlich eingeschränkt ist. Auch die individuellen Reaktionen auf Hanf fallen außerordentlich unterschiedlich aus, es gab sogar Fälle von Vergiftung. Ebenso ist die Auswirkung auf den Hormonhaushalt nicht vorhersehbar. Selbst in einem Feld von Indischem Hanf einzuschlafen kann zu unerwarteten Ergebnissen führen, und der Konsum des Krauts hat oft einen regelrechten »Kater« zur Folge. Eines der wenigen Länder, in denen Hanf noch zu den offiziellen medizinischen Heilkräutern gezählt wird, ist die Schweiz, und selbst hier wird er, außer als Speiseöl, nicht für die innere Anwendung empfohlen. Trotz all seiner Nachteile ist Hanf

aber in einigen Fällen durchaus empfehlenswert: Er regt den Appetit von Krebspatienten nach der Chemotherapie an, lindert ihre Schmerzen und wird außerdem in der Behandlung von multipler Sklerose, AIDS, Hepatitis C, Morbus Crohn und Glaukom eingesetzt.
Hanfextrakt wird in winzigen Dosen gegen Kopfschmerzen verabreicht, und Hanftinktur wirkt gegen Beschwerden beim Wasserlassen, Blasenentzündungen und Geburtsschmerzen. Die Samen des Indischen Hanfs werden Hustensäften beigegeben, besonders wenn es sich um krampfartigen Husten handelt. Umschläge aus Hanfblättern oder gestampften Hanfsamen können im Genitalbereich, bei rheumatischen Schmerzen oder Hühneraugen angewendet werden.

Ein homöopathisches Heilmittel aus *Cannabis sativa* ist wirksam bei sexuell übertragbaren Krankheiten, besonders Tripper, Blasenentzündungen, Impotenz, Weißfluss und sexuellen Störungen. Indischer Hanf kommt zur Unterstützung des Nervensystems zum Einsatz.

In der chinesischen Medizin wird Hanf gegen Verstopfung, vor allem bei älteren Patienten, aber auch gegen Wunden und Eitergeschwüre, die schlecht heilen, eingesetzt. Die chinesischen Ärzte warnen allerdings davor, zu große Mengen des Krauts einzunehmen, weil es Übelkeit, Erbrechen, Koma und sogar den Tod herbeiführen kann.

HANF IN HAUS UND HOF

Dünne Hanfstängel können zusammen mit anderen getrockneten Pflanzen als Erste-Hilfe-Lager für Tiere dienen. Streu aus Hanfschäben wird besonders für Pferde, aber auch für andere Tiere verwendet. Hanföl wird aus den reifen Samen gepresst, wobei die Rückstände als Futtermaterial verwertet werden können, vor allem für Schweine. Vögel lieben Hanfsamen, weswegen diese sich in den meisten handelsüblichen Vogelfuttermischungen finden. Es heißt, dass Kanarienvögel schöner singen und Hühner im Winter länger Eier legen und schneller zunehmen, wenn man ihnen etwas Hanf zufüttert. Feldmäuse meiden den harzigen Geruch der Pflanze und verlassen ihre Löcher, wenn man Hanfsamen in die Öffnungen schüttet. Auch bei Wühlmäusen ist dieses Verfahren einen Versuch wert.

Gepresstes Hanföl kann, wenn nötig, als Brennöl verwendet werden, auch wenn das Ergebnis nicht immer befriedigend ist. Allerdings lässt sich aus Hanföl ein hervorragender schnell trocknender Lack herstellen. Auch in Waschpulver findet sich das Öl gelegentlich. Seit kurzem wird außerdem über die Benutzung von Hanf zur Herstellung von Biodiesel diskutiert.

Hanffasern werden nicht nur für die Stoffherstellung verwoben, sondern können auch zu Seilen und Garnen gedreht oder grob zu robusten Säcken, Segeltuch und Packmaterial gewoben werden. Hanffasern werden außerdem verwendet, um Wasser- und Heizungsrohre abzudichten. Der qualitativ beste Hanf kommt angeblich aus Italien und Russland.
Hanffasern wurden in früheren Zeiten in der Produktion von hochqualitativem und extrem haltbarem Papier verwendet. Viele alte Manuskripte wurden auf Hanfpapier gedruckt und befinden sich noch heute in einem für ihr Alter erstaunlich guten Zustand, wie man beispielsweise an der Gutenbergbibel ersehen kann.
Hanf wird als Streu für Haustiere verkauft, und die Fasern kommen inzwischen in den verschiedensten Bau- und Dämmstoffen zum Einsatz. Sogar Heizpellets werden aus Hanf hergestellt.

Der bekannteste (und profitabelste) kommerzielle Nutzen des Indischen Hanfs besteht aber in seinen Qualitäten als Rauschmittel. Der Verkauf von Hanfblättern, -harz und -samen ist in vielen Ländern zu einem großen, wenn auch illegalen Geschäft geworden. Hanfblätter können geraucht werden; die Blätter, Blüten und Samen der weiblichen Pflanzen werden auch als Tee getrunken. Das Harz wird als Haschisch gesammelt, und aus den Blättern und Samen der weiblichen Pflanze wird ein Getränk namens Bhang zubereitet. Eine Delikatesse unter den Rauschmitteln stellen die gerösteten Samen dar. Der für diese Zwecke am besten geeignete Indische Hanf stammt aus warmen und bewaldeten Gegenden. Cannabis sativa ssp. sativa aus dem Norden weist fast keinen Gehalt an narkotischen Substanzen (THC) auf, die Blütenköpfe der aus warmen Regionen stammenden weiblichen Cannabis sativa ssp. indica aber ist häufig stark genug, um Vergiftungen und Delirium hervorzurufen. Bei gemäßigtem Konsum kann Hanf einen Effekt zeigen, den Robert Burton bereits in seiner Anatomie der Melancholie beschrieb: *»Gracias ab Horto erwähnt ein weiteres Kraut, das Bang genannt wird und ähnlich wirkt wie Opium. Es versetzt sie für eine Weile in eine Art Ekstase und bringt sie zum Lachen.«*[45]

Verwendung in der Tiermedizin

Indischer Hanf wird in manchen Fällen an Rinder verfüttert, die an Magenbeschwerden, Blähungen und Koliken leiden. Außerdem werden Kuheuter mit Hanföl eingerieben, um die Milchproduktion zu steigern.

NEBENSÄCHLICHES UND WISSENSWERTES

Hanf galt jahrhundertelang als »unheimliche« Pflanze, weil er Halluzinationen und Trancen hervorrufen konnte und dem Betäubten manchmal das Zweite Gesicht verlieh. Hexen und Zauberer haben das Kraut deswegen seit jeher großzügig verwendet. Es hieß außerdem, dass der Saft der frischen Pflanze Wasser auf der Stelle zum Gefrieren bringen würde und dass Personen, die in einem Hanffeld schliefen, verrückt würden oder sterben müssten. Schwangeren Frauen riet man davon ab, auf die Pflanze zu urinieren, und die Seile, an denen man Verbrecher hängte, wurden aus Hanffasern gefertigt. In den englischen Lincolnshire Fens warnte man Verbrecher, dass ihr Verhalten sie an den Galgen bringen würde, indem man nachts einen Weidenzweig und ein Hanfseil an ihre Türen zeichnete. Man wollte damit sagen, dass der Verbrecher bald gehängt, an einem Kreuzweg beerdigt und mit einem Weidenzweig durchbohrt werden würde. Seine ruhelose Seele würde dann um die Kreuzung spuken, bis ein guter Geist sie zur Ruhe legte.

Eines der berüchtigtsten Hanfprodukte ist Haschisch, das seinen Namen dem Araber Hassan-i-Saban verdankt, der auch als »der Alte vom Berg« bekannt ist. Im elften und zwölften Jahrhundert versammelte er eine Gruppe von Rebellen um sich und initiierte eine Reihe von politischen Intrigen, Gewalttaten und Attentaten. Seine Anhänger, die Assasinen, rauchten große Mengen von Haschisch, um ihren Mut zu stärken und eine geradezu übernatürliche Sensibilität zu erreichen.

Im zwanzigsten Jahrhundert wurde ein wahrer Feldzug gegen den Hanf ins Leben gerufen, der dazu führte, dass die Pflanze in so gut wie allen Ländern verboten wurde. Diese Tatsache entsprang keineswegs der paranoiden Einbildungen einiger verrückter Kiffer, sondern war vielmehr das Ergebnis schnöder Geldgier: Der Holzpapierindustrie waren die Hanfprodukte, die ihre eigenen Produkte bei weitem überdauerten, lästig, vor allem das billige Zeitungspapier aus Hanffasern, und so begann man mit der systematischen Diffamierung der Nutzpflanze. In den dreißiger Jahren erreichte der Rufmord durch die undifferenzierten Äußerungen von Harry J. Anslinger vom nordamerikanischen *Federal Bureau of Narcotics* einen fast hysterischen Ton.

Heute ist Hanf wieder rehabilitiert und der Anbau beginnt sich zu lohnen. Aus Hanf können über 40 000 verschiedene Produkte aus allen Bereichen des alltäglichen Lebens hergestellt werden. In Berlin existiert sogar ein spezielles Hanfmuseum, und unzählige Webseiten loben das Kraut als Allheilmittel. Es wird immer wieder versucht, die Nutzung des Hanfs zumindest medizinisch zu legalisieren, bisher aber mit nur mäßigem Erfolg. Kurioserweise ist dies inzwischen in elf amerikanischen Bundesstaaten erlaubt, obwohl es in den Vereinigten Staaten bundesweit weiterhin verboten ist.

Hanf und die Kunst der Weissagung

Auf den britischen Inseln nutzte man Hanf als Liebesorakel, und zwar zu so wichtigen Anlässen wie dem Valentinstag, dem Johannistag, Halloween und der Martinsnacht. Am Valentinstag begaben sich Ratsuchende von der Kirche aus direkt nach Hause und verstreuten um Punkt halb eins Hanfsamen, wobei sie riefen:
»Hanf sä' ich aus, Hanf bau ich an,
Wer hinter mir zusammenrecht
Der ist mein liebster Mann.«[46]
Der Erwählte folgte dann den Anweisungen und rechte den Samen auf ein Leinentuch.

Am Johannistag folgte man einem ähnlichen Prozedere: Ein Mädchen ging mit einem Rechen über der linken Schulter durch ihren Garten, warf sich Hanfsamen über die rechte Schulter und wiederholte dabei den Reim:
»Hanf streu ich aus, Hanf bau ich an,
Wer meinen Hanf dann richtig mäht,
Der ist mein liebster Mann.«[47]
Der Geliebte nahm das Aussehen des Todes an und folgte dem Mädchen mit einer Sense, mit der er die Hanfernte mähte.

An Halloween säten und eggten Jungen und Mädchen Hanfsamen und sprachen dann:
»Hanfsamen sä' ich
Fröhlich und glücklich,
Und wer mein wahrer Liebster ist,
Der folge mir und bück sich.«[48]
Wer es wagte, über seine linke Schulter hinter sich zu schauen, erblickte jemanden, der ihm folgte und den Hanf aufhob.

Die Mädchen aus Norfolk verteilten am Martinsabend (11. November) um Mitternacht Hanfsamen um den Tisch und sangen:
»Hanf will ich säen, Hanf will ich säen,
Wer mein wahrer Liebster ist, der soll ihn mir gut mähen.«[49]

LITERARISCHE ERWÄHNUNGEN

Die folgenden beiden Strophen stammen aus einer elisabethanischen Ballade:

»Kommt, ihr drei zaubrischen Schwestern,[50]
Helft uns die Fäden zu zieh'n
Aus holzig stängligen Nestern,
Aus Hanf, aus Flachs und immer nur zu,
Immer nur zu ohne Rast und Ruh,
Aus Hanf, aus Flachs zu Werg und Tau,
Immer nur zu, aus Grün mach Grau.

Wem die Müllerweise nicht taugt,
Der soll geschwind zum Hanfplatz gehn,
Drisch und drasch und brich es schön,
Damit dich der Drescher nicht selber haut.
Aus Hanf, aus Flachs und immer nur zu,
Immer nur zu ohne Rast und Ruh,
Aus Hanf, aus Flachs zu Werg und Tau,
Immer nur zu, aus Grün mach Grau.«

Nach: Matthew Hodgart: »The Faber Book of Ballads«, S. 163

»Verdammter Tod!
Der Mann sei frei! Der Galgen soll nach Hunden glotzen.
Kein Hanf soll ihm die Luft abwürgen.«

Aus: William Shakespeare: »König Heinrich V.«, Dritter Aufzug, 6. Szene

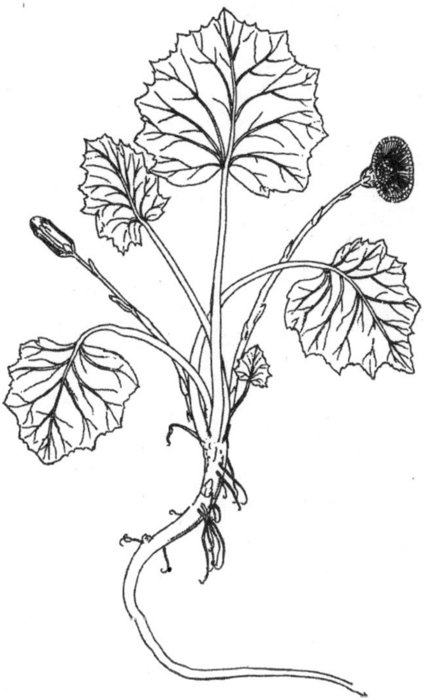

Huflattich

ETYMOLOGISCHES

Der Name des Huflattichs ist auf die ungewöhnliche Form seiner Blätter zurückzuführen. Der botanische Name *Tussilago* entstand, da er Husten (*tussis*) lindert. Die Ursprünge des Namens *Farfara* sind ungewiss. Einigen Fachleuten zufolge stammt er von dem antiken Namen für die Weißpappel (*farfarus*) ab. Andere assoziieren den Namen mit dem lateinischen Wort für Mehl (*far*) und argumentieren sowohl mit der mehligen Farbe der Huflattichblätter als auch mit der ungünstigen Wirkung, die die Pflanze auf in ihrer Nähe wachsendes Getreide ausübt.

Huflattich ist ein mehrjähriges Mitglied der Familie der Korbblütler und trägt den botanischen Namen *Tussilago farfara*.

☙ Volksnamen

Tussilago farfara – **Huflattich**

Deutsch:	Huflattich, Eselshuf, Butterblätter, Sohn vor dem Vater, Sommerthürlein, Hustenkraut, Hasentatze, Brustlattich, Brandlattich, Brustattig, Heilblatt, Teeblüml, Roßlattich, Hustenblätter, Bachblümlein, Chappeler, Eselschrut, Fohlenfuß, Hitzeblätter, Hufblatt, Hoflörich, Lehmblümel, Loembleamel, Männerblume, Märzblume, Ohmblätter, Roßhub, Sandblümel, Teebleamel, Tabakkraut, Zeitrösele
Englisch:	Coltsfoot, Horse-foot, Horse-hoof, Foal-foot, Colt herb, Hall foot, Ass's foot, Sow-Foot, Bull-foot, Calves' foot, Cow heave, Hogweed, Son afore the father, Tushalan, Tushy-Lucky, Gowan, Yellow stars, Dummy-weed, Dove-Dock, Poor man's baccy, Yellow trumpets, Wild rhubarb, Hoofs, Cleats, Clatterclogs, Coughwort, Clayweed, Ginger, Ginger root. Veraltet: Coltefoote, Horse hove, Pole foote, Bull foote, Fieldhove, Personatia, Pes bulli, Bethicon, Tussylage
Französisch:	Tussilage, Pied de cheval, Pas d'âne, Pied de poulain, Quirin, Taconnet, Filius ante patrem
Italienisch:	Tussilagine, Unghia cavallina, Farfaraccio, Farfaro, Farfarello, Falsa vaniglia. Veraltet: Erba ungula cavalina, Striginon, Manicum, Dorigion, Cechalion, Herba bactina, Betico farfarum
Holländisch:	Zoon-voor-de-vater
Irisch:	Sponc

ÄUSSERE MERKMALE

Huflattich hat lange, kriechende weiße Wurzeln, die bis zu zwei Meter lang werden können. Auch der winzigste Wurzelabschnitt kann eine neue Pflanze hervorbringen, weswegen Huflattich ein äußerst hartnäckiges Unkraut ist. Die Blütenstängel sind etwa 30 cm hoch und, ähnlich dem Spargel und dem Hauswurz, mit kleinen Schuppen bedeckt. Die Schuppen oder Brakteen sind wie der Blütenkelch von rötlicher Farbe. Am Ende der Stängel finden sich kleine leuchtend gelbe Blüten, die an Löwenzahn erinnern. Junge Huflattichblüten hängen herab, voll ausgewachsene hingegen wenden sich der Sonne zu. Wenn Regen oder Dunkelheit heraufziehen, verschließt der Huflattich seine Blütenblätter fest. Die Samen befinden sich am Ende der winzigen Samenfahnen.

Huflattichblätter entwickeln sich, nachdem Blüten und Blütenstängel abgestorben sind. Sie sind wie Hufe geformt (daher die vielen entsprechenden Volksnamen) und können so groß wie Rhabarberblätter werden. Sie enthalten neun Nerven und sind an der Unterseite flaumig und auf der Oberseite mit winzigen filzigen Haaren bedeckt. Die älteren Blätter verkahlen auf der Oberseite und nehmen einen gleichmäßigen dunklen Grünton an. Allgemein sind Huflattichblätter grüner, dicker und kleiner als die des Pestwurzes. Die ganze Pflanze verströmt nur wenig oder gar keinen Geruch, wenn die Blüten ihren Duft verloren haben, und die Blätter schmecken bitter, salzig und leicht schleimig.

STANDORT, JAHRESZEIT UND NÜTZLICHE PFLANZENTEILE

Huflattich kommt in Europa, Asien, Nordamerika und Nordafrika bis zu einer Höhe von 2.500 m sehr häufig vor. Er zählt zu den ersten Pflanzen, die im Frühling blühen, sobald der Schnee schmilzt. Er blüht von März bis April mit einer gelegentlichen Nachblüte im Herbst. Die Blätter zeigen sich ab Mai. Man begegnet Huflattich in erster Linie auf Feldern, in Weingärten und Ackerfurchen, in Kiesgruben, auf Schutthaufen und in aufgewühltem Boden, vor allem wenn Fundamente ausgehoben werden. Er gedeiht auch in Steinbrüchen und Lehmgruben, an Bahngleisen und Straßenrändern und an Fluss- und Meeresufern.

Sammeln, Trocknen und Aufbewahrung

Einer der Volksnamen des Huflattichs, »Sohn vor dem Vater«, weist auf eine botanische Besonderheit der Pflanze hin: Er blüht, lange bevor sich die ersten Blätter zeigen. Der Volkslogik nach kommt also der Sohn vor dem Vater zur Welt. Huflattichblüten sollten gesammelt werden, bevor sie sich vollständig geöffnet haben und Samen zu produzieren beginnen, also im März oder April. Huflattichblätter werden von März bis Juli gesammelt. Dabei sind alte, raue Blätter und die Stängel zu entfernen. Gehen Sie sorgfältig mit den Blättern um und sammeln Sie keine Pflanzen, die an sehr dunklen Standorten wachsen. Am besten notiert man sich im Frühjahr, wenn die Pflanze blüht, gute Erntestandorte, damit keine Verwechslungen mit dem sehr ähnlichen Pestwurz auftreten. Die Blüten werden an luftigen, schattigen Orten auf Papier getrocknet. Entfernen Sie sorgfältig sämtliche Insekten, die während des Trocknungsprozesses aus den Blumenköpfen fallen. Die fleischigen Blätter müssen während der Trocknung ihre grüne Farbe behalten, was am besten unter Zuhilfenahme von künstlicher Hitze gelingt oder indem man sie schnell an einem luftigen und warmen Ort trocknet.

Saatguterhaltung und Keimung

Zwischen verschiedenen Huflattichpflanzen gibt es nur wenige Abweichungen, weswegen Saatguterhaltung selten praktiziert wird. Um besonders große und zarte Blätter zu ernten, kann man allerdings die stärksten selektieren und dann zusammenpflanzen. Wildpflanzen werden durch Wurzel- und Pflanzenteilung vermehrt.

☞ FINGERZEIGE FÜR DEN ANBAU

Huflattich ist meistens ein ungebetener Gast im Garten, auch wenn Raucher die sich schnell ausbreitende Pflanze als Tabakersatz auf Brachland aussäen. Huflattichsamen keimen leicht, wenn sie großzügig ausgestreut und zu Anfang des Frühjahrs nicht mit Erde bedeckt werden. Die reifen Pflanzen können im Herbst geteilt werden. Huflattich siedelt sich spontan auf lehmigem oder von Bulldozern aufgewühltem Boden an, beispielsweise wenn Baugruben ausgehoben werden. Er mag sonnige, aber feuchte Standorte und gedeiht in nährstoffarmem Boden oder auf Brachland. Starker Huflattichbewuchs kann dem geübten Fachmann verraten, dass sich dort Mergel-, Zink- oder Kohleablagerungen befinden. Auf Kalkstein gedeiht die Pflanze normalerweise nicht.

Huflattichbestände auszurotten ist ein ziemlich schwieriges Unterfangen. Man kann Schafe und Ziegen auf dem betroffenen Land grasen lassen, sodass die Pflanzen sich nicht aussäen können, oder den Boden pflügen oder fräsen und dicht mit Gründünger besäen. Da Huflattich auf lehmigem Boden am besten gedeiht, lohnt sich auch der Versuch, den Boden wiederholt mit humusreichem Material oder Kompost zu fräsen und Kalkstein beizumengen. Einige vollkommen entnervte Gärtner greifen auch zu extremen Mitteln und salzen den betroffenen Boden, um den Pflanzen das Leben zu »versalzen«. So sterben sie zwar ab, allerdings wird auf diese Weise der Boden auch ungeeignet für den zukünftigen

Anbau. Andere Gärtner wiederum glauben, dass man das Unkraut nur dann abtöten kann, wenn man es zu Pfingsten oder am Abend vor Mariä Himmelfahrt (15. August) ausgräbt.

GAUMENFREUDEN

Junge und zarte Huflattichblätter werden in vielen verschiedenen Rezepten verwendet. Man kann sie beispielsweise als Ersatz für Kohlblätter zum Einwickeln von Füllungen und Farce verwenden. Außerdem ergeben sie, in Streifen geschnitten, gekocht und mit Bohnenkraut oder Dill und ein paar Tropfen Weinessig gewürzt, eine wohlschmeckende Beilage. Sie können auch zu einer dickflüssigen Suppe püriert werden. Manche Köche vermengen junge Huflattichblätter mit Brennnesseln und Gundelrebe (*Glechoma hederacea*) und kochen alles zusammen zu einem Frühlingsgrün. Andere bereiten ein einfaches Mahl aus gekochten Kartoffeln, die mit gehacktem Huflattich, Lungenkraut (*Pulmonaria officinalis*), Beinwell und Salatblättern gewürzt werden, zu. Gehackte Huflattichblätter können in Pfannkuchenteig und Ei- und Käsegerichte gemengt werden, passen aber auch zu Gemüsesaften, Salaten und Suppen. Huflattichwein, der aus den Blüten hergestellt wird, hat kein so angenehmes Aroma wie Löwenzahnwein, ist aber ein nützliches Heilmittel. Bonbons und Zuckerstangen aus Huflattich werden wie Andornbonbons gegen Husten verwendet. Sie schmecken wesentlich besser und weniger bitter.

Erwähnenswerte Rezepte

Huflattichwein

Huflattichwein wird wie Löwenzahnwein hergestellt. Vermengen Sie zwei Liter getrocknete Huflattichblüten (Hohlmaß) und 500g Rosinen in einem großen Behälter. Rühren Sie in einem anderen großen Topf zwei Pfund Zucker in vier Liter Wasser und kochen Sie das Ganze auf. Schöpfen Sie den Schaum ab und schütten Sie das Zuckerwasser dann über die Huflattichblätter und die Rosinen in dem großen Behälter. Lassen Sie das Ganze abkühlen, bis es lauwarm ist. Rühren Sie einen Hefewürfel in eine kleine Menge der lauwarmen Flüssigkeit und verteilen Sie diese dann auf eine dicke Toastscheibe. Legen Sie diese nun auf die Oberfläche der Flüssigkeit und geben Sie einen Deckel auf den Behälter. Entfernen Sie das Brot am folgenden Tag, geben Sie die Flüssigkeit in ein Fass und verschließen Sie dieses mit einem Gärverschluss, damit die entstehenden Gase entweichen können. Verschließen Sie das Fass erst, wenn die Flüssigkeit nicht mehr stark gärt, also je nach Raumtemperatur nach zwei bis drei Tagen. Öffnen Sie das Fass drei Monate später und fügen Sie den Saft von zwei Orangen und zwei Zitronen sowie ein kleines Glas Brandy hinzu. Füllen Sie den Wein in sterilisierte Flaschen ab, verkorken Sie diese fest und lagern Sie sie dann mindestens drei Monate lang horizontal, bevor Sie sie öffnen.

HAUSHALTSHILFEN

Bei Mangel an Packmaterial kann man die großen Huflattichblätter zum Einwickeln von Butter und anderen Nahrungsmitteln verwenden. In Schottland sammelte man in früheren Zeiten die seidigen Samen der Pflanzen als Kissen- und Matratzenfüllung. Außerdem wurde der Filz auf der Unterseite der Blätter abgerieben und in Stoffstücke gewickelt, die man in Salpeter tauchte. Die filzigen Pakete wurden sorgfältig in Dosen aufbewahrt und als Zunder verwendet. Zusätzlich kann man aus dem Kraut eine grüne Pflanzenfarbe gewinnen.

ॐ SCHÖNHEITSPFLEGE

Huflattich kühlt, und die mit einer Nudelwalke gequetschten Blätter können mit der grünen Seite nach unten auf Entzündungen und Wunden aufgelegt werden. Kompressen aus gequetschten Huflattichblättern werden verwendet, um Schwellungen zu lindern. Wunde Füße können mit Umschlägen aus frischen Huflattichblättern oder Fußbädern aus dem getrockneten Kraut behandelt werden. Entzündete Augen werden mit gefilterten und leicht gesalzenen Huflattichaufgüssen ausgespült. Eine Paste aus Huflattichtee und Heilerde kann auf Pickel und Akne aufgetragen werden, und Huflattichkompressen werden verwendet, um von Besenreisern geschädigte Haut zu beruhigen. Gesichtswasser aus Huflattichblättern hat leicht zusammenziehende und reinigende Wirkung, verstärkt aber auch die Bildung von Sommersprossen.

Erwähnenswerte Rezepte

Gesichtswasser

Geben Sie jeweils 1/2 Handvoll Huflattich-, Rosmarin- und Salbeiblätter und Lavendel- und Kamillenblüten in eine Schüssel, ein Einmachglas oder einen Emailletopf mit festschließendem Deckel. Gießen Sie 60g 96%igen Alkohol (oder proportional mehr hochprozentigen Branntwein) über die Kräuter, bis sie vollkommen mit der Flüssigkeit bedeckt sind. Decken Sie den Behälter ab und stellen Sie ihn an eine warme Stelle oder ins Sonnenlicht. Rühren Sie das Ganze um und ersetzen Sie eventuell verdampfte Flüssigkeit täglich durch frisches destilliertes Wasser. Nach sieben Tagen wird das Ganze abgeseiht und gefiltert. Geben Sie, wenn gewünscht, einige Tropfen Rosen- oder Lavendelwasser hinzu. Füllen Sie das Gesichtswasser in Flaschen, verkorken Sie diese sorgfältig und lagern Sie sie kühl. Das Gesichtswasser hat leicht zusammenziehende Wirkung und kann auch als Hauttonikum nach dem Baden verwendet werden. Es hält zwar nicht unendlich, kann aber eingefroren werden.

MEDIZINISCHE EIGENSCHAFTEN

In Italien glaubte man einst, dass sich Patienten, die man mit Huflattich ausgeräuchert hatte, besser erholen würden. Bis heute kennzeichnen die französischen Apotheker ihr Gewerbe, indem sie Huflattichblätter an ihre Türen malen. Apuleius empfahl, bei Fieber und Schmerzen einen Gürtel aus Huflattich am Körper zu tragen. Die römischen Gladiatoren banden sich große Huflattichblätter als Schutz gegen Verwundungen um den Kopf und nutzten diese als Notfallverbände. Die Wurzeln des Alpenhuflattichs und des Pestwurzes (*Petasites hybridus*) wurden in Pulverform als Präventivmedizin gegen die Pest verschrieben. Man war sicher, dass ein Pestkranker wieder gesund würde, wenn das Kraut ihn genug zum Schwitzen brachte, um das Fieber zu »brechen«. Huflattichblätter wurden bei Wunden, Entzündungen, Pusteln, krebsartigen Geschwüren und Hitzezuständen in den Schamteilen angewendet. Auch Antoniusfeuer, Quaddeln, Hämorrhoiden, »heiße« Leber und brennende rheumatische und arthritische Schmerzen wurden mit dem Kraut behandelt. Patienten mit Erkältungen,

Husten und anderen Erkrankungen der Atemwege verabreichte man Huflattichblätter- und -blütentee.

Moderne Medizin

Von modernen Ärzten wird Huflattich vor allem eingesetzt, um hartnäckigen Schleim zu lösen. Ähnlich der Malve beruhigt und reinigt er sanft die Schleimhäute, unterstützt die Heilung von Entzündungen und fördert den Auswurf von Schleim aus den Lungen. Deswegen zählt er, in Form von Tee, Sirup, Hustenbonbons oder -tropfen, zu den am häufigsten eingesetzten Husten- und Erkältungsmitteln. Auch an Asthma, Bronchitis und Heiserkeit Erkrankte profitieren von regelmäßiger Huflatticheinnahme.

Der Saft, der aus den frischen Blüten gewonnen wird, Huflattichsuppe, getrocknete und pulverisierte Blätter und Tee können im Frühjahr eingenommen werden, um Blut, Nieren und das Lymphsystem zu reinigen. Ein Tee gegen Hautkrankheiten wird aus jeweils gleichen Teilen Huflattich- und Walnussblättern hergestellt und mit einigen Tropfen Rotwein verstärkt. Skrofulöse Hautkrankheiten, Schwellungen, allergische Ausschläge und gutartige Gewächse werden mit wiederholtem Auflegen von Huflattichblätterkompressen und einer Huflattichteekur behandelt. Die Wurzeln des Krautes haben stärkere Reinigungswirkung als die Blätter und werden deswegen gelegentlich in kleinen Mengen Rheumatikern und Patienten mit Ausschlägen oder als schweißtreibendes Mittel bei Fieber verabreicht.

Wegen ihrer beträchtlichen Größe eignen sich Huflattichblätter sehr zur äußerlichen Behandlung bei Wunden, Entzündungen, Schwellungen, Verstauchungen, wunden Füßen und zum Kühlen der Stirn bei Fieberpatienten. Man kann sie als Notfallverband verwenden, bis medizinische Hilfe eintrifft. Die grüne Seite des Blattes wird mit einer Flasche oder einem Nudelholz zerquetscht und direkt auf die Haut des Patienten aufgelegt, oder man zerkleinert die Blätter und gibt den Brei auf ein größeres Blatt. Man kann sie auch mit Honig vermischt auf Mullverbände auftragen. Homöopathisch wird Huflattich gegen Tuberkulose und Husten verschrieben.

Huflattich wird von den Chinesen *Kuan dong hua* genannt und, genauso wie in der westlichen Medizin, als Lungen- und Hustenmittel eingesetzt. Er wärmt die Lunge, besonders wenn er in Honig geröstet wurde.

Besondere Heilmittel

Huflattichtee besteht meistens aus einem Teil Blüten und einem Teil Blättern. Der schweizerische Kräuterpfarrer Johann Künzle empfahl einen wohlschmeckenden und milden Hustentee aus einem Teil Huflattichblüten und einem Teil Schlüsselblumenblüten. Das Kraut ist neben Salbei, Wegerich, Beinwell, Eibischwurzeln, Fenchelsamen, Thymian, Bibernell *(Pimpinella saxifraga)*, Ehrenpreis *(Veronica officinalis)*, Lungenkraut *(Pulmonaria officinalis)*, Betonie *(Betonica officinalis)*, Königskerzenblüten *(Verbascum thapsus)*, Alantwurzeln, Süßholzwurzeln *(Glycyrrhiza glabra)*, Holunderblüten *(Sambucus nigra)* und Lindenblüten *(Tilia europea)* außerdem Hauptbestandteil der meisten Bronchialteemischungen.

Dieses antiquierte Rezept von Sir Thomas Browne gegen den selten gewordenen Keuchhusten kann heute noch Kindern mit andauerndem Husten verabreicht werden, allerdings sollte man die Rhabarberwurzeln auslassen, die eine zu stark abführende Wirkung haben können.

»Sir Tho. Brownes Trank gegen Keuchhusten

Man nehme 30g entsteinter Sonnenrosinen, einen Löffel Korinthen, fünf oder sechs Feigen, acht oder neun Huflattichblätter, einige Ringelblumen und Schlüsselblumenblüten, 3 g Süßholz, einen Fingerhut voll Anissamen und 7,5 g China-(Rhabarber-)Wurzeln. Man koche all dies in 750 ml Gerstenwasser pro Schoppen, gieße es dann ab und verabreiche bei Anlass jeweils zwei oder drei Löffel warmen Trank auf einmal, zusammen mit etwas Veilchensirup oder Kandiszucker. Auch ohne aber wirkt der Trank hervorragend.«[51]

Kindern mit Husten oder Erkältungen wird Huflattichsirup häufig verabreicht, wenn sie weniger wohlschmeckende Medikamente nicht einnehmen wollen. Auch Erwachsenen mit Lungenstauungen und Husten wird er verschrieben. Ein historisches Rezept für dieses beliebte Heilmittel wurde von John Shirley aufgezeichnet und weist starke Ähnlichkeiten mit dem von Sir Thomas Browne auf:

»Ein exzellenter Sirup zum Schutz der Lungen und gegen Asthma

Man nehme je einen halben Liter Nesselwasser und Huflattichwasser, je zwei Teelöffel Anissamen und Süßholzpulver, eine Handvoll Sonnenrosinen und vier in Scheiben geschnittene Feigen. Man koche alles zusammen, bis ein Viertel der Flüssigkeit verdampft ist, seihe die Flüssigkeit ab und mache mit einem Pfund pulverisierten weißen Kandiszuckers einen Sirup daraus. Man nehme jeden Morgen zwei Löffel davon auf nüchternen Magen ein.«[52]

Alpensirup

Dieses modernere Rezept folgt einem vollkommen anderen Ansatz. Bedecken Sie den Boden eines Steingut-Einmachglases mit einer Schicht aus frisch gesammelten, gewaschenen und getrockneten Huflattichblättern und streuen Sie braunen Zucker darauf. Schichten Sie auf diese Weise weiter, bis der gesamte Behälter gefüllt ist, und legen Sie dann einen Zweig Rosmarin darauf. Schließen Sie den Behälter und lassen Sie ihn für 24 Stunden in der Sonne oder an einem warmen Ort ziehen. Geben Sie am folgenden Tag weitere Schichten darauf, bis der Behälter wieder voll ist. Verschließen Sie den Behälter fest und sorgfältig mit Pergament oder dickem Wachspapier und einem passenden Deckel. Graben Sie im Garten ein Loch in die Erde und stellen Sie das Glas so hinein, dass sich die Oberseite unter der Erdoberfläche befindet. Füllen Sie das Loch wieder mit Erde und lassen Sie den Sirup für mindestens acht Wochen in der Erde gären. Legen Sie ein Brett darüber und kennzeichnen Sie die Stelle mit einem Stein. Graben Sie das Glas dann aus und seihen Sie die entstandene Flüssigkeit sorgfältig durch ein Seihtuch ab. Kochen Sie die Flüssigkeit auf, füllen Sie sie in sterilisierte Gläser und verschließen Sie diese fest. Alternativ können Sie den Sirup auch einfrieren. Der langsame Gärungsprozess der Huflattichblätter stellt eine bessere Alternative zu den schnelleren Sirupherstellungsmethoden dar. Bei Zeitmangel aber bietet sich das folgende Verfahren an: Vermengen Sie gequetschte und frisch gewaschene Huflattichblätter mit weißem Zucker und erwärmen Sie das Ganze vorsichtig, bis es flüssig wird. Seihen Sie das Ergebnis ab, füllen Sie es in Flaschen und verbrauchen Sie den Sirup schnell.

Huflattichbonbons

Das folgende Rezept ist nicht nur medizinisch, sondern auch kulinarisch interessant. Huflattichbonbons fand man früher ebenso wie Andornpastillen in den meisten Haushalten, schließlich handelte es sich um sehr schmackhafte und auch wirksame Hustenmedikamente. Kochen Sie etwa 50 g Huflattichblätter in einem Liter Wasser, bis die Hälfte der Flüssigkeit verdampft ist, und fügen Sie dann 900 g Zucker hinzu. Rühren Sie, bis sich der Zucker aufgelöst hat, und kochen Sie das Ganze nun unter ständigem Rühren erneut auf, bis die Mischung fest zu werden beginnt (siebte Zuckerstufe, schwacher Bruch). Schütten Sie die kochende Masse vorsichtig in eine ausgepinselte Kuchenform oder auf eine gebutterte Marmorplatte und schneiden Sie sie umgehend mit einem in Butter getauchten Messer in Stückchen, bevor sie abkühlt. Wälzen Sie die einzelnen Bonbons in grobem Streuzucker oder Bärlappsporen, damit sie bei der Lagerung nicht aneinander klebenbleiben. Bewahren Sie sie in einer Plätzchendose auf.

HUFLATTICH IN HAUS UND HOF

Tiere mögen die gegorenen Blätter lieber als die frische Pflanze. Manche schweizerischen Bauern pflückten im Sommer Huflattichblätter, stopften sie in Fässer und vergruben diese in der Erde. Im Winter, wenn es kein Frischfutter gab, wurden sie dann wieder ausgegraben und der gegorene Huflattich wurde an die Schweine verfüttert. Die böhmischen Bauern fütterten ihre Pferde mit kleinen Mengen Huflattich, damit sie auf dem Markt einen »feurigeren« Eindruck machten. Der Stieglitz ist ein ganz besonderer Freund des Huflattichs: Er sammelt die seidigen Samen, um sein Nest damit auszulegen.

Menschen hingegen verwenden die Blätter des Huflattichs beispielsweise, um Kräutertabakmischungen und -schnupftabak herzustellen. Huflattichtabak erhöht angeblich das Wahrnehmungsvermögen und wurde jahrhundertelang als Mittel gegen Erkältungen, Mandelschmerzen, Bronchitis, Asthma und Tuberkulose eingesetzt. Für die Herstellung werden die Blätter ähnlich dem Virginia-Tabak getrocknet, gehäuft, fermentiert und dann erneut getrocknet. Man hängt sie in warmen, trockenen Räumen auf, bis sie die gelbbraune Farbe von Polierleder angenommen haben. Dann werden die Blattnerven herausgelöst und die

Blätter mit etwas Branntwein in Steinbehältern gelagert. Nach einem Monat nimmt man sie in Schichten heraus, rollt sie aus und presst sie mit Gewichten, bevor man sie zu Tabak zerschneidet. Während des Zweiten Weltkrieges verkaufte man in Flandern Kräutertabak, der vor allem aus Huflattichblättern bestand und auf dessen Packung die mysteriösen Worte prangten: »Kein Tabak, aber auch keine Marone.« Die geräucherten Blätter werden in China heute noch als Tabakersatz verkauft und geraucht.

Verwendung in der Tiermedizin

Die großen Huflattichblätter können als Notfallverbände und als kühlende und entzündungshemmende Umschläge für alle Arten von Tieren verwendet werden.

NEBENSÄCHLICHES UND WISSENSWERTES

In der Schweiz glaubte man einst, dass Hexen mit Hilfe von Huflattichwurzeln Milch stehlen würden. Der schriftlichen Aufzeichnung über einen Hexenprozess zufolge wurden die Wurzeln im Schutze der Nacht in vollkommener Stille ausgegraben. Man wickelte sie in weißes Leinen und begrub das Bündel vor Tagesanbruch unter der Stalltür. Die Hexe wartete dann, bis die Kuh über die Wurzeln schritt. Von diesem Tag an floss die Milch der Kuh in den Eimer der Hexe, und die rechtmäßigen Eigentümer konnten nur eine blutige Flüssigkeit herausmelken.

Kinder benutzten neben Ampferblättern auch Huflattichblätter, um damit Nesselverbrennungen abzureiben. Häufig sangen sie dabei auch dieselben Reime. Außerdem verwendeten sie die großen Blätter des Krautes während unerwarteter Regengüsse als Schirme oder als Picknickteller und Dachschindeln für Baumhäuser.

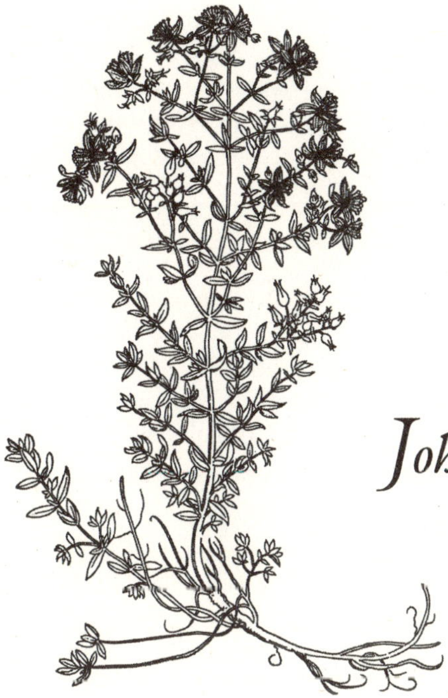

Johanniskraut

ETYMOLOGISCHES

Johanniskraut ist Johannes dem Täufer geweiht, da sein Festtag auf den Mittsommertag fällt, an dem das Kraut blüht. Johanniskraut spielte eine wichtige Rolle bei den Sonnwendritualen und in der Sommermagie. Der lateinische Name der Pflanze *Hypericum* stammt von dem griechischen Wort *hyperikon* ab, das sich auf die antidämonische und geisterabwehrende Wirkung des Krautes bezieht. *Perforatum* beschreibt die Blätter, die aussehen, als wären sie von Hunderten von winzigen Nadeln durchstochen worden.

Hypericum perforatum ist ein mehrjähriges Mitglied der Familie der Johanniskrautgewächse (*Clusiaceae* oder *Hypericaceae*). Von anderen Mitgliedern der Familie lässt es sich anhand der perforierten Blätter und des rötlichen Saftes, den die Blüten abgeben, wenn sie gequetscht werden, unterscheiden.

Volksnamen

Der antike lateinische Name des Krautes, *Fuga daemonum*, bezog sich auf die antidämonische Macht des Krautes, und der altgriechische Name *Dionysas* machte auf seine Verwendung bei den dionysischen Mysterien aufmerksam.

Hypericum perforatum – **Johanniskraut**

Deutsch:	Johanniskraut, Hartheu, Tüpfel-Hartheu, Mannskraft, Sonnwendkraut, Alfblut, Hexenkraut, Teufelsflucht, Liebeskraut, Johannisblut, Windkraut, Unserer Frauen Bettstroh, Jageteufel, Christi Kreuzblut, Blutkraut, Frauenkraut, Wilde Gartheil, Herrgottsblut, Jesuwundenkraut, Johanniswurz, Mannskraut, Konradskraut, Wundkraut, Walpurgiskraut, Hartenau
Englisch:	St. John's Wort, Hardhay, Penny John, Rosin rose, Tough-and-heal, Cammock, Amber, Balm of the warrior's wound
Altenglisch:	Saynt iohanns gyrs, Saint Johnsgrasse, Saynt Iohns wurt
Französisch:	Herbe de Saint Jean, Chasse-diable, Mille pertuis, Herbe à mille trous, Herbe aux piqûres, Herbe percée
Italienisch:	Iperico, Scaccia diavoli, Erba di San Giovanni, Pilatro, Mille buchi, Balsamo de la Madalena
Walisisch:	Ysgol Grist, Llysiau Ifan
Schottisch:	Ach Larson Cholumcille
Russisch:	Zveroboj obyknovennyj

ÄUSSERE MERKMALE

Das medizinisch bedeutsame Johanniskraut wird 30 bis 90 cm hoch und seine Zweige formen eine buschartige Pflanze, die ein wenig an eine umgedrehte Pyramide erinnert. Das Kraut wächst häufig an Wegrändern und auf Feldern und sieht nach der Blütenöffnung etwas zottig aus. Johanniskraut weist zwei Hauptmerkmale auf: Zum einen fließt »Blut« aus den Blütenspitzen, wenn man sie reibt oder quetscht, und zum anderen trägt es ungewöhnliche Blätter, die aussehen, als wären sie von einem Miniblitz getroffen oder zackenförmig mit einer

Nadel durchlöchert worden. Pflanzen, die sich sonst leicht mit dem Kraut verwechseln lassen, »bluten« nicht. Culpeper liefert eine sehr präzise Beschreibung der Pflanze: *»Gewöhnliches Johanniskraut bringt bräunliche, aufrechte, harte, runde Stängel von zwei Fuß Höhe hervor, aus welchen viele Zweige aus den Seiten bis zu den Spitzen gehen, mit zwei kleinen Blättern, die einander an jeder Stelle gegenübersitzen, und welche von einer tiefen grünen Farbe sind, leicht ähnlich denen des Tausendgüldenkrauts, doch schmal und voller kleiner Löcher in jedem Blatt, die nicht leicht wahrgenommen werden können, es sei denn, man hält sie gegen das Licht. An den Spitzen der Stängel und Zweige stehen jeweils fünf gelbe Blüten mit vielen gelben Köpfen in der Mitte, welche einen blutähnlichen rötlichen Saft verströmen, wenn sie verletzt werden. Nach diesen kommen kleine runde Köpfe, die kleine schwärzliche Samen enthalten, die wie Harz riechen. Die Wurzel ist hart und holzig, mit zahlreichen Fädchen und Fasern, von bräunlicher Farbe, verweilt viele Jahre im Boden und schießt in jedem Frühjahr neu empor.«*[53]

STANDORT, JAHRESZEIT UND NÜTZLICHE PFLANZENTEILE

Johanniskraut ist in ganz Europa und dem Großteil Asiens bis zu einer Höhe von 2 000 m zu Hause und hat sich in Nordamerika geradezu zu einem Unkraut entwickelt. Es ist eine gewöhnliche Wiesenpflanze, die kalkhaltigen Boden bevorzugt. Die medizinisch wirksamsten Exemplare wachsen auf Bergweiden. Johanniskraut findet sich aber auch auf trockenen, sonnigen Hügeln und Wiesen, an Hecken, Weg- und Waldrändern, in hellen Wäldchen und auf Lichtungen, im Unterholz, in Mooren, in sonnigen Heiden, an vergrasten Stellen, an Flussufern, Klippen, Bahnübergängen und auf Brachland. Die Pflanze blüht von Juni bis August, gelegentlich auch im Mai und September. Die Blüten selbst und die Blütenspitzen oder die ganze blühende Pflanze werden gewöhnlich um den Johannistag geerntet. Johanniskraut wurde in Russland, Polen und Ostdeutschland angebaut und wird derzeit aufgrund steigender Nachfrage wieder verstärkt kommerziell angebaut.

Sammeln, Trocknen und Aufbewahrung

Den modernen Ernteverfahren nach erhält man die wirkstoffreichste Ernte, wenn man die obersten 20 bis 30 cm der blühenden Pflanzen abschneidet, bevor sich die Früchte herausbilden. Einzelne Blüten, die für die Herstellung von Johanniskrautöl verwendet werden, müssen von Hand gesammelt werden.

Alten Ernteanweisungen zufolge sollte man Johanniskraut ernten, ohne dabei von irgendjemandem gesehen zu werden oder zu sprechen. Außerdem hieß es, man müsse die Pflanze ansprechen, bevor man sie erntet, und man dürfe sie keinesfalls mit Eisen schneiden oder berühren. Es galt als ratsam, der Pflanze zu erzählen, zu welchem Zweck man sie später verwenden werde, und danach einen Spruch aufzusagen. Am weitesten verbreitet war zu diesem Zweck ein Zauberspruch aus dem 16. Jahrhundert:

»Gesegnet seist du, heil'ges Kraut, das aus dem Boden sprießt.
Man fand dich erstmals auf dem Berge Golgatha.
Du heilst die Schmerzen und wo Blut aus Wunden fließt.
Im Namen Jesu pflück ich dich wie letztes Jahr.«[54]

Moderne Kräuterkundler weisen darauf hin, dass das Kraut eine Überempfindlichkeit gegenüber Sonnenlicht verursachen kann, sodass die Haut von empfindlichen Menschen schneller verbrennt und in Extremfällen sogar Bläschen werfen kann. Menschen, die viel mit der Pflanze zu tun haben, sollten deswegen während der Ernte vorsichtig sein und sich mit Handschuhen schützen.

Die Spitzen der blühenden Pflanze werden zu kleinen Bündeln zusammengebunden und an luftigen Orten zum Trocknen aufgehängt. Johanniskrautöl hält am längsten, wenn es an kühlen Orten in dunklen Glasbehältern aufbewahrt wird, auch wenn seine gelblich rote Farbe so schön ist. Wenn es nicht ranzig wird, hält das Öl bis zu zwei Jahre lang. Ranziges Öl muss umgehend entsorgt werden.

Saatguterhaltung und Keimung

Johanniskraut wird meistens von Wildpflanzen geerntet, allerdings kann man die Qualität des Krautes durch Selektion verbessern. Die Samen sollten nur von den besten und gesündesten Pflanzen geerntet werden. Selektiert man mehrere Saisons lang auf diese Weise und reißt minderwertige Pflanzen erbarmungslos heraus, bevor sie blühen, verbessert sich die Qualität des Bestandes stetig.

☞ FINGERZEIGE FÜR DEN ANBAU

Johanniskraut wird fast immer aus der freien Wildbahn geerntet, da die Pflanzen überall, wo sie sich einmal niedergelassen haben, im Überfluss wachsen. Macht sich das Kraut im Garten breit, kann es zum Unkraut werden. Es ist schwierig, den Wurzelstock aus dem Boden zu entfernen, und die Pflanze sucht zum Schaden anderer Pflanzen aggressiv nach Nährstoffen. Lässt man sie aussäen, verwandelt sich der Garten mit einiger Wahrscheinlichkeit schnell in einen Wald aus Johanniskrautpflanzen. Gärtner sollten außerdem darauf achten, dass ihre Hände nicht mit zu viel Johanniskrautsaft in Berührung geraten, wenn die Sonne scheint, da sie sonst schmerzvolle Verbrennungen erleiden könnten.

Johanniskraut fühlt sich an sonnigen Standorten mit kalkhaltigem Boden am wohlsten. Die großblütigeren Mitglieder der Familie, wie beispielsweise das Immergrüne Johanniskraut *(Hypericum calycinum)*, werden häufig als Zierpflanzen angebaut. Die Samen werden dünn mit Erde bedeckt und feucht gehalten. Die Keimung ist allerdings etwas schwierig, weswegen das Kraut häufig wiederholt ausgesät werden muss.

GAUMENFREUDEN

Der norwegische Name des Johanniskrauts *Oelkong* weist auf seinen Gebrauch in der Bierherstellung hin. Liköre mit dem Kraut zu würzen ist bereits vor mehreren Jahrhunderten aus der Mode gekommen. Allerdings wird es seit den Tagen von Paracelsus zwischen Käse geschichtet, um seinen Geschmack zu verbessern und Würmer fernzuhalten. Als Salatkraut sollte Johanniskraut nur vorsichtig und in kleinen Mengen verwendet werden, da sein Geschmack und seine medizinische Wirkung relativ stark sind. Die Blüten können als Zierde verwendet werden, man muss aber beachten, dass sie Flüssigkeiten oder Öle rot färben können. Früher gab man pulverisiertes Johanniskraut in Brot, um es haltbarer zu machen.

HAUSHALTSHILFEN

Wer an die Kunst des Pendelns glaubt, wird mit Interesse feststellen, dass Johanniskraut Pendel fast zum Stillstand bringt. Aus diesem Grund verwendete man das Kraut jahrhundertelang, um den unangenehmen und ungesunden Wirkungen gegenzusteuern, die Erdstrahlungen oder Wasseradern hervorrufen, die sich unter Häusern oder Ställen befinden. Man füllte es in Matratzen und Kissen, um Menschen mit Schlafschwierigkeiten etwas Nachtruhe zu verschaffen, und im Mittelalter hängte man es in den Schlafräumen auf, um den Nachtmahr zu vertreiben. Ein moderneres Rezept für ein Schlafkissen besteht aus je gleichen Teilen der getrockneten Blüten und der Blätter des Krautes, den Blättern und Blüten von Dost, Kamillenblüten, Krauseminzeblättern, Rosenblütenblättern, Lavendelblüten und Blüten und Blättern der Zitronenmelisse. Die Zutaten werden gut vermengt, mit einigen Tropfen Benzoetinktur versehen und dann in einen Kissenbezug gefüllt. Der Schlafende kann auf eventuelle Allergien getestet werden, indem man ein einzelnes Kraut in eine Schüssel füllt und diese über Nacht neben dem Bett stehen lässt. Zeigt das getestete Kraut positive Wirkung, kann man doppelt so viel davon in die Mischung geben. Verursacht es Atembeschwerden, muss es ausgelassen werden.

Johanniskrautblüten und der rote Saft, der aus ihnen gewonnen wird, verleihen Wolle und Seide einen tiefen Gelbton, besonders wenn man Alaun als Beize verwendet. Der Saft der ganzen Pflanze erzeugt einen rötlichen, alte Samenköpfe hingegen einen grünlichen Farbton. Verwendet man Zinnchlorid als Beize, entsteht Orangerot, bei Chrom ergibt sich Gelbbraun. Wegen der sonnigen Farbe der Blüten und ihres angenehmen Aromas findet sich Johanniskraut häufig in Duftsäckchen und Potpourris.

ॐ SCHÖNHEITSPFLEGE

Das eher schmierige Johanniskrautöl hilft gegen trockene Haut und lindert leichtere Schmerzen. Es entspannt die Muskeln und stärkt Sehnen, Bänder und Nerven. Häufig wird es in Verbindung mit Alkohol, Kräuteressenzen oder anderen Ölen als heilkräftiges Massageöl verwendet. Johanniskrautöl wird eingerieben, um die Fingernägel zu stärken und zu glätten, um durch Sonnenbrand verursachte Schmerzen zu lindern, um die Wundheilung zu beschleunigen und Juckreiz zu verhindern. Außerdem wird es als Einreibemittel bei Hexenschuss, Rheuma, Rückenschmerzen und Muskelkater verwendet. Nach dem Baden kann das Öl einmassiert werden, um trockene Haut zu glätten. Zu diesem Zweck kann man auch einige Tropfen direkt in das Badewasser geben. Zwar wird die Badewanne auf diese Weise etwas glitschig, ist dafür aber auch leichter zu reinigen. Johanniskrautöl hinterlässt Flecken auf der Kleidung und sollte deswegen gründlich in die Haut einmassiert werden. Ein nervenstärkender Badezusatz wird aus den folgenden Zutaten zubereitet: Vermengen Sie je einen Teil Echten Steinklee (*Melilotus officinalis*), Johanniskraut, Lavendelblüten und Rosmarinblätter. Entweder man füllt vier bis fünf Handvoll der Mischung in ein Stoffsäckchen und hängt dieses direkt in das einfließende heiße Wasser, oder man kocht dieselbe Menge in Wasser auf und seiht dieses dann in die Badewanne ab. Verwenden Sie ein Stoffsäckchen, können Sie dieses mehrfach trocknen und wiederbenutzen, bis die Kräuter ihren Duft verlieren.

Blühendes Johanniskraut findet sich in Dampfbadmischungen und wird in Form von Kompressen auf fettige oder unreine Haut angewendet. Es wirkt erfrischend und stärkend, weswegen es sich gut für Gesichtswasser eignet.

Erwähnenswerte Rezepte

Johanniskrautöl

Es lohnt sich, Johanniskrautöl selbst herzustellen, denn die handelsüblichen Produkte sind teuer und häufig schon ranzig. In seinem *Grete Herbal* beschreibt John Gerard ein interessantes Rezept, das allerdings ein schlechteres Öl ergibt, als es bei der modernen Methode entsteht:
»Man nehme einen Liter Weißwein, vier Pfund Olivenöl, zwei Pfund Terpentinöl und je zwei Handvoll leicht zerquetschte Blätter, Blüten und Samen des Johanniskrauts und stelle sie für acht oder zehn Tage in die Sonne, und koche sie dann in demselben Glas per Balneum Mariae, was heißt, in einem Kessel voll Wasser mit etwas Stroh auf dem Grunde, in den das Glas zum Kochen gestellt wird. Dann gieße man die Flüssigkeit von den Kräutern ab und gebe wie zuvor dieselbe Menge Wein hinein, wie sich Kräuter, Blüten und Samen darin befinden, aber nicht mehr. So ergibt sich ein großartiges Mittel für die vordem genannten Zwecke.«[55]

Heutzutage verwendet man nur die frischen Blüten ohne Stängel, die kurz vor der vollen Blüte gesammelt werden. Zerkleinern Sie eine großzügige Handvoll der Blüten, geben Sie sie in einen sauberen Glasbehälter und bedecken Sie sie mit kaltgepresstem extranativem Olivenöl. Stellen Sie den fest verschlossenen Behälter sieben bis zehn Tage lang in die Sonne und schütteln Sie ihn mindestens einmal täglich gründlich. Gießen Sie das Ganze danach durch Filterpapier, drücken Sie das übrige Öl heraus und wiederholen Sie die Prozedur. Das Öl ist fertig, wenn es eine blutrote Farbe angenommen hat und stark nach Johanniskraut duftet. Gießen Sie es in eine dunkle Glasflasche und verschließen Sie diese sorgsam. Lagern Sie sie an einem dunklen und kühlen Ort. Es empfiehlt sich, eine kleine Flasche Johanniskrautöl in der Nähe des Herdes aufzubewahren. Kleinere Schnitte und Verbrennungen heilen leichter und hinterlassen keine Narben, wenn sie umgehend mit dem Öl behandelt werden.

Eine kleine Warnung sollte aber ausgesprochen werden: Manche Personen reagieren, besonders in Verbindung mit Sonnenlicht, sehr stark auf Johanniskraut und können eine Lichtempfindlichkeit entwickeln. Sie sollten das Kraut deswegen testen, bevor Sie es in größeren Mengen verwenden, und nach der Anwendung nicht in die Sonne gehen. Auf keinen Fall sollte es als Sonnencreme verwendet werden.

MEDIZINISCHE EIGENSCHAFTEN

Dioskurides, Galen, Plinius und Paracelsus schrieben in ihren Kräuterabhandlungen über Johanniskraut und empfahlen es gegen so unterschiedliche Erkrankungen wie Schwindelanfälle, Epilepsie, Zitteranfälle und Herzinfarkte, Hysterie, tertiäres und quartäres Fieber (ein Fieber, das alle drei oder vier Tage wiederkehrt), Asthma, Hexenschuss, Geisteskrankheiten und Melancholie. Der Tee und die Tinktur der Blüten wurden in ganz Europa bis ins 17. Jahrhundert in der Behandlung von Melancholie und Geisteskrankheiten eingesetzt. Außerdem verschrieb man sie gegen jegliche Form von Krankheit, die durch Hexerei, schwarze Magie oder Dämonen verursacht worden war. Robert Burton beschreibt in seiner *Anatomie der Melancholie*: *»Hyperikon oder Johanniskraut, das an einem Freitag zur Stunde des Jupiters gesammelt wurde, wenn es zu seiner vollen Wirksamkeit kommt (das geschieht um den Vollmond im Juli herum): So gesammelt und um den Hals getragen oder gehängt, lindert es hilfreich jenen Gemütszustand und vertreibt alle Phantasmen.«*[56]

Der Lehre der Signaturen zufolge glaubte man, dass das »Blut« der Pflanze auf seine Wirksamkeit bei der Behandlung von Wunden, Schnitten und Verbrennungen hinweise. Man verschrieb es Tuberkulosepatienten und setzte es gegen Anämie und weibliche Beschwerden wie Ausfluss ein. Das »Blut« des Johanniskrauts hatte auch den Ruf, tollwütige Hunde zu vertreiben. Wegen seiner gelben Blüten schrieb man ihm harntreibende Wirkung zu. In Österreich legte man bettnässenden Kindern früher Johanniskrautzweige unter ihr Bett, um sie zu »heilen«. In Deutschland wurde das Kraut häufig gegen Gelbsucht eingesetzt.

Moderne Medizin

Ein Großteil der Behandlungen, die auf der Lehre der Signaturen basiert, wurde von der heutigen Medizin anerkannt. Johanniskraut wird noch immer verwendet, um »unausgewogene« Krankheiten wie Epilepsie, durch Pubertät und die Wechseljahre verursachte Beschwerden, Anämie, sexuelle Störungen, Winterdepressionen und schmerzhafte Krämpfe zu behandeln. Außerdem wird es bei der Heilung von Schlaflosigkeit, Schlafwandeln, nervösen Herzbeschwerden und geistiger Erschöpfung eingesetzt. Nimmt man das Kraut mehrere Wochen lang regelmäßig allein oder in Kombination mit kreislaufunterstützenden Kräutern wie Rosmarin, Rosskastanienblüten oder Schafgarbe ein, kann sich eine heilende Wirkung auf chronische Depressionen und einige Kopfschmerztypen einstellen. Auch Winterdepressionen, die durch Lichtmangel ausgelöst wurden, wurden häufig mit erstaunlichem Erfolg mit Johanniskraut behandelt. Eventuell lässt sich diese Wirkung dadurch erklären, dass das Kraut die Reaktion auf Sonnenlicht unterstützt und so die Wirkung der wenigen Wintersonnenstrahlen verstärkt. Ein bitterer Tee, der aus Johanniskraut, Wegwarten- und Löwenzahnblättern zubereitet wird, stabilisiert den Cholesterinhaushalt, wenn er vier bis acht Wochen lang regelmäßig vor den Mahlzeiten eingenommen wird und durch eine angemessene Ernährung unterstützt wird.

Johanniskraut ist eines der wichtigsten Heilmittel für Beschwerden des Nervensystems und wird deswegen auch »Arnika des Nervensystems« genannt. Die meisten Beschwerden, die schwierig zu diagnostizieren, aber vermutlich nervöser Natur sind, können erfolgreich mit Johanniskraut behandelt werden. Bei stärkeren Beschwerden kann auch eine Mischung aus Johanniskraut, Baldrianwurzel und Zitronenmelissenblättern in Tee- oder Tinkturform verabreicht werden. Johanniskrauttee ist außerdem ideal für Kinder: Er baut Ängste ab und lindert die unter »Wachstumsbeschwerden« zusammengefassten Schmerzen. In der Vergangenheit waren hormonelle Unausgewogenheit und die aus ihr folgenden Pubertätsbeschwerden übrigens weitgehend unbekannt, wohingegen sie heutzutage zu den weitverbreitetsten Kinderkrankheiten überhaupt zählen. Auch einige Formen von Bettnässerei können durch die konsequente Einnahme von Johanniskrauttee erfolgreich behandelt werden. Bei Prüfungsängsten zeigt eine Tasse mit Honig gesüßter Johanniskrauttee beruhigende Wirkung. Darüber hinaus wirkt er ausgleichend bei Lerndruck.

Der rötliche Saft von frischem Johanniskraut wird verwendet, um blutende Wunden zu stillen. Tee, Saft oder Tinktur helfen, die Menstruation zu regulieren und Blutungen und Krämpfe zu verringern. Der Tee gilt außerdem als lindernd bei blutenden Geschwüren. Die gelbe, gallenartige Farbe der Blüten deutet auf seine Eignung als Verdauungsmedizin hin – Johanniskraut stärkt die Leber, die Gallenblase, die Milz, den Darm und den Magen und wirkt ausgleichend bei Magenübersäuerung. Außerdem beugt es Geschwüren vor. Ein Tee aus den Blüten unterstützt den Körper bei der Harnausscheidung.

Johanniskrautöl wird nicht nur für kosmetische Zwecke verwendet. Sechs bis zehn Tropfen, eingenommen auf einem Zuckerwürfel oder einem Stückchen trockenes Brot, können Magenbeschwerden und Koliken lindern. Äußerlich kann man es auf Schnittwunden, Verbrennungen, Kratzer, Wunden, Schwellungen, Furunkel, frische Narben und Schrammen anwenden. Außerdem wirkt es schmerzstillend bei Gicht, Rheuma, Arthrose, Rückenbeschwerden, steifen Gliedern, Hexenschuss, Nervenbeschwerden, gerissenen oder überdehnten Sehnen, Bänder- und Muskelbeschwerden. Johanniskrautöl kann außerdem auf geschädigte Nerven und sogar als Zusatzbehandlung auf schmerzhafte tumorartige Gewächse einmassiert werden. Wie Culpeper feststellte: *»Die Salbe öffnet Verstopfungen, löst Schwellungen auf und verschließt die Lippen der Wunden.«*[57]

Homöopathen verschreiben Johanniskraut (*Hypericum*) nach Nervenoperationen und Operationen, bei denen Nerven verletzt wurden, sowie nach Gehirnerschütterungen. Es leistet Erstaunliches bei Steißbeinverletzungen und kann stündlich eingenommen werden, bis sich die Schmerzen legen. Außerdem lindert es Zahnschmerzen und Schmerzen, die nach Zahnarztbesuchen auftreten. Abwechselnd mit Arnika kann es eingesetzt werden, um traumatische Zahnverletzungen zu behandeln.

Besondere Heilmittel

Johanniskrauttee

Johanniskraut eignet sich vor allem für die Behandlung von Kinderkrankheiten, da es zwar leicht bitter ist, aber nicht unangenehm schmeckt. Der Tee hat, entweder mit Honig gesüßt oder ungesüßt, einen stärkenden, beruhigenden Effekt auf den Verdauungstrakt. Er vertreibt Bauchschmerzen und den Nachtschreck (*pavor nocturnus*) und lindert versteckte Beschwerden, die Erwachsene häufig erst entdecken, wenn es zu spät ist. Für Erwachsene dosiert man 15 g des getrockneten Krauts auf einen Liter kochendes Wasser. Der Tee wird in eine Thermoskanne abgeseiht und sollte zwei bis drei Mal täglich jeweils eine halbe Stunde vor den Mahlzeiten eingenommen werden. Kindern sollte höchstens die halbe Dosis verabreicht werden.

Tee gegen Bettnässen

Eine der unangenehmsten und beschämendsten Erkrankungen, die in der Kindheit auftreten, ist das chronische Bettnässen. Kräutertees zeigen natürlich wenig Wirkung, wenn die Ursache psychischer Natur ist, allerdings liegen auch häufig unbedeutende Ängste oder eine einfache Blasenschwäche vor. Um derartige Beschwerden zu lindern, verabreicht man dem betroffenen Kind ein oder zwei Stunden vor dem Zubettgehen (so hat es noch Zeit, vorher auf die Toilette zu gehen und sich der Flüssigkeit zu entledigen) einen Tee aus drei Teilen Schafgarbenblüten, zwei Teilen Odermennig (*Agrimonia eupatoria*) und zwei Teilen Johanniskraut sowie einem Teil Meisterwurz *(Peucedanum ostruthium)* oder Bertramwurzel *(Anacyclus officinarum)*. Auf einen Viertelliter kochendes Wasser gibt man einen Teelöffel der Kräutermischung. Erweist sich das Problem als hartnäckig, kann man morgens eine zweite Tasse Tee verabreichen und das Kind ein paar Stunden, nachdem es eingeschlafen ist, aufwecken und auf die Toilette oder den Topf bringen.

Tee gegen Blutarmut

Um kindliche Blutarmut zu behandeln, wird in der derselben Dosierung wie oben ein Tee aus je gleichen Teilen Johanniskraut, Lindenblüten (*Tilia europea*) und Habichtskraut (*Hieracium pilosella*) verabreicht. Ein stärkerer Tee, der sich auch für Erwachsene eignet, wird aus je drei Teilen Johanniskraut, Odermennig, wilden Stiefmütterchen und Lindenblüten, zwei Teilen der ganzen blühenden Wegwarte mit Wurzeln, zwei Teilen Alantwurzeln *(Inula helenium)*, einem halben Teil Wacholderbeeren und einem Teil Enzianwurzeln *(Gentiana lutea)* zubereitet und vor den Mahlzeiten eingenommen. Besondere Vorsicht sollte man bei hellhäutigen und sensiblen Kindern walten lassen, da diese bei lang währendem Konsum der Pflanze besonders stark Gefahr laufen, übersensibel auf Sonnenlicht zu reagieren. Johanniskraut sollte höchstens sechs Wochen am Stück eingenommen werden.

JOHANNISKRAUT IN HAUS UND HOF

Einer der Volksnamen des Johanniskrauts lautet Hartheu und entstand deswegen, weil die geschnittene und getrocknete Pflanze extrem hartes Heu ergibt. In der nördlichen Pfalz glaubte man, dass Johanniskrautheu aphrodisierende Wirkung habe. Man nannte es Stierkraut und verfütterte es vor allem an Zuchtvieh. Als besonders wirksam galt Heu, das aus Mittsommer-Johanniskraut bestand. Gern wurde es an kalbende Kühe verfüttert, um die Geburt zu erleichtern. Vieh, von dem man glaubte, dass es verzaubert wurde, setzte man auf Johanniskrautdiät. In Schlesien legte man Mittsommer-Johanniskraut in die Ecken der Scheune, um Mäuse und Ratten fernzuhalten.

Verwendung in der Tiermedizin

Johanniskrautöl kann bei Wunden, Schrammen, Kratzern, gezerrten Muskeln und Verbrennungen bei Katzen, Hunden, Hühnern, Schweinen, Rindern und Pferden angewendet werden. Um Magenkrämpfe, Durchfall und nervöse Darmbeschwerden zu lindern, wird es auf einem Stück Brot an das betroffene Tier verfüttert. Albinotiere oder solche mit extrem heller Haut können eine Überempfindlichkeit gegen Sonnenlicht entwickeln, wenn sie über einen längeren Zeitraum hinweg größere Mengen Johanniskraut eingenommen haben, und es können Sonnenbrand und Brandbläschen entstehen.

NEBENSÄCHLICHES UND WISSENSWERTES

Im europäischen Volksglauben sind die Tage vom 21. bis zum 24. Juni (auch Mittsommer oder Sommerweihnacht genannt) von besonderer magischer Kraft. Der 21. Juni markiert astronomisch die Sommersonnenwende, den Tag, an dem die Sonne ihre größte nördliche Deklination erreicht, bevor sie umkehrt. Der 24. Juni allerdings ist der Tag des heiligen Johannes des Täufers und gilt im Volksglauben als der »wahre« Mittsommertag. Im heidnischen Europa versuchte man, am Johannistag in Form verschiedener Feste, Feierlichkeiten, Opfer und Hügelfeuer, die Sonne auf ihrem Weg zu unterstützen und zur Rückkehr in die nördlichen Länder zu bewegen. Langsam verwandelten sich diese Rituale in eine direkte Zelebrierung der Sonnenkraft.

Man entzündete die Johannisfeuer, um die wiedererstandene Wärme der Sonne zu symbolisieren, und erfreute sich an dem Gedanken an die kommenden Monate, in denen die Ernte reift, die Bäume Früchte entwickeln und das Vieh fetter wird. Die Menschen konnten ein sorgloses Leben führen, das nicht vom Hunger geplagt war. Die Feiernden wussten, dass schon nach der September-Tagundnachtgleiche die kalten Winde wieder wehen und Schnee und Regen zurückkehren würden, dass die Felder frostweiß und unfruchtbar würden und das Vieh sich der Wärme wegen aneinanderdrängen würde. Sie wussten, dass sie, die Sonnenanbeter, schon bald wieder der Wintermelancholie verfallen würden. Und so sprangen sie, solange noch alles gut war, über die Johannisfeuer, und hofften, dass die kurzen Sommermonate und die Fruchtbarkeit der Natur ihnen eine reiche Ernte schenken würden. Es galt als selbstverständlich, dass Kräuter, die an diesem Tag der Tage blühten, machtvoller waren als andere und ausgewogen in ihrer Wirkung, also nicht zu feurig, zu kalt oder zu feucht waren. In ihnen vereinte sich die Erinnerung an die kalten Monate und das knospende Versprechen des Sommers mit den Eigenschaften, die die Sonne mit sich brachte. Johanniskraut, das Kraut mit den feurigen sonnenfarbenen Blüten, galt als besonders wertvoll und wurde zu Mitternacht in der Johannisnacht unter dem Einfluss des Mondes oder am Johannistag unter Sonneneinfluss am Mittag gesammelt.

Von Schweden über Wales bis nach Frankreich, Bosnien, Russland und Sizilien galt dieses Johanniskraut als mit ganz besonderer antidämonischer Wirkung gesegnet. Man glaubte, dass es Hexen, böse Geister und Dämonen verjagen würde und dass es Zauberei bannte sowie Vergiftungen entgegenwirkte. Unter den italienischen Volksheilern war es das beliebteste Kraut überhaupt, und die französische Redensart *»employer toutes les herbes de Saint-Jean«*, wörtlich: *»alle Johanniskräuter einsetzen«*, bedeutet, alles zu geben. In Somerset kursiert dieses Gedicht aus dem zwanzigsten Jahrhundert, das die Vorzüge der Pflanze preist:

»Johanniskraut, ich segne dich!
Heilst das Jucken und den Stich,
Und die Macht der Hexe brich.«[58]

Im Norden lautet das Sprichwort:

»Klee, Eisenkraut, Johanniskraut und Dill,
Bannt den Hexenzauber still.«[59]

Auf Fensterbretter, die Türschwelle oder ins Fenster legte oder hängte man Kreuze aus Johanniskraut, um böse Einflüsse abzuhalten. Die frischen Pflanzen wurden in die vier Ecken des Hauses und der Felder gesteckt, um Vieh und Ernte zu schützen, und man räucherte das Haus mit Johanniskraut aus, um böse Geister auszutreiben. Außerdem wurde das Kraut als Schutz vor Zauberei, dem bösen Auge und Gift gegessen oder am Leib getragen, und in Deutschland ließ man es an Mariä Himmelfahrt (15. August) in der Kirche segnen. Um die Ernte vor Mäusen zu schützen, wurden um die erste Ähre Johanniskrautstängel gebunden, und die Kinder flochten am Johannisabend einen Kranz aus dem Kraut und hängten ihn über die Tür, um das Haus gegen Hexen und Unglück zu schützen. Frauen aus Tirol bekreuzigten sich mit dem blutfarbenen Saft der Pflanze, um sich einen Tag lang vor Zauberkraft zu schützen, und Mädchen warfen Johanniskrautkränze ins Johannisfeuer, fischten sie wieder heraus und bissen hinein. Es hieß, dass sie dann ein ganzes Jahr lang keine Zahnschmerzen mehr haben würden.

Johanniskraut gilt auch als wirksames Aphrodisiakum. Ein deutscher Spruch:
»Vil haben einen andern Wahn
Graben vor Tag Sankt Johanskraut,
Das macht den Menschen lieb und traut,
Wenn schon das eins das ander nicht kennt.«[60]

In den slawischen Ländern tranken unfruchtbare Frauen Tee, der aus gesegnetem Johanniskraut zubereitet wurde, um schwanger zu werden. Im Mittelalter war das Kraut ein wichtiger Bestandteil von Liebestränken, galt aber gleichzeitig auch als wirksamer Schutz gegen Zauberei in Herzensangelegenheiten.
Wegen der Verbindung mit der Sonne und den Johannisfeuern wird Johanniskraut auch in Zusammenhang mit Feuer und Blitzen gestellt. Johanniskraut, das in der dunklen Johannisnacht um Mitternacht gesammelt und dann in allen vier Ecken des Hauses aufgehängt wurde, galt als wirksamer Schutz vor Feuersbrünsten und Blitzeinschlägen. Die Johannisfeuertänzer flochten aus den Pflanzen, die sie bei den Festivitäten getragen hatten, Kränze und warfen diese auf die Hausdächer. In Thurgau warf man während besonders wilden Stürmen Johanniskrautkränze auf die Dächer und wiederholte dabei den folgenden Vers:
»Hartenau und Dill –
Macht's Gewitter still.«[61]

Johanniskraut und die Kunst der Weissagung

In Franken hieß es, dass Stürme auftauchen würden, wenn das Johanniskraut schon im April blühte. Den klassischen Autoren nach können Frauen erfahren, wie viele Kinder sie haben werden, indem sie die Löcher in einem Johanniskrautblatt zählen – ein Orakel, das heutzutage keinerlei Aussagekraft mehr haben dürfte, da sich die Anzahl der Kinder, die Frauen gebären, drastisch reduziert hat. In Dänemark gruben die Mädchen zwei Johanniskrautpflanzen aus und pflanzten sie zu Johanni unter dem Dachgiebel ein. Wenn sie aufeinander zu oder sogar ineinanderwuchsen, würde das Mädchen bald heiraten. Dasselbe Orakel konnte auch befragt werden, um etwas über das Schicksal seiner Verwandten zu erfahren: Wuchs die »Mutterpflanze« gerade nach oben, konnte die echte Mutter mit einem langen Leben rechnen. Beugte sich die Pflanze nach unten, war die Gesundheit der Mutter in Gefahr.

Legenden

Der Legende nach ist Johanniskraut eine tugendhafte Pflanze. Es heißt, dass Maria und Jesus Zeugen der Kraft der Pflanze waren und dass der Teufel das Johanniskraut seitdem verabscheut. Im schottischen Hochland nennt man es *Ach Larson Cholumcille*, die »kleine Achselhöhle des Columba«. Der Name entstand, weil der heilige Columba eines Tages auf ein Kind stieß, das Kühe hütete. Der kleine Hirte weinte, weil er Angst hatte, dass die Kühe sich über Nacht verirren könnten. Columba tröstete ihn, pflückte einige Johanniskrautblüten und klemmte sie dem Kind unter den Arm. *»Nun kannst du in Frieden schlafen«*, sagte er. *»Dein Vieh wird nicht herumstreunen, sondern die ganze Nacht über sicher in deiner Nähe bleiben.«*

Johanniskraut wird häufig mit Johannes dem Täufer assoziiert, und es heißt, dass das »Johanniskrautblut« von ihm stammt. Im Inntal geht die Legende um, dass die Feinde des heiligen Johannes eine Johanniskrautpflanze an das Fenster seines Hauses hängten, um es für seine Verfolger kenntlich zu machen. Am nächsten Tag war wie durch ein Wunder jedes Haus in der Ortschaft mit dem Kraut geschmückt.

Auch die Jungfrau Maria hat mit dem Johanniskraut zu tun: Das »Blut«, das aus den Blüten fließt, wird als Symbol für ihre blutigen Tränen oder ihr Menstruationsblut gedacht, oder auch als Gedenken an die Geburtsschmerzen, die sie bei der Geburt Jesu litt. Eine andere Maria, nämlich Maria Magdalena, hat dem Glauben der Norditaliener nach die Füße von Jesus mit Johanniskrautsalbe eingerieben, als er am Kreuz hing. So entstand der italienische Name *il balsamo de la Madalena*. In anderen Gegenden glaubte man, dass das Kraut aus den Blutstropfen wuchs, die vom Kreuz Jesu herabfielen.

Genauso hartnäckig wie der Glaube an die heiligen Ursprünge der Pflanze ist auch der an die Abneigung des Teufels gegen das Kraut. Es heißt, dass der Teufel die Pflanze eines Nachts aufsuchte und brutal versuchte, sie zu töten, indem er die Blätter mit einer Nadel durchbohrte, denn er empfand die heilige Pflanze als Affront gegen seine Macht. Das Kraut wurde aber vom heiligen Johannes geschützt und überlebte den Anschlag. Noch immer tragen die Blätter die Male des Teufels und gelten als mächtiger denn je im Kampf gegen das Böse.

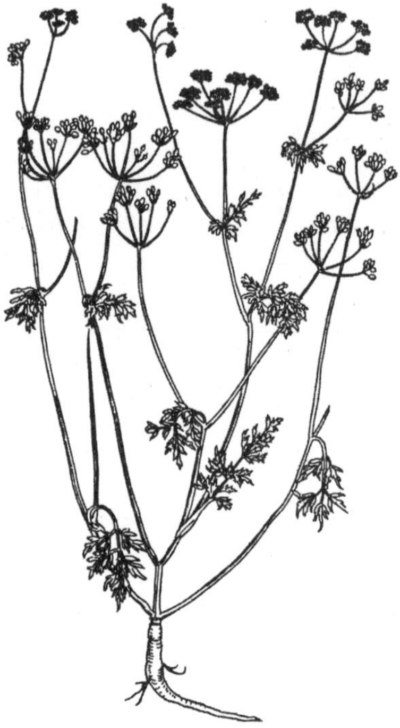

Kümmel

ETYMOLOGISCHES

Die Bezeichnung Kümmel stammt von dem lateinischen Wort *cuminum* ab, das wiederum aus griechischen und arabischen Lehnwörtern abgeleitet wurde. Der Kümmel (*Carum carvi*) wird manchmal mit Kreuzkümmel (*Cuminum cyminum*) oder auch Schwarzkümmel (*Nigella sativa*) verwechselt, die allerdings wesentlich geschmacksintensiver sind.

Carum carvi oder *Carum officinalis*, wie Kümmel botanisch auch bezeichnet wird, ist ein zweijähriges Mitglied der Familie der Doldenblütler (*Apiaceae*, früher *Umbelliferae*).

ᏅᏘ Volksnamen

Carum carvi – **Kümmel**

Deutsch:	Kümmel, Kümmi, Garbe, Chümi, Feldkümmel, Kämen, Karbei, Köm, Kümmich, Wiesenkümmel, Brotkümmel, Mattenkümmel, Garbe, Kömmel, Kümm, Kumach, Karwei
Englisch:	Carraway, Carwey, Carroway, Kummel
Schottisch:	Carvy, Kervie
Irisch:	Cearbhas
Französisch:	Carvi, Cumin des prés, Anis de Vosges
Italienisch:	Cumino tedesco, Cumino dei prati, Carvi, Anice dei Vosgi
Spanisch:	Carvi
Portugiesisch:	Alcaravia, Alcorovia, Alcaravea
Russisch:	Tmin obyknovennyj

ÄUSSERE MERKMALE

Da Kümmel zur Familie der Doldengewächse gehört, kann er vom Äußeren her leicht mit einigen giftigen Pflanzen verwechselt werden. Das wichtigste Erkennungsmerkmal des Kümmels ist sein stechender Geruch und der scharfe Geschmack der Samen. Die Pflanze hat einen einzelnen langen, dürren weißen Wurzelstamm, der an Pastinaken oder Karotten erinnert. Die äußere Haut ist sehr runzelig und mit winzigen Faserwürzelchen überzogen. Die Wurzel schmeckt würzig, doch weit weniger intensiv als die Früchte. Im ersten Jahr wächst die Pflanze in Form einer am Boden liegenden Blattrosette. Erst im zweiten Wachstumsjahr bildet sich der Stängel aus, der eine Höhe von ca. 60 bis 90 cm erreicht. Häufig sind die Pflanzen dünn und schmal. Der Stängel selbst ist leicht behaart und stark verzweigt. Er weist grasgrüne Blätter, die denen der Karotte ähneln, und Dolden mit winzigen weißen oder rötlich weißen Blüten auf. Die Blüten produzieren die Früchte, die jeweils zwei Samen enthalten, die, nach Culpeper, *»kleiner sind als Anissamen und von frischerem und bessrem Geschmack.«*

☼ STANDORT, JAHRESZEIT UND NÜTZLICHE PFLANZENTEILE

Kümmel wird in den Niederlanden, England, Deutschland, Island, Syrien, dem europäischen Teil Russlands und Marokko sowie in privaten Gärten weltweit angepflanzt. Auf wilden Kümmel trifft man in Europa, Asien, Neuseeland und in Nord- und Südamerika bis zu einer Höhe von ca. 2 000 m über dem Meeresspiegel. Er wächst auf Almen, Wiesen, in Feuchtgebieten, auf Schotter, am Straßenrand oder auch an steinigen Flussufern. Kümmelfrüchte aus nördlichen Regionen enthalten gewöhnlich einen höheren Anteil an ätherischen Ölen als ihre südlicheren Verwandten. Die Blütezeit für Kümmel liegt zwischen Mai und Juli, mit einer kurzen Nachblüte im Herbst.

Sammeln, Trocknen und Aufbewahrung

Kümmel kann im zweiten Wachstumssommer der Pflanze geerntet werden, wenn die Früchte langsam eine braune Farbe annehmen. Der obere Teil der Pflanze wird mit einer Sichel oder Gartenschere abgeerntet und dann an einen trockenen, schattigen Platz zum Nachreifen gelegt. Nach dem Trocknen wird die Pflanze gedroschen, um die Samen herauszulösen. Die Dolden können vorher einzeln abgetrennt und in kleinen Schüsseln getrocknet werden, die in die Sonne oder an einen warmen Ort gestellt werden sollten. Gut durchgetrocknete Kümmelsamen halten sich sehr lange und sollten an einem kühlen, trockenen Platz gelagert werden. Die beste Zeit zum Ernten der Wurzeln ist der April.

Einem alten deutschen Volksglauben zufolge ist Kümmel am wirksamsten, wenn er am Mittsommertag noch vor Sonnenaufgang, während die Kirchenglocken läuten, oder am Tag des heiligen Veit (15. Juni) geerntet wird. Bei Bauchschmerzen wirkt angeblich Kümmel, der zum Abendgeläut der Glocken gesammelt wurde, am besten.

Saatguterhaltung und Keimung

Viele Gärtner glauben, dass es kaum Varianten innerhalb ein- und derselben Pflanzenart gibt. Am Beispiel des Kümmels zeigt sich allerdings, dass dies ein häufig vorkommendes Missverständnis ist, denn selbst wild wachsender Kümmel kann sich in puncto Wachstumsverhalten, Samengröße oder Ölgehalt von Region zu Region stark unterscheiden. Meist werden jedoch nur zwei Sorten angeboten, weswegen der Kümmelliebhaber darauf angewiesen ist, mit verschiedenen Sorten aus Zuchtstationen, Saatgutbörsen oder Saatgutarchiven zu experimentieren. Einige Sorten wurden wegen ihrer besonders starken Wurzeln selektiert, andere wegen des hohen Anteils an ätherischen Ölen und wieder andere aufgrund der großen Anzahl an Früchten, die sie hervorbringen. Sie alle kreuzen sich miteinander, doch sollten sie isoliert voneinander gehalten werden, um die verschiedenen Sorten rein zu halten.

Es ist stets zu beachten, dass Kümmel erst im zweiten Wachstumsjahr mit der Ausbildung von Samen beginnt, weswegen ausreichend Platz für die Aufzucht einkalkuliert werden sollte. Die besten Samen für die Weiterzucht bilden sich in der zentralen Dolde, die auch als Erste zu reifen beginnt. Diese Samen trocknen schnell und sind leicht vom Stängel zu entfernen. Bei fachgerechter Lagerung sind sie gut und gerne zwei bis drei Jahre haltbar.

☞ FINGERZEIGE FÜR DEN ANBAU

Auch wenn die Samen des wild wachsenden Kümmels häufig einen höheren Anteil an ätherischen Ölen produzieren als die des kultivierten Kümmels, lassen sich die Samen des gezüchteten doch wesentlich leichter ernten. Diese Tatsache führte zu der weitverbreiteten Züchtung der Pflanze. Einige experimentierfreudige Gärtner pflanzen Kümmel nur wegen seiner pastinakenartigen Wurzeln an.

Kümmel ist für die gewöhnliche Gartenzucht denkbar ungeeignet, da er schwere Lehmböden, eine schattige Lage und viel Feuchtigkeit bevorzugt – Bedingungen, unter denen sehr wenige Gartenpflanzen gut gedeihen. Der schwere Boden sollte mit ein wenig untergemischtem Sand oder Kies gelüftet werden, damit die Wurzel einen leichten Weg ins Erdreich findet. Zusätzlich sollte Kümmel mit organischem Dünger und etwas Kalk versorgt werden. Gärtner platzieren Kümmel häufig neben Erbsen, Mohn, Bohnen oder Getreide. Fenchel und Kümmel sollten dagegen nicht zusammen gepflanzt werden. Im kommerziellen Anbau wird Kümmel manchmal zusammen mit Senf-, Erbsen-, Flachs-, Getreide-, Klee- oder Mohnsamen gesät. Die Beisaat wird dann im ersten Jahr geerntet und der Kümmel im zweiten.

Um eine gute Keimung im Freien zu garantieren, sollten Kümmelsamen im Herbst gesät werden, sobald die Früchte reifen. Alternativ lässt sich Kümmel auch im darauffolgenden Frühling aussäen. Die Keimung tritt generell nach zwei bis vier Wochen ein. Einige Gärtner empfehlen zur besseren Keimung eine Streusaat in feuchtem Boden ohne Zudeckung, andere wiederum eine Aussaat in einer Tiefe von etwa einem halben Zentimeter. Theophrastus schrieb, dass

Kümmel am besten gedeiht, wenn man ihn bei der Aussaat verflucht. Die Jungpflanzen werden ausgedünnt, bis der Zwischenraum zwischen den einzelnen Pflanzen ca. 30 cm beträgt. Regelmäßiges Unkrautjäten und Bodenlockerung sind von großer Wichtigkeit. Außerdem reagiert Kümmel äußerst empfindlich auf Umpflanzungen. Im Herbst bildet sich die typische Blattrosette am Boden, die der Pflanze hilft, den Winter zu überstehen. Aus dieser entwickelt sich dann im zweiten Jahr der Pflanzenstängel, der im Frühling die Blütenstände und im Spätsommer die Früchte hervorbringt.

GAUMENFREUDEN

Seit der Antike ist der Gebrauch von Kümmel zur Zubereitung von Speisen weitverbreitet. Kümmel ist eines der wenigen Kräuter, die in der Schweiz bereits in prähistorischen Kochstätten nachgewiesen werden konnten, und bis zum heutigen Tage ist er aus den Küchen Mitteleuropas nicht mehr wegzudenken. Kümmelsamen haben einen wärmenden Effekt auf die Verdauungsorgane und sind daher bei der Zubereitung von stark blähenden Speisen besonders zu empfehlen. Außerdem regt Kümmel den Appetit an und verhilft zu einem frischen Atem. Frische sowie frisch zermahlene Kümmelsamen sind sehr viel aromatischer als getrocknete Früchte.

Junge Kümmelblätter besitzen einen scharfen, würzigen Geschmack und können zum Anreichern von Frühlingssuppen oder -salaten verwendet werden. Die älteren und größeren Blätter können als Suppenzutat verkocht oder zur Verfeinerung von Spinatgerichten oder zum Würzen von Marinaden benutzt werden. Kümmelwurzeln sind essbar und werden gelegentlich ebenfalls kultiviert. Julius Cäsar erwähnte ein Brot, das unter Verwendung von Milch und Kümmelwurzeln hergestellt wurde. Die Wurzeln können außerdem wie Pastinake gekocht und mit zerlassener Butter serviert oder roh in Salate gerieben werden.

Deutsche Köche verwenden Kümmelsamen großzügig als Gewürz. Kümmel hilft, fettige Speisen leichter verdaulich zu machen, und verleiht dem Essen einen ungewöhnlichen Geschmack. Kümmelsamen werden häufig zum Würzen von Schweinebraten, Würsten, Sauerkraut, Schwarzbrot, roten Rüben, Kohl- und Kartoffelgerichten, Hütten- und Frischkäse, aber auch zur Bereicherung von Suppen, Gemüse- und Pilzgerichten verwendet. Häufige Anwendung finden Kümmelsamen auch bei der Zubereitung von Salzkartoffeln und Weißkohl. Kümmel wird, ähnlich wie Koriander, auch zum Überdecken des Geschmacks von schimmligem Mehl genutzt oder zu Konfekt verarbeitet. Kümmelsamen, Lorbeerblätter und Wacholderbeeren verleihen gekochtem Roggen einen feinen Geschmack. Roggenbrot wird üblicherweise mit ganzen Kümmelsamen gebacken. Hafer wird manchmal mit Kümmelsamen und Thymian vermengt. Ein traditionelles englisches Gericht, das schon von Shakespeare erwähnt wurde und noch heute am Trinity College serviert wird, sind gebratene Äpfel mit einer Beilage aus Kümmelsamen. In Schottland waren *carvi cakes* einst ein fast ebenso beliebter Nachtisch wie *salt-water-jelly*. Dieses »Gelee« bestand aus einem mit Kümmelsamen bedeckten Teller. Dieser wurde zur Teezeit gereicht, damit die Familienmitglieder ihre Butterbrote hineinstippen konnten.

Auch in der Destillation finden Kümmelsamen weitverbreitete Anwendung. Kümmelschnaps sollte nicht regelmäßig über einen längeren Zeitraum hinweg eingenommen werden, aber ein Gläschen hier und da nach einer schweren Mahlzeit ist eine exzellente, zugleich wärmende und wohltuende Verdauungshilfe. Allerdings enthält der gängige, unter der Bezeichnung »Kümmel« kommerziell gebrannte Schnaps oft überhaupt keinen Kümmel. Im Mittelalter wurden sowohl Kümmelwurzeln als auch die Samen zur Haltbarmachung und Geschmacksbereicherung von Bier verwendet.

Erwähnenswerte Rezepte

Österreichischer Schweinsbraten

Nehmen Sie ein mageres, aber nicht zu festes mittelgroßes Stück Schweinefleisch mit Fettrand. Würzen Sie das Fleisch mit Salz und frisch gemahlenem Pfeffer und wahlweise ein wenig Paprika und reiben Sie es mit ein oder zwei Zehen Knoblauch ein. Der restliche Knoblauch wird dann unter dem Fleisch platziert. Versehen Sie den fettigen Teil des Fleisches mit einem tief in das Fett eingeschnittenen Kreuzmuster (sehr scharfes Messer verwenden!). Streuen Sie zunächst die Kümmelsamen über das Fleisch. Legen Sie es dann in eine Kasserolle oder schwere Pfanne und braten Sie es in einem sehr heißen Ofen für ca. zehn bis 15 Minuten, bis das Fett auf der Oberseite braun anzulaufen beginnt. Drehen Sie nun die Temperatur auf mittlere Hitze herunter, bis der Braten durchgegart ist. Um das Austrocknen des Bratens zu verhindern, gießen Sie währenddessen ein wenig Wasser in die Pfanne und überträufeln Sie damit das Fleisch. Verwenden Sie den beim Braten ausgetretenen Saft als Basis für eine Sauce und servieren Sie diese mit Knödeln oder Salzkartoffeln. Ebenfalls mit Kümmelsamen gewürzter Weißkohl oder Sauerkraut passen hervorragend zu diesem Schweinsbraten.

Kümmel-Kartoffeln

Für eine schnelle und zugleich nahrhafte Methode, um Kochkartoffeln wieder aufzuwärmen oder frisch zuzubereiten, werden die gekochten, halbgekochten oder rohen Kartoffeln halbiert. Bestreuen Sie die Kartoffelhälften zunächst mit grobem Salz und Kümmelsamen und legen Sie sie mit der Schneidefläche nach oben auf ein Backblech. Lassen Sie die Kartoffeln, je nach Wunsch, zehn Minuten zum Aufwärmen, bis 30 Minuten zum Garen bei mittlerer Hitze im heißen Ofen und bepinseln Sie sie, insbesondere bei längerer Backzeit, regelmäßig mit ein wenig Öl. Servieren Sie die Kartoffeln dampfend heiß mit Hüttenkäse, Sauerrahm oder Guacamole.

HAUSHALTSHILFEN

Die streng riechenden Kümmelsamen wurden früher in kleinen Mengen Duftsäckchen und Mottenkugeln beigefügt, was wohl auf die Tatsache zurückzuführen ist, dass Fliegen und Insekten in vergangenen Zeiten ein ernsthaftes Problem im Haushalt darstellten. In einigen Gegenden war es Brauch, Kümmelpflanzen im Haus auszustreuen und den Boden mit Kümmeltee zu besprengen. Bei den slawischen Wenden wurden mit Kümmelsamen angereicherte Kuchen zubereitet, die am Gründonnerstag in der Hoffnung gegessen wurden, sich dadurch für ein ganzes Jahr von lästigen Parasiten und Milben zu befreien.

ॐ SCHÖNHEITSPFLEGE

In vergangenen Jahrhunderten, als Läuse noch ein kosmetisches Problem darstellten, rieben sich Frauen den Körper mit einer Mischung aus Kümmelsamen und Anisöl ein, um den Parasitenbefall zu stoppen. Heutzutage wird Kümmelöl zumeist von Parfümeuren verwendet, um exotische Geruchsnoten zu kreieren. So wird Seife beispielsweise mit einem Nebenprodukt der Kümmeldestillation aromatisiert.

▣ MEDIZINISCHE EIGENSCHAFTEN

Kümmel zählte einst zu den *semina quatuor calida maiora*, den vier Kräutern mit den stärksten wärmenden Eigenschaften. Diese vier Kräuter linderten Koliken und Blähungen und halfen, Schleim aus den Verdauungsorganen zu lösen. Man rieb die Patienten mit einer Kümmelsalbe ein oder legte ihnen einen Beutel auf die schmerzende Stelle, der mit zerstampften und gerösteten Kümmelsamen gefüllt war. Wegen seiner schmerzlindernden und schleimlösenden Eigenschaften war Kümmel vielseitig verwendbar. Mit Kümmelsamen versetzter Wein galt als wirksames Hustenmittel, und in Deutschland wurden werdende Mütter zur Entspannung mit Kümmelsamen umräuchert oder auf ein mit Kümmel bestreutes Lager gebettet, um die Wehen und Geburtsschmerzen zu lindern.

Moderne Medizin

Kümmelsamen und -wurzeln werden auch in der modernen Medizin eingesetzt, um Blähungen zu lindern. Kümmel ist äußerst wohltuend und wirkt sowohl auf die Verdauungsorgane als auch auf die Lunge kräftigend. Tee aus Kümmel gilt als besonders wirkungsvoll bei Problemen mit der Gallenblase, wirkt appetitanregend und kann Patienten mit Blinddarmentzündung bereits auf dem Weg ins Krankenhaus verabreicht werden, um die Schmerzen zu lindern. Des Weiteren unterstützt Kümmel die Blase und die Nieren, und kann sowohl die Menstruation einleiten als auch zur Steigerung der Milchbildung in der Mutterbrust genutzt werden. Die Aufnahme von Kümmel durch die Muttermilch hilft Säuglingen mit Koliken.

Ätherisches Kümmelöl hat starke antiseptische Eigenschaften und wird äußerlich verwendet, um Rheumaschmerzen zu lindern. Kümmelsalben werden zur Behandlung von offenen Wunden, Furunkeln, Pusteln und entzündeten Fingernägeln verwendet. Kleine Beutel, gefüllt mit erwärmten Kümmelsamen, helfen bei rheumatischen Kopf- und Zahnschmerzen. An Rachitis leidende Kinder behandelt man am besten, indem man sie der Sonne aussetzt, ihnen eine ausgewogene kalziumhaltige Ernährung zukommen lässt und sie mit Kümmelöl einreibt oder ihnen Bäder mit Kümmelsamen verordnet.

In der chinesischen Medizin verwendet man Kümmelsamen ähnlich wie in der westlichen Medizin, um den Magen zu öffnen, Verstopfungen aufzulösen und Übelkeit, Appetitlosigkeit und Schluckauf zu lindern. Es heißt außerdem, dass sie die Leber anregen und die Nieren wärmen.

Besondere Heilmittel

Medizinischer Kümmelschnaps besteht aus 60g Kümmelsamen und 240g braunem Zucker, die mit einem Liter Branntwein in einer Flasche vermengt werden. Lassen Sie die mit einem Ventilkorken verschlossene Flasche (bei anderen Verschlüssen könnte sie explodieren) 14 Tage lang an einem warmen Ort stehen. Danach wird der Inhalt gesiebt und gefiltert, bevor er erneut in eine Flasche abgefüllt und verschlossen wird. Medizinischer Kümmelschnaps ist ein magenstärkendes Tonikum, das in kleinen Dosen nach besonders schweren oder üppigen Mahlzeiten eingenommen werden sollte.

KÜMMEL IN HAUS UND HOF

Kümmel eignet sich gut als Futterpflanze und ist deswegen ein gern gesehener Gast auf Weideflächen. Die gepressten Fladen aus den Überresten der Destillation oder der Ölherstellung lassen sich an Kühe verfüttern. Bienen fühlen sich von Kümmelpflanzen angezogen, genauso wie Brieftauben bereitwilliger nach Hause zurückkehren, wenn man sie vorher mit einem Stück Kümmelbrot füttert. Von einer zu einseitigen kümmelhaltigen Vogelernährung ist jedoch abzusehen, da diese bekanntermaßen zu Vergiftungen führen kann.

Verwendung in der Tiermedizin

Um Blähungen, Koliken oder Bauchkrämpfe zu lindern, können sowohl Menschen als auch Tiere mit Kümmel-, Fenchel-, Anis- und Koriandersamen behandelt werden. Kühe produzieren mehr Milch, wenn ihnen Kümmelmilchtee zu trinken gegeben wird, und Pferden kann man, um ihr allgemeines Wohlbefinden zu steigern, kleine Mengen Pulver aus Kümmelsamen unter das tägliche Futter mischen. Einige Landwirte betten ihre kranken Tiere auf Kümmelstroh.

NEBENSÄCHLICHES UND WISSENSWERTES

Kümmel wird seit Jahrhunderten sowohl mit dem Leben als auch mit dem Tod assoziiert. In Großbritannien wurde er Liebes- und Freundschaftstränken untergemischt, die zwei Liebende für ewig aneinanderbinden sollten. In Deutschland war Kümmel neben Salz eine wichtige Sargbeigabe, die den Verstorbenen auf seinem Weg ins Jenseits beschützte.

Darüber hinaus wurden dem Kraut dämonenabwehrende Eigenschaften zugeschrieben. Hexen, Geister und Elben fühlen sich von der Pflanze angeblich abgeschreckt. In Osteuropa stellte man einen Topf, der mit gekochten Kümmelsamen gefüllt war, unter das Bett von unruhigen, »von Dämonen besessenen« Kindern. Zusätzlich wurden Samen in die Windel des Kindes eingenäht, um es vor Koliken zu bewahren. In Rumänien wurden Windeln, die über Nacht draußen gehangen hatten, vor der erneuten Benutzung rituell mit Kümmelrauch gereinigt. Eine österreichische Chronik aus dem 19. Jahrhundert berichtet, wie ein zerstörerischer Sturm mit Hilfe einer Opfergabe aus Asche, Salz und Kümmelsamen besänftigt werden konnte:
»Wind, da hast Salz, Aschn, Kim,
Nimm's hoam zu dein Weib und Kind.«[62]

Legenden

Alten Legenden und volkstümlichen Traditionen zufolge meiden Elben, Zwerge und Waldfrauen Kümmel und erzürnen sich, wenn sie sehen, wie Menschen die Samen in ihren Brotteig kneten. Die folgenden volkstümlichen Verse stellen nur einige der entsetzten Ausrufe dar, zu denen sie sich beim Anblick des für sie ekelerregenden Schauspiels hinreißen ließen:
»Kümmelbrot, unser Tod.«
»Sie haben mir backen Kümmelbrot, das bringt diesem Haus lauter Not.«
»Back keinen Kümmel ins Brot, so hilft dir Gott in aller Not.«[63]

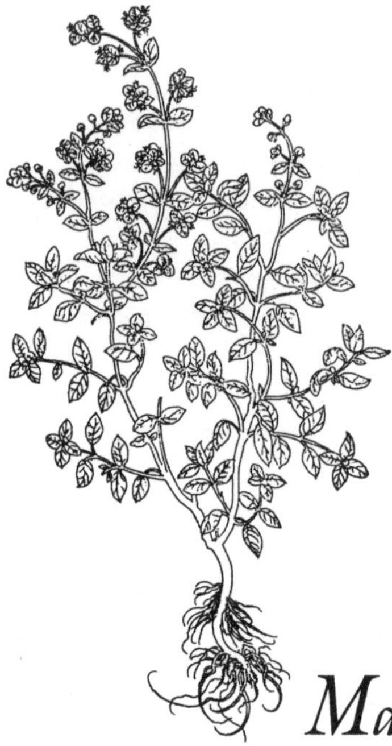

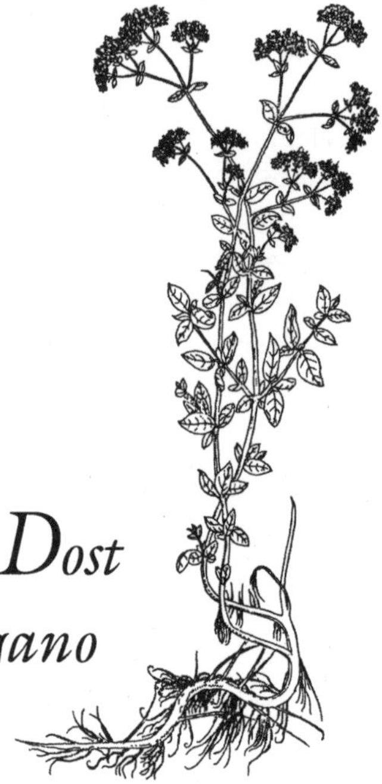

Majoran, Dost und Oregano

ETYMOLOGISCHES

Der Ursprung des Wortes Majoran ist unbekannt. Möglicherweise hat es sich aus dem antiken Begriff *amaracu* entwickelt. Oregano ist eine Verfälschung des lateinischen *origanum,* das wiederum aus dem Griechischen stammt. *Oros* bedeutet Berg und *ganos* Pracht, eine Andeutung auf das Erscheinungsbild der mit Oregano bedeckten Hügel.

Origanum majorana (Majoran) und *Origanum vulgare* (Dost) sind Mitglieder der Familie der Lippenblütler (*Lamiaceae*, früher *Labiatae*). Alle Familienmitglieder finden Verwendung in der Küche, da sie angenehm und aromatisch schmecken. Giftige Pflanzen gibt es in dieser Familie kaum. *Origanum hortensis* oder *Majorana hortensis*, wie die Art manchmal auch genannt wird, ist ein zwei- bis mehrjähriges Kraut, das in nördlicherem Klima allerdings häufig nur einjährig angebaut und aus dem das Küchenkraut Majoran gewonnen wird. *Origanum vulgare* ist eine mehrjährige Wildpflanze, hierzulande unter den Namen Dost oder Wohlgemut bekannt. Das Küchengewürz Oregano wird aus südlichen Varianten des mehrjährigen Krauts, wie *Origanum onites,* gewonnen. Oregano ist ebenfalls mehrjährig und stammt ursprünglich aus dem Mittelmeerraum. Der Griechische Oregano, *Origanum vulgare ssp. viride* (auch: *Origanum heracleoticum, Origanum vulgare ssp. hirtum*), war früher eine weitverbreitete Kulturpflanze, ist aber ebenso wie *Origanum syriacum* ein wenig aus der Mode gekommen. *Origanum syriacum* wurde bereits in der Bibel erwähnt und wird Arabischer Oregano, Echter Staudenmajoran, Syrischer Majoran oder Ysop genannt.

Im Volksmund werden Majoran, Dost und Oregano oft miteinander verwechselt. Meist verwendet man einfach den in der Umgebung ansässigen Vertreter dieser Pflanzengruppe ohne Rücksicht auf die genaue botanische Klassifizierung.

Volksnamen

Origanum majorana – **Majoran**

Deutsch:	Majoran, Maigram, Maraun, Maran, Moseran, Wurstkraut, Badkraut, Bratekräutche, Bratenkrautel, Gartenmajoran, Kuchelkraut, Kuttelkraut, Mairan, Mairalkraut, Mairon, Miran, Französischer Majoran
Englisch:	Marjoram, Fine marjoram, Marjoram gentle, Sweet marjoram, Knotted marjoram, Garden marjoram, Marjory
Altenglisch:	Magerym, Marjolame
Angelsächsisch:	Curmelle elene
Französisch:	Marjolaine
Italienisch:	Maggiorana coltivata, Amaraco, Persia
Spanisch:	Mejorana
Portugiesisch:	Mangeroma, Mariorana
Rumänisch:	Magheran
Holländisch:	Marjolein
Dänisch:	Merian
Irisch:	Máirtíu, Fiáin

Origanum vulgare – **Wilder Dost**

Deutsch:	Dost, Wohlgemut, Brauner Dorant, Wilder Majoran, Kolerakraut, Frauendosten, Altweiberschmeckata, Echter Dost, Origano, Dosten, Ohrkraut, Müllerkraut, Berghopfen, Schusterkraut, Badkraut, Falscher Staudenmajoran
Österreichisch:	Dosten, Lungenkraut
Schweizerisch:	Grober Chostez, Wilda Maserun, Kostenz, Grober Chölm, Badchrut
Englisch:	Wild marjoram, Organy, Spanish organy, Organ, Oregano, Origanum, Joy of the mountain, Common wild marjoram, Field marjoram, Eastward marjoram, Wintersweet. Veraltet: Wilde marjerome, Bastard marjerome, Grove marjoram, Origane, Organye
Französisch:	Marjolaine sauvage, Marjolaine bâtarde, Origan, Thym de berger
Italienisch:	Maggiorana salvedegha, Regamo, Acciugher, Maggiorana volgare, Origano commune
Russisch:	Dušica obyknovennaja
Spanisch:	Oregano
Dänisch:	Vild merian
Norwegisch:	Bergmynte, Kung
Schwedisch:	Lund mejran

Origanum onites – **Oregano**

Deutsch:	Oregano, Pizzakraut, Kretischer Dost, Kretischer Oregano, Spanischer Hopfen
Englisch:	Oregano, Cretan oregano, Pot marjoram, Smyrna oregano, Turkish oregano
Italienisch:	Erba acciuga, Origano siciliano

ÄUSSERE MERKMALE

Majoran ist eine kleine Pflanze: Er wird selten höher als 30 cm. Er hat einen angenehm würzigen Geschmack und Geruch und kann anhand seiner abgerundeten, winzigen und filzigen graugrünen Blätter und der winzigen grünen Blütenknospen identifiziert werden. Die Wurzel der Majoranpflanze ist dünn, schwarz und holzig. Der Stängel ist eckig, am Fuß verholzt, häufig rot geädert und mit feinem Flaum bedeckt. Die ovalen, gegenständig auftretenden Blätter sind weich und wirken sehr empfindlich. Die Blüten der Pflanze sehen anfangs aus wie winzige grüne Kugeln, verfärben sich dann aber zu einem blassen Rosa- oder Lilaton.

Dostpflanzen werden wesentlich höher (bis zu 60 cm) und weisen harte, aufrechte und holzige Stängel auf. Die Wurzeln sind kriechend, und die Pflanze strömt einen stark aromatischen Geruch aus. Am charakteristischsten sind hier die Blüten, die in breiten, lavendelähnlichen Büscheln wachsen und meist von Schmetterlingen umschwärmt werden. Von der Form her erinnert die Pflanze an Johanniskraut: Die Blätter wachsen eng gedrängt und sind gelegentlich durchlöchert. Sie sind etwas größer und spitzer als die des Majorans und beidseitig mit Flaum überzogen. Sowohl die Blätter als auch der Stängel sind von staubig grüner Farbe, rot oder lila gefleckt und mit Öldrüsen versehen. Dostblüten variieren farblich zwischen Weiß, Lila, Rosa und Rotbraun.

☼ STANDORT, JAHRESZEIT UND NÜTZLICHE PFLANZENTEILE

Majoran wird auf der ganzen Welt angebaut, verwildert aber häufig und lässt sich in warmem Klima, wie etwa in Ägypten, Indien oder dem südlichen Mittelmeerraum, auf sonnigen Hängen nieder. Er gedeiht bis zu einer Höhe von 2 000 m und blüht von Juli bis in den September hinein. Im Norden stirbt er jedes Jahr ab.

Dost wächst auf grasigen Hängen und an Feldrändern, auf nährstoffarmen Wiesen oder im Unterholz, in steinigem Gelände und in neu aufgeforsteten Wäldern. In frisch gedüngtem Boden fühlt er sich nicht sonderlich wohl, besser gedeiht er in kalkhaltigen Regionen an sonnigen Standorten. Er ist mehrjährig und wächst bis zu einer Höhe von 2 000 m. Dost findet sich in vielen Gebieten Eurasiens, Nordafrikas und Nordamerikas. Er gewöhnt sich schnell an neue Umgebungen und blüht meist von Juli bis Oktober.

Sammeln, Trocknen und Aufbewahrung

In guten Jahren kann man Majoran im Zeitraum zwischen Juli und Spätherbst dreimal ernten. Die erste Ernte sollte erfolgen, wenn die Pflanze zu blühen beginnt, also kurz bevor aus den »Knötchen« Blüten werden. Die zweite sollte kurz vor der zweiten Blüte erfolgen, und die dritte wird vor dem ersten Frost geschnitten. In wärmeren Regionen lohnt sich der Versuch, die Pflanzen zu überwintern. In kälteren Gegenden hat man höchstens eine Chance, Majoran durch den Winter zu bringen, wenn man ihn drinnen auf ein sonniges Fensterbrett stellt. Wird Majoran nicht überwintert, sollte er vor dem ersten Frost abgeerntet werden.

Majoran, Dost und Oregano müssen umgehend an dunklen, luftigen Orten getrocknet werden. Die Temperatur sollte dabei nicht 35 °C überschreiten. Weisen Majoranblätter braune Flecken auf, sind sie nicht zum Trocknen geeignet. Majoran lässt sich sehr gut trocknen und erhält sein frisches, intensives Aroma oder verstärkt es sogar.

Dost wird gesammelt, bevor er blüht. Die Wurzel wächst flach, ist verfilzt und kann leicht beschädigt werden, wenn die Pflanze unvorsichtig abgeschnitten wird. Dost sollte in luftigen Räumen aufgehängt und getrocknet werden. Seine aromatischen Eigenschaften bleiben nicht so gut erhalten wie die des Majorans.

Saatguterhaltung und Keimung

Majoransamen bleiben für zwei bis drei Jahre keimfähig, allerdings bringt das Kraut nur in wärmeren Regionen Samen hervor und wird häufig durch Stecklinge vermehrt. Noch einfacher ist es, einen nicht abgeschnittenen Stängel in den Boden zu drücken, mit Erde und einem Stein zu bedecken und abzuwarten, bis sich neue Wurzeln gebildet haben. Die neue Pflanze kann dann von der Mutterpflanze getrennt und umgepflanzt werden. Diese Art der Vermehrung wird als Absenkervermehrung bezeichnet. Die verschiedenen Majoransorten unterscheiden sich stark in Ölgehalt und medizinischer Wirksamkeit. Die unterschiedlichen Pflanzeneigenschaften lassen sich am besten durch vegetative Vermehrung erhalten. Vermehrt man Majoran durch Aussäen, müssen die Pflanzen isoliert werden, um die Sorten rein zu halten.

☞ FINGERZEIGE FÜR DEN ANBAU

Majoran wurde schon in altägyptischen, römischen und griechischen Gärten angebaut und hielt gegen Ende des 16. Jahrhunderts in England Einzug. Gartenmajoran hat seinen Ursprung im Mittelmeerraum und produziert deswegen im Norden nur selten Samen und leidet schnell unter Kälte. Er mag sonnige, warme Standorte und fühlt sich in reichhaltigem, aber nicht frisch gedüngtem und mit Kalk angereichertem Boden, der durch Sand oder Kies aufgelockert wird, am wohlsten. Da Vögel normalerweise keine Majoransamen fressen, kann die Pflanze draußen direkt nach dem letzten harten Frost ausgesät werden, ohne um Verluste bangen zu müssen. Majoransamen sind so winzig und keimen derartig langsam, dass man sie am besten mit schnell keimenden Samen wie Radieschen vermischt, um beim Aussäen die Reihen zu kennzeichnen. Wer eine frühe Ernte wünscht, muss die Samen Anfang des Frühjahrs drinnen auf einem sonnigen Fensterbrett oder draußen in einem Frühbeetkasten aussäen. Die Setzlinge können nach mehrmaliger Umpflanzung im Mai, nachdem alle Frostgefahr verschwunden ist, draußen eingepflanzt werden. Pflanzen in Torftöpfen überstehen Umpflanzungen besser. Hat sich der Majoran erst einmal eingelebt, wächst er leicht und unterstützt das Wachstum benachbarten Gemüses. Er kann durch Stecklinge, Pflanzenteilung und Absenker vermehrt werden. Häufig werden Majoranbeete von Katzen zerstört, die sich mit Vorliebe in dem duftenden Kraut rollen und die zarten Spitzen abbeißen, weswegen man sie am besten mit Katzenminze oder -melisse ablenkt. Für den Wintergebrauch in der Küche kann eine Majoranpflanze eingetopft werden.

Oregano mag kalkhaltigen Boden. Er wird ähnlich wie Majoran aufgezogen, ist aber winterfester und toleriert auch weniger sonnige Standorte. Gewöhnlich sät man ihn im Frühling auf trockenem, warmem und lockerem Boden aus. Die Samen werden nicht mit Erde bedeckt, sondern einfach in feuchten, eher festen Boden gedrückt. Voll entwickelte Pflanzen können im Herbst geteilt werden. Der in Oreganoöl enthaltene Bestandteil Carvacrol wird erfolgreich bei Pflanzen-Pilzerkrankungen eingesetzt.

Dost lässt sich leicht aus Samen oder durch Pflanzenteilung ziehen. Er stirbt im Winter nicht ab und sät sich so problemlos selbst aus, dass er im Garten geradezu zum Unkraut werden kann. Am besten lässt man ihn der Schmetterlinge wegen blühen und schneidet ihn dann stark zurück, bevor sich die Samen ausbilden.

GAUMENFREUDEN

Den Spitznamen Wurstkraut trägt der Majoran nicht ohne Grund: Gute Würste verdanken ihren feinen Geschmack nicht nur sorgfältiger Zubereitung und besten Zutaten, sondern auch der Würze des Majorans. Füllungen, Patés, Leberklöße, Kalbfleisch, Rind, Lamm, Truthahn, Ente, Huhn, Gans, Leber, Aal profitieren geschmacklich von der Beigabe einer kleinen Menge Majoran, Braten können mit dem Kraut eingerieben werden. Da Majoran sehr scharf und wärmend ist, sollte er immer nur in kleinen Mengen verwendet werden. Der Geschmack des Krauts wird verstärkt, wenn man es leicht in Butter anbräunt. Majoran harmoniert aromatisch mit Basilikum, Thymian und Bohnenkraut, den traditionellen Gewürzen für Schildkrötensuppe. Auch wenn er hauptsächlich als Fleischgewürz dient, wird er von erfahrenen Köchen außerdem zum Würzen von Hülsenfrüchten, Eiern, Zwiebeln, Kartoffeln und Mehlspeisen, Pilzen, Avocados, Weizen und Buchweizen, gefülltem Gemüse, Karotten und Zucchini verwendet und kann als Beilage auch in Geleeform serviert werden. Türkischer Kaffee wird aus fein gemahlenem Kaffee, Zucker und einigen wenigen Majoranblättern zubereitet. Südliche Oreganosorten eignen sich hervorragend zum Würzen von Tomatensaucen und werden in der griechischen und italienischen Küche in großen Mengen verwendet. Nur im Süden gewachsener Oregano eignet sich als getrocknetes Küchengewürz – Dost hingegen ist getrocknet vollkommen nutzlos. Pizza, Spaghettisaucen und Moussaka sind ohne das Aroma von Oregano nicht mehr denkbar. Oregano wird häufig mit Thymian, Basilikum und Knoblauch kombiniert und zum Würzen von Suppen, Saucen, Eintöpfen und Tomatengerichten verwendet. Er harmoniert mit den meisten Kräutern, besonders mit den Mitgliedern der Familie der Lippenblütler, und verleiht Gerichten einen aparten und pikanten Geschmack.

Majoran und Oregano können für den Winter eingefroren werden. Das frische Kraut wird gehackt und in Eiswürfelbehältern eingefroren, oder man friert kurze Stängel in Plastiktüten ein, um damit später herzhafte Suppen und Eintöpfe zu würzen.

Erwähnenswerte Rezepte

John Shirleys Rezept für Hühnerfrikassee lässt sich dem modernen Geschmack leicht anpassen, indem man die angegebene Menge an Kapern und Hühnern reduziert.

»Die beste Art, ein Hühnerfrikassee zuzubereiten

Man nehme vier oder fünf etwa zwei Monate alte Hühner und rupfe und schlachte sie. Man koche sie dann in Wasser und Weißwein, nehme eine große Zwiebel, zehn oder zwölf Muskatblüten und dieselbe Menge geriebenen Muskats. Man binde sie mit einem Bündel süßer Kräuter und Salz zusammen in ein Tuch, lege sie in eine irdene Pfanne und lasse sie für eine Weile köcheln. Dann nehme man drei oder vier Anchovis, fünf oder sechs Eier, ein halbes Pfund bester Butter, aufgelöst in einem halben Liter heißer Hammelbrühe, zerhacke die Gewürze zusammen mit einem Viertelpfund Kapern und vermische dies mit der anderen Sauce und lege die Hühner darauf, serviere sie mit Brot und garniere sie mit Zitronenscheiben. Ebenso mag man Rebhuhn oder Taube zubereiten, nur verwende man dann eine kleinere Menge Eier.«[64]

Ebenfalls von John Shirley stammt dieses Rezept für

Hasenbraten-Sauce

»Majoran, Thymian, Winterbohnenkraut, Rinderfett, hartes Eigelb, süße Butter, Zucker, Muskat, Wasser und Essig; gehackt und zu einer Sauce aufgekocht, schmeicheln dem Hasen wohl.«[65]

Mrs Beeton dagegen führt in ihrem altehrwürdigen *Book of Household Management* ein berühmtes Rezept an für eine in Blätterteig zubereitete

Kalte, herzhafte Kuchenfüllung

»Zutaten: Ein Pfund Kalbfleisch, ein Pfund Speck, Salz, Cayennepfeffer und gemahlene Muskatblüte nach Belieben. Ein klein wenig Muskat, dieselbe Menge gehackte Zitronenschale, 1/2 Teelöffel gehackte Petersilie, 1/2 Teelöffel gehackte Würzkräuter, ein oder zwei Eier.
Zubereitung: Hacken Sie das Kalbfleisch und den Speck und geben Sie sie mit den anderen oben genannten Zutaten in einen Mörser (oder durch einen Fleischwolf). Zerkleinern Sie alle Zutaten sorgfältig und binden Sie sie mit ein oder zwei Eiern, die zuvor geschlagen und abgeseiht wurden. Vermengen Sie das Ganze gut, und fertig ist die Füllung. Ausbacken und auskühlen lassen. Wird der Pie nicht sofort verspeist, lassen Sie Kräuter und Petersilie aus, da diese verhindern, dass er hält. Pilze und Trüffel können beigefügt werden.«[66]

Italienische Tomatensauce

Erhitzen Sie zwei Esslöffel Olivenöl in einem tiefen, schweren Kochtopf (in zu kleinen Töpfen spritzt die Sauce) und geben Sie 1/4 gehackte Zwiebel, eine kleine gehackte Karotte und etwas Schinken hinein. Wenn Sie eine fleischhaltigere Sauce bevorzugen, können Sie auch Hackfleisch mit anbraten. Braten Sie das Ganze bei mittlerer Hitze, bis das Gemüse glasig wird, und löschen Sie es dann mit einem Glas Wein ab. Erhitzen Sie die Sauce unter beständigem Rühren weiter, bis fast die gesamte Flüssigkeit verdampft ist. Fügen Sie dann geschälte und gewürfelte italienische Saucentomaten oder ungesüßte Tomaten aus der Dose hinzu, bis den Topf etwa halb voll ist. Verwenden Sie kein Tomatenmark, da die Sauce sonst langweilig, breiig und süß wird. Würzen Sie sie großzügig mit frischem Basilikum, Oregano und mehreren Zehen Knoblauch, Salz und Pfeffer. Lassen Sie die Sauce dann mindestens zwei Stunden lang unbedeckt köcheln, damit das überschüssige Wasser verdampfen kann. Tomatensauce wird mit dem Kochen immer besser und kann deswegen mehrfach wiederaufgewärmt werden. Wenn sie zu wässrig wird, können später zum Eindicken einige Esslöffel Tomatenmark hinzugegeben werden. Servieren Sie die Sauce mit frisch gekochter Pasta, frischem Parmesan und frisch gemahlenem Pfeffer.

HAUSHALTSHILFEN

Majoranöl und der Saft der frischen Pflanze können als Duftstoffe in Politurmittel gegeben werden. Die Blätter von Majoran und Oregano finden sich häufig in Duftsäckchen. Plinius glaubte, dass der Geruch von Dost Ameisen vertreiben würde, und Gerard ging davon aus, dass Schlangen Orte meiden würden, an denen das Kraut ausgestreut wurde. Dost ist tatsächlich ein wirksamer Lufterfrischer. Hängt man ein Bündel davon in einer Eckes des Raumes auf, versüßt es die Luft und vertreibt unangenehme Gerüche. Dost findet sich in Potpourris, Duftkissen und -säckchen, und die biegsamen Stängel können zusammen mit Ysop und Rosmarin in Kräuterduftkränze geflochten werden. Außerdem kann man aus Dost eine braunrote Pflanzenfarbe gewinnen, die allerdings nicht besonders kochfest ist. Verwendet man Alaun als Beize, entstehen Grüntöne, und mit Kaliumbichromat erzielt man einen olivgrünen Ton.

Oreganoöl vertreibt Insekten und Flöhe und kann außerdem verdünnt als Raumspray verwendet werden. Ungesüßter Oreganotee wird als Mundspülung geschätzt.

ॐ SCHÖNHEITSPFLEGE

Vor dem Zeitalter der kommerziellen Deodorants schätzte man Dost als geruchsabsorbierendes Mittel. Im alten Rom verwendeten die Frauen Majoransalbe, um ihre Falten zu glätten. Außerdem setzte man Majoranblätter als Räucherwerk ein und empfahl Majoran- und Dostbäder wegen ihrer anregenden und nervenstärkenden Wirkung.

In Afghanistan wurden die Bräute früher in frischer Minze und Majoran gebadet, bevor sie heirateten. Im 18. Jahrhundert, der wasserscheusten Zeit der europäischen Geschichte, trugen die adligen Damen wertvollen Schmuck, der mit Duftkugeln aus Ambra, Moschus und anderen exotischen Düften sowie aromatischen Kräutern wie Majoran gefüllt war. Bezeichnet wurde derartiger Zierrat als »Duftäpfel«. Noch heute ist Majoran ein beliebter Badezusatz. Die pulverisierten Blätter des Krauts finden sich in Talkumpuder, und das Öl wird in Zahnpasta, Haarwasser und Parfüm gegeben. Majoran verdunkelt das Haar, und Majorantee kann als duftende Haarspülung verwendet werden, um dunkles oder ergrauendes Haar weicher zu machen und zu stärken. Majorantee und -kompressen aus frischen Blättern stärken und reinigen außerdem die Augen.

Oreganoöl wird kosmetisch, häufig in Verbindung mit Teebaumöl, gegen Schuppen, Windelausschläge und andere Hautirritationen eingesetzt. Achten Sie darauf, dass Sie das reine ätherische Öl immer mit neutralen Ölen, zum Beispiel Mandel-, Jojoba- oder Sesamöl, verdünnen, damit Sie sich nicht die Haut »verbrennen«.

Erwähnenswerte Rezepte

Duftkugeln

Ähnliche Duftkugeln wie die Duftäpfel vergangener Zeiten können Sie auf die folgende Weise herstellen: Mahlen Sie den Seim von Tragantgummi zusammen mit Majoranblättern klein und feuchten Sie das Ganze mit Rosenwasser an, bis sich eine formbare Masse ergibt. Formen Sie diese zu Kugeln. Statt der Majoranblätter können Potpourrikräuter verwendet werden, und wer sich ein bisschen mit Parfümherstellung auskennt, kann auch ätherische Blütenöle, Vanille, Moschus, Gewürznelke und Benzoe oder Benzoetinktur hinzufügen, um den Geruch und die Haltbarkeit der Duftkugeln zu verstärken. Die Kugeln sollten mindestens zwölf Stunden lang trocknen und dann lose in verschließbaren Behältern gelagert werden. In einem schönen Kelch auf dem Kaminsims oder in der Mitte eines festlich gedeckten Tisches haben die Duftkugeln schon so manches angeregte Gespräch ins Rollen gebracht.

MEDIZINISCHE EIGENSCHAFTEN

In seiner Beschreibung des Majorans räumte Otto Brunfels in deutlichen Worten mit einem für das 16. Jahrhundert typischen Vorurteil auf: Man glaubte, dass exotische und teure Medizin wirksamer sei als einfache Hausmittel:
»Dann so narrecht seind wir Teütschen, das wir keyns dings achten
Und wiewol wir auch in unseren Landen kostliche wolryechende
Kreüter und blümen haben wachßen
Dann erst so wir syech werde
So müssen wir in die Apotheck auß Indien und Arabien
Sterckungen süchen
Wir haben sonst kein glauben doran.«[67]

Was würde der alte Kräuterarzt Brunfels wohl von den Menschen von heute halten? Die moderne Medizin besteht zu großen Teilen aus den Heilmitteln der entferntesten Nationen und Völker. Die Europäer sind ganz verrückt nach uramerikanischer Medizin, wohingegen die Amerikaner europäische Mittel ihren eigenen vorziehen, und die chinesische Medizin ist in der ganzen Welt beliebt, wird in ihrem Herkunftsland aber nur noch selten angewendet.

Majoran ist kein Allheilmittel, trotzdem wurde er über die Jahrhunderte hinweg als sanfte und wirksame Medizin angesehen. In Bosnien lässt man Epileptiker nach Anfällen gehackte Majoranblätter schnupfen, und in Norditalien schnupft man sie bei Erkältungen und bei schwerem Kopf. Plinius lobte die Gegenwirkung des Krauts bei Schlangenbissen, und die alten Griechen bereiteten eine wärmende Wundsalbe aus Majoran und anderen Kräutern zu. Im arabischen Raum wurde er gegen die Symptome von Alkoholismus verschrieben. Otto Brunfels und Nicholas Culpeper empfahlen Frauen, das Kraut als Scheidentablette zu verwenden. Nach Brunfels ist die Wirkung des Majorans so wärmend, dass er gelähmte Zungen lösen kann, die Lebensgeister entfacht, Gedächtnisschwund entgegenwirkt, die Nerven stärkt und abgestorbene Gliedmaßen wiederbelebt. Culpeper empfahl das Kraut als *»wärmend und wohltuend bei kalten Krankheiten in Kopf, Magen, Sehnen und anderen Körperteile..«*[68] Anhänger der Signaturenlehre betrachten Majoran aufgrund der knotigen Blätter als Heilmittel für Milchknoten.

Dost galt einst als wirksameres Heilkraut als Majoran. Dioskurides empfahl Dost als Darm- und Abführmittel, und Gerard nannte ihn unter den möglichen Gegenmitteln bei Schierlings- und Mohnvergiftung sowie Tierbissen. Der Saft des Krauts galt, vermischt mit der Milch einer stillenden Frau, als Heilmittel für Ohrenschmerzen, und jungen Müttern empfahl man, nach den Anstrengungen einer Geburt Dosttee zu trinken, um sich innerlich zu reinigen. Ein schweizerisches Rezept aus dem 17. Jahrhundert rät, gegen Bauchschmerzen einen aus Dostpulver und Eiern zubereiteten Pfannkuchen zu essen. Außerdem stellte man aus dem Kraut ein medizinisches Magenbier her.

Moderne Medizin

Moderne Kräuterfachkundige verschreiben Majoran nur selten für die innere Anwendung, sind aber treue Anhänger seiner äußerlichen Heilkräfte. Man nimmt Majoran nur über einen kurzen Zeitraum hinweg innerlich ein, denn dann hat er eine entspannende Wirkung und erleichtert Blähungen, Magen- und Gebärmutterkrämpfe und die Nachwirkungen epileptischer Anfälle. Bei Neugeborenen kann er anfängliche Atemprobleme lindern. Einige Kräuterkundler schätzen auch seine blutbildenden Eigenschaften, andere wieder bevorzugen ihn aufgrund seiner nervenstärkenden und beruhigenden Wirkung. Majoran kann die Menstruation herbeiführen, und einige Sänger sind überzeugt davon, dass ein Majoranlatwerg ihre Stimmen klar und rein hält. In der Homöopathie wird Majoran eingesetzt, um Hysterie und sexuelle Störungen zu behandeln. Majoran hat den Homöopathen zufolge eine starke Wirkung auf die weiblichen Fortpflanzungsorgane und soll angeblich die Lust steigern. Er dient auch als Abhilfe bei wirren sexuellen Träumen und Manien. Das ätherische Öl von Majoran gilt als verdauungsfördernd, beruhigend und antiseptisch. Majoransalbe wirkt austrocknend und zusammenziehend. Bei Erkältungen reibt man Kindern die Brust mit Majoransalbe ein oder führt ihnen kleine Mengen davon in die Nasenlöcher ein. Erwachsene mit Erkältungen oder Nasennebenhöhlenproblemen können Majoran rauchen, gurgeln, inhalieren oder schnupfen. Majorantee wird als Mundspülung gegen Infektionen, schlechten Atem und Zahnschmerzen eingesetzt. Das ätherische Öl der Pflanze kann auf Baumwolle geträufelt und auf einen hohlen Zahn gelegt werden, um die damit verbundenen Schmerzen zu lindern. Außerdem inhaliert man das Kraut gegen Kopfschmerzen und reibt die Haut damit ein, um rheumatischen Schmerzen und Gebärmutterkrämpfen entgegenzuwirken. Des Weiteren stärkt es die Nerven und wiederbelebt lahme Gliedmaßen. Steife Glieder und Magen- oder Muskelkrämpfe und Nierenverkühlungen werden mit Majoranumschlägen oder -kissen gewärmt, oder man nimmt ein heißes Bad mit Majoranzusatz. Verhärtete und gespannte Brüste sowie Milchknoten können mit Umschlägen aus frischen Majoranblättern gelöst werden. Majoransalbe wird auf dieselbe Weise zubereitet wie Ringelblumensalbe (Rezept siehe S. 291) und kann durch die Beigabe von Minze- und Salbeiblättern verstärkt werden.

Reines ätherisches Oreganoöl wird als relativ sanftes Wurmmittel und gegen Blutparasiten verschrieben. Es gilt als eines der wirksamsten ätherischen Öle und wird u. a. bei Infektionen, Pilzerkrankungen (Candida), Zahnentzündungen sowie chronischem Erschöpfungssyndrom, Fibromyalgie, Reizdarmsyndrom, verschiedenen Darmparasiten, durchlässigem Darm und bakteriellen Infektionen eingesetzt.

Dost weist ähnliche Eigenschaften auf wie Majoran, ist frisch aber wirksamer. Dostöl lindert Zahnschmerzen, und Dostumschläge wirken gegen rheumatische Beschwerden, Hexenschuss und Menstruationsschmerzen. Dosttee, -öl und -inhalationen dienen zur Behandlung von Husten und Erkältungen. Außerdem kann das Kraut als Nerven- und Stärkungsmedizin eingesetzt werden und ist bekannt für seine lindernde Wirkung bei Seekrankheit.

In der chinesischen Medizin wird Majoran eingesetzt, um Wassereinlagerungen und durch Speisereste verursachten Mundgeruch zu lindern. Ein Tee aus dem Kraut wird verabreicht, um die Schweißbildung zu unterstützen, und dient im Sommer gegen die unangenehmen Wirkungen von starker Hitze.

MAJORAN UND DOST IN HAUS UND HOF

Majoran und Dost sind Bienenpflanzen. Ziegen und Schafe lieben Dost, während Pferde und Kühe ihn eher meiden. Milchviehhalter schätzen Majoran, weil er verhindert, dass die Milch umkippt. Die Milcheimer werden mit Majoran- oder Dostaufgüssen ausgespült. Hängt man neben den Milchbehältern Weinraute, Thymian und Majoran auf, bleibt die Milch länger frisch und süß. Angeblich halten Majoran und Thymian die Milch auch vom Umkippen ab, wenn es donnert und die Milch deswegen leichter verdirbt. Außerdem hängt man Majoran gelegentlich über Bierfässern auf, damit der Inhalt nicht sauer wird. All dies wurde nicht nur auf seine antiseptische, sondern auch auf seine antidämonische Wirkung zurückgeführt. Majoran wird in Kräutertabakmischungen gegeben oder direkt getrocknet geschnupft.

Verwendung in der Tiermedizin

Majorantee und -pulver können an trächtige Kühe verfüttert werden, um Missgeburten zu verhindern. Majoran-Zitronenmelissen-Tee gilt als antidämonisches und stärkendes Mittel, nachdem Kühe gekalbt haben. Schafen wird pulverisierter Dost verfüttert, wenn sie unter Durchfall leiden, und leichtere Infektionen im Maul werden geheilt, indem man den Rachen mit Kamillen- und Majorantee ausspült. Hunden und Katzen gibt man Majorantee, wenn sie erkranken. Außerdem kann Oregano oder Majoran in Flohmittel gemengt werden.

NEBENSÄCHLICHES UND WISSENSWERTES

Plinius glaubte, dass Schildkröten sich mit Majoran einrieben, wenn ihnen ein Kampf mit Schlangen bevorstand, und spätere Autoren behaupteten, dass Störche dasselbe Verhalten an den Tag legen würden. Auch den Menschen empfahl man den Gebrauch von Majoran und besonders Dost, um sich für den Kampf gegen die »Schlange des Bösen« zu wappnen. Im *Malleus Maleficarum*, dem berühmt-berüchtigten Hexenhammer, wird Majoran im Zusammenhang mit der Ausräucherung von Dämonen erwähnt. In Dalmatien wusch man Kinder, die Angst hatten oder unter Schock standen, mit dem Kraut. Die Bayern legten Dost in ihre Betten, um Geister zu vertreiben, und hängten ihn als Schutz vor Hexen in ihren Wohnräumen auf. Stumme Kinder wurden mit einem Löffel voll Majoranwasser gefüttert, um die magischen Bande zu lösen, die an ihren Zungen hafteten. Dost zählte zu den wirksamsten antidämonischen Kräutern. Ein fränkisches Sprichwort lautet:

»Dost, Hartheu und weiße Heidt
Tun den Teuffel vil Leidt.«[69]

Im alten Ägypten war es den Frauen und Mädchen nur gestattet, bestimmte Tempel zu betreten, wenn sie einen Oreganokranz trugen. Im antiken Griechenland verwendete man ihn bei Reinigungsritualen. Syrischer Oregano verhinderte bei Opferzeremonien, dass das Blut der geopferten Tiere gerann. Junge Paare wurden mit Oregano gekrönt, und es galt als gutes Zeichen, wenn er sich auf einem Grab ansiedelte. *Origanum heracleoticum* stand in dem Ruf, ebenso wie Herkules, nach dem er benannt ist, Schlangen von Haus und Wiege fernzuhalten. In Italien verwendete man Oregano als vorbeugende Maßnahme für die Untaten des Teufels, den Einfluss des bösen Blicks und jede Art von schwarzer Magie, vor allem wenn das Kraut an Mariä Himmelfahrt (15. August) gesegnet worden war. In Deutschland galt Himmelfahrts-Dost als *der* Schutz vor Hexen schlechthin. Man hängte ihn in Stall und Haus auf oder verbrannte ihn in den betreffenden Räumen zusammen mit anderen dämonenabwehrenden Kräutern wie Johanniskraut, Weißem Heidekraut, Baldrian, Dill und Schwarzkümmel. Zum Schutz legte man das Kraut in die Betten junger Mütter und in die Wiegen ihrer Neugeborenen. Jäger verwendeten St.-Georgs-Dost, um ihre Schießkünste zu verbessern. Der Jäger musste das Kraut nur an einen von Vögeln heimgesuchten Baum hängen und würde, so hieß es, von diesem Tag an nie mehr einen Schuss verfehlen. Weißer Dost galt als besonders dienlich zu magischen Zwecken und wurde in der Regel unter stetiger Wiederholung eines Zauberspruchs gesammelt.

Majoran, Dost und Oregano und die Kunst der Weissagung

Englische Mädchen, die das St.-Lukas-Orakel befragen wollten, mussten Ringelblumen, Majoran-, Thymian- und Wermutkrautblätter trocknen und pulverisieren. Das Pulver wurde mit Essig und Jungfernscheibenhonig vermengt. Vor dem Zubettgehen rieb sich das Mädchen mit dem Mittel ein und rief den heiligen Lukas mit den folgenden Worten an:
»Sankt Lukas, Sankt Lukas, ich fleh zu dir,
Meine wahre Liebe im Traum zeige mir!«
Damit der Zauber funktionierte, musste sie außerdem eine Erbsenhülse finden, in der sich neun Erbsen befanden, und vor dem Zubettgehen mit den folgenden Worten ein Stück Papier in die Hülse stecken:
»Mein Liebster, tritt ein,
Dann bin ich dein.«
Die Hülse wurde dann unter die Tür gelegt. Es hieß, dass der erste Mann, der ihr Zimmer betrat, ihr Gatte werden würde.

Legenden

Majoran ist den indischen Gottheiten Shiva und Vishnu geweiht und wurde als Girlande für den Ehegott verwendet. Im alten Griechenland war das Kraut der Göttin Aphrodite geweiht. Der Legende nach hatte der König von Zypern einst einen Gefährten namens Amarakos. Eines Tages ließ dieser einen Alabasterbehälter voll kostbarer Salbe fallen. Er schämte sich so sehr für seine Untat, dass er erkrankte und starb. Aphrodite aber hatte Mitleid mit ihm und verwandelte ihn in eine süß riechende Salbenpflanze, die von diesem Tag an seinen Namen trug. Noch heute wird Majoran in Italien Amaraco genannt.

In einer anderen Version der Geschichte war Aphrodite erzürnt über die Tollpatschigkeit des Höflings und verwandelte ihn aus Zorn in eine Pflanze. Seit diesem Tag opferte man der Göttin frischen Majoran, um ihren Zorn abzuwenden und sie bei Laune zu halten.

LITERARISCHE ERWÄHNUNGEN

»Und Weinrose, Majoran, Havelmielitz
Und Lavendel sind die Wahl jedes Mädchens mit Mutterwitz
Und die Eberraute – alles vertraute Namen,
Womit die Gärten des Dorfes die Mädchen umgarnen,
Die sie sammeln voll scheuem Entzucken,
und sie binden,
um nachts ihren Freund zu beglücken
mit einem Sträußlein als jährlichen Zoll.
Wobei sie sich windet von Sehnsucht voll,
wenn er handgreiflich fordert den üblichen Kuss.
Und sie, versteckt lächelnd, schreckt zurück vor Verdruss
und sagt leise errötend vor Glück:
›Das ist ein starkes Stück!‹«

Nach: John Clare:
»The Shepherd's Calendar, Juni«, S. 68

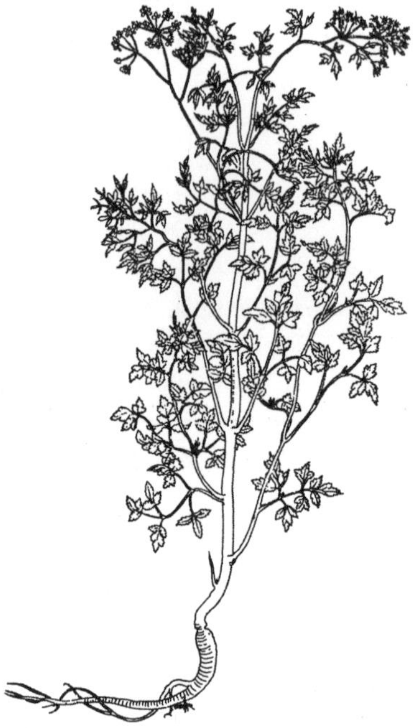

Petersilie

ETYMOLOGISCHES

Der lateinische Name für die Petersilie, *Petroselinum*, stammt von einem griechischen Namen ab, den erstmals Dioskurides verwendete. *Petro* (»Stein«) beschreibt Pflanzen, die auf steinigem Boden wachsen, und *selinon* war eine der griechischen Bezeichnungen für Sellerie. Der deutsche Name Petersilie hat sich über die Jahrhunderte hinweg aus der lateinischen Bezeichnung entwickelt. Der derzeit geläufige botanische Name für die Pflanze lautet *Petroselinum crispum,* aber auch andere botanische Synonyme sind im Umlauf, zum Beispiel *Apium petroselinum, Petroselinum vulgare, P. hortense, P. sativum, P. petroselinum und Carum petroselinum.*

Die Petersilie ist ein mehrjähriges Mitglied der Familie der *Apiaceae* (Doldenblütengewächse) und wird botanisch in zwei Gruppen aufgeteilt: Die Blattpetersilie (*Petroselinum crispum ssp. crispum*) und die Wurzelpetersilie (*Petroselinum crispum ssp. tuberosum* oder *Petroselinum crispum convar. radicosum*). Die Blattpetersilien lassen sich wiederum in verschiedene Gruppen unterteilen: die Glatte, die Krause, die Farnblättrige und die Neapolitanische. Wurzelpetersilie wird auch als Rüben-, Hamburger oder Dänische Petersilie bezeichnet. Sie wird vor allem wegen ihrer dicken, fleischigen Wurzel angebaut.

Volksnamen

Petroselinum crispum – **Petersilie**

Deutsch:	Peterl, Bittersilche, Kräutel, Grönte, Peterling, Stehsalat, Geilwurz, Bockskraut, Silk, Peterchen
Englisch:	Parsley
Angelsächsisch:	Marish
Französisch:	Persil, Jauvert
Altfranzösisch:	Jauver, Juver, Gimbert
Italienisch:	Prezzemolo, Petrosello, Apio ortense, Erbetta, Erborina
Südtirolerisch:	Kraitles, Petersimbl
Spanisch:	Perejil
Russisch:	Petruška
Holländisch:	Peterselie
Irisch:	Peirsil
Walisisch:	Persli

In alten Kräuterbüchern bezeichnete man das Kraut als *Apium* oder *Selinon*, später dann als *Petersylinge* und *Persely*.

ÄUSSERE MERKMALE

Nicholas Culpeper beschreibt die Petersilie in seinem *Complete Grete Herbal* wie folgt: »*Die Wurzeln sind lang, dick und weiß mit einer runzligen Rinde. Aus dieser entspringen viele leuchtende, grüne, geflügelte Blätter, die an langen Stängeln wachsen, und selbige sind geteilt in drei Abschnitte, von denen ein jeder wiederum in drei weitere geteilt ist, die dreiseitig sind und an den Ecken abgeschnitten. Die Stängel wachsen bis zu einer Höhe von zwei Fuß und sind vielverzweigt und geteilt.*«[70]

Es sollte stets bedacht werden, dass die Jungpflanzen der Glatten Petersilie leicht mit dem giftigen Schierling (*Conium maculatum*) oder der Hundspetersilie

(*Aethusa cynapium*) verwechselt werden können. Deswegen sollte man unbedingt ein Blatt der jeweiligen Pflanze zwischen den Fingern reiben, bevor man sie erntet. Echte Petersilie verrät sich durch ihren würzigen, frischen, sauberen und leicht säuerlichen Geruch und ihren angenehmen, leicht würzigen Geschmack. Der Geruch von Schierling hingegen erinnert an Katerurin. Gerard bezeichnete das Aroma als »frech«. Petersilienblätter glänzen auf der Oberseite und sind dunkelgrün, während Schierlingsblätter auf der Unterseite glänzen und wesentlich feiner unterteilt sind.

Die Petersilienpflanze bringt nur während ihres ersten und zu Beginn ihres zweiten Wachstumsjahres zarte Blätter hervor. Die zweijährige Wurzel ist weiß und fleischig wie eine Pastinake und weist einen aromatischen, süßlichen Geschmack auf. Die Pflanze entwickelt schnell glatte, gestreifte Blütenstängel, die gelbgrüne Blütendolden und braungraue Früchte hervorbringen, die sich später teilen und zwei Samen enthüllen.
Die Sorten der Krausen Petersilie sind nicht so aromatisch wie die der Glatten und haben dunkelgrüne, tief geteilte und sehr runzlige Blätter. Wurzelpetersilie ähnelt der Blattpetersilie, die Wurzel ist aber wesentlich länger und fleischiger.

STANDORT, JAHRESZEIT UND NÜTZLICHE PFLANZENTEILE

Petersilie wird seit mehr als 2 000 Jahren auf der ganzen Welt angebaut, wächst im Mittleren Osten, in Nordafrika, auf Sardinien und in Südeuropa aber auch wild. In einigen Teilen Englands und Schottlands hat sie sich naturalisiert und verwildert leicht. Auf kultiviertem Boden, Geröll, Wänden und Klippen wächst sie bis zu einer Höhe von 2 000 m. Petersilie ist zweijährig: Sie blüht zumeist im Juni oder Juli ihres zweiten Wachstumsjahres und bringt im August oder September ihre Früchte hervor. Petersilienwurzeln werden im Herbst oder Anfang des Frühjahrs ausgegraben. Die Blätter können während der ersten Wachstumssaison mehrfach geschnitten werden. Sind die Pflanzen gut geschützt, können die Blätter auch im Winter geerntet werden.

Sammeln, Trocknen und Aufbewahrung

Für den Küchengebrauch und medizinische Zwecke werden Petersilienblätter zwischen Anfang des Frühjahrs und dem ersten Schneefall gesammelt. Sie werden von der Außenseite der Pflanze zur Mitte hin gepflückt, oder man schneidet die ganze Pflanze ein bis zwei Zentimeter oberhalb der Wurzel ab. Im Gewächshaus oder Frühbeet kann die Ernte bis in den Winter hinein erfolgen. Einige Gärtner ziehen lieber krause Sorten, weil diese nicht so leicht mit Giftpflanzen verwechselt werden können. Die Wurzeln der Petersilie werden vor dem ersten starken Frost zwischen Oktober und November oder im Frühling, wenn der Boden taut, geerntet. Die besten und gleichförmigsten Wurzeln werden für die Samenproduktion aufbewahrt, der Rest kann im Wurzelkeller für den Küchengebrauch gelagert werden. Alternativ kann man die Wurzeln auch würfeln oder in Scheiben schneiden und einfrieren oder trocknen. Wurzeln für medizinische Zwecke sollten im zweiten Herbst der Pflanze gesammelt werden, und zwar nach der Blüte. Petersiliensamen müssen, kurz bevor sie reif sind, gesammelt werden, da sie später leicht herausfallen.

Für den Küchengebrauch sollten die Petersilienblätter so frisch wie möglich sein. Sehr frische Petersilienstängel halten in einem Glas Wasser mehrere Tage lang. Die Blätter können in einem geheizten Raum oder auf einem stoffbedeckten Blech in einem nur leicht erhitzten Backrohr getrocknet werden. Bei sehr niedriger Temperatur kann auch ein Dörrapparat verwendet werden. Die getrockneten Blätter werden durch ein grobes Sieb gerieben oder sehr fein zerkrümelt und dann in luftdichten Behältern an einem dunklen Ort gelagert. Auf das Kraut wird eine Schicht aus grobem Salz gestreut, damit überschüssige Flüssigkeit absorbiert werden kann. Einfacher ist es, die Blätter zu hacken und in Eiswürfelbehältern einzufrieren. Die einzelnen Würfel können dann in Plastiktüten in der Tiefkühltruhe aufbewahrt werden. Für einen Topf voll Wintersuppe oder Eintopf ist ein Würfel genau die richtige Portionierung.

Die Wurzeln der zweijährigen Petersilienpflanze werden ausgegraben und die Blätter bis auf eine Krone von zwei bis drei Zentimetern abgeschnitten. Diese Blätter können gehackt und in kleinen Portionen für den Wintergebrauch eingefroren werden. Die Wurzeln werden für einige Tage an einer kühlen, schattigen Stelle getrocknet. Danach entfernt man die feuchte Erde vorsichtig mit einem trockenen Tuch und lagert die Wurzeln in feuchtem Sand oder Sägespänen in einem Wurzelkeller oder an einem kühlen, feuchten Ort. Petersilienwurzeln halten im Kühlschrank einige Wochen lang. Sie können auch in feine Scheiben geschnitten und für den Wintergebrauch getrocknet werden.

Petersiliendolden werden in Bündeln zusammengebunden und zum Trocknen über einem Tuch aufgehängt oder auf Stoff an einem schattigen, luftigen Ort ausgebreitet. Wenn die Samen reifen, fallen sie von den Stängeln und werden von den Tüchern aufgefangen. Die übrigen Samen können durch leichtes Reiben entfernt und durch Sieben von der Spreu getrennt werden. Wie alle Gartensamen sollten auch Petersiliensamen an kühlen, dunklen und trockenen Orten gelagert werden.

Saatguterhaltung und Keimung

Petersiliensamen sind berühmt für ihre schlechte Keimfähigkeit, besonders wenn sie einige Jahre lang gelagert wurden. Keimt Ihre Petersilie nicht, sollten Sie die alten Samenpäckchen wegwerfen und es mit neuem, frischem Saatgut probieren. Alleine schon aus diesem Grund empfiehlt es sich, die eigenen Samen zu verwenden. Saatguterhaltung ist viel einfacher, als man glauben mag, und funktioniert bei Blatt- und Wurzelpetersilie auf dieselbe Weise. Petersilie entwickelt in ihrem zweiten Wachstumsjahr Samen. Deswegen müssen die Wurzeln überwintert werden. In mildem Klima und bei ausreichender Schneedecke kann man die Pflanzen über den Winter einfach im Garten lassen. Unter derart günstigen Umständen säen sie auch selbst aus. Zwar werden einige Exemplare dem Frost zum Opfer fallen, diejenigen, die durchkommen, werden dafür aber umso stärker und kräftiger.

Schwächliche Pflanzen müssen erbarmungslos ausgerissen werden, denn wenn sie sich aussäen, geben sie die schwachen Eigenschaften an die nachfolgende Generation weiter. Mindestens zwölf Pflanzen sollten für die Samenproduktion stehen bleiben, damit die genetische Vielfalt innerhalb der Sorte erhalten bleibt.

In Gegenden mit starkem Frost ohne ausreichenden Schneefall oder starkem Wühlmausbefall sollte man die Wurzeln ausgraben, die Stängel auf zwei bis drei Zentimeter zurückschneiden, die besten Wurzeln für die Samenproduktion auswählen und sie dann in einem kühlen, feuchten Keller in feuchtem Sand oder Sägemehl lagern. Sobald der Boden bearbeitet werden kann, werden die Wurzeln mit einem Abstand von 50 cm zwischen den Pflanzen ausgepflanzt und sorgfältig hochgebunden. Man kann nur eine Sorte auf einmal ziehen, da sich die Sorten sonst kreuzen. Die Stängel werden bis zu einem Meter hoch, verzweigen sich und knicken sehr leicht ab oder fallen um. Deswegen müssen die Pflanzen gestützt werden, da der feuchte Boden sonst die Samen faulen lässt. In sehr feuchten Sommern ist es ratsam, einen Feuchtigkeitsschutz, zum Beispiel eine Plane, über die Samenträger zu spannen. Die besten Samen entstehen aus der ersten Dolde und sollten separat gesammelt und sehr sorgfältig getrocknet werden. Am besten verwendet man hierzu Silikagel und lagert die getrockneten Samen dann über den Winter an einem kühlen, dunklen und trockenen Platz oder in versiegelten Behältern im Kühlschrank oder der Gefrierkühltruhe. Die

Samen sollten kurz vor dem Aussäen im Frühling aus der Kälte geholt und schrittweise aufgetaut werden. Silikagel kann günstig in Form von Katzenstreu erworben werden. Gefrorene Petersiliensamen halten mehrere Jahre, wenn man sie vor der Lagerung gut getrocknet hat.

☞ FINGERZEIGE FÜR DEN ANBAU

Wegen der schlechten Keimung halten viele Gärtner Petersilie für das anspruchsvollste aller Küchenkräuter. Dem französischen Volksglauben nach muss sie von einem Idioten oder einem Lügner ausgesät werden. In Cambridgeshire gebührt die Ehre der Herrin des Hauses, und in Franken muss der Säende zornig sein, während man ihn in Schwaben lieber lachen sieht. Die Amerikaner glaubten früher, dass Petersilie besser wächst, wenn man die Saatrillen mit Urin wässert. Es hieß, dass man Petersilie am besten bei zunehmendem Mond aussät, wenn man eine Blatternte wünscht, und bei abnehmendem, wenn man auf die Wurzeln aus ist. In Cambridgeshire glaubte man, dass Petersilie des Nachts im Licht der Sterne ausgesät werden sollte, und zwar in von Norden nach Süden verlaufenden Reihen. Schwaben und Franken, die unverzweigte Wurzeln ernten wollten, säten die Samen zwischen zwölf und ein Uhr mittags aus. In Somerset säte man sie nur an Feiertagen aus, damit sich die Elben von ihr fernhielten. Der Karfreitag und der Johannistag sowie der 29. Juni (St.-Peters-Tag) und der 26. Juli (St.-Anna-Tag) galten als besonders vielversprechende Tage für die Aussaat. In einigen Gegenden zählten zu diesen auch die Mittwoche. Petersilie, die am Karfreitag ausgesät wurde, soll der Suffolk'schen Überlieferung nach »doppelt wachsen«. In Deutschland glaubte man, dass Johannis- und St.-Peters-Petersilie das ganze Jahr hindurch grün bleiben würde. Bei den Schwaben hieß es, dass St.-Anna-Petersilie im Frühjahr nicht in die Höhe schießen und längere Blätter hervorbringen würde.

Die Probleme, denen sich der Petersiliengärtner gegenübersieht, sind nicht auf die Aussaat beschränkt: Befinden sich Samen erst einmal im Boden, müssen sie auch keimen, was einen Monat oder länger dauern kann. In Schlesien erklärte man sich diesen Sachverhalt damit, dass die Samen erst nach Rom reisen und sich die Erlaubnis des heiligen Peter einholen mussten, bevor sie sprießen konnten. Die Reisezeit betrug damals sechs bis sieben Wochen. In Shropshire hat der Teufel ein Anrecht auf die ersten acht Saaten und lässt erst die neunte keimen. Ein englisches Sprichwort besagt: *»Neunmal geht's zum Teufel, und oft vergisst's, zurückzukehren.«*[71] Petersiliensamen halten bei guter Lagerung zwei bis drei

Jahre, verlieren aber schnell ihre Keimfähigkeit, wenn sie zu warm oder zu feucht aufbewahrt werden. Die Keimungsergebnisse von alten und trockenen Samen können verbessert werden, indem man sie zwei Wochen lang einfriert oder vor der Aussaat über Nacht einweicht. Achten Sie darauf, dass die Saatrillen während des gesamten Keimungsprozesses feucht gehalten werden. Zur Unterstützung können Sie über den Samenreihen Sägemehl ausstreuen, da dieses die Feuchtigkeit besser hält als Erde. Da die Samen für die Keimung Wärme benötigen, kann man sie auch später im Jahr, bis in den August hinein, aussäen. Haben Sie Fadenwürmer im Garten, gedeiht Petersilie nicht, und die Wurzeln können der Wurzelfäule zum Opfer fallen.

Blattpetersiliensamen sollten in tief bearbeitetem, reichhaltigem Boden an schattigen Standorten ausgesät werden. Sie werden in den Boden gedrückt und dann mit einer dünnen Schicht feiner Erde oder einer Mischung aus Erde und Sägemehl bedeckt. Petersilienpflanzen gedeihen in frischem Mist nicht gut, fühlen sich aber umso wohler, wenn sie regelmäßig mit Kompost und etwas Holzasche gedüngt werden. Die Pflanzen sollten nicht zu dicht stehen: Abstände um die 25 cm sind ideal für starke Pflanzen. Petersilie reagiert gut auf regelmäßiges Gießen und Jäten. Auch wenn die Pflanze zweijährig ist, ist es ratsam, zwischen März und August in regelmäßigen Abständen neue Samen auszusäen, damit man durchgehend mit frischem Kraut versorgt ist. Einige Pflanzen können über den Winter draußen oder in einem unbeheizten Gewächshaus bleiben. Ist der Winter nicht zu kalt, sprießen die Blätter bereits Anfang des Frühjahrs. Die erste Februar- oder Märzsaat kann geerntet werden, bevor die zweite Aussaat erntereif ist. Im August ausgesäte Pflanzen sollten nicht zurückgeschnitten werden, sondern Nährstoffe für den kommenden Winter sammeln dürfen. Sie werden erst im darauffolgenden Frühjahr geerntet. Wenig später entwickeln die Pflanzen dann Blütenstängel und bringen Samen hervor.

Wurzelpetersilie wird im März oder April in tief umgegrabenem oder gefrästem Boden ausgesät. Während des ersten Jahres werden die Blätter bei vorsichtiger Vorgehensweise bis in den Sommer hinein geerntet. Von diesem Zeitpunkt an sollte man den Wurzeln die Möglichkeit lassen, zu Kräften zu kommen, und keine Blatternte mehr vornehmen. Erst im Spätherbst oder Anfang des folgenden Frühjahrs werden die Wurzeln geerntet. Einige der besten Pflanzen kann man Samen bilden lassen, damit man brauchbaren Nachschub für das kommende Jahr hat. Biogärtner säen Petersilie häufig zwischen Frühlingszwiebeln aus, die die Reihen der langsam keimenden Petersilie kennzeichnen und, lange bevor die Petersilienwurzeln reif sind, geerntet werden. Auch Tomaten und

Spargel vertragen sich gut mit dem Kraut. Zieht man Rosen in der Nähe von Petersilie, riechen sie süßer und sind wesentlich besser vor den Angriffen der Blattlaus geschützt. Blattpetersilie kann in Zierbeete gepflanzt oder in Töpfe umgepflanzt und über den Winter mit ins Haus genommen werden.

Abergläubischen Gärtnern würde sich allerdings bei dem bloßen Gedanken, Petersilie in einen Blumentopf zu pflanzen, der Magen umdrehen. Einem fränkischen Sprichwort nach ist eine solche Umpflanzung gleichbedeutend damit, einen Freund ins Grab zu bringen. Außerdem heißt es, dass entweder der Ehepartner oder der Gärtner selbst sterben könnte. Frauen, die Petersilie umpflanzen, werden es schwer haben mit der Partnersuche, und in Hereford hieß es, dass man mit der Umpflanzung seinen ganzen Garten in die Hände des Teufels legen und die Ernte misslingen würde. In Somerset galt es ebenfalls als gefährlich, Petersilie umzupflanzen, außer am Karfreitag. In den USA glaubte man einst, dass jeder, der Petersilie umpflanzte, das Unglück anzog.

Gärtnerlegenden

Eine Legende aus Devonshire erzählt von einer Frau, in deren Garten besonders schöne Tulpen wuchsen. Die Pixies liebten die Frau und ihre Tulpen. Aber eines Tages starb sie, und ihr Sohn riss die Tulpen aus, die sie so geliebt hatte, und pflanzte stattdessen Petersilie ein. Zornig über die verlorenen Blumen und den Mangel an Pietät brachten die Naturgeister die Petersilie zum Welken und machten den ganzen Garten für mehrere Jahre unfruchtbar. Die Blumen hingegen, die auf dem Grab der Mutter eingepflanzt worden waren, wuchsen und gediehen Dank der emsigen Pflege der Pixies.

In Condover/Shropshire spielte einst ein kleines Mädchen namens Annie Gärtner. Sie grub die Petersilienpflanzen aus, um sie in einer anderen Ecke des Gartens einzupflanzen. Als Annies Mutter und Tante sahen, was die Kleine getan hatte, erschraken sie. Die Tante begann zu weinen und prophezeite, dass aufgrund von Annies Spiel jemand aus dem Haus sterben werde. Nur wenige Zeit später wurde Annie krank und starb. Als die Beerdigung vorüber war, brachte ein Gärtner einige Petersilienwurzeln vorbei, um die Pflanzen zu ersetzen, die Annie umgepflanzt hatte. Annies Mutter versuchte, ihn davon abzuhalten, aber er lachte sie bloß aus. Wenige Wochen später folgte Annies Vater seiner Tochter ins Grab.[72]

GAUMENFREUDEN

Petersilie ist ein sehr vielseitiges Kraut und unterstreicht den Geschmack der Gerichte, die man mit ihr würzt, ohne ihn zu übertünchen. Laut Gerard ist sie *»erfreulich im Geschmack und dem Magen angenehm.«* In Italien sagt man, Personen, denen man häufig begegnet, seien *»wie Petersilie – man findet sie in jeder Sauce«*. Italiener sind übrigens ungewöhnlich große Fans von Petersiliensaucen. Die Beliebtheit der Petersilie hat beständig zugenommen, seit sie von Karl dem Großen in Mitteleuropa eingeführt wurde. Auf den britischen Inseln verbreitete sie sich dann Mitte des 16. Jahrhunderts. In Deutschland ist Petersilie das beliebteste Küchenkraut und gehört zu den reinigenden Fastenkräutern, die man in traditionellen Gründonnerstagsgerichten wie beispielsweise Kräuterpfannkuchen isst.

Die alten Römer verwendeten Petersilie sehr großzügig, da sie glaubten, dass sie den schädlichen Wirkungen von Rauschgetränken entgegenwirken würde. In der französischen und italienischen Küche wurde diese Tradition bis zum heutigen Tage fortgesetzt. Der Ausdruck *aux fines herbes* bedeutet häufig nichts weiter, als dass das Gericht mit Petersilie verfeinert wurde.

Wegen ihres ausgeprägten Geschmacks wird meist die Glatte Petersilie als Gewürz verwendet. Krause Petersilie wird vor allem als Dekoration eingesetzt, hat aber wenig Geschmack und bleibt leicht in der Speiseröhre hängen. Glatte Petersilie kann in großen Mengen in Suppen, Eintöpfe, Salate, gekochtes Getreide, Gemüse und Buchweizen gemengt werden. Die frischen Blätter schwächen den oft überwältigenden Geschmack von Zwiebeln und Knoblauch ab, vor allem wenn man sie mit Olivenöl kombiniert.

Petersilienblätter sollten immer gewaschen und mit einem sauberen Geschirrtuch abgetrocknet werden. Danach zupft man sie vom Stängel ab, hackt sie klein und gibt sie kurz vor dem Servieren in das Gericht. Auf diese Weise erhalten sich die Vitamine und die leuchtend grüne Farbe. Hackt man Petersilie, solange die Blätter noch feucht sind, ergibt das eine unappetitliche wässrige grüne Paste. Manche Köche blanchieren die Blätter in leicht gesalzenem Wasser und sautieren sie dann in Butter. Ein sogenanntes *bouquet garni* besteht meist aus einem Lorbeerblatt, einigen Zweigen Thymian und mehreren Stängeln Petersilie, die mit einem Faden zusammengebunden sind. Gelegentlich findet man auch Basilikum, Sellerie, Kerbel, Pimpinelle, Rosmarin, Estragon oder Bohnenkraut in den Mischungen. Petersiliensaucen und -butter finden in Deutschland und Frankreich häufige

Verwendung. Die Franzosen füttern Schnecken mit dem Kraut, bevor sie sie kochen, und würzen auch das Gericht damit. In England werden wunderbare Petersilienpies gebacken, und die deutschen Köche bereiten leckere Kräuter- und Petersilienstrudel zu.

Petersilie lässt sich gut einfrieren, besonders wenn das trockene Kraut fein gehackt wurde und lose in Plastiktüten eingefroren wird. Entnehmen Sie einfach Portionen nach Bedarf und verschließen Sie die Tüten danach wieder. Für kurze Lagerungen kann man das frische Kraut in ein Glas Wasser stellen, das aber täglich ausgewechselt werden sollte.

Eine der gefährlichsten kulinarischen Mythen ist jene, dass sich Petersilie gelb verfärbt, wenn man sie zusammen mit giftigen Pilzen kocht. Dieses Märchen hat im Laufe der Jahre den Tod einiger gutgläubiger Pilzenthusiasten verursacht.

Krause Petersilie ist ein sehr beliebtes Garnierkraut. Fleischer und Fischhändler legen das Kraut zwischen ihren Waren aus, und selbst in Supermarktauslagen hat es seinen Platz gefunden. Fleisch und Fisch werden häufig mit frischer oder gebratener Krauser Petersilie garniert.

Die Wurzeln der Wurzelpetersilie werden gekocht und als Gemüse serviert oder roh in Salate gerieben. Suppen, Eintöpfen, Saucen, Hirse- und Getreideeintöpfen sowie Bohnengerichten verleiht die sorgfältig gewaschene, abgeschabte und in Würfel geschnittene Wurzel ein angenehmes Aroma. Wegen ihrer harntreibenden Eigenschaften und ihres ungewöhnlichen Geschmacks stellen Petersilienwurzeln in nördlichen Gefilden eine willkommene Abwechslung zu der sonst häufig etwas einseitigen Winterernährung dar und finden sich in vielen deutschen und skandinavischen Rezepten.

Erwähnenswerte Rezepte

»Eine traditionelle Petersilien-Butter-Sauce

Man wasche etwas Petersilie sehr rein und zupfe sie sorgfältig Blatt für Blatt ab. Man gebe dann einen Teelöffel voll Salz in einen halben Topf kochenden Wassers; koche darin die Petersilie zehn Minuten lang; gieße sie über einem Sieb ab; hacke sie klein und zerdrücke sie dann zu einem

Brei. Wie wohlschmeckend und köstlich diese elegante und unschädliche Würze wird, hängt ganz davon ab, dass die Petersilie sehr fein gehackt ist. Man gebe sie in eine Sauciere und vermenge sie nach und nach mit 1/4 l Topf guter geschmolzener Butter – nur menge man nicht zu viel Mehl hinein, da die Petersilie schon für die rechte Dicke sorgen wird: – man gieße niemals Butter und Petersilie über frisch Gekochtes, sondern reiche es immer in einer Sauciere.
Beobachtung: In französischen Kochbüchern bezeichnet man dies als ›Geschmolzene Butter nach englischer Art‹; und mit einem gewürfelten Stückchen Zitrone, etwas Piment und Essig, als ›Dänische Sauce‹.«[73]
Moderne Köche werden das Mehl auslassen und die Petersilie nicht kochen, damit die Vitamine erhalten bleiben. Um das Kraut zu hacken, kann auch eine Küchenmaschine eingesetzt werden. Die Sauce wird zu gekochtem Geflügel, Hasen, geschmortem Kalb und Kalbskopf oder Frühkartoffeln serviert.

Mâitre d'hôtel-Butter wird fast auf die gleiche Weise hergestellt: Man lässt geschmolzene Butter abkühlen und vermengt sie mit frisch gehackter Petersilie, etwas Salz, Pfeffer und einigen Tropfen Zitronensaft, bis eine glatte Paste entstanden ist. Servieren Sie die Butter mit gegrilltem Fleisch oder Fisch oder mit gedämpftem Gemüse.

»Petersiliensaft, zum Färben verschiedenster Gerichte

Man besorge schöne junge Petersilie, wasche und trockne sie dann gründlich in einem Tuch. Nun hacke man die Kräuter in einem Mörser, bis aller Saft ausgetrieben ist, und fülle den Saft in eine Teetasse oder ein kleines Einmachglas. Man stelle dieses in einen Topf voll kochendem Wasser und wärme es auf nach dem *Baine-Marie-Prinzip*, solange bis es nicht mehr roh ist. Nun kann man es abfließen lassen und zum Färben verwenden.«[74]
Wesentlich einfacher lässt sich das Ganze natürlich mit einem Entsafter durchführen.

»Frittierte Petersilie, zum Garnieren

Zubereitung: Man sammle etwas frische Petersilie, wasche, zupfe und trockne sie sorgfältig in einem Tuch. Dann lege man sie in den Drahtkorb und frittiere sie für eine Minute oder zwei in kochendem Schmalz. Danach hebe man den Korb an und lasse ihn vor dem Feuer stehen, damit die Petersilie vollkommen kross werde, und je schneller sie frittiert wird, desto besser. Sollte die Küche nicht mit den oben beschriebenen Geräten ausgestattet sein, so werfe man die Petersilie in die Bratpfanne und hebe sie, wenn sie knusprig ist, mit einem Pfannenheber heraus, trockne sie vor dem Feuer und verwende sie, wenn sie vollkommen kross ist.«[75]

Ein sehr ungewöhnliches Rezept für eine würzige Petersiliensauce findet sich bei Kitchiner:

Wow-wow-Sauce für Rindereintopf oder Bouilli-Rind

»Man hacke einige Petersilienblätter sehr fein, viertle zwei oder drei Gewürzgurken oder Walnüsse und teile sie in kleine Stücke. Dann stelle man sie beiseite. – Nun gebe man etwas Butter, eine Menge so groß wie ein Ei, in einen Kochtopf, und wenn sie geschmolzen ist, rühre man einen Löffel voll feinem Mehl und einen Viertelliter Brühe ein, in welcher das Rindfleisch gekocht wurde. Und dann nehme man einen Esslöffel voll Essig, dieselbe Menge Pilz-Tomatensauce oder Portwein oder beides, und einen Teelöffel voll Senf; lasse all dies zusammen köcheln, bis es die gewünschte Dicke erreicht hat, gebe Petersilie und Gurken hinein, um sie zu erwärmen, und gieße die Sauce über das Fleisch, oder besser: serviere sie in der Sauciere.
Beobachtung: Hält man die Sauce nicht für pikant genug, gebe man einige Kapern hinein oder eine gehackte Schalotte oder ein oder zwei Teelöffel Schalottenwein oder Anchovis-Essenz oder Basilikum, Holunder, Estragon oder Meerrettich oder Pimpinellenessig. Oder man streue Karotten und Rüben über das Fleisch, die in Würfel geschnitten wurden, oder gehackte Kapern oder Walnüsse, Rotkohl, eingemachte Gurken, französische Bohnen o. ä.«[76]

Grüne Sauce

Eine sehr einfache, aber leckere grüne Sauce wird aus etwas geschmolzener Butter hergestellt, die mit einer kleinen Menge Speisestärke eingedickt wird. Das Ganze muss beständig gerührt werden, bis sich die Stärke vollständig mit der Butter vermengt hat. Auf kleiner Flamme wird nun nach und nach kalte Suppengrundlage eingerührt, bis die richtige Konsistenz erreicht ist. Kurz vor dem Servieren werden großzügige Mengen gehackter Petersilie, Kerbel, Schnittlauch, Salatpimpinelle und einige frische Estragonblätter eingerührt.

Italienische kalte Petersiliensauce

In der italienischen Küche verwendet man Petersilie meistens zusammen mit Olivenöl und Knoblauch. Eine kalte Petersiliensauce für gekochtes Fleisch oder Zunge wird aus wenigen und einfachen Zutaten zubereitet: Waschen Sie zwei gesalzene Dosensardellen und entfernen Sie eventuelle Gräten. Vermengen Sie sie mit 50g abgegossenen Kapern, einer Handvoll Petersilie, einer sehr kleinen Zwiebel, einer halben gekochten Karotte, einer halben Knoblauchzehe und einem hühnereigroßen Stück weichen Brotes. Vermengen Sie das Ganze in einer Küchenmaschine mit dem Saft einer halben Zitrone und genug kaltgepresstem Olivenöl, damit die Sauce glatt wird. Fügen Sie nach Belieben Salz und Pfeffer hinzu und servieren Sie die Sauce kalt.

Kräuterstrudel

Kräuterbrot wird hergestellt, indem man eine Kräuterfüllung aus gehackter Petersilie und geschmorten Frühlingszwiebeln auf ausgerolltem Brotteig verteilt, diesen einrollt und dann aufgehen lässt, bevor man ihn bäckt. Ein sehr ungewöhnliches süddeutsches Rezept für Petersilienstrudel funktioniert nach diesem Prinzip:
Hacken Sie einige Handvoll Frühlingszwiebeln fein und sautieren Sie sie leicht in etwas Butter. Nehmen Sie sie von der Herdplatte und geben Sie großzügige Mengen fein gehackte Petersilie und Kerbelblätter hinzu. Vermengen Sie das Ganze mit einigen Esslöffeln Semmelbröseln, sodass die ganze Flüssigkeit aufgesogen wird. Schlagen Sie in einer weiteren Schüssel zwei Eier mit etwas Butter cremig und rühren Sie dann einige Esslöffel Sauerrahm unter.
Geben Sie nun 250g feines Mehl auf eine Arbeitsplatte und formen Sie eine Mulde hinein, in die Sie dann ein großes Ei schlagen. Fügen Sie eine Prise Salz hinzu und besprengen Sie das Mehl mit lauwarmem Wasser.

Kneten Sie Ei und Wasser mit der Hand ein und fügen Sie nach Bedarf warmes Wasser hinzu, bis ein klebriger weicher Teig entstanden ist. Kneten Sie kräftig weiter, bis der Teig steif wird und sich Blasen bilden. Formen Sie den Teig zu einer Kugel, streichen Sie diese mit etwas warmem Wasser ein und decken Sie sie mit einer Schüssel ab. Ist der Teig zu weich, wird die Schüssel gekühlt, ist er zu steif, wird sie gewärmt. Lassen Sie den Teig für 15 bis 20 Minuten ruhen. Legen Sie nun ein großes, sauberes Tuch auf den Tisch, bestreuen Sie es mit Mehl und rollen Sie den Teig sehr dünn darauf aus. Ziehen Sie dann von den Enden aus an dem Teig, bis er so dünn ist, dass er durchscheint. Schneiden Sie zu dicke Ränder ab, verteilen Sie die Butter-Rahm-Mischung der Länge nach auf dem halben Teig und streuen Sie dann die Petersilienmischung darauf. Heben Sie das Tuch an und schütteln Sie den Teig, bis er sich wie eine Bisquitrolle einzurollen beginnt. Falten Sie die Ränder so, dass die Füllung nicht auslaufen kann, und rollen Sie weiter. Formen Sie den gerollten Strudel zu einer länglichen Rolle und legen Sie ihn in eine gut eingeölte Backform. Backen Sie ihn bei mittlerer Hitze mindestens eine Stunde lang im Ofen, bis er sich auf der Oberseite goldbraun zu färben beginnt. Begießen Sie ihn mit Butter, wann immer es nötig erscheint. Der gebackene Strudel sollte kochendheiß mit in Butter gebräunten Semmelbröseln serviert werden. Das Rezept kann auch mit anderen Kräutern wie Estragon, Majoran, Süßdolde, Zitronenmelisse oder Kerbel zubereitet werden.

HAUSHALTSHILFEN

Der frische Saft der Petersilienpflanze hat geruchsbindende Wirkung und vertreibt wirkungsvoll Insekten. Im alten Griechenland und in Rom flocht man festliche Petersiliengirlanden und -kränze, die die Festgäste trugen. Man glaubte, dass sie so mehr Alkohol vertragen würden.

Schneidebretter, die den unangenehmen Geruch von Zwiebeln oder Knoblauch angenommen haben, können mit Petersilienblättern eingerieben werden. Getrocknete und gemahlene Petersilienstängel und der Saft der frischen Blätter können auch als Naturfarbe für Ostereier oder als Nahrungsmittelfarbe verwendet werden. Aus den frischen Blättern kann mit Chrom als Beizmittel ein grüngelber Farbton für Wollstoffe hergestellt werden.

ॐ SCHÖNHEITSPFLEGE

In der Pfalz gaben Volksheiler den Frauen früher den Rat, ihr Gesicht regelmäßig mit Petersilienwasser oder -tee zu waschen. Professionelle Kosmetiker mögen über solch einfache Ratschläge lachen, aber auch sie würden zustimmen, dass Petersilie heilende und kräftigende Wirkung auf die Haut hat, da sie viel Vitamin A enthält. Wer eine Diät hält oder eine Schönheitskur macht, sollte so viel Petersilie wie möglich essen, da sie viele Vitamine enthält und besonders reinigend wirkt. Petersilie mindert außerdem die Schweißbildung und die dadurch entstehenden unangenehmen Gerüche und erfrischt den Atem.

Petersilienblättertee findet sich in vielen Gesichtscremes und Lotionen. Er bleicht und kann bei regelmäßiger Anwendung Sommersprossen und Leberflecken aufhellen. Petersilie kann außerdem in Gesichtmasken für fettige Haut gemischt werden. Die Blätter werden in etwas kochendem Wasser aufgekocht und müssen dann in einem geschlossenen Behälter für etwa 15 Minuten ziehen. Der abgeseihte Tee kann mit Honig, Vollkornweizenmehl, Joghurt, Buttermilch oder Heilerde verdickt und als frische Maske aufgetragen werden. Entfernen Sie die Maske, wenn sie trocken wird und zu krümeln beginnt. Petersilientee kann außerdem sowohl innerlich als auch äußerlich zur Stärkung der Augen angewendet werden. Ätherisches Petersilienöl findet sich in kleinen Mengen in vielen handelsüblichen Parfüms.

Viele Italiener behaupteten, dass ihr dickes Haar nicht ihren mediterranen Genen, sondern den kosmetischen Eigenschaften der Petersilie zu verdanken sei. Am Johannismorgen gingen sie mit leerem Magen in den Garten, ohne irgendjemandem von ihrem Vorhaben erzählt zu haben, und betteten ihren Kopf in taufeuchte Petersilie. Auch die Samen der Pflanze wurden verwendet, um das Haarwachstum anzuregen: Man zerstampfte sie und trug sie einmal im Monat abends trocken oder als Paste auf die Kopfhaut auf. Am nächsten Morgen wurden sie dann ausgebürstet.

Petersilienaufguss kann als Spülung für dunkles Haar verwendet werden, um ihm mehr Glanz und Glätte zu verleihen. Als Läuse noch ein hygienisches Problem darstellten, bereitete man eine Salbe aus Schmalz und Petersiliensamenpulver zu, die auf die Kopfhaut aufgetragen wurde. Die Frauen aus Cambridgeshire stellten eine Salbe aus gehackter Petersilie und Hühnerfett her, um spröde Hände zu pflegen.

MEDIZINISCHE EIGENSCHAFTEN

In der Vergangenheit war die Petersilie eher ein medizinisches denn ein Küchenkraut. Sie zählte zu den wärmenden und austrocknenden Kräutern und wurde für die Behandlung zahlreicher unterschiedlicher Krankheiten eingesetzt. Hippokrates lobte ihre harntreibenden Eigenschaften, und später verwendete man sie bei der Behandlung von Nieren- und Blasensteinen, Schmerzen im Genitalbereich, Syphilis, Gonorrhöe und Gebärmutterbeschwerden. Die Samen verabreichte man Frauen in großen Mengen, um abzutreiben. Andererseits hieß es, dass der Saft der frischen Pflanze Missgeburten vorbeugen würde, und die Wurzel war ein beliebtes Aphrodisiakum. Starke Blutungen nach Geburten sollten gelindert werden, indem die Frauen Petersilienstängel in den Händen hielten. Die Blätter und Samen des Krauts wurden als Gegenmittel für Gifte in Bier gekocht. Petersilienumschläge wurden auf die Bisse von tollwütigen Hunden gelegt. Bei Schilddrüsenproblemen wie Kropfbildung verabreichte man eine Paste aus gemahlenen Petersilienblättern und Schnecken, und allgemein verordnete man das Kraut bei jeder Form von »Schmerzen in der Seite«, was von Blähungen bis hin zu Blinddarmentzündungen alles bedeuten konnte. Epileptikern und Paralytikern verschrieb man Petersilienwasser, und Umschläge aus den Blättern der Pflanze wurden aufgelegt, um Knoten in der Brust zu lösen und den Milchfluss abstillender Mütter auszutrocknen. Petersilie tat dem Magen wohl, linderte Blähungen und wurde bei der Behandlung von wiederkehrendem Fieber eingesetzt.

Moderne Medizin

Die moderne Medizin hat entdeckt, dass Petersilienblätter reich an Vitamin A, B und C, Eisen, Kalzium, Phosphor, Magnesium und Kalium sind, den Appetit anregen und die Verdauung stimulieren. Somit eignen sie sich hervorragend für die Nahrungsergänzung bei Genesenden und blutarmen Patienten. Außerdem lindern sie Blähungen, entkrampfen und wirken harntreibend. Die Wurzeln und Samen der Pflanze können in verschiedenen Formen eingenommen werden, um das Blut, die Nieren und die Blase zu reinigen. Außerdem unterstützen sie die Auflösung von Nieren- und Blasensteinen, entwässern den Körper, wenn sie in Kombination mit anderen Kräutern über mehrere Monate hinweg eingenommen werden, und lindern Rheumatismus und Gicht. Petersilienwurzeln sind wesentlich wirksamer als die Blätter, während die Samen wiederum stärker sind als die Wurzeln. Am wirksamsten ist die Pflanze in Form von gepresstem Petersiliensamenöl. Große Mengen dieses Öls können gefährliche Nebenwirkungen haben, zum Beispiel Kopfschmerzen, Schwindelgefühl, Tinnitus und manchmal sogar den Tod. Patienten mit Nierenproblemen und akuten Infektionen sollten das Kraut meiden, außer ein kompetenter Arzt, Homöopath oder Kräuterkenner verschreibt es. Petersilienöl stimuliert die Gebärmutter und wird deswegen noch immer verwendet, um abzutreiben – häufig mit fatalen Folgen. Von erfahrenen Kräuterkennern kann es aber nach anstrengenden Geburten durchaus verschrieben werden, um die Gebärmutter wieder zu kräftigen. Petersilientee wird jungen Müttern, die abstillen wollen, verschrieben, um den Milchfluss zu stoppen.

Petersilienblättertee wird aus 1/4 l kochendem Wasser und einer kleinen Handvoll frischer grüner Blätter zubereitet. Der Wurzeltee besteht aus einem Teelöffel gehackter Wurzeln, die in 1/4 l Wasser aufgekocht werden. Der Tee muss dann 15 Minuten lang abgedeckt ziehen. Für Tee aus den Samen wird höchstens ein Teelöffel Samen pro Tasse verwendet.

Petersilie kann auch äußerlich angewendet werden. Frische zerdrückte Blätter können auf Mücken-, Wespen- und Bienenstiche aufgetragen und als Umschläge auf leichte Verbrennungen, Milchknoten und skrofulöse Schwellungen gelegt werden. Geschwollene Augen werden mit leicht gesalzenem lauwarmem Petersilienblättertee ausgespült.

Homöopathisch wird Petersilie gegen beständigen Harndrang und bei andauerndem brennendem Juckreiz in der Harnröhre verschrieben. Auch bei juckenden Hämorrhoiden wirkt das Kraut lindernd.

PETERSILIE IN HAUS UND HOF

Petersilie zählt in einigen Landgärten zu den gefährdeten Arten, weil Hasen, Kaninchen und Wühlmäuse sie mit Vorliebe plündern. Auch Schafe und Kühe fressen sie, an Hühner allerdings sollte sie nicht verfüttert werden. Auf Frettchen wirkt sie giftig, und Papageien sollte sie unter keinen Umständen verabreicht werden. Blühende Petersilie lockt Bienen in den Garten, und es heißt, dass die Blätter kranke Fische wieder gesund machen. Katzen und Hunden tut etwas regelmäßige Nahrungsergänzung mit fein gehackter Petersilie besonders wohl.

In Galizien und Mähren fütterte man die Kühe früher am 24., 25. und 26. Juni mit Petersilie, weil man glaubte, sie so vor Hexerei schützen zu können. In Schlesien verwendeten die Jäger eine Mischung aus Petersilienblättern und -wurzeln, Fenchelsamen und Brotkrumen, um Hasen und Kaninchen in den Tod zu locken.

Verwendung in der Tiermedizin

Petersilie findet bei Tierärzten zahlreiche Anwendungen. Hunden verabreicht man die Samen als Wurmkur, und Schafen gibt man die Blätter in großen Mengen als Vorbeugung gegen Huffäule zu fressen. Die fein gehackten Blätter können außerdem Hunden gegen Rachitis, Arthrose, Rheuma, Fettsucht, Drüsenprobleme, schlechten Atem, Nieren- und Blasenbeschwerden sowie Wasseransammlungen verabreicht werden. Petersilienblätter und -wurzeln oder Petersilientee unterstützen Kühe beim Abstoßen der Nachgeburt. Petersilienöl beruhigt lebhafte Stuten während der Deckung. Von Flöhen und anderen Parasiten befallenes Geflügel kann mit einem Aufguss aus mit Öl gemischtem Petersilienwasser eingerieben werden. Auch die Samen vertreiben angeblich Flöhe.

NEBENSÄCHLICHES UND WISSENSWERTES

Petersilie wird mit den drei wichtigsten Ereignissen im Leben eines jeden Menschen assoziiert: der Geburt, der Hochzeit und dem Tod. Braut und Bräutigam trugen sie früher bei der Zeremonie, und auch die Hochzeitssänger und -tänzer wurden häufig mit Petersilie, Rosmarin und Myrte geschmückt. In Galizien trug die Braut traditionell Brot und Petersilie unter dem Arm, um böse Geister zu vertreiben. In Deutschland war es früher Brauch, dass Liebende ihre Namen als wachsenden Beweis ihrer Zuneigung mit Petersilie aussäten.

Petersilie wird nicht nur mit der zeremoniellen, sondern auch der sexuellen und fruchtbaren Seite der Vermählung im Zusammenhang gebracht. In Limburg schmückte man früher am ersten Mai die Türen von »leichten« Mädchen mit Petersilie, und die deutschen und französischen Rotlichtbezirke wurden auch als »Petersilienalleen« bezeichnet. Man schlief in »Petersilienbetten«, und es hieß, dass die Insel der Zauberin Kalypso mit dem Kraut förmlich überwuchert war. Was die Sexualität betrifft, ist Petersilie *»Gift für die Männer und Erlösung für die Frauen«*, und ein Petersilienfeld *»bringt den Mann in den Sattel und die Frau ins Grab«*.[77] In England heißt es, dass Kinder aus dem »Petersilienbett« kommen, und in den slawischen Ländern band man früher Petersilie und Knoblauch in das Bettlaken von Gebärenden, um sie vor bösen Geistern zu schützen. In Cambridgeshire wusch man Neugeborenen die Augen mit einem Aufguss aus Petersilie und Sturmregenwasser aus, um ihre Sehkraft zu verbessern.

Im alten Griechenland wurde Petersilie häufig bei Bestattungszeremonien verwendet und galt als Kraut der Persephone. Man pflanzte oder streute sie auf

Gräber und assoziierte sie derart stark mit dem Tod, dass man sie fast nie zum Kochen verwendete. War ein Mann impotent oder dem Tode nah, hieß es, dass er *»Petersilie brauche«*. Die Sieger der Bestattungsspiele und der isthmischen und nemeischen Spiele wurden mit Petersilienkränzen geehrt, und die römischen Gladiatoren bekamen eine Diät aus Petersilie, um ihren Bizeps zu stärken und ihre Chancen auf den Sieg zu erhöhen. Auch Kriegspferden verfütterte man das Kraut, damit sie stark und leichtfüßig wurden. In späteren Jahren begann man, das Kraut mit dem heiligen Peter zu assoziieren, aber noch immer behielt es den Ruf eines Begräbnis- und dämonenvertreibenden Krauts.
Das englische Sprichwort *»wir sind bei Petersilie und Raute«* geht auf das alte Griechenland zurück, wo viele Gärten mit den beiden Kräutern umrandet wurden. Begann man ein Vorhaben, begann man bildlich am Anfang des Gartens, also bei Petersilie und Raute. Die Viktorianer glaubten, dass man, wenn man Petersilie zurückschnitt, auch sein Glück in der Liebe beschnitt, und verschenkte man das Kraut, verschenkte man damit auch sein Glück. Wiedererlangen konnte man es nur, indem man die Pflanzen zurückstahl. In Cambridgeshire dagegen glaubte man, dass eine Diät aus gehackter Petersilie und gekochtem Schweinehirn weise machen würde.

Legenden

Als Archemoros ein kleiner Junge war, ließ seine Amme ihn einst alleine. Bei ihrer Rückkehr entdeckte sie mit Entsetzen, dass er von einer Schlange gebissen worden war. Der Junge starb an dem Gift, aber sein Tod war nicht umsonst: Aus seinem Blut wuchsen Petersilienpflanzen. Ihm zu Ehren hielt man die nemeischen Spiele ab und krönte die Sieger mit Petersilienkränzen.

Petersilie und die Kunst der Weissagung

In Süddeutschland und den USA hieß es früher, dass jemand im Haus im Verlaufe des Jahres sterben werde, wenn die Petersilie im Garten nicht gedeihen wollte. Auch wenn die Pflanzen dürr waren oder weiße Stängel hervorbrachten, galt dies als Todesomen. Andererseits hieß es in den USA, dass ein Kind geboren würde, wenn das Kraut besonders gut gedieh. In Cambridgeshire galten große Petersilienpflanzen im Garten als sicheres Zeichen dafür, dass die Hausherrin ein Mädchen zur Welt bringen würde. In Shropshire zeigte eine gute Petersilienernte, dass *»die Dame der Herr ist«*. In Deutschland versprach prächtig gedeihende Petersilie dem Gärtner Gesundheit und ein langes Leben. Waren die Pflanzen kümmerlich, hieß es, dass sie von einem Klatschmaul gepflanzt worden waren. In Transsilvanien galt Petersilie mit langer Wurzel als Omen für einen langen Winter.

℘ LITERARISCHE ERWÄHNUNGEN

»Nähst du mir, Schöne, ein Batisthemd,
Petersilie, Thymian und Rosmarein,
Ohne Nadel und Faden, ganz behänd?
Dann sollst meine Liebste du sein.

Und wäschst es im klaren, glitzernden Quell
Petersilie, Thymian und Rosmarein,
Wo Wasser nie floss in murmelnder Well?
Dann sollst meine Liebste du sein.

Am Dornbusch soll's trocknen mit Leichtigkeit,
Petersilie, Thymian und Rosmarein,
Der niemals blühte seit Adams Zeit.
Dann sollst meine Liebste du sein.

Du hast mir drei schwere Fragen gestellt,
Jetzt löse mir meine, mein schöner Held,
Finde für mich ein Stück Ackerland,
Petersilie, Thymian und Rosmarein,
Zwischen salzigen Wogen und Meeresstr
Dann sollst mein Liebster du sein.

Pflüg es mit einem Ziegenbockhorn,
Petersilie, Thymian und Rosmarein,
Und besäe den Acker mit drei Stück Kor
Dann sollst mein Liebster du sein.

Mit der Ledersichel mähe es dann,
Petersilie, Thymian und Rosmarein,
Und binde mit Spinnweb die Garben an.
Dann sollst mein Liebster du sein.

Bringst du die Arbeit glücklich zu End,
Petersilie, Thymian und Rosmarein,
Schenk ich dir gerne mein Batisthemd
Und will deine Liebste sein.«

Nach: »The Elfin Night« aus:
Francis Child: »Ballad Collection«

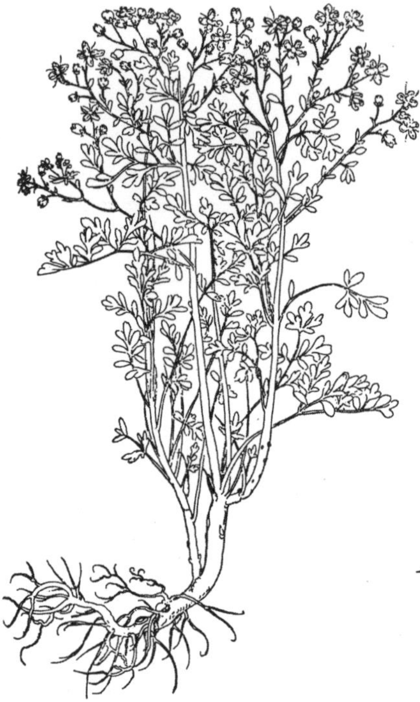

Raute

ETYMOLOGISCHES

Der Name Raute leitet sich von dem lateinischen Wort *ruta* ab, das vermutlich griechischen Ursprungs ist. *Graveolens* bedeutet wörtlich »stark riechend« oder »stinkend«.

Die Weinraute *Ruta graveolens*, auch unter den Namen *Ruta hortensis* oder *Ruta officinalis* bekannt, ist ein mehrjähriges Mitglied der Familie der Rautengewächse (*Rutaceae*). Ebenfalls Mitglieder dieser Familie sind mehrere Wildrauten, deren am stärksten riechender Vertreter *Ruta montana* ist.

☙ Volksnamen

Ruta gravolens – **Raute**

Deutsch:	Weinraute, Gartenraute, Hexenkraut, Rute, Frauenkraut, Gertrudenkraut, Gnadenkraut, Kreuzraute, Totenkraut, Edelraute, Hofraute, Weinkraut
Englisch:	Rue, Herb of Grace, Herbe grace, Herbygrass, Garden rue, Common rue, German rue, Countryman's treacle
Französisch:	Rue, Rue des jardins, Rue puante, Rue fetide
Italienisch:	Ruta, Ruda
Persisch:	Aspand

ÄUSSERE MERKMALE

Raute kann leicht mit anderen stark riechenden Pflanzen verwechselt werden, solange man nicht mit ihrem einzigartigen Geruch vertraut ist. Das Kraut ist immergrün und buschig, aber nicht besonders groß – es wird maximal einen Meter hoch. Schon bei leichter Berührung sondert es einen fruchtigen Geruch ab, wird es gequetscht oder stark bewegt, verströmt es einen sehr starken Moschusduft, der an den Gestank von Katern erinnert. Raute schmeckt bitter, beißend und unangenehm. Bei einigen Personen ruft der Duft sogar Übelkeit hervor. Die Wurzeln sind holzig und faserig, der Stängel ist hart und aufrecht. Die Blätter wachsen auf dem Stängel nicht paarweise, sondern versetzt. Sie sind relativ klein, weisen eine ungewöhnliche graugrüne bis blaugrüne Färbung auf und haben eine raue und fleischige Konsistenz. Ihre Form erinnert an Kreuze beim Kartenspiel: Sie sind dreifach gefiedert und mit Öldrüsen überzogen. Die Blüten der Weinraute sind klein und gelb, golden oder grüngelb.

☼ STANDORT, JAHRESZEIT UND NÜTZLICHE PFLANZENTEILE

Raute wird in fast ganz Europa seit Jahrhunderten angebaut. Ursprünglich stammt sie aus dem Mittelmeerraum und wächst in dieser Region auch heute noch wild an steinigen Hügeln. Auch in Weingärten und Kiesgruben, auf rauen, steinigen Böden und auf Aschehaufen wildert sie aus. Raute blüht von Juni bis September und wird ganz, aber ohne Wurzeln, gesammelt, bevor sich die Blüten vollständig geöffnet haben.

Sammeln, Trocknen und Aufbewahrung

Die Blütenspitzen der Raute werden gesammelt, bevor sich die Blüten öffnen. Alte Kräuterbücher beschreiben ausgefeilte Rituale, die ausgeführt werden müssen, während man die Pflanze erntet. Sie sollte beispielsweise niemals von menstruierenden Frauen gesammelt oder mit Eisen geschnitten werden. Außerdem sollte man sie keinesfalls mit bloßen Händen berühren und sorgfältigst von Katzen fernhalten. Einer der Schreiber empfiehlt, sich die Hände mit einer Salbe aus giftigem Schierling einzureiben, die den Hautentzündungen entgegenwirken soll, die die ätherischen Öle der Raute gelegentlich verursachen. Die moderne Medizin ist ganz anderer Ansicht! Eher empfiehlt es sich, bei empfindlicher Haut Handschuhe zu tragen, wenn man Raute berührt.

Raute sollte umgehend an einem schattigen, warmen und luftigen Ort getrocknet werden. Der Trocknungsprozess kann beschleunigt werden, indem man die Blätter wendet. Raute hält sich gut und sollte in hölzernen Behältern aufbewahrt werden.

Saatguterhaltung und Keimung

Zwischen den verschiedenen Weinrauten besteht eine unerwartet große Vielfalt, da es viele lokale Varianten gibt. Die Pflanzen werden meist durch Samen vermehrt, die nach Kälteperioden bereitwillig keimen, besonders wenn die Bodentemperatur hoch genug ist.

☞ FINGERZEIGE FÜR DEN ANBAU

Raute verbreitet sich so schnell, dass sie zum wahren Plagegeist werden kann, vor allem, da sie ihre Nachbarn regelrecht vergiften kann. Lässt man die Samen an der Pflanze reifen, vermehrt sie sich selbst und wird sich für die Keimung die trockenste und steinigste Stelle im Garten aussuchen. Raute gedeiht in losem, kalkhaltigem Boden an geschützten Standorten bei warmem, trockenem Klima. Der Boden sollte nicht mit frischem Mist, sondern mit Asche gedüngt werden, da die Raute in nährstoffreichem Boden empfindlich auf Frost reagiert.
Rautesamen werden im Frühjahr draußen ausgesät und nur ganz dünn mit Erde bedeckt. Die Keimung erfolgt sehr langsam, und die Samen brauchen manch-

mal eine Kältewelle oder ein paar Stunden in der Kühltruhe, damit sie keimen. Die alten Römer glaubten, dass sie leichter keimen, wenn man sie unter Flüchen und Beschimpfungen aussäte. Die Keimlinge müssen auf einen Abstand von mindestens 30 cm ausgedünnt oder umgepflanzt und die Beete regelmäßig gejätet werden. Stecklinge und Wurzelstecklinge können im Frühjahr von etablierten Pflanzen geschnitten und dann an schattigen Standorten oder in Blumentöpfen eingepflanzt werden, bis sie wurzeln, und später umgepflanzt werden. Abergläubische Gärtner glauben, dass aus fremden Gärten gestohlene Setzlinge und Pflanzen besser wachsen als gekaufte – vielleicht erklärt sich das so, weil man den gestohlenen Pflanzen besondere Pflege zukommen lässt, denn gekaufte Pflanzen können jederzeit nachgekauft werden, während gestohlene wesentlich schwieriger zu ersetzen sind. Raute gedeiht Gartenüberlieferungen zufolge am besten neben Braunwurz (*Scrophularia nodosa*) und Feigenbäumen. Kohl, Basilikum und Salbei wachsen neben Raute schlecht oder sterben sogar ab.

GAUMENFREUDEN

Raute ist nicht gerade das beliebteste aller Küchenkräuter. Dioskurides glaubte: »*Die in den Bergen und auf den Feldern wachsende Raute ist schärfer als die kultivierte und nicht zum Verzehr geeignet. Wächst sie in der Nähe von Feigenbäumen, schmeckt sie wiederum besser als die aus dem Garten. (...) Peganon mildert den Geruch und die Schärfe von Lauch und Zwiebeln, wenn man es anschließend kaut.*«[78]

Sir Thomas Brown hingegen bemerkte: »*Die meisten alten Saucen haben einen wilden und giftigen Geschmack und beinhalten Liguster, Raute, Bockshornklee, grünen Koriander und auch Kreuzkümmel. Mir, der ich es für eine Qual halte, fette Mücken zu dulden, und Kreuzkümmelsamen von meinem Tische fege, die nach Wanzen riechen, würde es den Magen umdrehen von den Würsten, Kutteln, Happen und dem groben Grünzeug des Apicius'. Die Tafel des Königs von Ceylon würde ich ebenso verschmähen wie ein ländliches Gericht, welches nur nach Knoblauch riecht.*«[79]

Und wieder einmal zeigt sich, wie sehr sich die Geschmäcker geändert haben und der Mode unterliegen. Natürlich gibt es durchaus einige Menschen, die das Kraut mögen und es in kleinen Mengen zum Würzen von Suppen und Ragout oder Bier verwenden. Sie verwenden es auch einzeln oder in Kräutermischungen, fein gehackt in Brot und Hüttenkäse oder geben es Eingemachtem bei.

HAUSHALTSHILFEN

Wegen ihres unangenehmen und stechenden Geruchs ist die Weinraute ein ungern gesehener Gast im Haus. Allerdings kann sie noch unliebsamere Gäste vertreiben: Ratten, Katzen, Marder, Motten und Flöhe verabscheuen den Geruch der Raute und meiden sie dementsprechend. Wegen seiner antiseptischen und rattenabwehrenden Wirkung wurde das Kraut in Zeiten der Pest häufig zum Ausstreuen verwendet. Einigen Quellen zufolge zieht Raute Fliegen an, laut anderen vertreibt es sie. Plinius glaubte, dass auch Schlangen durch den Geruch brennender Raute vertrieben werden konnten.

Das Kraut wird in winzigen Mengen in Duft- und Mottensäckchen gegeben, damit sie etwas ungewöhnlicher riechen. Raute ist einer der wichtigsten Bestandteile von Grappa, der einen Teil seines ungewöhnlichen Geschmacks den Bitterstoffen des Krauts verdankt.

ॐ SCHÖNHEITSPFLEGE

Weinraute hat ein zu starkes und eigenwilliges Aroma, um zur beliebten Kosmetikpflanze zu werden. Man kann sie in Form von Umschlägen oder Creme als Radikalmittel gegen widerspenstige Flecken einsetzen. Raute in die Hände zu reiben vertreibt den unangenehmen Geruch von Knoblauch und Zwiebeln. Außerdem war sie einer der wichtigsten Inhaltsstoffe des berühmten *Essigs der vier Diebe* (Rezept siehe Kapitel »Salbei«, S. 494).

MEDIZINISCHE EIGENSCHAFTEN

Mithridates, der größte Giftexperte der alten Welt, soll der Entdecker der medizinischen Eigenschaften der Raute gewesen sein, die lange als *das* universelle Gegengift galt. Auch Hippokrates erwähnte die Pflanze, und Dioskurides empfahl, bei Pilz-, Medikamenten-, Schlangen-, Bienen- und Skorpionvergiftungen einen Rautesamen-Weinaufguss zu trinken – moderne Ärzte würden bei dem bloßen Gedanken erschaudern! Plinius lobte die Heilkräfte der Pflanze gegen Schlangen-, Salamander- und Bisse von tollwütigen Hunden, Skorpion-, Wespen-, Hornissen- und Bienenstiche sowie gegen das Gift der Spanischen Fliege und des Schierlings.

»Sechs Dinge seien hier genannt,
Die starke Heilkraft gegen Gift besitzen.
Birne und Nüsse helfen vorderhand,
Und Knoblauch, Rettich, Raps und Raute
Werden Kranke schützen.«[80]

Wahlafridus Strabo äußerte sich folgendermaßen zu dem Kraut:
»Berühr es sanft, und es bringt hervor einen schweren Duft.
Viele der heilenden Kräfte hat es.
Besonders, so heißt es, bekämpft es
Verborgenes Gift und vertreibt aus den Därmen
Die eindringenden Kräfte verderblicher Gifte.«[81]

Einige Jahrhunderte später versicherte John Gerard seinen Lesern, dass Raute Malaria und die Pest heilen könne. Ihm zufolge ist der Duft der wilden Raute so mächtig, dass er Bläschen auf der Haut verursacht. Noch bis vor Kurzem hängte man neben den englischen Richtern Rautebündel auf, um sie vor dem sogenannten Knastfieber zu schützen.

Frauen, die an Inkontinenz und Unterleibsverhärtungen litten oder sich ungewollter Lasten entledigen wollten, empfahl man früher, zu Raute zu greifen. War die Gebärmutter aufgebläht oder geknickt, behandelte man sie mit Pflastern aus Honig und Raute. Tiroler Bauern legten Frauen, die Geburtskomplikationen hatten, Umschläge aus gehackter Raute und hart gekochten Eiern auf den Magen. Zusammen mit Lorbeerblättern wurde Raute bei entzündeten Hoden aufgelegt. Allen alten Quellen zufolge aber hat die Raute eine unangenehme Nebenwirkung: Sie beeinträchtigt die Zeugungsfähigkeit. Deutlich wird dies in dem folgenden Text der *Schule von Salernum*:
»Raute, das edle Kraut, beschert uns großes Glück,
Kaut man es fastend, schärft es rasch den Blick.
Jedoch in einem wirkt es leider wie verhext,
Es schwächt den Mann, sobald in Frau'n die Lust nach Liebe wächst,
Ihr Damen, wenn es wirklich stimmt,
Dass Raute diese Eigenschaft besitzt,
Esst wenig Rautenkraut, damit ihr euren Ehemann
Beim Liebeswerk tatkräftig unterstützt.
Denn Raute macht gewitzt und nützt,
In Wasser aufgekocht, weil sie das Haus vor Flöhen schützt.»[82]

In alten Zeiten gab es aber noch weitere medizinische Verwendungsmöglichkeiten für die Raute: Wie das Schöllkraut (*Chelidonium majus*) sollte sie die Sehfähigkeit schärfen und klären und wurde in Verbindung mit Honig und Nussbutter gegen alle Formen von Pickeln, Pilzerkrankungen, Schönheitsflecken und Pusteln eingesetzt, und sogar Pestbeulen wurden damit behandelt. Rautenöl wurde gegen Ohrenschmerzen verschrieben, und der Tee heilte angeblich Schüttelfrost und beugte Kater vor. Schwindel und Mutterkornvergiftungen sollten mit Rautenöl und -amuletten verhindert werden, und man verschrieb das Kraut gegen Fieberfrost, Ischias, Gicht und Wassersucht. Musste ein Patient niesen, wenn man ihm Rautensaft in die Nase tröpfelte, galt das als untrügliches Zeichen für eine baldige Genesung.

Moderne Medizin

Raute wird heutzutage wesentlich vorsichtiger und seltener eingesetzt als früher, und in manchen Ländern ist der Verkauf gesetzlich beschränkt. In großen Mengen verursacht sie Schwangerschaftsabgänge und ist häufig nicht nur für das Ungeborene, sondern auch für die Mutter tödlich. Lebensbaum (*Thuja occidentalis*) und Raute verursachten die meisten Todesfälle bei jungen Frauen. Weinrautenvergiftungen können mit Magen-, Leber- und Nierenschäden enden, aber auch Narkose und Tod verursachen. Deswegen wird sie hauptsächlich äußerlich oder homöopathisch verabreicht. Rautenumschläge ziehen Splitter aus der Haut und heilen Entzündungen, Augen- und Ohrenleiden. Gicht-, Neuralgie- und Rheumapatienten sowie Frauen mit Regelbeschwerden wird eine homöopathische Essenz des Krauts verabreicht.

Äußerlich wird die Weinraute bei Ischias, chronischer Bronchitis und Gebärmutterkrämpfen eingesetzt. Die Samen finden sich gelegentlich in Wurmkuren, und winzige Dosierungen Rautetinktur wirken gegen nervöse und hysterische Beschwerden.

Die aktiven Inhaltsstoffe der Raute lassen sich mit Wasser leichter lösen als mit Alkohol. Rautetee darf nur fünf Minuten lang ziehen und sollte eher zu schwach als zu stark sein. Schwangeren Frauen, Genesenden und Kindern sollte grundsätzlich keine Raute verabreicht werden.

Ruta graveolens ist ein homöopathisches Heilmittel gegen Sehnerventzündungen, Hexenschuss und Bandscheibenvorfälle. Sie zeigt heilende Wirkung bei Gelenk-, Knochen- und Sehnenverletzungen. Auch Augenüberreizungen und Überbeine in den Handgelenken werden mit dem Kraut behandelt.

RAUTE IN HAUS UND HOF

Raute wird häufig verwendet, um Ratten (und Hexen) aus Ställen zu vertreiben, Katzen von den Taubenschlägen und Marder und Ratten vom Hühnerstall fernzuhalten. Aus unerklärlichen Gründen lieben Bienen das stark riechende Kraut und besuchen es häufig. Gesüßter Rautentee kann verwendet werden, um die Insekten im Winter zu füttern.
Dioskurides und Plinius beobachteten, dass wilde Ziegen ihre Sehkraft mit Raute verbesserten, und empfahlen das Kraut Edelsteinschneidern, Malern, Bildhauern, Schreibern und Studenten gegen Augenbeschwerden.

Verwendung in der Tiermedizin

Allgemein sind moderne Tierärzte der Raute eher abgeneigt, da sie sehr unterschiedliche und unabsehbare individuelle Reaktionen hervorrufen kann. Im Umgang mit Raute ist bei Tieren dieselbe Vorsicht gefordert wie bei Menschen. Einige Tiere reagieren allergisch darauf, andere reagieren anderweitig negativ, und trächtigen Tieren sollte man das Kraut in keinem Fall verabreichen. Wo die Raute zu gefährlich wäre, kann stattdessen Majoran und Oregano eingesetzt werden. Treten keine Gegenreaktionen auf, ist das Kraut ein starkes Antiseptikum, das Leben retten kann. Außerdem wirkt es gegen Hysterie und starke Nervosität und ist ein Gegenmittel zu einigen Giften. Ein Aufguss aus Raute und Rosmarin wirkt sanft desinfizierend bei der Behandlung von Wunden. Raute ist, besonders in Kombination mit Knoblauch, eine natürliche Wurmkur und kann zu diesem Zweck Hunden, Pferden und Kühen zu »Pillen« mit Schmalz, Honig, geriebenem Apfel, Schokolade, Polenta oder eingeweichtem Brot – je nachdem, was das Tier besonders gerne mag – geformt werden. Außerdem vertreibt Raute Insekten und wird Geflügel gegen die Kruppe verschrieben. Plinius riet einst, das Kraut an Tiere mit Kurzatmigkeit zu verfüttern.

NEBENSÄCHLICHES UND WISSENSWERTES

»Die Raute treibt
Das Übel rasch aus Haus und Leib.«[83]

Altes italienisches Sprichwort

Im Volksglauben heißt es, dass Raute Hexen, Dämonen, Elben und den Teufel vertreiben kann. Außerdem soll sie Katzen von Hühnerfleisch fernhalten, Zauberei entgegenwirken, vor dem bösen Blick schützen und Blitze abwehren. In

Griechenland hieß es, dass das Kraut nervösen Verdauungsbeschwerden vorbeugen würde, die dem Volksglauben nach entstanden, wenn man in Gegenwart unheimlicher Fremder aß. Die Bewohner von Friaul in Italien glaubten, dass Dämonen mit Johannisraute in die Knie gezwungen werden könnten. In Galizien galt die Raute als dunkle und traurige Pflanze. Die Slawen verwendeten für magische Zwecke lieber die wilde Bergraute als die Gartenraute. In Deutschland war das Kraut Teil des magischen Kräuterbüschels, das man an Mariä Himmelfahrt sammelte und in der Kirche segnen ließ. In allen germanischen Ländern vergrub man früher eine Kerze, die mit Rauten- oder Eichenkohle hergestellt wurde und neun Stück Raute und Christstollen enthielt, mit einem Zauberspruch unter der Türschwelle, um das Haus vor Verhexungen zu schützen. Rautenfrüchte, die in fünf Teile geteilt sind, galten für magische Zwecke als am besten geeignet.

Raute wird auch in der Fruchtbarkeitsmagie verwendet. In Deutschland trugen die Bräute früher Raute in den Schuhen, wenn sie zum Altar schritten. Man warf das Kraut auf den Hochzeitstisch und bedeckte die Hochzeitskerzen damit. Der Anführer des Hochzeitszuges trug einen Stab, der mit Raute geschmückt war, und man legte das Kraut in das Ehebett oder streute es in die vier Ecken der Bettdecke. Außerdem verwendete man die Raute gegen Liebeszauber in einem Gebräu aus Trauben, Zwiebeln, Raute und Theriak.

In seiner *Anatomie der Melancholie* schrieb Robert Burton: »*Lemnius schätzt die Raute hoch und empfiehlt sie ihrer großartigen Fähigkeit wegen, eitle Einbildungen und Teufel zu vertreiben und gequälten Seelen Erleichterung zu verschaffen.*«[84]

Die Raute, auch als Gnadenkraut bekannt, wurde früher verwendet, um bei Exorzismen Weihwasser zu versprengen. Außerdem legte man sie auf Särge, um die Toten zu schützen, und in ländlichen Gegenden Österreichs glaubt man noch heute hier und da, dass ein Rautezweig auf der Brust eines Toten sich am Jüngsten Tage in pures Gold verwandeln wird. Im Mittelalter verwendete man Raute als Halluzinogen und glaubte, dass sie das Zweite Gesicht verleihen würde. Nach Plinius essen Wiesel Raute, bevor sie mit Schlangen kämpfen, um sich vor dem Gift zu schützen. Bartholomäus beteuerte, dass Wiesel, die gegen Basilisken kämpften, dies ebenfalls taten.

Legenden
In der Schweiz glaubte man einst, dass das Gnadenkraut seine Heilkräfte erlangte, als die Jungfrau Maria die Tücher, die mit ihren ersten monatlichen »Blüten« befleckt waren, unter der Pflanze versteckte. Eine andere Legende aus Tirol erzählt, wie der Teufel ein junges Mädchen verführte, dann aber um seine Beute betrogen wurde, weil sie Raute bei sich trug. Aus lauter Wut, Zorn und Enttäuschung schrie er:
»Edelraut, edles Kraut, Weinkraut,
du hast mir bracht um meine Braut.«[85]

In der Pfälzer Version der Geschichte schreit er:
»Ehrenreutl und Myrrhenreutl,
Bringen mich um mein Bräutl.«[86]

℘ LITERARISCHE ERWÄHNUNGEN

»Königin: ›Gärtner, weil du mir dieses neue Leid verraten,
soll jedes Kraut verdorr'n in deinem Garten.‹
Gärtner: ›Ach, Königin! Wird Euer Leid nicht schlimmer,
so mag mein Garten ruhig verdorr'n für immer.
Hier fielen Tränen, wo sie flossen,
Pflanz' Raute ich, sie wird schnell sprossen
Und reumütig als Weihekraut erscheinen,
Um einer Kön'gin Tränen zu beweinen.‹«

Nach: Shakespeare: »König Richard II«,
Dritter Aufzug, 4. Szene

»Es lebte in Kellyburnbraes ein Mann,
Und die Raute wuchs fröhlich beim Thymian.
Er hatte als Frau eine Gruselmarie,
Und der Thymian ging ein und die Raute gedieh.«

Nach: Robert Burns Version der »Kellyburnbraes«

»Die Raute dort, die ist für Euch und diese hier für mich:
Am Sonntag ehren wir sie mit dem Namen Gnadenkraut. –
So könnt Ihr Eure Raute wie ein Rangabzeichen tragen.«

Shakespeare: »Hamlet«, Vierter Aufzug, 5. Szene

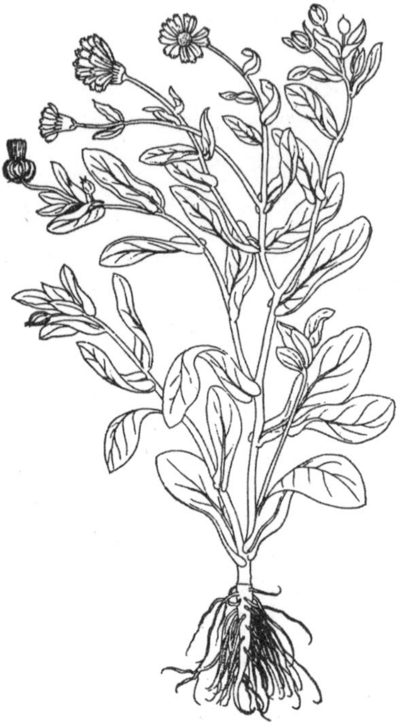

Ringelblume

ETYMOLOGISCHES

Der deutsche Name Ringelblume entstand aufgrund der eingerollten Samen der Pflanze.

Der lateinische Name *Calendula* ist eine Verkleinerungsform des Wortes *calendae* und bedeutet »kleiner Kalender« bzw. »kleine Uhr«. Er weist darauf hin, dass die Ringelblume mit der Sonne auf- und untergeht und während der meisten Kalendermonate blüht. Andere antike Namen lauten *Solis sponsa, Caput monarchi* und *Oculus Christi*.

Die Ringelblume ist unter dem botanischen Namen *Calendula officinalis* bekannt und trug einst den Namen *Caltha officinalis*. Sie ist ein Mitglied der großen Familie der Korbblütengewächse (*Asteraceae*, früher *Compositae*). Ringelblumen sind gewöhnlich einjährig, gelegentlich überstehen sie den Winter aber auch und säen sich in ihrem zweiten Jahr aus.

Volksnamen

Calendula officinalis – **Ringelblume**

Deutsch:	Ringelröschen, Ringelrose, Totenblume, Wucherblume, Krebsblume, Sonnwendblume, Marienrose, Studentenblume, Regenblume, Goldblume, Weckbröseln, Weinblume, Ringeli, Stinkblume, Dotterblume, Donnblume, Gelken
Englisch:	Marigold, Calendula, Summer's bride, Golden golds, Golds, Mary Gooles, Mary bud, European marigold, Ruddes, Drunkards, Jackanapes, Horseback, Jackanapes-on-Horseback, Poor man's saffron
Französisch:	Souci des jardins, Fleur de tout les mois
Italienisch:	Calendula, Calta, Fiorrancio, Fior d'ogni mese
Spanisch:	Flemeniqillo, Maravilla, Mercadela
Walisisch:	Gold mair
Russisch:	Nogotki lekarstvennye

ÄUSSERE MERKMALE

Die deutlichsten Erkennungsmerkmale der Ringelblume sind ihre leuchtend orange oder gelben sonnenähnlichen Blüten und ihr harziger, durchdringender und etwas unangenehmer Balsamgeruch. Die Blüten sind heliotrop wie die der Sonnenblume und folgen den Bewegungen der Sonne. Die Blütenblätter öffnen sich meist zwischen sieben und neun Uhr morgens und schließen sich zwischen drei und fünf Uhr nachmittags. Ringelblumen und Arnika können leicht verwechselt werden, auch wenn die Arnika aromatischer riecht und ihre Blüten struppiger sind.

Ringelblumen werden bis zu 60 cm hoch. Ihre Pfahlwurzeln treiben viele Würzelchen, und die Blätter sind blassgrün, länglich, abgerundet und fleischig. Sie sitzen auf aufrechten, flaumigen Stängeln. Je näher am oberen Ende des Stängels sie sitzen, desto kleiner und schmaler werden sie. Sie weisen eine plastikartige, biegsame und leicht klebrige Konsistenz auf und sind mit beinahe unsichtbaren, weichen Härchen überzogen. Ihr Geschmack ist bitter.

Ringelblumenblüten schmecken aromatisch, und die einzelnen Blütenblätter sind papierartig, leicht glänzend und ein wenig phosphoreszierend. Die wilde Ringelblume weist einzelne Blüten auf, die meisten Kultursorten aber haben doppelte oder gefüllte Blütenköpfe. Alle Formen sind medizinisch wirksam. Ringelblumenfrüchte erinnern an winzige, eingerollte Würmer.

STANDORT, JAHRESZEIT UND NÜTZLICHE PFLANZENTEILE

Ringelblumen stammen eigentlich aus Südeuropa, werden mittlerweile aber in Gärten auf der ganzen Welt angebaut. Bereits die ersten Siedler brachten die Pflanzen mit nach Amerika. Ringelblumen verwildern manchmal auf Geröll, an Wegrändern, in Weingärten, auf Wiesen, Feldern und entlang von Zäunen. Unter günstigen Umständen blühen sie von Mai an bis zum ersten Frost. Der am häufigsten verwendete Teil der Ringelblume sind die Blütenköpfe.

Sammeln, Trocknen und Aufbewahrung

Ringelblumenblätter werden gesammelt, bevor die Pflanzen blühen. Die gesamte Pflanze wird geerntet, wenn sie blüht, die Blüten einzeln, wenn sie sich vollständig geöffnet haben. Sie können mit oder ohne Blütenkelch gesammelt werden. Ohne ihn verläuft der Trocknungsprozess schneller und einfacher, allerdings ist das Pflücken auch zeitintensiver. Am besten pflückt man Ringelblumen nach einer Trockenperiode, sobald der Tau morgens getrocknet ist.

Alle Teile der Ringelblume sollten in dünnen Schichten an einem schattigen, luftigen Ort getrocknet werden. Die Blüten trocknen am besten, wenn man die Blütenblätter vom Blütenkelch trennt und dann in einem trockenen Raum dünn auf Papier ausstreut. Die Blütenblätter müssen ihre charakteristische Farbe beim Trocknen erhalten. Wegen der erschreckend wurmartigen Gestalt der Früchte sollte man die Blüten nach dem Trocknen sorgfältig durchsehen, um auszuschließen, dass sich Samen daruntergemischt haben. Kommerziell angebaute Ringelblumenblüten werden gelegentlich mit roter Farbe behandelt, damit sie frischer wirken, als sie sind. Ringelblumensalbe sollte eingefroren oder an einer kühlen, trockenen Stelle gelagert werden.

Saatguterhaltung und Keimung

Einzelne Ringelblumensorten können durch Selektion erhalten werden. Selektieren Sie wiederholt auf die gewünschten Merkmale hin und reißen Sie erbarmungslos alle Pflanzen mit unerwünschten Eigenschaften aus. Wenn die Selektion erfolgreich war, sollten Sie nur diese Sorte anbauen, um Kreuzungen zu verhindern, und weiterhin unerwünschte Pflanzen ausreißen. Verwildert die Ringelblume, neigt sie dazu, nur noch einzelne Blüten zu produzieren. Wenn Sie gefüllte Blüten wünschen, müssen Sie also sorgfältig selektieren. Sammeln Sie die Samen, wenn die Samenköpfe sich leicht braun verfärbt haben und die einzelnen, krallenähnlichen Samen sichtbar werden. Am besten reinigt man die Samen von Hand, indem man sie einzeln pflückt und Blattteile und Blütenkelche entfernt. Die Samen nehmen viel Platz in Anspruch, lassen sich an einem trockenen, kühlen Ort aber gut lagern und können auch mit Kieselgel getrocknet und dann eingefroren werden.

☞ FINGERZEIGE FÜR DEN ANBAU

Ringelblumen sind sehr leicht anzubauen und bereiten selbst Kindern, die sich erstmals im Gärtnern üben, wenige Probleme. Sie blühen schnell, sind in vielen Sorten erhältlich, wachsen üppig und bringen die Sonne in Ihren Garten. Ihr großer Nachteil ist, dass im nächsten Jahr so viele von ihnen aus dem Boden sprießen und entfernt werden müssen. Viele unerfahrene oder zögerliche Gärtner können sich nicht entscheiden, sie herauszureißen, und stehen schließlich vor vollkommen ausgelaugter Erde. Ringelblumen sind gierige und aggressive Nährstoffverwerter und rauben anderen Pflanzen wichtige Mineralstoffe.

Ringelblumen mögen sonnige Standorte und wachsen auf fast jedem Boden. Außerdem tolerieren sie viel Dürre. Sie müssen nur ein einziges Mal ausgesät werden und verbreiten sich dann fröhlich selbst. Meistens werden sie im März oder April draußen an ihrem endgültigen Standort ausgesät und die Samen gut mit Erde bedeckt. Sie blühen einige Monate später bis in den Herbst oder Winter hinein, wenn man die Blütenköpfe regelmäßig abschneidet oder ausbricht und das Wetter nicht allzu heiß wird. Häufig blühen sie im Herbst ein zweites Mal. Ein paar Pflanzen sollten aussäen dürfen, damit im folgenden Frühjahr neue Sämlinge entstehen. Diese können leicht umgepflanzt werden. Überschüssige Pflanzen können auf den Kompost geworfen werden oder als Kräuterjauche Verwendung finden. Wenn Sie buschige Pflanzen wünschen, sollten zwischen den Pflanzen 20 bis 25 cm Platz gelassen werden.

Ringelblumen werden häufig mit der Studentenblume (*Tagetes patula, Tagetes lucida* oder *Tagetes tenuifola*) verwechselt. Beide sind eine wertvolle Ergänzung für den Garten, weil die stark riechenden Blüten Insekten abwehren und sie das Wachstum vieler Pflanzen unterstützen. Fadenwürmer sterben ab, wenn man große Mengen Studentenblumen als Gründünger in den Boden einarbeitet. Studentenblumen vertreiben Melonen-, Kürbis-, Gurken-, Kartoffel- und Bohnenkäfer sowie weiße Fliegen. Tagetespflanzen unterstützen das Wachstum von Tomaten und Kartoffeln und verhindern das Wachstum von Unkraut wie Gundelrebe und Geißfuß. Sie finden sich auch in vielen kommerziellen Insektenabwehrmitteln. Die Ringelblume weist diese Eigenschaft nicht auf, auch wenn das in der Biogarten-Literatur häufig behauptet wird. Zu viele Ringelblumenpflanzen können einen sehr schädlichen Effekt auf das Wachstum benachbarter Pflanzen haben und sie sogar verkrüppeln, da sie so aggressiv nach Nährstoffen suchen.

Einer fränkischen Tradition zufolge mussten die Krümel auf dem Weihnachtstisch sorgfältig zusammengeklaubt werden. Im Frühling säte man sie dann aus und glaubte fest daran, dass daraus Ringelblumen keimten.

GAUMENFREUDEN

Laut John Gerard *»wird keine Brühe gut ohne getrocknete Ringelblumen«.* Fuller unterstützte diese Ansicht und bezeichnete die Ringelblume als das *»Hauptkraut der Gemüsesuppen«.* Im Mittelalter wurden sowohl Blüten als auch Blätter der Ringelblume als Salat- und Grüngemüse sehr geschätzt. Es ist überraschend, wie wenig sie heutzutage in der Küche verwendet wird.

Die Blütenblätter der Ringelblumen verleihen Speisen eine hellgoldene Farbe und einen mild aromatischen, bitteren Geschmack. In vielen Rezepten können sie anstelle von Safran verwendet werden und passen gut zu süß-sauren Gerichten. Kommerzieller Safran wird manchmal mit Ringelblumenblütenblättern gestreckt, und Ringelblume galt einst als billiger Ersatz für das viel teurere Gewürz.

Fein gehackte Ringelblumenblütenblätter können in Kräuterbutter, Gelee, sommerliche Getränke, Käsegerichte und Salate gegeben werden, um sie farblich zu verschönern. Sie geben kandiert oder frisch ungewöhnlich leuchtende Garnierungen ab und passen gut zu gefüllten Eiern, Käsedips, Brühen, Suppen, Omeletts, Reisgerichten, gekochten Kartoffeln, frischen Brötchen und Brotpudding. Manche Bäcker kochen die Blütenblätter in Wasser oder Milch, lassen das Ganze dann ziehen, gießen es ab und vermengen es erst mit der Hefe und dann mit dem Rest des Brotteigs. Die entstehenden Brotlaibe haben eine schöne gelbe Farbe und einen ungewöhnlichen Geschmack. Die Blütenblätter werden außerdem verwendet, um Ringelblumenwein, -sirup, -liköre und -marmelade herzustellen.

Erwähnenswerte Rezepte

»Ringelblumen-Stärkungswasser

Man nehme zehn Liter Ringelblumenblüten und gebe sie zusammen mit einem halben Pfund entsteinter Rosinen in eine irdene Schale. Darüber gieße man eine Flüssigkeit, die aus sieben Pfund Zucker, zwei Pfund Honig und zwölf Litern Wasser hergestellt wurde. Man klärt diese Flüssigkeit, während sie kocht, mit dem Eiweiß und der Schale von drei Eiern und gießt sie ab, bevor man die Blüten hineingibt. Man bedecke die Schüssel und lasse sie zwei Tage und zwei Nächte lang stehen. Dann rühre man das Ganze gut um und lasse es einen weiteren Tag lang stehen. Nun gieße man es ab und schütte es in ein 30-Liter-Fass, das sorgfältig gereinigt wurde. Darauf gebe man ein Pfund Kandiszucker (oder braunen Zucker) und die geriebene Schale von sechs Orangen (naturbelassen), von der alles weißes Mark entfernt wurde.
Man rühre nun vier Esslöffel deutsche Hefe dazu und bedecke das Spundloch. Man lasse es arbeiten, bis es herausschäumt. Wenn die Gärung erfolgt ist, gieße man einen halben Liter Branntwein und 60g aufgelöste Gelatine dazu. Man verstöpsele das Fass und lasse es mehrere Monate lang stehen, bevor man das Stärkungswasser in Flaschen abfüllt.«[87]

Ringelblumenreis

Braten Sie in einem Topf eine halbe Zwiebel leicht braun an und geben Sie dann einen Liter Brühe oder Bouillon dazu. Fügen Sie einen halben Teelöffel Salz, zwei Tassen Reis und eine halbe Tasse fein gehackte Ringelblumenblütenblätter hinzu. Kochen Sie das Ganze auf, decken Sie es ab und lassen Sie es bei weißem Reis 20 Minuten, bei Naturreis 45 Minuten lang auf niedriger Flamme köcheln. Weißer Reis nimmt eine goldene Farbe und einen leicht bitteren Nachgeschmack an.

Rührei mit Ringelblumenblütenblättern

Schlagen Sie vier Eier auf und geben Sie nach Geschmack einen Esslöffel Milch hinzu. Würzen Sie das Ganze mit Salz, Pfeffer und einer Prise Paprikapulver. Schmelzen Sie in einer Pfanne einen Esslöffel Butter und bereiten Sie das Rührei zu. Geben Sie am Ende des Kochvorgangs die gehackten Blütenblätter von vier kleinen Ringelblumenblüten hinzu. Servieren Sie die Eier umgehend mit Butterbrötchen, Tortillas oder Muffins.

HAUSHALTSHILFEN

Die goldgelben Ringelblumenblütenblätter finden sich in Duftsäckchen und Potpourris; die Blütenköpfe zieren Girlanden und Kränze. Mit Alaun gebeizte Wolle nimmt einen hellen, sonnigen Gelbton an, wenn man sie in einem abgeseihten Absud aus Ringelblumenblütenblättern oder einer Mischung aus Ringelblume und anderen Mitgliedern der Korbblütengewächse wie Färberkamille (*Anthemis tinctoria*) einweicht. Mit Kupfersulfat als Beize entsteht ein grüner Farbton, und mit Kaliumbikarbonat erzielen Sie Orange. Chrom lässt ein gelbliches Beige entstehen. Die Blütenblätter werden, besonders in indischen Tempeln, oft zum Streuen verwendet.

ॐ SCHÖNHEITSPFLEGE

Die wichtigste kosmetische Eigenschaft der Ringelblume ist ihre sanfte, beruhigende und gründlich heilende Wirkung auf Akne, Wunden, trockene und rissige Haut, Sonnenbrand und Krampfadern oder geplatzte Äderchen. Die Blätter und Blütenblätter finden sich in Aknecremes und -lotionen, Sonnencremes, Babyöl, Lotionen gegen geplatzte Äderchen und Heilcremes für raue und stark belastete Haut. Ringelblumenumschläge unterstützen den Narbenbildungsprozess und die Heilung von rauer Haut und Aknenarben. Ringelblumenaufguss kann als Augenspülung verwendet oder in Gesichtsdampfbadmischungen gegeben werden, sollte aber nie bei geplatzten Äderchen verwendet werden. Ringelblumen-Fuß- und Handbäder sowie Heißbäder wirken heilend und anregend. Die Blütenblätter des Krauts werden häufig als Färbemittel für Haarwasser und -öl eingesetzt: In großen Mengen verleihen sie dem Haar einen goldroten Schimmer.

MEDIZINISCHE EIGENSCHAFTEN

Mindestens seit dem Jahr 1100 wird die Ringelblume in der westlichen Medizin als leicht stärkendes und harntreibendes Kraut eingesetzt, das positive Wirkung auf Gebärmutter-, Darm- und Magenbeschwerden zeigt. Der Signaturenlehre zufolge wurde sie wegen der orangegelben Farbe der Blüten gegen Gelbsucht verschrieben. Einige frühe Kräuterkenner empfahlen sie für die Einleitung der Menstruation und der Nachgeburt sowie zum Austreiben totgeborener Kinder. Sie galt als wirksam bei Augenentzündungen, Typhus, Pest und Krebs und wurde auch gegen Herzflattern und Melancholie verschrieben. Robert Burton vermerkte dazu: *»Die Ringelblume ist sehr bewährt gegen Melancholie und wurde deswegen häufig in gewöhnliche Brühe gegeben, da sie gut ist gegen diese und manch andere Krankheit.«*[88]

Moderne Medizin

Die moderne Medizin kennt zwei wichtige Anwendungsgebiete für die Ringelblume: Sie wird äußerlich als Wundkraut und innerlich als Bitterkraut angewendet, das heilende Wirkung auf die Gedärme und den Verdauungstrakt hat.

Ringelblumensalbe ist eine sanfte, aber außerordentlich wirksame Wundmedizin. Sie regeneriert beschädigtes Gewebe, unterstützt die Narbenbildung und beschleunigt das Wachstum neuer Zellen. Außerdem weicht sie alte, verhärtete Narben auf und reinigt, heilt und verschließt Wunden. Die moderne Forschung hat bewiesen, dass der weitverbreitete Volksglaube, dass Ringelblumensalbe bei regelmäßiger Anwendung bestimmte Formen von Hautproblemen lindert, wahr ist. Außerdem kann sie auf Zysten, Skrofulose, Syphilisbläschen, Krampfadern, raue Haut, Verbrennungen, Frostbeulen, Operationswunden und Abszesse aufgetragen werden. Bei der Anwendung der Salbe ist aber immer Geduld gefragt: Bei gelegentlicher Anwendung sind keine Resultate zu erwarten, aber bei stetiger täglicher Anwendung kann man an Wunder grenzende Ergebnisse erzielen. Ist die Haut nicht offen oder gereizt, kann man anstelle der Salbe auch Ringelblumentinktur oder -umschläge aus der frischen Pflanze auflegen. Frische Ringelblumenblätter können als Erste-Hilfe-Verbände bei Schnittwunden aufgelegt werden, bevor sie behandelt werden. Die frischen Blätter werden auch auf Wespen- oder Bienenstiche gerieben, und eine Augenspülung aus Ringelblume reinigt und stärkt verletzte Augen und verringert das Infektionsrisiko, bis der Arzt eintrifft.

Ringelblume muss nicht einzeln eingenommen werden: Sie harmoniert gut mit anderen Kräutern und unterstützt ihre medizinische Wirkung. Ihre leicht bitteren, anregenden Eigenschaften werden in Kombination mit anderen Bitterkräutern noch verstärkt. Fadem Tee verleiht sie eine angenehme Farbe und einen guten Geschmack. Allergische Reaktionen auf das Kraut treten höchst selten auf. Ringelblumenblätter und -blütenblätter haben leicht anregende und reinigende Wirkung auf das Blut. Außerdem unterstützen sie die Nieren und reinigen von daher den Körper von Unreinheiten. Wegen dieser Eigenschaften findet man sie in Teemischungen gegen Allergien, Gicht und Rheuma sowie in Tees, die die Drüsenfunktionen regulieren sollen. Die reinigende Wirkung ist mild, aber ausgeprägt, sodass man Ringelblumen auch in der Präventiv- oder Zusatzbehandlung von Leber-, Magen-, Darm-, Haut- oder Gebärmutterkrebs verwenden kann. Außerdem lindern sie selbst bei unheilbaren Fällen einige der Symptome.

Die Kombination zwischen reinigender Wirkung und bitteren Inhaltsstoffen, die die Schleimhäute nicht reizen, machen die Ringelblume zu einem der besten Kräuter bei Leber-, Milz- oder Gebärmutterverhärtung. Ein Tee aus dem Kraut hilft gegen Magenkrämpfe, Hepatitis, Gastritis, und Darm-, Magen-, Milz-, Leber- und Gallenblaseninfektionen. Außerdem ist sie ein mildes Abführmittel und kann als Wurmkur verwendet werden.

Ringelblumentee oder Teemischungen aus Ringelblume und Römischer Kamille kann eine Woche vor der Regel eingenommen werden, um die Blutung zu regulieren und Krämpfe zu lindern. Außerdem ist er wirksam bei der Behandlung von Wechseljahrsbeschwerden und der Unterstützung von Gebärmutterkrebsbehandlungen. Auch Frauen, die durch starke Blutungen oder Anämie geschwächt sind, profitieren von dem Kraut. Schwangere Frauen aber sollten es meiden.
Ringelblumenblütentee ist schweißtreibend, vor allem in Verbindung mit Lindenblüten (*Tilia cordata*) oder Holunderblüten (*Sambucus nigra*). Der Tee kann auch Kindern verabreicht werden, um Windpocken oder Masern »auszutreiben«.

Homöopathisch wird Ringelblume als Salbe oder Tinktur verwendet, vor allem bei der Behandlung von Wunden. Innerlich eingenommen beschleunigt sie die Wiederherstellung von geschädigtem Gewebe und unterstützt die Bildung von Granulationsgewebe. Sie kann für so verschiedene Beschwerden wie Frostbeulen, Dammrisse, Gebärmutterhalswarzen, Brustinfektionen, Schusswunden, Messerstiche, Kopfwunden, Geschwüre und postoperative Beschwerden verwendet werden.

Besondere Heilmittel

Ringelblumensalbe

Ringelblumentinktur wird ebenso hergestellt wie Arnikatinktur (vgl. Kapitel »Arnika«, S. 112). Ringelblumensalbe wird meist mit Schmalz, Butter oder Ziegenbutter hergestellt, da diese Zutaten besonders günstig und leicht erhältlich sind. Schmalz hält länger und wird deswegen häufiger als Butter verwendet. Bienenwachs und Öl oder Lanolin und Bienenwachs ergeben eine feinere Salbe. Sie ist relativ gut haltbar und riecht wesentlich angenehmer.

Für die Schmalzsalbe schmelzen Sie ein halbes Kilogramm Schmalz und bringen es fast zum Kochen. Geben Sie zwei große Handvoll Ringelblumenblüten, -blätter, und -stängel (keine Wurzeln!) dazu. Lassen Sie das Ganze kurze Zeit köcheln, decken Sie es dann ab und lassen Sie es abkühlen, bis das Schmalz hart zu werden beginnt. Schmelzen Sie es nun erneut und gießen Sie es dann umgehend durch ein Seihtuch oder ein feines Sieb in saubere Behälter ab. Lassen Sie die Salbe abkühlen und lagern Sie sie an einem kühlen Ort oder im Kühlschrank.

Wie bereits erwähnt, erfordert die Herstellung von Salben mit Wachs und Öl etwas mehr Fingerspitzengefühl als die Schmalzvariante. Wichtig ist, die Reihenfolge der Zutaten und ihr Mengenverhältnis zueinander einzuhalten und auf Sauberkeit zu achten. Das Hauptproblem bei der Herstellung sind die Reinigungsarbeiten hinterher – Salben sind klebrig und sehr fettig.

Ringelblumen-Wachs-Öl-Salbe

Die Salbe ist relativ einfach herzustellen und kann nach Belieben für andere Kräuter verwendet werden. Zwei Handvoll Ringelblumen werden vorsichtig in 1/4 l hochwertigem Öl (Oliven-, Traubenkern-, Avocado- oder Mandelöl) auf kleinster Flamme erhitzt, bis die Pflanzenteile welk werden. Wie beim Schmalz werden sie dann zugedeckt und ziehen über Nacht. Erwärmen Sie sie nun nochmals, seihen Sie sie ab und filtern Sie sie durch Filterpapier oder ein Seihtuch. Nun werden 50 bis 60 g Bienenwachs in einem Wasserbad vorsichtig erhitzt und das Kräuteröl unter stetigem Rühren dazugegeben – ein Rührstab ist ideal dafür. Die Tempera-

tur sollte 70 °C. nicht übersteigen. Füllen Sie die Salbe in saubere Döschen oder Tiegel ab, verschließen Sie diese und lagern Sie sie kalt.
Fällt die Salbe zu ölig oder zu wachsig aus, kann alles wiederaufgewärmt und nach Bedarf etwas Öl oder Wachs dazugegeben und sorgfältig untergerührt werden. Es ist auch möglich, 35g Bienenwachs und 15g Lanolin zu verwenden, dann wird die Salbe weicher. Einige Tropfen Benzoetinktur oder Grapefruitkernextrakt machen die Mischung haltbarer.

Ringelblumen-Kräuterauszugssalbe

Erst wenn Sie sich mit den ersten zwei Salbenvarianten angefreundet haben, sollten Sie sich an diese schwierigere Version wagen. Es ist relativ schwer, die Zutaten so zu vermischen, dass sie eine gute Konsistenz ergeben, und die Salbe ist auch weniger haltbar.
Bereiten Sie 1/8 l gehaltvollen Ringelblumentee zu und seihen Sie diesen sorgfältig ab, um alle Kräuterteile zu entfernen. Erhitzen Sie im Wasserbad 50g Bienenwachs und 20g Kakaobutter, geben Sie 250 ml Öl dazu und erhitzen Sie das Ganze auf maximal 70 °C. Erhitzen Sie nun in einem weiteren Gefäß den Ringelblumentee und geben Sie langsam und unter stetigem Rühren mit einem Rührstab die Ölmischung dazu. Mischen Sie einen Teelöffel Lecithin unter und füllen Sie die Salbe ab. Sie muss kalt gelagert und schnell verbraucht werden.

Heiltee für Krebspatienten

Krebs sollte selbstverständlich von einem Spezialisten behandelt werden. Hat dieser aber keine Einwände, kann die Behandlung durch Kräutertees unterstützt werden. Risikopatienten, bei denen Krebs in der Familie liegt, können den Tee auch als Präventivmedizin einnehmen. Bei Magen-, Leber-, Gallenblasen-, Darm- oder Milzkrebs wird ein Tee aus Ringelblumenblütenblättern und Benediktenkraut (*Cnicus benedictus*) eingenommen. Er wird über einen Zeitraum von mehreren Monaten hinweg lauwarm in kleinen Mengen je eine halbe Stunde vor jeder Mahlzeit getrunken. Für die Gebärmutterkrebsvorsorge verwendet man einen Tee aus Ringelblumenblüten, Veilchenblättern, Rotkleeblüten und Gartenampferblättern. Diese werden aufgegossen und in kleinen Mengen mehrmals täglich zwischen den Mahlzeiten eingenommen.

RINGELBLUME IN HAUS UND HOF

Verwendung in der Tiermedizin

Ringelblumensalbe sollte man immer zur Hand haben, wenn man mit Tieren zu tun hat. Fast alle Tiere akzeptieren ihren milden Geruch und lassen sich bereitwillig mit ihr einreiben, besonders wenn sie mit Schmalz zubereitet wurde. Es schadet auch nicht, wenn sie sie teilweise ablecken, sondern unterstützt im Gegenteil den Heilungsprozess. Beginnt das Fett, ranzig zu riechen, werfen Sie die Salbe weg. Die Salbe kann zur Behandlung von Schnittwunden, Verstauchungen, Narben und schlecht heilenden Wunden verwendet werden.

NEBENSÄCHLICHES UND WISSENSWERTES

Ringelblumenblüten wurden häufig in Liebeszaubern, Liebesmagie und Liebesorakeln verwendet. Es hieß, dass ein Mädchen die Treue eines Mannes erzwingen konnte, wenn sie Ringelblumen in seine Fußstapfen pflanzte. In den slawischen Ländern trugen die jungen Männer Ringelblumenwurzeln bei sich, die in veilchenfarbene Seide gehüllt waren, weil sie glaubten, dadurch anziehender auf die Damenwelt zu wirken. In Frankreich hieß es, dass verheirateten Männern, die die Pflanze besonders mochten, schon bald Hörner aufgesetzt werden würden. In Devonshire galt ein Mann, der Ringelblumen pflückte oder auch nur ansah, als zukünftiger Trinker.

Ringelblume und die Kunst der Weissagung

Ringelblumen werden manchmal als winzige Regenorakel verwendet: Haben sich die Blüten zwischen sieben und neun Uhr morgens nicht geöffnet, heißt es, dass es an diesem Tag sicher regnen wird.

LITERARISCHE ERWÄHNUNGEN

»Sei du die Ringelblume, ich will die Sonne sein.
Sei du der Mönch, ich will die Nonne sein.«

Nach: Robert Burton: »Anatomy of Melancholy«, Band 3, S. 160

»Hier habt Ihr Blumen! Lavendel, Minze, Salbei, Majoran ... die Ringelblume, die mit der Sonne schlafen geht und mit ihr weinend sich erhebt, das sind die Sommerwendeblumen, die man den Männern mittler'n Alters geben muss.«

Nach: Shakespeare: »Das Wintermärchen«, Vierter Aufzug, 3. Szene

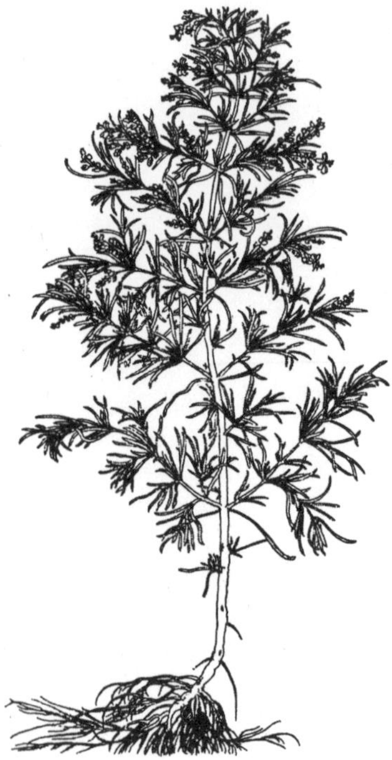

Rosmarin

ETYMOLOGISCHES

Unter den Etymologen herrscht Streit über den eigentlichen Ursprung des Wortes Rosmarin: Während einige das griechische *rhops myrinos* (»duftender Busch«) für die Wurzel des Namens halten, glauben andere, dass er sich aus dem lateinischen *ros* (»aromatische Pflanze«) oder *ros marinus* (»Meertau«) entwickelt hat. Sicher ist jedenfalls, dass nicht die Jungfrau Maria Namenspatin der Pflanze war.

Rosmarinus officinalis (veraltet: *Salvia rosmarinus*) ist eine mehrjährige Pflanze aus der Familie der Lippenblütengewächse (*Lamiaceae* oder *Labiatae*).

Volksnamen

Rosmarinus officinalis – Rosmarin

Deutsch:	Kranzenkraut, Meertau, Weihrauchkraut, Brautkraut, Anthoskraut, Brautkleid, Hochzeitsbleaml, Kid, Röselimarie, Antonskraut, Rosmarein, Rosmariggen, Reslmarie
Englisch:	Rosemary, Rose Mary, Polar plant, Compass-weed, Compass plant
Altenglisch:	Rosmarinus coronarium, Incensier, Gardrobe
Französisch:	Rosmarin, Romarin
Italienisch:	Rosmarino, Rosmarín, Ramerino
Spanisch:	Romero
Portugiesisch:	Rosmarinho
Griechisch:	Anthos
Dänisch:	Rosmarin
Schwedisch:	Rosmarin
Irisch:	Rós Mhuire

ÄUSSERE MERKMALE

Einige englische Gärtner glaubten, dass Rosmarinpflanzen sehr langsam, nämlich 33 Jahre lang, wachsen würden, bis sie so groß wie Jesus von Nazareth waren, und sich danach zwar nicht mehr in die Höhe, dafür aber in die Breite ausdehnen würden. Obwohl diese Theorie sehr amüsant ist, kann sie nur bei sehr mildem Klima eintreten, in dem Rosmarin gelegentlich bis zu zwei Meter groß wird. Im Norden müssen Rosmarinpflanzen im Winter geschützt werden und fallen häufig dem Frost zum Opfer.
Nicholas Culpeper beschreibt die Pflanze folgendermaßen: »*Sie erhebt sich aus einer langen, verholzten, geteilten Wurzel, die etwas faserig ist. Der Busch ist von einer braunen, starken Rinde bedeckt, und die jungen Triebe sind graugrün. Die Blätter sind zahlreich und von fester Substanz. Sie sind länglich, schmal, sehr spitz, an den Rändern nicht gekerbt und sehr duftend. Auf der Oberseite sind sie von wunderschönem Grün, an der Unterseite dagegen silbriggrau. Die Blüten erheben sich in großer Zahl aus dem Busen der Blätter zum oberen Teil der Zweige hin. Sie sind groß und von einem blassen Blau, das weiß panaschiert (feder-*

buschartig) ist. Die Samen sind klein und länglich. Die gesamte Pflanze hat einen duftigen und aromatischen Geruch, der leichter und zarter ist als der der Blüten und stärker als der der Blätter. Der Geschmack ist angenehm, warm und aromatisch.«[89]

Außerdem erinnert der Duft des Rosmarins an Kampfer, Piniennadeln und Muskat. Die länglichen Blätter des Rosmarins rollen sich am Rand häufig ein, was ihnen ein noch nadelartigeres Erscheinungsbild verleiht. Rosmarinblüten ähneln denen des Salbeis, sind aber viel kleiner. Ihre Farbe variiert zwischen Lila, Blau und Weiß, und oft sind sie entlang des Stängels versteckt. In warmem Klima breitet sich die Pflanze aus und kann deswegen als Bodenbedeckung oder als Bedeckung für niedrige Wände dienen.

STANDORT, JAHRESZEIT UND NÜTZLICHE PFLANZENTEILE

Rosmarin kommt ursprünglich aus Südeuropa, wurde aber schon vor langer Zeit in Mittel- und Nordeuropa kultiviert. Mittlerweile wird er zu kommerziellen Zwecken auch in anderen Teilen der Welt wie den Vereinigten Staaten, Südafrika und Australien angebaut. Im Fernen Osten, in Spanien, Italien, Dalmatien, Südfrankreich und Nordafrika wächst die Pflanze noch immer wild auf sonnigen Hängen bis zu einer Höhenlage von 1 500 m. Rosmarin blüht klimaabhängig von März bis in den September hinein. Die Pflanze wird normalerweise zu Beginn der Blüte über den Wurzeln oder den Hauptstängeln abgeschnitten.

Sammeln, Trocknen und Aufbewahrung

Rosmarinblätter können von April bis Oktober geerntet werden, bevor die Blüten sich zu öffnen beginnen. Wenn sich die Blüten geöffnet haben, können sie einzeln gesammelt werden. Dies sollte, abhängig vom Standort, im April oder Mai und dann wieder im Herbst erfolgen. Rosmarinöl wird normalerweise aus den Blütenspitzen der Pflanze destilliert, kann aber auch aus Blättern oder Stängeln gewonnen werden.

Rosmarinblätter lassen sich, entweder am Zweig oder einzeln, leicht trocknen. Am besten zupft man sie nach der Ernte so schnell wie möglich ab und breitet sie anschließend in einem dunklen, trockenen und luftigen Raum in dünnen Schichten auf einem Tuch aus. Sie sollten in luftdichten Behältern aufbewahrt werden. Sie können, solange sie noch frisch sind, aber auch in Olivenöl oder Essig konserviert werden.

Saatguterhaltung und Keimung

Rosmarin variiert je nach Standort – vor allem bezüglich der Frostempfindlichkeit und Höhe lassen sich große Unterschiede feststellen. Normalerweise werden die Pflanzen im Herbst durch Pflanzenteilung, Absenker oder Ableger vermehrt. Pflanzen, die durch Ableger vermehrt worden sind, sind mit der Mutterpflanze identisch, es besteht also keine Notwendigkeit, sie zu isolieren, um sie sortenrein zu erhalten. In kälterem Klima bildet Rosmarin nur selten Samen aus, und die Keimung kann unregelmäßig ausfallen, was noch mehr dafür spricht, die Pflanze durch Ableger oder Absenker zu vermehren.

☞ FINGERZEIGE FÜR DEN ANBAU

Rosmarin wächst in vielen Mittelmeer- und anderen südlichen Ländern wild, wird jedoch schon seit der Antike auch in weniger mildem Klima angebaut. Die Pflanze ist frostempfindlich und stirbt im nordischen Winter häufig ab oder wird so stark geschädigt, dass sie das ganze nächste Jahr dazu braucht, sich wieder zu erholen. Rosmarin bevorzugt trockene, sandige und humusreiche Erde und windgeschützte Standorte mit vollem Lichteinfall. Rosmarinsamen werden im Frühling im Haus oder an einem warmen geschützten Platz im Freien ausgesät, nachdem die Frostgefahr vorüber ist. Rosmarinsamen keimen langsam, und gelegentlich ist eine zweite Aussaat notwendig. Deswegen vermehren die meisten Gärtner die Pflanze durch Stecklinge. Rosmarinsämlinge können, sobald sie vier Blätter haben, an ihren endgültigen Standort verpflanzt werden.

Stecklinge werden normalerweise im Juli oder August genommen und tief unter einer Haube in die Erde gesteckt. Leichter aber lässt sich Rosmarin durch Absenker vermehren. Biegen Sie dazu einen Zweig der Pflanze nach unten, bedecken Sie die Stelle, an der er den Boden berührt, mit Erde und beschweren Sie das Ganze mit einem Stein. Nach etwa einer Woche haben sich Wurzeln gebildet und die neue Pflanze kann von der Mutterpflanze abgeschnitten und umgepflanzt werden. Die Pflanzen sollten ca. 25 cm Abstand voneinander haben. In wärmerem Klima können Rosmarinpflanzen auch im Herbst geteilt werden. In nördlicheren Ländern ist es nötig, die Pflanzen jeden Winter ins Haus zu bringen und sie im Frühling zu teilen. Viele Gärtner haben Probleme damit, Rosmarinpflanzen drinnen zu überwintern – sie vergessen, dass sie leicht sandige Erde und ein sonniges Plätzchen bevorzugen und nicht mit Wasser durchtränkt werden wollen.

Mit der richtigen Pflege können Rosmarinpflanzen bis zu 20 Jahre alt werden. Es ist ratsam, sie im Sommer etwas zu stutzen, damit sie nicht spillerig, sondern buschig werden. Wenn man sie zu spät stutzt, wird die Pflanze geschwächt und noch frostempfindlicher. In wärmerem Klima kann Rosmarin als Gartenhecke gepflanzt werden, um Gartenschädlinge wie die Möhrenfliege, Kohlweißlinge oder Bohnenkäfer abzuwehren. Aus dem gleichen Grund können einzelne kleine Pflanzen über den ganzen Garten verteilt werden. Kohl gedeiht in Gesellschaft von Rosmarin besser, und Salbei und Rosmarin unterstützen einander im Wachstum. Getreide toleriert Rosmarin nicht in seiner Nähe und verkümmert sogar, wenn es dem Rauch eines Rosmarinfeuers ausgesetzt wird.

Um den Rosmarin rankt viel Aberglauben. Am weitesten verbreitet ist wohl, dass *»Rosmarin nur da wächst, wo die Dame der Herr ist«.*[90] Dieser Glaube, und die Angst davor, die Zielscheibe gemeiner Witze zu werden, veranlasste schon den einen oder anderen Mann dazu, nächtliche Überfälle auf die Rosmarinpflanzen im eigenen Garten zu verüben. Die Westfalen glaubten, dass Rosmarin abstarb, wenn eine Schwangere ihn berührte, und in Österreich hieß es, dass kranke Menschen ihre Krankheit auf die Pflanze übertragen könnten. Man band rote Tuchstreifen an die Pflanzen, um sie vor Schaden zu bewahren und vor Magie zu schützen. In der Schweiz musste man auf die Rosmarinpflanze klopfen, wenn der Herr des Hauses starb, damit die Pflanze Bescheid wusste. Wenn dieses Ritual vergessen wurde, starb die Pflanze angeblich und brachte Unglück ins Haus. Englische Gärtner waren überzeugt, dass die Rosmarinpflanze und der Lorbeerbaum verfeindet und eifersüchtig aufeinander sind. Wenn der Gärtner eine der beiden Pflanzen der anderen vorzog, starb die vernachlässigte.

GAUMENFREUDEN

Rosmarin war den alten Griechen, Arabern und Sachsen als Küchenkraut wohlbekannt. Im mittelalterlichen England garnierte man beim Weihnachtsfestessen traditionell den Kopf eines Wildschweins mit Lorbeerblättern und Rosmarin. Heutzutage wird Rosmarin in erster Linie in der mediterranen Küche benutzt, wohingegen Köche aus dem Norden seinem scharfen, aromatischen Geschmack eher misstrauen. Der in südlichen Ländern produzierte Honig verdankt seinen erlesenen Geschmack oft den Blüten des Rosmarins. Die Würzmischung *Kräu-*

ter der Provence beinhaltet große Mengen des Krauts. In den meisten südlichen Ländern werden Lamm, Zicklein, Spanferkel und Kalbfleisch vor dem Braten oder Grillen mit frischen Zweigen der Pflanze gewürzt. Rosmarin kann auch für Soßen, Suppen, Eiergerichte, frischen Ziegenkäse, Aufläufe, Fisch, Bratkartoffeln, Spinat, Kürbis, Erbsen, Roggen- und Weizengerichte verwendet werden. Rosmarin ist als Pulver erhältlich, das aber meist wenig Geschmack hat und schnell austrocknet. Man sollte dem Gericht eher einen Zweig der frischen Pflanze hinzufügen und ihn vor dem Servieren wieder entfernen, da die Blätter auch nach dem Kochen noch stachelig sind.

Braten von Schwein, Lamm, Zicklein, Kalb und Wild werden oft mit Rosmarin und Knoblauch eingerieben, bevor sie ins Backrohr kommen, oder man serviert sie mit Rosmaringelee. Fisch kann vor dem Grillen mit einer Mischung aus Olivenöl und Kräuteressig, die mit einem Rosmarinzweig aufgetragen wird, gewürzt werden. Rosmarin ist eine aromatische Ergänzung zu Kräuterbutter und Essig. Sogar Obstsalat und Puddings können mit einer winzigen Menge Rosmarinpulver gewürzt oder mit einem Zweig der frischen Pflanze garniert werden. Ein Rosmarinzweig in der Obstschale verleiht Äpfeln und Birnen einen köstlichen Geschmack. Rosmarinwein und Rosmarinbier sind kräftigende und herzstärkende Getränke, die sich besonders gut halten, da Rosmarin ein Konservierungsstoff ist. Einfachen Rosmarintee kann man in größeren Mengen vorbereiten und als angenehmes, erfrischendes Kaltgetränk servieren.

Erwähnenswerte Rezepte

Das folgende Rezept stammt aus John Shirleys *Rich Closet*:

Sauce für Rotwild

»Klein gehackte süße Kräuter, Bratensaft mit dem Saft einer Orange oder Zitrone oder etwas Essig und geriebenes Brot, Bordeauxwein, Ingwer, Zimt und Zucker werden mit einem Zweig Rosmarin, ganzen Nelken und geriebenem Brot aufgekocht. Wenn Sie das Wild füllen, verwenden Sie ganze Nelken, süße Kräuter und Rindertalg, wobei die beiden Letzteren sehr fein gehackt werden.«[91]

Als »süße Kräuter« können Majoran, Bohnenkraut, Thymian, Petersilie, Basilikum und sogar kleine Mengen Kerbel benutzt werden.

Gebratenes Rosmarinlamm nach italienischer Art

Dieses Gericht wird traditionell zu Ostern serviert und mit einem wenige Monate alten Lamm zubereitet. Reiben Sie die Lammkeule mit einer geschnittenen Knoblauchzehe ein. Stecken Sie dann Knoblauchstücke in jeden Schnitt oder jede Falte im Fleisch – zur Not können Sie weitere Schnitte in die Keule schneiden. Zupfen Sie den Rosmarin nun klein und legen Sie ihn unter den Braten auf das Backblech. Bestreichen Sie den Braten mit einem großen Rosmarinzweig oder einem Bratenpinsel mit Olivenöl und salzen Sie ihn. Der Braten wird nun im Backrohr bei sehr hoher Temperatur von beiden Seiten gebräunt, wobei aber darauf zu achten ist, dass der Rosmarin nicht verbrennt. Wenn die Außenseite des Bratens braun ist, wird die Hitze auf mittlere Temperatur gestellt, um den Bratvorgang zu beenden. Bestreichen Sie die Lammkeule während des Bratens mit dem Olivenöl und dem Bratensaft. Lammfleisch sollte innen noch etwas rosa, außen aber von einer krossen und aromatischen Kruste umgeben sein. Lassen Sie den Braten zehn Minuten lang ruhen, bevor Sie ihn aufschneiden und mit Petersilienkartoffeln servieren.

HAUSHALTSHILFEN

Einst war es üblich, Töpfe mit Rosmarin als »lebendigen Weihrauch« im und um das Haus aufzustellen oder den Boden mit dem frischen Kraut zu bestreuen. Die Griechen gingen sogar so weit, Rosmaringebinde zu vergolden. Im Mittelalter wurden Kränze aus Rosmarin hergestellt und der Jungfrau Maria als Opfer gebracht. Die Stängel des Rosmarins wurden als Ersatz für den maßlos teuren Weihrauch verbrannt. Auch nach der Erfindung des Buchdrucks waren Bücher noch so kostbar, dass man, um sie vor Würmern und Motten zu schützen, kleine Zweige getrockneten Rosmarins zwischen die Seiten legte. Rosmarin wird heutzutage in Kräutermischungen gegen Motten und in Potpourris, Duftkissen und Kräuterschlafkissen gegeben. Bei den Walisern heißt es, dass Rosmarin Schlangen und Nattern vom Haus fernhält, wenn man ihn unter den Türpfosten legt. In Frankreich werden oft große, aromatische Rosmarinstrünke mit dem Brennholz verbrannt. Moderne Hausmänner und Hausfrauen versprühen in ihren Zimmern eine erfrischende Mischung aus Wasser und ätherischem Rosmarinöl, um die Luft zu erfrischen.

ॐ SCHÖNHEITSPFLEGE

Rosmarin ist für Kosmetiker das Haarkraut *par excellence*. Eine Haarspülung aus Rosmarin kann das Haarwachstum anregen und durch erhöhte Durchblutung der Kopfhaut Glatzenbildung und frühzeitigem Ergrauen vorbeugen. Rosmarin färbt bereits ergraute Haare dunkel, insbesondere zusammen mit Salbei als Haarwasser. Er beugt Schuppen vor, belebt geschädigtes Haar, erhält Locken auch bei feuchtem Wetter und beseitigt Parasiten. Etwas Rosmarintee kann einem neutralen oder einem Olivenölshampoo hinzugefügt werden. Menschen mit trockenem Haar können zusätzlich einige Tropfen Klettenwurzelöl beimischen. Ein starker Rosmarinaufguss kann direkt nach dem Haarewaschen als Spülung verwendet werden.

Nicht nur die Kopfhaut, sondern die gesamte Haut reagiert positiv auf eine Rosmarinbehandlung. Rosmarinbäder, entweder aus Rosmarinaufgüssen oder einigen Tropfen Rosmarinöl im Badewasser, fördern die Durchblutung und sind wärmend, heilend und anregend. Schwangere Frauen sollten keine Rosmarinbäder nehmen. Für alle Menschen gilt, dass Rosmarinbäder vor dem Schlafengehen gemieden werden sollten.

Rosmarinfußbäder und Dampfbadmischungen regen ebenfalls die Durchblutung an. Rosmarin ist ein häufiger Bestandteil von Hautlotionen, die nach dem Baden angewendet werden. Manchmal wird er auch in Pulverform mit Talkumpuder vermischt. Rosmarinöl findet sich außerdem in vielen Massageölen. Die Teilnehmer der Olympischen Spiele im alten Griechenland wurden mit süß duftenden Ölen eingerieben, die Rosmarin beinhalteten, um die Hautelastizität zu verbessern und Muskelschmerzen zu lindern.

Rosmarinöl hat in der Parfümindustrie einen guten Ruf und findet sich in Eau de Cologne. Einst war Rosmarin eine beliebte Zutat für die parfümierten Duftkugeln, die als Duftäpfel bekannt waren (das Rezept findet sich im Kapitel über Anis, S. 367). John Gerard empfahl ein destilliertes Wasser aus Rosmarin, Nelken, Muskatblüte, Anis und Zimt gegen Mundgeruch – zu seiner Zeit eine gute Idee, wenn man in Betracht zieht, dass Zahnarztbesuche nicht gerade alltäglich waren. Bevor herkömmliche Zahnpasten erfunden wurden, reinigte man sich die Zähne mit der Asche verbrannter Rosmarinzweige. Diese Asche wurde auch verwendet, um Fingernägel zu bleichen. Die beliebtesten Zahnstocher vergangener Tage bestanden aus aromatischem Rosmarinholz.

Erwähnenswerte Rezepte

Das beliebteste aller Rosmarinprodukte war **Ungarisch Wasser**, das kosmetische Geheimnis von Elizabeth, der Königin von Ungarn. Laut einer Legende befreite die regelmäßige Anwendung des Wassers die 72-jährige Königin von allen rheumatischen Beschwerden und verjüngte sie zusehends. Das führte dazu, dass der König von Polen um ihre Hand anhielt. Das Rezept der Königin ist heute kein Geheimnis mehr: Ungarisch Wasser besteht aus drei Teilen Rosmarinblättern und einem Teil Lavendelblüten, die vier Tage lang in Weingeist ziehen. Die entstehende Flüssigkeit wird anschließend destilliert.

Ein weiteres Rezept stammt aus John Shirleys *Rich Closet*:

Rosmarinwasser

»Man nehme ein halbes Pfund Blüten und Blätter von Rosmarin im besten Alter und 120g Alantwurzeln, eine Handvoll roten Salbei[109], 90g Nelken, dieselbe Menge Muskatblüte und Anissamen. Man zerkleinere die Kräuter und die Gewürze getrennt und gebe dann 18l Weißwein darüber. Nachdem das Ganze eine Woche lang gezogen ist, destilliere man es über einer kleinen Flamme.«[92]

Ein anderes altes, aber noch immer interessantes Rosmarinrezept stammt aus *The Art of Cookery Made Plain and Easy* aus dem Jahr 1760, angewendet von Mrs Dukeley, der Haarzofe der Königin:

Bewährte Methode zur Erhaltung des Haars und für dickes Haar

»Man nehme einen Liter Weißwein und gebe eine Handvoll Rosmarinblüten und ein halbes Pfund Honig hinein und destilliere das Ganze. Nun gebe man einen Zehntelliter Mandelöl hinzu, schüttle die Flüssigkeit gut, gebe ein wenig davon in eine Tasse, erwärme sie auf Körpertemperatur, reibe sie sorgfältig ins Haar ein und kämme dieses trocken.«

In etwas modernerer Form kann man Rosmarin anwenden, indem man Rosmarinöl herstellt, das als Grundlage für Massageöle, Hautcremes und

Badeöle verwendet wird. Reinigen Sie ein Glas mit großer Öffnung und festschließendem Deckel gründlich mit Natron, um alte Gerüche zu entfernen. Füllen Sie es nun locker mit Rosmarinblättern und bedecken sie diese mit Mandelöl (es können auch andere Öle wie Sesam- oder Jojobaöl verwendet werden. Achten Sie aber in jedem Fall darauf, nur die allerbesten und frischesten Öle zu verarbeiten). Schließen Sie das Glas sorgfältig und stellen Sie es zwei Tage lang (oder solange, bis das Öl seine Farbe zu ändern beginnt) an eine sonnige Stelle. Dann wird das Öl abgeseiht und durch Filterpapier gefiltert. Mischen Sie der Haltbarkeit wegen nun 1/10 Teil Weizenkeimöl oder Vitamin-E-Öl zu der Flüssigkeit. Wenn Sie ein stärker duftendes Öl wünschen, können Sie anstelle des Weizenkeimöls einige Tropfen Rosmarinöl hinzufügen.

MEDIZINISCHE EIGENSCHAFTEN

Rosmarin wurde über die Jahrhunderte in so vielen Zusammenhängen verwendet, dass es nicht verwunderlich ist, dass die Leute einst auf das Kraut schworen. Eachand notierte im Jahr 1671 in seinen *Observations*: »*Ich kann ihn nicht vergessen, der das eine oder andere Mal plötzlich von leichten Kopfschmerzen mit einem warmen Rosmarintrank geheilt wurde, der dann ausschließlich aus Rosmarinbechern trank, sein Fleisch mit einem Rosmarinmesser schnitt und einen Zahnstocher aus einem Rosmarinzweig verwendete. Ja, mein Herr, er war so besessen von den Vorzügen des Rosmarins, dass er alle anderen Kräuter aus der Bibel verbannt und nur den Rosmarin darin stehen gelassen hätte.*«
Möglicherweise hat Rosmarin diesen Mann nicht nur von seinen Kopfschmerzen befreit, sondern auch von seinem Kater. Aus diesem Grund versuchten viele fürsorgliche Frauen, ihren Ehemännern das Kraut heimlich unter ihr Bier zu mischen.

Wegen seiner wärmenden Eigenschaften hieß es auch, dass Rosmarin das Gehirn anregen und Erinnerungen wiederherstellen würde. Außerdem verschrieb man ihn gegen Melancholie und feuchte Kopfdämpfe. Man glaubte, dass er junge Männer aktiv machte und junge Frauen kräftigte, nahendes Alter und drohenden Tod vertrieb, kaltes Blutmark wärmte, lahme Zungen löste und die Luft in Krankenhäusern und Gefängnissen reinigte. Außerdem hieß es, dass er die Lebensgeister weckte und Sorgen vertrieb. Patienten mit Erkältung oder

Grippe wurden vorsichtig in warme, wollene Tücher gewickelt, die mit Rosmarin eingeräuchert worden waren. Älteren Patienten verabreichte man Riechschatullen aus Rosmarinholz, um ihre dahinschwindende Jugend zu bewahren. Als Schutz vor Alpträumen legte man die Blätter des Krauts unter sein Bett, und kreißenden Frauen gab man sie auf den Bauch, um die Wehenschmerzen zu lindern. Stillende Frauen rieben sich die Brüste mit Rosmarin ein, damit das Haar ihrer Kinder schneller wuchs. Gichtkranken Patienten wurde empfohlen, jeden Morgen eine große Menge Rosmarinblätter auf nüchternen Magen zu essen, und griechische Studenten trugen Rosmarinkränze zur Prüfungszeit, um ihr Gedächtnis zu verbessern. Wer an Kurzatmigkeit litt, aß über einem Rosmarinfeuer gebackenes Brot.

Moderne Medizin

Die meisten Menschen halten Rosmarin für ein harmloses Küchenkraut, doch weit gefehlt! Rosmarin ist so stark, dass er Vergiftungen verursachen kann, wenn er über längere Zeit oder in zu großen Mengen eingenommen wird. Er ist ein besonders wirksames Stärkungsmittel für Patienten mit schwachem Herz, schlechter Durchblutung, niedrigem Blutdruck, Blutarmut, geistiger Erschöpfung, Lähmungen, Spannungskopfschmerzen oder Herzschwächen. Seit Jahrhunderten empfehlen Kräuterkenner Rosmarinwein als herzstärkendes Getränk. Rosmarintee regt den Verdauungstrakt, die weiblichen Organe und die Nieren sanft an. Als Gewürz unterstützt er die Verdauung. Außerdem kann das Kraut die Menstruation einleiten und Fehlgeburten auslösen. Rosmarin treibt Wassereinlagerungen aus dem Körper, besonders bei Patienten mit schlechter Durchblutung. Eine homöopathische Tinktur des Krauts wird erfolgreich in der Behandlung von einigen Kopfschmerztypen, geistiger Erschöpfung und Gedächtnisschwäche eingesetzt. Außerdem lindert die Tinktur Schläfrigkeit und Schwindelgefühl.

In der chinesischen Medizin wird Rosmarin verwendet, um Kälte zu vertreiben und Erkältungen, Kopfschmerzen, Verstopfung und Menstruationsbeschwerden zu lindern. Außerdem beschleunigt er, besonders in den Wechseljahren, den Menstruationsfluss.

Äußerlich aufgetragen ist Rosmarin ebenso wirksam. Er hat zusammenziehende und sanft desinfizierende Wirkung und wird deswegen häufig als Wundkraut eingesetzt. Er löst die Steifheit von überdehnten Bändern und lindert gelegentlich sogar gelähmte oder rheumatische Gliedmaßen. Rosmarinbäder sind stark anregend und werden Patienten mit Durchblutungsbeschwerden, rheumatischen Störungen oder nervlicher Erschöpfung empfohlen. Einige Formen von Kopfschmerzen können gelindert werden, indem man sich die Schläfen mit Rosmarinöl einreibt oder sich Gesicht und Kopf mit Rosmarinaufguss wäscht. Rosmarinöl wird, beispielsweise in der Behandlung von Rheuma, oft als Gegenreizmittel für die Haut benutzt. Schwacher Rosmarintee kann erfolgreich als Augenspülung verwendet werden.

Besondere Heilmittel

Rosmarin galt einst als so herausragendes **Herz- und Nervenstärkungsmittel**, dass man ihn sogar gegen Folgendes verschrieb:
»Um den Körpersaft auszutreiben, der die Bleichsucht bei Jungfrauen und jungen Witwen verursacht: Man nehme einen Liter Bordeaux, ein Pfund Korinthen, eine Handvoll junger Rosmarinspitzen und 15g Muskatblüten und zerstampfe sie. Dann koche man die Flüssigkeit auf einen halben Liter herunter und lasse die betroffene Person eine Woche lang jeden Morgen und Abend einen Viertelliter von der heißen Flüssigkeit trinken.«[93]

Eine andere berühmte Rosmarinzubereitung war das **Kräuterwasser *Arquebusade***, ein desinfizierendes Wundmittel, das aus Rosmarin, Salbei, Raute und Lavendel gebraut wurde.

Rosmarinwein

Moderne Kräuterkenner empfehlen Patienten mit chronischen Kopfschmerzen, schlechter Durchblutung oder einem schwachen Herzen Rosmarinwein. Rosmarinwein kann zu Hause zubereitet werden, indem man 60g getrocknete oder die dreifache Menge frische Rosmarinblätter in eine Flasche mit breiter Öffnung gibt und mit hochwertigem Rotwein bedeckt. Stellen Sie die fest verschlossene Flasche drei Tage lang an eine warme Stelle und seihen Sie die Flüssigkeit dann ab. Rosmarinwein kann auch aus Weißwein hergestellt werden, obwohl dieser meist zusammenziehender als Rotwein wirkt. Der Wein sollte mehrere Wochen lang jeden Tag in einer sehr kleinen Dosis von ein bis zwei Esslöffeln eingenommen werden.

ROSMARIN IN HAUS UND HOF

Das aromatische Kraut ist bei Bienen und Schafen sehr beliebt. Rosmarin wird industriell dazu genutzt, Hochprozentiges und Öle zu vergällen, und ist einer der Hauptbestandteile von Kräutertabak. Das Rauchen von Rosmarinöl lindert angeblich Asthma und Bronchialbeschwerden. Der altenglische Name *compass plant* (»Kompasspflanze«) weist auf den Gebrauch der Nadeln als primitiver Kompass hin. Rosmarinaufguss oder Wasser mit Rosmarinöl vertreibt Flöhe, wenn man den Schlafplatz von Tieren damit putzt.

Verwendung in der Tiermedizin

Hunde mit kahlen Stellen, Grind oder Räude können in einem Rosmarin- oder Ringelblumenaufguss gebadet werden. Rosmarin kräftigt das Herz und kann zu diesem Zweck zusammen mit Honig verabreicht werden. Blutergüsse, Schnittwunden, Verstauchungen, entzündetes oder gereiztes Zahnfleisch, Arthrose und Rheuma heilen besser, wenn man die betroffenen Körperpartien regelmäßig mit einem Rosmarinaufguss wäscht. Rosmarin kann äußerlich außerdem angewendet werden, um die Blutzufuhr zu den Wunden zu verbessern.

NEBENSÄCHLICHES UND WISSENSWERTES

Rosmarin kann das Herz beeinflussen. Er wird in ganz Europa für Liebeszauber verwendet und häufig mit Heirat und Beerdigungen in Verbindung gebracht. Im alten Griechenland war er der Göttin Aphrodite geweiht und wurde bei Hochzeitszeremonien benutzt. Im England des 17. Jahrhunderts galt er als Männerpflanze, wurde bei Hochzeiten getragen und als Schmuck für das Hochzeitsbett verwendet. Kleine Rosmarinzweige wurden vergoldet und den Hochzeitsgästen geschenkt. In Hessen trug das Brautpaar Rosmaringirlanden und ging auf seinem Weg zur Kirche auf einem Rosmarinteppich. In Baden war es Brauch, dass die Braut einen Zweig unter das Hutband des Bräutigams und in die Spitze ihres eigenen Schuhs steckte, um sich seine Treue zu sichern. Auf der Türschwelle ihres gemeinsamen Hauses zog die Braut das Kraut dann aus ihrem Schuh und bekreuzigte sich dreimal damit, bevor sie in ihr neues Leben eintrat.

In Norditalien empfahl man Männern, die ihre Potenz steigern wollten, um Mitternacht in der Sonnwendnacht auf einen Rosmarinbusch zu urinieren. In Polen nähte ein Mädchen, das die Aufmerksamkeit eines jungen Mannes erlangen wollte, unbemerkt die Spitze einer Rosmarinpflanze in sein Hemd. Französische und belgische Mütter erzählten ihren neugierigen Kindern, dass Kinder nicht vom Storch gebracht, sondern in Rosmarinbüschen gefunden werden.

Rosmarin symbolisierte außerdem Erinnerung und Vitalität. In Griechenland war es Brauch, junge Männer mit Rosmarin zu beschenken, wenn sie auf Reisen gingen, damit sie ihre Verlobte nicht vergaßen. Laut einer englischen Überlieferung soll ein Mann, der nach Erfolg und einem guten Gedächtnis strebt, immer einen Rosmarinzweig am Revers tragen. Träume, in denen Rosmarin die Hauptrolle spielte, wurden als Träume über Ehre interpretiert. Waliser glaubten, dass alles, was mit einem Rosmarinlöffel gegessen wurde, nahrhaft sei und dass der Rauch einer brennenden Rosmarinpflanze einen Mann aus dem Gefängnis befreien könne.

In Spanien und Italien verwendete man Rosmarin, um Hexen zu vertreiben, und in Großbritannien legte man die Pflanze auf den Türsturz, um Hexen und andere ungebetene Gäste am Eintreten zu hindern. Am Dachsparren aufgehängt, verbesserte Rosmarin angeblich das Gedächtnis der Hausbewohner. In Franken legte man Rosmarinzweige in die Wiege, um das Baby vor Schaden zu schützen, und die Sizilianer glaubten, dass sich junge Elben, *Fate* genannt, in Schlangengestalt unter Rosmarinbüschen versteckten. Die Norditaliener glaubten, dass diese Schlangen in Wirklichkeit Jungfrauen seien, die von Hexen verzaubert worden waren.

Wegen seines Rufs als Liebeskraut war der Rosmarin ein wichtiger Bestandteil vieler Zeremonien, besonders in der Weihnachtszeit. In Deutschland nutzte man ihn an bestimmten, von der Gegend abhängigen Tagen als »Lebensrute« oder »Lebensstab«. Junge Frauen wurden öffentlich mit Rosmarin-, Birken- und Wachholderzweigen »geschlagen« oder »gepfeffert«, um ihre Fruchtbarkeit zu erhalten. Nach Taufen war es für die Taufpaten üblich, sich gegenseitig mit Rosmarinzweigen, die in Weihwasser getaucht wurden, zu »schlagen«. In anderen Teilen Deutschlands wuschen einst die Jungen des Dorfes in einer Zeremonie den Frauen die Füße mit Rosmarinwasser, um ihren Wohlstand und ihre Fruchtbarkeit zu sichern. Die Hildesheimer Bäckerlehrlinge pflegten ihre Kunden am Faschingsdienstag mit Rosmarinzweigen zu schlagen. Für diese ungewöhnliche Geste wurden sie mit Geschenken und Backwaren belohnt. Bis ins Jahr 1650 wurde Rosmarin in Frankreich auch bei den Zeremonien eingesetzt, in denen die Bäckergesellen zu Meistern ernannt wurden: Der zukünftige Meister musste dem Großmeister und den anderen Richtern einen mit gezuckerten Früchten dekorierten Rosmarintopf schenken.

In England glaubt man noch immer, dass der Rosmarin an Heiligabend um Mitternacht blüht und zusammen mit Stechpalme, Efeu, Mistel und Lorbeer als Schmuck für das Haus verwendet werden sollte. Ein deutsches Sprichwort lautet: *»In der Christnacht um zwölf Uhr sind alle Wasser Wein und alle Bäume Rosenmarein.«*[94]

Rosmarin und die Kunst der Weissagung

Seinen aphrodisierenden Fähigkeiten entsprechend wird Rosmarin während Hochzeitszeremonien häufig als Orakel verwendet. In Böhmen legte die Brautjungfer vor der Hochzeit einen Rosmarinkranz auf den Kopf des Bräutigams. Wenn sie oder der Trauzeuge den Kranz während der Zeremonie vom Kopf reißen konnte, hieß das, dass auch sie bald heiraten würden. Waren sie aber erfolglos, mussten sie dem frisch vermählten Paar ein Bußgeld zahlen. In Süddeutschland galt es als sehr schlechtes Zeichen, wenn dem Bräutigam während der Zeremonie der Rosmarinkranz vom Kopf fiel oder zu welken begann. Wenn die Rosmarinspitzen nach unten zeigten, würde die Ehe bald auseinandergehen. Schaffte es die Braut nach der Zeremonie, dem Ehemann den Kranz vom Kopf zu stibitzen, hieß das, dass sie die Hosen anhaben würde.

Nachdem die Hochzeitsfeierlichkeiten vorüber waren, beobachtete man das Wachstum des Rosmarinbuschs im Garten. Wucherte er in die Höhe und in die Breite, galt das als Zeichen, dass die Frau die Hosen anhatte. In anderen Gegenden bedeutete es, dass die Ehefrau bald schwanger werden würde, und zwar höchstwahrscheinlich mit einem Mädchen. Begann der Busch kurz vor der Geburt zu blühen, glaubte man, dass sie einen Jungen erwartete.

Rosmarin wurde auch als Todesorakel befragt. Wenn er blühte, während ein Mitglied des Hauses im Sterben lag, glaubte man, dass sich der Patient wieder erholen würde. Starb der Rosmarin, hatte der Patient kaum Chancen auf Heilung. Der plötzliche Tod einer Rosmarinpflanze galt als Vorzeichen für einen plötzlichen Tod im Haus. In vielen Ländern ist es üblich, kleine Rosmarinzweige mit ins Grab zu werfen. Der Busch, von dem die Zweige stammten, wird dann langsam verwelken und absterben, so, wie die Zweige unter der Erde.

Legenden

Die Rosmarinpflanze gilt in Spanien als heilig, da Maria angeblich einst die Kleidung Jesu auf einem Rosmarinbusch getrocknet hat. Von diesem Tag an blühten die Rosmarinpflanzen jeden Freitag und behielten ihre grüne Farbe und ihren frischen Duft das ganze Jahr über.

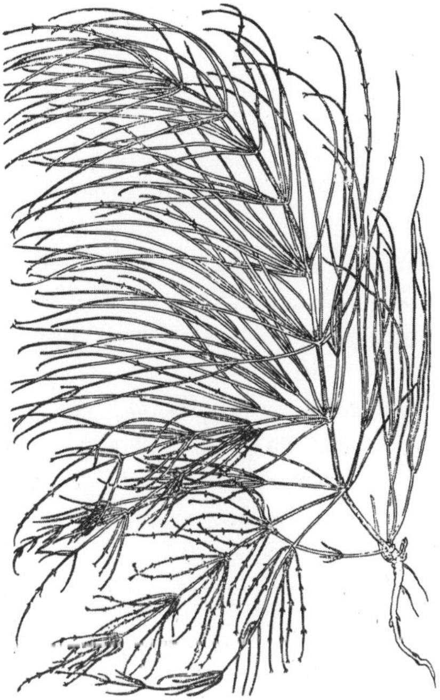

Schachtelhalm

ETYMOLOGISCHES

Der Name Schachtelhalm entstand, weil man die Sprossachse der Pflanze aus den durch die Blätter gebildeten Scheiden ziehen und wieder zurückschieben kann. Die botanische Bezeichnung *equisetum* setzt sich aus den Wortstämmen *equus* (»Pferd«) und *seta* (»Borste«) zusammen. Viele nichtdeutsche alte Bezeichnungen des Schachtelhalms beziehen sich ebenfalls auf die Assoziation mit Pferden, zum Beispiel das angelsächsische *Equiseia tonseac leac* oder das mittelalterliche *Hippurium*.

Die Schachtelhalme sind mehrjährige Mitglieder der Familie der Schachtelhalmgewächse (*Equisetaceae*), deren Vorfahren aus der Vorzeit riesige baumartige Pflanzen waren. Für ihre heilenden Kräfte sind der Ackerschachtelhalm (*Equisetum arvense)*, und in einigen Fällen auch der Waldschachtelhalm (*Equisetum sylvaticum)* bekannt. Andere Mitglieder dieser Familie, wie der Sumpfschachtelhalm (*Equisetum palustre)*, der auch als Teichschachtelhalm (*Equisetum fluviatile*) bekannt ist, und der Winterschachtelhalm (*Equisetum hyemale)*, können im Haushalt nützlich sein.

☙ Volksnamen

Equisetaceae – Schachtelhalme

Deutsch:	Zinnkraut, Katzenschwanz, Hexenbesen, Tannenkraut, Ackerzinnkraut, Katzenwedel, Schaftheu, Pfannebutzer, Scheuerkraut, Bandwisch, Fegekraut, Kandelwisch, Kannenkraut, Katzenstriel, Kuhtod, Pferdeschwanz, Schabrausch, Schafheu, Schafstroh, Schaftelen, Scheuergras, Zinngras, Zinnheu
Englisch:	Horsetail, Horsetail rush, Bottle-brush, Paddock pipes, Joint grass, Foxtail, Scrub grass, Shavegrass, Pewterwort, Dutch rushes, Scouring rush, Scone scouring rush, Mare's tail, Meadow pine
Französisch:	Prêle des champs, Équisette
Italienisch:	Coda di cavallo, Setolini, Rasparella
Spanisch:	Cols de Caballo
Japanisch:	Tsukushi
Irisch:	Eireaball capaill

ÄUSSERE MERKMALE

Schachtelhalme lassen sich vor allem daran erkennen, dass sie nicht blühen und keine richtigen Blätter aufweisen. Die unfruchtbaren Sommertriebe des Schachtelhalms haben starke Ähnlichkeit mit Miniaturkiefern. Die Frühlingstriebe sind rötlich und zweiglos. Sie enden in einer länglichen Sporenkapsel und sind *nicht* für heilende Zwecke geeignet. Sie verwelken schnell, werden braun und im Mai durch große grüne Sommertriebe, die Zweige aufweisen, ersetzt. Die Triebe des Ackerschachtelhalms sind unfruchtbar und werden maximal 60 cm hoch. In Südamerika werden die Triebe des *Equisetum giganteum* etwas höher. Jeder hohle Halm und Zweig ist in winzig kleine Glieder unterteilt, die durch ineinanderschiebbare Gelenkknoten miteinander verbunden sind. Den bekannten deutschen Pflanzenfotografen Karl Blossfeld beeindruckte der Schachtelhalm und inspirierte ihn zu einer Reihe von Fotos, auf denen die architektonische Struktur der Pflanze dem Turm zu Babel gleicht. Auch Kinder sind von der Einfachheit fasziniert, mit der man die Glieder wie Bastelspielzeug auseinanderziehen kann.

Die gesamte Pflanze ist sehr zerbrechlich, und die Zweigwirtel werden mit zunehmender Höhe immer kleiner. Der Schachtelhalm hat keinen bestimmten Geruch, schmeckt jedoch bitter, kiesig und leicht salzig. Die Triebe wachsen aus Knoten, die der mehrjährige Wurzelstamm ausbildet. Dieser ist verzweigt, von brauner oder schwarzer Farbe und reicht tief ins Erdreich.

Wenn man lernen will, die verschiedenen Schachtelhalme zu identifizieren, ist ein örtlicher Botanikführer unerlässlich. Als Daumenregel gilt, dass der Sumpfschachtelhalm, der nicht für heilende Zwecke gebraucht werden kann, dickere und kürzere Zweige aufweist. Acker- und Waldschachtelhalme *(Equisetum arvense* und *Equisetum sylvaticum)* sind medizinisch verwendbar und haben längere und dünnere Zweige, die in auffälligere Wirtel übergehen und in einer Spitze enden.

STANDORT, JAHRESZEIT UND NÜTZLICHE PFLANZENTEILE

Der Schachtelhalm wächst in der gesamten nördlichen Hemisphäre vom Flachland bis in alpine Höhen, auf sandiger, lehmiger oder feuchter Erde, auf Feldern, in Gräben, im Unterholz, an Straßenrändern, auf Geröll, in Ruinen und an Eisenbahndämmen. Der große Schachtelhalm ist in Südamerika anzutreffen. Sumpfschachtelhalm wächst nur auf feuchtem oder morastigem Untergrund, der Feld- und der Wiesenschachtelhalm hingegen gediehen auf trockenen Wiesen oder an Waldrändern. Die Sporen reifen zwischen März und Mai, und die unfruchtbaren Triebe treten kurz danach in Erscheinung.

Sammeln, Trocknen und Aufbewahrung

Es ist schwierig, die verschiedenen Schachtelhalme genau zu bestimmen. Man sammelt die unfruchtbaren Sommertriebe des Feld- und des Waldschachtelhalms, und zwar nur von Exemplaren, die an nicht mit Unkrautvernichtungsmittel eingesprühten Standorten gewachsen sind. Die Triebe sollten spätestens im Juli geerntet werden. Rostfarbene Halme sollte man meiden, da sie von einem Pilz befallen sind. Die besten Schachtelhalme wachsen auf nassem oder feuchtem, jedoch nicht sumpfigem Grund. Man sammelt sie von Mai bis Juni, indem man die Pflanze vorsichtig kurz über dem Boden abschneidet. Die Trocknung erfolgt im Freien an einer luftigen Stelle oder in gut durchlüfteten Dachböden. Die Wedel müssen ihre blassgrüne Farbe nach dem Trocknen beibehalten. Die Wurzel des Schachtelhalms sollte nie mit dem getrockneten Kraut vermischt werden.

Saatguterhaltung und Keimung

Der mehrjährige Schachtelhalm kann zur Gartenplage werden, da er sich auf geeignetem Gelände stark ausbreitet. Meist wird er durch Wurzelteilung vermehrt.

☞ FINGERZEIGE FÜR DEN ANBAU

Zum Glück der Gärtner bevorzugt der Schachtelhalm warme, schattige und sehr feuchte Erde und ist deswegen ein einigermaßen kontrollierbares Unkraut. Wo auch immer der Schachtelhalm sich niederlässt, kann er sich in alarmierender Schnelligkeit verbreiten, weil er sich sowohl durch Sporen als auch durch Wurzeln fortpflanzen kann. Obwohl der Schachtelhalm als Flüssigdünger eine sehr nützliche Pflanze ist, sollte er in einen unbenutzten Teil des Gartens verbannt werden, wo er nicht mit empfindlicheren Gartenpflanzen in Berührung kommt. Von der Dufttagetes (*Tagetes tenuifolia*) heißt es, dass sie das Wachstum des Schachtelhalms unterbindet und in großen Mengen in die Nähe des Unkrauts gepflanzt werden kann, um dessen Verbreitung im Garten zu verhindern. Auch starke Sonneneinwirkung schadet dem Kraut: Die Erde wird gesäubert und mit schwerer schwarzer Plastikfolie bedeckt, die dann mit Steinen beschwert wird. Der Boden erhitzt sich unter der Folie so stark, dass die Pflanzen und die Wurzeln versengen. Die Plastikfolie muss mindestens ein bis zwei Monate lang oder für die gesamte Wachstumssaison liegen bleiben.

GAUMENFREUDEN

Von der Pflanzenstärke in den Knollen der größeren Mitglieder der Schachtelhalmgewächse heißt es, dass sie sehr nahrhaft sei, weswegen die Knollen in Notzeiten als Nahrungsmittel dienten. In der Antike kochten die Römer die jungen Köpfe des *Equisetum maximum* auf die Weise, auf die wir heute Spargel zubereiten, oder sie wendeten sie in Mehl und brieten sie. Auch das gehaltvolle Innere des Schachtelhalmstiels kann in Hungerzeiten gegessen werden. Bei den Japanern wurde die Pflanze als Gemüse zubereitet.

HAUSHALTSHILFEN

Der Schachtelhalm weist einen hohen Kieselsäureanteil auf und kann deswegen als Polier- und Scheuermittel verwendet werden. Schachtelhalm ist ein preiswertes und sehr wirksames Zinnreinigungsmittel. Die Zinngegenstände werden mit einem Büschel frischem oder getrocknetem Schachtelhalm gescheuert, bis sie glänzen. Anschließend werden sie unter fließendem Wasser abgewaschen, um die grünen Flecken zu entfernen, die durch das Reiben entstanden sind. Uhrmacher benutzten das Kraut, um nach dem ersten Schliff Teile der Uhren zu glätten. Schmiede gaben einst Pfeilschaften mit Schachtelhalm den letzten Schliff, und Knappen brachten die Rüstungen ihrer Ritter mit dem Kraut zum Glänzen. Weber säuberten ihre Weberschiffchen mit Schachtelhalm, und Milchmädchen reinigten ihren Milcheimer mit der Pflanze. Man nutzte Schachtelhalm zum Polieren von Kämmen und zum Scheuern von Holzböden, die anschließend sorgfältig abgewaschen wurden. Ein handliches Schachtelhalmbüschel kann als Notfall-Scheuerbürste verwendet werden und ist insbesondere auf Campingausflügen sehr nützlich. Mit eisenhaltiger Beize oder Kupfersulfat lässt sich aus Schachtelhalm ein dunkelgrüner Farbstoff gewinnen, und Chrom oder Aluminium produzieren gelbe Farbtöne.

ॐ SCHÖNHEITSPFLEGE

Schachtelhalm ist eines der bedeutendsten kosmetischen Kräuter und kann sowohl innerlich als auch äußerlich angewendet werden. Die regelmäßige Einnahme von Schachtelhalmtee hilft, den Körper von Unreinheiten und überschüssigem Wasser zu befreien, was zu einer Verbesserung der Gesichtsfarbe und der Abnahme von Schwellungen führt. Diese Behandlung ist besonders nach langen Krankheiten oder großer Kraftanstrengung zu empfehlen. Der Körper nimmt die im Schachtelhalm enthaltene Kieselsäure schnell auf. Außerdem härtet Schachtelhalmtee die Fingernägel und macht das Haar widerstandsfähiger. Schachtelhalmspülungen können das Haar stärken, den allgemeinen Zustand der Kopfhaut verbessern und Schuppen entgegenwirken. Außerdem reguliert das Kraut die Talgdrüsenfunktion der Kopfhaut. Es macht öliges Haar weniger fettig und beschleunigt die Heilung der Kopfhaut bei Ausschlägen, Pilzerkrankungen, allergischen Reaktionen und Wunden. Es wirkt vorbeugend gegen Haarausfall.

Schachtelhalmtee zeigt heilende Wirkung auf von Ausschlag, vom Rasieren oder durch Flecken und Akne geschädigte Haut. Mit Verdickungsmitteln wie Honig, Haferflocken, Heilerde, Irisch Moos oder Mandelmehl kombiniert, kann er als Gesichtsmaske genutzt werden, die vergrößerte Poren reinigt und Mitesser entfernt. Schachtelhalmkompressen lindern schmerzende, geschwollene Augen, und von Pilzerkrankungen oder Allergien befallene Haut kann mit Schachtelhalmtee gewaschen oder mit Schachtelhalmpulver behandelt werden. Brüchige Fingernägel und verletzte Nagelhaut sollten so oft wie möglich in einem Schachtelhalmaufguss gebadet werden.

Für eine kosmetische Schachtelhalmkur trinken Sie über einen Zeitraum von mindestens vier Wochen ein bis drei Tassen Tee am Tag. Behandeln Sie geschädigte Stellen ebenso lange ein- oder zweimal am Tag mit Schachtelhalmtee oder -pulver. Machen Sie nach sechs oder acht Wochen eine Pause, damit sich Ihr Körper von der Kur erholen kann. Schachtelhalmkapseln sind ebenso wirkungsvoll. Generell gilt: Der Tee sollte bei trockenen Ausschlägen oder Ekzemen und das Pulver auf nässenden Wunden angewendet werden.

MEDIZINISCHE EIGENSCHAFTEN

Schachtelhalm beinhaltet mehr Kieselsäure als die meisten anderen medizinischen Kräuter. Dies kann getestet werden, indem man die Pflanze anzündet: Die Triebe brennen zunächst auf ein weißes Kieselerdeskelett nieder, bevor sie zu Asche zerfallen. Geschwächte Nieren und die daraus resultierende mangelnde Wasserausscheidung kann der Grund vieler Beschwerden und Krankheiten sein, speziell bei älteren Menschen oder Frauen im Wechsel. Das Trinken von Schachtelhalmtee kann die Nieren anregen und den Körper von überschüssigen Flüssigkeiten, Giften und Verunreinigungen befreien. Eine Schachtelhalmteekur stärkt die Nieren und beugt Wassereinlagerungen vor. Diese Kur ist besonders wirksam, wenn der Tee regelmäßig in kleinen Mengen eingenommen wird. Nierenversagen, -steine und -gries, Wasser in der Lunge, geschwollene Beine, Drüsenfehlfunktionen, Ekzeme, starke Schweißbildung, Prostatabeschwerden, Rheuma und Gicht sowie nervöse Reizungen können durch Schachtelhalmtee gelindert werden. Außerdem unterstützen Schachtelhalmteekuren Abmagerungsdiäten und sind so mild, dass sie auch bei Geschwüren und Geschwulsten eingesetzt werden können.

Schachtelhalm ist sowohl reinigend als auch blutstillend und wird zur Minderung von Blutungen der Lunge oder der Gebärmutter benutzt, aber auch zum Austrocknen von Geschwüren und zur Unterstützung des Heilungsprozesses bei inneren Verletzungen. Um Nasenbluten zu stoppen, träufelt man den Saft der frischen Pflanze in das betroffene Nasenloch. Einige Kräuterkenner halten den Saft der frischen Pflanze für blutkräftigend.

Moderne Medizin

Schachtelhalm (*Equisetum arvense*) ist eines der wirksamsten Kräuter für die äußerliche Behandlung von Hautkrankheiten und zählt zu den wenigen Kräutern mit deutlichen pilztötenden Eigenschaften. Ekzeme, Ausschläge, Pilzerkrankungen, schlecht verheilte und eiternde Wunden sowie Wunden im Intimbereich werden mit Schachtelhalmpulver behandelt. Trockener Ausschlag, schuppige Ekzeme oder offene Wunden werden mit einem Schachtelhalmaufguss gewaschen. Schachtelhalmbäder werden auch eingesetzt, um Verletzungen, offene Wunden, wunde Füße und erkrankte Haut zu waschen. Dampfbäder mildern schmerzhafte Wassereinlagerungen, Blasenkrämpfe oder Erkältungen. Das Gurgeln mit Schachtelhalm reinigt und stärkt das Zahnfleisch und beugt Infektionen an Mund und Mandeln vor. An vielen Stellen heißt es auch, dass er vorbeugend die Bronchien und die Lunge vor weiteren Infektionen schützt. Eine Schachtelhalmkur ist außerdem hilfreich, um das gesamte Bindegewebe zu stärken. Die Asche von verbranntem Schachtelhalm wird bei der Behandlung von übermäßiger Magensäurebildung eingesetzt. Homöopathen verschreiben die Pflanze gegen Reizungen oder Entzündungen der Blase und der Nieren sowie gegen Prostatabeschwerden. Außerdem wird *Equisetum hyemale* hömöopathisch gegen viele ähnliche Erkrankungen eingesetzt wie das frische Kraut und dient als Nierenstärkungsmittel bei Blasenentzündungen sowie als Heilmittel bei Wassersucht, Harngries und Bettnässerei. Darüber hinaus säubert er den Urin und hellt ihn auf.
In der chinesischen Medizin wird *Equisetum hyemale* in der Behandlung von geröteten, schmerzenden Augen und Sehschwierigkeiten eingesetzt. Außerdem stillt er Blutungen. In der Schwangerschaft oder bei starker Austrocknung sollte er nicht angewendet werden.

Besondere Heilmittel

Entschlackungstee

Ein einfacher, aber wirkungsvoller Tee zur Beseitigung von überschüssigem Wasser im Körper kann aus einer Mischung aus je einem Teil Goldrute (*Solidago virgaurea*) und Schachtelhalm hergestellt werden. Ein gehäufter Teelöffel der Kräutermischung kommt auf 1/4 l kochendes Wasser und muss zehn bis 15 Minuten lang ziehen. Kräuterkundige empfehlen, den Tee über einen Zeitraum von vier bis acht Wochen einzunehmen, und zwar in kleinen Schlucken. Danach sollte man zu einem anderen harntreibenden Kraut übergehen oder eine Pause einlegen, um Nierenschäden zu vermeiden. Da das Kraut ohne Beschränkungen erhältlich ist, kann leicht der Eindruck entstehen, dass es absolut harmlos ist und auf unbestimmte Zeit eingenommen werden kann. Der stete Gebrauch von pflanzlichen oder nichtpflanzlichen harntreibenden Mitteln kann dem Körper aber wichtige Nährstoffe entziehen. Deswegen sollten sie nicht von diätbesessenen Menschen missbraucht werden. Harntreibende Mittel sollten verwendet werden, um den Körper von überschüssigem Wasser zu befreien, die Nieren zu stärken und sie anzuregen, ihre natürlichen Funktionen wiederaufzunehmen. Die durchgehende Einnahme von harntreibenden Mitteln ist mit dem ständigen Tragen eines engen Mieders zu vergleichen: Der Körper gewöhnt sich daran und hört auf, seine Beschwerden alleine in den Griff zu bekommen.

SCHACHTELHALM IN HAUS UND HOF

Hat sich Schachtelhalm einmal eingenistet, stellt er auf Wiesen, Weiden und in Gärten ein ernstzunehmendes Problem dar, weil die Pflanze nur sehr schwer auszurotten ist. Rentiere vertragen einige Schachtelhalmsorten, doch Rinder und Pferde können durch *Equisetum palustre* vergiftet werden.

Verwendung in der Tiermedizin

Tierärzte benutzen Schachtelhalmtee und -pulver auf dieselbe Weise wie Kräuterkenner, also zum Heilen und Kräftigen der Haut und in der äußerlichen Behandlung von Ausschlägen und Pilzerkrankungen.

NEBENSÄCHLICHES UND WISSENSWERTES

In Deutschland galt ein Mädchen früher als leichte Beute, wenn es einem gelang, ihm Tee des Riesenschachtelhalms (*Equisetum giganteum*) einzuflößen. Außerdem hieß es, dass unter jeder Schachtelhalmpflanze ein Schatz vergraben sei, der von jedem geborgen werden könne, der es schaffte, alle Wurzeln der Pflanze auszugraben. Das klingt verdächtig nach einem Ammenmärchen, das man den Kindern erzählte, damit sie den Garten von dem Unkraut befreiten. Kinder spielen gern mit Schachtelhalmen, putzen damit Flaschen, benützen sie als Rasierpinsel und bestaunen ihre teleskopartigen Verbindungen.

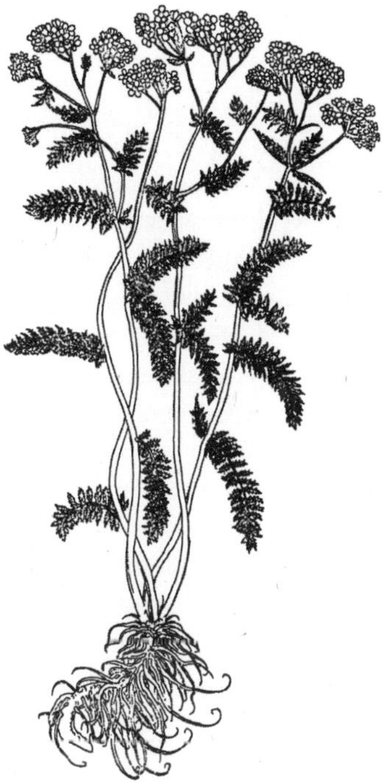

Schafgarbe

ETYMOLOGISCHES

Der deutsche Name Schafgarbe entstand deshalb, weil das Kraut mit Vorliebe von Schafen gefressen wird. Der Ursprung des Wortteils »Garbe« ist unbekannten Ursprungs. Die althochdeutsche Form war *garwa*, die altenglische Form lautete *gearwe* und die altniederländische *gerw*. Der botanische Name *Achillea millefolium* bedeutet »tausendblättriges Kraut des Achilles«. Laut der Legende war es Achilles, der Schüler Cheirons, der die Heilkräfte der Pflanze entdeckte.

Bei der Schafgarbe handelt es sich um ein mehrjähriges Mitglied der Familie der Korbblütler oder Korbblütengewächse (*Asteraceae*). Der botanische Name der gemeinen Schafgarbe lautet *Achillea millefolium*. Unter den vielen Schafgarbenarten befinden sich auch einige einheimische, die von medizinischem Interesse sind. In den letzten Jahren wurden außerdem viele dekorative Sorten für den Gartengebrauch entwickelt. Diese sind jedoch nicht vom gleichen medizinischen Nutzen wie die wilden Schafgarben.

Volksnamen

Achillea millefolium – **Gemeine Schafgarbe**

Deutsch:	Schafgarbe, Schafrippe, Garbe, Tausendblatt, Herrgotts Ruckenkraut, Jungfrauen Augbraune, Grundheil, Heil aller Schaden, Achilleskraut, Bauchwehkraut, Blutstillkraut, Gachelkraut, Gänsezungen, Grützblume, Kachel, Katzenschwanz, Schafrippe, Schafzunge, Zangeblume, Feldgarbenkraut, Garbenkraut, Katzenkraut, Grillenkraut, Judenkraut, Soldatenkraut, Barbarakraut, Fasankraut, Gerwel, Grensing, Gotteshand, Gotteskraut, Neunkraft, Sichelkraut, Teufelsnessel
Englisch:	Common Yarrow, Bloodwort, Sanguinary, Nosebleed, Arrowroot, Sneezings, Stanchweed, Stanch grass, Squirrel tail, Thousand-seal, Carpenter's grass, Soldier's woundwort, Milfoil, Thousand-leaf, Thousand weed, Thousand-leaf clover, Hundred-leaved grass, Yarroway, Field hops, Traveller's ease, Yallow, Yarra grass, Seven-year's-love, Old man's pepper, Bad man's plaything, Snake's grass, Devil's nettle
Französisch:	Millefeuille, Achillée, Saigne-nez, Herbe á charpentier, Herbe á la coupure, Herbe de Saint Joseph, Herbe á la taille, Sourcils de Vénus
Italienisch:	Millefoglio, Erba dai millefiori, Erba per i cento tagli, Tagiola, Erba militare
Spanisch:	Plumajillo
Niederländisch:	Yerw
Irisch:	Athair thalún
Portugiesisch:	Millfohlas
Russisch:	Tysjačelistnik obyknovennyj

Achillea ptarmica – **Dorant**

Deutsch:	Orant, Weißer Dost, Weißer Dorant, Wild-Fräulein-Kraut, Sumpfschafgarbe, Hemdknöpchen, Deutscher

	Bertram, Wiesenbertram, Bertramskraut, Schneeballen, Bertram-Schafgarbe, Garten-Bertramsgarbe,
Englisch:	Sneezewort, White weed, Hard head, Bastard pellitory, European pellitory, Adder's tongue, Goose tongue, Goosewort, Angel's breath yarrow, Old man's pepper-box, Wild fire, Shirt buttons, Pearl yarrow, Fair maid of France
Französisch:	Erbe á ètenuer, Bouton dárgent, Pyrethre sauvage, Achillée sternutatoire
Russisch:	Tysjačelistnik ptarmika
Spanisch:	Yerba estornutatoria
Italienisch:	Bottone d'argento, Tarmica

Achillea moschata – **Moschusschafgarbe**

Deutsch:	Wildmännlikraut, Wildfräulikraut, Felsenbeifuß, Genippikraut, Günsel
Englisch:	Musk milfoil

Die beiden erstgenannten deutschen Volksnamen entstanden, da das Kraut stark mit den »Wildmännchen« aus den Bergregionen assoziiert wird.

Achillea ageratifolia – **Leberbalsam-Schafgarbe**

Deutsch:	Silbergarbe, Edelgarbe, Dalmatiner Silbergarbe
Englisch:	Sweet yarrow, Greek yarrow

Die Leberbalsam-Schafgarbe wächst wild in Portugal und im westlichen Mittelmeerraum und wurde einst als medizinisches Kraut und in der Parfümherstellung genutzt.

In Nordamerika benutzen die Indianer schon seit Jahrhunderten die wollige Schafgarbe *Achillea lanulosa*, die dort auch als *Plumajillo* oder *Wooly yarrow* bekannt ist. Ihre medizinische Wirkung ist stärker als die ihrer europäischen Verwandten.

ÄUSSERE MERKMALE

Nicholas Culpeper beschreibt die Schafgarbe folgendermaßen: *»Sie ist eine aufrechte, nicht unbedingt unansehnlich zu nennende Pflanze, die auf unserem Weideland ein häufiger Anblick ist, und ist, wie viele andere auch, nützlicher, als man denken mag. Sie ist mehrjährig und wird zwei Fuß hoch.«*[95]

Das Auffälligste an der Pflanze sind ihre weißlichen oder rosafarbenen Blüten, die sich wie kleine Wolken in doldenartigen Büscheln anhäufen. Sie wachsen an drahtigen, winkligen und haarigen Stängeln, die büschelweise aus einem kompakten System von hellbraunen, kriechenden und drahtigen Wurzeln, Würzelchen und Ausläufern entspringen. Aus den Stängeln wachsen feingliedrige, fedrige, dunkelgrüne Blätter, die Fischgräten ähneln, mit feinen Haaren bedeckt sind und spitz zulaufen. Die Blüten der Schafgarbe sind winzig und bilden zusammen Blütenkopfe, deren Geruch an Honig erinnert. Die Blätter und Stängel haben einen stark aromatischen Duft und schmecken bitter und würzig. Die Pflanze bildet im ersten Jahr eine Blattrosette aus. Die Blütenstängel entstehen erst ab dem zweiten Wachstumsjahr.
Der Dorant ist eine mehrjährige Pflanze, die bis zu 120 cm hoch wird. Ihre gezackten, ungeteilten Blätter sind nicht so federartig wie die der Gemeinen Schafgarbe. Die zahlreichen einzelnen Blütenköpfe sind drei- bis viermal so groß wie die der Gemeinen Schafgarbe und zumeist weiß.

☼ STANDORT, JAHRESZEIT UND NÜTZLICHE PFLANZENTEILE

Die Schafgarbe blüht von Juni bis zum ersten Frost. Sie wächst in den meisten nördlichen Regionen bis zum Polarkreis und ist auch in Australien und Amerika zu finden. Im Mittelmeerraum hingegen trifft man sie nur selten an. Sie wächst überall dort, wo auch Getreide zu finden ist, und mag nährstoffarmen, sandigen und nicht zu feuchten Boden. Sie gedeiht in trockenen, grasigen Gebieten und ist am Rand von Feldern, auf Wiesen, Weiden und in Gärten ebenso anzutreffen wie auf Wegen, an Straßenrändern und Trümmerhaufen. Sie wächst bis in Höhenlagen von 3 000 m.

Dorant bevorzugt feuchten Boden, Heiden und Wiesen. Er ist an Teichen, Seen, in Wäldern, in Gräben und Feuchtgebieten sehr verbreitet. Er wächst in fast ganz Europa und im Norden Asiens sowie in Nordamerika bis zu einer Höhe von

4 500 m und blüht von Juli bis September. Moschusschafgarbe gedeiht überall dort, wo sich die Gemeine Schafgarbe nicht wohlfühlt, bis in große Höhen.

Sammeln, Trocknen und Aufbewahrung

Die alten Römer glaubten, dass die Schafgarbe zwischen elf und ein Uhr gepflückt werden müsse, um medizinisch besonders wirksam zu sein. Moderne Kräuterbücher schreiben vor, das Kraut an einem sonnigen Tag zu sammeln, sobald der Tau verdunstet ist. Außerdem warnen sie die Sammler vor einer möglichen allergischen Reaktion auf die Pflanze. Die Blüten sollten gepflückt oder abgeschnitten werden, sobald sie sich geöffnet haben. Dabei muss darauf geachtet werden, dass man keine Stängel oder verfärbten Blüten mit abschneidet. Da die Stängel drahtig sind, sind Handschuhe bei der Blütenernte nützlich. Auch die oberen 20 cm der Pflanze können im Juli oder August, wenn die Pflanze blüht, abgeschnitten werden. Schafgarbe sollte man nur im Schatten trocknen, in Schichten ausgebreitet oder in Bündeln aufgehängt. Sie hält sich gut ein Jahr, wenn sie fachmännisch getrocknet wird.

Saatguterhaltung und Keimung

Die Schafgarbe sät sich selbst aus und kann außerdem durch Wurzelteilung vermehrt werden. Da sie ein recht häufiges Unkraut ist, können die Gartensorten leicht mit wilden Pflanzen gekreuzt oder verwechselt werden. Deswegen müssen sie isoliert werden, um sie zu vermehren. Am besten erhalten Sie das Saatgut, indem Sie die blühenden Stängel abschneiden, kurz bevor die Blüten verblüht sind, und sie dann auf einem Tuch an einem trockenen und schattigen Platz trocknen. Die Samen fallen heraus und können durch Sieben einfach von den Blattrückständen getrennt werden. Die einfachere Vermehrungsmethode besteht darin, bestehende Pflanzen zu teilen. Die Pflanzen verkraften Umpflanzungen gut, wenn die Stängel zurückgeschnitten und sie feucht gehalten werden, bis sie sich wieder etabliert haben. Wegen der einfachen Wurzelteilung besteht keine Notwendigkeit, die Saat für längere Zeit aufzubewahren.

☞ FINGERZEIGE FÜR DEN ANBAU

Trotz der Tatsache, dass die wilde Schafgarbe oft als lästiges Unkraut angesehen wird, kann sie dem unkonventionellen Gärtner von großem Nutzen sein. Sie ist eines der besten Kompostkräuter und kann mit Brennnesseln, Löwenzahn, Eichenrinde, Beinwell, Kamille, Baldrian und Holunder als Kompostierungsbeschleuniger dienen und dem Komposthaufen wertvolle Nährstoffe und Mineralien liefern. Viele kommerzielle Komposthilfen sind nichts weiter als diese getrockneten Kräuter vermischt mit Milchzucker. Der frisch angelegte Komposthaufen wird durch Löcher, in die jeweils ein Teelöffel der pulverisierten Kräuter gegeben wird, »geimpft«. Anschließend bedeckt man die Löcher und wässert den Haufen gründlich. Eine andere Methode besteht darin, die Kräuter fein zu mahlen, sie in einer Gießkanne mit Wasser zu mischen und dann den Komposthaufen damit zu gießen. Schafgarbenzusatz ist besonders bei Böden mit Kupfermangel wichtig.

Schafgarbe verstärkt das Aroma der Kräuter, die in ihrer Nähe wachsen. Eine ähnliche Auswirkung hat sie auf Gemüse, wenn sie am Rand eines Gartens oder entlang des Gartenwegs wächst. Achten Sie aber darauf, dass sie ihre drahtigen Ausläufer nicht zu weit ausstrecken kann, weil sie sonst dem Boden Nährstoffe entzieht. Ihre Wurzeln lassen sich schwer ausreißen, wenn sie erst einmal Halt gefunden haben. Dekorative Schafgarbenarten besitzen viele der nützlichen Eigenschaften, die bei den wilden Pflanzen zu finden sind. Sie sind von Gelb bis Rot in vielen verschiedenen Farben erhältlich und außerdem nicht so aggressiv wie wilde Pflanzen.

Schafgarbe kann auf mageren und sogar auf alkalischen Böden wachsen. Auf sehr nährstoffarmem Grund, Torf oder Wiesen, die mit Maulwurfshügeln übersäht sind, ist sie manchmal die letzte Hoffnung für den Boden. Die Pflanze verbreitet sich durch Ausläufer selbst und hat sehr starke Wurzeln. Sie ist winterfest und trotzt starker Wärme und Kälte, mag aber nicht zu viel Feuchtigkeit. Sie gedeiht am besten an sonnigen und trockenen Standorten. Bereits existierende Bestände vermehren sich selbst durch Samen oder Ausläufer. Neue Stöcke entstehen im Herbst oder Frühling durch Pflanzenteilung oder im Frühling durch Aussäen. Ihre Samen keimen am besten, wenn sie nicht bedeckt, sondern einfach in den Boden gedrückt werden. Die Sämlinge entwickeln sich normalerweise in zehn bis 14 Tagen. Wenn sich die Pflanzen etabliert haben, sollten sie jedes Jahr geteilt werden, um Verkümmerungen vorzubeugen. Düngen ist notwendig, damit die Pflanzen den Boden nicht auslaugen. Die Stängel der dekorativen Arten sollten, sofort nachdem die Blüten anfangen haben zu verwelken, gestutzt werden, damit die Samen sich nicht im ganzen Garten verbreiten.

GAUMENFREUDEN

Kleine Mengen junger Schafgarbenblätter verleihen Suppengrün und Salaten einen würzigen und herzhaften Geschmack. Gehackte frische Schafgarbe kann auch auf Butterbroten gegessen werden. Sie wird vor allem wegen ihres frischen

Geschmacks und ihres hohen Vitaminanteils geschätzt, aber auch wegen der Tatsache, dass sie zu den ersten Kräutern zählt, die im Frühling sprießen. Die noch kleinen fedrigen Blätter können gepflückt werden, sobald der Schnee zu schmelzen beginnt. Deswegen werden die Blätter oft für traditionelle Gründonnerstagssuppen verwendet. Die frischen jungen Blätter lassen sich gut mit Brennnesseln, Sauerampfer und Breitwegerich kombinieren. Sie sollten sorgfältig gewaschen werden, um Schmutz und Sandkörnchen zu entfernen. Anschließend werden sie nur kurz gekocht oder gedünstet, damit die Nährstoffe erhalten bleiben. Ältere Blätter müssen ein- oder zweimal gekocht werden, um ihren bitteren Geschmack zu beseitigen (das Kochwasser wird abgegossen). Dorant kann auch in kleinen Mengen als würzige Salatbeigabe verwendet werden. Moschusschafgarbe wird vor allem in der Schweiz zur Herstellung von Likören genutzt. In England und Schweden wird aus der Schafgarbe ein starkes Bier gebraut.

HAUSHALTSHILFEN

Die getrockneten Blüten der Schafgarbe, insbesondere die der rosafarbenen und gelben Sorten, können Duftkissen und Potpourris beigefügt werden. Die gesamten Blüten der Schafgarbe (ohne Wurzeln) können auch gesammelt und verkehrt herum zum Trocknen aufgehängt werden. Aus den getrockneten Schafgarbenblüten lassen sich ausgefallene Dekorationen für den Winter herstellen. Getrocknete oder frische Schafgarbe kann, wie so viele Mitglieder der Familie der Korbblütler, gekocht werden, um eine gelbe Wollfarbe zu gewinnen. Mit Kupfer als Beize entstehen Bronzetöne, mit Eisen ein dunkles Olivgrün und mit Oxalsäure ein sattes Moosgrün. Die Zugabe von Salmiakgeist beim Ausspülen erzeugt leuchtend grüne Schattierungen.

ॐ SCHÖNHEITSPFLEGE

Die wichtigste medizinische Eigenschaft der Schafgarbe ist ihre Fähigkeit, die Durchblutung anzuregen. Ein rosiger Teint und reine Haut sind oft das Erscheinungbild guter Durchblutung. Schafgarbe kann als Tee verabreicht oder äußerlich in Form von Kompressen oder Gesichtsdampfbädern angewendet werden. Außerdem kann ein Pulver aus den Scharfgarbenblättern Gesichtsmasken beigemischt werden. Schafgarbe hat trocknende und zusammenziehende Wirkung auf die Haut und kann auf fettiger Haut benutzt werden. Hat man Besenreiser, sollte man auf koffein- und alkoholhaltige Getränke verzichten und Schafgarbentee trinken. Die Haut wird mit einem Schafgarbenaufguss gewaschen, jedoch nie mit Dampf behandelt. Kompressen aus Schafgarbe lindern außerdem die Schmerzen, die durch entzündete Brustwarzen entstehen. Mitesser werden entfernt, indem man mehrere Stunden lang Schafgarbe in Milch ziehen lässt und die Lotion auf der Haut eintrocknen lässt. Schnell fettendes Haar kann innerlich mit Schafgarbentee und äußerlich mit Schafgarbenspülung behandelt werden. Schafgarbenbäder wirken sich anregend auf den gesamten Körper aus, und Fußbäder aus Schafgarbe und Meersalz bilden Hühneraugen und Schwielen zurück. Allergische Reaktionen auf Schafgarbe sind allerdings häufig, besonders in Kombination mit Sonnenlicht: Schafgarbe kann wie Johanniskraut eine erhöhte Überempfindlichkeit gegen Sonnenlicht verursachen, die sogar zu Sonnenbrand und Ausschlägen führen kann. Treten derartige Symptome auf, muss man die Behandlung mit dem Kraut sofort abbrechen.

Erwähnenswerte Rezepte

Aknetee

Ein Tee, der jungen Leuten, die an Akne und schlechtem Teint leiden, verabreicht werden kann, besteht aus je einem Teil Linden- oder Holunderblüten, Pfefferminze, Schafgarbe und Thymian mit je einer Prise Kamille und Salbei. Der Tee sollte ein bis zwei Monate lang jeden Abend zwei Stunden vor dem Zubettgehen eingenommen werden. Wird der Tee unregelmäßig eingenommen, bleibt die Wirkung aus.

MEDIZINISCHE EIGENSCHAFTEN

Die Schafgarbe war schon Hippokrates, Dioskurides und Plinius als Heilkraut bekannt. Hildegard von Bingen lobte ihre Fähigkeit, trübe Augen zu klären und Tollwut und tertiäres Fieber zu behandeln. Nicholas Culpeper pries ihren Nutzen beim Stillen von starken Blutungen, Nierenfluss und Weißfluss. In Mitteleuropa glaubte man, dass weiß blühende Schafgarbe nützlich gegen Weißfluss und Gebärmutterentzündungen sowie gegen nervöse Magenbeschwerden sei. Die rosa oder rot blühenden Pflanzen wurden zur Einleitung und Regulierung der Menstruation benutzt. Auf den Orkneyinseln wurde Schafgarbe gegen Melancholie verabreicht. In Lincolnshire verschrieb man Schafgarbentee mit etwas

Gin gegen Depressionen. Ein irisches Heilmittel gegen einsetzende Erblindung und Schmerzen im Kopf wurde aus Schafgarbe, Honig und Fischgalle gebraut. In Österreich legten Frauen in den Wechseljahren Säckchen mit Schafgarbe auf ihre Füße und auf ihr Herz, um ihre Symptome zu lindern. In anderen Gebieten wurden Kränze aus Schafgarbe aufgehängt, um die Pest zu vertreiben. Patienten mit Neuntagefieber wurde eine Suppe verabreicht, die am ersten Tag aus neun Schafgarbeblättern zubereitet wurde, am zweiten Tag aus acht, am dritten Tag aus sieben und so weiter, bis das Fieber verschwunden war. Schafgarbe wurde außerdem bei der Behandlung von Rückenschmerzen, bösartigen Geschwüren, Menstruationsbeschwerden, Magen-Darm-Katharren, Tuberkulose, Blutarmut, Husten und Kopfschmerzen genutzt.
In Nordamerika werden Schafgarbe und *Achillea lanulosa* seit Jahrhunderten als Heilkräuter genutzt, speziell in der Behandlung von Schüttelfrost und Fieber, sowie um Durchfall zu lindern und empfindliche Mägen zu stärken. Schafgarbe wurde auch äußerlich als Wundkraut eingesetzt. Die Medizinmänner der indianischen Ojibways benutzten *Achillea lanulosa* in Umschlägen gegen Spinnenbisse und verbrannten das Kraut, um Patienten mit Kopfschmerzen einzuräuchern und böse Geister auszutreiben.

Moderne Medizin

Heutzutage gilt die Schafgarbe bei vielen Kräuterkundlern wegen ihrer außergewöhnlichen Vielseitigkeit gleich nach der Kamille als eins der wichtigsten Heilkräuter. In erster Linie hat die Schafgarbe starke Wirkung auf die Durchblutung, die Blutgefäße und alle Beschwerden, die durch Fehlfunktionen dieser Gefäße entstehen Alleine schon deswegen verdient sie in einer Welt, die von »modernen« Krankheiten wie Herzproblemen oder Krebs geplagt wird, mehr Aufmerksamkeit. Die Blüten der Schafgarbe können helfen, rote Blutkörperchen und Knochenmark zu regenerieren, was wiederum zu einer Verbesserung der Durchblutung führt. Sie können andererseits Blutungen verlangsamen oder stoppen. Besonders erfolgreich verbessert das Kraut die Durchblutung im Beckenbereich. Schafgarbe ist ein mildes Aufbaumittel mit anregender Wirkung und kann mit gutem Erfolg Frauen in den Wechseljahren sowie Patienten mit Myomen und Blutarmut verabreicht werden. Sie ist eine nützliche Zugabe zu blutreinigenden Kräutermischungen.
Tee aus der Schafgarbenblüte reguliert nicht nur die Durchblutung, sondern hilft auch, starke oder unregelmäßige Blutungen zu kontrollieren. Er wird deswegen zur Normalisierung der Menstruationsblutung oder bei Zusatzblutungen (Metrorrhagie) verschrieben. Schwangere Frauen sollten vorsichtig im Gebrauch mit dem Kraut sein, besonders wenn sie bereits eine Fehlgeburt erlitten

haben. Außerdem leistet Schafgarbe gute Dienste bei der Behandlung von Wunden und Hämorrhoiden sowie chronischem Durchfall. Die meisten Kinder wissen, dass es Nasenbluten verursacht, wenn man sich ein Schafgarbenblatt in die Nase steckt (ein guter Trick, um das Mitleid der Eltern zu erregen!), doch viele wissen nicht, dass ein Tropfen des Pflanzensafts, in das Nasenloch gegeben, die Blutung ebenso schnell wieder stoppt. Das Kauen frischer Schafgarben- oder Sumpfschafgarbenblätter vermindert Blutungen und Schmerzen nach dem Besuch beim Zahnarzt.

Die Liste der medizinischen Eigenschaften der Schafgarbe endet hier jedoch nicht. Schafgarbenblütentee regt die Nieren an und wirkt wegen der zusammenziehenden Eigenschaften des Krauts Blasenschwäche entgegen. Das Kraut ist eine unschätzbare Hilfe für Patienten mit Wassereinlagerungen und Ödemen. Die Leber, der Magen und die Gallenblase werden durch die Bitterstoffe in der Pflanze sanft angeregt. Appetitlosigkeit, Blähungen, Verdauungsträgheit und leichte Darmkatarrhe können mit Schafgarbe behandelt werden. Kindern mit schlechtem Appetit sollte ein Tee aus Schafgarbenblüten und Johanniskraut verabreicht werden. Außerdem wirkt das Kraut lungenreinigend. Schafgarbe wird Hustenmischungen und Tees für Patienten mit Laryngitis (Kehlkopfentzündung), Bronchitis, Grippe, Masern, Schüttelfrost und Fieber beigemengt. Die pulverisierten Wurzeln und Blüten des Dorants werden als Schnupftabak verwendet, um den Kopf zu reinigen – daher der englische Name *sneezewort* (»Nieskraut«). Schafgarbe kann als Tee oder als Saft, der von der frischen Pflanze gewonnen wird, während der Sommermonate regelmäßig eingenommen werden. Für den Wintergebrauch empfiehlt sich eine Tinkturzubereitung.

Homöopathen verschreiben Frauen mit Durchblutungsstörungen und Unterleibsbeschwerden ein Präparat aus der blühenden Pflanze. Außerdem dient die Schafgarbe homöopathisch als Wundkraut und heilt Verletzungen der Kapillaren in Lunge, Nase und Gebärmutter. Auch schmerzhafte Krampfadern, Blutergüsse und die Nachwirkungen von blutigen Stürzen können mit dem Heilmittel behandelt werden.

Schwangere Frauen und Patienten, die allergisch auf Schafgarbe reagieren, sollten innere Anwendung der Pflanze vermeiden.

Volksnamen wie Blutstillkraut oder Grundheil sagen aus, dass die frischen Schafgarbenblätter direkt als Erste-Hilfe-Verbände auf Schnittwunden gelegt werden können. Diese Verbände stillen Blutungen, unterstützen den Heilungsprozess und vermindern die Narbenbildung. Aus dem Kraut kann ebenfalls eine Wundsalbe hergestellt werden, oder man trägt den frischen Saft direkt auf. Frostbeulen und Hämorrhoiden werden mit frischem Schafgarbensaft oder Schafgarbensalbe behandelt. Die Salbe wird genau wie Ringelblumensalbe hergestellt (siehe Kapitel »Ringelblume«, S. 291). Große Schafgarbenumschläge können auf schlecht heilende Wunden oder auf die Lebergegend aufgelegt werden.

Besondere Heilmittel

Durchblutungsfördernder Tee

Ein durchblutungsfördernder Tee wird aus Schafgarbe oder aus einer Kombination von Schafgarbe mit anderen Kräutern wie Gänsefingerkraut (*Potentilla anserina*), Steinklee (*Melilotus officinalis*) und Bärlapp (*Lycopodium clavatum*) zubereitet. Dieser Tee kann über einen langen Zeitraum eingenommen werden, um die Durchblutung zu verbessern.

Tee gegen Hämorrhoiden

Menschen, die an Hämorrhoiden leiden, kann ein Tee, der aus je gleichen Teilen Schafgarbenblüten, Rosenblättern, Löwenzahnblättern und Königskerzenblüten hergestellt wird, Linderung bereiten. Der Tee sollte zwei bis drei Mal am Tag eingenommen werden. Wenn Blutungen auftreten, sollte die Teemischung aus gleichen Teilen Rosenblättern, Brennnesseln und Königskerzenblüten bestehen.

Schafgarbentinktur

Herstellung: Die Blüten werden zerstoßen, mit hochwertigem Alkohol aufgegossen und durch ein Seihtuch gepresst. Man mengt nochmals die gleiche Menge Alkohol bei und lässt das Ganze eine Woche an einem dunklen und kalten Ort ziehen. Anschließend filtert man es durch Filterpapier und bewahrt es in dunklen Flaschen auf.

SCHAFGARBE IN HAUS UND HOF

Die Bauern aus Lincolnshire glaubten fest daran, dass Vieh, das auf Schafgarbenfeldern geweidet hatte, gelehriger war als Tiere, die mit gewöhnlichem Heu gefüttert wurden. Das Kraut reagiert gut auf Dünger, auch auf frischen Mist, gedeiht aber auch ungedüngt. Es verträgt Torf und ist unempfindlich gegen Trockenheit, starke Hitze oder Kälte. Landwirte sollten Schafgarbe durchaus als Futterpflanze auf Magerboden anpflanzen. Gelegentlich wird allerdings davor gewarnt, sie an Milchkühe zu verfüttern, da sie die Milchgerinnung bei der Käseherstellung beeinträchtigen kann. Schafen und Truthühnern bekommt Schafgarbe sehr gut. Die nordamerikanischen Indianer benutzten sie als äußerliches Aufputschmittel bei Pferden. In der Pfalz wurde die Schafgarbe als magischer Schutz gegen Blitzschlag in die Stallungen gehängt. Schafgarbenblätter können getrocknet und Kräutertabakmischungen beigemengt werden, denen sie Gehalt und Würze verleihen. In Pulverform finden sie sich häufig in Schnupftabak.

Verwendung in der Tiermedizin

Vor vielen Jahrhunderten beschrieb Plinius eine Schafgarbensalbe, die zur Heilung von Wunden und Verletzungen bei Pflugpferden benutzt wurde. Moderne Landwirte reiben ihre Pferde mit Bündeln des frischen Krauts ab, bevor sie sie auf die Weide schicken, um Fliegen fernzuhalten. Pferden, Schafen und Rindern, die an Krämpfen und Blähungen leiden, wird Schafgarbentee verabreicht. Auch Ferkel mit Darmbeschwerden werden einer Schafgarbenkur unterzogen. Tieren, die an immer wiederkehrenden inneren Blutungen leiden, sollte Schafgarbe als Futterzusatz gereicht werden.

NEBENSÄCHLICHES UND WISSENSWERTES

Schafgarbe wurde auf römischen Sarkophagen als Symbol des Schlafs abgebildet, und Hildegard von Bingen beschrieb sie als einschläfernde Pflanze mit antidämonischen Eigenschaften. In Frankreich legen einige alte Frauen Kindern noch heute Schafgarbenblätter auf die Augen, um ihnen beim Einschlafen zu helfen. Sie sollen ihnen süße Träume bereiten und ungestörten Schlaf schenken. In Lincolnshire hieß es, dass Hexen ihre Kraft verlören, wenn sie sich versehentlich auf Schafgarbe setzten. Deswegen wurde Schafgarbe auf Türschwellen gestreut und in die Wiege gelegt, um Hexen vom Haus fernzuhalten und dem Kleinkind Glück und Gesundheit zu schenken. In England trugen die Bauern Schafgarbe als Glücksbringer, wenn sie auf Freiersfüßen waren oder auf den Markt gingen. Brautjungfern trugen sie in der Kirche, in der Hoffnung, innerhalb der nächsten sieben Jahre zu heiraten. Manche Norditaliener glaubten, dass Schafgarbe, auf der Haut getragen, Gespenster vertreibe. In den germanischen Ländern wird sie generell als magisches Kraut angesehen. Schafgarbe gehörte in die Kräutersträußchen, die an Mariä Himmelfahrt (15. August) gesegnet wurden. Anschließend hängten die Kirchengänger sie in Haus und Stall auf, um Menschen und Tiere vor Schaden zu bewahren. Um sich vor Blitzen zu schützen, legte man sich im Rheingebiet während Stürmen Dorant auf den Herd.

Es hieß nicht nur, dass Schafgarbe Unheil abwende, sondern auch, dass sie magische Kräfte verleihe. Ein Ankläger eines englischen Hexenprozesses stützte sich in seinem Fall zum Großteil auf die Tatsache, dass die Frau Schafgarbe benutzt habe, um Staupe zu heilen und Weissagungen zu machen. In Hessen gruben Männer, die Glück beim Karten- und Würfelspiel brauchten, das »Margaretenkraut« Schafgarbe während der acht Tage um den Tag der heiligen Margarete bei zunehmendem Mond aus. Zwischen den Wurzeln mussten sie dann drei rote Würmer finden und in ein sauberes Tuch wickeln. Dieses trugen sie in einem Säckchen an ihrer rechten Seite. In der Schweiz hieß es, dass man mit Hilfe von Bergschafgarbe Schätze finden könne.

In England werden prahlende Männer manchmal *yarrows*, also Schafgarben, genannt. Der Spitzname entstand, weil Männer, die nahe an einem Schafgarbenfeld gearbeitet hatten, von dem aufsteigenden Duft häufig leicht benebelt waren. Sie waren bekannt dafür, dass sie in ihrem kurzzeitigen Wahn Dinge sagten, die sie später wieder bereuten.

Schafgarbe und die Kunst der Weissagung

Das chinesische »I Ging«-Orakel wird durch geworfene Schafgarbenstängel befragt. Im Westen befragten Verliebte oft Schafgarbenorakel. Mädchen aus Lincolnshire steckten Schafgarbe in ihre Kleider und versuchten dann, die Aufmerksamkeit eines jungen Mannes zu erlangen. Wenn sie nicht beachtet wurden, mussten sie bis zum nächsten Vollmond warten, um die Schafgarbe zu befragen. Wenn der Mann Interesse zeigte, musste das Mädchen um Mitternacht barfuß mit geschlossenen Augen durch ein Schafgarbenfeld laufen und hie und da Blumen pflücken. Die Blumen mussten dann in eine Schublade oder unter das Bett gelegt werden. Wenn die Blumen am nächsten Morgen noch frisch waren, konnte das Mädchen dies als Zeichen nehmen, dass der junge Mann ihr zugeneigt war. Wenn die Blumen über Nacht verwelkten, musste sie ihre Niederlage akzeptieren und die ganze Prozedur einen Monat später bei Vollmond wiederholen.

In England war es Tradition, am Abend vor Allerheiligen (Halloween) Schafgarbe zu sammeln und 30g davon in ein Stück Flanell zu nähen. Bevor man zu Bett ging, wiederholte man die Zauberformel:

»Du hübsches Kraut vom Venusbaum,
Heil aller Schaden nennt man dich.

Zeigst du die Liebste mir im Traum,
Ist keiner glücklicher als ich.«[96]

In Cornwall wurde während des Vollmonds Schafgarbe unter das Kopfkissen gelegt und man sprach:
»Gut Nacht, Gotteskraut, duftend und schön,
Drei mal drei gute Nacht wünsch ich dir.
Ich freu mich darauf, mein Lieb zu sehn,
du hast die Macht und zeigst es mir.«[97]

In Sussex und Devonshire mussten die Mädchen Schafgarbe vom Grab eines jungen Mannes pflücken und dann den folgenden Reim wiederholen, bevor sie sie unter ihr Kopfkissen legten:
»Schafgarbe, erstes Kraut, das ich fand.
Im Namen Jesu pflück ich dich sanft mit der Hand.
Wie Josef umfing seine süße Marie,
Erscheint mir mein Lieb' heut Nacht oder nie.«[98]

Eine andere Methode der Liebesweissagung bestand darin, sich ein Garbenblatt ins Nasenloch zu stecken und dann die Worte zu sagen:
»Schafgarbe grün, schmückst dich mit silbernem Hauch.
Liebt mich mein Lieb, tropft Blut aus der Nase nach uraltem Brauch.
Liebt sie mich nicht, kommt kein Tröpfchen heraus –
Mit verlorener Liebe kehr ich nach Haus.«

Legenden

Es heißt, dass Achilles der erste Heiler war, der die Schafgarbe für medizinische Zwecke genutzt hat, oder aber, dass es Cheiron, der Zentaur war, der ihm alles über das Kraut beibrachte. Achilles band Schafgarbe auf die Wunden seiner Soldaten und war so in der Lage, sie von ihren Schmerzen zu befreien. Es wird auch berichtet, dass er den König Telephos mit Schafgarbe heilte.

In Österreich lobten die Bergelben das Kraut in den höchsten Tönen. Einst kam ein Bergmännchen zu einer alten Frau und erzählte ihr, dass sie von all ihren Krankheiten geheilt sein würde, wenn sie das Kraut, welches die Menschen Schafgarbe nennen, mit Haut und Haaren essen würde.

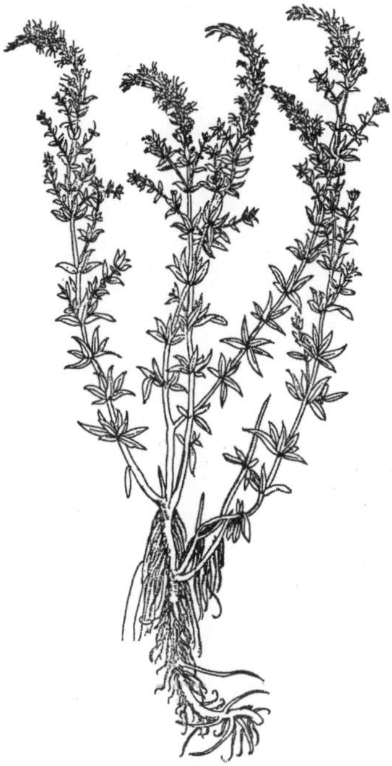

Ysop

ETYMOLOGISCHES

Der Name Ysop stammt von dem lateinischen *hyssopus*, dem altgriechischen *hyssopos* und dem altenglischen *ysope* ab. Der in der Bibel erwähnte Ysop ist nicht identisch mit dem heutigen Ysop. *Hyssopus officinalis* ist ein mehrjähriges Mitglied der Familie der Lippenblütler (*Lamiaceae* oder *Labiatae*).

Volksnamen

Hyssopus officinalis – **Ysop**

Deutsch:	Ysop, Weibische, Weinespenkraut, Eiseb, Josefskraut, Eisob, Bienenkraut, Chilchsuppe, Duftisoppe, Eisenkraut, Gewürzysop, Hisopo, Hizopf, Ibsche, Isop, Ispen, Isopenkraut, Isump, Ispenkraut, Kirchenhysop, Klosterhysop, Messkräutel, Söpli

Englisch:	Hyssop, Hyssope
Französisch:	Hysope, Hyssope, Herbe sacrée
Italienisch:	Isopo, Issopo, Issopo celestino
Spanisch:	Hinojo
Russisch:	Issop
Irisch:	Íosóip

ÄUSSERE MERKMALE

Ysop wächst in gemäßigterem Klima und erreicht die Höhe eines Busches, wird also 30 bis 90 cm hoch. In südlichen Gegenden bleibt er den Winter über grün, im Norden hingegen stirbt er ab. Wenn er blüht, sondert er einen einzigartigen stark aromatischen Geruch ab, der an Terpentin erinnert. Die Blätter schmecken würzig und haben einen bitteren Nachgeschmack. Ysopwurzeln sind holzig und verzweigt. Junge Ysoppflanzen haben eckige Stängel, die blühenden hingegen runde. Die tiefer sitzenden verzweigten Stängel sind mit einer braunen, flockigen Borke besetzt, die oberen Stängel und Blätter weisen feine Härchen auf. Die Blätter sind lang und laufen spitz zu, sitzen gegenständig und sind an den Enden meist gerollt. Sie sind breiter, dünner, flacher und dunkler als Rosmarinblätter. Die Unterseiten der Blätter sind mit Öldrüsen gepunktet. Ysop bringt purpurfarbene, blaue, weiße und rosafarbene Blüten hervor, die in Büscheln von sechs bis 15 Blüten an der Stängelspitze und entlang einer Seite der langen Blütenstiele wachsen.

STANDORT, JAHRESZEIT UND NÜTZLICHE PFLANZENTEILE

Wild wächst Ysop im Mittelmeerraum, Nordafrika und in den gemäßigten Zonen Asiens auf sonnigen, steinigen Abhängen und Hügeln. Manchmal entflieht er der Kultivierung in Gärten und auf Friedhöfen. Ysop gedeiht an südlichen Hängen bis zu einer Höhe von 1 500 m und blüht von Juni bis in den Oktober hinein. Die Pflanze wird, kurz bevor sie blüht, ohne Wurzeln gesammelt.

Sammeln, Trocknen und Aufbewahrung

Die Spitzen der Ysoppflanze werden kurz vor oder während der Blüte geschnitten. Es ist möglich, zwei Ernten durchzuführen, die erste im Juni, die zweite im

August. Ysop sollte gestutzt oder regelmäßig geerntet werden, damit er nicht holzig wird und ungepflegt aussieht.

Ysopblätter werden umgehend an schattigen und luftigen Orten getrocknet und so wenig wie möglich berührt. Die getrockneten Blätter halten sich gut in hölzernen Behältern.

Saatguterhaltung und Keimung

Es gibt, besonders in Asien, verschiedene lokale Ysopsorten, die sich stark in Ölgehalt und Blütenfarbe unterscheiden. Da Bienen sie kreuzen können, müssen sie getrennt gezogen werden, wenn ihre Reinheit erhalten werden soll. Die Samen bleiben unter normalen Bedingungen zwei bis vier Jahre lang keimfähig und keimen innerhalb von acht bis zehn Tagen.

Die Samen reifen entlang des Blütenstiels nicht gleichzeitig. Deswegen sollte man die Samenbehälter sorgfältig beobachten und die Pflanze ernten, wenn mindestens ein Drittel der Samen reif ist und herauszufallen droht. Schneiden Sie den gesamten Blütenstiel ab und stecken Sie ihn zum Reifen und Trocknen verkehrt herum in eine Papiertüte oder legen Sie ihn an einem trockenen Ort auf Tücher. Wie bei vielen anderen Lippenblütlern auch fallen die Samen nicht immer von selbst aus den Samenbehältern und sollten über ein Sieb gerieben werden, um sie zu entfernen. Da die Samen rund sind, kann man sie reinigen, indem man sie durch verschiedene Siebe mit unterschiedlich großem Drahtnetz siebt und dann die Samen schüttelt, bis sie sich von den anderen Pflanzenrückständen trennen. Es ist auch möglich, mit Hilfe eines Siebes das grobe Pflanzenmaterial zu entfernen und die leichteren Pflanzenrückstände abzupusten. An einem leicht windigen Tag weht der Wind die Rückstände fort, wenn das gesiebte Material sorgsam von einer Schüssel in die andere geschüttet wird, bis der Samen schließlich rein ist. Man kann beim Reinigen auch kleine Saatgutreinigungsmaschinen einsetzen.

☞ FINGERZEIGE FÜR DEN ANBAU

Ysop pflanzt sich selbst fort, ist mehrjährig und sehr leicht zu züchten. Er fühlt sich in nährstoffarmem und trockenem Boden wohl, und seine aromatischen Eigenschaften helfen, den Boden von schädlichen Insekten und Bakterien freizuhalten. Allerdings zieht er Mineralien aus dem Boden, weswegen er alle paar Jahre umgepflanzt werden sollte. Pflanzen wie Kürbis oder Mais, die zum

Gedeihen viel Dünger brauchen, sollten in den folgenden Jahren nicht in den betroffenen Boden gepflanzt werden. Ysop gedeiht am besten an sonnigen und geschützten Standorten auf leichtem, sandigem oder kalkigem Boden. Er gedeiht nicht auf frisch gedüngtem Boden, in reichem Humus wächst er aber mit etwas Glück innerhalb von ein bis zwei Jahren auf Buschgröße heran.

Ysop kann leicht aus Samen gezogen werden, die entweder drinnen in Saatschalen oder draußen nach dem letzten Frost ausgesät werden. Die Pflanzen müssen auf 30 cm Abstand ausgedünnt werden. Lässt man Ysop selbst aussäen, schießen im nächsten Jahr um die Mutterpflanze herum viele kleine Sämlinge aus dem Boden.

Stecklinge werden im Frühjahr geschnitten, und die Pflanzenteilung erfolgt im Frühjahr oder Herbst, auch wenn beides selten nötig ist. Ysop ist ein wertvoller Gast im Staudengarten, weil er leicht anzubauen ist und schöne blaue Blüten trägt. Es gibt relativ wenige blau blühende Pflanzen, und so bieten sie einen angenehmen Kontrast zu den vorwiegend gelben oder rötlichen Blüten im Blumengarten. Auch Floristen sind große Freunde der Pflanze, da sie lange hält.

Ysop sollte zu Mittsommer oder, in wärmeren Gegenden, zum Sommerende hin zurückgeschnitten werden, damit er nicht struppig und schief wird. Karl der Große ordnete die Pflanzung von Ysop als Klostergartenpflanze an. Heutzutage wird er häufig gemeinsam mit der blau blühenden Katzenminze als Begrenzungspflanze oder an Grabstätten angepflanzt.

Ysop unterstützt das Wachstum von Weinstöcken und vermindert das von Radieschen. Er zieht Kohlweißlinge an und kann als Köderpflanze eingesetzt werden, um die Schädlinge vom Kohlbeet fernzuhalten. Ysop vertreibt Insekten und ein Ysopkaltwasserauszug oder -tee wird von Biobauern verwendet, um von bakteriellen Krankheiten befallene Pflanzen einzusprühen.

GAUMENFREUDEN

Ysop war einst ein besonders beliebtes Küchenkraut, aber der Geschmack wandelt sich im Laufe der Zeit, und so ist er mittlerweile aus der Mode gekommen. Eine Ausnahme stellen die Balkanländer dar, wo er noch immer häufig verwendet wird. Kulinarisch besteht der Wert von Ysop vor allem darin, dass er Öle und Fette leichter und verdaulicher macht. Deswegen wird er vor allem verwendet, um Würstchen, Kalb, Schwein, Aal, Nieren- oder Käsegerichte, aber auch Suppen und Eintöpfe zu würzen. Man reibt Geflügel und Rostbraten vor dem Kochen mit Ysop ein oder mengt ihn in Geflügelfüllungen. Brühen, Bohnen, Erbsen, Saucen, Buchweizen- und Kartoffelgerichten schmeichelt der Geschmack des Ysops ebenfalls. Er eignet sich außerdem als Gewürz für eingemachte Zwiebeln, Gurken und Salate. Gelegentlich findet er sich in kleinen Mengen auch in gemischten Schnittkräutern, denen er zusätzlichen Geschmack verleiht. Eine kleine Prise fein gehackter Ysopblätter verleiht Fruchtsalaten, Aprikosen- und Pfirsichkuchen den letzten Schliff. Ysopessig hat einen stärkeren Geschmack als Estragonessig und wird auf dieselbe Weise zubereitet. Im Mittelalter würzte man Heilbier mit dem Kraut, und auch heute noch findet es sich in Likören wie Chartreuse und Aperitifs.

Erwähnenswerte Rezepte

Das folgende Rezept für Ysopsirup stammt aus John Shirleys *The Accomplished Ladies' Rich Closet of Rarities*:

Herstellung von Ysopsirup

»Man nehme eine Handvoll des Krautes und je 30g Feigen, Datteln und Rosinen. Man koche sie alle in eineinhalb Litern Wasser, bis ein Drittel verdampft ist, seihe das Ganze ab und kläre das Überbleibende mit zwei Eiweiß und zwei Pfund feinen Zuckers und mache so einen Sirup daraus, der etwa zwölf Monate lang hält.«[99]

Chartreuse

Einer der berühmtesten Kräuterliköre ist der Chartreuse, der in La Grande bei Grenoble hergestellt wird. Ein Getränk mit ähnlichem Geschmack können Sie zu Hause brauen:
Gießen Sie jeweils 60g Zitronenmelissen- und Ysopblätter, 30g frische Angelikablätter, 10g Zimtstange und je 5g ganze Muskatblüte und Safran mit einem Liter 70%igem destilliertem Alkohol auf. Lassen Sie das Ganze verkorkt zehn Tage in der Sonne stehen. Seihen Sie die Flüssigkeit ab und verdünnen Sie sie dann mit gekochtem und abgekühltem Zuckersirup, bis die gewünschte Geschmacksintensität und Konsistenz erreicht sind.

HAUSHALTSHILFEN

Ysop kann um das Haus herum als Zier- und Begrenzungspflanze angebaut werden und wurde früher zum Ausstreuen verwendet. Das ätherische Öl und die getrockneten Blätter und Blüten der Pflanze werden wegen ihres starken Aromas in winzigen Mengen in Kräutersäckchen, -kissen und Potpourris gefüllt. Die hübschen Blüten und der stechende Geruch des Ysops zeigen überraschende Wirkung in Blumengestecken.

ॐ SCHÖNHEITSPFLEGE

Ysop wird in der Kosmetik heutzutage nur noch selten verwendet, obwohl er früher sehr geschätzt war. Er kann Gesichtsmasken und Kompressen beigemengt werden. Das ätherische Öl wurde früher als Mittel gegen Läuse verwendet. Heute setzt man ihn hauptsächlich wegen seines Duftes ein. Ysopbäder haben desodorierende Wirkung und werden Rheumapatienten empfohlen.

MEDIZINISCHE EIGENSCHAFTEN

Traditionell nimmt man Ysop in Sirupform ein. Das klassische Rezept wird mit Feigen und Honig zubereitet und löst Schleim in den Lungen, lindert Asthma, Schwindsucht und Husten, wirkt gegen Ohrenschmerzen und stärkt den Magen sowie die Stimmbänder. Auch kalte Krankheiten, tief sitzender Schleim, Energiestauungen und Fallsucht wurden mit Ysop behandelt. Außerdem trug man ihn als Schutz gegen die Pest.

Moderne Medizin

Der Ruf des Ysops als Heilpflanze hat mit den Jahren gelitten. Heutzutage gilt er allgemein als lindernde Medizin. Ysophonig wird noch immer gegen Husten verschrieben, und Ysoptee wird als wärmende Magen- und Verdauungsmedizin verabreicht. Außerdem ist Ysoptee ein geschätzter Durstlöscher für Patienten mit Atembeschwerden. Der Tee hat stimulierende Wirkung und soll Blähungen lindern, die Menstruation einleiten und die Schweißproduktion verringern. Umschläge aus frischen Ysopblättern werden auf Schnittwunden, Prellungen und bei rheumatischen Muskelschmerzen angewendet, und der Aufguss aus den Blättern dient als antiseptisches Gurgelwasser.

Besondere Heilmittel

Ysopsirup

Dieses alte Rezept für medizinischen Ysopsirup kann abgewandelt werden, indem man ihm gedünstete Feigen beigibt oder eine kleine Menge Weinraute anstelle von Poleiminze verwendet. Weder Weinraute noch Poleiminze sollten schwangeren Frauen verabreicht werden. Sie können einen schweren kleinen Topf auf geringer Hitze verwenden:
»Ein exzellenter Syrup, um Stauungen zu öffnen und dem kurzen Atem Abhilfe zu verschaffen. Man nehme je eine Handvoll Ysop, im ersten Jahre gewachsen, und Poleiminze. Man stampfe sie und gieße den Saft ab und füge die gleiche Menge englischen Honig hinzu. Man erhitze dies alles in einem Zinntopf über einem Kohlegefäß, bis Saft und Honig wohl vermengt sind, und mache all dies immer frisch und lasse die betroffene Person jeden Morgen zwei Löffel davon einnehmen.«[100]

YSOP IN HAUS UND HOF

Ysop wird häufig von Bienen besucht und oft in der Nähe von Bienenstöcken angepflanzt. Außerdem sät man ihn an erosionsgefährdeten Hängen, da er dem Boden Halt verleiht, und auf Gräbern.

Verwendung in der Tiermedizin

Ysopaufguss wird verwendet, um tiefe Wunden auszuwaschen und den Blutverlust zu verlangsamen. Hunden kann er als Erste-Hilfe-Medizin bei Vergiftungen verabreicht werden. Außerdem hilft er Tieren mit Lungenbeschwerden.

NEBENSÄCHLICHES UND WISSENSWERTES

Ein ausgefallener deutscher Brauch bestand darin, Zweige von aromatischen Kräutern in Gebet- und Liederbücher zu legen. Man glaubte, dass sie die Kirchgänger während der Predigt wach halten würden, weil sie so stechend riechen. Da alte Frauen besonders häufig in die Kirche zu gehen pflegen, trugen diese Kräuter, zu denen auch der Ysop zählt, die Spitznamen »Altweiberschmeckata« oder einfach »Schmecker«.

MONDKRÄUTER

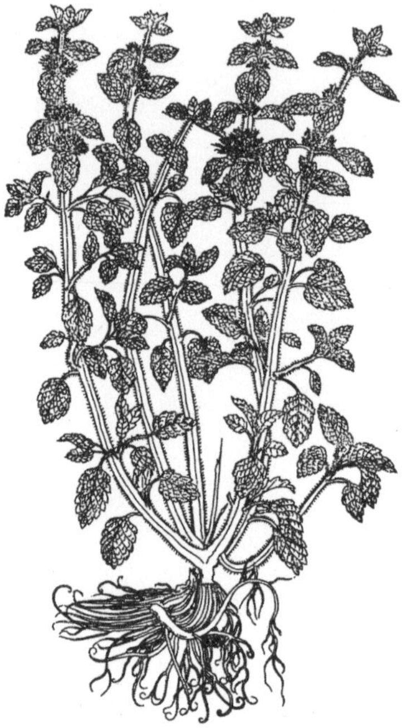

Andorn

ETYMOLOGISCHES

Der Name Andorn bedeutet »ohne Dornen« und entstand, da das Kraut an seinen Samenbehältern hakig verdornte Spitzen aufweist. Der wahre Ursprung des botanischen Namens *Marrubium* ist ungewiss, vermutlich aber stammt er von den althebräischen Worten *mar* und *rob* ab, die zusammen »sehr bitter« bedeuten. *Alba* (»weiß«) und *nigrum* (»schwarz«) beziehen sich jeweils auf die Farbe der Blüten: Andornblüten sind weiß, die des schwarzen und stinkenden Andorns hingegen dunkellila.

Der mehrjährige Weiße Andorn (*Marrubium vulgare* oder *Marrubium album)* ist ein Mitglied der Familie der Lippenblütengewächse (*Lamiaceae* oder *Labiatae*). Der Stinkandorn (*Ballota nigra* oder *Marrubium nigrum)*, auch Schwarznessel genannt, gehört derselben botanischen Familie an.

☙ Volksnamen

Marrubium vulgare – Andorn

Deutsch:	Andorn, Gottvergess, Gotteshilf, Weißer Dorant, Weißer Andorn, Berghopfen, Dauerrang, Marobel, Lungendank, Andor, Antonitee, Helftkraut, Mariennessel, Mutterhaut, Mauerandorn, Weiße Leuchte, Weißleuchtkraut
Englisch:	Horehound, White horehound, Houndsbene, Marvel, Hoarhound, European horehound, Water horehound, American horehound, Common horehound, Hoarhound.
Französisch:	Marrube, Marrube Blanc
Italienisch:	Marrobio, Mentastro, Erba apiola
Spanisch:	Marribio
Dänisch:	Kransburre
Russisch:	Šandra obyknovennaja
Irisch:	Grafán

ÄUSSERE MERKMALE

»Gemeiner Andorn hat eckige, haarige Stängel und wird eineinhalb bis zwei Fuß hoch. In den Gelenken wachsen je zwei zerknitterte raue Blätter von düsterer graugrüner Farbe und gutem Geruch, aber bitterem Geschmack. Die Blüten sind klein, weiß, klaffen auf und sitzen in rauen, harten und dornigen Hülsen um die Gelenke herum. In ihnen findet man später einen kleinen runden schwärzlichen Samen. Die Wurzel ist schwärzlich, hart und holzig, weist zahlreiche Fäden auf und überdauert viele Jahre.«[101]

Vor allem erkennt man die Pflanze an ihren abgerundeten, kleinen, silberolivfarbenen und zerknittert aussehenden Blättern und deren bitterem Geschmack. Andorn ähnelt einer kleinen Taubnessel mit abgerundeten Blättern. Die Unterseite der Blätter und die Stängel sind vollständig mit einem weißen, wolligen Pelz überzogen, der der Pflanze einen gräulichen Schimmer verleiht. Die Blätter sind dick, oval, sehr faltig, wollig, an den Enden relativ spitz und etwa so groß wie das erste Glied eines Zeigefingers. Sie sind mit einem weißlichen Netz überzogen.

Die Blüten erscheinen erst nach dem zweiten Wachstumsjahr in Bündeln von sechs bis acht weißlichen Röhren, die in dichten Scheinquirlen an den Stängeln neben den Blättern wachsen.
Der Stinkandorn hat eine recht unkrautartige Erscheinung. Er schmeckt nicht nur übel, sondern riecht auch so. Er ist etwas höher als der Weiße Andorn und hat dunklere Blätter. Die Blüten sind rot oder von dunklem, mattem Lila.

☼ STANDORT, JAHRESZEIT UND NÜTZLICHE PFLANZENTEILE

Andorn wächst wild in Europa, Asien, Australien, Südafrika und Amerika, auf den Azoren und den Kanarischen Inseln. Der Weiße Andorn stammt ursprünglich aus Zentralasien, wurde aber durch Schafe, Ziegen und den Anbau durch die Menschen in der ganzen Welt verbreitet. Nur in den Tropen und einigen Wüstenregionen hat er sich noch nicht niedergelassen. Meistens wächst er auf trockenem Boden in der Nähe von menschlichen Behausungen, auf Dorfpfaden, an Wegesrändern, auf Geröll, steinigem Boden, Müllhalden, magerem Weideland, in Hecken, an Zäunen und Jauchegruben sowie an Ruheplätzen für Vieh. Der Stinkandorn zieht schattige Standorte in einer Höhe von bis zu 1 400 m oder mehr vor. Andorn blüht von Juni bis September.

Sammeln, Trocknen und Aufbewahrung

Die ganze Andornpflanze wird ohne Wurzeln gesammelt, wenn sie im Juni und August zu blühen beginnt. Die einzelnen Blätter können schon ab Mai geerntet werden. Kräutersammler glauben, dass sich Johannisandorn für medizinische Zwecke am besten eignet, da sich das Kraut zu dieser Jahreszeit voll entfaltet hat.

Andornblätter werden an luftigen, schattigen Orten getrocknet. Das angenehme Aroma der Pflanze verschwindet während des Trocknungsprozesses. Die Blätter schimmeln nur selten.

Saatguterhaltung und Keimung

Die Saatguterhaltung von Weißem Andorn hat einen großen Nachteil: Es ist sehr schwierig, den richtigen Zeitpunkt für die Ernte der Samenständer zu bestimmen. Die Samenbehälter sind manchmal schon vor der Ernte leer. Am besten bestimmt man die Reife der Samen mit Hilfe eines Vergrößerungsglases. Die Samen sind sehr unscheinbar und bräunlich und müssen häufig aus den borstigen Samenbehältern gerieben werden. Sie bleiben zwei bis drei Jahre lang keimfähig, wenn sie an einem kühlen, dunklen Ort gelagert werden. Noch länger halten sie, wenn man sie mit Silikagel trocknet und dann einfriert.

☞ FINGERZEIGE FÜR DEN ANBAU

Auch wenn Weißer Andorn häufig für medizinische Zwecke angebaut wird, halten ihn viele Gärtner noch immer für ein Unkraut. Er ist leicht zu ziehen, verbreitet sich schnell und wird nur selten von Insekten befallen. Andorn benötigt gut durchlässigen, trockenen, nährstoffarmen und kalkhaltigen Boden. Ist der Boden zu nass, kann es passieren, dass er eingeht. In Dürrejahren gedeiht er wohl und toleriert sowohl Hitze als auch Frost. Andorn bleibt meistens den ganzen Winter über graugrün, besonders wenn er unter einer Schneedecke überwintern kann. Die Samen werden im April ausgesät und keimen, wenn auch etwas unregelmäßig, innerhalb von zwei bis drei Wochen. Die Keimlinge sollten auf etwa 22 cm Abstand ausgedünnt werden. Wurzelteilungen und Stecklingsvermehrung erfolgen im Oktober oder März. Darf der Andorn sich selbst aussäen, sprießen in allen Ecken des Gartens neue Pflänzchen, da Ameisen die Samen geschäftig hin und her tragen. Obstzüchter haben entdeckt, dass schädliche Raupen und andere Insekten sich von Obstbäumen fernhalten, unter denen Andorn wächst. Andornbrühe wird direkt auf Pflanzen gesprüht, um Insekten abzuwehren.

GAUMENFREUDEN

Andorn ist viel zu bitter, um ihn als Gemüse zu kochen, wird aber gelegentlich verwendet, um Bieren und Likören einen bitteren Beigeschmack zu verleihen. In den USA und England werden noch heute Andorn-Hustenbonbons hergestellt, die im Rest der Welt eher unbekannt sind. Allerdings wird Andorn in viele herkömmliche Hustenbonbons gemischt.

Erwähnenswerte Rezepte

Andornbier

Andornbier wird aus frischen Andornblättern, Ingwer, Zitronensaft und braunem Zucker gebraut. Seine braune Farbe erhält es, indem man etwas

Melasse hinzufügt. Sein Geschmack ist recht ungewöhnlich und bitterer als Hopfenbier. Die Herstellung erfolgt ebenso wie die von Nesselbier (siehe Kapitel »Brennnessel«, S. 149).

Andornbonbons

Der bittere Geschmack von Andorn harmoniert gut mit Zucker. Andornbonbons und -Hustenpastillen werden folgendermaßen hergestellt: Kochen Sie in einem abgedeckten Topf bei geringer Hitze zehn Minuten lang zwei Handvoll frischer Andornblätter in einem halben Liter Wasser. Seihen Sie die Kräutermischung ab und geben Sie zwei Tassen Zucker und einige Teelöffel Maissirup hinzu. Kochen Sie das Ganze, bis es 145 °C auf dem Zuckerthermometer erreicht hat (starker Bruch), und gießen Sie die Masse dann in einen sorgfältig mit Butter eingepinselten Tiegel oder eine Form. Schneiden Sie sie in Stücke, bevor sie erhärtet, und rollen Sie die einzelnen Bonbons dann in Puderzucker. Bewahren Sie die Bonbons in luftdichten Behältern auf.

HAUSHALTSHILFEN

Wie der Fliegenpilz hält Andorn dem Volksglauben nach Fliegen fern, wenn man ihn in eine Schüssel voll Milch gibt. Zwar wurde dies bislang noch nicht bestätigt, aber das Kraut hat in jedem Fall abschreckende Wirkung auf viele Insekten. Butter hält angeblich besser, wenn man die Butterdose sorgfältig mit Andorn auswäscht. Noch besser soll es wirken, wenn man Andorn verwendet, der zwischen elf und zwölf Uhr nachts auf einem Friedhof gesammelt wurde. Blumenbouquets können mit einem Rahmen aus silbrigen Andornblättern umrandet werden.

ॐ SCHÖNHEITSPFLEGE

Der Stinkandorn wurde früher als Haut- und Haarspülung verwendet, vermutlich um Läuse und andere Parasiten zu vertreiben. Wegen ihres unangenehmen Geruchs wird die Pflanze heutzutage in der Kosmetik kaum noch angewendet.

MEDIZINISCHE EIGENSCHAFTEN

Dioskurides empfahl Andorn *»denen, die von wilden Tieren gebissen wurden oder ein lebensgefährliches Gift geschluckt haben«.*[102] Früher verschrieb man ihn als Gegenmittel für verschiedene Gifte, und im alten Rom nahm man ihn gegen Malaria und malariaähnliche Erkrankungen ein. Spätere Kräuterkundler bestätigten seinen Nutzen als Bitterkraut, das die Leber stärkt und somit Vergiftungen entgegenwirkt. Außerdem hieß es, dass Andorn den Körper von Schleim, Unreinheiten und Würmern befreien würde. Frauen nahmen ihn ein, um die Entbindung zu beschleunigen und die Menstruation einzuleiten. Der Saft wurde äußerlich bei der Behandlung von Wunden und Geschwüren und als Augen- und Ohrentropfen eingesetzt.

Otto Brunfels hielt den Stinkandorn für medizinisch wirksamer, weil er nicht so beißend, heiß und trocken ist wie der Weiße Andorn. Er hielt den Stinkandorn für die männliche Form der Pflanze und den Weißen für die weibliche.

Moderne Medizin

Moderne Ärzte und Kräuterkenner verwenden nur den Weißen Andorn, und zwar als Verdauungsbitter- und Leberkraut. Außerdem hat er schleimlösende Wirkung. Frischer, mit Honig gesüßter Andornsaft, -sirup, Andornbonbons, -tee und -pulver reinigen Lungen, Magen und Därme von Schleim und lindern Husten, Asthma, Allergien, Bronchitis, aufkommende Tuberkulose und einige Formen von Durchfall. Bei starker morgendlicher Übelkeit und nervöser Verdauung mit Erbrechen wird Andorn-Kamillen-Tee verabreicht, von dem schwangere Frauen aber absehen sollten. Der Tee wird über den Tag verteilt in kleinen Mengen eingenommen, am besten aus der Thermosflasche. Homöopathischer Andorn wird gegen chronische Darm- und Lungenkatarrhe verschrieben. Er kann außerdem eingesetzt werden, um Nachgeburten zu lösen, und eignet sich als bitteres Verdauungsmittel.

Nimmt man zwei Stunden vor den Mahlzeiten Andorn ein, erleichtert er Verdauungsbeschwerden. Außerdem lindert er Milz- und Leberverhärtungen und die Gelbsucht. Das Kraut ist ein allgemeines Stärkungsmittel für schwache und anämische Patienten, sollte aber nie über einen längeren Zeitraum hinweg eingenommen werden. Äußerlich wird es bei frischen Wunden, verhärteten Drüsen, Frostbeulen, Erfrierungen, Hautkrankheiten und Ausschlägen angewendet.

ANDORN IN HAUS UND HOF

Hält man Bienen in der Nähe von Andornpflanzen, produzieren sie einen einzigartig bitteren Honig, der auch als Andornhonig bekannt ist. Deutsche Imker glauben, dass Bienen sich erfolgreicher fortpflanzen, wenn man Andorn unter den Bienenstock legt. Vieh meidet in der Regel beide Arten von Andorn, allerdings heißt es in der Volksmedizin, dass es den Appetit steigert, wenn man seinem Vieh Stinkandorn um den Hals hängt.

Verwendung in der Tiermedizin

Hunden mit Ohrenschmerzen, die nicht durch Ohrmilben verursacht wurden, sollte man die Ohren mit einem warmen Andornaufguss ausspülen.

NEBENSÄCHLICHES UND WISSENSWERTES

Die alten Ägypter kannten Andorn unter den Namen Horussamen, Bullenblut und Sternenauge. Außerdem zählt er zu den fünf bitteren Passah-Kräutern.

In Lincolnshire in England bedeutete es für die Frauen einst großes Unglück, wenn sie am 1. Mai ein Kind gebaren. Um die Geburt am 30. April einzuleiten, gab man ihnen deshalb starken Andorn-Rauten-Tee und ließ sie dann auf und ab springen. Es muss kaum erwähnt werden, dass eine derartige Vorgehensweise wegen der möglichen Vergiftungsgefahr absolut nicht zu empfehlen ist.

ꝏ LITERARISCHE ERWÄHNUNGEN

»Ich gebe ihm sein wohlverdientes Geld,
Damit er seinen Spaß hat wie ein Faschingsprinz
Mit Andornküchlein, Drops aus Pfefferminz,
Dem süßen Rausch beim Zuckerbäckerfest,
Der jede Naschkatze vor Wonne schnurren lässt.«

Nach: John Clare:
»The Shepherds's Calender«, August, S. 97

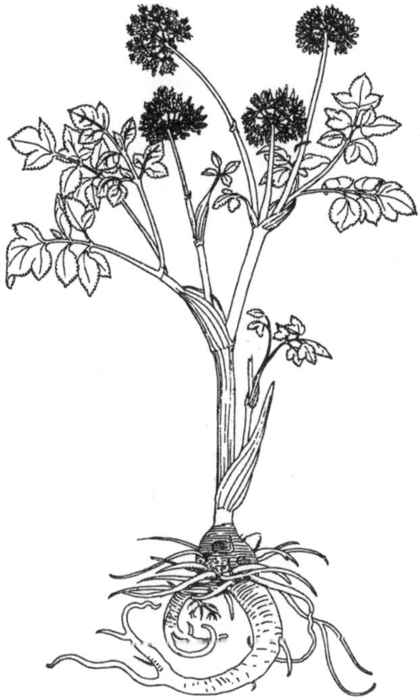

Angelika

ETYMOLOGISCHES

Der Name Angelika entstand aus der lateinischen Bezeichnung *herba angelica* (»Kraut der Engel«). Tabernaemontanus war der Erste, der die Angelika *archangelus* nannte und sie damit mit dem höchsten aller Engel, dem Erzengel Michael, assoziierte. Otto Brunfels verlieh dem Kraut sogar einen noch höheren Status, indem er es als »Wurzel des Heiligen Geistes« bezeichnete.

Angelica archangelica, auch als *Archangelica officinalis* oder *Archangelica angelica* bekannt, ist ein zweijähriges, häufig auch mehrjähriges Mitglied der Familie der Doldenblütler (*Apiaceae*, früher auch *Umbelliferae*). *Angelica archangelica var. archangelica* wird wegen ihrer großen, fleischigen Wurzel angebaut und von Kräuterkundlern hochgeschätzt. *Angelica sylvestris* wächst wild in Europa, und in der Neuen Welt kann man verschiedenen Arten begegnen, unter denen sich auch eine giftige befindet, *Angelica lineariloba*. In der Kosmetikindustrie und bei der Nahrungsmittel- und Medizinherstellung werden orientalische Arten verwendet. Der Meisterwurz (*Peucedanum ostruthium*) gehört zwar einer vollkommen anderen Pflanzenart an, ist aber ein Mitglied derselben botanischen Familie und besitzt ähnliche Heilkräfte.

Volksnamen

Angelica archangelica – **Angelika**

Deutsch:	Engelwurz, Erzengelwurz, Heiliggeistwurz, Heiligenbitter, Theriakwurzel, Zahnwurzel, Brustwurz, Zahme Angelika, Angolkenwurzel, Argelkleinwurz, Gartenangelik, Geistwurzel, Giftwürze, Gölk, Ledpfeifenkraut, Luftwurzel, Dreieinigkeitswurzel
Englisch:	Angelica, Archangel, Garden archangelica, Garden angelica, Angelic herb, Holy ghost, Jack-jump-about, Ground ash, Ghost-kex, Smooth-kesh, Water kesh, Water squirt, Kedlock, Jeeloco, Skytes. Fälschlich: Groud elder, Wild parsnip, Masterwort
Französisch:	Angélique, Archangélique, Herbe du Saint Esprit
Italienisch:	Angelica, Angelica domestica, Angelica di boemia, Archangelica
Holländisch:	Engelwortel
Grönländisch:	Quaunor, Kuanek
Isländisch:	Hvönn, Aetihvönn, Spisekvan
Schwedisch:	Stätta, Ädel kvanne
Irisch:	Ainglice
Russisch:	Djagil lekarstvennzj

ÄUSSERE MERKMALE

Angelika wird bis zu zwei Meter groß und breitet sich zum Schaden anderer Pflanzen aus. Sie verströmt einen stark aromatischen Duft. Kultivierte und wilde Sorten sind schwer zu unterscheiden, und beim Sammeln sollte man besondere Vorsicht walten lassen, da Verwechslungsgefahr mit ähnlich aussehenden Giftpflanzen wie dem Schierling besteht. Schierling ist allerdings wesentlich kleiner und duftet nicht so angenehm wie Angelika. Außerdem wird er von Insekten gemieden.

Angelika hat dicke graubraune Wurzeln, die mit einem honigfarbenen Mark gefüllt sind. Ihr Geruch ist stark aromatisch bis moschusartig, der Geschmack harzig und bittersüß. Angelikastängel sind dick und aufrecht, innen hohl und außen sanft gerippt, sehen auf den ersten Blick aber glatt aus. Sie sind grün und weisen gelegentlich lilafarbene oder rote Flecken auf. Die Blätter der Pflanze wachsen an langen, verhüllten und hohlen Blätterstängeln und sind mehrmals dreigeteilt. Sie variieren in Größe und Form und werden zur Spitze des Stängels hin kleiner. Oben sind sie leuchtend grün, unten blaugrün. Angelikablüten sind grünlich oder gelbweiß, gelegentlich lila gefleckt, und in Dolden zusammengefasst. Sie riechen honigsüß und beherbergen viele Insekten. Angelikafrüchte sind gerippt und strohfarben.

STANDORT, JAHRESZEIT UND NÜTZLICHE PFLANZENTEILE

Gartenangelika wird in Europa, Island, China, Japan, Korea, Indien und Nordamerika angebaut. Sie mag kühle bis gemäßigte Regionen der nördlichen Hemisphäre und kann selbst in Sibirien, Grönland und Island erfolgreich angebaut werden. In Europa, Sibirien, Alaska, den Pyrenäen, den Alpen und im Himalaja verwildert sie häufig und kreuzt sich mit wilden Sorten. Sie gedeiht in Gärten, auf Friedhöfen, an Fluss- und Seeufern, an Stränden, Dämmen, in Mooren und auf feuchten Wiesen. Gelegentlich findet man sie auch in der Nähe von Hecken und Gebüschen. Der Legende nach blüht Angelika am Tag des Erzengels Michael (8. Mai). In südlicheren Gefilden scheint dies auch tatsächlich zuzutreffen. Im Norden blüht sie allerdings erst im Sommer.

Sammeln, Trocknen und Aufbewahrung

Sollen Stämme und Stängel der Angelika kandiert werden, schneidet man sie zwischen Mai und Juli. Die Blätter werden gesammelt, bevor die Pflanze blüht. Die Samen erntet man, wenn sie reifen, also im August, September oder Oktober. Die Rhizome der zweijährigen Pflanzen können im Spätherbst oder Anfang des Frühjahrs ausgegraben werden. Man wäscht sie gründlich und hängt sie dann zum Trocknen in einem luftigen, trockenen Raum auf. Winzige Würzelchen können zu großen »Wurzelseilen« zusammengefasst werden. Viele Mitglieder der Familie der Doldenblütler reizen die Haut und rufen Schwellungen hervor, besonders in Kombination mit Sonnenlicht. Auch die Angelika stellt hier keine Ausnahme dar, und allergische Reaktionen können heftig ausfallen. Um sich zu schützen, trägt man im Umgang mit der Pflanze am besten Handschuhe.

Angelikablätter sollten an einem schattigen, luftigen Ort oder mit künstlicher Hitze getrocknet werden. Beim Trocknen müssen sie ihre hellgrüne Farbe erhalten. Die Wurzeln werden schnell unter laufendem Wasser gewaschen, geteilt und dann auf einer Leine zum Trocknen aufgehängt, und zwar ohne künstliche Hitze. Gut getrocknete Wurzeln sind außen grau und runzelig und innen schwammig weiß. In luftdichten Behältern können sie mehrere Jahre lang gelagert werden. Samentragende Angelikadolden werden abgeschnitten und auf Tüchern an einem luftigen Ort ausgebreitet. Unter normalen Umständen trocknen sie innerhalb von sieben bis zehn Tagen und werden dann gedroschen, gesiebt und in luftdichten Behältern gelagert.

Saatguterhaltung und Keimung

Bei der Vermehrung von Angelika muss vor allem beachtet werden, dass die Samen sehr schlecht keimen und ihre Keimfähigkeit nur wenige Wochen beibehalten. Sie sollten *direkt* nach der Ernte ausgesät werden, damit möglichst viele Keimlinge entstehen. Idealerweise sät man die Samen auf feuchtem Boden aus, der den natürlichen Umständen ähnelt. Tatsächlich empfiehlt es sich, Angelika in ihrer natürlichen Umgebung wie feuchten Wiesen zu belassen, anstatt sie in den Garten umzupflanzen. Kleine Pflanzen können allerdings im Frühjahr in feuchten Gartenboden umgepflanzt werden.

Angelikasamen fallen auf den Boden, bevor alle Samen reif sind. Wie bei den meisten Doldengewächse befinden sich die besten Samen in der zentralen Dolde und nicht in den Nebendolden. Deswegen sollte man die Hauptdolden von so vielen verschiedenen Pflanzen wie möglich ernten und nicht alle Samen von einer Pflanze sammeln. Da gelagerte Samen nicht lange fruchtbar bleiben, werden sie nur kurz kühl und trocken gelagert.

☞ FINGERZEIGE FÜR DEN ANBAU

Den alten Sagen zufolge zog man Angelika um 1000 n. Chr. in den ersten skandinavischen Gärten. Wilde Angelika wurde eingezäunt, um sie vor äsenden Rentieren zu schützen, und die Wurzeln wurden als Handelsware verkauft. Angelika wurde in Mitteleuropa um das 15. und 16. Jahrhundert eingeführt und entwickelte sich schnell zum beliebten Zuckerbäckerkraut.

Wilde Angelika kann im Frühjahr problemlos in den Garten umgepflanzt werden. Außerdem kann man die Samen, sobald sie reif sind, einsammeln, umgehend draußen aussäen und dünn mit feuchter Erde bedecken. Es ist aber möglich, dass keiner der Samen keimt, selbst wenn man sie einer kalten Vernalisationsperiode[125] aussetzt, die sie zur Keimung benötigen. Man kann die Samen auch drinnen aussäen und dann an ihren endgültigen Standort umpflanzen. Die Samen keimen so langsam, dass man das Samenbeet in den Wintermonaten locker mit Mulch oder Kiefernzweigen bedecken sollte. Die Keimlinge können auf einen Meter Abstand umgepflanzt werden, ältere Pflanzen sollten aber besser in Ruhe gelassen werden. Sämlinge keimen unter älteren Angelikapflanzen, die sich ausgesät haben, und sollten entfernt oder umgepflanzt werden. Angelika ist eine imposante Zierpflanze und kann an Wände, Gartenteiche oder in abgelegene Ecken des Gartens gepflanzt werden. Neupflanzen können auch durch Wurzelteilung im Herbst entstehen. Die geteilten Pflanzen und Setzlinge werden in tief bearbeiteten, humusreichen feuchten Boden an einem sonnigen Standort, am besten in der Nähe von fließendem Wasser, gepflanzt. Angelika mag regelmäßige Düngung, aber keinen frischen Mist. Gartenangelika ist meistens zweijährig und stirbt jedes Jahr ab, kann aber drei Jahre lang gehalten werden, wenn man verhindert, dass sie sich aussät. Man kann die Samen auch einfach von der Pflanze fallen lassen, sodass im folgenden Jahr neue Keimlinge entstehen. Erfindungsreiche Biogärtner verwenden trockene Angelikastängel als Nestbaumaterial für hilfreiche Insekten oder als Verstecke für Ohrwürmer.

GAUMENFREUDEN

Angelika ist vor allem im hohen Norden ein beliebtes Gemüsekraut, weil sie selbst im kältesten Klima zu imposanter Größe heranwächst. Auch orientalische Angelikasorten finden häufige Verwendung in der Küche. Je nach Jahreszeit kommen alle Teile der europäischen Angelikapflanze in der Küche zum Einsatz. Die jungen Blätter werden gekocht und mit milderem Grünzeug als aufbauendes Frühjahrsgemüse serviert. Die zarten Blätter verleihen Obstsalaten, Streichkäse und Fruchtsäften einen feinen Geschmack. Angelikablätter und besonders die Stängel sind so süß, dass sie als Süßungsmittel verwendet werden können, besonders in Kombination mit Minze und Süßdolde. Die Blätter eignen sich auch als Garnierung für Fisch, Fleisch und Canapés.

Angelikastängel werden im Herbst, also wenn sie am saftigsten sind, geschnitten, geschält und wie Selleriestangen gegessen. Man kann die geschälten Stängel auch in Scheiben aufs Butterbrot legen oder vor dem Backen in Roggenteig mengen. Außerdem kann man sie in heißer Asche backen oder die blanchierten

Stängel und Blattrippen als Gemüse kochen. Die geschälten Stängel werden zusammen mit Rhabarber gekocht und zu Gelees verarbeitet.
Angel ikawurzeln können roh gegessen und beim Brotbacken verwendet werden. Man kann sie auch reiben und dann wie Sauerkraut vergären.
Angelikablüten werden in Lappland als Käselab verwendet: Man kocht Rentiermilch und gießt sie dann über die Blüten. Die Flüssigkeit wird dann in sorgfältigst gereinigte Rentierdärme gefüllt und wie Würste zum Trocknen aufgehängt. Der entstehende Angelikakäse hat den Ruf, sich sehr günstig auf die Verdauung auszuwirken.
Angelikasamen finden als Gewürz in Gebäck und Süßbrot Verwendung. Angelikakonfekt wird auf dieselbe Art zubereitet wie das aus Koriander und Kümmel und regt die Verdauung an.

Auch wenn die wenigsten die Möglichkeit hatten, frischen Rentierkäse oder Anglikawurzelsauerkraut zu probieren, haben die meisten Europäer schon kandierte Angelika gegessen. Sie wird Obstpudding und -kuchen, Marmelade und Eiscreme beigegeben. Die jungen Stängel und Blattstängel werden im Mai geschnitten, geschält, in fingerlange Stücke geschnitten und dann kandiert. Die kandierten Stängel werden auch verwendet, um Gebäck, Pralinen und Weihnachtssüßigkeiten zu verzieren. Angelikaessenz verleiht Eiercreme und Soufflés einen angenehmen Geschmack, und kandierte Angelikawurzeln finden sich in Süßgetränken. Die Wurzeln und Samen der Pflanze würzen Magenbitter und so erlesene alkoholische Getränke wie Chartreuse, Vespestro, Eau de Mélisse, Gin, Wermut, Angelica Brennivin, Melissa Cordial, Ratafia und Benediktiner. Die Wurzeln der wilden Angelika werden in Island und Norwegen sowie in Alaska und Nordasien zu klaren Schnäpsen destilliert. Auch Hopfenbittergetränke werden gelegentlich mit getrockneten Angelikablättern gewürzt. Angelikawein wird hergestellt, indem man die Samen in leichtem Weißwein 24 Stunden lang ziehen lässt.

Erwähnenswerte Rezepte

Kandierte Angelika

Es gibt viele Rezepte für kandierte Angelika. Einem sehr alten und komplizierten Rezept zufolge werden die Stängel im Mai oder Juni geerntet und dann in etwa zehn Zentimeter lange Stücke geschnitten. Danach weicht man sie zwölf Stunden lang in Salzwasser ein. Nun wird eine Schicht aus Weiß- oder Blumenkohlblättern (oder Weinblättern) in einen sauberen Kupfertopf gelegt, mit den Angelikastängeln bedeckt und dann mit einer zweiten Schicht aus Blättern. Nun gießt man frisches Wasser mit etwas Essig darüber, bis die Blätter völlig bedeckt sind. Kochen Sie das Ganze langsam auf, bis die Angelika grün wird, und gießen Sie sie dann ab. Entfernen Sie die Blätter und machen Sie aus je einem Pfund Zucker pro Pfund Angelikawurzeln und Wasser einen dicken Sirup. Kochen Sie den Sirup zehn Minuten lang und gießen Sie ihn dann über die Angelika. Lassen Sie das Ganze zwölf Stunden lang stehen und gießen Sie den Sirup erneut in einen Kochtopf ab. Kochen Sie ihn fünf Minuten lang und gießen Sie ihn wieder über die Angelika. Lassen Sie das Ganze wieder für zwölf Stunden stehen und kochen Sie es dann auf. Die Angelika kann nun eingefroren oder in Sirup eingeweckt werden, oder man nimmt die Stängel heraus, seiht sie ab, gibt sie auf Backpapier, bestreut sie mit Zucker und trocknet sie langsam bei kleinster Hitze im Backrohr. In trockenem Klima kann man sie auch auf Backpapier an einem warmen trockenen Platz trocknen. Der restliche Sirup kann frisch verwendet oder separat in Flaschen abgefüllt werden.

Moderne Köche werden keine Kohlblätter, sondern Töpfe aus rostfreiem Stahl oder Emaille verwenden wollen. Die geschnittenen Stängel werden zunächst in Wasser gekocht, bis sie weich sind. Danach trocknet man sie ab, schält sie und lässt sie dann 24 Stunden in einer Mischung aus einem Teil Zucker und einem Teil Wasser einweichen. Gießen Sie dann die Flüssigkeit ab und kochen Sie sie auf eine Temperatur von 125 °C auf. Geben Sie die Angelikastängel hinein und kochen Sie sie erneut auf. Frieren Sie das Ganze nun ein oder füllen Sie es in Gläser ab. Werden die kandierten Stängel zu Dekorationszwecken verwendet, sollten sie vor der Lagerung bei geringer Temperatur im Backrohr getrocknet werden.

Angelikalikör

Angelikalikör wird aus einem Kilogramm fein geschnittener Angelikastängel hergestellt, die mit einem Liter gutem Branntwein oder Weingeist in einem sauberen Glasbehälter vermischt werden. Verschließen Sie den Behälter sorgfältig und stellen Sie ihn mehrere Wochen lang ins Sonnenlicht oder an einen warmen Ort. Lösen Sie dann auf niedriger Hitze 500g Zucker in etwas Wasser auf und geben Sie den Sirup über den abgeseihten Angelikalikör. Verschließen Sie das Glas und lassen Sie den Likör einige Tage lang ziehen, bevor Sie ihn durch Filterpapier abgießen und in Flaschen füllen. Verkorken Sie die Flaschen sorgfältig.

HAUSHALTSHILFEN

Angelikablätter und -blüten und fein gemahlene Angelikawurzeln finden sich in Potpourris, Kräuter- und Schlafkissen. Wilde Angelika kann zu einem gelben Wollfarbstoff verarbeitet werden. Die Stängel der meisten Angelikasorten können geschnitten, getrocknet und als Strohhalme verwendet werden. Will man vor dem Einfrieren die Luft aus Plastiktüten saugen, kann man dies mit den süß riechenden Angelikastrohhalmen tun. Die Samenköpfe aller Angelikasorten können geschnitten, verkehrt herum aufgehängt, mit Fixiermittel eingesprüht und zu Winterblumenarrangements gesteckt werden. Große getrocknete Angelikastängel mit Samendolden sind, in Vasen oder großen Flaschen auf den Boden gestellt, hübsche Dekorationen.

ॐ SCHÖNHEITSPFLEGE

Angelika ist ein beliebtes Parfümkraut. Wird der Stängel im Frühjahr nahe der Krone abgeschnitten, sondert er ein Harz ab, das ähnlich riecht wie Moschusharz. Dieses Harz und die ätherischen Öle aus den Wurzeln und Samen der Pflanze finden sich in kleinen Mengen, einzeln oder vermengt mit anderen Düften, in Badezusätzen und Parfüms. Während des 18. Jahrhunderts verkaufte man Angelikawasser als *»Engelswasser, eine ausgefallene Wäsche, um die Haut zu verschönern«.* Angelikablätter können auch als Kompressen auf die Haut angewendet werden, um Juckreiz und Entzündungen zu lindern. *Angelica sinensis* (auch *A. polymorpha*) wird in China gegen Sommersprossen angewendet. Spült man sich zusätzlich zum Zähneputzen regelmäßig die Zähne mit einem Aufguss aus Angelikawurzeln oder -stängeln, kann man Zahn- und Zahnfleischverfall vorbeugen.

MEDIZINISCHE EIGENSCHAFTEN

Die orientalischen Angelikas werden in der chinesischen Medizin seit mindestens 4000 Jahren als Schmerzmittel und zur Immunsystemstärkung verwendet. Unsere Angelika wurde während des Mittelalters als Medizin gegen den Schwarzen Tod (die Pest) verschrieben. Tatsächlich beschäftigte sich eine wichtige Abhandlung aus dieser Zeit ausschließlich mit Angelika und Mariendistel und ihrer Wirksamkeit in der Pestbekämpfung. Angelika wurde auch verwendet, um die Opfer der spanischen Grippeepidemie von 1918 bis 1919 zu behandeln. Sie war Bestandteil des antiken *Panacea Theriak* und findet sich heutzutage in der »Schwedischen Kräutermischung«. Die Ärzte vergangener Zeiten verschrieben Angelika als herz-, blut- und geiststärkendes Mittel, das Darmbeschwerden heilte, die Gebärmutter von Gift und Verhärtungen reinigte und erfolgreich gegen Gift, Würmer, schädliche Körpersäfte und Wassersucht wirkte.

Moderne Medizin

Angelikawurzeln und -samen gelten heutzutage als aufbauende und kräftigende Medizin für die Drüsen und die Durchblutung. Sie haben eine wohltuende Wirkung auf die Nerven, die Atem- und Fortpflanzungsorgane, die Haut und die Verdauung. Angelika wird äußerlich als Gegenreizmittel verwendet, zumeist in Form von Salben. Angelikawurzeln können wie Meisterwurz und Bibernell als Tonikum und Stärkungsmedizin eingenommen werden. Von den drei genannten Wurzeln ist Angelika die mildeste, gefolgt von der Bibernelle und dem Meisterwurz. Die Bergformen all dieser Kräuter sind bedeutend wirksamer als ihre Verwandten aus dem Flachland.

Angelikasamen werden verwendet, um den Körper vor Infektionen zu schützen, die Durchblutung zu unterstützen und geschwächte Nerven oder eine angegriffene Konstitution zu stärken. Chronische Krankheiten und allgemeine Erschöpfungszustände werden mit Angelikasamentee behandelt.

Die Wurzeln der Pflanze werden häufig verabreicht, um die Lunge, den Magen und die Därme von Schleim zu befreien, den Nachwirkungen von übertriebenem Alkohol- und Tabakkonsum entgegenzuwirken sowie als Gegenmittel für Vergiftungen. In ihrer natürlichen Umgebung wachsen Schierling und Angelika übrigens häufig in unmittelbarer Nähe. Die Wurzeln werden auch vorbeugend gegen ansteckende Krankheiten wie Grippe eingenommen und wirken schweißtreibend und fiebersenkend. Angelika hat eine wärmende und wohltuende Auswirkung auf die Verdauungsorgane, lindert Blähungen und Sodbrennen und

treibt Würmer aus. Diabetiker und schwangere Frauen sollten das Kraut meiden. Die Orientalische Angelika wird im Westen unter dem Namen *Dong quai* als stärkende und regulierende Medizin für den weiblichen Körper vermarktet und kann über einen längeren Zeitraum hinweg eingenommen werden. *Dong quai* enthält Phytoöstrogene, behandelt vaginale Pilzerkrankungen und stärkt das Immunsystem. Es sollte nicht bei Durchfall und nur vorsichtig bei Blutungen verabreicht werden.
Der Saft der frischen Pflanze wird äußerlich angewendet, um Eiterbeulen und Abszesse zu reifen. Angelikasalbe und -geist werden bei der Behandlung von Rheuma, Gicht und Neuralgie eingesetzt. Angelikabäder aus 150 bis 250g grob gemahlener Angelikawurzel lindern nervöse Störungen, stärken ein geschwächtes Immunsystem und wirken gegen Rheuma.

Homöopathisch wird *Angelica sinensis* gegen PMS-Syndrom, Gewichtsschwankungen, Weißfluss, Schilddrüsenprobleme, Schlaflosigkeit und Verdauungsstörungen verschrieben.

In der chinesischen Medizin wird die Angelika (*Angelica sinensis*) auch als Honigkraut oder Bergsellerie bezeichnet. Sie wird als Geschmacksstoff in Kräutermischungen und als Stärkungsmittel für das Blut eingesetzt. Außerdem stärkt sie den Körper und die Muskeln, befeuchtet die Därme, lindert Schmerzen, reduziert Schwellungen und stärkt das Immunsystem, vor allem gegen Pilzerkrankungen. Die Wurzel der Angelika hat der chinesischen Medizin zufolge drei Teile: Kopf, Körper und Schwanz, die jeweils unterschiedliche Beschwerden heilen. Eine andere Angelika, *Angelika dahurica*, auch als Sibirischer Engelwurz bekannt, wird eingesetzt, um Feuchtigkeit zu vertreiben sowie Nebenhöhlenentzündungen und Verkühlungen zu behandeln.

Besondere Heilmittel

Angelikahonig

Dieser eingedickte Sirup wird aus einem Teil fein gemahlenen Angelikawurzeln, drei Teilen Wacholderbeeren, Wasser und Zucker hergestellt. Kochen Sie die Wacholderbeeren mit Wasser und Zucker auf, bis die Mischung eine sirupartige Konsistenz erreicht. Fügen Sie dann das Angelikapulver hinzu, verrühren Sie das Ganze, gießen Sie es ab und füllen Sie es in sterilisierte Gläser. Versiegeln Sie diese sorgfältig und lagern Sie sie kühl. Der Zucker kann auch weggelassen werden. Angelikahonig wird auf Butterbrot gegessen oder bei Atemproblemen und Husten in einer Dosis von einem Teelöffel pro Tag eingenommen. Schwangeren und Diabetikern ist von Angelika in jeder Form abzuraten, und Nieren- und Blasenkranke sollten sie mit Vorsicht genießen.

Angelikawein

Angelikawein besteht aus 30g gemahlenen Wurzeln oder Samen, die 24 Stunden lang in 500ml Weißwein ziehen. Der Wein wird dann durch Filterpapier abgegossen und mit einigen Kardamomkernen gewürzt. Danach füllt man ihn in Flaschen ab und versiegelt diese. Bei Verdauungsproblemen und als vorbeugendes Mittel gegen Infektionskrankheiten wird ein Teelöffel Wein eingenommen.

Schwedische Kräutermischung

Die schwedische Kräutermischung besteht aus 30g Aloegranulat, 15g reinem Kampfer, 7,5g Silberdistelwurzeln, 7,4g Enzianwurzeln *(Gentiana lutea)*, 30g Manna, 7,5g Myrrhe, 15g Wurzeln vom Medizinalrhabarber *(Rheum officinale)*, 15g Sennesblättern *(Cassia senna)*, 15g Zitwerwurzel *(Curcuma zedoaria)*, 15g venezianischem Theriak und zwei Gramm reinem Safran. Die Kräuter und Harze werden mit einem Liter klarem Schnaps aufgegossen und in einer verstöpselten Flasche für zwei Wochen an einem sonnigen Standort aufbewahrt. Schütteln Sie die Flasche täglich, gießen Sie die Mischung nach Ablauf der zwei Wochen ab und filtern Sie sie. Füllen Sie sie in kleine Flaschen und verkorken Sie diese sorgfältig. Einige Tropfen der Tinktur können als Allgemeinmittel, vor allem bei Verdauungsträgheit eingenommen werden, oder man wendet sie äußerlich an.

ANGELIKA IN HAUS UND HOF

Läuse mögen angeblich den Geruch von Angelikasamen nicht, und viele Läusemittel enthalten einige Tropfen Angelikaöl. Die getrockneten Blätter werden gelegentlich als Kräuterschnupftabak oder Tabakersatz verwendet. Böhmische Angelika gilt als die beste kommerzielle Angelika.

Verwendung in der Tiermedizin

Wilde Angelikablätter können an das Vieh verfüttert werden, solange es sich nicht um Kühe handelt, die frisch gekalbt haben. Angelikawurzeln werden in winzigen Mengen an Tieren mit Verdauungsproblemen, nervösen Störungen oder Krämpfen verfüttert. *Angelica keiskei* wird in Japan als Futterpflanze verwendet.

NEBENSÄCHLICHES UND WISSENSWERTES

Die Heilkräfte der Angelika wurden häufig himmlischen Geschöpfen oder dem Heiligen Geist zugesprochen, und man trug das Kraut als Amulett, das vor Dämonen schützte. Als die Menschheit noch von der Pest heimgesucht wurde, erntete man so viel Angelikawurzel, dass die Pflanze, ähnlich wie heutzutage Ginseng oder Sonnenhut, vom Aussterben bedroht war. Kräuterkundler empfahlen ihren Patienten einst, zur Vorbeugung gegen Pest, Hexerei, Gift, üble Dämpfe und Impotenz Angelikawurzeln unter ihre Zungen zu halten. Es hieß, dass die Wurzeln das mulmige Gefühl vertrieben, das entstand, wenn man eine Spinne verschluckt hatte, und außerdem fand man sie in Liebestränken.

Kinder spielen gerne mit getrockneten Angelikastängeln und verwenden sie als Blasrohre, Pfeifen und Strohhalme.

Legenden

Eine Legende erzählt, wie einst ein Engel Mitleid mit den leidenden Menschen bekam. Und so erzählte er einem von ihnen im Traum von den Heilkräften eines engelhaften Krauts und seiner Macht gegen alle Krankheiten und die Pest im Besonderen. Seitdem ist die Angelika in Europa eines der wichtigsten Heilmittel.

LITERARISCHE ERWÄHNUNGEN

»Dem glücklichen Kind bring ich Angelika.
Sie schützt die Menschheit vor der Unzüchtigkeit.«

Nach: Charles de Coster:
»Tyll Ulenspiegel«, Buch I, Kapitel 2

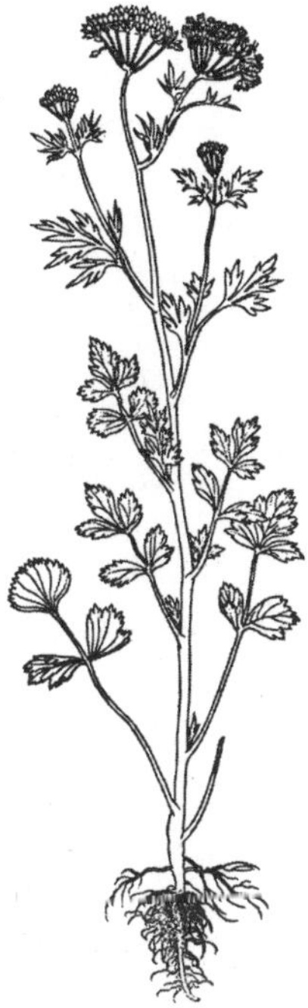

Anis und Koriander

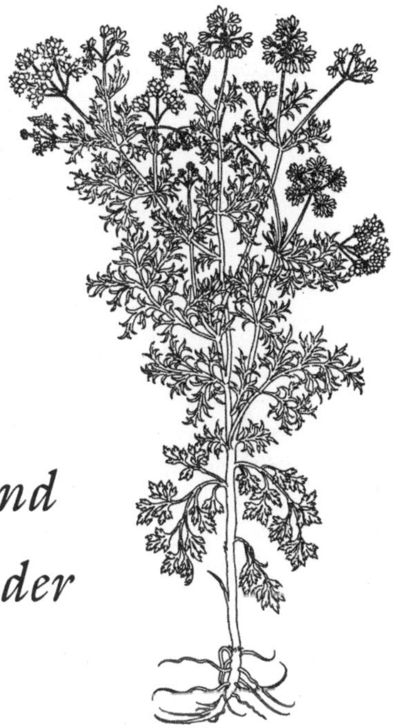

ETYMOLOGISCHES

Das Wort Anis entwickelte sich aus dem lateinischen Begriff *anisum*, der ursprünglich aus dem Griechischen stammte und sowohl Dill als auch Anis bezeichnete. Später versuchte man die beiden Kräuter zu unterscheiden, indem man Anis als *Pimpinella anisum* und Dill als *Anethum graveolens* bezeichnete. *Pimpinella* stammt von dem lateinischen Wort *bipinella* ab, einer botanischen Bezeichnung für Pflanzen mit doppelt gefiederten Blättern. Auch andere wichtige Heilkräuter tragen diesen Namen, zum Beispiel die Bibernelle (*Pimpinella saxifraga*).

Koriander und seine botanische Bezeichnung *Coriandrum* stammen aus dem Griechischen. *Koros* bedeutet Käfer und soll den stechenden käferartigen Geruch der Blätter des Korianders beschreiben, der Insekten wie Bettwanzen und Läuse vertreibt. *Sativum* weist darauf hin, dass die Pflanze trotz ihres starken Geruchs essbar ist.

Anis und Koriander sind einjährige Mitglieder der Familie der Doldenblütler (*Apiaceae*, früher: *Umbelliferae*). Anis wird als *Pimpinella anisum* bezeichnet, ist aber auch unter den Synonymen *Carum anisum, Apium anisum, Anisum officinarum, Selinum anisum* und *Anisum vulgare* bekannt. Über die Jahrhunderte hinweg sind mehrere Gartenanissorten gezüchtet worden, von denen der Grüne Anis der beliebteste ist. Der Sternanis (*Illicum verum)* ähnelt dem Anis in Geruch und Geschmack zwar stark, gehört aber einer vollkommen anderen Familie an.

Volksnamen

Pimpinella anisum – **Anis**

Deutsch:	Anis, Süßer Kümmel, Römischer Fenchel, Anisbibernelle, Änis, Arnis, Brotsame, Runder Fenchel, Süßer Fenchel, Taubenanis
Englisch:	Anise, Anyse, Anacetum (veraltet), Sweet Alice, Sweet Cumin, Chinese Parsley, Heal-bite
Französisch:	Anis, Anis vert, Boucage
Italienisch:	Anice, Anica verde
Spanisch:	Anis
Irisch:	Ainís
Sanskrit:	Shetapusapa
Türkisch:	Anason, Anasur
Russisch:	Anis obyknovennyj
Chinesisch:	Ou hiu hsiang, Huai hsiang
Japanisch:	Anasu

Coriandrum sativum – **Koriander**

Deutsch:	Schwindelkorn, Wanzendill, Galander, Arabische Petersilie, Asiatische Petersilie, Chinesische Petersilie, Gartenkoriander, Gewürzkoriander, Indische Petersilie, Kaliander, Klanner, Schwindelkraut, Stinkdill, Wandläusekraut, Wanzenkraut, Wanzenkümmel
Altdeutsch:	Chullentar, Collander
Englisch:	Coriander, Bug-Herb, Cilantro, Chinese parsley. Veraltet: Collendre, Coliander, Corriandir

Französisch:	Coriandre, Persil arabe
Italienisch:	Coriandolo, Coriandro, Coriandolo selvatico, Erba cimicina, Erba puzza
Spanisch:	Cilentro, Culentro, Culantrico, Cilantro
Türkisch:	Kisnis
Russisch:	Kišnec, Koriandr
Japanisch:	Koendoro
Chinesisch:	Xe hu yn, Yuan sui, Hsiang sui
Sanskrit:	Dhanyaka

ÄUSSERE MERKMALE

Anis hat eine einzelne, spindelförmige einjährige Wurzel. Der Stängel ist rund und gerippt. Anis kann prinzipiell bis zu einem Meter hoch werden, meistens aber wird er nicht höher als 50 cm. Anisblätter können je nach Wuchsort sehr unterschiedlich aussehen. Die unteren Blätter sind herzförmig, die oberen ähneln denen des Dills. Die gesamte Pflanze, besonders aber die Früchte, verströmen ein charakteristisches Aroma, das das bestimmendste Merkmal darstellt. Da Anis zu den Doldenblütlern gehört, kann man ihn leicht mit giftigen Kräutern verwechseln. Der Stängel der Pflanze verzweigt sich zu abgeflachten Doppeldolden mit kleinen weißen oder rosafarbenen Blüten. Die Blüten bringen später behaarte Früchte hervor, die beim Öffnen zwei graubraune Samen preisgeben, welche jeweils zehnfach gerippt sind.

Koriander wird bis zu einem Meter hoch und lässt sich an dem ungewöhnlich unangenehmen Geruch seiner Blätter erkennen, der an zerquetschte Läuse oder Bettwanzen erinnert. Korianderliebhaber werden bei dieser Beschreibung sicher protestieren, weil sie sich an den Geruch gewöhnt haben und ihn aufregend finden. Trotz seines einzigartigen Duftes kann der Koriander mit anderen Doldenblütlern verwechselt werden, da sich die ersten Blätter von den später wachsenden unterscheiden. Die einzig sichere Identifikationsmethode besteht im Vergleichen der Früchte. Korianderfrüchte weisen eine beinahe perfekte Kugelform auf, die in der Familie der Doldenblütler sehr unüblich ist. Die Pflanze hat eine dünne, spillerige Wurzel. Die aufrechten Stängel sind schlank, gerippt, stark verzweigt und erinnern leicht an umgekehrte Pyramiden. Anders als beim Anis sind sie nicht behaart. Korianderblätter unterscheiden sich, wie beim Anis, je nach

Wuchsort stark. Sie glänzen, sind leuchtend grün und sehr fein umrissen. Korianderblüten sind malvenfarbig oder weiß und bringen symmetrische Trauben winziger kugelförmiger Früchte hervor. Diese weisen einen leichten Käfergeruch auf, der nach der Trocknung sehr angenehm wird. Sie schmecken gleichzeitig süß, würzig und leicht bitter.

☼ STANDORT, JAHRESZEIT UND NÜTZLICHE PFLANZENTEILE

Anis ist aus dem Orient und dem Mittleren Osten nach Europa gekommen und wird heute auf der ganzen Welt in gemäßigten Klimazonen angebaut. Manchmal verwildert er, überlebt dann aber nur kurze Zeit. Er blüht von Mai bis September. Früchte bringt er meist zwischen August und September hervor. In nördlichen Regionen reifen die Samen häufig nicht aus.

Koriander stammt ursprünglich aus der Gegend östlich des Mittelmeerraums und wird heute in Europa, Asien, Nord- und Südamerika und Nordafrika angebaut. Die meisten Europäer halten nicht viel von Korianderblättern, aber in der südlichen und östlichen Küche sind sie unverzichtbar. Koriander verwildert häufig und ist auf allen Kontinenten auch als Wildpflanze anzutreffen. Meist lässt er sich dann bis zu einer Höhe von 1 500 m auf Korn- oder Erbsenfeldern, in Gärten, auf Kartoffelfeldern und in Weingärten, auf Geröll, an Flussufern oder auf Wiesen nieder. Er blüht von Juni bis August. Geerntet werden die Samen und Blätter.

Sammeln, Trocknen und Aufbewahrung

Anisfrüchte werden, sobald sie reif sind, also im August und September, an einem sonnigen, trockenen Tag geerntet, sobald der Tau verdunstet ist. Zuerst werden die reifen Mitteldolden geschnitten, eine zweite Ernte erfolgt wenig später. Die Früchte fallen nicht, wie beim Koriander, von selbst vom Stängel und können leicht auf Tüchern im Schatten oder, wenn schlechtes Wetter droht, in der Mittagssonne getrocknet werden. Bei der Nachernte werden die Pflanzen geschnitten, sobald der Großteil der Früchte dunkler wird und die Stängel sich aufhellen. Anispflanzen können, wenn es das Wetter erlaubt, im Freien auf Tüchern oder Tragen getrocknet werden oder werden in Bündeln an einem trockenen, luftigen Ort über Tüchern aufgehängt. Um die Samen zu entfernen, werden sie gedroschen, sobald die Stängel trocken sind. Richtig getrocknete Anisfrüchte sind grau oder hellbraun.

Koriander verliert seine Früchte sehr leicht. Damit das nicht passiert, sollten sie sorgfältig und vorsichtig am frühen Morgen geerntet werden, sobald der Tau getrocknet ist. Die Ernte erfolgt im Juli, August oder September, bevor die Früchte ganz gereift sind. Zu dieser Zeit verlieren sie ihren unangenehmen Geruch. Zum Trocknen werden sie auf Tüchern in die Sonne oder an einen trockenen und luftigen Ort gelegt. Anders als die meisten Kräuter verbessert sich das Aroma der Korianderfrüchte mit der Zeit, und sie können bis zu fünf Jahre lang gelagert werden. Das frische Kraut wird wie Petersilie vor der Blüte geschnitten und sollte umgehend verwendet werden, da es nicht lange hält.

Saatguterhaltung und Keimung

Anis gibt es nicht in so vielen Formen wie Koriander. Über die Jahrhunderte hat sich eine überraschende Vielfalt an Koriandersorten entwickelt. Hauptkriterium bei der Auswahl ist, ob die Blätter oder die Früchte geerntet werden sollen. Bauern auf der ganzen Welt haben Sorten gezüchtet, die an die örtlichen Wachstumsbedingungen angepasst sind. Der Ölgehalt kann von Sorte zu Sorte stark unterschiedlich sein. Koriandersorten kreuzen sich bereitwillig und sollten deswegen isoliert werden, um die Sortenreinheit zu erhalten.

Die besten Samen werden in den ersten Dolden hervorgebracht, die die Pflanze ausbildet. Deswegen sollte man mit der Samenernte nicht warten, bis die folgenden Dolden gereift sind, sondern sich auf die ersten reifen Früchte konzentrieren. Über die Jahre hinweg entsteht durch diese Form der Selektion auch eine früher blühende Sorte. Früchte, die wegen der Samen geerntet wurden, sollten langsam und gleichmäßig im Haus getrocknet und so kühl, trocken und dunkel wie möglich gelagert werden. Anissamen erhalten sich zwei bis drei Jahre lang eine hohe Keimfähigkeit, Koriandersamen hingegen verlieren ihre Vitalität sehr schnell. Keimen sie nicht, kann man sie immerhin noch zum Kochen verwenden.

☞ FINGERZEIGE FÜR DEN ANBAU

Karl der Große ordnete den Anbau von Anis in europäischen Klostergärten an, und seitdem ist er ein häufig verkommendes Gartenkraut. Anis und Koriander gedeihen am besten in unmittelbarer Nachbarschaft zueinander. Beide Pflanzen mögen lockeren, gut durchlüfteten Boden, der mit Humus und Kalk angereichert wurde. Sie gedeihen an warmen Standorten bei feuchtem, aber warmem Wetter und reagieren sehr empfindlich auf Dürre, brennende Sonne und kalte Nordwinde. Sie sollten vor Wind geschützt und häufig gejätet und gegossen werden. Anis sollte abwechselnd mit anderen Pflanzen angebaut werden und maximal drei Jahre lang am selben Standort wachsen.

Anissamen brauchen, wie viele andere Mitglieder der Doldenblütlerfamilie, ihre Zeit zum Keimen. Es kann bis zu vier Wochen dauern, bis die ersten Keimlinge ihre grünen Köpfchen aus der Erde schieben. Der Boden sollte neutral oder leicht alkalisch sein. Die Samen können auch zwischen Februar und Mai in Torftöpfen unter Glas ausgesät werden, damit die Pflanzen mehr Zeit zum Reifen haben. In warmem Klima mit langer Wachstumssaison sät man sie draußen nach dem ersten Frost aus. Die Torftöpfe werden erst nach draußen verpflanzt, wenn die letzte Frostgefahr vorbei ist. Im Garten ausgesäte Anispflanzen werden auf 8 bis 10 cm Abstand verdünnt. Anis erliegt schnell dem ersten Kälteeinbruch.

Koriander überwintert gelegentlich, auch wenn er eigentlich einjährig ist, und sät sich selbst aus. In milden Gegenden können bestimmte Sorten als Winterernte angebaut werden. Koriandersamen keimen schnell, meistens innerhalb von einer Woche. Anders als der Anis, der eine lange Wachstumssaison benötigt, kann Koriander im April an seinem endgültigen Standort ausgesät werden. Meistens beginnt er bereits zwei Monate später zu blühen. Zwischen den Reihen sollte ein Abstand von 20 bis 45 cm bestehen, je nach Sorte kann diese Daumenregel aber variieren. Koriander sollte regelmäßig vor Wurmbefall geschützt werden und ist allgemein anfällig für Insekten, vor allem Blattläuse. Biogärtner pflanzen ihn deswegen häufig als Köder an, um die Blattläuse von wichtigeren oder gefährdeteren Erntepflanzen fernzuhalten. Fenchel sollte nicht in der Nähe von Koriander ausgesät werden, da er dann weniger Samen produziert.

GAUMENFREUDEN

Anis ist eines der ältesten Küchenkräuter. Sternanis, der sehr ähnlich schmeckt, wird im Fernen Osten seit Jahrtausenden als Gewürz benutzt. Anis wurde in den Küchen Altägyptens, Griechenlands, Kretas, Zyperns und Syriens verwendet. In der Antike streuten die Griechen Anisfrüchte auf ihr Brot und gaben sie in Saucen und Wein. In Rom servierte man als Abschluss eines Festmahls einen Aniskuchen namens *mustacea,* der die Verdauungsbeschwerden lindern sollte, die aus den Völlereien entstanden waren. In Indien wird aus demselben Grund nach reichhaltigen Mahlzeiten noch heute gelegentlich ein Teller voller Anissamen zum Knabbern auf den Tisch gestellt.

Anis kann, wie seine nahen Verwandten Fenchel, Kümmel und Koriander, blähenden Gerichten beigefügt werden. Außerdem ist er ein geeignetes Gewürz für Genesende und wird häufig in Brot, Kuchen, Biskuits, Backwaren und Pfannkuchen gemengt. Anisfrüchte und -öl unterbinden die Schimmelbildung bei Konditoreiwaren und können zum Würzen von Marmeladen, Gelees, Bonbons, Bratäpfeln, Birnen und Quitten verwendet werden. Außerdem machen sie eingemachte Gurken und Käse haltbarer. Gemahlener Anis würzt in kleinen Mengen Krabbencocktails, süßsaure Gerichte, Hummer, Dorsch, Krebs und Schalentiere. Auch Weiß- und Blumenkohlsuppen, Spinat und Frischkäsedips werden mit Anis gewürzt, und frisch gehackte Anisblätter verleihen Salaten, Babykarotten, Hüttenkäse und Ricotta ein feines Aroma. Anisfrüchte sollten immer bei bekannten und zuverlässigen Händlern gekauft oder zu Hause angebaut werden, da sie manchmal mit den Samen giftiger Doldenblütler verschnitten werden.

Auch Koriander ist ein sehr altes Gewürzkraut. Die Chinesen und Römer verwendeten ihn, und er wurde bei Ausgrabungen prähistorischer Stätten in England entdeckt. Die alten Ägypter würzten ihren Wein mit Koriander, und auch im Talmud wird er erwähnt. In Nord- und Südamerika wurde er schon vor der Entdeckung dieser Kontinente durch die Europäer verwendet, und die Sachsen kannten ihn schon vor der Invasion der Römer. Nach Verres machten die Römer ihr Fleisch in den heißen Sommermonaten haltbarer, indem sie es mit Weinessig und gestampften Korianderfrüchten einrieben, bevor sie es räucherten. Koriander hielt auch Fliegen fern und wurde Einmach-Gewürzmischungen beigegeben. Korianderfrüchte sind ein hervorragendes Gewürz für geräuchertes und gepökeltes Fleisch, Lamm, Würstchen, Rostbraten, Eintöpfe und Fleischpasteten, Getreideeintöpfe und -suppen. Gekochter Weizen, Dinkel, Gerste, Hirse, Reis, Hafer, Käse, Kohl, Rote Beete, Spinat, Karotten, eingemachte Gurken, Aufläufe und Linsen können mit Korianderfrüchten oder -blättern gewürzt werden. Das Aroma der Früchte wird durch Rösten und Zerkleinern verstärkt. Viele Köche lieben den würzigen Geschmack von Korianderessig, und die gehackten Blätter und Früchte sind ein wichtiger Bestandteil von Currypulver und Chutneys.
Frische Korianderblätter werden in Europa, Nordamerika und Kanada nur selten verwendet, sind aber aus der mittel- und südamerikanischen, thailändischen, indischen und karibischen Küche nicht mehr wegzudenken. Koriander wird vor allem in Verbindung mit Chili, aber auch mit Gelbwurz und Kreuzkümmel verwendet. Auch Korianderblüten können zum Würzen verwendet werden. In der südwestamerikanischen und mexikanischen Küche nutzt man Koriander als Petersilienersatz. In der thailändischen Küche werden sogar die Wurzeln verwendet.

Korianderfrüchte sind bei Bäckern und Konditoren sehr gefragt. Skrupellose Zeitgenossen verwenden sie, um den Geschmack von abgestandenem Mehl zu übertünchen. In Deutschland würzt man frische Brötchen und Lebkuchen mit ihnen. Ganze Korianderfrüchte können auch geröstet und, in Zucker getaucht und zu Zuckerkugeln geformt, zu »Kinderkonfekt« verarbeitet werden, das nicht nur gut schmeckt, sondern auch wohltuend für den Magen ist und Blähungen lindert. Früher war es so beliebt, dass der italienische Begriff *Coriandolo* zum Synonym für Konfekt wurde. Noch heute bezeichnet man so die weißen Bonbons aus Samen oder Mandeln, die bei Hochzeiten und Taufen verschenkt werden.

Auch bei der Alkoholdestillation werden Anis und Koriander verwendet. Anis-wein und -bier waren im Mittelalter sehr beliebte Getränke, und noch heute werden Anisette, Pastis, Mistrá, Sambuca, Ouzo, Allasch, Raki, Mannheimerwasser und zahlreiche andere alkoholische Getränke mit Anis zubereitet. Auch Weißbier wird gelegentlich mit Anis gewürzt. Eau de Carmes, Melissengeist und Gin werden mit Koriander verfeinert. Im alten Ägypten galt mit Koriander versetzter Wein als starkes Rauschmittel.

Erwähnenswerte Rezepte

Anislikör

Geben Sie 30g gestampfte grüne Anisfrüchte in eine saubere Einliterglasflasche und füllen Sie sie mit klarem Schnaps wie Weingeist oder Zwetschgenschnaps (Sliwowitz) auf. Achten Sie darauf, dass noch Freiraum bleibt. Würziger wird der Likör, wenn Sie zusätzlich eine Zimtstange und 15g Korianderfrüchte beimengen. Verkorken Sie die Flasche sorgfältig und stellen Sie sie an eine warme Stelle. Lassen Sie das Ganze vier Wochen lang ziehen und gießen Sie es dann durch Filterpapier ab. Verdünnen Sie den Schnaps mit gekühltem Sirup aus Zucker, der in kochendem Wasser aufgelöst wurde. Anislikör kann nach dem Essen getrunken werden, um Blähungen vorzubeugen.

Aqua Composita

Abenteuerlustige Köche können versuchen, nach dem Rezept von Sir Hugh Plat ihr eigenes Aqua Composita zu brennen:

»Man nehme viereinhalb Liter Wein aus der Gascogne und je eine Prise Ingwer, Galgant, Zimt, Muskat und Gewürznelke, Anissamen, Fenchelsamen und Kümmelsamen. Dazu kommen je eine Handvoll Salbei, Minze, rote Rose, Thymian, Bertramwurz, Rosmarin, Wilder Thymian, Kamille und Lavendel. Man mahle die Gewürze klein, hacke die Kräuter und lasse dann alles zwölf Stunden lang einweichen, wobei man es gelegentlich umrühre. Dann destilliere man es in einem Zinnbehälter und bewahre das erste klare Wasser, das herauskommt, getrennt auf, ebenso das zweite. Aus je viereinhalb Litern Wein sollte sich ein halber Liter besseren Schnapses gewinnen lassen.«[103]

Springerle

Diese traditionellen norddeutschen Weihnachtsplätzchen werden folgendermaßen zubereitet: Schlagen Sie zwei Eier und 100g fein gesiebten Puderzucker in einer Kupferschüssel (falls vorhanden) zusammen mindestens eine halbe Stunde lang steif. Fügen Sie dann die geriebene Schale einer Zitrone, ein bis zwei Teelöffel ganze oder frisch gestampfte Anisfrüchte und 200g feines Mehl sowie 1/2 Teelöffel Backpulver und 1/8 Teelöffel Salz hinzu. Schlagen Sie die Mischung eine weitere Viertelstunde auf. Rollen Sie den Teig dann auf einer mit Mehl bestäubten Arbeitsfläche auf 0,6 cm Dicke aus. Drücken Sie ein leicht eingemehltes Springerlebrett auf den ebenfalls leicht eingemehlten Teig und schneiden Sie die Vierecke aus. Haben Sie kein Springerlebrett, schneiden Sie den Teig einfach in 4 x 1,5 cm große Rechtecke. Lassen Sie diese zehn Stunden lang auf eingefettetem und eingemehltem Backpapier aufgehen. Backen Sie sie dann 10 bis 20 Minuten lang bei mittlerer Hitze, bis sie trocken, aber nicht braun sind.

Manche Köche verzichten auf das Backpulver und verwenden mehr Eier. Das handgeschnitzte Springerlebrett ergibt sehr hübsche Plätzchen.

Kalte Gurkensuppe

Vermengen Sie mit dem Mixer eine große geschälte Gurke, eine Tasse Hühner- oder Gemüsebrühe, 1/2 Tasse Korianderblätter und 60g saure Sahne. Würzen Sie das Ganze mit Salz, frisch gemahlenem schwarzem

Pfeffer und etwas Zitronensaft. Servieren Sie die Suppe bei Raumtemperatur oder lassen Sie sie für zwei bis drei Stunden im Kühlschrank kühlen.

Mexikanischer Krautsalat mit Koriander

Vermengen Sie 200g gehackten Weißkohl und dieselbe Menge Rotkohl in einer Salatschüssel. Geben Sie 1/2 Tasse gehackte Korianderblätter und den Saft einer großen Limette, einen Esslöffel mit Honig oder Zucker gesüßtes Wasser, 1/2 Esslöffel gehackte Kreuzkümmelsamen und Salz hinzu. Der Krautsalat sollte ein bis zwei Stunden vor dem Verzehr zubereitet und bei Raumtemperatur serviert werden.

Frische Salsa

Es existieren unzählige Rezepte für Salsa, die meisten aber zählen Korianderblätter zu ihren Hauptzutaten. Salsa wird häufig mit Tortillachips serviert, lässt sich aber auch gut mit anderen mexikanischen Gerichten, Bohnen, Reis und sogar Brot und Käse kombinieren.
Häuten und würfeln Sie vier saftige Tomaten. Rösten Sie dann je nach Geschmack scharfe oder milde Chilis, entfernen Sie die Samen und Trennlamellen, hacken Sie sie klein und geben Sie sie zu den Tomaten. Fügen Sie außerdem zwei gehackte Knoblauchzehen und vier gehackte Frühlingszwiebeln hinzu. Vermengen Sie alles in einer Keramikschüssel und fügen Sie zwei Esslöffel frischen Limettensaft, 1/8 Tasse gehackten Koriander, einen Esslöffel fein gehackten Oregano, eine Prise Zucker und Salz und Pfeffer hinzu. Um den Geschmack des Korianders zu unterstreichen, kann noch eine Prise gehackte Kreuzkümmelsamen hinzugefügt werden. Lassen Sie die Salsa abgedeckt bei Raumtemperatur zwei Stunden lang ziehen, um den Geschmack zu verstärken.

HAUSHALTSHILFEN

Der angenehme und erfrischende Geruch von Anissamen macht sie in Verbindung mit Florentinischem Schwertlilienwurzelpulver (*Iris germanica var. florentina*) zu einer beliebten Zutat für Duftsäckchen und Potpourris. Anis- und Koriandersamen erfrischen die Raumluft und vertreiben Insekten. Anissamen

können außerdem als Mäuseköder verwendet werden und finden sich häufig in Mottensäckchen.
Auch kleine Mengen gehackter Koriandersamen machen sich gut in Potpourris und Räucherwerk. Ätherisches Korianderöl lässt sich in kleinen Mengen mit anderen Ölen kombinieren. Früher wurde aus Koriander auch süß riechendes Räucherwerk hergestellt, das wegen seiner leicht narkotischen Wirkung sehr beliebt war. Koriander vertreibt Fliegen, Flöhe und Bettwanzen und war wohl deswegen in südlichen Regionen früher so verbreitet.

Aus Anis und Koriander lassen sich hübsche Gewürzkugeln und -kränze herstellen. Sie verbreiten einen würzigen, feiertäglichen Geruch und sind schöne Geschenke. Nehmen Sie einen kleinen Styroporball oder -kranz (auch Naturrohstoffe wie Stroh können verwendet werden) und umwickeln Sie ihn mit einfarbigem Papier. Befestigen Sie dann mit Klebstoff oder Draht die Gewürze daran. Dekorativ sind Nelken, Zimtstangen, Sternanis, getrocknete Ingwerwurzeln, weiße oder braune Muskatnüsse und Lorbeerblätter. Kleine Kugeln können mit Fenchel-, Anis-, Kümmel-, Koriander-, Senf- oder Mohnsamen und Pfefferkörnern verziert und dann auf die größere Kugel geklebt werden. Vanilleschoten, Tonkabohnen, Florentinische Schwertlilienwurzeln, Süßholz- und Galgantwurzeln verleihen einen ungewöhnlichen Duft, und hübsche Farbflecken entstehen durch Weißdornfrüchte, Rosenknospen und Vogelbeeren oder weiße ungeschälte Kürbiskerne. Mit etwas Fantasie kann man hübsche Muster, Farben und Duftkombinationen erfinden.

ॐ SCHÖNHEITSPFLEGE

Im siebzehnten Jahrhundert war es in den oberen Schichten Mode, goldene »Äpfel« um den Hals zu tragen. Diese waren in kleine Fächer unterteilt, die kostbare Düfte wie Moschus, Ambra, Zivet und Anisessenz enthielten. Die Anhänger dienten nicht nur zur Zierde, sondern hatten praktischen Nutzen. Baden war damals auch in der wohlhabenden Bevölkerung nicht sehr beliebt, und große Parfümmengen waren nötig, um unangenehme Körpergerüche und Parasiten zu vertreiben.

Anis- und Korianderöl finden sich auch heute noch in vielen Parfüms und Seifen und kitzeln angenehm in der Nase. Handelsübliche Anismundspülungen erfrischen den Atem und stärken das Zahnfleisch, und zahlreiche Zahnpasten enthalten Anisöl.

Kräuterbäder

In seinem *Rich Closet* beschreibt John Shirley ein teures und kompliziertes Rezept für ein Kräuterbad: »Um ein süßes Bad herzustellen, koche man die Blüten oder die Schale von Zitronen, Orangen- und Jasminblüten, Lavendel, Ysop, Lorbeerblätter, Rosmarinblüten, Beinwellblüten und Koriandersamen, Endivien und süßen Majoran, die Beeren der Myrthe und des Wacholders in Quellwasser auf, nachdem man sie zerquetscht hat, bis ein Drittel der Flüssigkeit verflogen ist. Dann gieße man das Ganze in die Badewanne oder wasche sich bei angemessenen Anlässen damit, und erfreue sich an der eigenen Schönheit und Gesundheit.«[104]

Badefans von heute können ihr Badewasser mit Zitronen- und Orangenblüten versetzen, wenn sie das Glück haben, im Süden zu leben. Für alle anderen eignen sich Lavendel, Ysop, Rosmarinblätter und Majoran als Badezusatz, die alle einzeln oder in Kombination mit etwas Anis oder Koriander eingesetzt werden können. Am einfachsten verwendet man sie in Form einiger Tropfen Anis- und Lavendelöl in Körperölen aus Avocado, Mandel oder Jojoba. Vermengen Sie ein wenig Flüssigseife mit ein bis zwei Esslöffeln Öl und schütteln Sie das Ganze gründlich, bevor Sie es in Ihr Badewasser geben, damit sich der Anis besser entfalten kann. Da das scharfe Öl die Haut verbrennen kann, sollte es ins heiße Wasser gegeben werden, bevor die Wanne vollgelaufen ist.

Frische Kräuter-Bademischungen werden knapp mit Wasser bedeckt. Kochen Sie sie in einem abgedeckten Topf zehn Minuten lang. Seihen Sie das Kräuterwasser dann in Ihr Badewasser ab. Wer es eilig hat, kann die Kräuter auch in ein grobmaschiges Säckchen füllen und unter den Wasserhahn binden. Kräuter sollten nicht direkt in Badewasser gegeben werden, da sie verstopfte Abflüsse und fleckiges Porzellan hinterlassen. Experten raten, das Badewasser bei Kräuterbädern langsam zu erwärmen, bis es angenehm warm, aber nicht heiß ist. Die Zugabe einiger Tropfen hochwertigen Jojoba- oder Olivenöls ins Badewasser beugt Flecken vor und erleichtert das Putzen. Kräuterbäder sollten nicht länger als 15 bis 20 Minuten dauern und mit einer ebenso langen Entspannungsphase abgeschlossen werden. Wer Kreislauf- oder Herzprobleme hat, sollte vor allem am Abend keine stimulierenden Kräuterbäder wie zum Beispiel mit Rosmarin nehmen.

MEDIZINISCHE EIGENSCHAFTEN

In alten Quellen wird Anis als wärmendes Kraut beschrieben, das Skrofeln und Schleim austrocknet, epileptische Anfälle lindert, Frauen nach der Geburt kräftigt und Läufern das Atmen erleichtert. Ein Sprichwort sagt: »*Mit Pimpinell, süßer Pimpinell, Mutter und Kind genesen schnell!*«. Außerdem verschrieb man Anis gegen Schluckauf, zum Appetitanregen und bei Ohrenschmerzen. Es hieß, dass er den Geschlechtstrieb anrege, und man legte ihn unter das Kopfkissen, um bösen Träumen vorzubeugen. Dioskurides fasste seine Heilwirkung folgendermaßen zusammen: »*Er hat insgesamt erwärmende und austrocknende Wirkung, erleichtert das Atmen, ist schmerzstillend, abführend, harn- und schweißtreibend, heilkräftig und wird bei starkem Durst getrunken.*«[105]

Koriander galt als wesentlich stärker und dementsprechend auch gefährlicher. Dioskurides warnte: »*Einige Samen treiben, zu einem Getränk gebraut, Darmwürmer aus und fördern die Bildung von Sperma, weshalb Männer sich vor ihrer häufigen Anwendung hüten müssen.*«[106] Otto Brunfels unterstützte diese Meinung und schrieb, dass zu starke Dosierungen »*das Gehirn betäuben und berauschen würden*«. Allgemein galt Koriander als wirkungsvolles Aphrodisiakum, was womöglich der Grund dafür ist, dass er bis heute in der protestantisch geprägten Welt so sorgsam vermieden wird. Die Chinesen glaubten sogar, dass er Menschen Unsterblichkeit verleihen könne. Frauen mit Problemen beim Gebären sollten laut dem Kräuterbuch des Pseudo-Apuleius eine keusche Person finden und sich von dieser elf oder 13 Koriandersamen an die Hüfte binden lassen. Außerdem glaubte man, dass Koriandersamen die Leber und die Gedärme anregen würden, und verschrieb sie gegen Vergiftungen und Dreitagesfieber. Europäer verwendeten Korianderblätter nicht medizinisch.

Moderne Medizin

Die Ärzte von heute verwenden Anis als mildes Stärkungskraut für Mütter und ihre Neugeborenen und als wärmendes und kräftigendes Mittel für die Verdauungsorgane. Außerdem löst er Schleim aus dem Körper. Schwangere Frauen sollten Anistee in kleineren Mengen trinken, um die Schleimhäute vor der Geburt zu reinigen. Nach der Geburt regt er den Milchfluss an. Milch von Müttern, die Anistee trinken, tut auch den Neugeborenen gut: Sie reinigt ihre Lungen von Schleim und verhindert Verdauungsprobleme. Anisbäder steigern den Milchfluss, und zahnende Kinder können beruhigt werden, indem man ihre Milchfläschchen mit Anistee verdünnt. Anis lindert außerdem Blähungen und Darmkrämpfe bei Kindern und Erwachsenen, unterstützt die Verdauung und stärkt den Magen.

Anis kann in Wein oder Wasser verabreicht oder als Wärmekissen auf den Bauch gelegt werden. Er löst Schleim aus dem Körper und erleichtert das Husten. Blutstau in den Lungen und der Gebärmutter, Kopf- und Ohrenschmerzen werden ebenfalls mit Anis behandelt. Ein Aufguss aus Anissamen und Salbei kann zum Gurgeln bei Halsschmerzen verwendet werden, und der Rauch der verbrannten Früchte wird eingeatmet, um den Kopf zu klären. Einige moderne Kräuterärzte gehen davon aus, dass Anis die Nerven anregt und sogar die Rückenmarksnerven stärkt. Anis wird außerdem als Salbe auf Hautreizungen aufgetragen, als reinigende Augenspülung verwendet und als Tee gegen Schlaflosigkeit eingesetzt. In der Aromatherapie verwendet man Anisöl hauptsächlich zur Beruhigung nervöser Verdauungsbeschwerden, Blähungen und Übelkeit. Zu hohe Dosierungen des Krauts über einen langen Zeitraum hinweg können zu denselben Symptomen führen wie Alkoholvergiftungen.

Koriandersamen sind windtreibend, wirken also gegen Blähungen, und sind gute Stärkungsmittel für die Verdauungsorgane. Sie finden sich in vielen Verdauungsschnäpsen wie Karmelitergeist, *Spiritus aromaticus* oder *Spiritus melissae compositus*. Sie lindern Bauchschmerzen, Darmkrämpfe, Koliken und Blähungen, Magenkatarrhe, Magenverstimmungen und Durchfall. Koriandersamen sollten nicht übermäßig verwendet werden, da große Mengen Kopfschmerzen und Schwindelgefühle verursachen können. Einige Patienten schwören auf einen Schlaftrunk aus Koriandersamen und Glühwein. In der Aromatherapie wird das Kraut innerlich gegen Darm- und Verdauungsbeschwerden, Krämpfe und nervöse Erschöpfungszustände eingesetzt. Äußerlich wird es in Massageöle gegen Rheuma gegeben. Die Einnahme sehr großer Mengen von Korianderöl kann Trunkenheit und andauernde Depressionen hervorrufen.

Sternanis wird in der homöopathischen Behandlung von Patienten mit Schmerzen im Bereich der dritten Rippe eingesetzt.

In der chinesischen Medizin verwendet man Anis gegen Verstopfung und Probleme beim Wasserlassen sowie gegen Schmerzen im unteren Rückenbereich. Koriander gilt hier als geeignet, um die Schweißproduktion anzutreiben und Völlegefühl sowie unangenehme Gefühle im Unterleibsbereich zu lindern. Nimmt man ihn bei Masern ein, beschleunigt er den Beginn der Ausschlagsphase. In China kocht man Koriander mit Fisch, um die warme Energie dieser eher kühlen Gerichte zu steigern und ihnen seinen Duft zu verleihen.

Besondere Heilmittel

Kinder-Erkältungstee

Erkälteten Kindern und Kleinkindern kann man stündlich einen Teelöffel warmen Anissamentee verabreichen. Dazu wird ein halber Teelöffel Anissamen (bei älteren Kindern ruhig etwas mehr) in einem halben Liter Wasser mehrere Minuten lang aufgekocht und dann 15 Minuten lang abgedeckt stehen gelassen, bevor er abgeseiht wird. Verweigert das Kind den Tee, kann man ihn mit etwas Honig süßen, was aber nicht zur Gewohnheit werden sollte. Der alarmierende Zustand der Zähne vieler Schulkinder ist zu einem großen Teil auf vorgesüßte Beruhigungskräutertees und Süßigkeitenmissbrauch zurückzuführen.

Regeltreibender Tee

Ein Tee zur Einleitung der Menstruation wird aus je einem Teil Anis-, Kümmel- und Fenchelfrüchten und je einem halben Teil Pfefferminzblättern, Ringelblumenblütenblättern und Römischen Kamillenblüten zubereitet. Kochen Sie einen halben Teelöffel der Früchte zehn Minuten lang in einem halben Liter Wasser, nehmen Sie das Ganze dann von der Herdplatte und fügen Sie einen kleinen Teelöffel der Kräuter hinzu. Lassen Sie den Tee 15 Minuten lang abgedeckt ziehen. Der Tee wird eine Woche vor Einsetzen der erwarteten Periode zwei bis drei Mal am Tag in kleinen Mengen eingenommen.

Tee zur Anregung des Milchflusses

Stillende Mütter mit geringem Milchfluss können einen Tee aus gleichen Teilen Fenchel-, Dill- und Anisfrüchten sowie Frauenmantelblättern einnehmen. Der Tee kann in größeren Mengen zubereitet und in einer Thermosflasche aufbewahrt werden, damit er nicht mehrmals am Tag frisch zubereitet werden muss. Vor und nach jeder Stillzeit sollte die Mutter eine kleine Tasse davon trinken. Der Tee wirkt sich außerdem beruhigend auf den Säugling aus.

ANIS UND KORIANDER IN HAUS UND HOF

Bienen lieben sowohl Anis als auch Koriander. Große Mengen Anisöl können für Vögel schädlich sein. Trotzdem kann man ein paar Tropfen davon auf die Schlafstangen von Brieftauben reiben und ihnen einige Anisfrüchte ins Futter mischen, wenn sie ein neues Zuhause bekommen. Einige Züchter empfehlen, Vögeln eine Mahlzeit aus gekochten Erbsen und Thymian oder mit Anis gewürzter Gerste zuzubereiten, um sie in ihrem neuen Taubenschlag heimisch zu machen. Andere glauben, dass die Tauben länger gesund bleiben, wenn man ihnen von Lichtmess an (2. Februar, der Tag, an dem die Vögel nach den langen Wintermonaten wieder zu singen beginnen) vier Wochen lang jeden Tag ein Stückchen Anisbrot verabreicht.

Pferde lieben den Geschmack und Geruch von Anis so sehr, dass sich viele von ihnen gegen ihren Willen vom Stallburschen herbeilocken lassen, wenn er ein paar zerkleinerte Anis-, Fenchel- oder Hanfsamen und Zuckerstückchen in der Tasche hat. Auch ein Parfüm aus Lavendelöl wirkt anziehend auf Pferde.

Milchvieh kann mit höchstens 90g Anisfrüchten zugefüttert werden, um die Milchproduktion zu steigern. Ziegen sollten nicht mehr als 30g am Tag einnehmen. Mäuse und Wühlmäuse können eventuell aus ihren Bauten vertrieben werden, indem man die Gänge mit frisch blühendem Koriander verstopft.

Koriander wurde auch verwendet, um Kräutertabak einen würzigen Geschmack zu verleihen, und die Sternanisrinde findet sich in vielen japanischen Räucherstäbchen.

Verwendung in der Tiermedizin

Anis wird von Tierärzten häufig zu ähnlichen Zwecken verwendet wie bei Menschen. Man reibt Tieren das Fell mit Anisöl ein, um Flöhe und Läuse zu vertreiben, und gibt ihnen kleine Mengen Anis- und Korianderfrüchte ins Futter, um Krämpfe und Blähungen zu lindern. Lungenentzündungen werden mit größeren Mengen Anis behandelt. Pferde und Rinder können zwischen 60 und 90g der gestampften Früchte einnehmen, während Schweine nur etwa 1/6 dieser Menge vertragen. Hunden sollte nur ein Bruchteil dieser Menge verabreicht werden.

NEBENSÄCHLICHES UND WISSENSWERTES

Wegen ihres starken Aromas hieß es, dass sowohl Koriander als auch Anis starke antidämonische Wirkung hätten. Anis stand in dem Ruf, den bösen Blick sowie Bauchschmerzen und Koliken abzuwenden. Die Früchte wurden zu winzigen Medaillons und Amuletten verarbeitet und Kleinkindern um den Hals gehängt. In Preußen hängte man früher am Johannistag Korianderstängel im Stall auf, um die Tiere vor den Machenschaften von Hexen zu schützen. Frauen, die man der Hexerei bezichtigte, wurden mit Koriander- oder Kümmelbrot getestet. Aßen sie das Brot, waren sie ungefährlich, verweigerten sie es, waren sie mit dem Teufel im Bunde. Anis und Koriander wurden zusammen mit Kampfer und anderen Kräutern als Räucherwerk verwendet, das Visionen hervorrief und Beschwörungen ermöglichte.

Anis galt einst als wirksames Aphrodisiakum. Aniswein und -schnaps waren ein beliebtes Getränk für junge Leute, die sich auf den traditionellen Spinnereifesten trafen, um zu arbeiten, zu trinken, Geschichten zu erzählen und anzubandeln. In Böhmen glaubte man, dass Anis am 30. November, der früher auch als Anistag bekannt war, ganz besondere Kräfte hätte. In Malaysia bereitet man auch heute noch einen aphrodisierenden Trank aus Koriandersamen, Pfefferkörnern, Gewürznelken und Ziegenhirn zu. Schwangeren Engländerinnen riet man einst, große Mengen Koriander und Quitten zu essen, um ihren ungeborenen Kindern geniale Fähigkeiten zu verleihen und Melancholie vorzubeugen.

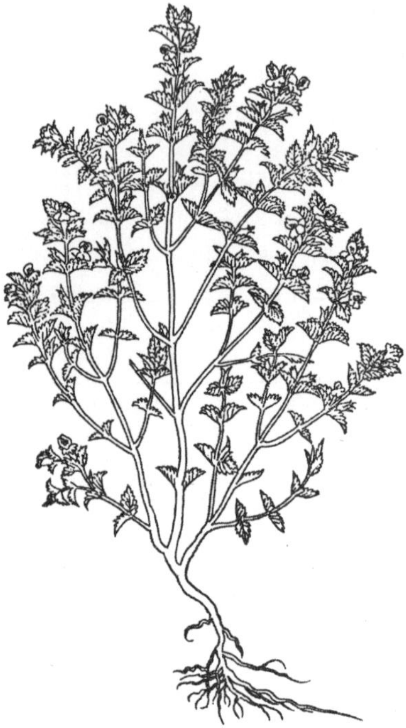

Augentrost

ETYMOLOGISCHES

Laut William Coles *Art of Simpling* waren es die Hänflinge (oder, in anderen Versionen der Geschichte, die Distelfinken), die den Menschen die heilenden Eigenschaften von Augentrost zeigten. Aufmerksame Beobachter sahen, dass sie das Kraut verwendeten, um die Sehfähigkeit von anderen Vögeln zu stärken. Dieselbe Geschichte erzählten seit Plinius viele Autoren über das Schöllkraut.

Früher dachte man, dass sich der botanische Name des Augentrosts, *euphrasia*, aus dem griechischen Wort für Hänfling entwickelt habe. Wahrscheinlicher ist aber, dass er sich aus dem griechischen Begriff *euphrosyne* entwickelte, der der Name einer der drei Grazien war und »Fröhlichkeit« bedeutet. Vermutlich wurde der Augentrost *euphrasia* genannt, weil er Freude hervorruft, da er so zierlich und anmutig und gleichzeitig so wirksam gegen Augenleiden ist.

Die Ursprünge des deutschen Namens sind wohl offensichtlich, wenn man die wichtigste Heilwirkung des Krauts bedenkt. Augentrost ist seit den Anfängen der

Kräuterkunde bekannt für seine Wirksamkeit bei Augenleiden und seine Unterstützung der Sehkraft.

Augentrost gehört zur Familie der Sommerwurzgewächse (*Orobanchaceae*) und ist ein einjähriger Halbschmarotzer. Von Ort zu Ort unterscheidet sich Augentrost stark, besonders was die Blütenfarbe betrifft, und in gelehrten Kreisen wird viel über die angemessene Einordnung der Arten diskutiert. Vom medizinischen Standpunkt aus gesehen ist die wichtigste Art die *Euphrasia rostkoviana,* früher auch als *Euphrasia officinalis* bekannt.

Volksnamen

Euphrasia rostkoviana – Augentrost

Deutsch:	Augendank, Milchdieb, Grummetblume, Augustinuskraut, Nitnützle, Gibinix, Herbstblümle, Heuschelm, Milchschelen, Wegleuchte, Wiesenwolf, Ohmdfresser, Weiddieb, Zahntrost, Hungerblüemli, Henschelin, Weiße Leuchte
Englisch:	Eyebright, Eufrasy, Euphrasine, Euphradia
Französisch:	Casse-lunettes, Luminet
Italienisch:	Eufragia, Erba agostina (Schweiz)
Spanisch:	Eufrasia
Türkisch:	Gozlukotu
Latein: (Mittelalter)	Herba luminellas, Ocularis, Ophthalmica

ÄUSSERE MERKMALE

Augentrost ist ein kleines Kraut, das kaum höher wird als 5 bis 45 cm, weswegen es häufig übersehen und buchstäblich mit Füßen getreten wird. Wenn die Wiesen aber gemäht sind und das Gras nicht zu hoch ist, sprenkeln seine Blüten die Felder in einem Weiß, das schon an den kommenden Winterschnee gemahnt. Die Pflanze ähnelt einem winzigen Busch und hat geradezu lächerlich kleine Wurzeln, die zusammen mit dem Stängel manchmal zu schwach sind, um die Pflanze zu tragen, weswegen sie sich an andere Pflanzen anlehnen muss. Die

Blüten sind weiß, haben die Form von winzigen Weihwasserbrunnen und gelbe, orangefarbene oder lilafarbene Flecken, die Bienen anlocken sollen. Diese sogenannten Saftmale haben dem Augentrost auch seine Signatur verliehen, da sie an kleine Pupillen erinnern. Der Geruch des Krauts ist schwach, aber angenehm, und es schmeckt würzig und grasig.

☼ STANDORT, JAHRESZEIT UND NÜTZLICHE PFLANZENTEILE

Augentrost wächst sowohl auf feuchten als auch auf trockenen Wiesen und Weideflächen, in Mooren, Heiden, lichten Wäldern, im Flachland und in den Bergen. Er braucht viel Sonne und auch Wirtspflanzen[131], dennoch kommt er in Europa, den Balkanländern und Russland sehr häufig vor. In einigen Gegenden ist er stark gefährdet und sollte nicht geerntet werden, während er in anderen Regionen in Massen wächst. Augentrost ist eine einjährige Pflanze und blüht von Juli bis zum ersten Frost. Die gesamte blühende Pflanze wird ohne Wurzeln im Juli und August gesammelt.

Sammeln, Trocknen und Aufbewahrung

Die gesamte Pflanze muss abgeschnitten werden, wobei darauf zu achten ist, dass die Wurzeln nicht mit aufgenommen werden. Augentrost wird auf Papier ausgebreitet und an einem luftigen, schattigen Ort getrocknet. Gelagert werden sollte Augentrost in Behältern mit leichter Luftzufuhr, die an einem trockenen Ort aufbewahrt werden.

Saatguterhaltung und Keimung

Augentrost keimt am besten, wenn die Samen an der Pflanze reifen können und in geschnittenes Gras fallen. Gefällt ihm der Standort, keimt er fröhlich vor sich hin. Man findet ihn häufig auf Wiesen und in Mooren, und sein Wachstum kann unterstützt werden, indem man konkurrierende Pflanzen rechtzeitig entfernt. Kultursorten sind nicht bekannt, auch wenn es lokale Varianten gibt.

☞ FINGERZEIGE FÜR DEN ANBAU

Augentrost ist ein Halbschmarotzer, der Mineralstoffe aus anderen Pflanzen zieht, weswegen er kein allzu gern gesehener Gast im Garten ist. Wild wächst Augentrost im Überfluss und kann leicht geerntet werden. Wenn gewünscht,

kann er aber auch auf Grasland umgepflanzt werden, das er als Wetterschutz und Nährstofflieferanten braucht. Augentrost schadet seinen Wirtspflanzen in der Regel nicht, weil die Saugwurzeln jeden Herbst absterben und der befallenen Pflanze Zeit geben, sich vor dem Frühjahr wieder zu erholen.
Damit sich Augentrost auf Wiesen vermehrt, muss man verhindern, dass zu viel gegrast wird, auch wenn die meisten Tiere die Pflanze nicht sonderlich gerne fressen. Das Gras sollte geschnitten werden, bevor der Augentrost zu blühen beginnt und dann noch einmal, nachdem die Samen gereift sind. Die Samen fallen aus der Pflanze, wenn sie getrocknet sind, und ermöglichen es der Pflanze so, sich selbst zu vermehren.

GAUMENFREUDEN

Augentrost kann in Pulverform zum Würzen von Suppen verwendet werden, auch wenn er eher medizinischen als kulinarischen Nutzen hat. In England wurde das Kraut während des Mittelalters zu diesem Zweck angebaut. Sowohl Gerard als auch Culpeper schworen auf eine Mischung aus Augentrostpulver, Zucker, Muskatblüte und gemahlenen Fenchelsamen als medizinische Nahrungsergänzung.

ॐ SCHÖNHEITSPFLEGE

Augentrost verdient wegen seiner kosmetischen Eigenschaften bei der Augenpflege einige Aufmerksamkeit. Von innen heraus verleiht er den Augen Glanz, reinigt sie und glättet Falten, lindert gerötete Augen und reduziert Schwellungen. Sorgfältig abgeseihter Augentrosttee, in dem eine Prise Salz aufgelöst wurde, dient als Augenspülung. Außerdem kann das Kraut auch als Wärmekompresse aufgelegt werden. Augentrosttee hält im Kühlschrank eine begrenzte Zeit lang, sollte vor der Anwendung aber auf Körpertemperatur erhitzt werden. Spült man sich die Augen mit dem Kraut aus, beginnen sie zu wässern und alle Unreinheiten werden herausgespült. Deswegen sollte man niemals Augen-Make-up auftragen, bevor man Augentrost anwendet.

Augentrosttee wird weniger stark zubereitet als die meisten anderen Kräutertees. Auf je 1/4 l Wasser kommt maximal ein Esslöffel des frischen Krauts, und der Aufguss sollte nur ein bis fünf Minuten lang ziehen. Der Tee kann innerlich, als Kompresse oder als Augenspülung angewendet werden.

▣ MEDIZINISCHE EIGENSCHAFTEN

»Würde man das Kraut auch nur halb so oft anwenden, wie man selbiges versäumt, dann wäre das Gewerbe der Brillenmacher halb verdorben, und man würde denken, dass der Verstand die Menschen lehrt, ihre natürlichen Sehgeräte den künstlichen vorzuziehen.«

Nach: Culpeper, Nicholas, zitiert in Grieves »Modern Herbal«, S. 293

Alte Kräuterbücher erwähnen zahlreiche Heilwirkungen des Augentrosts, die mittlerweile nicht mehr berücksichtigt werden. Hildegard von Bingen, eine der wichtigsten Kräuterkennerinnen des zwölften Jahrhunderts, empfahl ihn als Wundkraut, und italienische und englische Ärzte rühmten ihn wegen seiner Wirkung bei Melancholie, Hysterie, Schlaflosigkeit, Kopfschmerzen, Magenproblemen und Erkältungen. Außerdem hieß es, dass er das Gedächtnis verbessere, weil er angeblich die Blutzirkulation im Gehirn anregte. Könnte dies vielleicht ein Hinweis darauf sein, dass er bei der Behandlung der Alzheimer-Krankheit hilfreich sein könnte? Nur wenige wissenschaftliche Nachforschungen haben sich bisher mit diesem Gebiet auseinandergesetzt. Tatsächlich stellt selbst der wichtigste chemische Bestandteil des Augentrosts, das Acubin, die moderne Wissenschaft vor ein Rätsel.

Moderne Medizin

In erster Linie ist Augentrost ein Augenkraut und kann sowohl innerlich als auch äußerlich angewendet werden, um die Augen zu reinigen und die Sehkraft zu verbessern. Augen, die durch Arbeit am Bildschirm überanstrengt sind, weiß er zu entspannen. Augentrostumschläge legt man bei weichen Gerstenkörnern auf, und allgemein hilft das Kraut, Augeninfektionen und -krankheiten wie grünem Star vorzubeugen und brennende, rote und tränende Augen zu beruhigen, die durch Erkältungen, Allergien und Heuschnupfen hervorgerufen wurden. Außerdem wird er, vor allem von Homöopathen, gegen Bindehautentzündungen verschrieben. Augentrost wirkt zusammenziehend und kräftigend und hat sich in der Behandlung von Heuschnupfen als wirksam erwiesen. Allerdings sollte das Kraut von Leberpatienten gemieden und nur drei bis vier Wochen lang eingenommen werden. Handelsübliches Augentrostextrakt, das mit Rosenwasser, Fenchelsamentee oder destilliertem Wasser verdünnt wurde, kann auch als Augentropfen verwendet werden.

Homöopathisch ist Augentrost als *Euphrasia* bekannt und wird gegen Heuschnupfen, Allergien und Augenkrankheiten verschrieben.

Besondere Heilmittel

Augenheilmittel

Ein Pulver aus bitterer Aloe und Augentrost kann bei der Behandlung von kleineren Augen- und Nebenhöhlenentzündungen wahre Wunder bewirken, obwohl es unangenehm riecht und schmeckt. Dazu wird eine winzige Prise Aloepulver in ein Augenbad oder ein kleines Glas voll kochendem Wasser gerührt und dann auf Körpertemperatur abgekühlt. Waschen Sie das entzündete Auge mit dem Gemisch aus und trocknen Sie die Haut um das Auge herum nach der Anwendung sorgfältig ab. Die Behandlung sollte dann mit einem leicht gesalzenen Augentrostaufguss mindestens eine Woche lang täglich fortgeführt werden, um eine vollständige Heilung zu gewährleisten und die Augen vor folgenden Entzündungen zu schützen.

Augentrostwein

Augentrost-Ale wird ebenso wie Augentrostwein seit der Herrschaft von Königin Elisabeth als Heilmittel getrunken. Augentrost wird im Spätsommer und Herbst gesammelt, wenn neuer Wein und Most reichlich vorhanden sind.

Gießen Sie eine kleine Handvoll des Krauts (ohne Wurzeln) mit einem Liter Weißwein oder Süßmost auf und lassen Sie das Ganze für eine Woche ziehen. Seihen und gießen Sie es dann in Flaschen ab. Trinken Sie mehrere Wochen lang täglich ein kleines Glas Augentrostwein, um Ihre Sehkraft zu verbessern.

AUGENTROST IN HAUS UND HOF

Augentrost wird in Tabakmischungen gemengt, zum Beispiel in britischen Kräutertabak, der geraucht wird, um Erkältungen zu lindern. Dieser besteht aus sechzehn Teilen Huflattichblättern, acht Teilen Augentrost- und Fieberkleeblättern (*Menyanthes trifoliata*), vier Teilen Echter Betonie (*Betonica officinalis*), zwei Teilen Rosmarin, 1 1/2 Teilen Wildem Thymian und je einem Teil Lavendel- und Kamillenblüten, die sorgfältig vermischt und dann durch ein Sieb gerieben werden. Der entstehende Tabak wird in der Pfeife geraucht oder in Zigarettenpapier gerollt. Im Mittelalter glaubte man, dass man nach dem Augentrostrauchen hellsehen könne.

Verwendung in der Tiermedizin

Tieren verschreibt man zur Stärkung beanspruchter, tränender Augen und zur Heilung von Tränendrüsen- und Bindehautentzündungen kleinere Mengen Augentrost als Menschen. Augentrost sollte Rindern nicht innerlich verabreicht werden, da er giftig auf sie wirken kann. Kühe, die zu viel Augentrost gefressen haben, geben häufig blutige Milch. Zur Heilung sollte man ihnen warmen Kamillentee und augentrostfreies Heu verabreichen. Die blutversetzte Milch sollte keinesfalls von Menschen getrunken werden.

NEBENSÄCHLICHES UND WISSENSWERTES

Die heilenden Eigenschaften des Augentrosts galten in Bayern einst als derart unübertrefflich, dass man Kranken einfach ein Säckchen voll mit dem Kraut um den Hals hängte, um sie von jeglicher Krankheit zu heilen.

Da Augentrost blüht, wenn die Kühe nicht mehr so viel Milch geben, meinte man, dass das Kraut diesen Umstand verursache. Hexen wurden beschuldigt, mit Hilfe von Augentrost die Milch von gesunden Kühen zu stehlen, sie zu vergiften und blutig zu machen. Einer der Volksnamen des Augentrosts, Grummetblume, weist darauf hin, dass das Kraut nach der zweiten Heuernte sichtbar wird und dann leicht zu ernten ist.

Augentrost und die Kunst der Weissagung

In Schwaben glaubte man, dass Wiesen, die mit Augentrostblüten übersät waren, ein Zeichen für einen harten Winter seien. In Tschechien hieß es, dass der Winter früh käme, wenn die einzelnen Pflanzen stark blühten. Außerdem sagte man, dass die Herbsternte früher als sonst erfolgen würde, wenn sich die Augentrostblüten am oberen Ende der Stängel zusammendrängten.

ꝺ LITERARISCHE ERWÄHNUNGEN

»›Oh, Herr, meine Augen sind müde vom Weinen, und meine Brust ist schwer vom Seufzen. Oh Herr, ich kann nicht sehen vor Tränen.‹
Zuerst erhielt der Mensch keine Antwort auf sein Gebet.
Gott hörte nicht zu, oder es war ihm gleich.
Aber der Hänfling lauschte und lauschte noch einmal und schließlich schwang er sich aus der Birke herab und sprach zu ihm mit einer süßen, klingenden Stimme: ›Ich sollte dir dies nicht erzählen, denn Gott hat es mir als Geheimnis anvertraut, aber ich ertrage es nicht, dein Leid zu hören. Nimm Augentrost, und er wird dir Freude ins Herz bringen, deine Brust erleichtern und deine Augen erhellen. Klage nicht mehr, sondern lass das Kraut dir dienen. Weine nicht mehr, sondern singe mit mir.‹
Der Mensch folgte dem Rat des Vogels und tatsächlich verlebte er einen Tag der Freude.«

Moderne Wiedergabe der alten Legende, nach:
William Fletcher: »Superstition in Review«, S. 69

»Wenn die Sonne in das Sternzeichen Löwe eintritt, erwacht ein Auge auf den Feldern. Die vorherbstliche Sonne strahlt und die Felder liegen in ihrer letzten Pracht. Die Kühe, die unter der Hitze und dem Wechsel der Jahreszeiten leiden, geben weniger Milch. Augentrost, der in seinen winzigen Brunnen den Tau sammelt, zieht seine Stärke aus den unterirdischen Flüssen gestohlener Milch. Eine winzige milchfarbene Blüte mit orange- und lilafarbenen Flecken entsteht. Je länger sie auf den Wiesen blüht und uns ansieht, desto deutlicher wird uns, dass sie das Auge der Sonne in ihrer herbstlichen Klarheit ist. Sie ist Balsam für Augen, müde vom Schauen, und Gift für die unachtsame Kuh, die versucht, ihre Milch wieder zu fressen.
Augentrost kennt das Wesen des Sommers genauso wie das des Herbstes, schenkt Mensch und Tier ein besseres Augenlicht und reinigt ihre Augen wie der Herbstregen.«

Nach: Schwester Clarissas unveröffentlichtem
»Book of Natural Observations«

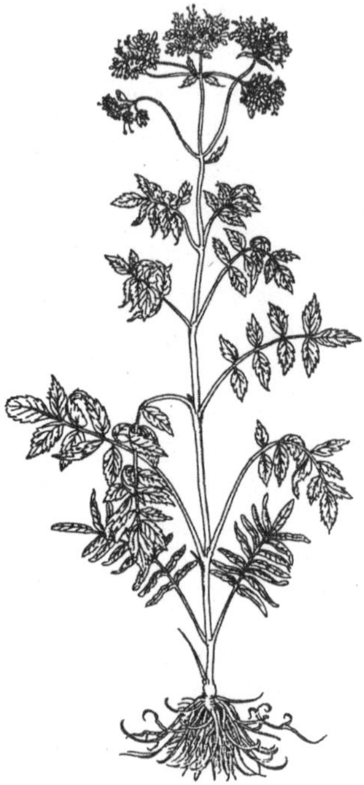

Baldrian

ETYMOLOGISCHES

Die Herkunft des deutschen Namens Baldrian ist umstritten, eine Möglichkeit ist aber, dass er sich aus dem Namen des nordischen Lichtgottes Baldur ableiten lässt. Der botanische Name *Valeriana* stammt vermutlich von dem lateinischen Ausdruck *valere*, der »kräftig« bzw. »gesund sein« bedeutet, ab. Anderen Quellen zufolge war es Valerius, ein römischer Liebhaber der Pflanze, der ihr seinen Namen verlieh, und wieder andere halten die ehemalige römische Provinz Valeria, die in Ungarn um den Plattensee herum angesiedelt war, für den Ursprung des Namens.

Valeriana officinalis ist ein mehrjähriges Mitglied der Familie der Baldriangewächse (*Valerianaceae*). Ein weiteres wichtiges Mitglied dieser Familie ist *Valeriana celtica*, Echter Speik oder Keltische Narde, die auch Alpenbaldrian genannt wird. Ihr französischer Volksname lautet *Valériane narde celtique*, Schweizerisches Wildfräulekraut, und auf Englisch nennt man sie *Spikenard of the scriptures* oder Celtic nard. Die verschiedenen Baldrianarten unterscheiden sich je nach Lebensraum, aber die meisten finden medizinische Verwendung. *Valeriana phu* war einst ein Heilkraut, wird heute aber hauptsächlich als Zierpflanze angebaut. Der Gewöhnliche Feldsalat *Valerianella locusta* (auch *Nardostachys* genannt) ist nah mit Baldrian verwandt und hat einen ähnlichen, wenn auch wesentlich schwächeren Duft.

Volksnamen

Valeriana officinalis – **Baldrian**

Deutsch:	Katzenwurzel, Katzengeil, Tammarg, Arzneibaldrian, Mondwurz, Wilder Nardus, Katzenkraut, Dreifuß, Stinkwurzel, Dammarg, Menten, Tannmark, Waldspeik, Hexenkraut, Augenwurz, Viehkraut, Theriakwurzel, Wendkraut, Tollerjahn, Walderian, Elfenkraut
Englisch:	Valerian, Cat's valerian, All-heal, Heliotrope, Setwall, Setewale, Capon's tail, St. George's herb, Vandal root, Moon root, Great wild valerian
Französisch:	Valériane, Herbe aux chats, Guerit-tout
Spanisch:	Valeriana
Italienisch:	Valeriana silvestre, Amantilla. Veraltet: Phu, Theriacaria, Marinella, Genicularis, Amantilla

ÄUSSERE MERKMALE

Baldrian kann die Größe eines ausgewachsenen Menschen erreichen und somit alle anderen Pflanzen überragen, meistens wird er aber nur zwischen 30 und 120 cm hoch. Er weist unzählige winzige Würzelchen auf, die an ein Durcheinander von Nerven oder das Durchblutungssystem des Gehirns erinnern. Die Wurzeln sind außen dunkelbraun und innen gelblich weiß. Ist er noch frisch, riecht Baldrian kaum. Der Duft intensiviert sich erst mit der Trocknung. Die Blätter geben bei Berührung einen besonderen Duft ab, den manche Menschen anziehend, andere abstoßend finden. Der einzelne Stängel ist hohl und zerfurcht, und die an den Stängeln wachsenden Blattpaare sind von dunklem, gleichmäßigem gedecktem Grün. Die Blätter sind wedelförmig und weisen je sechs bis zehn lanzettartige Segmente auf, die Blüten sind weiß, blassrosa oder lila und wachsen in Massen am Ende des Hauptstängels. Sie halten nicht lang, entwickeln aber schnell Samenköpfe. Die einzelnen Samen werden vom Wind verteilt, woraufhin an feuchten Stellen neue Pflanzen entstehen. Baldrian wird häufig mit Katzenminze verwechselt, da diese ebenfalls Katzen anlockt.

Der Echte Speik (*Valeriana celtica*) ist ebenfalls mehrjährig und wird bis zu 20 cm hoch. Die Blätter sind dunkelgrün, kahl und glänzend und die Blüten an der Außenseite rötlich und innen gelblich. Speik und alle Baldrianpflanzen, die im Gebirge wachsen, haben weniger Wurzeln, zeigen aber stärkere medizinische Wirkung als ihre Verwandten aus dem Flachland. Wegen der Aberntung der Wildpflanzen ist der Echte Speik so selten geworden, dass er in vielen Ländern zu den gefährdeten Arten zählt und nicht gesammelt werden darf.

STANDORT, JAHRESZEIT UND NÜTZLICHE PFLANZENTEILE

Baldrian mag feuchte Stellen, sumpfige Wiesen und Dickichte, Gräben, Gruben, Fluss- und Teichufer, dickes Unterholz, Hecken, lichte Wälder und Halbschatten unter Bäumen. Er kann auch auf trockenem Boden, sonnigen oder steinigen Hängen, Hochalmen und Wiesen bis zu einer Höhe von 2 400 m angetroffen werden. Er wächst in ganz Europa außer im extremen Norden und Süden. Baldrian blüht von Juni bis August oder September. Die Wurzeln werden, nachdem die Pflanze im September oder Oktober abgestorben ist, bis in den Frühling hinein ausgegraben.

Der Echte Speik wächst wild in den östlichen Alpen, in Norditalien und der Schweiz bis zu einer Höhe von 2 000 bis 2 800 m.

Sammeln, Trocknen und Aufbewahrung

Die Wurzeln werden im zweiten Wachstumsjahr nach der Blüte im Herbst oder im Frühling, noch bevor die Blätter erscheinen, ausgegraben. Den meisten alten Anweisungen zufolge sollte man die Pflanze um Ernteerlaubnis bitten, bevor man die Wurzeln sammelt. Man wäscht sie kurz unter laufendem Wasser ab, kämmt sie mit einem Kamm, um Erdpartikel zu entfernen, und legt sie zum Trocknen an einer luftigen Stelle aus.

Einigen Quellen zufolge sollte man die Wurzeln im Freien trocknen. Befinden sich Katzen in der Nachbarschaft, sollte man davon aber Abstand nehmen, da sie sich mit Wollust in dem Kraut rollen und es fressen. Kater urinieren oder ejakulieren auf die Wurzeln, sodass sie nicht mehr zu gebrauchen sind. Auch bei der

Lagerung sollte man die Katzen nicht vergessen: Offene Behälter sind eine direkte Einladung an die Tiere. Es kursieren sogar Geschichten über Hauskatzen, die Döschen mit Baldriantabletten vom Nachttischchen gestupst und die Pillen dann im ganzen Haus verteilt haben. Verschlossene Gläser, Keramik- oder Holzbehälter halten Katzen fern und die Pflanze frisch.

Saatguterhaltung und Keimung

Baldriansamen keimen am besten, wenn man sie direkt nach der Reifung in feuchtem Boden aussät. Sind sie erst einmal ausgesät, kann die Keimung bis zu einem Jahr dauern, aber mit der Zeit keimen viele Pflänzchen. Getrocknete und gefrorene oder gelagerte Samen weisen notorisch schlechte Keimungsergebnisse auf. Am leichtesten vermehrt man vielversprechende Baldrianpflanzen durch Teilung. Verwenden Sie ein Wurzelstück mit sichtbarer Krone und halten Sie die Jungpflanzen feucht, bis sie Wurzeln treiben.

☞ FINGERZEIGE FÜR DEN ANBAU

Baldrian aus trockenem, leichtem Hochlandboden erzeugt die besten Wurzeln für medizinische Zwecke, aber auch Baldrian aus dem Flachland oder Garten hat seinen Wert. Wilder Baldrian wächst an feuchten Stellen in Wassernähe, auf nährstoffarmem Weideland oder als verwilderte Kulturpflanze. Er braucht viel Feuchtigkeit, Licht und Luft zum Gedeihen.

Baldrian kann aus wild wachsenden Pflanzen gezogen werden, oder man sät die Samen direkt nach der Reifung aus. Die besten Ergebnisse erzielt man, indem man im Spätsommer Wurzelableger der Wildpflanzen einpflanzt. Die Samen werden sofort nach der Ernte großzügig auf frisch, aber nicht tief gepflügtem Boden ausgesät. Der Boden muss dann niedergedrückt und feucht gehalten werden. Baldrian wird vom Wind verweht, das heißt, er vermehrt sich selbst, indem er seine Samen vom Wind verteilen lässt. Aufmerksamkeit muss man ihm nur bezüglich Bewässerung und Unkrautjäten zukommen lassen.

Baldrian wirkt sich positiv auf den Garten aus, da er das Wachstum von Pflanzen und Gemüse in seiner näheren Umgebung unterstützt. Außerdem steigert er den Phosphorgehalt im Boden, und seine Absonderungen wirken anziehend auf Regenwürmer. Experimente mit welkenden Pflanzen haben gezeigt, dass diese wieder zu wachsen beginnen, nachdem man sie mit Baldriantee eingesprüht hat. Bei drohendem Frost werden empfindliche Blüten von Obstbauern mit einer

Mischung aus Wasser und Baldrianblütenextrakt eingesprüht, um ihre Frostresistenz zu steigern. Baldrian hat aber auch Nachteile für den Garten: Wird er in irgendeiner Form berührt, zieht er automatisch Katzen an. Wer etwas Gartenerfahrung hat, weiß, wie viel Schaden diese liebeskranken Besucher anrichten können, wenn sie sich im Garten herumrollen und hässliche Löcher graben.

GAUMENFREUDEN

Früher hieß es, wer nicht krank werden will, soll Baldrian in seine Brühen und Gemüsesuppen mischen. Die Zeiten haben sich aber geändert, und der bloße Vorschlag, ein Gericht mit Baldrian zu würzen, würde den Köchen von heute den Magen umdrehen.
Der Afrikanische Baldrian *Valeriana cornucopiae* oder *Fedia cornucopiae*, der auch als Algerischer Salat bekannt ist, wird noch heute als Salatpflanze verspeist. Der gewöhnliche Feldsalat *Valerianella locusta* ist ein naher Verwandter des Baldrians und riecht sehr ähnlich, solange er frisch ist. Die Wurzeln von *Valeriana edulis* sind essbar, sollten aber über Nacht gedämpft werden.

HAUSHALTSHILFEN

Im Haushalt wird Baldrian heutzutage hauptsächlich als Luxusartikel für Katzen verwendet. Wer die Liebe seiner Katze gewinnen will, braucht ihr nur kleine Baldrianstückchen mitzubringen – eine Katze, die ein solches Geschenk ablehnt, muss schon sehr verwöhnt sein.
Der Echte Speik wurde früher in großen Mengen in den Orient exportiert und wegen seines einzigartig frischen Geruchs in viele Putzmittel und Kosmetika gemengt. Sein Aroma ist aber mittlerweile aus der Mode gekommen und gilt heute als exotisch und zu streng. Die Indische Narde oder Nardenähre (*Nardostachys jatamansi*) wird verwendet, um »fremdartig« riechende Räucherstäbchen und Haarmittel zu parfümieren.

ॐ SCHÖNHEITSPFLEGE

Echter Speik wurde früher in der Parfümindustrie viel benutzt. In biblischen Zeiten war er derart berühmt, dass selbst Maria Magdalena eine Salbe aus dem Kraut verwendete, um die Füße des Heilands damit zu parfümieren und zu balsamieren. In den Alpenländern gibt es noch immer einige Unternehmen, die kommerzielle Speikseife herstellen. Baldrianwurzeltinktur kann in kleinsten Mengen in Massageöl gegeben werden, damit es noch entspannender wirkt.

MEDIZINISCHE EIGENSCHAFTEN

Baldrian war einst ein berühmtes Augenkraut, wurde aber auch gegen Seitenstechen, als Wurmkur, zum Wärmen erkalteter Venen und gegen Lähmungen verschrieben. Es hieß, dass er Dornen aus dem Fleisch ziehen könne, und hier und da glaubte man auch, dass er selbst das Fleisch im Küchentopf heile. Man setzte ihn gegen die »schlechten Dämpfe« der Pest ein, und er war Teil des berühmten Theriaks, eines Heilmittels gegen Pest und Vergiftungen. Baldrian galt als wirksam gegen die Massenhysterie, die mit Aufkommen des Schwarzen Todes ausbrach. In Europa verschrieb man ihn während der Luftangriffe im Zweiten Weltkrieg als Beruhigungsmittel.

Moderne Medizin

Baldrian ist eines der zuverlässigsten und wirksamsten Mittel für die Nerven. Er behandelt nervöse Störungen und Unausgewogenheiten, wirkt beruhigend, stärkt die Nerven und bringt den Körper wieder ins Gleichgewicht. Er wird verschrieben, um Unruhe und emotionale Schwankungen auszugleichen, die durch Pubertät, Wechseljahre, Menstruation, Schwangerschaften, Kaffee- und Alkoholmissbrauch, Hysterie, Erschöpfung, Schul- und Prüfungsängste, Stress und Krämpfe ausgelöst werden. Mit mäßigem Erfolg ist er in der Behandlung von Geistesstörungen und Epilepsie eingesetzt worden, wird aber als wirksames Heilmittel gegen Neurasthenie, Panikattacken und Angstzustände verschrieben. Baldrian ist das Kraut *par excellence* für ängstliche, hektische und hypochondrische Patienten. Baldrian wirkt außerdem wassertreibend. Er lindert Darmkrämpfe und neuralgische Schmerzen und hilft, zu hohen Blutdruck zu senken, der durch emotionale Störungen hervorgerufen wurde. Man verschreibt ihn gegen Schlafstörungen, Alpträume, Schlafwandeln und nervöse Zuckungen.

Baldrian ist in den meisten Ländern offiziell in die Arzneibücher aufgenommen worden und kann in vielen verschiedenen Formen verabreicht werden: Tee, Pulver, Tinktur, Wein, Extrakt, destilliertes Wasser oder Sirup. Frisch ist er am wirksamsten und sollte niemals in größeren Mengen eingenommen, sondern vorsichtig dosiert werden, weil er sonst stimulierend statt beruhigend wirken kann. Nimmt man eine zu große Dosis Baldrian in Alkoholform ein, können Halluzi-

nationen und delirische Zustände entstehen, und eine Überdosierung des Tees kann zu Verdauungs- und Kreislaufbeschwerden führen. Außerdem können Patienten psychische Abhängigkeiten entwickeln. Ein Teelöffel getrocknete Wurzel auf eine Tasse Tee ist die maximale Dosis. Lassen Sie die Wurzeln über Nacht in kaltem Wasser ziehen und wärmen Sie den Tee dann vorsichtig auf, bevor Sie ihn abseihen und verabreichen. Wird er gegen Schlaflosigkeit eingenommen, sollte er mindestens eine halbe Stunde vor dem Zubettgehen getrunken werden. Eine Baldriankur sollte nach vier bis sechs Wochen durchgehender Verwendung unterbrochen oder nur nach Bedarf durchgeführt werden, sonst können Nebenwirkungen auftreten.
Hypersensiblen Patienten und Hypochondern ist homöopathischer Baldrian zu empfehlen, aber auch Schlaflosen, Hysterikern, Patienten mit Stimmungsschwankungen, Neuralgie oder Ischiasschmerzen sowie Frauen im Wechsel. Patienten mit Ohrenschmerzen, die durch Zugluft entstanden sind, kann Baldrian Linderung verschaffen.

Besondere Heilmittel

Nerventee gegen Schlafstörungen

Ein wirksamer Nerventee für Schlaflose wird aus 1 1/2 Teilen Baldrianwurzeln, drei Teilen Hopfenblüten, je zwei Teilen Zitronenmelissen- und Waldmeisterblättern, Kamillenblüten, Erikablüten und Anserine, je 1 1/2 Teilen samenlosen Hagebutten, Orangenblüten und -blättern und je einem Teil Klatschmohnblüten, Rosenblütenblättern, Fenchelsamen, Lavendel- und Schlüsselblumenblüten zubereitet. Vermengen Sie die getrockneten Kräuter und geben Sie auf je 1/4 l kochenden Wassers einen Esslöffel frische Kräuter. Lassen Sie den Tee für 10 bis 15 Minuten ziehen und trinken Sie ihn eine halbe Stunde vor dem Zubettgehen. Wenn nötig, kann er auch in eine Thermosflasche gefüllt und morgens oder am frühen Nachmittag erneut getrunken werden.

BALDRIAN IN HAUS UND HOF

Baldrian zieht Katzen, Ratten, Bienen und Regenwürmer an. Es heißt, dass der Erfolg des Rattenfängers von Hameln auf das Kraut zurückzuführen ist.

Verwendung in der Tiermedizin

Bei den meisten Tieren (außer Katzen) wirkt Baldrian leicht beruhigend. Haustieren kann ein schwacher Tee aus pulverisierten Baldrianwurzeln verabreicht werden, um Bauch- und Darmkrämpfe, Blähungen und nervöse Verdauungsbeschwerden zu lindern und den Appetit anzuregen. Katzen lieben die Wurzeln und sind ihnen häufig geradezu verfallen. Reaktionen auf das Kraut variieren stark von Tier zu Tier, und so kann es bei manchen Katzen Euphorie, bei anderen Trunkenheit verursachen.

NEBENSÄCHLICHES UND WISSENSWERTES

Die entspannende Wirkung des Baldrians galt lange Zeit eher als Nebenwirkung seiner dämonenabwehrenden Eigenschaften. Nervöse Beschwerden, Alpträume, Epilepsie und andere »unsichtbare Krankheiten« entstanden angeblich durch böse Gedanken und den Neid von Zauberern, Hexen, Teufeln und Elben. Patienten und Krankenzimmer wurden mit Baldrian ausgeräuchert, um sie vor schwarzer Magie zu schützen. Der Glaube, dass Hexen sichtbar wurden, wenn man Baldrianbündel in den Stall oder das Schlafzimmer hängte, war weitverbreitet. Da sie nur im Verborgenen mächtig waren, glaubte man, dass sie den entsprechenden Raum gar nicht erst betreten würden.

Baldrian galt als noch wirksamer, wenn er in Kombination mit anderen Kräutern wie Dost verwendet oder zu Mariä Himmelfahrt (15. August) gesammelt wurde. In den meisten germanischen Ländern ist er Bestandteil der Kräutersträußchen, die an diesem Tag in der Kirche gesegnet werden und als Heilmittel gegen Hexerei und Krankheiten gelten. Kühe mit geröteten, geschwollenen Eutern werden mit Baldrian behandelt, und Milch, die sich nicht in Butter verwandelte, wurde durch einen Baldriankranz gegossen, um bösen Kräften gegenzuwirken. Auch Kindern, die an magisch verursachten Krankheiten litten, ließ man eine Baldriankur zukommen. Im alten Böhmen badete man Neugeborene in einem Absud aus Baldrian, um sie gegen Krankheiten, die Pest und den Neid der Elben zu schützen.

Baldrian galt als Gegenmittel bei Zorn und Uneinigkeit und konnte cholerische und jähzornige Gemüter besänftigen. Einem Kräuterbuch aus dem 14. Jahrhundert zufolge gibt man *»Männern, die einen Streit beginnen, den man aufzuhalten wünscht, den Saft der ›Amantilla id est Valeriana‹, und sofort wird der Frieden wiederhergestellt sein«.*

Auch die aphrodisierende Wirkung des Baldrians darf nicht unerwähnt bleiben. Baldrian wirkt stark entspannend auf die Muskulatur und kann nervöse Anspannung lindern, aber der Glaube an seine aphrodisierende Wirkung entstammt vor allem seiner Fähigkeit, böse Gedanken und Geschöpfe fernzuhalten. Die zukünftigen Liebenden konnten nichts Besseres tun, als Baldrianwein auf ihre Gesundheit und Freude zu trinken. Unter den walisischen Mädchen hieß es, dass es Liebhaber anziehen würde, wenn sie Baldrian im Gürtel oder Korsett trugen. Männer, die Baldrian und Silberdistel einsteckten, hatten den Ruf, unwiderstehlich für das andere Geschlecht zu sein. In Westfalen glaubte man, dass Jungen und Mädchen, die am Sonntag Nüsse sammelten und Baldrian bei sich trugen, vor dem Teufel geschützt wären – vermutlich war das reines Wunschdenken, wenn man bedenkt, welchen Ruf solche Ausflüge damals hatten …

Legenden

Als die Pest ausbrach, erzählten viele Bauern von Waldfrauen, die aus dem Wald heraus Ratschläge erteilten. Eine von ihnen erzählte den Bauern:
»Esst Bimellen und Baldrian, so geht euch die Pest nicht an.«[107]

In anderen Gegenden räucherte man kranke Kinder mit Baldrian aus. Man nahm an, dass ihre Krankheiten von Elben verursacht wurden, die den Kindern die Lebenskraft aus den Fingerspitzen sogen. Auf einmal sind die Elben, als sich der Raum mit dem beißenden Rauch gefüllt hatte, in Form winziger Puppen auf dem Boden erschienen. Sie versprachen, das Kind in Ruhe zu lassen, wenn man einen schönen Ort für sie fand, an dem sie leben konnten.[108]

LITERARISCHE ERWÄHNUNGEN

»Wenige Pflanzen wachsen friedlich neben dem Rauschen und dem eintönigen Murmeln eines Flusses. Aber eine graziöse Erscheinung herrschst an durchweichten Ufern: der Baldrian. Seine wahre Kraft liegt in den Wurzeln, die den feuchten Boden mit Bestimmtheit aufgreifen und die heilenden Kräfte an sich reißen. Diese Wurzeln können einen Wahnsinnigen beruhigen und die ruhigste Katze in Hysterie versetzen. Der Geruch der gequetschten Wurzeln erzählt von feuchten Ufern, moderigem Boden, Erde und verrottenden Blättern, von einem Mangel an Licht, aber auch von Verjüngung. Sie erzählen von Gewässern, die gelassen, aber mit gewaltiger Kraft durch ruhige Kanäle fließen.«

Nach: Schwester Clarissas unveröffentlichtem »Book of Natural Observations«

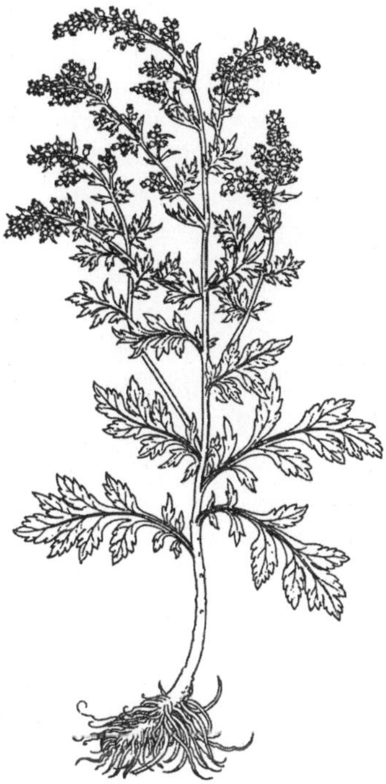

Beifuß

ETYMOLOGISCHES

Die Bezeichnung Beifuß ist ungeklärten Ursprungs. Möglicherweise aber entstand sie durch einen alten, auf Plinius zurückgehenden Aberglauben, der besagt, dass das Kraut vor müden Füßen schützt, wenn man es sich in die Schuhe legt. Die botanische Bezeichnung *Artemisia vulgaris* kennzeichnet den Beifuß als das am häufigsten auftretende Mitglied einer Pflanzengruppe, die der griechischen Göttin Artemis geweiht ist.

Artemisia vulgaris ist ein mehrjähriges Mitglied der Familie der Korbblütengewächse (*Asteraceae*, früher *Compositae*). Botaniker unterscheiden zahlreiche Beifußarten und -unterarten.

☊ Volksnamen

Artemisia vulgaris – **Beifuß**

Deutsch:	Gewürzbeifuß, Wilder Wermut, Sonnenwendgürtel, Roter Buck, Muggerk, Besenkraut, Weiberkraut, Jungfernkraut, Buckell, Mugwurz, Beinweichkraut, Bibiskraut, Biboz, Hexenkraut, Thorwurz, Gürtlerkraut, Edelraute, Bockele, Flohfänger
Englisch:	Mugwort, Fellon, Felon herb, Maidenwort, Green ginger, Apple-pie, Dog's ears, Smotherwood, Fat hen, Gall-wood, Muggon, Old Uncle Harry, Bulwand wormwood, Midge wormwood, St. John's plant, Motherwort, Common sagewort, Sailor's tobacco
Französisch:	Armoise commune, Barbotine, Herbe aux vers, Herbe á cent gôuts, Couronne de Saint Jean, Tabac de Saint Pierre
Italienisch:	Artemisia, Erba di San Giovanni, Assenzio selvatico, Amarella, Canapaccia
Spanisch:	Artemisia común
Dänisch:	Bynke
Schwedisch:	Bunke, Gråbo
Walisisch:	Ilysian ieuan
Irisch:	Lianthus
Schottisch:	Muggart, Muggert
Russisch:	Plyn Obyknovennaja šernobyl'nik
Chinesisch:	Moxa

ÄUSSERE MERKMALE

Beifuß kann die Höhe eines ausgewachsenen Mannes erreichen. Er hat eine einzelne harte und lange Wurzel, die mit zahllosen winzigen Fasern überzogen ist, die die Nährstoffe aus der Erde ziehen. Der Stängel des Krauts ist holzig, äußerst widerstandsfähig und von einer bräunlich roten Färbung. Der Hauptstängel ist mehrfach verzweigt und stützt so die zahlreichen, spitz zulaufenden, geteilten Blätter, die entfernt an Krallen erinnern. Die Blätter sind auf der Oberseite von dunkelgrüner Farbe, während die Unterseite mit einem gräulich weißen Filz überzogen ist. Anhand dieses wichtigsten Erkennungsmerkmals lässt sich der Beifuß leicht von seinem nahen Verwandten, dem Wermut, unterscheiden. Im Laufe des Jahres verlieren einige Blätter ihre Farbe und beginnen sich aufzurollen, was der Pflanze ein leicht verwahrlostes Äußeres verleiht. Beifußblätter sondern, wenn sie gerieben werden, einen unangenehmen Geruch ab. Der Geruch der zerriebenen Blüten hingegen ist süßlich-aromatisch und erinnert an Majoran. Beifußblüten sind, ähnlich dem Majoran, so unscheinbar, dass sie auch in voller Blüte eher wie Knospen aussehen. Die winzigen Blüten sitzen in großen Mengen an den Spitzen der Äste. Die weiblichen Blüten sind von gelblicher Farbe, die männlichen meist rot oder rötlich braun.

STANDORT, JAHRESZEIT UND NÜTZLICHE PFLANZENTEILE

Beifuß wächst in den meisten gemäßigten Klimazonen bis zu einer Höhe von ca. 1 800 m und wird weltweit in Gärten kultiviert. Ursprünglich aus dem Orient stammend, ist Beifuß heutzutage sowohl in Nordamerika als auch in Eurasien häufig anzutreffen. Er wächst üppig auf Schutt und Müllhalden, am Wegesrand, an Flussufern, auf Bahndämmen, an Mauern und steinigen Stränden, aber auch in Hecken und auf Weideflächen und blüht von Juli bis September. Die blühenden Beifußspitzen werden meist abgeerntet, bevor sie sich vollständig geöffnet haben. Die Wurzeln werden erst im Herbst ausgegraben.

Sammeln, Trocknen und Aufbewahrung

Ein alter Mann aus Somerset behauptete: *»Wenn du den Beifuß zum richtigen Zeitpunkt pflückst, stehen dir alle Wünsche offen.«*[109] Als der »rechte« Zeitpunkt für die Beifußernte gilt traditionell der Johannistag. Zum medizinischen Gebrauch sollten nur frische und gesunde Wurzeln verwendet werden. Für magische Zwecke aber sind angeblich die Wurzeln am besten geeignet, die dunkle Flecke aufweisen und unter denen sogenannte »Kohlen« (tote und vertrocknete Beifußwurzeln oder tatsächliche Holzkohlen aus den Feuern der Köhler) liegen.

Im kommerziellen Anbau werden zweimal im Jahr kurz vor der Blüte die oberen Teile der Pflanzen geerntet, und zwar im Frühsommer und im Herbst. Die Beifußspitzen sollten zum Trocknen vom Stängel getrennt und an einem schattigen, luftigen Ort getrocknet werden. Die Wurzeln (Apotheker bevorzugen junge, nur leicht gefärbte Exemplare) können dann im Spätherbst ausgegraben werden. Die blütentragenden Beifußspitzen sollten nach dem Schneiden zu Bündeln zusammengefasst und in einem luftigen Dachboden oder warmen Raum zum Trocknen aufgehängt werden. Sobald die Blüten trocken wirken, ziehen Sie sie von den Stängeln und breiten sie für eine erneute Trockenphase aus. Beifußblätter sollten wegen ihres sehr bitteren Eigengeschmacks nicht mit Gewürzbeifuß vermischt werden. Beifuß, der für die medizinische Verwendung gedacht ist, muss nicht so sorgfältig sortiert werden wie das kulinarische Kraut und kann durchaus ein paar Blätter beinhalten.

Frische Beifußwurzeln sollten sofort nach der Ernte mit klarem Wasser gespült und von jeglichem Schmutz und Wurzelfasern gereinigt werden. Danach werden sie in einem gut durchlüfteten Raum für ca. zehn Tage auf Tüchern ausgebreitet getrocknet und regelmäßig gewendet. Der Trocknungsprozess sollte am Ende in der Nähe einer künstlichen Wärmequelle stattfinden, um auch den letzten Rest Feuchtigkeit aus den Pflanzen zu ziehen. Getrocknete Beifußwurzeln sind spröde und zerbrechen leicht.

Saatguterhaltung und Keimung

Beifuß wird von Pollen bestäubt, die durch den Wind transportiert werden. Vielversprechende Exemplare sollten isoliert werden, um die Sortenreinheit zu erhalten. Am besten eignet sich die Fortpflanzung durch Stecklinge von besonders kräftigen Pflanzen.

☞ FINGERZEIGE FÜR DEN ANBAU

Beifuß ist eine äußerst widerstandsfähige Pflanze und sehr leicht anzubauen. In der Regel wird er so groß und widerstandsfähig, dass die meisten Gärtner ihn am liebsten in eine abgelegene Ecke ihres Gartens verbannen würden. Beifuß bedarf, wenn er sich einmal etabliert hat, keiner besonderen Pflege außer gelegentlicher Düngung und pflanzt sich in der Regel selbst fort. In großen Gärten kann Beifuß als Windschutz für kleinere und empfindlichere Kräuter und Gemüsesorten eingesetzt werden. Dabei gilt es aber zu verhindern, dass er Samen ausbildet. In einigen Gegenden Japans wird Beifuß angepflanzt, um die Erosion von geschädigten Böden zu verringern.

Beifuß wird im April ausgesät. Die Samen sollten nicht mit Erde bedeckt werden, da sie bei Sonnenlicht am besten keimen. Stecklinge werden ebenfalls im Frühling genommen. Man kann aber auch ältere Pflanzen ausgraben und teilen. Beifuß gedeiht am besten am Fuß von Mauern an sonnigen, aber leicht feuchten

Standorten mit südlicher Ausrichtung. Der Raum zwischen den Pflanzen sollte ungefähr 50 cm betragen.

GAUMENFREUDEN

Als Küchenkraut verwandelt Beifuß fetthaltige Gerichte in gut verdauliche Delikatessen. Aus diesem Grund waren die halb geöffneten Blüten im Mittelalter sehr beliebt, und auch heute noch sind sie ein traditionelles Gewürz für deftige, schwere Gerichte wie Gans, Ente, Aal und Schweinefleisch. Auch zu Wildschwein und Hühnchen passt Beifuß gut, und in winzigen Mengen eignet er sich als Gewürz für Salate und Saucen. Besonders gut ist er für Diabetiker geeignet. Japanische Köche verwenden Beifußblätter auch in Gemüsegerichten.

Im Mittelalter war Hopfen nur eines von mehreren Kräutern, die Bier zur Konservierung beigegeben wurden: Eines der beliebtesten medizinischen Biere war das Beifußbier, das auch heute noch regional in geringen Mengen gebraut wird.

HAUSHALTSHILFEN

Manche Kräuterkenner zählen den Beifuß zu den fliegenvertreibenden Kräutern. Tatsächlich aber locken Beifußbündel Fliegen eher an, als dass sie sie fernhalten. Dieses häufige Missverständnis ist wohl auf die fehlenden Erklärungen in vielen Kräuterbüchern zurückzuführen, denn früher war es Brauch, am Abend ein Beifußbündel aufzuhängen, auf dem sich die Fliegen dann niederließen. Anschließend wurde ein großer Sack über das Bündel gezogen und so lange mit einem Stock auf den Sack geschlagen, bis sowohl der Beifuß als auch die Fliegen zu Staub zermahlen waren. Einigen Fachleuten zufolge ist der altdeutsche Volksname des Beifuß *pipoz* von dem mittelhochdeutschen Verb *bozen* bzw. *pozan* abgeleitet, das so viel wie »schlagen« bedeutet. Andere deutsche Volksnamen weisen auf die Verwendung von Beifuß als Besenkraut hin, ein Brauch, der mittlerweile aus der Mode gekommen ist.

Beifußblätter sind, ähnlich wie die Blätter des Huflattichs, mit einem feinen Flaum überzogen, der abgerieben und als Zunder verwendet werden kann. Einige Hausfrauen mischen Beifuß in Kräutermottensäckchen oder binden ihn wegen seiner ungewöhnlichen grünen Farbe in Blumenbouquets. Ähnlich wie Huflattich wurden die Blätter im Fernen Osten früher als Tabakersatz geraucht.

ॐ SCHÖNHEITSPFLEGE

Augenspülungen kann ein schwacher Beifußaufguss beigemengt werden. Beifußfußbäder wirken wohltuend, heilen Blasen und erfrischen. Wer viele Stunden am Tag auf den Beinen ist, sollte das Kraut regelmäßig verwenden. Dem Kräuterkundler Otto Brunfels zufolge wird der Bartwuchs durch regelmäßiges Waschen mit Beifußtee beschleunigt. Da Beifuß gewöhnlich problemlos in großen Mengen erhältlich ist, kann er auch als Kräuterbad verwendet werden, das insbesondere für Frauen mit ausbleibender Menstruation hilfreich ist.

MEDIZINISCHE EIGENSCHAFTEN

»Vergiss nicht, Beifuß, was du offenbart hast,
Was du bekräftigt hast bei der großen Verkündigung,
du hast Macht gegen drei und gegen dreißig,
du hast Macht gegen Gift und gegen Ansteckung,
du hast Macht gegen das Übel, das durch die Lande zieht.«

Aus dem angelsächsischen Neunkräutersegen

Beifuß wird seit Jahrhunderten, wenn nicht gar Jahrtausenden, als medizinisches Kraut verwendet. In China ist er unter dem Namen *moxa* noch heute als Gegenreizmittel bekannt.

Auch die Maya und Azteken verwendeten Beifuß, und die Griechen weihten ihn wegen seines Rufes als gynäkologisches »Wundermittel« der Göttin Artemis. Diesen Ruf wahrte der Beifuß das ganze Mittelalter hindurch und länger. Bei Dioskurides heißt es: *»Aufgeweicht eignen sie sich für die Sitzbäder der Frauen, um die Menstruation auszulösen und die Nachgeburt und das Kind aus dem Leib zu treiben, Entzündungen der Gebärmutter zu lindern, Nierensteine aufzulösen und den Urinfluss anzuregen.«*[110] Er galt als Aphrodisiakum und konnte, alten deutschen Kräuterbüchern zufolge, die Phase der weiblichen Empfängnisbereitschaft verlängern, indem man ihn unter das Kopfkissen legte oder um die Hüften band. Genitalschmerzen wurden mit Beifußgürteln behandelt, und vaginaler Ausfluss mit Beifußpessaren. Es hieß, dass er die Gebärmutter warm halten und reinigen, die Geburt und den Abgang der Nachgeburt beschleunigen und Abtreibungen auslösen würde. Ein Tee aus den oberen Teilen der Beifußpflanze wurde verwendet, um den Menstruationsfluss zu verringern, während ein Tee aus den unteren Teilen der Pflanze zur Einleitung der Menstruation diente. Gab es Probleme bei der Entbindung, legte man der werdenden Mutter einen Beifußkranz auf den Bauch und entfernte ihn dann wieder. Nach der Logik der sympathetischen Magie entfernte man zusammen mit dem Kranz auch die Probleme.

Johannisbeifuß galt als wirkungsvoller als gewöhnlicher Beifuß. Es hieß, dass man ein ganzes Jahr von Krankheiten und körperlichen Beschwerden befreit sei, wenn man einen Beifußgürtel anlegte und über das Johannisfeuer sprang, in das man den Gürtel anschließend warf. Wer das Johannisfeuer durch Beifuß betrachtete, verbesserte seine Sehkraft für die Dauer eines Jahres. Außerdem sammelte man am Johannistag, wenn die Kirchenglocken zwölf Uhr mittags schlugen, die »Kohlen«, die sich unter den Wurzeln der Beifußpflanze befanden. Sie galten als effektives Heilmittel gegen Fieber, Pest, Wechselfieber, Karbunkel, Krämpfe und Epilepsie. Beifußwurzeln, die am Tag der heiligen Rosalia ausgegraben und unter das Kopfkissen gelegt wurden, heilten angeblich Zahnschmerzen. Ein frühes Kräuterbuch aus dem Jahr 400 n. Chr. berichtet von einer Hexenschussbehandlung, bei der eine Beifußwurzel vor Sonnenaufgang mit der linken Hand aus dem Boden gezogen und dann an den Körper gebunden wurde. In alten Kräuterbüchern wurde der reisende Leser dazu aufgefordert, stets Beifußwurzeln bei sich zu tragen. Diese sollten ihn vor Müdigkeit, wilden Tieren, bösen Geistern, Gift und Sonnenstich beschützen. Beifuß fand zudem Verwendung bei der Behandlung von »lahmen« Venen, Magenverkühlungen, Schlangenbissen, Nierensteinen, Ischiasproblemen, Schwindsucht, Blähungen und Nackenverspannungen.

Moderne Medizin

Die Ärzte von heute zählen den Beifuß zu den nervenstärkenden und kräftigenden Mitteln. Besonders hilfreich ist er gegen epileptische Anfälle, die durch Kopfstöße verursacht wurden, Petit-mal-Anfälle (kleine epileptische Anfälle) und die Erregungen vor den Anfällen. Kräuterkundige verschreiben Beifuß sowohl gegen Epilepsie und Lähmungen als auch gegen Nervenschmerzen. Außerdem findet das Kraut Anwendung in der Opiumsucht-Therapie. Beifuß kann auch als Tonikum bei anhaltenden Verdauungsstörungen verwendet werden, da er Blähungen und Krämpfe löst, den Appetit steigert, die Därme reinigt und gleichzeitig chronischen Durchfall lindert. Des Weiteren fördert er die Menstruation und kann als Wurmkur verwendet werden. Die besten Resultate mit Beifuß als Verdauungsmedizin erhält man, wenn er mit einem Bitterkraut wie Tausendgüldenkraut (*Centaurium erythraea*), Ringelblume, Wermut oder Johanniskraut vermischt und in Teeform vor jeder Mahlzeit getrunken wird. Zu guter Letzt stimuliert Beifuß sanft sowohl die Nieren als auch die Gebärmutter und wirkt gegen Nierensteine und Harngrieß. Schwangere sollten den Konsum von Beifuß allerdings vermeiden.

Ein homöopathisches Präparat der Wurzeln wird Patienten verabreicht, die unter Hysterie und Epilepsie leiden. In der chinesischen Medizin zählt der Beifuß zu den wichtigsten Kräutern. Hier verwendet man vor allem *Artemisia vulgaris* und *Artemisia argyi*, der im Chinesischen als *ai ye* bezeichnet wird, obwohl auch andere Arten benutzt werden. Aus dem wolligen Pflanzenmaterial des Krauts werden wärmende Moxazubereitungen hergestellt, die gleichmäßig und tiefgehend brennen und so auch in die verborgensten Schlupfwinkel des Körpers vordringen. Winzige Beifußkegel werden auf den Körpermeridianen platziert und dann angezündet. Moxazigarren wärmen größere Körperteile. Beifuß wärmt durch Kälte angegriffene Gebärmütter und zeigt, innerlich eingenommen, auch leicht antibiotische Wirkung.

BEIFUß IN HAUS UND HOF

Beifußblätter können Hühner- und Putenfutter beigemischt werden. Schafe fressen sowohl die Blätter als auch die Wurzeln. Bienen bleiben in ihrem Stock, wenn dieser mit frischem Beifuß eingerieben wurde, und Bauern stellten aus den Blättern einen Tabakersatz her.

Aufgrund seiner dämonenabwehrenden Kräfte wurde Beifuß häufig in der Bauernmagie eingesetzt. Mit seiner Hilfe konnte man diebischen Hexen ihre Beute aus Milch und Eiern wieder abnehmen. Dem Volksglauben nach wurden verhexte Tiere von ihren Leiden befreit, wenn man am St.-Philipps- oder St.-Jakobs-Tag Beifuß in den Stall hängte. In Bayern versuchten einige Bauern, ihre Pferde für den Markttag mit Hilfe von Johannis-Beifußkohlen aufzuputzen, indem sie sie zwei Tage vor Marktbeginn heimlich mit den Kohlen einrieben.

Verwendung in der Tiermedizin

Rinder, die an Husten leiden, können mit Beifußtee behandelt werden. Außerdem können sie, wie auch Pferde und Schafe, durch die regelmäßige Einnahme von Beifußtee vor Wurmbefall geschützt werden.

NEBENSÄCHLICHES UND WISSENSWERTES

Beifuß werden starke antidämonische Kräfte zugeschrieben. Im fünften Jahrhundert hängte man ihn in Wohnhäusern auf, um den bösen Blick abzuwehren, Elben und Dämonen zu vertreiben und durch Magie verursachte Krankheiten zu heilen. Noch heute glaubt man beispielsweise in Dänemark, Frankreich, Belgien, Japan und China hier und da an seine magieabwehrenden Kräfte. Auf der Isle of Man wurde Beifuß am Johannisabend zum Schutz gegen Hexen gesammelt. In Österreich sollte ein über dem Türrahmen angebrachtes Beifußbündel die Bewohner des Hauses vor der Pest und anderen Plagen bewahren. In Frankreich und Deutschland glaubte man, dass Beifuß über dem Eingang des Hauses vor Blitz und Hagel sowie Missernten schützen würde. Am Körper getragen sollte er vor Ermüdung bewahren. Plinius riet Reisenden, sich Beifußblätter auf die Füße zu legen, und Coles empfahl ihn den Laufboten. Bei Dioskurides heißt es: »*Wann immer du auf Deinem Weg das Kraut Artemisia bei dir hast, vertreibt es die Müdigkeit, und wer es an den Füßen trägt, der verscheucht giftiges Getier und Teufel.*«[111] Deutsche, die sich außergewöhnliche Körperkraft und Energie wünschten, rieben ihre Füße mit Beifußsaft ein, und Engländer, die jung und kräftig bleiben wollten, steckten sich kleine Zweige der Pflanze in die Knopflöcher.

Beifuß wird nicht nur vorbeugend verwendet, sondern galt auch als mächtige magische Pflanze. Im antiken Griechenland mischte man Beifußsaft in Liebes- und Freundschaftstränke. Russische und englische Liebestränke beinhalteten manchmal die am Johannistag unter den Wurzeln gefundenen »Kohlen«. In Deutschland trugen Witwen, die sich erneut verheiraten wollten, Beifuß bei sich, der ihnen helfen sollte, einen neuen Mann zu finden. Anhaltender Beifußkonsum verlieh angeblich die Gabe der Hellsichtigkeit, und in England verwendete man Mischungen aus Hanf und Beifuß, um hellseherische Trancezustände hervorzurufen. Die sogenannten »Kohlen«, die am Johannistag unter den Wurzeln der Pflanze gefunden wurden, wurden in vielen Ländern für magische Zwecke verwendet. In Litauen glaubte man, dass Kohlen, die am Johannistag gesammelt wurden, während die Mittagsglocken läuteten, für magische Zwecke am wirksamsten seien. Zudem nahm man an, dass ein großer schwarzer Hund der ständige Wächter der Beifußpflanze sei. Junge Engländer legten sich Beifuß unter ihre Kopfkissen, weil sie sich davon süße Träume erhofften. In Böhmen galt es als großes Glück, am Karfreitag zwischen den Wurzeln der Pflanze einen schwarzen Wurm zu finden. Der Wurm wurde in eine verkorkte Flasche gesteckt und der Besitzer durfte sich daraufhin neun Tage lang nicht waschen oder beten.

Außerdem musste er für den Wurm jeden Tag ein kleines Stück Brot unter den Tisch werfen. Am neunten Tag dann würde der Wurm zu sprechen beginnen und dem Besitzer wundersame Geheimnisse verraten.

Beifuß und die Kunst der Weissagung

Besorgte Angehörige legten ihren kranken Familienmitgliedern manchmal ohne deren Wissen einen kleinen Beifußzweig unter das Kopfkissen, um den weiteren Krankheitsverlauf zu erfahren. Schlief der Kranke schnell ein, galt das als Zeichen dafür, dass er sich wieder erholen würde. Hatte er Einschlafprobleme, war es möglich, dass er die kommende Beifußblüte nicht mehr erleben würde.

Legenden

Ein schottisches Mädchen litt einst an Schwindsucht und die Ärzte prophezeiten ihm ein baldiges Ende. Daraufhin spazierte sein untröstlicher Liebhaber verzweifelt an der Küste entlang, wo ihm eine Meerjungfrau zurief:
»Warum lässt du den schönen May sterben in deiner Hand
Und den Beifuß blühen im ganzen Land?«[112]
Das erfüllte den Liebhaber mit neuer Hoffnung, und er gab seiner Liebsten frischen Beifußsaft zu trinken. Sie erholte sich schnell wieder, und schon bald heirateten die beiden.

Eine andere Geschichte erzählt von einer einsamen Meerjungfrau, die rief:
»Trink Nesseltee im März
Und Beifußtee im Mai,
Im Juni Schlüsselblumenwein,
Dann kommt die Schwindsucht nicht herein.«[113]

Eine ähnliche, aber traurigere Geschichte handelt von einem Mädchen, das kurz zuvor an Tuberkulose verstorben war. Die Meerjungfrau klagte:
»Tränken sie Nesseln im März,
Äßen sie Beifuß im Mai,
Schlüg noch manch Mädchenherz
Und manch Grab wär noch frei.«[114]

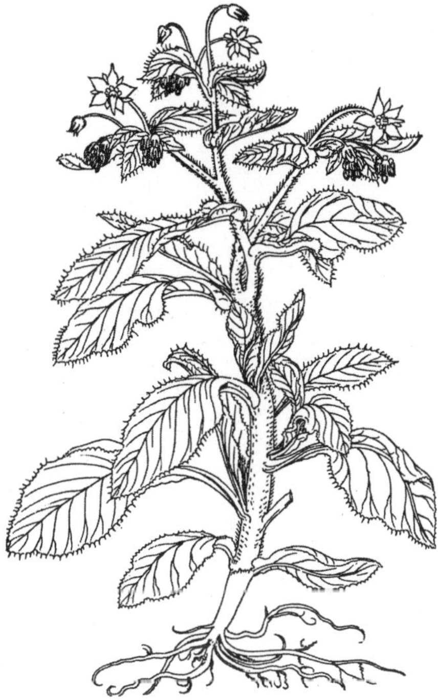

Borretsch

ETYMOLOGISCHES

Die Herkunft des Namens Borretsch ist ungewiss, vermutlich aber wurde er aus dem lateinischen Wort *borra* bzw. *burra* abgeleitet, das »sprödes Haar« oder »kurze Wolle« bedeutet und sich auf die behaarten Stängel und Blätter der Pflanze bezieht, die an das Fell von Packeseln erinnern. Die mögliche Ableitung von dem arabischen *abu arak* (»Vater des Schweißes«) ist bislang eine reine Hypothese, und der Versuch, einen Ursprung in der keltischen Sprache zu finden, blieb bislang ebenfalls erfolglos.

Der meist einjährige, gelegentlich aber auch zweijährige *Borago officinalis* ist ein Mitglied der Familie der Raublattgewächse (*Boraginaceae*).

Volksnamen

Borago officinalis – **Borretsch**

Deutsch:	Gurkenkraut, Borgelkraut, Gurkenkönigskraut, Liebäuglein, Blauhimmelstern, Herzblume, Herzfreund, Wohlgemuth, Herzfreude, Gegenfraßblüten, Boratsch, Boretsch
Englisch:	Borage, Burrage, Burridge, Herb of gladness, Star-Flower, Bee bread, Alkanet, Talewort, Cool tankard, Virgin's robe, Common bugloss
Französisch:	Bourrache, Bourrouche
Italienisch:	Borragine, Buglosa, Lingua bovina, Borandella
Spanisch:	Borraja
Brasilianisch:	Borragem
Türkisch:	Hodan
Russisch:	Ogurečnik

ÄUSSERE MERKMALE

Das erwähnenswerteste Merkmal des Borretschs ist sein behaarter Blütenkelch, der eine fünfblättrige sternförmige Blüte mit einem schwarzen Fleck in der Mitte trägt. Die Blüten sind meistens blau, gelegentlich aber auch weiß oder rosa. Sie wachsen an langen Blütenstielen und hängen nach unten. Borretschblüten wirken im Vergleich zu den dicken, breiten, groben, haarigen, geäderten und leicht stacheligen Blättern sehr klein. Die ausgewachsene Pflanze wird bis zu 60 cm hoch und weist einen dicken, fleischigen, manchmal verholzten und stets mit pelzigen Haaren überzogenen Stängel auf. Die Blätter der Pflanze riechen bei Berührung wie Gurke, die mit einem Hauch Zwiebel gewürzt wurde. Am besten schmeckt das Kraut nach ein paar Sonnentagen. Borretschwurzeln sind verzweigt, weiß und in Anbetracht des Gewichts der Pflanze relativ klein. Sie haben eine markige, schleimige Konsistenz und schmecken süß.

✿ STANDORT, JAHRESZEIT UND NÜTZLICHE PFLANZENTEILE

Borretsch ist vornehmlich eine Gartenpflanze, er kann aber in vielen Teilen der Welt auch in der Wildnis überleben. Er wächst wild bis zu einer Höhe von 1 500 m auf Komposthaufen und Müllhalden, in der Nähe von Häusern und Ödland, auf brackigen Feldern und schattigen Fleckchen, in Weingärten und an Seerändern. Seine ursprüngliche Heimat ist vermutlich Spanien oder Nordafrika. Borretsch blüht von Juni bis in den September hinein, gelegentlich auch im Mai und Oktober.

Sammeln, Trocknen und Aufbewahrung

Junge Borretschblätter und -blüten werden einzeln nach Bedarf während der Wachstumsperiode gesammelt, oder die gesamte Pflanze wird geerntet, wenn sie zu blühen beginnt. Werden die Pflanzen unansehnlich, sollten sie regelmäßig zurückgeschnitten werden. Borretsch kann leicht mit anderen Mitgliedern der Raublattgewächse, zum Beispiel dem Natternkopf (*Echium vulgare*) oder der Gemeinen Ochsenzunge (*Anchusa officinalis*) verwechselt werden. Es besteht aber kein Grund zur Sorge, da es sich bei den beiden ebenfalls um Heilkräuter handelt, die nicht giftig sind. Fast immer ist es ratsam, frischen Borretsch zu verwenden, da er während des Trocknungsprozesses viele Eigenschaften verliert und nicht gut hält. Für den Küchengebrauch kann er eingefroren werden.

Saatguterhaltung und Keimung

Es gibt kleine Unterschiede zwischen verschiedenen Borretschstämmen, zum Beispiel weiß und blau blühende Sorten. Diese kreuzen sich miteinander und sollten zur Erhaltung der Sortenreinheit voneinander isoliert werden. Borretschblüten bringen sehr schnell Samen hervor, die häufig auf den Boden fallen, bevor sie geerntet werden können. Am besten erntet man sie, indem man die samentragenden Stängel einzeln abschneidet, nachdem der Großteil der Blüten geblüht hat. Die hängenden Samenbehälter enthalten zwei lange, schwarze, spitze Samen, die herausfallen, wenn die abgeschnittenen Stängel an einem trockenen, luftigen und schattigen Ort auf weißem Papier ausgelegt werden. Noch nicht reife Samen reifen selbst dann nach, wenn die Stängel bereits gepflückt wurden. Ein häufiges Problem in feuchtem Klima ist, dass die Blätter und Stängel zu schimmeln beginnen. Viele der Samen verstecken sich außerdem in den Behältern und müssen herausgepresst oder -gerieben werden. Borretschsamen bleiben bei guter Lagerung zwei bis drei Jahre lang keimfähig, können aber mit Kieselgel getrocknet und dann eingefroren werden.

☞ FINGERZEIGE FÜR DEN ANBAU

Wegen seines üppigen Wachstums und der hübschen blauen und weißen Blüten ist Borretsch nicht nur ein Küchen- und Heilkraut, sondern auch eine Zierpflanze. Borretsch ist ein geeigneter Nachbar für Erdbeeren, da er sie resistenter gegen Krankheiten macht, und für Kürbis und Tomaten, weil er Würmer von ihnen fernhält. Alle drei Gemüsearten unterstützt er in ihrem Wachstum. Die Samen werden in der Regel im April draußen ausgesät. Lockerer und luftiger, aber nicht zu trockener Boden und ein sonniger Standort tun ihm besonders wohl. Theoretisch ist es zwar möglich, Borretsch umzupflanzen, aber nur wenige Pflanzen überleben den Prozess. Sie reifen im Juni oder Juli und blühen bis zum ersten Frost, wenn die Pflanzen immer wieder für die Samenernte zurückgeschnitten werden. Wenn nötig, kann man die Samen in kleinen Mengen regelmäßig nachsäen, damit eine kontinuierliche Blatt- und Blütenernte gewährleistet ist. Borretsch ist leicht aufzuziehen und stellt nur wenige Forderungen. Die meisten Gärtner kaufen nur ein einziges Mal ein Päckchen Samen und können die Pflanzen danach noch jahrelang abernten, da sie sich selbst aussäen. Überschüssige Pflanzen ohne Samen können mit Beinwellblättern in Regenwasser zu Flüssigdünger vergoren werden. Die gegorene Mischung wird 10 : 1 oder 20 : 1 verdünnt und dann mit der Gießkanne am frühen Morgen oder Abend über den Boden verteilt.

GAUMENFREUDEN

Borretsch verliert beim Trocknen viel von seiner Würze und seinem Geschmack und wird deswegen meistens frisch verwendet oder eingefroren. Borretschblätter haben einen milden, unaufdringlichen Geschmack, der an Gurken erinnert und sich hervorragend für Salate und Gurken eignet, solange sie jung und zart geerntet werden. Auch Borretschblüten machen sich wegen ihrer ungewöhnlichen Farben hervorragend in Salaten. Frische junge Borretschblätter (ältere werden filzig oder sogar stachelig) können gehackt als Sandwichfüllung verwendet oder als Grüngemüse gekocht werden. Auch in Teig getaucht und frittiert sind sie ein Genuss. Klein gehackt passen sie außerdem gut in Dips, Streich- oder Hüttenkäse oder in Suppen und Eiergerichte. Der frisch gepresste Saft kann Gemüsesäften beigegeben werden, und Borretschblattgelee wird mit Fleisch serviert. Die frischen Blätter eignen sich als Gewürz für süßsaure Gerichte.

Vor einigen Jahrhunderten empfahl Robert Burton eine Gewürzmischung aus Borretsch, Fenchel, Petersilie, Natternkopf, Dill, Zitronenmelisse und Wegwarte gegen Melancholie. Moderne Wissenschaftler haben die Wirksamkeit dieser Zubereitung bestätigt, indem sie bei Omega-6- und Gamma-Linolsäure-Mangel Borretschöl verschreiben. Den meisten modernen Diäten mangelt es an diesen Fettsäuren, was zu andauernden Depressionen führen kann. Borretschöl sollte nicht erhitzt, sondern frisch als Salatöl verwendet werden.

Borretschblüten werden auf dieselbe Art wie die Blätter als Suppenkraut oder in Salaten verwendet, in Teig frittiert oder in Apfelkuchen gemengt. Fruchtsalaten und Grapefruit verleihen sie ein angenehmes Aroma. Man kann sie auch in Eiswürfel einfrieren und diese zur Zierde in gekühlte Getränke wie Cidre, kalten Wein, Limonade oder Bier geben. Manchmal werden sie sogar in Essig gegeben, dem sie einen blauen Farbton verleihen. Die Blätter und der Saft der frischen Pflanze werden zum Aromatisieren von Getränken verwendet. Ein wunderschöner blauer Sirup wird aus den Blüten hergestellt, die auch in Konfitüre und Gelees gegeben oder kandiert werden können. Borretsch- und Brunnenkresseblüten sowie die Blütenblätter der Ringelblume sind besonders dekorative Garnierungen, die in Salatmischungen hübsch aussehen.

Erwähnenswerte Rezepte

Diesem Rezept für kandierte Borretschblüten aus dem 16. Jahrhundert zu folgen, mag dem Koch von heute recht schwierig erscheinen. Modernere Rezepte können Sie dem Kapitel über Veilchen (S. 553 f.) entnehmen.

»Ringelblumen, Rosen, Borretsch oder Rosmarinblüten kandieren

Man koche Zucker und Rosenwasser kurz über einem Wärmeteller auf Kohlen und tue dann die gründlich in der Sonne oder am Feuer getrockneten Blüten in den Zucker und koche sie ebenfalls kurz, dann streue man doppelt raffinierten Puderzucker über sie und wende sie darin. Man lasse sie noch ein wenig länger kochen, nehme den Teller vom Feuer und streue mehr Puderzucker über die andere Seite der Blüten. Diese trocknen an heißen Sonnentagen von selbst nach zwei oder drei Stunden ein, auch wenn sie nicht in der Sonne liegen.«[115]

Sommersalat

Ein hübscher Sommersalat lässt sich aus den folgenden Zutaten ganz einfach zubereiten: Vermengen Sie grünen Salat, halbierte rote Cherrytomaten und Rucola mit einer Vinaigrettesauce. Fügen Sie kurz vor dem Servieren blaue Borretschblüten ohne Blütenkelch und orangefarbene Ringelblumenblütenblätter hinzu.

John Shirleys ungewöhnliches Rezept mit denselben Kräutern:

»Um ein Hühnchen, einen Kapaun oder ein Huhn am besten zu kochen

Man binde sie und lege sie in Hammelbrühe mit Muskatblüte, Spinat, Endivie, Ringelblumenblüten, Natternkopf, Borretsch, Ampfer und Petersilie. Dann garniere man den Teller mit Borretsch- und Ringelblumenblüten und serviere sie mit Brotstückchen.«[116]

Gurkensalat mit Borretsch

Dieses traditionelle Rezept ist leicht zuzubereiten und vertreibt schlechte Laune. Schneiden Sie mit einem Gurkenhobel drei große Gurken in sehr feine Scheiben – so nehmen sie das Aroma der Sauce besser auf. Salzen Sie sie leicht und lassen Sie sie einige Minuten lang ziehen, bis sie Wasser abgeben. Mögen Sie keinen wässrigen Salat, wird die Flüssigkeit abgeschüttet. Legen Sie die Gurkenscheiben dann in eine Salatschüssel und fügen Sie einen Becher saure Sahne und dieselbe Menge Joghurt hinzu. Würzen Sie den Salat mit Apfelessig, geben Sie mehrere Esslöffel frisch gehackten Schnittlauch oder Schalotten, 1/4 Tasse sehr fein gehackte junge Borretschblätter und ein bis zwei Esslöffel gutes Oliven-, Lein- oder Borretschöl hinzu. Servieren Sie das Ganze gekühlt mit einer Garnierung aus frischen Borretschblüten und Ringelblumenblütenblättern.

HAUSHALTSHILFEN

Die blauen Blüten des Borretschs können getrocknet in Potpourris und Duftsäckchen gegeben werden, um ihnen Farbtupfer zu verleihen. Getrocknete Borretschblätter enthalten so viel Salpeter, dass sie leicht angezündet werden können und Funken schlagen.

ॐ SCHÖNHEITSPFLEGE

Aus Borretschblättern kann eine wirksame Augenspülung für von Wind oder Staub gereizte Augen zubereitet werden. Vor dem Augenbad sollte etwas Salz beigefügt werden.

▣ MEDIZINISCHE EIGENSCHAFTEN

Die Verfasser alter Kräuterbücher waren sich einig in ihren Lobeshymnen auf den Borretsch als unübertreffliches Heilmittel gegen Melancholie und Geisteskrankheiten. Die blaue Farbe der Blüten wurde als Zeichen dafür interpretiert, dass er gegen Venen-, Herz- und Hirnprobleme verschrieben werden sollte. Plinius' Ausspruch »*Ego Borago gaudia semper ago*«, »Ich, der Borretsch, bringe immer Freude mit mir«, wurde über die Jahrhunderte hinweg in einem Kräuterbuch nach dem anderen zitiert. In seinem gewaltigen Werk *Anatomy of Melancholy* beschäftigt sich Robert Burton über viele Seiten hinweg mit den überragenden Eigenschaften des Krauts:

»Christrose und Borretsch sind voll Zauberei.
Sie machen die Venen von Schwermut frei,
Sie bekämpfen die schwarzen Dämpfe im Herz
Und vertreiben Trübsal und Liebesschmerz.
Sie lösen giftige Nebel im Hirn,
Die die Sinne betäuben und die Seele verwirr'n.
Die besten Kräuter, die Gott je erschuf,
Zur Heilung der Schwermut – und so gut wie ihr Ruf.«[117]

Bei John Evelyn heißt es: »*Borrago, heiß und leicht feucht, reinigt das Blut und ist ein aufheiterndes Herzstärkungsmittel von angenehmem Geschmack. Die zarten Blätter und besonders die Blüten können gemeinsam gegessen werden. Vor allem aber die Zweige in Wein, wie die der Zitronenmelisse, sind von bekannter*

Wirkung, um die Hypochondrischen zu beleben und den fleißigen Studenten aufzuheitern.«[118] Francis Bacon behauptete, dass Borretsch *»eine großartige Wirkung hat, den sumpfigen Brodem düsterer Melancholie zu vertreiben«.*

Ein anderer Experte, Arnoldus Villanovanus, merkt an, dass Borretsch: *»… Lepra und Krätze vertreibt, das Blut reinigt, den Geist erfrischt, das Gemüt beschwingt, das Hirn reinigt von jenen unruhigen schwarzen melancholischen Dämpfen und den ganzen Körper durch den Urin von düsterer Stimmung reinigt. Wozu hinzuzufügen wäre, dass er Verrückte und die so Zornigen, dass sie im Irrenhaus in Ketten liegen, wieder zu Verstand bringt. Mein Gewissen ist mein Zeuge, dass ich die Wahrheit spreche, wenn ich erzähle, dass ich eine ernste Dame sah, der so wieder geholfen wurde. Sie war so cholerisch und manchmal so wütend, dass sie fast verrückt war und neben sich stand. Sie wusste nicht, was sie sagte und tat, sie schalt und schlug ihre Hausmädchen und wäre fast gefesselt worden, trank aber vom Borretschwein und wurde so geheilt. Und von dem Wein hatte ein armer Fremder, ein einfältiger Bettler, der von Tür zu Tür lief, um Almosen zu erbitten, ihr erzählt.«*[119]

Wie seltsam und außerordentlich all dies auch klingen mag, bis zum heutigen Tag wurde Borretsch immer wieder gegen die Symptome verschrieben, die sich unter dem Begriff Melancholie zusammenfassen lassen: Herzschwäche, Gedächtnisverlust, Hypochondrie, Epilepsie, übertriebene Trauer, Schwäche und Fieberträume, Tinnitus, Katerstimmung, Depressionen, Müdigkeit, Geisteskrankheiten und allgemeine Nervenschwäche. Außerdem zählte er zu den vier wirksamsten herzstärkenden Mitteln. Die moderne Medizin hat versucht, dieses Phänomen mit dem ungewöhnlich hohen Gehalt an Mineralstoffen, Säuren und Kaliumnitrat, den Borretsch aufweist, zu erklären. Außerdem wird behauptet, dass er sich direkt auf die Nebenniere auswirkt. Neuere Untersuchungen haben ergeben, dass Borretschöl ungewöhnlich reich an Gamma-Linolsäure ist, und Ärzte verschreiben es zusammen mit schwarzem Johannisbeeröl und Nachtkerzenöl gegen Mangel an essentiellen Fettsäuren, der ein Grund für Depressionen sein kann.

Moderne Medizin

Borretsch ist natürlich keine Wundermedizin mit sofortiger und überwältigender Wirkung, aber er ist ein nach und nach wirksames Kraut, das über einen langen Zeitraum hinweg eingenommen werden kann. Er übt einen positiven Einfluss auf Patienten mit leichten Herzrhythmusstörungen, seelischen Störungen und Kreislaufbeschwerden aus und zeigt erstaunliche Erfolge in der Zusatzbehandlung von Depressionen. In Anbetracht der wachsenden Zahl von Patienten mit depressiven Störungen scheint es ratsam, sich eine Pflanze mit derartigem Ruf etwas genauer anzusehen. Man bedenke nur, dass man noch vor einigen Jahren der ausgleichenden Wirkung des Johanniskrauts kaum Beachtung schenkte und dass es nun in jeder Drogerie zu kaufen ist.

Borretsch reinigt außerdem den Körper von Giften und senkt Fieber, indem er die Schweißbildung unterstützt, die Körpertemperatur reguliert, harntreibend wirkt und das Blut reinigt. Ein warmer Tee aus dem frischen Kraut kann die Symptome von Bronchitis lindern, Fieber austreiben, verhärtete Lebern erweichen und die Nieren anregen. Der Saft kann einzeln oder in Kombination mit anderen Pflanzen als blutreinigende Frühlingskur vier Wochen lang täglich eingenommen werden. Äußerlich wird Borretsch als erweichende Kompresse auf schmerzhafte Krampfadern, Blutergüsse und entzündete Augen aufgelegt. In der homöopathischen Medizin wird ein Präparat aus den frischen Blättern zubereitet.

BORRETSCH IN HAUS UND HOF

Borretsch gilt als eines der beliebtesten Bienenkräuter und wird in dieser Eigenschaft nur von seinem nahen Verwandten, dem Natternkopf, übertroffen. Rindvieh und Geflügel tut die Zufütterung mit kleinen Mengen Borretsch nach langen Wintern wohl. Die Milchproduktion von Hündinnen mit großem Wurf kann man unterstützen, indem man ihnen Milch mit fein gehackten Borretschblättern zu trinken gibt. Hunde suchen sich Borretschpflanzen und fressen die Blätter, wenn sie sich übergeben oder einen Husten loswerden wollen.
Aus Borretschblüten kann ein blauer Lack gefertigt werden, der schon kommerziell gehandelt wurde.

NEBENSÄCHLICHES UND WISSENSWERTES

Legenden

Die alten Griechen glaubten, dass Borretsch Kühe in Löwen verwandeln könne. Dieser Glaube spiegelt sich in der Lincolnshire-Legende wider: Cromwells Soldaten kauten Borretschblätter, die sie so mutig machten, dass sie einen Tag und eine Nacht lang ohne Pause durchkämpfen konnten.
Einer anderen Legende zufolge zählte der Borretsch zu den heilenden Kräutern, die Jesus an der Speerspitze zum Kreuz hinaufgereicht bekam.
Bei den Viktorianern war Borretsch das Symbol für Unverblümtheit.

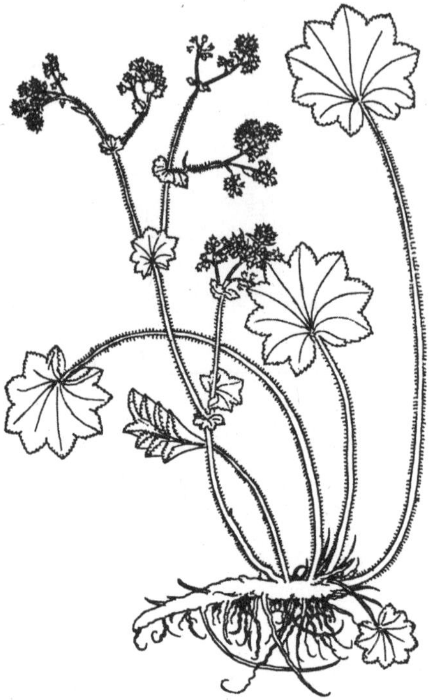

Frauenmantel

ETYMOLOGISCHES

Der Name Frauenmantel bezieht sich auf die Ähnlichkeit des Krauts mit einem gefalteten Umhang. Die Frau, die hier gemeint ist, ist dabei nicht etwa irgendeine vornehme Dame, sondern unsere liebe Frau, die Jungfrau Maria, selbst.

Der botanische Name *Alchemilla* entstand, weil die Alchimisten vergangener Tage die Flüssigkeit, die sich in der Mitte der gefalteten Blätter des Krauts ansammelte, abfingen und als »Himmelwasser« bei ihren Versuchen, den Stein der Weisen herzustellen, verwendeten. Das Wort Alchemie wiederum stammt aus dem Arabischen. In Ägypten sollen die ersten Alchimisten gelebt und gewirkt haben. *Alchemilla vulgaris* ist eine häufig vorkommende mehrjährige Pflanze und zählt zur Familie der Rosengewächse (*Rosaceae*). Es gibt viele Frauenmantelarten und -unterarten. Ihre wichtigsten Vertreter sind: *Alchemilla xanthoclora, Alchemilla mollis, Alchemilla alpina* und *Aphanes arvensis* (auch *Alchemilla arvensis*, einjährig).

Volksnamen

Alchemilla vulgaris – **Frauenmantel**

Deutsch:	Sintau, Tränenschön, Taublatt, Mäntelichrut, Sinau, Taubecherl, Liebfrauenmantel, Frauenhilf, Dächlichrut, Frauenhäubel, Frauenmäntli, Frauenrock, Hasenmänteli, Haubn, Herbstmantel, Herrgottmäntelchen, Kroanfüß, Löwenfußkraut, Ohmkraut, Regentachel, Regentropfen, Perlkraut, Röckli, Taufänger, Taukraut, Weiberkittel
Englisch:	Lady's mantle, Common Lady's mantle, Our Lady's mantle, Lamb's foot, Duck's foot, Elfshot, Dew cup, Lion's foot, Bear's foot, Nine hooks, Great sanicle
Französisch:	Alchimille, Antelet des dames, Manteau de Notre-Dame, Patte de lapin, Pied de lion
Italienisch:	Erba ventaglina, Erba stella
Irisch:	Fallaing Mhuire

In alten Kräuterbüchern wurde der Frauenmantel als Stellaria, Syntaw und Leontopodium bezeichnet.

Alchemilla alpina – **Alpenfrauenmantel, Silbermantel**

Deutsch:	Silbermantel, Urgebirgsfrauenmantel, Silberkraut, Silbermänteli
Englisch:	Alpine Lady's mantle
Französisch:	Alchimille des Alpes

Aphanes arvensis – **Ackerfrauenmantel**

Deutsch:	Ackerfrauenmantel
Englisch:	Parsley breakstone, Parsley piert, Parsley piercestone, Bowel-hivegrass, Colic-worth, Percepier, Field Lady's mantle
Französisch:	Perce-pièrre
Italienisch:	Petricciolo

ÄUSSERE MERKMALE

Der Frauenmantel lässt sich vor allem an seinen tassenförmig gefalteten Blättern und dem einzelnen »Tautropfen« erkennen, der sich fast immer im Zentrum seiner Blätter befindet. Das silbrige Äußere dieses Tropfens hat die Alchimisten dazu angeregt, ihn bei ihrer Suche nach dem Stein der Weisen zu verwenden. Die Flüssigkeit besteht aus Tauwasser und einem Sekret, das von den Drüsen an den Spitzen der Blätter abgesondert wird.

Frauenmantelpflanzen haben meistens einen sehr kleinen Wurzelstock, auch wenn einzelne Exemplare von bis zu fingerdicken Wurzeln getragen werden, die an die 30 cm lang werden können. Der Wurzelstock ist verholzt und meistens von einer schwarzen Rinde umhüllt. Die Pflanze hat *»viele Blätter, die aus der Wurzel sprießen und an langen haarigen Stängeln sitzen, und sie sind beinahe rund und an den Rändern leicht in acht bis zehn (sieben bis elf) Teile unterteilt, die ihnen ein sternartiges Äußeres verleihen, weisen viele Ecken und Spitzen auf und sind rundum verbeult und von hellgrüner Farbe.«*[120]

Die Blätter sind, ähnlich denen des Farns, leicht gefaltet und schmecken etwas zusammenziehend und bitter. Die Pflanzen werden höchstens 45 cm hoch und bringen verzweigte Blütenstängel hervor, die mit zahlreichen grünlich gelben unscheinbaren Blüten gekrönt sind.

Die Blätter des Alpenfrauenmantels sind viel stärker eingekerbt als die des gewöhnlichen Frauenmantels, weisen nur fünf bis sieben Lappen auf und sind an den Ecken abgerundet, weswegen sie kleinen Händen ähneln. Sie sind dunkelgrün und an der Unterseite mit winzigen, seidigen Härchen bedeckt, die die ganze Pflanze silbrig aussehen lassen.

Der Ackerfrauenmantel ist mit einer Maximalhöhe von 15 cm wesentlich kleiner als die beiden anderen Arten. Die graugrünen Blätter weisen drei Lappen auf und erreichen einen Durchmesser von höchstens 1,5 cm. Die Blüten sind so unscheinbar, dass sie für das ungeübte Auge mehr oder weniger unsichtbar sind. Sie blühen im Sommer in Büscheln.

☼ STANDORT, JAHRESZEIT UND NÜTZLICHE PFLANZENTEILE

Der Frauenmantel ist vor allem eine Weidepflanze, findet sich aber auch an Pfaden und Böschungen, auf Wiesen und an Flussufern, in Gärten und auf feuchtem Boden, in offenen Waldgebieten und auf Geröll. Er wächst in Europa, Asien, Nordamerika und Nordafrika und blüht von Mai bis Herbst.

In Europa hat der Alpenfrauenmantel in Höhenregionen zwischen 1 000 und 3 000 m den gewöhnlichen Frauenmantel verdrängt. Der Alpenfrauenmantel gedeiht auf kalkhaltigem Boden schlecht und kommt in Nordamerika kaum vor. Er mag weder feuchte noch trockene Standorte und wächst auf Weiden und Wiesen, auf Geröll und Felsen sowie in freiem Gelände und im Unterholz. In den Alpen kommt er sehr häufig vor, taucht aber auch im nördlichen Mittelmeerraum, in Skandinavien und Schottland auf. Häufig bildet er silbrige Hügelchen und weiche Teppiche. Der Ackerfrauenmantel wächst in Europa, Nordafrika und Nordamerika bis zu einer Höhe von 500 m. Er gedeiht auf trockenem Boden, Brachland, in Kiesgruben und an Mauern und sät sich in ungenutzten, trockenen Gartenecken selbst aus.

Sammeln, Trocknen und Aufbewahrung

Die gesamte blühende Frauenmantelpflanze oder die Blätter und Samen sollten Ende des Frühjahrs oder in den Sommermonaten geerntet werden, wenn die Pflanze frisch und grün ist, aber die Blätter nicht mehr taufrisch sind – es ist wichtig, dass Frauenmantel nicht zu früh am Tag geerntet wird. Farblose Blätter müssen aussortiert werden. Schweizer Kräuterkenner empfahlen, die Pflanze höflich anzureden, bevor man sie erntet.

Frauenmantel wird zum Trocknen an einem luftigen und schattigen Ort in dünnen Schichten ausgelegt. Die Pflanzen müssen schnell getrocknet und dürfen nicht gewendet werden, damit sie ihre grüne Farbe erhalten. Braune Blätter müssen aussortiert werden. Das getrocknete Kraut kann ein Jahr lang in Behältern mit lose schließenden Deckeln gelagert werden.

Saatguterhaltung und Keimung

Die Gartensorten werden fast ausnahmslos durch Pflanzenteilung vermehrt. Wilder Frauenmantel kann durch Samen vermehrt werden, entweder indem man sie aussät oder den Pflanzen einfach freien Lauf lässt. Die Keimlinge und die ausgewachsenen Pflanzen können problemlos umgesetzt werden.

☞ FINGERZEIGE FÜR DEN ANBAU

Auch wenn der Frauenmantel eine hübsche Pflanze ist, wächst er im Garten meist eher im Hintergrund oder wird als Umrandung oder Bodenbedeckung gepflanzt. In größeren Mengen wirkt er sehr eindrucksvoll und verleiht dem Garten einen ungewöhnlichen gelbgrünen Schimmer. Einige *Alchemilla mollis*-Sorten wurden extra zu diesem Zweck gezüchtet. Sie mögen schattige, feuchte Standorte und nisten sich unter einer dicken Mulchschicht regelrecht ein. Fühlt der Frauenmantel sich an seinem Standort wohl, kann er sogar lästig werden. Die Pflanzen müssen regelmäßig geteilt werden. Der Alpenfrauenmantel wird wegen seiner silbrigen Blätter häufig in Steingärten angepflanzt.

GAUMENFREUDEN

Sowohl die Blätter als auch die Wurzeln des Frauenmantels sind essbar, aber nicht gerade delikat. Die jungen Blätter können Salaten beigegeben oder zusammen mit anderen spinatähnlichen Blättern gedämpft werden. Ackerfrauenmantel war auf den Hebriden einst ein beliebtes Küchenkraut, weil er Skorbut heilte. Er wurde in Salate gemengt und wie Meerfenchel (*Crithmum maritimum*) zur Lagerung eingelegt.

HAUSHALTSHILFEN

Aus blühendem Frauenmantel lässt sich eine ziemlich haltbare gelbliche Pflanzenfarbe für Wollstoffe gewinnen.

ॐ SCHÖNHEITSPFLEGE

Frauenmantel reinigt die Haut sanft und gründlich und bleicht sie leicht aus. Er wirkt gegen Akne und Entzündungen sowie gegen fettige Haut und verengt die Poren, entfernt Hautflecken und lindert Schwellungen. Die alten Araber verwendeten ihn sehr häufig. Die europäischen Damen vergangener Tage bleichten unliebsame Sommersprossen mit dem frischen Saft der Pflanze oder dem Sekret der Blätter. Kosmetiker von heute mengen Frauenmanteltee oder -saft in zusammenziehende Gesichtswässer und Hautcremes. Viele Dampfbadmischungen enthalten Frauenmantel, der auch als Augenspülung verwendet werden kann.

Ein zusammenziehender Aufguss aus Frauenmantel wird mit geschlagenem Eiweiß vermengt und bei Gesichtsschwellungen aufgetragen, die von Weinen, Schwangerschaften oder ungesunder Lebensweise hervorgerufen wurden. Frauenmanteltee treibt bei regelmäßiger Einnahme über mehrere Wochen hinweg überschüssiges Wasser aus dem Körper, strafft und stärkt die Haut nach Geburten und reguliert starke Schweißbildung.

Erwähnenswerte Rezepte

Maitau galt früher als besonders wirksames Reinigungsmittel für die Haut. Am wirkungsvollsten galt Tau, der am Morgen des ersten Mai vor Sonnenaufgang gesammelt worden war. Man sprach ihm magische Kräfte zu und glaubte, dass er selbst der unansehnlichsten Frau betörende Schönheit verleihen könne. Der Tau aus dem Zentrum von Frauenmantelblättern ist in Wahrheit nicht nur Tau: Die Pflanze sondert Tröpfchen eines Sekrets ab, das sich mit Tau vermengt, der in die Mitte der Blätter fließt und tatsächlich kosmetische Eigenschaften hat, da er belebend wirkt.

MEDIZINISCHE EIGENSCHAFTEN

Einem alten italienischen Kräuterbuch zufolge kann eine Frau feststellen, ob ihr Mann zeugungsunfähig ist, indem sie neun Tage lang einen Tee aus Alpenfrauenmantel trinkt. Genau am Abend des neunten Tages soll sie sich mit ihrem Ehemann zu Bett legen. Wird sie nicht schwanger, liegt das Problem eindeutig bei ihm. Frauenmantel galt früher auch als wirksames Aphrodisiakum. Otto Brunfels riet Epileptikern, drei Tage lang Frauenmantelsaft zu trinken, um ihr Leiden zu lindern. Außerdem lobte er seine Eigenschaften als zusammenziehendes Wundheilmittel. Nicholas Culpeper empfahl das Kraut, um *»Blutungen und Ausflüsse zu stillen«* und Leistenbrüche, Blutergüsse, Wunden und Verletzungen zu heilen. Frauen mit erschlaffenden Brüsten sollten Kompressen aus Frauenmantel oder Alpenfrauenmantel auflegen, um die Haut zu stärken und die Brüste *»weniger und härter«* wachsen zu lassen.

Moderne Medizin

In der modernen Medizin wird Frauenmantel gegen Frauenbeschwerden verschrieben. Johann Künzle schrieb, dass zwei Drittel aller gynäkologischen Operationen überflüssig seien, wenn die Ärzte ihren Patientinnen nur Frauenmanteltee verabreichen würden. Frauenmantel wird allgemein gegeben, um die weiblichen Organe zu stärken, die Gefahr von innerlichen Entzündungen zu verringern, die Menstruation zu normalisieren, Pubertäts- und Wechselbeschwerden zu lindern, morgendliche Übelkeit zu mindern, Fehlgeburten vorzubeugen, die Wehen zu regulieren und wirksamer zu machen und zu guter Letzt, um starken Blutungen, Anämie und Schwäche nach der Geburt oder der Menstruation entgegenzuwirken. Umschläge aus Frauenmantel werden vor der Periode auf verhärtete oder geschwollene Brüste aufgelegt.

Silbermantel hat eine stärkere Wirkung als das normale Kraut, weswegen Heilpraktiker dazu raten, jeweils ein Teil des Bergkrauts mit zwei Teilen normalem Frauenmantel zu mischen. Der Tee sollte über einen Zeitraum von mehreren Wochen oder Monaten regelmäßig eingenommen werden. Auch Frauenmantelbäder sind sehr wirksam. Frauen, die sich ein Kind wünschen, sollten vor der Empfängnis und während der ersten Schwangerschaftswochen sowie an den letzten zwei Wochen vor der Niederkunft und zwei Wochen nach der Geburt täglich zwei Tassen Frauenmanteltee trinken.

Die medizinischen Verdienste dieses sehr häufig verwendeten Krauts lassen sich aber nicht nur auf seine Wirkung auf die Gebärmutter beschränken: Es wirkt zusammenziehend und erweichend, heilt geschädigtes oder entzündetes Gewebe, treibt überschüssiges Wasser aus dem Körper, reinigt das Blut und unterbindet Blutungen. Kindern mit Rachitis oder schwachen Muskeln und älteren Personen, die sich von Herzkrankheiten erholen oder Wasseransammlungen im Körper haben, kann mit Frauenmanteltee geholfen werden. Das Kraut findet sich außerdem häufig in harntreibenden Teemischungen, die auch Patienten mit Nierensteinen verabreicht werden. Hormonelle Beschwerden und innere Entzündungen können mit Frauenmanteltee positiv beeinflusst werden. Außerdem wird er in der Behandlung von Diabetes und als Zusatzbehandlung bei multipler Sklerose eingesetzt. Bergfrauenmantel kann an Übergewichtige, an Patienten mit starkem Nachtschweiß und an Frauen mit Wechselbeschwerden verschrieben werden (siehe auch Kapitel »Salbei«, S. 497).

Frauenmantel ist außerdem ein hervorragendes Wundheilkraut. Bei Blutergüssen wirkt er ähnlich wie Arnika, aber in etwas milderer Form. Frische Frauenmantelblätter können gequetscht und dann auf frische Wunden aufgelegt werden, um den Blutfluss zu stillen und die Infektionsgefahr zu verringern. Wird Frauenmanteltee ein paar Wochen lang regelmäßig nach der Erste-Hilfe-Behandlung eingenommen, heilt die Wunde umso schneller. Frauenmanteltee kann, wenn er über einen langen Zeitraum hinweg eingenommen wird, auch heilende Wirkung auf Leistenbrüche und größere innere Verletzungen ausüben. Außerdem beschleunigt er die Heilung von gebrochenen Rippen und Knochen. Entzündete Augen werden mit einem sorgfältig abgeseihten Aufguss aus Frauenmantel ausgespült, und außerdem soll er die Schmerzen nach dem Zähneziehen lindern. Ackerfrauenmantel wird als Tee gegen Blasen- und Nierenbeschwerden eingenommen und ist ein Volksheilmittel gegen Nierengries und -steine.

Homöopathisch wird Frauenmantel gleich dem frischen Kraut gegen Frauenbeschwerden wie Weißfluss, Wechsel- und Menstruationsbeschwerden sowie zur Unterstützung der Wundheilung eingesetzt. Erschlaffte Gebärmütter werden durch Frauenmanteltropfen gestärkt.

Besondere Heilmittel

Magentee

In seinem Kräuterbuch empfiehlt Otto Brunfels einen Tee gegen leichte Verdauungsbeschwerden und Verstopfung. Die sanfte Rezeptur besteht aus zwei Teilen Alantwurzeln *(Inula helenium)*, einem Teil Frauenmantel, einem Teil Fenchelblätter, je einem Teil Salbei, Rosmarin und Ysopblättern und je einem Teil Fenchel- und Anissamen. Der Tee wird nach oder zwischen den Mahlzeiten in kleinen Schlucken eingenommen.

Frauentee

Ein stärkender und vorbeugender Frauentee besteht aus vier Teilen Frauenmantel, zwei Teilen Silbermantel, vier Handvoll blühenden weißen Taubnesseln und zwei Handvoll Minzblättern, einem Teil Gemeiner Queckenwurzeln *(Agropyron repens)*, einem Teil Schachtelhalm, einem Teil Ringelblumenblüten, einem Teil Mädesüßblüten *(Filipendula ulmaria)*, einem Teil Kapuzinerkresse *(Tropaeolum majus)*, einem Teil Gänsefingerkraut *(Potentilla anserina)* und einem Teil getrockneten und klein gewürfelten Bibernellwurzeln *(Pimpinella saxifraga)*. Geben Sie einen Teelöffel der Teemischung auf 1/4 l Wasser und lassen Sie das Ganze 10 bis 15 Minuten lang ziehen. Nehmen Sie über mehrere Monate hinweg täglich zwei bis drei Tassen zu sich.

FRAUENMANTEL IN HAUS UND HOF

Schafe, Rinder und Pferde fressen die Blätter des Krauts, die auch in Form von getrocknetem Heu verfüttert werden können. Rinder verweigern die behaarten Blätter des Alpenfrauenmantels, der in den Bergen als Wiesenunkraut gilt.

Verwendung in der Tiermedizin

Frauenmanteltee kann Tieren nach der Niederkunft in großen Mengen verabreicht werden. Die getrockneten Blätter eignen sich hervorragend als Futter für Rindvieh mit Durchfall und Kälber mit Lähmungen.

NEBENSÄCHLICHES UND WISSENSWERTES

In Skandinavien wurde Frauenmantel früher stark mit der Göttin Frigga assoziiert. In späteren Jahren verband man ihn dann mit der Jungfrau Maria. In der Pfalz hieß es, dass sich zwischen den Blättern Geister verbergen und die Waldfrauen die Blätter als Waschschüsselchen verwenden würden. In Österreich legte man zu Pfingsten häufig Frauenmantelkränze unter Christusstatuen.

LITERARISCHE ERWÄHNUNGEN

»Einer der häufigsten Anblicke auf Frühlings- und Sommerwiesen ist der, wie die Sonne sich in Hunderten von Tautropfen widerspiegelt. Über Nacht breiten die Damen der Wiese ihre gefalteten Mäntel auf dem Gras aus und werden dafür mit einem einzelnen Tautropfen entlohnt, ihrem verjüngenden Badewasser. Die Alchimisten und spirituellen Gelehrten suchten diese magischen Tropfen für ihre chemischen Experimente.
Der Bergfrauenmantel steht dem Mond sogar noch näher als sein Verwandter aus dem Flachland. Die Unterseite der stark gefalteten Blätter von der Form eines vielfingrigen Mutterleibes wird von Silber berührt und getränkt.«

Aus: Schwester Clarissas unveröffentlichtem
»Book of Natural Observations«

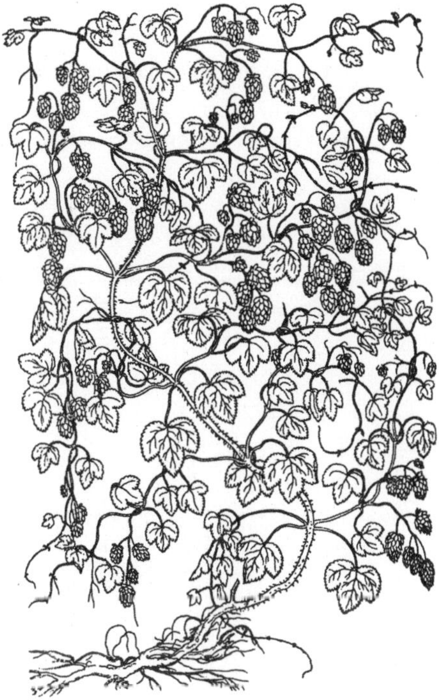

Hopfen

ETYMOLOGISCHES

Der eigentliche Ursprung des Wortes Hopfen ist unsicher, einige Fachleute vermuten aber, dass es sich aus dem angelsächsischen Begriff *hoppan* entwickelt hat, das »Klettern« bedeutet. Die botanische Bezeichnung *humulus* ist ebenfalls unbekannten Ursprungs, der zweite Name *lupulus* kann aber auf Plinius zurückverfolgt werden, der die Pflanze als *lupus salictarius*, den »Wolf zwischen den Weiden« bezeichnete, weil sie sich aggressiv an Bäumen, insbesondere an Weiden, hochrankt.

Der europäische Hopfen wird in Botanikerkreisen als *Humulus lupulus* bezeichnet und ist eine einjährige Pflanze mit mehrjährigem Wurzelstock. Er zählt zur Familie der *Cannabaceae* (Hanfgewächse).

☙ Volksnamen

Humulus lupulus – **Hopfen**

Deutsch:	Bierhopfen, Hopf, Hopfenblüten, Hopfenzapfen, Hoppen, Hupfen, Wilder Hopfen, Waldhopfen Weibliche Pflanze: Läufer Männliche Pflanze: Femmelhopfen
Englisch:	Hops, Common Hops, Hop Vine, Bine
Französisch:	Houblon, Houblon vulgaire, Houblon à la bière, Vigne du Nord
Russisch:	Chmel obyknovennyj
Italienisch:	Luppulo, Cervoglia
Spanisch:	Lupulo
Holländisch:	Hop
Japanisch:	Hoppu
Irisch:	Lus

ÄUSSERE MERKMALE

Der Hopfen ist eine kriechende, kletternde Pflanze, deren Reben bis zu sechs Metern lang werden können. Nicholas Culpeper beschreibt ihn folgendermaßen: *»Der Hopfen erreicht eine große Höhe, klettert hinauf und windet sich um die Stäbe, die zu seiner Unterstützung aufgestellt wurden. Die Zweige sind rau und behaart und die Blätter groß, rau, weinblattartig und dreigeteilt und an den Rändern gezahnt. An den Spitzen der Stängel wachsen Trauben großer, lose hängender und schuppiger Köpfe, die ein blasses Grüngelb annehmen, wenn sie reif sind, und recht stark riechen.«*[121]

Der Hopfen stellt eine botanische Kuriosität dar, weil seine Ranken sich im Uhrzeigersinn drehen – die meisten Reben aber sind linksdrehend. Die Pflanze hat eine stämmige, harte Wurzel, die Gerard als *»eins ins andere gefaltet«* bezeichnete. Die Stängel sind eckig, robust und flexibel und mit weißem Flaum bedeckt. Hopfenblätter ähneln Wein- oder Ahornblättern, sind aber nicht so glatt. Sie sind handförmig, in drei oder fünf Segmente unterteilt und dunkelgrün. Die Ränder sind fein gezahnt, und die gesamte Pflanze ist rau und borstig. Hopfenpflanzen können weiblich oder männlich sein. Die männlichen Pflanzen bringen lose hängende Blütentrauben hervor, die weiblichen aromatische Früchte, die als Kätzchen bezeichnet werden. Hopfenfrüchte haben die Form von Kiefernzapfen und sind mit bräunlichen Schuppen bedeckt, die im Wind rascheln. Sie enthalten gelbliche Drüsen, manchmal auch Samen. Hopfen kann leicht mit der rotfrüchtigen oder zweihäusigen Zaunrübe (*Bryonia dioica*) verwechselt werden.

☼ STANDORT, JAHRESZEIT UND NÜTZLICHE PFLANZENTEILE

Hopfen gedeiht wild in gemäßigten Gegenden Nordeuropas, in Asien, Australien und Nordamerika. Angebaut wird er in Europa, Indien, China und Nordamerika. Im hohen Norden gedeiht er nicht, und in Norwegen, Island, Irland und Finnland ist er überhaupt nicht anzutreffen. Eine verwandte Art, der Japanische Hopfen *Humulus scadens*, wächst im Fernen Osten und im Nordosten Nordamerikas.

Der Hopfen ist eine Kletterpflanze und gedeiht an Hecken, im Unterholz, an Flüssen und Teichen. Er klettert an Bäumen (besonders Weiden), Wänden, Zäunen, Hecken und Dornsträuchern hinauf, weswegen er häufig übersehen wird. Hopfen blüht im Sommer und bringt im Herbst normalerweise Früchte hervor. Kräuterkundige verwenden Hopfenkätzchen und das sogenannte Hopfenmehl, also die Drüsen, die in Pulverform aus ihnen herausfallen. Auch die Wurzeln können gelegentlich eingesetzt werden. Die jungen Triebe werden im Frühling für kulinarische Zwecke gesammelt.

Sammeln, Trocknen und Aufbewahrung

Die Früchte werden von August bis Oktober gesammelt, wenn sie eine bernsteingelbe Färbung annehmen und sich noch fest, aber papierähnlich anfühlen. Die besten Kätzchen enthalten wenige Samen und große Mengen an gelblichem Drüsenpulver. Sie können einzeln gesammelt werden, oder man erntet die gesamte Pflanze und hängt sie dann zum Trocknen auf. Kommerziell geernteter Hopfen wird zu sogenannten Kuchen zusammengepresst. Das Kraut muss nach dem Pflücken innerhalb weniger Stunden getrocknet werden, damit die aktiven Inhaltsstoffe erhalten bleiben. Die Hopfendrüsen werden so schnell wie möglich ausgesiebt, um alle Blätter- und Stängelrückstände aus dem gereinigten Heilmittel zu entfernen. Hopfendrüsen müssen in luftdichten Behältern gelagert werden, damit sie nicht verderben. Wer über einen längeren Zeitraum hinweg mit Hopfen zu tun hat, kann allergische Reaktionen entwickeln.

Hopfenfrüchte sollten nach dem Pflücken so schnell wie möglich getrocknet und nach dem Trocknen möglichst umgehend verwendet werden. Frischer Hopfen hat eine leuchtend grüngelbe Farbe und fühlt sich klebrig an. Älterer Hopfen ist golden oder braun und enthält gelbliches Drüsenpulver. Sehr alter Hopfen entwickelt einen unangenehmen, käseartigen Geruch. Es kommt vor, dass skrupellose Händler ihren Hopfen mit Schwefel behandeln, um die Farbe aufzufrischen. Hopfenwurzeln werden im Herbst oder Frühjahr ausgegraben. Die handlangen Jungtriebe werden im April oder Mai gesammelt, wenn sie noch keine richtigen Blätter entwickelt haben. Ebenso verfährt man mit den obersten Spitzen sehr junger Hopfenpflanzen.

Saatguterhaltung und Keimung

Der europäische Hopfen wurde, ähnlich Weinstöcken, verbessert, indem man ihn mit nordamerikanischen Wildpflanzen kreuzte. In Europa und Neuseeland wurden viele verschiedene Sorten und Arten für die Bierherstellung gezüchtet. Die verschiedenen Hopfensorten können am besten durch vegetative Vermehrungsformen wie Pflanzen- und Wurzelteilung oder Stängelstecklinge erhalten werden.

☞ FINGERZEIGE FÜR DEN ANBAU

Angeblich gedeiht Hopfen am besten in Böhmen und Bayern – daher die Qualität und der gute Ruf der aus diesen Gegenden stammenden Biersorten. Hopfen wurde in Deutschland schon um 700 n. Chr. angebaut. In England wurde er im 16. Jahrhundert eingeführt, und einem Sprichwort zufolge reiste er mit demselben Schiff zu den nördlichen Inseln wie die Pfauen und die Ketzerei. In den USA hielt er in den zwanziger Jahren des 17. Jahrhunderts Einzug. Da Hopfen viel Aufmerksamkeit und Platz benötigt, ist nur der kommerzielle Anbau finanziell lohnend.

Wer sich dennoch einige Exemplare im Garten halten möchte, sollte eine einjährige weibliche Pflanze aus der Baumschule kaufen oder sie aus Stecklingen von den Wurzelkronen älterer Pflanzen ziehen. Geeignet sind auch mindestens 30 bis 40 cm lange Stängelstücke mit mindestens 45 Augen, die man mit zwei Metern Abstand im Herbst schräg in den Boden steckt. Hopfen wächst auch wild und kann in den Garten umgepflanzt werden, am besten neben eine Mauer oder in eine ungenutzte Ecke neben Bäumen oder Büschen. Hopfen keimt unregelmäßig. Soll er geerntet werden, brauchen Sie für die Befruchtung sowohl männliche als auch weibliche Pflanzen. Das Kraut eignet sich gut, um Mauern oder unansehnliche Hauswände hinter einem Blätterdach zu verbergen.

Hopfen gedeiht weder in nährstoffarmem noch in frisch gedüngtem Boden. Er braucht einen nach Süden ausgerichteten Standort und humusreichen, warmen Boden. Im Herbst kann man ihn mit kompostiertem Mist, Holzasche sowie Blutmehl und Kalk düngen. Die Reihen zwischen den Pflanzen sollten dick mit Adlerfarn oder anderem organischem Mulchmaterial ausgestreut werden, damit der Boden feucht bleibt. Hopfen kann man gar nicht zu viel Wasser geben, weswegen er auch gerne an Flussufer auswildert. Die Luft muss um die Pflanzen herum frei zirkulieren können, wenn sie gesunde Kätzchen hervorbringen sollen, deswegen werden sie im dritten Wachstumsjahr auch an Stäben oder Drähten aufgebunden. Im Hausgarten sieht Hopfen besonders hübsch aus, wenn er an Bäumen emporklettern darf.

Hopfen wächst in seinem ersten Jahr nur wenig, weil er in dieser Zeit sein ausgedehntes Wurzelsystem ausbildet. Im Herbst stirbt er ab, treibt im folgenden Frühjahr aber mit neuer Kraft. Im zweiten Wachstumsjahr bildet er erstmals Kätzchen aus, die man sorgfältig vom Aussäen abhalten sollte, damit die Pflanzen weiterhin Kätzchen hervorbringen. Hopfenfelder müssen jedes Jahr großzügig gedüngt und die Pflanzen zurückgeschnitten und auf Stöcke gebunden werden, bevor sie blühen. Dabei sollte ein Winkel von mindestens 45° eingehalten werden. Bayrische Hopfenbauern glauben, dass Hopfen nicht im Sternzeichen Krebs beschnitten werden sollte, wenn er gut wachsen soll.

GAUMENFREUDEN

»Ich preise dich, Hopfen, aus vollem Hals,
du stärkst das Bier und würzt das Malz.
Richtig gebraut, hältst du dich lang
Und lässt dich frisch zapfen zum Wirtshausgesang.«

Nach: Thomas Tusser: »Five Hundred Points of Good Husbandrie«, Kap. 46

Früher waren das Bierbrauen und das Brotbacken fest in Frauenhand. Beides blieb der Hausherrin oder der höchstgestellten Hausangestellten vorbehalten, und Hopfen wurde häufig verwendet, um sowohl Brot als auch Bier anzusäuern und haltbarer zu machen. Ursprünglich hielt man die Herstellung von Bier für eine magische Angelegenheit, die von den Hausgeistern unterstützt oder verhindert wurde. Als das Bierbrauen zu einer kommerziellen Angelegenheit wurde, übernahmen die Männer die Vorherrschaft, und anstelle anderer Kräuter wie Schafgarbe oder Andorn wurde Hopfen verwendet. Die Holländer würzten ihr Bier bereits im 14. Jahrhundert mit Hopfen, zur allgemein akzeptierten Zutat wurde er aber erst gegen Mitte des 18. Jahrhunderts. Heinrich VIII. lehnte Hopfenbier ab, da das Kraut als Auslöser für Melancholie galt. Die Befürworter konterten, dass Hopfen das Bier haltbarer mache und ihm einen angenehmen, bitteren Geschmack und eine leicht beruhigende Wirkung verlieh. John Gerard schrieb: *»Der Hopfen macht es zu einem eher medizinischen Getränk, das zu Trinken den Körper bei Gesundheit hält, als zu einem gewöhnlichen Trank zum Stillen des Durstes.«*

Die jungen Sprossen des Hopfens können wie Spargel blanchiert und als Gemüsebeilage gegessen, in Gemüsesuppen und Reisgerichte gegeben oder gekocht als Salat serviert werden. Es heißt außerdem, dass Brotteig gleichmäßiger aufgeht, wenn er mit Hopfenwasser angefeuchtet wird.

Erwähnenswerte Rezepte

Hopfensprossen

Die Jungtriebe des Hopfens werden gesammelt, wenn sie sich zu entfalten beginnen und bevor sie richtige Blätter ausbilden. Einige Rezepte verwenden auch die Blüten der männlichen Hopfenpflanze. Sie sind aber schwieriger zu verdauen und schmecken stärker als die jungen Sprossen. Gärtner bilden um die Hopfenpflanzen Erdhügel, um die Sprossen zu bleichen, und ernten sie dann wie Spargel. Sehr frische Hopfensprossen werden mit ein paar Tropfen Essig oder Zitronensaft in Salzwasser gekocht. Sind sie fertig, haben sie eine etwas festere Konsistenz als Spargel. Sie sollten nun umgehend mit kaltem Wasser abgeschreckt und dann abgegossen werden. Falls sie etwas älter oder bitter sind, werden sie nun nochmals kurz in kochendes Wasser gegeben und abgegossen. Sie können mit Butter, Sahne oder Bratensaft erneut erhitzt werden oder werden kalt als Salat mit Öl und Essig serviert. Suppen, Omeletts und Risotto lassen sich gut mit den Sprossen verfeinern. In Belgien wird das Gemüse traditionell als Beilage serviert und mit pochierten Eiern und Croutons in Hahnenkammform garniert.

Hopfengetränk

Geben Sie zwei Handvoll getrockneten Hopfen und mehrere unbehandelte Orangenblätter (oder 60g gequetschte Ingwerwurzel) in ein 20-Liter-Gefäß. Fügen Sie ein Kilogramm in Wasser aufgelösten Zucker hinzu, verrühren Sie das Ganze sorgfältig und schütten Sie dann ein Glas milden Apfelessig darauf. Füllen Sie nun mit Wasser auf, bis das Gefäß voll ist, und lassen Sie es zwei Tage lang abgedeckt an einer warmen Stelle stehen. Rühren Sie das Gebräu häufig um. Seihen Sie es anschließend ab und füllen Sie es in sterilisierte Flaschen aus dickem Glas um. Verkorken Sie diese gründlich und binden Sie die Korken fest. Lagern Sie die Flaschen aufrecht stehend und kühl für nicht mehr als einige Monate, da die Flaschen sonst explodieren könnten.

Hopfenbier

Kommerzielles Bier wird aus Gerste hergestellt, die auskeimen durfte und getrocknet und geröstet wird, bevor man sie zerstampft, mit Hopfen erwärmt und dann fermentiert. Durchschnittliche Heimbrauer haben meistens weder das Wissen noch die Ausrüstung, um diese Vorgänge genau zu kontrollieren. Das Ergebnis sind dann oft Gebräue, die deprimierend anders ausfallen als erwartet.

Wer sich trotzdem im Bierbrauen versuchen möchte, kann es mit dem folgenden Rezept probieren: Lassen Sie vier Liter Wasser, 100g gespelzte Gerste, eine großzügige Handvoll Hopfenkätzchen und 500g unraffinierten Zucker eine Stunde zusammen köcheln. Idealerweise verwenden Sie einen Kupferbottich, aber auch andere große Töpfe eignen sich, solange es sich nur nicht um Aluminium oder Eisen handelt. Gießen Sie die Mischung dann ab, lassen Sie sie abkühlen und geben Sie anschließend zehn Liter frisches Quellwasser und 15g Hefe dazu. Etwas Farbe verleihen Sie dem Gebräu, indem Sie vor dem Erhitzen einige saubere Löwenzahn- oder Chicoréewurzeln hineingeben oder vor dem Fermentieren etwas

Karamel hinzufügen. Verschließen Sie den Bottich sorgfältig und lassen Sie das Bier vier Tage lang gären. Gießen Sie es dann vorsichtig (ohne Ablagerung) in Flaschen ab und verkorken Sie diese fest. Als Vorsichtsmaßnahme sollten die Korken festgebunden werden.

Hopfen-Ale

Zur Zubereitung dieses bitteren Getränks kocht man 120g getrockneten Hopfenkätzchen mit 90g frischen Löwenzahnwurzeln und 30g Enzianwurzeln (*Gentiana lutea*) mehrere Stunden lang in 24l Wasser. Seihen Sie das Ganze ab und lassen Sie es auf Zimmertemperatur abkühlen. Geben Sie dann 1,5kg unraffinierten Zucker und drei Esslöffel Bierhefe hinzu. Rühren Sie das Gebräu um und decken Sie es dann ab. Am darauffolgenden Tag wird die Flüssigkeit (ohne Ablagerung) abgeseiht und in ein kleines Fass gefüllt. Pfropfen Sie es zu und lassen Sie das Ale vor dem Servieren einige weitere Tage lang stehen. Nachdem das Fass geöffnet wurde, muss das Ale schnell verbraucht werden, da es sonst verdirbt.

HAUSHALTSHILFEN

Hopfenstängel werden gelegentlich bei der Anfertigung von Körben und Flechtarbeiten verwendet. Aus den Blättern und Blütenköpfen kann eine rötlich braune Naturfarbe gewonnen werden, und aus den Ranken kann ein Pflanzenwachs extrahiert werden. Getrocknete Hopfenkätzchen können, wenn sie mit etwas Alkohol und einigen Tropfen Glyzerin aufgeweicht werden, damit sie nicht brüchig werden, als Kissenfüllung verwendet werden. Süß riechende Kräuter wie Orangenblüten, Zitronenmelisse, Rosenblütenblätter und Kamille machen den Duft noch angenehmer und unterstützen die beruhigende Wirkung.

ॐ SCHÖNHEITSPFLEGE

Kosmetiker geben Hopfen in entspannende Kräuterbäder, und Hopfenöl wird gelegentlich in der Parfümindustrie eingesetzt. Im 17. Jahrhundert glaubten die Frauen, dass ihr Haar besonders dicht glänzen würde, wenn sie eine Locke neben Hopfenranken eingruben.

MEDIZINISCHE EIGENSCHAFTEN

»Der Hopfen ist ein unübertreffliches Heilmittel: Fuchsius lobt ihn hoch. Er verbrennt allen Zorn und reinigt das Blut. Matthiolus fragte sich, weshalb die Ärzte seiner Zeit ihn nicht häufiger verwendeten, da er verfeinert und reinigt: Wir verwenden ihn in gewöhnlichem Bier, das vorher dick und gehaltvoll war.«

Nach: Robert Burton: »The Anatomy of Melancholy«, S. 566

Hopfen galt einst sowohl als Auslöser als auch als Heilmittel für Melancholie und wurde verschrieben, um Leber und Milz zu reinigen und zu öffnen und Gelbsucht zu behandeln. Hopfentee sollte Brustschmerzen lindern und gleichzeitig entwässern. Die Spitzen der Hopfenpflanze wurden gegen Geschlechtskrankheiten verwendet, und die Samen verabreichte man als Wurmkur. Hopfenöl wurde verteilt, um die Ausbreitung von Tuberkulose zu verhindern.

Moderne Medizin

Für moderne Kräuterkenner ist das Hopfenmehl der wichtigste Teil der Hopfenpflanze. Die Drüsen liegen innerhalb der Kätzchen und fallen als Pulver heraus, wenn die Pflanze getrocknet wird. Gelbes Lupulinpulver ist ein starkes Entspannungsmittel, das in großen Mengen auch gefährlich werden kann. Das Pulver wird für die Behandlung von extremer sexueller Erregbarkeit, Blasenschwäche, Nieren- und Blaseninfektionen, Tripper, Menstruations- oder Magen-Darm-Krämpfen und einigen Formen von Migräne und Neuralgie empfohlen, besonders wenn diese durch mangelndes hormonelles Gleichgewicht entstanden sind.

Die weiblichen Kätzchen wirken weniger beruhigend als das Hopfenmehl. Hopfenzapfentee wird bei nervösen Verdauungsstörungen, Herzbeschwerden und Schlaflosigkeit verschrieben, um nervöse und leicht erregbare Menschen zu besänftigen, den Magen und die Leber zu stärken und Magenentzündungen zu lindern. Außerdem entwässert er und ist urin- und schweißtreibend. Delirische und hysterische Patienten können mit Hopfen beruhigt werden. Frischer Hopfentee stärkt durch seinen sehr geringen Phytoöstrogengehalt den Hormonhaushalt, weswegen er nicht länger als vier bis sechs Wochen oder von Schwangeren eingenommen werden sollte. Er kann danach durch andere beruhigende Kräuter wie Baldrian, Passionsblume oder Zitronenmelisse ersetzt werden. Ein homöopathisches Hopfenpräparat wird gegen nervöse Beschwerden und Kater verschrieben, besonders in Fällen mit Begleiterscheinungen wie Übelkeit, Schwindelgefühl und Kopfschmerzen. Auch in der Behandlung von *Delirium tremens* und bei Kindergelbsucht hat sich Hopfen als hilfreich erwiesen.

Von Hopfenkissen heißt es, dass sie Ohrenschmerzen lindern und das Einschlafen unterstützen. Hopfenkompressen können auf Entzündungen, Schwellungen, Nervenschmerzen, Furunkel und rheumatische Stellen aufgelegt werden. Bei Blasensteinen kann ein Genital-Dampfbad mit Hopfen Linderung verschaffen.

Besondere Heilmittel

Magentee für schwache Mägen

Ein stärkender Tee für schwache Mägen wird aus den folgenden Kräutern zubereitet: ein Teil Hopfenkätzchen, zwei Teile Bitterklee (*Menyanthes trifoliata*), zwei Teile Tausendgüldenkraut (*Centaurium erythraea*), zwei Teile Zitronenmelisse und zwei Teile Andorn. Je eine halbe Stunde vor den Mahlzeiten sollte eine Tasse dieses bitteren Tees eingenommen werden.

Magentee für entzündete Mägen

Der folgende Magentee wird zur Beruhigung eines entzündeten und geschwürigen Magens eingenommen: Vermengen Sie je einen Teil zerkleinerte Fenchelsamen und frische zerkleinerte Leinsamen, je zwei Teile Ringelblumenblüten, Johanniskraut, Kamillenblüten und Hopfenkätzchen und drei Teile Malvenblüten. Nehmen Sie den Tee mehrere Wochen lang zwei- bis dreimal täglich vor den Mahlzeiten ein.

HOPFEN IN HAUS UND HOF

Wie viele andere Mitglieder der Familie der Hanfgewächse auch ist der Hopfen eine Faserpflanze. Er wird für die Herstellung von Hopfenpapier, -pappe, -schnüren und grobem Tuch angebaut. Lange Hopfenfasern können gesponnen und zu einem rauen Stoff gewebt werden, wenn man sie einen Winter lang in Wasser eingeweicht hat. Kartoffelsäcke und Haushaltswäsche wurden in Schweden früher ausnahmslos aus Hopfen hergestellt. Hopfenasche gehört zu den Geheimnissen der weltberühmten böhmischen Glashütten. In Norditalien reinigte man Fässer mit Hopfenwasser. Bereits benutzter Hopfen und Hopfenblätter können an Rinder und Schafe verfüttert werden, und das Kraut findet sich gelegentlich in Kräutertabakmischungen.

Verwendung in der Tiermedizin

Hopfen kann Hunden (genauso wie Menschen) bei hysterischen oder nervösen Störungen verabreicht werden. Sind keine anderen Kräuter zur Hand, kann man Hopfen auch als Notfallverband für Wunden verwenden.

NEBENSÄCHLICHES UND WISSENSWERTES

In den slawischen Ländern und Finnland besteht der Brauch, das Brautpaar statt mit Reis mit Hopfen zu bewerfen. In Deutschland hieß es, dass Hopfen jedes Jahr während der Weihnachtsmesse Sprossen und Blüten hervorbringen würde.

Hopfen und die Kunst der Weissagung

In Schwaben, Preußen und Bayern galt Schneefall am Weihnachtsabend als Omen, dass die Hopfenernte im kommenden Jahr reich werden würde. Auch die Puppe der Hopfenmotte sagte angeblich den Ausgang der Hopfenernte voraus: Golden verzierte Puppen bedeuteten, dass sich die Kätzchen gut verkaufen würden, silbergefleckte hingegen deuteten auf ein schlechtes Jahr hin. Trugen die Puppen goldene Flecken und die Marienkäfer schwarze, hieß das, dass der Preis nach oben gehen würde.

Legenden

»Als Gott die Welt erschuf, schickte er seinen Engel Satan in die Tiefen des Ozeans, um etwas Erde zu beschaffen. Satan brachte die Erde zu Gott, versteckte aber etwas davon in seinem Mund, weil er glaubte, sie später zu seinem Vorteil verwenden zu können. Gott aber sah, was Satan getan hatte. Nachdem er die Felder, die Wälder und Berge geschaffen hatte, brachte er die Erde dazu, anzuschwellen, zu wachsen und sich zu vervielfachen. Mit der Erde in Satans Mund geschah dasselbe. Er schrie und spuckte die Erde in hohem Bogen aus. Auf diesem Boden wuchsen Tabak und Hopfen und tun es bis heute noch.«

Ostpreußische Legende, nach Oskar Dähnhardt:
»Natursagen«, Band I, S. 55

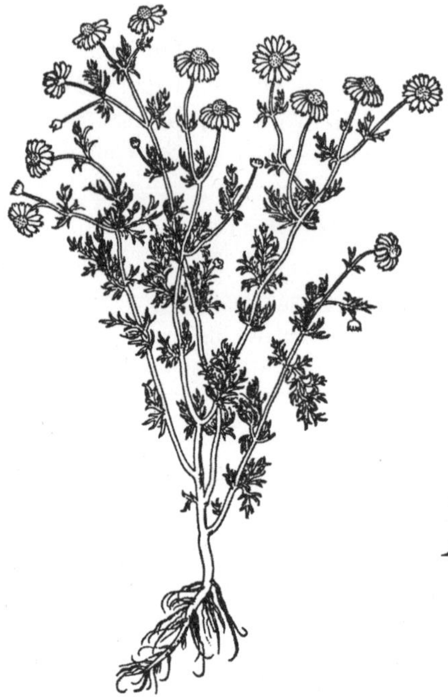

Kamille

ETYMOLOGISCHES

Der Name Kamille leitet sich von der griechischen Stammform *chamaeolon* ab, die sich aus den Worten *chamai* (»niedrig, am Boden«) und *melon* (»Apfel«) zusammensetzt, vermutlich, weil das Kraut einen süßen, apfelähnlichen Geruch verströmt. Der botanische Name der Kamille lautet *Matricaria recutita* oder *Chamomilla recutita*. Die Bezeichnung *Matricaria* weist auf ihre Heilkräfte für die Gebärmutter (*matrix*) hin.

Die Römische Kamille *Chamaemelum nobile* ist, ihrer Etymologie her, eine geadelte Blume. Sowohl die einjährige *Chamomilla recutita* als auch die mehrjährige *Chamaemelum nobile* sind Mitglieder der Familie der Korbblütengewächse (*Asteraceae*, früher *Compositae*). Sie werden häufig miteinander und auch mit ähnlichen Pflanzen verwechselt, vor allem mit der Wilden Kamille. Die Echte Kamille, die früher auch als *Chamomilla officinalis, Matricaria chamomilla, Matricaria suaveolens, Leucanthemum chamaemelum* oder *Chamomilla vulgaris* bekannt war, hat kleine, innen gelbe Blüten mit weißen äußeren Blütenblättern. Aus diesen süß riechenden Blüten wird der Kamillentee hergestellt. Die Römische Kamille *(Chamaemelum nobile)* hat größere weiße Blüten, die bitter schmecken. Andere Kräuter wie Hundskamille, Mutterkraut oder Stinkende Hundskamille ähneln diesen Pflanzen zwar, haben aber nicht dieselben medizinischen Eigenschaften. Mutterkraut beispielsweise ist zwar auch eine Heilpflanze, zeigt aber andere Wirkung. Die Römische Kamille wird medizinisch nicht so häufig verwendet wie ihre Verwandte, die Echte Kamille.

Volksnamen

Matricaria recutita – **Echte Kamille**

Deutsch:	Kamille, Deutsche Kamille, Matronenkraut, Hermännchen, Aepfel Chrut, Apfelkraut, Feldkamille, Mägdeblume, Kummerblume, Mariamagdalenakraut, Apfelblümlein, Ganille, Gramillen, Garmille, Haugenblume, Helmergen, Helmriegen, Herminzel, Hermel, Kamelle, Kammerblume, Laugenblume, Muskatblume
Englisch:	Chamomille, Camomile, German chamomile, Common chamomile, True chamomile, Germain chamomile, Camel, Camomine, Single chamomile, Pinheads, Matricary. Veraltet: Maythen, Horse gowan
Italienisch:	Camomilla, Capomilla
Französisch:	Camomille, Camomille vraie
Spanisch:	Manzanilla, Manzanilla dulce
Irisch:	Fíogadán
Russisch:	Romaška obodrannaja, Romaška aptečnaja

Chamaemelum nobile – **Römische Kamille**

Deutsch:	Welsche Kamille, Römerei, Romerei, Handknöpf, Remi
Englisch:	Common chamomile, Noble chamomile, Roman chamomile, Sweet chamomile, Perennial chamomile, Ground apple, Garden-scotch, Lawn chamomile, Double chamomile
Italienisch:	Camomilla romana
Französisch:	Camomille romaine
Spanisch:	Manzanilla romana
Russisch:	Rimskaja romaška

ÄUSSERE MERKMALE

Die Echte Kamille kann mit einer Reihe ähnlicher Pflanzen wie Hundskamille, Mutterkraut, Acker-Hundskamille, Strahlenloser Kamille oder Duftloser Kamille verwechselt werden, weswegen viele Menschen sie lieber anbauen, als wild wachsende Exemplare zu ernten. Die »anderen« Kamillen sind zwar nicht giftig, haben aber andere oder gar keine medizinischen Eigenschaften, oder es fehlt ihnen der angenehme Geschmack. Ihre Blütenköpfe sind meistens flach und enthalten keinen Hohlraum.

Echte Kamille kann anhand ihres angenehmen, apfelähnlichen frischen Geruchs erkannt werden. Die Blüte hat eine zierliche Erscheinung. Charakteristisch und einzigartig sind die hohlen Blütenköpfe. Das gelbe Zentrum der reifen Blüten steht hervor, die weißen Blütenblätter biegen sich nach unten, und wenn man den Stängel abbricht, zeigt sich der bereits erwähnte Hohlraum. Junge Kamillenblüten weisen einen weniger deutlich erkennbaren Hohlraum auf, und die weißen Blütenblätter sind nicht so stark gebogen. Die Wurzeln sind kurz und spillerig, und der aufrechte Stängel wird maximal 60 cm hoch. Ist zu wenig Wasser vorhanden, verkümmert die Pflanze häufig. Die Blätter sind hellgrün, geteilt und fedrig und schmecken bitter und aromatisch.

Die Römische Kamille wird durchschnittlich 30 cm, unter günstigen Umständen aber auch bis zu 45 cm hoch. Die Blätter sind graugrün, klein, geteilt und fadenartig, und die gesamte Pflanze ist mit feinem Flaum überzogen. Sie hat einen gutentwickelten Wurzelstock und vermehrt sich häufig durch Ausläufer. Die Blüten der wild wachsenden Exemplare erscheinen einzeln, wohingegen angebaute Sorten doppelte, gefüllte Blüten aufweisen. Die Blütenblätter der Römischen Kamille sind wesentlich breiter als die der Echten Kamille und nicht hohl. Nach unten biegen sie sich nur nachts oder wenn Regen droht. Das gelbe Blütenzentrum ist klein und unauffällig, weswegen die Pflanze starke Ähnlichkeit mit weißen Gänseblümchen aufweist. Kultivierte Formen ähneln häufig gekräuselten weißen Knöpfen. Die Blüten sondern einen angenehmen, vanilleartigen Duft ab.

STANDORT, JAHRESZEIT UND NÜTZLICHE PFLANZENTEILE

Die Echte Kamille stammt ursprünglich aus dem Nahen Osten und Ost- und Südeuropa. Mittlerweile hat sie sich aber in fast ganz Europa, Asien, Australien und Nordamerika bis zu einer Höhe von 2 000 m niedergelassen. Der Großteil der kommerziell verkauften wilden Kamillenblüten stammt aus Osteuropa, Indien und Ägypten.

Kamille wird gerne in Gärten angebaut, wächst aber auch wild und verwildert häufig. Man findet sie in Getreide-, Rüben-, Kartoffel-, Klee- oder Luzernenfeldern, auf vernachlässigten Dorfplätzen, auf Geröllhalden, offenen, kiesigen Feldern oder an Mauern, neben Baustellen und in Weingärten. Die Kamille mit dem höchsten Ölgehalt stammt angeblich von Kornfeldern. Die Pflanzen blühen von Mai bis in den September hinein und sollten während dieser Zeit auch gesammelt werden.

Römische Kamille blüht von Juni bis September. Sie gedeiht in der Wildnis auf trockenem, sandigem Boden mit hohem Kalkgehalt, auf Felsen und Sanddünen und in der Nähe von Flüssen und Seen. In den südlichsten Ausläufern Europas ist sie nicht wild anzutreffen, angebaut findet man sie häufig in Mittel- und Osteuropa und in einigen Teilen der USA.

Sammeln, Trocknen und Aufbewahrung

Kamillenblüten müssen gepflückt werden, sobald sie erscheinen, weswegen die Ernte eine mühselige Angelegenheit ist. Idealerweise erntet man sie bei trockenem, sonnigem Wetter alle zwei bis drei Tage, und zwar morgens, kurz nachdem sich die Blütenköpfe geöffnet haben. Sie müssen umgehend getrocknet werden. Kamillenblüten können von Hand oder mit speziellen Kämmen geerntet werden, wobei man stets darauf achten sollte, nicht zu viel Stängel mitzunehmen und keine Kamille von Feldern zu ernten, die mit Herbiziden oder Pestiziden gespritzt wurden. Der Großteil wird wild geerntet, auch wenn sich der Anbau von Kamille immer mehr verbreitet.

Da die Ernte so arbeitsintensiv ist, wird kommerzielle Kamille häufig mit anderen Kräutern verschnitten.

Frische Kamille lässt sich ganz leicht im Garten ziehen: Säen Sie sie in einer ungenutzten Ecke aus, gießen Sie sie regelmäßig, bis sie sich etabliert hat, und überlassen Sie sie dann sich selbst. Die Blütenköpfe können gewöhnlich im Hochsommer geerntet werden. Wenn es zu umständlich ist, die Blüten einzeln zu sammeln, können Sie die Pflanzen auch einfach aus dem Boden ziehen und die Blüten über einer großen Schüssel abschneiden (achten Sie darauf, dass sich kein Schmutz unter die Blüten mischt). Stellen Sie sicher, dass einige Blüten bestehen bleiben, damit sie sich für die Ernte im nächsten Jahr selbst aussäen können. Die geernteten Blüten werden dann getrocknet und gelagert.

Kamillenblüten vollständig zu trocknen ist eine schwierige Angelegenheit. Ältere Blüten neigen dazu, auseinanderzufallen, und größere Mengen gären, wenn man sie in dicken Schichten anordnet, oder die Trocknung erfolgt zu langsam. Deswegen sollten sie schnell in sehr dünnen Schichten auf Tüchern, Papier oder dünnmaschigen Sieben an einer schattigen, luftigen Stelle getrocknet werden. Sie sollten so wenig wie irgend möglich berührt und während der Trocknung nicht gewendet werden. Wichtig ist, dass sie sehr trocken in luftdichten Behältern gelagert werden. Die getrockneten Blüten sollten regelmäßig auf Schimmel untersucht und wenn nötig mit etwas Trockenmittel wie Silikagel nachgetrocknet werden.
Kamillenblüten zerbröseln während des Trocknungsprozesses, und das entstehende Material kann ausgesiebt werden. Die vollständigen Blütenköpfe werden für die Teezubereitung verwendet, wohingegen der gelbe Kamillenstaub separat für Umschläge und Bäder gelagert werden sollte.

Reines ätherisches Kamillenöl kann über einen langen Zeitraum hinweg in geschlossenen, dunklen Behältern oder Flaschen gelagert werden. Bei Luftkontakt ändert es seine Farbe von Blau zu Grün und dann von Grün zu Braun oder Gelb.

☞ FINGERZEIGE FÜR DEN ANBAU

Echte Kamille wuchs früher in großen Mengen in Getreide-, Rüben-, Kartoffel- und Kleefeldern, ist mittlerweile durch Herbizide aber größtenteils ausgerottet worden. Am wohlsten fühlt sie sich in einem trockenen, warmen Weinanbauklima und in sandigem Boden. Kamille gedeiht aber auch auf den meisten Gartenböden, wenn sie nicht zu säurehaltig oder alkalisch sind. Sät man Kamille zwischen April und August aus, blüht sie meist zwei Monate später und erscheint, wenn man sie aussäen lässt, im folgenden Jahr erneut. Bei günstigem Klima kann sie regelrecht zum Unkraut werden.

Römische Kamille wird am besten drinnen in Saatschalen ausgesät und dann an ihren endgültigen Standort im Garten umgepflanzt. Die Keimung ist oft unregelmäßig. John Lyly notierte in seinen *Euphues*, dass sie gut an Wegen und Pfaden gedeiht: *»Je mehr man die Kamille tritt und niederdrückt, desto mehr verbreitet sie sich.«* Römische Kamille braucht einen sonnigen, aber feuchten

Standort und mag leicht sandigen Boden lieber als Lehm. Sie kann im Frühjahr oder dann wieder im Herbst ausgesät werden und sollte nach dem Säen sorgfältig niedergedrückt werden. Man kann auch Ausläufer aussetzen oder im Herbst die Wurzeln teilen. Die Pflanze ist im Gegensatz zur Echten Kamille mehrjährig und bildet sich schnell zu einem dichten Teppich aus, wenn man ihr gestattet, sich zu verbreiten.

Beide Kamillen sind hervorragende Kompostpflanzen, da sie das Hefewachstum anregen und Kalzium enthalten. Kamillenpflanzen unterstützen das Wachstum von Jungpflanzen. Bevor sie blühen, müssen sie aber entfernt werden, da sie den benachbarten Pflanzen dann die Nährstoffe entziehen. Setzt man für kurze Zeit Kamillenpflanzen in ein Minzbeet und entfernt sie dann, steigert sich der Ölgehalt der Minze. Kamille unterstützt, mit einem Abstand von 90 cm eingepflanzt, das Wachstum von Zwiebeln, und auch Kohl scheint von einigen benachbarten Kamillenpflanzen zu profitieren. Eine Ausnahme stellt die Kartoffel dar: Sie gedeiht schlecht, wenn sich Kamille in ihrer Nähe befindet.

Saatguterhaltung und Keimung

Die gelben Blütenzentren bringen winzige Kamillensamen hervor, die leicht herausfallen und im ganzen Garten Kamillenfelder hervorbringen können. Wenn Sie die Samen ernten möchten, sollten Sie die Stängel samt Bluten kurz nach dem vollen Erblühen abschneiden, sobald die Blüten etwas struppig auszusehen beginnen. Verteilen Sie die Bluten an einem trockenen, schattigen Ort zum Reifen auf einem Tuch und achten Sie darauf, keine Erde mitzunehmen. Die reifen Samen fallen heraus, sobald die Blüten trocken sind, und können leicht entfernt werden, indem man die Blütenköpfe durch ein Sieb reibt. Verwenden Sie verschieden enge Siebe, um alle Rückstände zu entfernen. Kamillensamen schimmeln schnell, wenn man sie zu feucht lagert, und sollten deswegen sehr sorgfältig getrocknet und in luftdichten Behältern aufbewahrt werden. Silikagel kann eingesetzt werden, um vor der Lagerung in Glas- oder Aluminiumbehältern Feuchtigkeitsrückstände restlos zu entfernen. Kamillensamen bleiben bei angemessener Trocknung und Lagerung über mehrere Jahre hinweg keimfähig. Bewahrt man sie in luftdichten Behältern in der Tiefkühltruhe auf, halten sie sogar noch länger.

Es gibt viele verschiedene Kamillensorten, da die Pflanzen sich in ihrem natürlichen Umfeld unterschiedlich entwickelt haben. Diese Sorten variieren stark sowohl im Azulengehalt als auch in den botanischen Merkmalen. Einzelne Sorten lassen sich erhalten, indem man sie isoliert hält, oder man entwickelt eine genetisch abwechslungsreiche Mischung aus verschiedenen Sorten, die gut an die örtlichen Bedingungen angepasst ist.

GAUMENFREUDEN

Kamillen werden, abgesehen vom Würzen von Fleischbrühe und als Garnierung, in der Küche eher selten eingesetzt. Eine sehr nützliche, aber eher unbekannte kulinarische Eigenschaft der Kamille ist ihre desodorierende Wirkung auf stark riechendes Fleisch, Wild oder Fisch. Tauchen Sie das Fleisch vor dem Kochen einfach in kalten Kamillentee, und schon ist der Großteil des unangenehmen Geruchs verschwunden. Schneidebretter und Küchenutensilien können ebenfalls mit Kamillentee gespült werden, damit sich keine Bakterien verbreiten.

Kamillentee kann Personen mit schwachem Magen verabreicht werden, wirkt aber auch beruhigend nach schweren Mahlzeiten oder dem Genuss von zu viel Wein.

Kamillenblüten und die bitteren Blüten der Römischen Kamille können als Gewürz für Bier, Wein und Kräuterliköre verwendet werden. Im Mittelalter war Kamillenbier recht beliebt, und die Römische Kamille wurde zusammen mit Wermutkraut manchmal als Hopfenersatz für Bitterbiere verwendet. Die Römische Kamille kann auch mit Ingwerwurzeln zu einem leicht bitteren Kräuterbier gebraut werden. Außerdem verwendet man die beiden Kräuter zusammen mit anderen Bitterkräutern und Wein bei der Herstellung von Verdauungsaperitifs. Manzanilla-Sherry wird mit Manzanilla, der Spanischen Kamille, gewürzt.

HAUSHALTSHILFEN

Getrocknete Kamillenblüten finden sich häufig in Duftsäckchen, Potpourris und Mottensäckchen. Stark verdünntes Kamillenextrakt oder ein schwacher Aufguss aus Kamillenblüten dienen als Duftreiniger und mildes Desinfektionsmittel, das im Haushalt viel häufiger verwendet werden sollte als bislang. Kühlschränke können mit Kamillenaufguss ausgespült werden, und müffelnde Küchenschwämme werden mit dem Aufguss eingeweicht und dann in der Sonne getrocknet. Auch Tücher und Laken können auf diese Weise ausgespült oder desodoriert werden. Außerdem kann man den Aufguss ins Spülwasser geben oder ihn verwenden, um Regale und Ablagen abzuwischen, damit sie besser riechen. Auch hölzerne Gegenstände können mit Kamillentee abgewaschen werden, um unangenehme Gerüche zu vertreiben.

Die Römische Kamille wurde zur Zeit der Tudordynastie in England in Form von Duftinseln in Rasen und an Pfade und Gartenwege gepflanzt. Beide Kamillen können als Farbpflanzen verwendet werden und erzeugen helle Gelbtöne. Ein weiteres Mitglied der Familie, die Färberkamille *(Anthemis tinctoria)*, hat gelbe Blüten, die seit Jahrhunderten zur Gewinnung einer haltbaren gelben Farbe verwendet werden. Chrombeize ergibt einen orange Farbschimmer, und Eisenbeize bringt Braun hervor.

ॐ SCHÖNHEITSPFLEGE

Kamille ist eines der beliebtesten kosmetischen Kräuter. Azulen, der wichtigste Inhaltsstoff, hat leicht reinigende, desodorierende, desinfizierende, erweichende, schmerzstillende und zusammenziehende Wirkung auf die Haut und ruft nur sehr selten allergische Reaktionen hervor. Kamille kann selbst bei sehr empfindlicher, junger oder gealterter Haut verwendet werden und findet sich häufig als heilender Inhaltsstoff in Babyöl. Kamillentee wirkt leicht zusammenziehend, ohne die Haut zu strapazieren. Schafgarbe hat stärkere zusammenziehende Wirkung und wird oft zusammen mit Kamille ins Gesichtswasser gegeben. Kamillentee kann direkt in das Gesicht einmassiert und dann abgetupft werden, oder man benutzt Kamillen-Dampfbäder, um Mitesser zu entfernen. Kamillendampfbäder sind vor allem bei trockener Haut zu empfehlen, und in Milch gekochte Kamille wirkt heilend auf rissige und angegriffene Haut. Ein mit Kamillentee verdünntes aufgeschlagenes Eiweiß wird als Gesichtsmaske verwendet, um Schwellungen entgegenzuwirken und dunkle Ringe unter den Augen zu vertreiben. Kamille wird auch als Heiltrank bei erweiterten oder geplatzten Äderchen im Gesicht empfohlen. Römische Kamille wird gelegentlich in der Parfümindustrie eingesetzt.

Kamillenbäder haben eine beruhigende und gleichzeitig stimulierende Wirkung. Culpeper war ein großer Freund von Kamillenbädern: *»Das Baden in einem Absud aus Kamille vertreibt Müdigkeit und lindert Schmerzen in jedem Körperteil, an dem man ihn anwendet. Er heilt überdehnte Sehnen und besänftigt alle Schwellungen. Auch tut er allen Körperteilen wohl, die Wärme brauchen und vertreibt und löst auf, was auch immer dies benötigt, und das in einer wunderbaren Geschwindigkeit.«*[122]

Kamillenbäder desodorieren und lindern nicht nur, sondern halten auch Insekten fern. Stark verdünntes Kamillenextrakt kann in Intimduschen und Hand- und Fußbäder gegeben werden. Außerdem kann Kamillenblütenstaub kosmetischem Talkumpulver beigemischt werden.

Beide Kamillen werden auch in der Haarpflege verwendet, und die Echte Kamille ist ein wichtiger Bestandteil vieler Haarwässer. Gut abgeseihte Aufgüsse aus Kamillenblüten können als Haarspülung verwendet oder in milde Shampoos gegeben werden. Römische Kamille setzt blonde Glanzlichter ins Haar. Ein mildes Aufhellungsmittel für die Haare wird aus pulverisierten Blüten der Römischen Kamille und einem Dickungsmittel wie Eigelb oder Carageen hergestellt. Die Paste wird großzügig auf das feuchte Haar aufgetragen und erst nach mindestens einer Stunde Einwirkzeit wieder ausgespült. Ein starker Aufguss aus den Blüten der Römischen Kamille und blauen Kornblumenblüten (*Centaurea cyanus*) kann als aufhellende Spülung für aschblondes oder ergrauendes Haar verwendet werden.

Arbeitsraue Hände können in Kamillenaufgüssen gebadet oder mit Kamillenkompressen erweicht werden. Entzündete Augenlider werden mit warmen Kamillenteebeuteln oder in stark verdünntes Kamillenextrakt getauchten Wattebäuschen behandelt. Eine Mundspülung aus Kamillentee nach einem Besuch beim Zahnarzt lindert Schmerzen, entfernt unangenehme Gerüche und beugt Entzündungen vor.

Das homöopathische Heilmittel Chamomilla wird aus Deutscher Kamille zubereitet und vor allem bei unruhigen, zahnenden Säuglingen eingesetzt, die pausenlos herumgetragen werden wollen. Erwachsenen, die kaffeesüchtig sind, hilft das Kraut genauso wie überempfindlichen Patienten, die an Schmerzen, Krämpfen und Asthma leiden.

Erwähnenswerte Rezepte

Desodorierendes Bad

Ein desodorierendes und desinfizierendes Bad wird aus je einem Teil Salbei, Rosmarin, Thymian und drei Teilen Kamillenblüten hergestellt.

Bedecken Sie zehn Handvoll der Mischung mit Wasser und bringen Sie das Ganze in einem großen Topf zum Kochen. Lassen Sie den Aufguss 10 bis 15 Minuten lang ziehen und seihen Sie ihn dann in die Badewanne ab. Geben Sie außerdem etwas Öl in das Wasser, damit Sie die Wanne später leichter putzen können, denn Salbei hinterlässt Flecken auf Emaille. Nimmt dieses Prozedere zu viel Zeit in Anspruch, können Sie die getrocknete Kräutermischung einfach in einen Stoffbeutel füllen, den Sie dann unter den Wasserhahn hängen. Lassen Sie die Kräuter mindestens zehn Minuten lang in dem heißen Badewasser ziehen. Die Kräuter können danach getrocknet und insgesamt zwei bis drei Mal wiederverwendet werden.

Ein stärkendes Bad für schwache Nerven

Vermischen Sie je gleiche Teile Kamille, Lavendel, Rosmarin, Majoran und wilden Thymian und fahren Sie wie im vorigen Rezept fort. Kräuterbäder sind am wirksamsten, wenn man ihnen eine Ruhestunde im vorgewärmten Bett folgen lässt.

Kräuter-Gesichtswasser

Geben Sie eine Handvoll Kamillenblüten und je eine halbe Handvoll Lavendel, Salbei, Rosmarin und Huflattichblätter in eine Schüssel und fügen Sie 50 ml hochprozentigen Alkohol und genug destilliertes Wasser, damit die Kräuter vollständig bedeckt sind, hinzu. Lassen Sie das Ganze abgedeckt an einer warmen Stelle stehen. Geben Sie, wenn nötig, erneut destilliertes Wasser hinzu. Nach einer Woche wird die Mischung abgeseiht und durch Filterpapier gegossen, um jegliche Rückstände zu entfernen. Geben Sie dann einige Esslöffel milden Apfelessig oder den gefilterten Saft von drei frischen Zitronen als Konservierungsmittel hinzu. Als Duftstoff können Rosen- oder Lavendelwasser beigemischt werden. Lagern Sie das Wasser in luftdichten Behältern oder Flaschen im Kühlschrank, da es nicht lange hält.

Wenn nötig, kann es auch eingefroren werden. Das Gesichtswasser ist ideal, um die Haut zu festigen und zu stärken.

MEDIZINISCHE EIGENSCHAFTEN

Kamille ist schon seit Jahrhunderten ein anerkanntes Heilmittel, wurde aber nie zuvor so geschätzt wie heute. Die alten Ägypter rieben Kranke von Kopf bis Fuß mit Kamillenöl ein und wickelten sie dann in Tücher, um sie zum Schwitzen zu bringen. Auch Galen erwähnte die Kamille, und Dioskurides verordnete Tuberkulosepatienten, sich neben ein Kamillenbeet zu setzen und tief zu inhalieren. Pseudo-Apuleius zählte sie zu den Augenkräutern, und Otto Brunfels hielt sie für wärmend und austrocknend und empfahl sie gegen zahlreiche kleinere Beschwerden und Krankheiten. Hieronymus Bock war im sechzehnten Jahrhundert der Erste, der die Pflanze über alles lobte:
»Die gantz gemein Chamill
ist der Doctor recipe eins
dann ohne diese blum koennen sie nit vil außrichten.«[123]

Moderne Medizin

Kamille kann man eigentlich nicht falsch verwenden. Sie hat eine milde Wirkung, ist aber dennoch wirksam, wenn man sie über einen längeren Zeitraum hinweg in kleinen Mengen einnimmt. Sie beruhigt den Magen-Darm-Trakt und die Schleimhäute und lindert Krämpfe. Kamille hat erweichende, leicht antiseptische und beruhigende Wirkung auf die Nieren und die Gebärmutter und kann äußerlich und innerlich verwendet werden, um Infektionen zu behandeln. Sie lässt sich gut mit anderen Kräutern vermischen und kann in Aufbaumischungen wie auch bittere Kräutermischungen gegeben werden.

Kamille ist so mild und beruhigend, dass sie in kleinen Mengen auch Neugeborenen und Schwangeren verabreicht werden kann. Sie löst nervöse Spannungen von Mutter und Kind, lindert leichtere Gebärmutterkrämpfe und stärkt die weiblichen Organe. Kamille beruhigt zahnende, launische, schlaflose und nervöse Kinder und lindert Koliken. Trotz ihrer milden Wirkung treten in seltenen Fällen allergische Reaktionen auf, bei denen sie natürlich umgehend abgesetzt werden sollte.

Kamillenbäder, -kompressen, -intimspülungen, -einläufe, -wickel und -wärmekissen können am ganzen Körper eingesetzt werden. Sie haben leicht reinigende, heilende, beruhigende, antiseptische und pilzbekämpfende Wirkung, machen Haut und Schleimhäute weich und stärken sie. Kamillendampfbäder lindern Erkältungen, Grippe, Kopfschmerzen, Nebenhöhlenbeschwerden und Zahnschmerzen, und Kamillenöl kann direkt aufgetragen werden, um Koliken,

Rheuma, Arthrose und Gicht zu lindern. Homöopathisch wird Echte Kamille Kindern, stark nervösen und älteren Patienten verschrieben. Sie lindert die Schmerzen von zahnenden Kindern und wirkt bei Erkältungen, Bindehautentzündung und Koliken.

Römische Kamille ist nicht so mild wie Echte Kamille und sollte sparsamer eingesetzt werden. Sie kann vor den Mahlzeiten als Bittertee verwendet werden, um Blutstau in der Leber, Magen-Darm-Störungen oder durch Gallenblasenunterfunktion verursachte Koliken zu lindern. Häufig wird sie in Form von kalt aufgesetztem Tee zubereitet. Sie dient auch als Wurmkur und zeigt heilende Wirkung bei manchen Durchfall- und Hustenbeschwerden. Römische Kamille leitet die Menstruation ein, lindert Gebärmutterverstopfungen und Krämpfe. Sie sollte nicht verwendet werden, wenn starke Blutungen auftreten.

Besondere Heilmittel

Mittel für zahnende Kinder

John Shirley empfiehlt in seinem *Rich Closet* das folgende Rezept: »Man gebe dem Kind eine Kerze aus Jungfernwachs[124], um daran zu nagen, und verabreiche ihm Backenumschläge aus Althaea (Eibisch), Kamilleblüten und dem Samen des Dills.«

Heutzutage würden wir das Bienenwachs wohl eher auslassen, dem armen Kind das Zahnfleisch und die Wangen mit Kamille und Eibisch einreiben und ihm stündlich eine homöopathische Kamillenzubereitung verabreichen. Wenn das Kind es zulässt, kann man auch einen warmen Kamillenteebeutel oder ein Kamillenblüten-Wärmekissen auflegen.

Kamillenwärmekissen

Füllen Sie ein Leinen- oder Baumwollsäckchen zur Hälfte mit Kamillenblüten und nähen oder binden Sie es zu. Legen Sie es dann auf ein Gestell über einem Topf mit kochendem Wasser. Die Kamille bläht sich auf, wenn sie den Dampf aufnimmt. Wenn das Kissen warm, aber nicht zu feucht ist, wird es von dem Gestell genommen und einige Minuten abgekühlt, ehe man es auflegt. Legt man eine Wärmflasche oder einen Kirschkernsack auf das Kissen, bleibt es für lange Zeit konstant warm. Wenn Sie das Kissen wieder entfernt haben, sollten Sie die Haut sorgfältig mit einem sauberen Handtuch trocken reiben und gut zudecken, damit die Wärme erhalten bleibt. Der Inhalt des Kamillenkissens kann zwei oder drei Mal verwendet werden, wenn er zwischen den Anwendungen sorgfältig getrocknet und trocken gelagert wird.

KAMILLE IN HAUS UND HOF

Die Blätter der Römischen Kamille werden gelegentlich getrocknet und als Tabak und Schnupftabak verwendet. In einigen Teilen Deutschlands band man früher Kamille und Johanniskraut in die ersten Getreidegarben der Jahresernte, um sie vor Insektenbefall zu schützen.

Verwendung in der Tiermedizin

Früher gab man Kamillenblüten den meisten Tieren nach dem Motto »Es wird schon nicht schaden« als Universalheilmittel, da ihre Wirkung so sanft ist. Wunden und Schnitte werden mit Kamillentee oder stark verdünntem Kamillenextrakt ausgewaschen, und entzündete Augen werden mit Kamillentee ausgespült. Kätzchen mit verkrusteten Augen kann man heilen, indem man einen Kamillenteebeutel in kochend heißem Wasser einweicht, abkühlen lässt und dann ausgepresst direkt auflegt. Kamillentee ist besonders wirksam bei der Behandlung von Kälbern mit Durchfall, und beginnende Huffäule kann mit Kamillen-Kerbel-Zitronenmelissen-Kompressen gelindert werden (für 20 Minuten auflegen). Danach müssen die Hufe sorgfältig getrocknet und die Tiere auf sauberes Stroh gebettet werden. Kamille kann werfenden Hündinnen als Nahrungsergänzung verabreicht werden, und Kamillentee eignet sich als Verdünnung für Hundeflocken bei Welpen, kranken Hunden und Katzen. Katzen und Hunden kann Kamillentee, meist in Kombination mit Kohletabletten, als Erste-Hilfe-Mittel bei Durchfall und Magenschmerzen sowie als stärkendes Getränk nach Vergiftungen verabreicht werden.

NEBENSÄCHLICHES UND WISSENSWERTES

Im alten Ägypten war die Kamille der Sonne geweiht. In Norddeutschland galt sie als machtvoll genug, um die Personen, die sie am Leib trugen, gegen jede Art von Zauber zu schützen. Außerdem hängte man sie in Bündeln an die Dachsparren, da man glaubte, dass sie zu pendeln beginnen würden, sobald eine Hexe den Raum betrat. Ein unerklärlicher und einzigartiger deutscher Aberglaube besagt, dass man respektvoll mit Kamillenpflanzen umgehen solle, da sie eigentlich verzauberte Soldaten (Heermännchen) sind. Die Römische Kamille war einst eines der magischen Heilkräuter, die in dem berühmten sächsischen Neun-Kräuter-Segen angerufen wurden.

Dem Volksglauben nach wird die beste Kamille am Johannisabend gesammelt, da diese angeblich nicht von Würmern angegriffen oder von Hexen berührt wurde. Es heißt, dass nach Johanni (24. Juni) Hexen die Pflanzen verfaulen lassen und böse Insekten sie angreifen oder sie sich auf magische Weise in Stinkende Hundskamille verwandeln. Einem norditalienischen Volksglauben nach ist Kamille am wirksamsten, wenn sie bei Neumond mit der linken Hand gesammelt wird.

Kamille und die Kunst der Weissagung

Es heißt, dass man den Geruchssinn verliert, wenn man Stinkende Hundskamille (*Anthemis cotula*) raucht.

LITERARISCHE ERWÄHNUNGEN

»Obwohl Kamille ja, je öfter sie getreten wird,
nur umso schneller wächst,
so wird die Jugend,
desto mehr man sie verschwendet,
nur umso schneller ruiniert.«

Nach: Shakespeare: »Heinrich IV.«, Akt 2, Szene 4

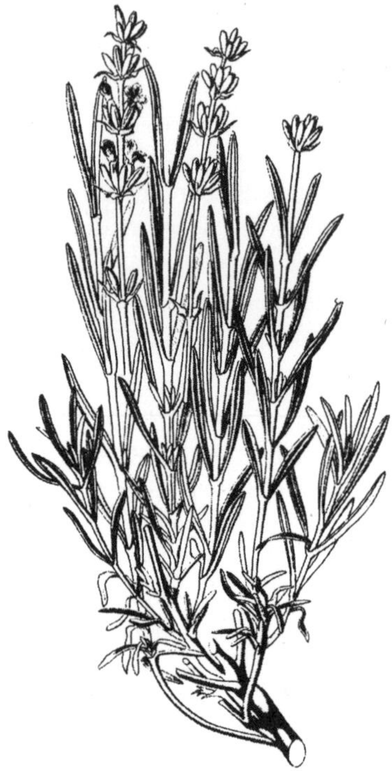

Lavendel

ETYMOLOGISCHES

Der Name Lavendel stammt von dem altfranzösischen Begriff *lavandre* ab. Der lateinische Ursprung lautet *lavendula* oder *livendula*. Einige Etymologen versuchten, das Wort von dem lateinischen Verb *lavare* (»waschen«) abzuleiten, was andere aber für höchst unwahrscheinlich halten. Im Angelsächsischen bezeichnete man Lavendel als *lauendre*.

Der Echte Lavendel (*Lavandula angustifolia)* ist ein mehrjähriges Mitglied der Familie der Lippenblütler (*Lamiaceae*). Er ist auch unter den botanischen Bezeichnungen *Lavandula officinalis* und *Lavandula vera* bekannt und ergibt das beste Öl und die wirksamste Medizin. Der Speik (*Lavandula latifolia, Lavandula pinnata* oder *Lavandula spica*) ist größer und läuft zu einem Dorn aus. Das ätherische Öl dieser Pflanze ist weniger nuancenreich im Geruch als das des Echten Lavendels. Unter den vielen verschiedenen Lavendelarten und Kreuzungen sind der *Lavandula stoechas*, der *Lavandula dentata* und der *Lavandula lanata* am bekanntesten.

Volksnamen

Lavandula angustifolia – **Echter Lavendel**

Deutsch:	Lavendel, Lavender, Schwindelkraut, Flander, Nervenkräutlein, Echter Speik, Balsam, Fanda, Hirnkraut, Lavander, Zitterblümchen, Zöpfli, Balsamblümli, Fander, Fanderli, Lavander, Lavendelkraut, Zitterbleaml
Englisch:	True Lavender, Dutsch lavender, English lavender
Französisch:	Lavande, Lavande femelle, Lavande véritable
Italienisch:	Lavanda, Lavandula, Levande
Russisch:	Lavanda aptečnaja
Spanisch:	Langunda
Türkisch:	Lanvanta
Walisisch:	Lafant
Irisch:	Labhandar

Lavandula latifolia – **Speik**

Deutsch:	Deutsche Narde, Kleiner Speik, Speiklavender, Spieke, Narden, Spikatblüte, Spiklavendel, Kanarischer Lavendel
Englisch:	Spike lavender, Lavender spike, Spike, Spikenard, Lesser lavender, Nardus italica
Italienisch:	Lanvanda spigo, Spigo, Spigonardo
Französisch:	Aspic, Spic
Spanisch:	Spigo, Espliego, Alhucena, Lavanda
Russisch:	Lanvanda aspik

Lavandula stoechas – **Schopflavendel**

Deutsch:	Welscher Lavendel, Französicher Lavendel
Englisch:	Arabian lavender, French lavender
Französisch:	Stoechas arabique
Spanisch:	Romero santo
Portugiesisch:	Alfazema

ÄUSSERE MERKMALE

Echter Lavendel ist eine immergrüne, buschartige Pflanze, die bis zu einem Meter hoch wird. Sie verströmt einen einzigartigen, angenehmen und würzigen Duft und hat einen leicht bitteren, pfeffrigen Geschmack. Der Stamm ist kurz, krumm und mit schuppiger, gelblich grüner Rinde bedeckt. Aus ihm sprießen viele aufrechte, beblätterte Stängel, die in Blütenspitzen enden. Die Stämme älterer Pflanzen verholzen manchmal. Lavendelblätter ähneln denen von Ysop, Rosmarin und Estragon, sind aber etwas stumpfer und dicker. Die jungen Blätter sind mit einem weißlichen Flaum bedeckt, später dann rollen sie sich an den Rändern ein und nehmen eine graugrüne Farbe an. Die Blüten sind länglich und sitzen in quirlförmigen Wirteln von sechs bis zehn Stück am ährenförmigen Stängel. Sie sind lila, gelegentlich auch weiß gefärbt.

Der Speik sieht mit seinem breiten Wurzelstock, den eckigen verholzten Stämmen und den breiten Blättern neben dem Echten Lavendel recht plump aus. Die Blütenspitzen sind länger und auffälliger und die Blüten sind lila oder blau gefärbt.

STANDORT, JAHRESZEIT UND NÜTZLICHE PFLANZENTEILE

Auch wenn er eigentlich aus dem Mittelmeerraum stammt, wird Lavendel mittlerweile bis zu einer Höhe von 1 500 m auf der ganzen Welt angebaut. Hier und da kann er im Mittelmeerraum auf sonnigen Berghängen noch immer wild wachsend angetroffen werden.

Sammeln, Trocknen und Aufbewahrung

Lavendelblätter werden für die Küche nach Bedarf gepflückt, sind aber, kurz bevor die Pflanze blüht, am intensivsten. Lavendelblüten und -knospen werden zwischen Juni und September von mindestens zwei Jahre alten Pflanzen gesammelt. Die Blüten sollten an einem klaren, sonnigen Morgen geerntet werden, nachdem der Tau getrocknet ist und bevor sie sich vollkommen geöffnet haben. Für die Ölgewinnung wird die gesamte blühende Pflanze geerntet, und es heißt, dass der erste und der dritte Schnitt im Jahr das beste Lavendelöl enthalten.

Lavendelblüten sollten in dünnen Schichten an einem dunklen, luftigen Ort ausgebreitet und schnell getrocknet werden. Die Blüten müssen ihre lila Farbe während des Trocknungsprozesses beibehalten und sollten sorgfältig von den Blättern und Stängeln getrennt werden. Lavendel behält seine medizinischen Eigenschaften ein Jahr lang, und der Geruch bleibt für mehrere Jahre erhalten. Nach einjähriger Lagerung sollten die Blüten also nicht mehr für medizinische Zwecke verwendet werden, können aber in Potpourris und Duftbäder gegeben werden.

Saatguterhaltung und Keimung

Lavendel ist eine vielgestaltige Pflanze, die sich ständig an die örtlichen Bedingungen anpasst. Die Pflanzen werden zumeist vegetativ durch Pflanzenteilung, Stecklinge oder Absenker vermehrt. Lavendelstecklinge verwurzeln sich schnell und können verwendet werden, um besonders gute Sorten zu erhalten. Vermehrung durch Samen findet nur selten statt, dennoch sollte in wärmerem Klima verhindert werden, dass die Pflanzen Samen bilden, da diese sonst auf den Boden fallen, keimen und sortenunreine Setzlinge hervorbringen könnten. Werden diese nicht entfernt, kreuzen sie sich und gefährden die sortenreine Vermehrung.

☞ FINGERZEIGE FÜR DEN ANBAU

Lavendel kann als mehrjährige Rand- oder Heckenpflanze in den Kräuter- oder Blumengarten gepflanzt werden. Früher war er Bestandteil der sogenannten »Knotengärten«, in denen verschiedene Kräuter in komplizierten und ineinanderverschlungenen Mustern angebaut wurden.

Lavendel gedeiht am besten in lockerem, durchlässigem Boden in warmem und etwas feuchtem Klima bei leichter Höhenlage (400 bis 1 200 m). Der Boden sollte mit Humus angereichert werden und etwas kalkhaltig sein. Lavendel muss im Sommer vor Wind und im Winter vor extremer Kälte geschützt werden. In Frankreich und England gibt es ganze Landstriche, die berühmt für ihre Lavendelfelder sind. Lavendel kann fünf Jahre lang am selben Standort bleiben, wenn die Pflanzen im Sommer leicht beschnitten und im Winter geschützt werden. Sie sollten jedes Jahr zurückgeschnitten werden, allerdings nicht nach Juli, da die neuen Triebe sonst keine Zeit mehr haben, sich gegen den Frost zu festigen. In sehr heißem Klima sollten sie noch früher im Jahr zurückgeschnitten werden, da die abgeschnittenen Stämme sonst austrocknen und die Pflanze abstirbt.

Lavendel kann aus Samen gezogen werden, was sich aber häufig problematisch gestaltet. Das Kraut bringt nur im Süden Samen hervor, und die Sämlinge entsprechen nicht immer der Mutterpflanze. Darüber hinaus keimen die Samen sehr langsam und müssen einen Monat oder länger gleichbleibend feucht gehalten werden. In mildem Klima können sie im August draußen ausgesät werden, in kalten Gegenden sollten sie unter Glas, drinnen oder in einem Frühbeet ausgesät werden. Die Setzlinge werden dann an eine warme, windgeschütze Stelle umgepflanzt, nachdem der letzte Frost vorüber ist. Zwischen den Setzlingen sollte ein Abstand von 30 bis 40 cm bewahrt werden, oder man pflanzt sie als Hecke.

Lavendelstecklinge sollten im Herbst mit Rindenzunge oder im Frühling als Hartholzstecklinge gesteckt werden. Im Sommer sind auch Weichholzstecklinge möglich. Die Stecklinge werden am besten am Rand eines Topfes entlang oder im Sommer an eine warme, geschützte und feuchte Stelle im Garten gesteckt. Wenn sie sich verwurzelt haben, sollten sie in durchlässigen, sandigen Boden umgepflanzt werden. Lavendel kann im Herbst auch durch Pflanzenteilung und im Frühling durch Absenker vermehrt werden. Es ist ratsam, sie von örtlich etablierten Pflanzen zu nehmen, da diese widerstandsfähiger sind und sich an das örtliche Mikroklima angepasst haben. Außerdem sollten die Pflanzen im ersten Wachstumsjahr aus eben diesem Grund keine Blüten ausbilden dürfen. Wird Lavendel wegen seines Öls angebaut, wird er von einer einzigen Mutterpflanze aus vermehrt, damit das geerntete Öl einheitlich wird. *Lavandula x intermedia* ist eine Kreuzung aus echtem Lavendel und Speik und wird wegen der höheren Erträge häufig kommerziell angebaut.

Einer Gartenlegende aus Kent zufolge gedeiht Lavendel am besten, wenn er von Männern gepflanzt wurde. Er fühlt sich neben Salbei und Johanniskraut wohl und wird gelegentlich in die Nähe von Primeln und gelben Krokussen gepflanzt, um Vögel fernzuhalten. Karotten gedeihen zwischen Lavendelreihen besonders gut. Lavendel, insbesondere der Speik, wird gelegentlich von Schorf befallen.

GAUMENFREUDEN

Lavendel findet viel zu wenig Anwendung als Küchenkraut. Sein duftiger, pfeffriger Geschmack macht ihn zu einem geeigneten Pfefferersatz, und er ist wichtiger Bestandteil einiger Kräutergewürzmischungen. Da er bitter ist, sollte er immer sehr sparsam verwendet werden. Die berühmten Kräuter der Provence enthalten ein wenig Lavendel und wären ohne ihn vollkommen undenkbar. Lavendel kann in kleinen Mengen in Salate und Blattgerichte gegeben werden, lässt sich aber auch zu Gelee verarbeiten und mit Fleisch servieren. Er harmoniert gut mit anderen Kräutern aus dem Mittelmeerraum wie Thymian, Lorbeer, Rosmarin, Salbei, Oregano und Basilikum.

Schon bei den alten Römern wurde Lavendel als Gewürzkraut verwendet, und im Mittelalter benutzte man ihn zum Würzen von medizinischen Bieren. Königin Elisabeth aß ihr Lamm mit Lavendelgelee, und John Gerard lobte den Geschmack von Lavendelmarmelade.

Lavendelstängel können beim Grillen verbrannt werden, und mit Lavendel geräuchertes Fleisch schmeckt feiner. Lavendelblüten werden ohne die bitteren Blütenbehälter zum Würzen von Crème Brulée oder Kuchen verwendet. Man kann sie auch in Zucker legen und den aromatisierten Zucker dann zum Süßen von Nachspeisen verwenden. Kleine Mengen von Lavendelblümchen können in Plätzchenteig, Eis oder Sorbet gegeben werden. Ingwer und Lavendel ergänzen sich geschmacklich.

HAUSHALTSHILFEN

»Ihr Damen, kauft Lavendel,
Zwölf Stück für einen Pfennig!
Der Blütenstrauß am Bändel
Riecht süß und kostet wenig!«

Marktruf der Lavendelfrauen im alten London

Für viele Menschen sind Lavendelgeruch und Wäscheschrank untrennbar miteinander verbunden. In früheren Zeiten waren Lavendelverkäufer auf den Straßen der europäischen Hauptstädte ein häufiger Anblick, und in München kann man noch heute Kräuterfrauen dabei beobachten, wie sie ihre Waren feilbieten. Einst trocknete man seine Wäsche auf Lavendelbüschen und legte das süß duftende Kraut zwischen seine Handschuhe, Spitzentaschentücher, Unterwäsche und die übrigen feinen Nichtigkeiten eines vornehmen Lebens. Die Damen trugen Lavendel-Riechsalz bei sich oder ließen sich das Kraut in ihre Umhänge einnähen, um Ohnmachtsanfällen vorzubeugen, die damals öfter durch starke Gefühlswallungen oder, noch häufiger, durch zu enge Korsette entstanden. Man streute Lavendel aus, um Läuse, Bettwanzen, Mücken, Fliegen und Motten zu vertreiben und bei festlichen Anlässen die Räumlichkeiten zu parfümieren. In Spanien streute man an hohen Festtagen die Kirchen mit Lavendel aus und schmückte sie damit.

Heutzutage werden Potpourris, Duftsäckchen und Schlafkissen mit Lavendel hergestellt, und man näht das Kraut in Säckchen, die in Regale und zwischen die Wäsche gelegt werden. Manchmal füllt man auch einfach Lavendelknospen in eine offene Schüssel, um die Raumluft zu verbessern. Winzige Lavendelsäckchen haben angeblich entspannende Wirkung und können über dem Sofa oder im Badezimmer aufgehängt oder unter das Schlafkissen gelegt werden. Lavendelholz ist aromatisch und kann im Kamin verbrannt werden, und die Blätter und Blüten der Pflanze können über einem offenen Feuer oder Holzofen ausgestreut werden, um unangenehme Gerüche zu übertünchen. Aus Lavendel werden auch Räucherstäbchen hergestellt, und die Stängel können als Räucherwerk verbrannt werden. Lavendelöl wird als Duftstoff für Öllampen eingesetzt und soll angeblich Insekten fernhalten. Speik findet sich wegen seines frischen, stechenden und durchdringenden Aromas in einigen Reinigungsmitteln.

Trotz seines Rufes als Mottenvertreibungsmittel ziehen die Knospen des Lavendels einige Mottenarten an, und Lavendelsäckchen müssen regelmäßig auf Mottenbefall untersucht werden, damit die Wäsche nicht verschmutzt wird.

ॐ SCHÖNHEITSPFLEGE

Lavendelöl ist wichtiger Bestandteil vieler kosmetischer Produkte und Parfüms. Leider werden aber statt echtem Lavendelöl häufig billige synthetische Substanzen verwendet, weswegen der kosmetische Ruf des Krauts gelitten hat. Echtes Lavendelöl ist sehr flüchtig, hat aber ein süßes, durchdringendes und frisches Aroma. Ein hochwertiges Lavendelbadeöl kann aus Mandelöl und frischen Lavendelblüten zubereitet werden. Man lässt die Blüten einfach zwei bis drei Wochen in dem Öl ziehen und gibt dieses dann in winzigen Mengen in Badewasser oder Fußbäder. Lavendelwasser wird aus den Knospen hergestellt und kann in kosmetischen Rezepten nach Belieben als Ersatz für Orangen- oder Rosenwasser eingesetzt werden. Zu den kommerziellen Lavendelprodukten zählen Parfüm, Rasier-, Haar- und Duftwasser, Seifen und Talkumpuder.

Lavendel hat desodorierende, beruhigende, entspannende, nervenstärkende und schmerzstillende Wirkung, weswegen er sich hervorragend als Badezusatz eignet. Dies war auch den alten Römern bekannt, die das Kraut genauso verschwenderisch verwendeten wie die Libyer. Reibt man sich die Haut nach dem Baden mit Lavendelwasser ein, wird sie gestärkt und die Durchblutung verbessert. Frische Lavendelblätter oder ein Lavendelmundwasser überdecken bis zum nächsten

Besuch beim Zahnarzt schlechten Atem. Früher verwendete man das Kraut bei der Zubereitung des berühmten »Essigs der vier Diebe« (mehr dazu im Kapitel über Salbei, S. 494 f.). Bei trockener Haut bieten sich Gesichtsdampfbäder mit Lavendel an. Eine einfache, aber wirksame Dampfbadmischung lässt sich aus je gleichen Teilen Kamillen- und Lavendelblüten herstellen, die man am besten frisch aus dem Garten holt.

Speik wird in Deutschland von Kosmetikern verwendet, ist wegen seines stechenden Geruchs allgemein aber nicht so beliebt wie Echter Lavendel. Bäder mit Speik haben eine anregende Wirkung, und einige Firmen stellen Seife aus dem Kraut her.

Erwähnenswerte Rezepte

Lavendelwasser

Füllen Sie ein sauberes Glas zu einem Viertel mit Lavendelknospen und gießen Sie dann mit klarem, hochprozentigem Alkohol wie Weingeist oder Wodka auf, bis das Glas voll ist. Verschließen Sie es nun sorgfältig und stellen Sie es an einen warmen Ort in der Sonne. Seihen Sie das Ganze nach acht Wochen ab und filtern Sie es durch einen Kaffeefilter – bei Bedarf kann die Zubereitung aber auch bis zu einem Jahr einweichen. Lagern Sie das Lavendelwasser in versiegelten Flaschen. Es wird als Lavendelbadewasser, als mildes Deodorant oder als Ersatz für Rosenwasser verwendet.

MEDIZINISCHE EIGENSCHAFTEN

Lavendel hat über die Jahrhunderte den Ruf erlangt, »versteckte« Krankheiten und Beschwerden zu heilen, für die es keine medizinische Erklärung gab. Zauberei, Verschreien, Kopfschmerzen, die durch böswillige schwarze Elben ausgelöst wurden, Alpträume, Migräne, Starrkrämpfe, Melancholie, Hypochondrie, Epilepsie, Ohnmachtsanfälle, Menstruationskrämpfe, Gesichtslähmungen, stark wallende Leidenschaften, Fraisen und Koliken sind nur einige Beispiele. Er galt als allgemeines Stärkungsmittel und sollte Leber, Magen und Milz kräftigen.

Ein alter deutscher Reim besagt:
»Lavendel, Myrthe, Thymian, wächst in unserm Garten,
Unser Ännchen ist schon Braut, kann nicht länger warten.«[125]

Lavendel wurde lange zur Einleitung von Abtreibungen verwendet, und die Hebammen vergangener Zeiten verschrieben ihn, um Nachgeburten nachzuhelfen und »ruhige« Kinder aus der Gebärmutter zu treiben.

Moderne Medizin

Die moderne Medizin verwendet Lavendel als Herz- und Nervenmedizin. Lavendeltee kann gegen Schlaflosigkeit, Neurosen, nervöses Herzklopfen, Nervenschmerzen, Schwindelanfälle und Migräne verschrieben werden. Außerdem wirkt er lindernd bei Herzleiden. Besonders alten Menschen tut Lavendeltee wohl, da er die Durchblutung anregt, das Herz stärkt und beruhigt, Arteriosklerose und zitternden Gliedern vorbeugt. Er wirkt kräftigend nach Schlaganfällen, epileptischen Anfällen, Bewusstseinsverlust oder halbseitiger Lähmung. Lavendel wird oft in Kombination mit Bibernellwurzeln (*Pimpinella saxifraga*) verwendet. Pflanzen aus dem Hochland sind bei Zungenlähmungen wirksamer als ihre Verwandten aus dem Flachland. Lavendel kann über mehrere Monate hinweg regelmäßig eingenommen werden, sollte aber nie in großen Mengen auf einmal genossen werden. Große Mengen können Koliken verursachen, und noch größere Mengen Lavendelöl können Lähmungen und sogar den Tod herbeirufen.

Lavendel ist in Verbindung mit anderen Kräutern hilfreich bei der Behandlung von Magenkrämpfen und -schmerzen, Blähungen, Appetitverlust, Asthma, Keuchhusten, Bronchitis und Grippe und soll außerdem die Geburt erleichtern. Britische Kräuterkenner verabreichen ein Lavendelpräparat als Verdauungsmittel. Außerdem nutzt man ihn als Aromastoff und Geschmackszusatz für andere Medikamente. Auch in der Homöopathie kommt Lavendelessenz gelegentlich zum Einsatz.

Einige Tropfen Lavendelöl können bei allen oben genannten Beschwerden verwendet werden. Außerdem kann man süßem Öl echtes Lavendelöl beifügen, um ein Kräuterbad oder ein Massageöl für die Behandlung von Rheuma und Lähmung herzustellen. Es wirkt auch als Reizstoff und kann, in die Schläfen gerieben, anhaltende Kopfschmerzen lindern. Lavendelbäder stärken rachitische Kinder, und Lavendelkompressen können bei rheumatischen Beschwerden aufgelegt werden. Frischer Lavendel wird als Inhalations- und Dampfmischung verwendet, um Kopf und Lungen zu reinigen. Es heißt, dass es die Nerven stärkt, wenn man sich regelmäßig den Kopf mit Lavendelaufguss wäscht, und der Saft der frischen Pflanze wird bei Gehörverlust in die Ohren getropft. Lavendel ist ein mildes Antiseptikum und kann in verschiedenen Formen auf Verbrennungen, Wunden, Insektenstiche und Prellungen aufgetragen werden. Gelegentlich kommen deutliche allergische Reaktionen auf das Kraut vor. Treten diese oder andere schädliche Nebenwirkungen auf, sollte es umgehend abgesetzt werden. Außerdem sollte Lavendel nicht von schwangeren oder stillenden Frauen eingenommen werden.

Besondere Heilmittel

Stärkungsmittel nach Schlaganfällen

In der Alpenregion verwendet man als Stärkungsmittel nach Schlaganfällen eine Vier-Kräuter-Mischung, bestehend aus Lavendelknospen, Bibernellwurzeln, Meisterwurz (*Peucedanum ostruthium*) und Bertramswurzel (*Anacyclus officinarum*). Die drei Wurzeln sind so wirksam, dass sie nur in winzigen Mengen als Tee unter der Aufsicht eines Arztes oder erfahrenen Kräuterkenners eingenommen werden dürfen.

LAVENDEL IN HAUS UND HOF

Lavendel, insbesondere der Speik, ist eine Bienenpflanze und soll auch beruhigende Wirkung auf Löwen und Tiger haben, weswegen professionelle Dompteure manchmal Lavendelöl als Beruhigungsmittel für ihre Tiere verwenden. Auch Hühnern wird im Mai etwas Lavendel in ihr Trinkwasser gegeben, um für das kommende Jahr Krankheiten und Läusebefall im Hühnerstall zu verhindern. Lavendelblüten werden getrocknet und in Kräuter- und Schnupftabak gegeben. Lavendelöl wird auch in der Balsamindustrie und zum Vergällen von Spirituosen verwendet. Maler bearbeiten Porzellan vor dem Bemalen mit dem Öl von Speik.

Verwendung in der Tiermedizin

Lavendelöl ist wirksam gegen Parasiten und Läuse. Die Blätter und Blüten der Pflanzen sind ein mildes äußerliches Betäubungsmittel und können in Notfällen auf Schlangenbisse gerieben werden, um den Schmerz zu lindern. Lavendeltee wird manchmal als desinfizierende Intimdusche oder Einlauf verwendet.

NEBENSÄCHLICHES UND WISSENSWERTES

In Tirol glaubte man, dass Lavendel von Gott geweiht worden wäre, und verwendete ihn deswegen im Kampf gegen das Böse und den Teufel. In Italien stand Johannis-Lavendel im Ruf, gegen jede Art von schwarzer Magie zu helfen und den bösen Blick abzuwenden. In Spanien verbrannte man ihn aus demselben Grund auf den Johannisfeuern. In Österreich legten Mütter ihren Kindern Lavendel in die Wiegen, um sie zu schützen und Ausschläge und Krämpfe zu verhindern. Von einigen gewissenlosen Frauen hieß es, dass sie den Männern ihrer Träume Lavendel ins Essen mischten. Die alten Römer waren nicht sonderlich begeistert von dem Kraut, da sie glaubten, dass man in seiner Nähe giftigen Schlangen finden könne.

Das folgende Kinderlied ist nicht ganz so unschuldig, wie es scheint, denn die beiden Kräuter, die darin erwähnt werden, galten als Abtreibungsmittel:
»Lavendel blau und Rosmarin grün,
Wir beide sind König und Königin.
Ich weck meine Mägde morgens um vier,
Eine ans Spinnrad, die andre braut Bier,
Eine macht Heu und die andre Omelett,
Und wir beide wärmen fröhlich das Bett.«

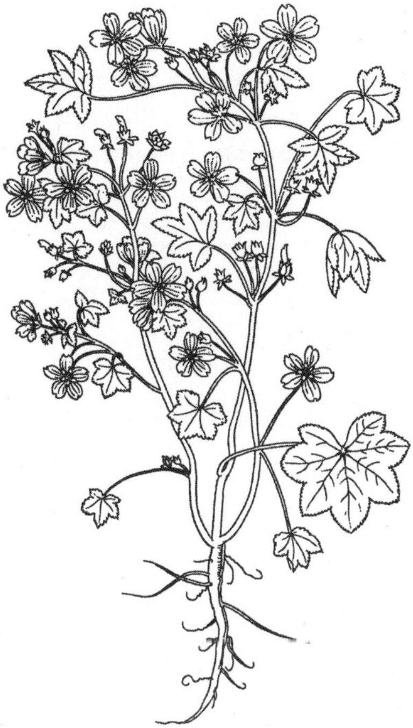

Malve

ETYMOLOGISCHES

Botaniker haben Hunderte von verschiedenen Malvenarten katalogisiert, und unter Laien herrscht im Allgemeinen große Verwirrung bezüglich der zahlreichen volkstümlichen Bezeichnungen. Der Einfachheit halber können allerdings viele der Malvenarten in Gruppen zusammengefasst werden, da sie ähnliche medizinische Eigenschaften besitzen. Der deutsche Name Malve wie auch die lateinische Bezeichnung *malva* stammen von dem altgriechischen Begriff *malakos* ab, der so viel bedeutet wie »weich« oder »geschmeidig«.

Wie der Name bereits erkennen lässt, gehört die Malve zur Familie der *Malvaceae* (Malvengewächse), zu der besonders viele Mitglieder mit nützlichen und medizinischen Eigenschaften zählen, wie z. B. der Hibiskus, der essbare Eibisch, die Baumwolle, die Jute, die Stockrose, die Wegmalve, die Moschusmalve, die wilde Malve und die Gemüsemalve. Da keine dieser Arten giftig ist, sind Verwechslungen zwar möglich, aber ungefährlich. Die einjährige Wegmalve (*Malva neglecta)* ist auch unter den botanischen Bezeichnungen *Malva vulgaris, Malva rotundifolia* und *Malva parvifolia* bekannt. Die ein- oder zweijährige Wilde Malve (*Malva sylvestris*) wird auch *Malva grandifolia* oder *Malva mauritiana* genannt. Eine Unterart, die Mauretanische Malve, wurde *Malva sylvestris ssp. mauritiana* getauft. Zu guter Letzt wäre noch die mehrere Unterarten beinhaltende Krause Malve (*Malva verticillata*) zu nennen, die einst den botanischen Namen *Malva crispa* trug.

Volksnamen

Die volkstümlichen Bezeichnungen für die vielen Malvenarten sind noch weitaus zahlreicher als die eigentlichen botanischen Klassifikationen und werden von Laien häufig wahllos für die vom Fachmann sorgfältig unterschiedenen Arten verwendet.

Malva neglecta – Wegmalve

Deutsch:	Kleine Malve, Kleinblütige Käspappel, Feldmalve, Gänsemalve, Gänsepappel, Hasenpappel, Käslikraut, Rosspappel, Schwellkraut
Englisch:	Dwarf mallow, Cheeseplant, Cheeses, Common mallow
Französisch:	Petite mauve, Mauve des chemins, Herbe à fromage, Fromafeon, Guimauve
Italienisch:	Malvetta
Dänisch:	Katost

Malva sylvestris – Wilde Malve

Deutsch:	Käsepappel, Käspappel, Rosspappel, Hasenpappel, Saupappel, Ganspappel, Waldmalve, Twieback, Pannkoken, Zuckerplätzchenkraut, Katzenkäse, Blaue Malve, Algiermalve, Poppeln, Käskraut, Käseköpfe, Krallenblume, Päppel, Poppel, Stoppelkraut, Übersehene Malve, Wessig, Johannispappel, Nüsserli
Angelsächsisch:	Hoc leaf
Englisch:	Common mallow, High mallow, Blue mallow, Mallow, Cheeses, Cheese-log, Fairy cheeses, Doll cheeses, Round dock

Italienisch:	Malva, Malve, Riondela
Französisch:	Grande mauve, Mauve savage, Mauve, Fausse guimauve, Fromage, Petit fromage
Russisch:	Prosvirnik lesnoj
Thailändisch:	»Mutter Blüte«

Malva verticillata – **Krause Malve**

Deutsch:	Quirlmalve, Gemüsemalve, Chinesische Malve, Krausblättrige Malve
Englisch:	Curled mallow, Curled-leafed mallow, Farmers' tobacco, Large whorl mallow
Französisch:	Mauve frisée
Italienisch:	Malva crispa

ÄUSSERE MERKMALE

Die Wegmalve (*Malva neglecta*) wird höchstens 90 cm lang, ist meist aber wesentlich kürzer und hat die Form eines kleinen, rundlichen Busches. Als klassische Kriechpflanze wird sie häufig übersehen, auch weil ihre Blüten klein und blass sind und die Pflanze gern Schutz unter hohen Gräsern sucht. Die Blätter sind herzförmig oder rundlich und die Pflanze ist immertragend: Sie bringt am selben Stängel Blüten, Früchte und Samen hervor. Die Früchte ähneln, wie bei allen Malven, winzigen Käseleibern.

Die Wilde Malve (*Malva sylvestris*) ist sehr robust und wächst bis zu einer Höhe von 130 cm. Die fleischige Pfahlwurzel der Pflanze sondert einen Duft ab, der an frisch zerriebene Nelken erinnert. Der rundliche, behaarte Stamm ist am Fuß verholzt und mit trockenem Mark angefüllt. Der Stängel der Wilden Malve klettert oder kriecht und verströmt keinen besonderen Geruch. Die grasgrünen, handförmigen Blätter ähneln denen des Frauenmantels oder der Geranie. Die Blüten weisen fünf Blütenblätter auf, sind verhältnismäßig groß und von einer auffälligen rosa, violetten oder sogar weißen Färbung. Jedes Blütenblatt zieren drei dunkellila Streifen, die nektarsuchenden Bienen bei der Suche nach den Pollen Orientierung bieten. Auch hier ähneln die Früchte einem kleinen Käse oder, um einen anderen Vergleich zu bemühen, einer aufgerollten, glatthäutigen Raupe. Sie spalten sich im Laufe des Reifungsprozesses in einzelne Segmente.

Die Krause Malve (*Malva verticillata*) ist in ihrem Wuchsverhalten der Wegmalve recht unähnlich. Sie wächst primär vertikal bis zu einer Höhe von 180 cm. Die Blattdichte steigt mit zunehmender Höhe. Die Form der Blätter kann von Sorte zu Sorte variieren, sie sind aber im Allgemeinen groß, schlank und häufig eingerollt oder faltig auf der Außenseite, was den Betrachter unweigerlich an ein großes Geranienblatt in einem krausen Unterrock erinnert. Die Blüten der Krausen Malve sind klein, weiß und unauffällig. Ihre Samen sind von brauner Farbe.

☼ STANDORT, JAHRESZEIT UND NÜTZLICHE PFLANZENTEILE

Viele Malvenarten stammen ursprünglich aus tropischen Regionen, und es gibt nur wenige, die in Gegenden nördlicherer Breitengrade beheimatet sind. Die Wegmalve wächst bevorzugt in der aufgewühlten Erde am Rand von gepflügten Feldern und ist fast auf der ganzen Welt verbreitet und bekannt. Die gesamte Pflanze sollte geerntet werden, wenn sie das erste Mal blüht, damit die Früchte nicht reifen können. Die erste Blatternte kann im Juni oder Juli eingeholt werden, wenn die Pflanzen noch klein sind. Werden diese stark beschnitten und regelmäßig gut gewässert, kann im September eine Nachernte erfolgen. Es ist aber auch möglich, nach Bedarf nur die Pflanzenspitzen abzuschneiden.

Die wilde Malve wächst fast auf der ganzen Welt bis zu einer Höhe von 1 000 m. Sie kann wild wachsend und in Gärten angetroffen werden und blüht zwischen Sommer und Frühherbst. Die Blätter werden einzeln gepflückt, bevor die Pflanze blüht. Die Blüten können gesammelt werden, sobald sie erscheinen, oder man erntet zwischen Juni und September die gesamte blühende Pflanze. Die Wurzeln werden im März oder April und dann noch einmal im Oktober ausgegraben.

Die Krause Malve ist eine Kulturpflanze, wildert in seltenen Fällen aber aus. Die großen Blätter werden einzeln gesammelt.

Sammeln, Trocknen und Aufbewahrung

Malvenblätter und die neuen Triebe werden meist gesammelt, bevor die Blüte einsetzt. Die Blüten können in mehreren Ernten, kurz bevor sie sich vollständig geöffnet haben, gepflückt werden. Die Wurzeln wiederum werden im Herbst oder im Frühling ausgegraben.

Blüten und Blätter werden am besten in einem schattigen, luftigen Raum getrocknet. Die Blüten sollten in einem dunklen und sowohl luft- als auch feuchtigkeitsdichten Behälter gelagert werden, da sie sonst bleich werden und sich im Laufe der Zeit zersetzen. Länger als ein Jahr sollten sie aber auch auf diese Weise nicht aufbewahrt werden. Die Wurzeln werden nicht abgewaschen, sondern nur mit einer Bürste behandelt, um den Schmutz zu entfernen. Danach werden sie gespalten oder in kleine Stücke geschnitten und getrocknet.

Saatguterhaltung und Keimung

Unter guten Bedingungen behalten Malven ihre Keimfähigkeit für rund fünf Jahre. Die einfachste Methode, um Malven zu ziehen, besteht darin, die Pflanzen sich einfach selbst aussäen zu lassen. Sollten kräftigere Exemplare mit pralleren Blüten und größeren Blättern gewünscht sein, können die schwächeren Pflanzen rigoros herausgerupft werden. Im Laufe der Zeit entsteht durch gezielte und regelmäßige Selektion der Exemplare mit den bevorzugten Eigenschaften ein ganz neuer Stamm, der durch Isolation, Saatgutgewinnung und Aussaat im folgenden Jahr vermehrt wird. Wild wachsende Pflanzen sollten von diesen ferngehalten werden, um ungewollte Kreuzungen zu verhindern.

Auch die Gemüsemalven müssen voneinander isoliert werden, da sie sich sonst unweigerlich miteinander (aber nicht mit anderen Malven) kreuzen. Die großen Pflanzen produzieren massenweise Samen, die weitaus leichter zu ernten sind als die des Eibischs.

☞ FINGERZEIGE FÜR DEN ANBAU

Die Malven werden wegen ihrer schönen Blüten als Randbepflanzungen, als Begrünung in den Gemüsegarten oder als Heilkraut in den Kräutergarten gepflanzt. Die Früchte der Wildpflanzen werden im April auf reichhaltigem, aber nicht frisch gedüngtem Boden verteilt. Eine zweite Aussaat kann im Spätsommer erfolgen. Wilde Malven blühen gewöhnlich erst im zweiten Jahr und sollten im Sommer ausgesät werden. Direktes Sonnenlicht fördert die Keimung der Früchte, weswegen die Pflanzen sich durch die Selbstaussaat auch so erfolgreich vermehren. Es sollte allerdings darauf hingewiesen werden, dass Malven dem Gärtner häufig mehr Ärger als Freude bereiten. Auch wenn die Blüten sehr ansehnlich sind und von Bienen umschwärmt werden, haben Malven die Tendenz, sich allzu schnell auszubreiten und es sich gemütlich zu machen. Ihre Wurzeln sind, wenn sie erst einmal Halt gefunden haben, nur mit Mühe wieder zu entfernen. Der geeignetste Platz, um Malven anzupflanzen, ist daher eine etwas abgelegene, ungenutzte Ecke des Gartens in einigem Abstand zu den übrigen Beeten. Dort können die Malven ungestört wuchern, ohne anderen Pflanzen in die Quere zu kommen. Sie brauchen kaum Pflege und Aufmerksamkeit, wenig Wasser und wenig oder keine Bodenauflockerung. Selbst die dekorative Wilde Malve konkurriert mit Gras und treibt deshalb im Frühjahr manchmal unerwartet mitten aus dem Rasen. Grüngemüsebegeisterte Gärtner können die Malven neben ein bereits existierendes Nesselbeet setzen, damit sie den gesamten Frühling und Sommer über mit frischem Grün versorgt sind.

Die zweijährige Wilde Malve (*Malva sylvestris*) wird im Sommer ausgesät und kann später im Jahr an ihren endgültigen Standort umgepflanzt werden. Die Abstände zwischen den einzelnen Pflanzen sollten etwa 40 cm betragen. Gewöhnlich wird die Wilde Malve nicht höher als einen Meter. Die Krause Malve (*Malva verticillata*) ist eine einjährige Pflanze und wird im Frühling ausgesät. Sie wächst bis zu einer Größe von etwa zwei Metern heran, ist aber nicht so stark verzweigt wie ihre wilde Verwandte. Sie wird bevorzugt als Gemüse angepflanzt, aber auch zur Dekoration von Gemüse- oder Kräutergärten oder als schmückender Hintergrund für noch auffälligere Pflanzen. Man sät sie entweder im April aus oder pflanzt sie um, solange sie noch klein ist, um Lücken aufzufüllen. Hat sich die Pflanze erst einmal etabliert, wird sie sich auch selbstständig durch Aussäen fortpflanzen und bedarf, bis auf gelegentliches Gießen, keiner weiteren Pflege. Kultivierte Malven pflanzen sich ebenso bereitwillig fort wie ihre wilden Verwandten.

GAUMENFREUDEN

Die Krause Malve ist eines der ältesten der Menschheit bekannten Heilkräuter und wurde bereits im alten China als Gemüse angebaut. Hesiod war einer der ersten antiken Autoren, der die Malve als Nahrungsmittel erwähnte. Otto Brunfels empfahl einen Salat, der aus den Spitzen junger Malvenpflanzen, den Blüten, Olivenöl, Essig und Salz zubereitet wurde. Die Blüten der Wilden Malve wurden einst als Medikament gegen Husten mit einem angenehmen Geschmack und schöner lila Farbe eingemacht.

Die jungen Triebe, Blätter und blühenden Spitzen von *Malva verticillata, Malva sylvestris* und *Malva neglecta* werden auch heute noch als Gemüse- und Salatkraut verwendet. Ihre Verwendung in der Küche war vor allem in China weit verbreitet, mittlerweile aber erfreuen sie sich vor allem in Frankreich und Italien großer Beliebtheit. Aufgrund ihrer besonderen Größe und ihrer weichen Konsistenz eignet sich die *Malva verticillata* ganz besonders zum Kochen. In den meisten Gerichten lässt sich Spinat sehr gut durch Krause Malve ersetzen, man kann sie aber auch nur zur Dekoration, vor allem für Desserts, benutzen. Die Blüten der Wilden Malve ergeben auch essbare Garnierungen für viele Nahrungsmittel von würzigen Salaten bis hin zu Puddings, werden aber eher selten verwendet.

Kinder essen die »Käsefrüchte« der Malven mit Freuden. Erwachsene verwenden sie als Zusatz für Salate oder als ungewöhnliches, aber etwas fade schmeckendes gekochtes Gemüse. Starker Malvenkäseabsud enthält einen so hohen Albuminanteil, dass ein amerikanischer Kräuterkundiger strengen Veganern vorschlug, ihn als Eiweißersatz zu benutzen, den man wie Eiweiß auch steif schlagen kann.

Erwähnenswerte Rezepte

Frühlingsmalvensuppe

Eine wohlschmeckende und zugleich blutreinigende Suppe kann leicht aus einer Gartengemüsemischung zubereitet werden. Dazu brauchen Sie je eine Handvoll Spinat, Grünkohl, Mangold, Endivien und zarten Blattsalat. Alternativ können Sie auch eine beliebige Zusammenstellung von frischem Blattgrün aus Ihrem Garten verwenden. Hinzu geben Sie noch eine Handvoll Ampferblätter und zwei großzügige Handvoll Malvenspitzen, -blätter oder -blüten ohne Stiele. Bringen Sie in einem Topf einen Klacks Butter zum Schmelzen und fügen Sie das gewaschene, abgetropfte und zerkleinerte Gemüse hinzu. Lassen Sie das Ganze auf kleiner Flamme langsam köcheln, bis das Gemüse anfängt, seine Farbe zu verlieren, und füllen Sie den Topf dann mit Wasser oder Gemüsebrühe auf, bis alles vollständig bedeckt ist. Würzen Sie mit Salz, Pfeffer und, je nach Geschmack, mit ein wenig frisch geriebenem Muskat nach und lassen Sie den Topfinhalt noch eine Weile köcheln, bis die Blätter weich werden. Die Konsistenz des Gemüses kann durch Pürieren verfeinert werden. Servieren Sie die Suppe zusammen mit saurer Sahne oder Joghurt.

HAUSHALTSHILFEN

Die Blüten der Wilden Malve finden sich aufgrund ihrer leuchtenden Farbe häufig in Potpourris. *Malva neglecta, M. sylvestris* und M. *verticillata* liefern Fasern, die gleich denen der Samtpappel oder der Chinesischen Jute (*Abutilon theophrasti*), einem weiteren Mitglied der weitverbreiteten Malvenfamilie, weiterverarbeitet werden können.

ॐ SCHÖNHEITSPFLEGE

Eine Kompresse oder eine Salbe aus Malvenblättern erweicht, reinigt und desinfiziert die Haut. Eine Malvengesichtsmaske ist eine Wohltat für Menschen mit trockener, brüchiger Haut und trockener Haut, die von Akne befallen ist. Aufgeraute und wettergegerbte Hände können mit Malvenblattkompressen oder -handbädern behandelt werden, und wundgescheuerte Babypopos werden durch Malvenblattwickel geglättet. Eine feuchtigkeitsspendende Handcreme oder eine schützende Creme gegen Kälte lässt sich aus einem kräftigen Aufguss von Malvenblättern herstellen, der mit Quittensamen, Irisch Moos, Honig, Lanolin oder Bienenwachs angedickt wurde. Die Mischung wird durch die Zugabe von Borax- oder Benzointinktur haltbarer. Zudem lässt sich aus der zerpulverten Wurzel der Pflanze Zahnpasta herstellen. Zur Zahnreinigung kann man einfach ein kleines Wurzelstück kauen.

MEDIZINISCHE EIGENSCHAFTEN

Die Wegmalve wird seit Urzeiten medizinisch verwendet. Die Chinesen benutzten sie bereits vor 5 000 Jahren, um Verdauungs- oder Atemprobleme zu behandeln. In der Bibel behandelt Moses Fieberkranke mit Malventee. Dioskurides empfahl die Pflanze als Gegenmittel für alle tödlichen Gifte, und Plinius schrieb, dass eine Tasse Malventee am Tag gute Gesundheit garantieren könne. Zudem beschrieb er die kühlenden Eigenschaften der Pflanze als wirksam für die Behandlung von Skorpion- und Wespenstichen. Ihm zufolge gefroren Skorpione, wenn man sie auf ein Malvenblatt setzte.

Otto Brunfels war ein entschiedener Befürworter der Malven. Er verschrieb sie gegen die unterschiedlichsten Erkrankungen, mehrheitlich jedoch für typisch weibliche Krankheiten. Gebärenden Frauen empfahl er zur Unterstützung der

Entbindung eine Unterlage aus Malvenblättern und verschrieb Malvenbäder oder -intimduschen, um Gebärmutterverhärtungen zu entspannen. Ein Trank aus Malvenblättern und Fenchelsamen wurde genutzt, um die Produktion der Muttermilch anzuregen, und eine Salbe aus den gekochten Wurzeln und lanolinhaltiger schwarzer Wolle verwendete er, um Brustverhärtungen jeglicher Art zu erweichen. Brunfels empfahl Malventee als Universalheilmittel gegen Blasenschmerzen. Männern, die unter vorzeitiger Ejakulation litten, riet er, sich Malven um die Arme zu binden.
Er verschrieb die Pflanze Fieberkranken, Melancholikern, Epileptikern und Hustenpatienten und zur Behandlung von entzündeten Augen und verstopften Mägen. Malvenblätter wurden benutzt, um Splitter aus dem Fleisch zu ziehen. Als unübertreffliches Heilmittel galt ein Gebräu aus Gerstenmehl, Hühnerbrühe, zwei Eidottern, Veilchenöl und Malven, das äußerlich zur Behandlung von Abszessen und Leber- und Milzverhärtungen angewendet wurde. Brunfels benutzte außerdem eine Mischung aus Malven und Speichel, um geschwollene Schilddrüsen zu behandeln. Gegen Schuppen verabreichte er Malve, die in Urin eingeweicht wurde.

Die ländliche Volksmedizin hat einige dieser Behandlungsmethoden übernommen. In abgelegenen Gebirgsgegenden werden gebärende Frauen auch heute noch auf Malven gebettet oder bekommen entkrampfenden Malventee eingeflößt. Ein Malvenfußbad lindert nicht nur schmerzende Füße, sondern leitet angeblich auch die Menstruation ein und erleichtert die Wehen. Außerdem werden Vaginalduschen aus Malvenblatttee zubereitet. Malven, die in Milch aufgekocht und mit Zucker gesüßt werden, helfen gegen Husten. Destilliertes Malvenwasser findet bei Zahn- und Ohrenschmerzen, Entzündungen oder eiternden Wunden Verwendung.

Eine alte italienische Redensart lautet:
»Die Malve heilt dich von jeder Krankheit.«[126]

Moderne Medizin

Moderne Kräuterkundige betrachten die Malve hingegen mit weitaus weniger Hochachtung als ihre Vorgänger. Im Allgemeinen wird sie eher als schwaches und daher harmloses Hausmedikament eingestuft. Malvenblätter können zur Linderung von angeschwollenem oder entzündetem Gewebe oder Schleimhäuten beitragen, beschleunigen den Heilungsprozess und beruhigen den Patienten. Sie unterstützen sanft den Kampf gegen Infektionen und reinigen den Körper von Giften. Besonders wirksam ist der Einsatz von Malven bei Entzündungen der Atemwege sowie des Verdauungstrakts und der Harnwege. Für Patienten mit einem nervösen oder sensiblen Magen ist Malventee besonders geeignet. Selbst europäische Schulmediziner, die fast alle alternativen Behandlungsmethoden als unwirksam abtun, empfehlen ihren Patienten bei chronischen Magenproblemen oder nach Operationen die Einnahme von Malventee. Malventee ist wie Kamillentee überall erhältlich und kann gegen leichte Infektionskrankheiten und zum Inhalieren bei Erkältungen verabreicht werden. Malventee kann ohne Bedenken auch in größeren Mengen getrunken werden, da selbst beim Konsum über einen längeren Zeitraum hinweg keine erkennbaren Nebenwirkungen auftreten. Ein Einlauf aus Malvenblatttee hat beruhigende und reinigende Wirkung und lindert Darmkoliken. Thailänder verehren die Wilde Malve aufgrund ihrer weitverbreiteten Verwendung in der Geburtshilfe als »Mutterblüte«.

Da frische Malvenblätter außerdem eine zusammenziehende Wirkung haben, werden sie häufig äußerlich als Kompressen und Umschläge verwendet, um Schwellungen zu reduzieren und Entzündungen herauszuziehen. Abszesse und Furunkel werden mit einer warmen Malvenblattkompresse gereift und dann mit einer weiteren warmen Kompresse, diesmal aus Malvenblättern und Johanniskrautöl, geöffnet. Malvenblattkompressen werden auch verwendet, um angeschwollene oder verhärtete Drüsen, Hämorrhoiden und gutartige Wucherungen zu behandeln. Erfrorene Füße und Hände werden mit Malvenblättern eingerieben, die in Olivenöl aufgekocht wurden. Vor der Anwendung sollte man diese allerdings abkühlen lassen.

Lila Malvenblüten werden separat gesammelt und speziell gegen Erkältungen, Husten, Heiserkeit, Brust- oder Lungenbeschwerden eingesetzt. Außerdem eignen sich diese besonders für Kinder mit Masern, Mandelentzündungen und Erkältungen. Werden die frischen Blüten zerrieben und direkt mit Olivenöl auf einen frischen Bienen- oder Wespenstich aufgetragen, lindern sie unmittelbar sowohl den Schmerz als auch die Schwellung. Weniger wirksam, aber durchaus heilsam ist für diesen Zweck auch einfach ein frisch zerriebenes Blatt. Das Zerkauen der frischen Blüten lindert angeblich Zahnschmerzen. Die frische Malvenwurzel fördert nachweislich die Gesundheit von Zähnen und Zahnfleisch, wenn sie zerkaut wird, und erspart so manch unliebsamen Besuch beim Zahnarzt.

Besondere Heilmittel

Beruhigender Magentee

Eine leicht zuzubereitende Teemischung für einen gereizten, übersäuerten Magen lässt sich aus jeweils zwei Teilen Malvenblättern und Kamillenblüten sowie je einem Teil Hopfen, Johanniskraut und Blütenblättern der Ringelblume und zwei Teilen frisch zermahlenen Leinsamen gewinnen. Zu beachten ist, dass die Leinsamen frisch sind, da diese schnell ranzig und wertlos, ja sogar schädlich werden. Gießen Sie die Kräutermischung mit frisch kochendem Wasser auf und lassen Sie sie dann 10 bis 15 Minuten lang ziehen. Der Tee wird über einen Zeitraum von zwei bis drei Monaten hinweg jeweils eine Stunde vor den Mahlzeiten getrunken. Sollten durch die Leinsamen Magenbeschwerden auftreten, können Sie sie auch durch einen Teelöffel frisches Leinöl ersetzen.

Gurgelwasser gegen Halsentzündungen

Ein Gurgelwasser für entzündete Mandeln und gereizten Rachen wird aus folgenden Zutaten hergestellt: Mischen Sie jeweils gleich große Anteile an Malvenblättern, Eibischwurzeln, Königskerzenblüten, Huflattichblättern und vorher abgekochten oder eingemachten Holunderbeeren (*Sambucus nigra* oder aber auch *Sambucus racemosa*). Geben Sie je einen Teelöffel dieser Mischung auf 1/4 l kaltes Wasser, lassen Sie das Ganze etwa sechs Stunden lang ziehen und erhitzen Sie es dann kurz. Nach dem Abseihen wird der Tee am besten in einer Thermoskanne warm gehalten. Trinken Sie den warmen Tee schluckweise, wenn Ihr Hals zu kratzen beginnt.

MALVE IN HAUS UND HOF

Eine aus den Blüten der Wilden Malve (*Malva sylvestris*) gewonnene Tinktur eignet sich hervorragend als Indikator für alkalische Substanzen. Hühner schätzen den Geschmack von Malvensamen, und Bienen werden von ihren Blüten, insbesondere von denen der Wilden Malve, geradezu magisch angezogen. Gelegentlich wird die Krause Malve von Bauern auch als Futterpflanze verwendet.

Verwendung in der Tiermedizin

Die Blätter der Wegmalve bzw. die Wurzeln des Eibischs werden Haus- und Hoftieren häufig in Form von Umschlägen auf Wunden und Schwellungen gelegt, um diese zu reinigen und erweichen. Erkältete Katzen können mit Malventee verdünnte Milch trinken. Frisch gehackte Malvenblätter eignen sich als vitamin- und nährstoffreiche Nahrungsergänzung.

NEBENSÄCHLICHES UND WISSENSWERTES

In der Antike brachten die Griechen dem Gott Apollo in seinem Tempel Malvenopfer als Symbol für die erste Nahrungsquelle der Menschheit dar. Zudem pflanzten sie das Kraut auf Gräber, da sie annahmen, dass Malvenkäse eine geeignete Nahrung für die Toten sei. Bei den Pythagoreern galt die Pflanze als heilig und wurde nicht gegessen, da sie stark mit dem Totenkult assoziiert wurde. In Österreich pflanzt man *Malva alcea* noch heute auf Gräber.

Wie so viele Kräuter, die primär mit dem Tod in Zusammenhang gebracht werden, wird auch die Malve darüber hinaus mit Geburt und Hochzeit assoziiert. Im Osten wurden Braut und Bräutigam nach der Hochzeitszeremonie mit Malvenblättern bestreut. Mit Malvenblüten dekorierte Hochzeitsbetten sollten das frisch verheiratete Paar mit vielen Kindern segnen. Außerdem hielten die alten Griechen Malvensamen für ein wirksames Aphrodisiakum.

In Deutschland wurden Malven unter der Türschwelle vergraben, um Hexen und Milchdiebe davon abzuhalten, Haus und Hof zu betreten. In England wiederum warf man die Blüten bei den traditionellen Maiumzügen am 1. Mai vor die Haustür oder wob sie zu Girlanden.

In Bayern zog man einst eine sympathetische Parallele zwischen Malvensamen und Läusen. Demnach wurden Menschen, die zu viel Malvenkäse verzehrt hatten, in der Folge von Läusen geplagt. In Posen glaubte man hingegen, dass der übermäßige Genuss von Malvenkäse wahnsinnig mache.

Kinder lieben es, mit Malvenkäse zu spielen. Es wird gepflückt, gepult, gegessen, gehortet und als Räder oder Käse in Puppenhäusern und Spielläden verwendet. John Clare zählte das Spielen mit Malvenfrüchten zu einer *»der Freuden, die mit dem Frühling kommen«*. Man kann nur hoffen, dass nicht allzu viele Kinder die sehr giftigen »Brote« des Bilsenkrauts gegessen haben:

»Nach Schulschluss setzten sie sich froh
Zur Haustür hin und anderswo
Und pflückten dort zum Zeitvertreib
Die Malvenfrucht, geformt wie Käselaib.
Sie sammelten beim Rinderstall
Das Bilsenkraut mit viel Krawall
Und tauften voller Phantasie
Die Früchte »Brot« und aßen sie.«[127]

Malven und die Kunst der Weissagung

Im 15. Jahrhundert wurden Malven als eine Art primitiver Schwangerschaftstest verwendet. Dazu goss man den Urin der Frau auf Malvenblätter. Waren die Blätter drei Tage später noch grün, galt das als Zeichen, dass die Frau schwanger war. Zwei Jahrhunderte darauf verwendete man denselben Test, um herauszufinden, ob ein Mädchen noch jungfräulich war oder nicht. Getrocknete Blätter bedeuteten Enthaltsamkeit, während grüne Blätter anzeigten, dass das Mädchen bereits in die »Geheimnisse der Liebe« eingeführt worden war. In abgelegenen Gegenden wird dieses Orakel noch heute befragt.

Legenden

Auf Malta wird noch heute eine Legende aus der Zeit, zu der es kein Brot gab, erzählt. Jesus war noch ein Kind, doch als er sah, dass er und seine Mutter kein Brot zu essen hatten, forderte er sie auf, vor die Tür zu treten und die dort wachsenden Malvenpflanzen zu sammeln. Maria tat wie geheißen und brachte die Malven zum Bäcker. Anfangs wollte der Bäcker nichts mit dem Unkraut zu tun haben, aber als er die winzigen goldenen Samenrollen auf der Pflanze entdeckte, schlug sein Unmut in Verwunderung um. Die Pflanze erhielt daraufhin den Namen Hobbeiza, was so viel wie »Blütenrolle« bedeutet, und wurde in Zeiten von Lebensmittelknappheit und Hunger jahrhundertelang als Brotersatz gegessen.

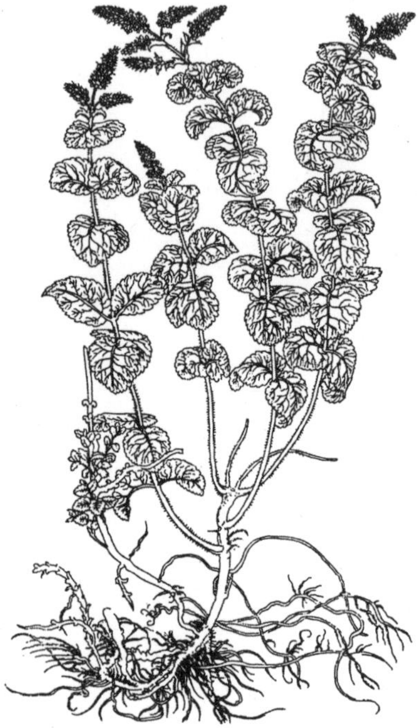

Minze

ETYMOLOGISCHES

»Wenn aber einer die Kräfte und Arten und Namen der Minze samt und sonders zu nennen vermöchte, so müsste er gleich auch wissen, wie viele Fische wohl im Roten Meer schwimmen oder wie viele Funken Vulcanus, der Schmelzgott aus Lemnos, in die Lüfte emporschickt aus dem riesigen Schmelzofen des Ätna.«

Nach: Wahlafridus Strabo: »Hortulus«

Die Benennung der Minzen ist eine genauso schwierige Sache wie die Benennung von Katzen: Die Minzen können selbst den vernünftigsten Botaniker und Systematiker in den Wahnsinn treiben. Für den Laien ist es noch schwieriger, sich im Dickicht der Minzen zurechtzufinden. Die Pflanzen kreuzen sich schnell und erzeugen permanent neue, unbenannte Kreuzungen. Die Pfefferminze beispielsweise entstand aus einer Kreuzung von *Mentha aquatica* und *Mentha spicata*.

Alle Minzen verdanken ihren Namen und die botanische Bezeichnung *mentha* der griechischen Sagenwelt: Minthe war die Tochter des Flussgottes Kokytos und die Geliebte des Hades. Für ihr unzüchtiges Verhalten wurde sie von Hades' Braut Persephone bestraft: Diese verwandelte sie in ein mehrjähriges aromatisches Gartenkraut, das man nach ihr benannte. Einigen Etymologen zufolge ist das Wort sogar noch älteren Ursprungs und stammt von dem Sanskritwort *manth* ab. Dies ist eine unvollständige Liste der anerkannten Minzarten:

Mentha aquatica – Wasserminze
Mentha arvensis var. arvensis – Ackerminze
Mentha arvensis var. piperascens – Japanische Minze
Mentha x gentilis – Edelminze
Mentha longifolia var. longifolia – Rossminze
Mentha x piperita – Pfefferminze
Mentha x piperita f. pallescens – Weiße Minze
Mentha x piperita f. piperita – Schwarze Minze
Mentha pulegium – Poleiminze
Mentha spicata var. crispa – Marokkanische Minze
Mentha spicata var. spicata – Krause Minze
Mentha citrata – Bergamotteminze, auch Orangen- oder Zitronenminze
Mentha rotundifolia bzw. Mentha suaveolens – Apfelminze

Volksnamen

Mentha x piperita – **Pfefferminze**

Deutsch: Aderminze, Edelminze, Englische Minze, Gartenminze, Teeminze, Ackerminze, Balsam, Katzenkraut, Hausminze, Pfefferkraut
Englisch: Peppermint, Brandy mint, Black Peppermint, Lamb mint
Französisch: Menthe, Menthe poivrée, Menthe anglaise
Italienisch: Menta pepe, Menta pepecina, Mentastro, Sisembro
Irisch: Mismú
Russisch: Mjata perečna

Mentha pulegium – **Poleiminze**

Deutsch: Polei, Poley, Flohkraut
Englisch: Pennyroyal, Pudding grass, Luk-in-the-dish, Lily-royal, Whirl mint

Lateinisch:	Pulogium regium vulgatum
Altenglisch:	Dweorge-Dwostle
Französisch:	Pouliot, Herbe aux puces, Chasse-puces, Herbe de Saint Laurent
Italienisch:	Puleggio, Pulezzo, Polezzo, Mentaccio
Russisch:	Mjata blošnica

Mentha spicata var. spicata – **Krause Minze**

Deutsch:	Krauseminze, Grünminze, Krause ährige Minze, Krausminze, Römische Minze, Rossminze, Krausebalsam
Englisch:	Spearmint, Garden mint, Mackerel mint, Fish mint, Lamb mint, Green mint, Spire mint, Garden spear, Sage of Bethlehem, Our Lady's mint, Curled mint
Französisch:	Menthe verte, Menthe crépue
Russisch:	Mjata kolosovaja

Mentha rotundifolia **bzw.** *Mentha suaveolens* – **Apfelminze**

Deutsch:	Rundblättrige Minze
Englisch:	Apple-scented Mint, Apple-Mint, Round-leafed mint, Egyptian mint

Dies sind natürlich nur die wichtigsten Minzen – es gibt Dutzende verschiedener Arten und zahllose Gartensorten. Manche riechen nach Kölnischwasser, andere nach Lysol und so stechend wie Kampfer oder so süß wie Ananas. Seit Jahrhunderten wetteifern Gärtner auf der ganzen Welt, um neue und noch ausgefallenere Kreuzungen zu züchten.

ÄUSSERE MERKMALE

Die Pfefferminze ist eine so häufig vorkommende Pflanze, dass eine Beschreibung ihres Äußeren eigentlich überflüssig sein sollte. Alle Minzen haben eckige Stängel und leicht abgerundete Blätter, die in gegenständigen Paaren wachsen und häufig rot gefleckt sind. Sie verströmen einen stechend aromatischen Geruch. Die Pfefferminze wird bis zu einem Meter hoch und ist, streng gesehen, eigentlich eine einjährige Pflanze, da sie im Winter abstirbt. Während des Jahres aber bringt sie eine Menge neuer Ausläufer hervor, die den Garten buchstäblich überwältigen können. Zwischen den Sorten bestehen große Unterschiede: Von großen, eckigen bis hin zu dünnen roten Stängeln, von panaschierten bis zu großen gräulichen Blättern, und von fast unsichtbaren bis zu großen, offenen Blüten ist alles möglich. Auch geruchlich haben sie eine erstaunliche Duftpalette. Alle aber besitzen mehr oder weniger abgerundete Blätter und einen Duft, der trotz der Unterschiede immer als minzenähnlich erkennbar ist. Pfefferminzstängel sind je nach Sorte manchmal mit Flaum überzogen, die Blätter aber sind immer unbehaart. Die Blüten changieren zwischen weiß und lila und treten in drei bis sieben Zentimeter langen Rispen auf. Die Marokkanische Minze wird höchstens 50 cm hoch und hat ebenfalls weiße, lilafarbene oder rosafarbene Blüten. Die Blüten der Krausen Minze sind rötlich lila. Apfelminze hat große graugrüne Blätter, die mit Haaren bedeckt sind und an Wasserminze erinnern. Bergamotteminze weist winzige, abgerundete Blätter auf, die sehr aromatisch sind.

STANDORT, JAHRESZEIT UND NÜTZLICHE PFLANZENTEILE

Die Minze blüht zwischen Juni und September. Pfefferminze wird in fast ganz Europa, in Asien, Nord- und Südamerika und in Afrika angebaut und wildert häufig aus. Der Ölgehalt der Pflanzen variiert von Anbauort zu Anbauort stark. Erstmals nachweislich kommerziell angebaut wurde die Minze 1750 in Großbritannien.

Die Krause Minze stammt aus dem Mittelmeerraum und wurde von den Römern in England eingeführt. Heute wächst sie in Europa, Asien und Nordamerika wild an langsam fließenden Flüssen und wird häufig angebaut. Die Krause Minze und viele andere Kultursorten finden sich in Gärten, kreuzen sich aber oft mit wilden Minzen und verwildern.

Die Poleiminze stammt ebenfalls aus dem Mittelmeerraum. Früher war ihr Anbau wesentlich verbreiteter als heute, vor allem im Mittelalter. Auch heute noch findet man sie in Nordamerika, Europa und im Mittleren Osten wild wachsend auf feuchten Wiesen, überflutetem Gelände oder an Flussufern. Andere wilde Minzen wachsen an feuchten Stellen auf der ganzen Welt. Die meisten von ihnen sind mehrjährig.

Sammeln, Trocknen und Aufbewahrung

Allgemein lässt sich sagen, dass man minzähnliche Pflanzen unbesorgt sammeln und verwenden kann, solange sie angenehm schmecken. Es gibt zwar keine giftigen, dafür aber einige ungenießbare Minzen. Achten Sie darauf, keine Pflanzen zu sammeln, die von Rostpilz befallen wurden, und entfernen Sie verwelkte und erkrankte Teile der Pflanze. Minze muss trocken sein, wenn man sie sammelt: Am besten erntet man sie an einem sonnigen Morgen, nachdem der Tau getrocknet ist.

Pfefferminze kann zweimal im Jahr geschnitten werden, erstmals im Juli für eine Blatternte, wenn sich die Blütenknospen ausbilden, und dann wieder im September für eine Ernte mit hohem Ölgehalt. Pfefferminze kann für den Hausgebrauch nach Bedarf oder bei Großernten mit Sicheln sechs bis acht Zentimeter über dem Boden geschnitten werden. Krause Minze und Marokkanische Minze sollten geerntet werden, bevor die Pflanze blüht.
Minzenblätter müssen gleich nach der Ernte von den Stängeln gezupft und schnell in einem luftigen Raum getrocknet werden, um die aromatischen Öle der Pflanze zu erhalten. Acht Pfund frische Blätter ergeben etwa ein Pfund getrocknete. Minzblätter sollten in geschlossenen Behältern gelagert werden und behalten ihr Aroma selten länger als ein Jahr.

Saatguterhaltung und Keimung

Um Minzen sortenrein zu halten, darf man nicht vergessen, dass sie sich aussäen und jeder Samen gemischte Pflanzen hervorbringt, wenn andere Minzen in der Umgebung wachsen, die sich mit ihnen kreuzen. Deswegen muss verhindert werden, dass die Pflanzen sich aussäen, indem man sie zurückschneidet oder erntet, bevor sie blühen. Sie werden vegetativ vermehrt, wenn Sortenreinheit erwünscht ist. Dazu lässt man neue Pflanzen aus Teilen der Mutterwurzel wachsen. Diese Pflanzen werden dann vom Blühen abgehalten, sodass sie keine Samen ausbilden können.

Poleiminze kann sehr unterschiedlich ausfallen, weswegen Exemplare mit den gewünschten Eigenschaften durch Pflanzenteilung vermehrt werden sollten. Sie mag stark verdichteten bis komprimierten Boden und kann in zu lockerem Boden absterben.

In Schul- und Ausstellungsgärten kann Minze verwendet werden, um das Konzept der biologischen Vielfalt zu verdeutlichen. Zehn bis zwölf verschiedene Sorten werden nebeneinander angebaut. Die Reaktion der Besucher besteht meistens in einem erstaunten »Ich wusste gar nicht, dass es so viele Minzen gibt!«. Anhand dieses Beispiels kann man das Phänomen der biologischen Vielfalt innerhalb einer einzigen Art erklären.

☞ FINGERZEIGE FÜR DEN ANBAU

Ein Sprichwort aus Somerset lautet: *»Die Minze ist schüchtern. Nachdem man sie gepflanzt hat, sollte man sie einen Monat lang nicht ansehen – sie braucht Zeit, um sich heimisch zu fühlen.«* Hat sie sich erst einmal eingelebt, legt sich die anfängliche Zurückhaltung, und die Pflanzen versuchen, andere Gewächse zu überwuchern. Dies können Sie verhindern, indem Sie die Minzen in alte Metalleimer ohne Boden pflanzen, die Sie im Boden versenken. Wilde Minze verteilt sich ebenfalls und vermehrt sich manchmal so stark, dass sie ganze Wiesen einnimmt. In der Schweiz heißt es, dass die Rossminze nur während der Tage ausgerottet werden kann, in denen die Sterne günstig stehen. Leider ist es bislang nicht gelungen, herauszufinden, um welche Sternkonstellationen es sich dabei handelt.

Etablierte Minzenpflanzen können niedergedrückt werden, ohne dass es den Pflanzen schadet. Wegen dieser Eigenschaft werden sie häufig an Pfade und die Ränder von Gewürzgärten gepflanzt. Sie verströmen ein Öl, das Ameisen vertreibt und auch gegen Blattläuse und Kohlraupen wirkt. Minze unterstützt das Wachstum von Kohl, Erbsen und Tomaten, wenn sie in deren Nachbarschaft wächst. Pfefferminze und Kamille können nebeneinander gepflanzt werden, um den Ölgehalt beider Kräuter zu steigern. Auch Nesseln haben angeblich eine positive Wirkung auf den Ölgehalt von Pfefferminzpflanzen. Kartoffeln sollten nicht in der Nähe von Minze angebaut werden.
Die Pfefferminze wird schon seit der Antike kultiviert. Vor Jahrtausenden zog man sie in China und Japan, und die Pharaonen ordneten ihren Anbau an. Sie wird im Neuen Testament und in Dioskurides' Kräuterkunde erwähnt, wurde in Deutschland in großem Rahmen aber erst gegen Ende des 18. Jahrhunderts angebaut. Die heutige Nachfrage nach Pfefferminzöl und -tee ist so groß, dass sie mittlerweile zu den wichtigsten Anbaukräutern überhaupt zählt.

Minzen mögen lockeren, humusreichen, feuchten und gut durchlüfteten Boden. In stehendem Gewässer gedeihen sie nicht, mögen aber Moore und feuchte, schattige Standorte. Außerdem fühlen sie sich in reichhaltigem, sandigem Boden mit südlicher Ausrichtung wohl. Auch wenn sie manchmal aus Samen wachsen, vermehren sie sich meistens durch Ausläufer, Stecklinge oder Pflanzenteilung.

Die Samen werden im Frühling an einem feuchten, geschützten und windsicheren Standort ausgesät. Die Wurzeln und Ausläufer werden im März geteilt, die Stecklinge dagegen im Sommer geschnitten. Junge Pfefferminzpflanzen sollten mit Kompost oder Blattkompost gemulcht werden, damit sie genügend Feuchtigkeit erhalten und Unkraut ferngehalten wird. Zum »Jäten« von Minzfeldern kann man Gänse einsetzen, die den Geschmack der Pflanzen nicht mögen, dafür aber alles andere fressen, was ihnen über den Weg läuft. Pfefferminzbeete sollten regelmäßig mit Mist oder Kompost gedüngt werden. Auf keinen Fall sollte Holzasche verwendet werden. Die Erde muss regelmäßig umgegraben oder erneuert werden, damit die Pflanzen nicht vom Rostpilz befallen werden. Achten Sie darauf, dass keine Ausläufer im Beet bleiben. Einige Gärtner erneuern Pfefferminzpflanzen alle zwei Jahre, andere warten drei bis fünf Jahre. Von Rostpilz befallene Pflanzen müssen umgehend verbrannt werden. Das Beet sollte dann mehrere Jahre nicht mehr mit Minze bepflanzt werden. Gerste gilt als gute Gründüngerpflanze für den Folgeanbau.

Die anderen Minzen werden ebenso aufgezogen und meistens durch Wurzelteilung und Ausläufer vermehrt. Bergamotteminze mag trockenen Boden und fühlt sich in Steingärten wohl. Außerdem kann man sie als Randbepflanzung verwenden. Poleiminze mag festgestampften Boden und wandert aus lockeren Beeten auf Pfade aus. Sie fühlt sich außerdem in säurehaltigem und neutralem Boden wohl. Die Samen sollten in Trägern ausgesät und nur leicht mit Erde bedeckt werden. Apfelminze ist besonders leicht anzubauen und bringt große Mengen an Blättern hervor, die sich für die Teezubereitung eignen.

GAUMENFREUDEN

Minzen schmecken kühlend und erfrischend und finden sich in vielen Getränken und Likören. Dattel-Pfefferminzwein ist ein sehr altes jüdisches Getränk. Pfefferminzbier war im Mittelalter sehr beliebt, und russisches Kvass wird aus Pfefferminze, Gerste und Roggen zubereitet. Ein süßes Minzgetränk (*Mint Julep*) ist in den amerikanischen Südstaaten sehr beliebt, und Pfefferminzliköre und Crème de Menthe sind auf der ganzen Welt bekannt. Auch Limonade und Eistee werden oft mit einigen Zweigen frischer Minze gewürzt, ebenso wie Fruchtpunsch, Johannisbeer- und Gemüsesäfte. Pfefferminz- oder Minztee ist ein erfrischender Kräutertee und wird seit Urzeiten in den arabischen Ländern zu allen Tageszeiten mit viel Zucker serviert. Nach Einbruch der Dunkelheit servieren die Cocktailbars in aller Herren Länder Mojitos aus frischer Minze, Zucker und Rum.

Der Geschmack der Minze harmoniert sowohl mit süßen als auch mit salzigen Gerichten. Frische und kandierte Blätter sind eine hübsche Garnierung. Pfefferminze wird verwendet, um Suppen, Saucen, Salate, Frühlingsrollen und Füllungen zu würzen. Joghurt-Salatsaucen zergehen einem förmlich auf der Zunge, wenn man sie mit einigen fein gehackten frischen Minzblättern würzt. Erbsen, Bohnen, Karotten, Rüben, Frühkartoffeln und Kartoffelsalat, Getreidegerichte, Tabouli (ein Petersilien- und Getreidesalat), Kohl, Spinat und alle stark aromatischen Gemüsesorten schmecken mit einem Hauch Minze noch besser.
Auch in der Welt der Süßspeisen hat die Minze ihren angestammten Platz: Sie passt gut zu Fruchtsalat, Eiscreme, Sorbet, Milchshakes und Käsekuchen. Pfefferminzblätter werden kandiert, und aus Zucker und Pfefferminzöl werden Hustenpastillen hergestellt. Ein hervorragender Minzkuchen wird aus Butter, Zucker, Mehl und frisch gehackter Minze zubereitet. Die Zutaten werden sorgfältig vermengt und vor dem Backen sehr dünn ausgerollt. Konditoren verwenden Pfefferminzöl sehr großzügig bei der Herstellung aller Arten von Bonbons.

Die Marokkanische Minze, die Krause Minze und die Orangen- und Ananasminze schmecken süßer als Pfefferminze und werden deswegen häufig in Getränke, Minzsaucen und Süßigkeiten gegeben. Nicht pasteurisierte Milch hält länger und gerinnt nicht so schnell, wenn man einen Zweig Krause Minze hineingibt. Die alten Römer verwendeten das Kraut als Gewürz für Weinpunsch und Fleisch. Minzsüßgetränke und -liköre können sowohl mit Krauser Minze als auch mit Pfefferminze zubereitet werden. Ginger Ale, Orangen- und Zitronensaftpunsch schmeckt mit etwas Minze noch besser. Als Sauce oder Gelee kann man sie auch zu Lamm und Hammel servieren. Grüne Erbsen, Frühkartoffeln, Hülsenfrüchte, Suppen, Salate, Fisch und Eier können ebenfalls mit Krauser Minze gewürzt werden. Eine exotische Nachspeise wird hergestellt, indem man einige Zweige Marokkanischer oder Krauser Minze in Teig taucht, frittiert und mit Puderzucker serviert.

Apfelminze eignet sich für Minzgelees und passt gut zu Apfelsaucen und anderen Apfelgerichten. Einige Köche halten sie für die beste Minze für Minzsaucen, auch wenn ihr Geschmack nicht ganz so fein ist. Poleiminze hat einen starken, stechenden Geschmack und wird deswegen nicht allzu oft als Küchenkraut verwendet. Früher gab man sie in medizinische Biere und Blutwurst. Gelegentlich verwendete man sie auch als Gewürz. Wasserminze kann als Ersatz für Pfefferminze und Krause Minze verwendet werden, vor allem bei der Getränkezubereitung. Ross- und Ackerminze werden wegen ihres starken Geschmacks nur selten verwendet.

Erwähnenswerte Rezepte

Eines der bekanntesten Minzrezepte überhaupt ist die

»Mint Sauce

Man wasche eine halbe Handvoll schöner junger frisch gesammelter grüner Minze (man kann auch noch ein Drittel dieser Menge an Petersilie hinzufügen), zupft die Blätter vom Stängel, hackt sie sehr fein und gibt sie in eine Sauciere, zusammen mit einem Teelöffel feuchtem Zucker und vier Esslöffeln Essig.
Beobachtung: Die Sauce wird zumeist mit heißem Lamm gereicht, ist aber eine ebenso gute Würze für kaltes Lamm.
Wenn keine grüne Minze erhältlich ist, kann die Sauce auch aus Minzessig zubereitet werden.«[128]

Zu Lamm kann statt Minzsauce auch Minzgelee serviert werden, besonders wenn dazu Wein getrünken wird. Minzgelee wird ebenso hergestellt wie Basilikumgelee (siehe Kapitel »Basilikum«, S. 124). Traditionell verwendet man hierzu die Krause Minze.

Das folgende sehr ungewöhnliche Rezept für Minzsirup stammt aus John Shirleys *Rich Closet*:

»Herstellung von Minzsirup

Man nehme je einen halben Liter vom Saft reifer Quitten und des Granatapfels, ein halbes Pfund getrocknete Minze und 60 Gramm frische rote Rosenblütenblätter. Man lasse alles zusammen einen Tag und eine Nacht lang im Likör ziehen, koche es, bis die Hälfte verdunstet ist, und gebe dann vier Pfund Zucker hinzu.«[129]

Minzenblätter können kristallisiert werden, indem man sie in steif geschlagenes Eiweiß und dann in Zucker taucht und bei geringer Hitze im Ofen trocknet.

Diese beiden alten Rezepte für Poleiminze könnten für den abenteuerlustigen und gelehrten Koch von Interesse sein, auch wenn sie dem modernen Geschmack nicht unbedingt entsprechen:

»Für die besten Würstchen

Man nehme ein Schweinebein, trenne das Fett vom mageren Fleisch und hacke Letzteres klein. Dazu gebe man gehackten Majoran, Poleiminze, Thymian und Winterbohnenkraut, Salz, Pfeffer und etwas Ingwer und die halbe Menge des Fleisches an Rindertalg. Wenn alles sehr fein gehackt ist, gebe man es mit einem Walknochen in Schafsdärme und trockne die Würstchen dann im Kamin.«[130]

»Poleiminze-Pudding

Man nehme eine gute Menge Poleiminze und Ringelblumenblüten etc., hacke alles sehr fein und vermenge es mit Sahne (ein Viertelliter frische Sahne oder frische Milch), Eiern (sechs frisch gelegte Eier, wobei man drei Eiweiß entferne), einem halben Pfund frischer Butter, knapp einem halben Pfund Zucker und etwas Salz, etwas geriebener Muskatnuss, etwas Pfeffermus und vier Löffeln Sherry, einem weiteren Viertelliter Sahne und einem knappen Pfund Rindertalg, der sehr fein gehackt wurde, sowie einigen Semmelbröseln, und verrühre alles sehr sorgfältig. Nun gebe man es in einen Beutel, den man fest verschließe, und koche es eine Stunde lang. Wie Karottenpudding kann es aber auch in der Pfanne gegart werden. Die Sauce ist mit etwas Rosenwasser, weniger Essig, mit Butter aufgeschlagen und mit dem Zuckerstreuer gesüßt, auch für Süßspeisen geeignet.
Getrocknet ist diese Pflanze ein wohltuender und hervorragender Tee.«[131]

Joghurt-Minz-Sauce

Dieses Rezept stammt aus dem Mittleren Osten und Indien, wo die Minze in der Küche sehr häufig zum Einsatz kommt. Auf 250 g Joghurt kommt je eine halbe Tasse gehackte Minze. Meistens wird Pfefferminze verwendet, Orangenminze schmeckt aber auch sehr gut. Dazu kommen zwei Knoblauchzehen und ein Teelöffel frisch geriebener Ingwer. Verdünnen Sie das Ganze mit frischem Limettensaft und geben Sie nach Geschmack Salz hinzu. Servieren Sie die Sauce frisch mit Salat oder Fleisch oder als Dip für scharfe Gerichte.

Minzbutter

Minzbutter wird genauso hergestellt wie andere Kräuterbutter auch: Geben Sie zur weichen Butter die halbe Menge gehackte Minze, einen Teelöffel Zitronensaft und Salz und Pfeffer. Vermengen Sie das Ganze gut und servieren Sie es mit gekochtem Gemüse oder Grillfleisch.

HAUSHALTSHILFEN

Alle Minzen werden zum Streuen verwendet und in Girlanden geflochten. Außerdem finden sie sich in Duftsäckchen, Potpourris und Schlafkissen. Frisch ausgestreute Minze und Minz-Potpourris übertünchen den unangenehmen Geruch von Zigarettenrauch. In Griechenland schrubbt man Holztische mit frischer Minze und spült sie dann mit Wasser ab, um unangenehme Gerüche zu tilgen. Kommerzielles Menthol findet sich in vielen Haushaltsreinigern, Polituren und Lufterfrischern. Die Japanische Minze enthält in hohem Maß das Öl, das für die Mentholherstellung verwendet wird.

Wasser- und Ackerminze wachsen derart im Überfluss, dass sie sich sehr zum Ausstreuen eignen. Wasserminze galt einst als Aphroditenkraut und wird in Griechenland heute noch in Brautkränze geflochten. Die Marokkanische und die Krause Minze werden bevorzugt in Schlafkissen und Potpourris gegeben, weil sie sehr süß und duftend riechen. In der Vergangenheit benutzte man auch Poleiminze, vermutlich aber eher als Insektenvertreibungsmittel denn als Duftstoff. Heutzutage verwendet man sie noch immer bei der Seifen- und Parfümherstellung.

Die meisten Minzen vertreiben Insekten. Alle Minzen, ob frisch oder getrocknet, schützen Leinen und Wolle vor Motten. Frische Pfefferminze wird in arabischen Ländern häufig verwendet, um Fliegen abzuwehren. Poleiminzblätter können in Hände und Nacken gerieben werden, um Mücken zu vertreiben. Außerdem ist die Pflanze, getreu ihres Volksnamens Flohkraut, in verbrannter Form ein hervorragendes Mittel gegen Flöhe und vertreibt angeblich auch Ameisen und Spinnen. In früheren Zeiten bezeichnete man verschmutztes oder verseuchtes Wasser als »verdächtig«. Die Kräuterkenner von damals empfahlen, Poleiminzkränze auf dieses »verdächtige Wasser« zu legen, um es zu reinigen. Eine ähnliche Pflanze, die amerikanische Poleiminze *Hedeoma pulegioides*, findet sich häufig in kommerziellen Insektenvertreibungsmitteln.

ॐ SCHÖNHEITSPFLEGE

Kommerziell wird chemisch hergestelltes Menthol häufig als Duftstoff in Seifen, Rasierschaum, Aftershave, Mentholgeist, Zahnpasten, Lotionen und Cremes gegeben. Außerdem findet es sich als Geschmacks- und Duftstoff in Bonbons, Zigaretten und Papiertaschentüchern.

Ätherisches Pfefferminz- und Krause-Minze-Öl wird Zahnpasten, Mundwässer, Kaugummis, Hustenbonbons, Einreibemitteln, Gesichtswässern und medizinischen Präparaten beigegeben. Es wirkt erfrischend in Parfüm, und die Krause Minze riecht ein wenig nach Zitrus. Gelegentlich finden andere Minzen wie Ingwerminze oder Eau-de-Cologne-Minze in Kosmetika Verwendung.

Pfefferminze hat antiseptische sowie reinigende und erfrischende Eigenschaften. Man kann Pfefferminzblätter bei Fetthaut oder Mitessern auflegen, und Aknehaut kann mit Pfefferminztee gewaschen werden. Pfefferminzbäder sind laut John Parkinson *»wohltuend und stärkend für Nerven und Sehnen«* und gelten auch heute noch als anregend, kühlend und erfrischend, vor allem bei heißem Wetter. Pfefferminzöl und Menthol sind in vielen Körperlotionen enthalten, die nach dem Baden aufgetragen werden. Früher verbrannte man Poleiminze und wendete das so entstandene Pulver bei Zahnfleischbluten an.

▣ MEDIZINISCHE EIGENSCHAFTEN

Die Pfefferminze galt früher als dritten Grades heiß und trocken, die Rossminze sogar als noch wärmer. Alle Minzen trockneten angeblich Krankheiten aus, unterstützten die Verdauung und erweckten die Leidenschaft. Destilliertes Minzwasser wurde auf die männlichen Geschlechtsorgane aufgetragen, um ihren Fortpflanzungstrieb zu wecken. Nach Culpeper konnte die Marokkanische Minze *»den Geschlechtsverkehr und die körperliche Lust aufrühren«*[132] und selbst 60-jährige Frauen wieder gebärfähig machen. Die Minzen wurden verwendet, um Hysterie oder, wie man es damals nannte, die »steigende Mutter« und Krämpfe zu lindern. Die Poleiminze erleichterte Geburten und das Ausdrücken der Nachgeburt. Minzkompressen wurden verwendet, um Milchstau zu beseitigen, und

Minz-Raute-Tee wurde verschrieben, um den Milchfluss beim Abstillen zum Versiegen zu bringen. Dioskurides schrieb: Die Pfefferminze *»ist eine bekannte Pflanze mit erwärmender, zusammenziehender und trocknender Wirkung. Aus diesem Grund stillt ihr Saft, mit Essig getrunken, das Blut und vertreibt Spulwürmer; sie regt die Libido an und beseitigt Schluckauf, Brechreiz und Durchfall, wenn man zwei oder drei Zweige mit saurem Granatapfelsaft trinkt; mit Gerstenmehl aufgelegt, vertreibt sie Geschwülste, auf die Stirn gelegt, lindert sie Kopfschmerzen, und auch bei Schwellungen und Stauungen der Brüste ist sie von Nutzen. Mit Salz bildet sie ein Pflaster gegen Hundebisse, und der Saft bewährt sich mit Honigwein gegen Ohrenschmerzen. Wenn man sie den Frauen vor dem Geschlechtsverkehr als Tampon einlegt, verhütet sie eine Schwangerschaft, und aufgestrichen glättet sie eine raue Zunge; sie bewahrt außerdem die Milch vor dem Gerinnen, wenn man ein Zweiglein in sie eintaucht: Und nicht zuletzt ist sie wohlschmeckend und würzig.«*[133]

Auch »Würmer im Leib« wurden mit Minze behandelt. In der *Schule von Salernum* heißt es:
»Das Wurmgewusel, das den Leib benagt,
Wird mit Minze getötet, gebannt und verjagt.«[135]

Man verwendete die wärmenden Eigenschaften der Minze, um eine wohltuende Wirkung auf den Verdauungstrakt auszuüben. Leber- und Milzverstopfungen wurden mit Minzwein vertrieben. Würmer trieb man aus, indem man dem Patienten Polei- oder Pfefferminzsalat verschrieb, und den Magen stärkte man mit Minztee. Melancholie, Depressionen und Kopfschmerzen, die aus Verdauungsproblemen hervorgingen, wurden ebenfalls mit dem Kraut behandelt. Außerdem hieß es, dass Minze Verstopfung und Gicht lindere und die Nieren und Därme reinige. Der Saft der Krausen Minze wurde, mit Essig vermengt, eingesetzt, um Blutungen zu stillen und das Blut zu verdünnen. Der Konsum von zu viel Krauser Minze galt als Auslöser für Wutausbrüche, winzige Mengen Poleiminze beruhigten sie und wurden gegen geistige Erschöpfung und Depressionen verordnet. In der *Schule von Salernum* hieß es:
»Lasst alle, die im Zorn rumoren,
Poleiminz trinken, die im Wein vergoren.«[136]

Minze wurde verwendet, um Wunden zu reinigen, den Mund und das Zahnfleisch auszuspülen und tränende oder getrübte Augen zu spülen. Wasserminze rieb man in Bienen- und Wespenstiche. Die Rossminze, der stärkste Vertreter der Minzen, stand in dem Ruf, das Gehör zu verbessern, wenn man sie sich mehrere Tage lang hinter die Ohren steckte und stündlich gegen frische austauschte. Die alten Kräuterkenner hielten die Poleiminze im Gegensatz zu modernen Medizinern für schwächer als die anderen Minzen und verschrieben sie, um den Appetit anzuregen und Angina, Übelkeit, Ohnmachtsanfälle, Epilepsie und Drei-Tages-Fieber zu behandeln. Aus giftigem Schierling, Raute und Poleiminze wurde ein gefährliches Abtreibungsmittel zubereitet, das wohl ebenso viele Mütter wie Babys gefährdete.

Moderne Medizin

Der aktive Inhaltsstoff von Pfefferminze und Poleiminze ist das Menthol. Von modernen Pharmazeutikern wird es in einer großen Vielzahl von medizinischen Produkten von Hustenbonbons über Mentholstangen bis zu Schnupftabak, Nasentropfen, Vaseline, Inhalationsmischungen, Einreibemitteln, Mentholgeist und Rachensprays verwendet. Reines Pfefferminzöl ist wirksamer als synthetisches, aber auch teurer, und wird deswegen selten verwendet. Pfefferminzöl ist einer der besten Krampflöser und findet sich in Salben, Einreibemitteln für die Brust und Inhalationsmischungen gegen Erkältungen und Zahnschmerzen.

Eine der interessantesten Eigenschaften des Pfefferminzöls ist seine Wirkung auf die Haut: Kurz nach dem Auftragen wirkt es auf die Nerven ein und ruft ein Kältegefühl hervor. Danach aber bringt es die Haut zum Prickeln und brennt wie Feuer. Pfefferminzöl und -tee haben außerdem schmerzlindernde Wirkung, treiben Gifte aus und lindern Krämpfe. Ein Umschlag aus Pfefferminze löst Milchknoten. Kühler Pfefferminztee wird zum Gurgeln und zum Waschen bettlägeriger und fiebriger Patienten verwendet.

Innerlich eingenommen wirkt Pfefferminze wärmend, besonders auf die Verdauungsorgane. Entgegen dem Volksglauben ist sie ein sehr starkes Medikament und sollte deswegen nicht über einen zu langen Zeitraum hinweg oder in großen Mengen eingenommen werden: Sie kann dann schädlich auf die Leber wirken. In medizinischen Texten wird die Pfefferminze als krampflösend, schweißtreibend, fiebersenkend und wurmvertreibend bezeichnet. In einfacheren Worten: Pfefferminztee kann nach den Mahlzeiten eingenommen werden, um die Verdauung zu unterstützen, Krämpfe und Blähungen zu lindern und Darmparasiten zu vertreiben. Er mildert Übelkeit, Reisekrankheit, Ohnmachtsanfälle und Darmkoliken und wirkt derart stärkend auf das gesamte Nervensystem, dass man ihn auch Patienten verschreiben kann, die an innerer Anspannung, Überarbeitung oder geistiger Erschöpfung leiden. Außerdem behandelt er nervöses Herzflimmern, wenn er in großen Dosierungen eingenommen wird. Wenn die

Dosierung zu hoch ist, kann eine lähmende Wirkung erfolgen. Er hat noch zwei weitere Wirkungsgebiete: Er steigert die Ausscheidungen der Gallenblase und beugt somit Gallensteinen vor, und er schränkt den Milchfluss bei stillenden Müttern ein. Homöopathisch wird die Pfefferminze gegen trockenen Husten, Bauchschmerzen und Blähungen verschrieben.

Das Öl der Krausen Minze ist schwächer als das der Pfefferminze, da es kein Menthol enthält. Zumeist wird es verwendet, um Atembeschwerden bei Kindern zu lindern. Frische Kompressen aus Marokkanischer Minze können bei Kopfschmerzen, Gicht und rheumatischen Beschwerden angewendet werden. Eine homöopathische Tinktur aus Krauser Minze wird gegen Harngries, Harnzwang und schmerzhafte Hämorrhoiden verwendet.

Poleiminze wirkt ähnlich wie die Pfefferminze, sollte aber mit Vorsicht angewendet werden, da sie unter bestimmten Bedingungen und in großen Dosierungen Vergiftungen verursachen kann. Poleiminzöl wird äußerlich eingesetzt, um Gebärmutterkrämpfe zu lindern, die Periode auszulösen und Parasiten zu vertreiben. Sie sollte nicht während der Schwangerschaft eingesetzt werden. In der Homöopathie verschreibt man sie gegen Beschwerden in der rechten Körperhälfte, vor allem in Kopf, Augen, Händen und Schultern, sowie gegen Probleme mit der linken Niere.

In der chinesischen Medizin wird die Krause Minze eingesetzt, um den Magen zu wärmen und Erkältungen und Verdauungsstörungen zu lindern. Außerdem kommt sie gegen stressbedingte Kopfschmerzen, Schwindelgefühle, Übellaunigkeit und Menstruationsbeschwerden zum Einsatz. Sie gilt als wesentlich wärmender als die Pfefferminze. Diese setzt man in der chinesischen Medizin gegen Ausschläge, Hitzegefühle, Halsschmerzen, Erkältungen, Fieber, Kopfschmerzen, gerötete Augen, Masern im Anfangsstadium und Blähungen ein.

Besondere Heilmittel

Tee gegen Blähungen

Pfefferminze ist ein hervorragendes windtreibendes Mittel. Wer an Darmblähungen leidet, sollte einen Tee aus Pfefferminze und Kamille trinken.

Tee gegen Magenbeschwerden

Patienten mit Magenbeschwerden können nach den Mahlzeiten einen Tee aus einem Teil Beifuß, einem Teil Krauser Minze und drei Teilen zerkleinerten Fenchelsamen einnehmen.

MINZE IN HAUS UND HOF

Minzstängel und die Rückstände der Minzölgewinnung können an Pferde, Schafe und Rinder verfüttert werden. Plinius behauptete, dass Rinder sich laut beschweren, wenn sie die Pflanze während der Blütezeit fressen. Bienen schwärmen seltener aus, wenn man ihren Stock mit Minze einreibt.
Mäuse und Ratten mögen Minze, besonders die Ackerminze, angeblich nicht. Früher legte man einige Stängel des Krauts in den Heuschober, weil man glaubte, so die Ernte vor Nagetieren zu schützen. Man musste aber sorgfältig darauf achten, die Stängel zu entfernen, bevor man das Heu an Kühe verfütterte, da das Kraut Kuhmilch so sehr verdünnt, dass sie nicht mehr gerinnt und sich somit nicht mehr für die Käseherstellung eignet.

Poleiminze ist eines der wirksamsten Mittel gegen Flohe. Die Schlafkissen von Katzen und Hunden können mit dem Kraut gefüllt werden, oder man wäscht die Tiere mit einem Aufguss. Poleiminzöl kann in das Fell gerieben werden, oder man sprüht es auf Flohhalsbänder. Poleiminz-Flohhalsbänder kann man in fast jeder Tierhandlung kaufen. Das Kraut vertreibt außerdem Mücken, Ameisen und Spinnen.

Verwendung in der Tiermedizin

Vergil berichtete, dass verwundete Rehe und Hirsche zu ihrer Heilung Poleiminze fraßen. Dasselbe wurde auch über schwangere Hündinnen erzählt. Der schweizerische Kräuterpfarrer Johann Künzle empfahl für krankes Vieh einen Tee aus Wacholderbeeren, Kümmelsamen und Pfefferminze. Um die Behandlung zu vervollständigen, musste man es außerdem auf eine Nesseldiät setzen. Hündinnen, die ihre Welpen verloren haben, Milchstau oder Probleme mit dem Abstillen haben, sollte ein Minztee verabreicht werden. Auch die äußerliche Behandlung mit Minzblattkompressen ist hilfreich. Fein gehackte Minzblätter können Hunden und Katzen unter ihr Futter gemischt werden.

NEBENSÄCHLICHES UND WISSENSWERTES

Im alten Griechenland hieß es, dass die Minze sowohl Liebe als auch Eifersucht erwecke. Griechinnen sammelten die Pflanzen von Hand, die Männer aber mussten sie mit einem Holzmesser schneiden. Die Minze wurde auch auf Gräber gepflanzt, und getrocknete Minzblätter wurden als Gaben für die Toten verbrannt. Im Mittelalter war die Minze so berühmt für ihre stärkende, reizende Wirkung, dass man Soldaten verbot, sie zu essen. Einem englischen Aberglauben zufolge würde sich ein verwundeter Man nie mehr erholen, wenn man ihm Rossminze gab. Andererseits hieß es, dass alle Minzen Hexen und Würmer vertreiben konnten und durch Hexerei verursachte Krankheiten linderten. Außerdem verwendete man sie, um Kleinkinder und Mütter vor Zauberei zu schützen.

Legenden

Der griechischen Legende zufolge hatte der Flussgott Kokytos eine Tochter namens Minthe. Sie erregte die Aufmerksamkeit von Hades und wurde seine Geliebte. Als die Kunde von ihrer Affäre auch zu Persephone durchdrang, wurde sie so eifersüchtig, dass sie das Mädchen in Stücke riss. Hades verstreute die Überreste seiner Geliebten auf einem sonnigen Hang nahe Pylos, und aus ihnen erwuchsen Minzepflanzen (*Mentha tomentosa*), die dort bis zum heutigen Tag gedeihen. Die Minze war außerdem die erste Pflanze, die Demeter aß, nachdem sie wegen des Verlustes von Persephone gefastet hatte. Vor den elysischen Mysterien verabreichte man den Zelebrierenden einen Brei aus Poleiminze.

☙ LITERARISCHE ERWÄHNUNGEN

»Der Bach trägt wieder sein Sommerkleid,
Gesäumt von Brunnenkresse und Gras,
Die Minze, der Kalmus heben empor
Die Blüten, deren Schönheit das Auge vergaß.«

Nach: John Clare: »Shepherd's Calender«, Mai, S. 57

»Die Kürze des Gedichtes erlaubt es nicht,
all die Tugenden der Poleiminze in eilendem Vers zu erfassen.
Den kundigen Ärzten der Inder soll sie aber so viel gelten,
wie bei den Galliern ein ganzer Vorrat
des schwarzen Indischen Pfeffers wert ist.«

Nach: Wahlafridus Strabo: »Hortulus«

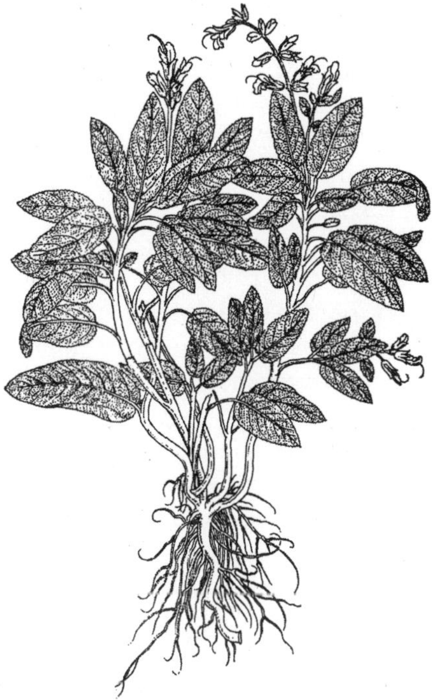

Salbei

ETYMOLOGISCHES

Der Name Salbei entstand auf volksetymologischem Weg aus dem lateinischen Wort *salvere*, das »retten« oder »bewahren«, aber auch »gesund sein« bedeutet. Im Altenglischen nannte man ihn *sawge*, im Altfranzösischen *sauge* oder *saulje*. Aus dieser Ableitung entwickelte sich auch die lateinische Bezeichnung *salvia salvatrix*, die so viel wie »Salbei, der Retter« bedeutet. All diese Namen zeugen von dem großen Respekt, den man dem Salbei als überragendem Heilkraut entgegenbrachte, das so vielseitig und stark in seiner Wirkung ist wie kein anderes.

Dementsprechend haben die alten Autoren so außergewöhnliche Lobeshymnen auf die Pflanze gesungen, dass es kaum etwas hinzuzufügen gibt, außer ihnen beizupflichten und anzumerken, dass der Salbei seinen Namen und seinen Ruf verdient. Die *Schule von Salerum* schrieb:
»Salbei, wer ermisst deinen wirklichen Wert?
Wieso sterben die Menschen, wo du wächst, fragt man sich:
Gäb's Medizin, die das Alter verwehrt …

Der Tod erscheint trotzdem und er holt dich und mich.
Salbei stärkt Sehnen, ist bei Fieber bewährt,
Lindert Lähmung, stillt Schmerzen unweigerlich.
Darum wird er so herzlich geliebt und verehrt.
Retter heißt er lateinisch
Und Salbine auf Rheinisch
dein Name verkündet uns Lind'rung und Heil.
Freund der Natur, durch dich wird uns alles Gute zuteil.«[136]

Die medizinischen Verdienste des Salbeis sind in der Tat so überragend, dass die Frage der alten Römer »*Cur moriatur homo, cui salva crescit in hortis?*«[137] (»Warum stirbt der Mensch, wenn Salbei in seinem Garten wächst?«) nicht so abwegig ist, wie sie beim ersten Hören klingen mag.

Salbei ist ein mehrjähriges Mitglied der Familie der Lippenblütengewächse (*Lamiaceae* oder *Labiatae*). Es gibt Hunderte von Salbeiarten, zum Beispiel den Muskatellersalbei (*Salvia sclarea*), den Wiesensalbei (*Salvia pratensis*) und den Scharlachsalbei (*Salvia coccinea*). Außer bei deutlichen Kennzeichnungen beschäftigt sich dieses Kapitel aber nur mit dem Heil- oder Küchensalbei *Salvia officinalis*.

Volksnamen

Salva officinalis – **Heilsalbei**

Deutsch:	Küchensalbei, Salbei, Königssalbei, Sophie, Altweiberschmecken, Echter Salbei, Chüechlichrut, Edelsalbei, Grüner Salbei, Kreuzsalbei, Müsliblätter, Salbine, Salver, Schuvensoibei, G'schmackblattln, Sälvel, Scharleikraut, Schmale Sofie, Selve, Salbine, Zaffe, Zuffen, Zupfblatt
Englisch:	Sage, Shop-Sage, White Sage, Garden Sage
Französisch:	Sauge, Serve
Spanisch:	Salvia, Sarubia, Erba savia
Russisch:	Šalfej aptenyj

Ein verwandter, aber vollkommen anderer Salbei ist der Muskatellersalbei (*Salvia sclerea*), der im Englischen als *Clary*, im Französischen als *Toute bonne*, im Spanischen als *Arnaro* und im Russischen als *Šalfej muskatnyj* bekannt ist.

ÄUSSERE MERKMALE

Am leichtesten lässt sich Salbei anhand der rauen Konsistenz seiner Blätter erkennen, die stark an die Oberfläche von Zungen oder den warzigen und knubbeligen Rücken einer Kröte erinnert. Die Blätter sind grünlich weiß und in manchen Fällen leicht rot gefleckt. Es gibt Hunderte von Salbeiarten, und auch innerhalb der verschiedenen Arten bestehen starke Unterschiede. Der Muskatellersalbei und der Wiesensalbei gehören zu den häufigsten Arten.

Die gesamte Salbeipflanze riecht stark, aromatisch und duftend und ähnelt geruchlich Kampfer. Die Blätter schmecken warm und leicht zusammenziehend. Salbei weist große Unterschiede in der Wuchshöhe auf und bildet in seiner natürlichen Form einen immergrünen Busch. Weitere Erkennungsmerkmale des Salbeis sind die leicht haarige Oberfläche der Blätter und die kleinen lilalippigen Blüten.

☼ STANDORT, JAHRESZEIT UND NÜTZLICHE PFLANZENTEILE

Salbei ist ein mehrjähriges Kraut und blüht, je nach Klimabedingungen, zwischen Mai und August. An den bergigen Hängen des westlichen Mittelmeerraums wächst er wild, und der beste kommerzielle Salbei wird in Dalmatien angebaut. Er gedeiht in Gärten in fast allen gemäßigten Zonen der Welt bis zu einer relativ hohen Lage und kann in weniger milden Gegenden in den kalten Monaten drinnen oder im Topf gezogen werden.

Muskatellersalbei wird in Gärten häufig als Zierpflanze verwendet, aber kommerziell auch in Kenia, in Teilen der ehemaligen Sowjetunion und in Südeuropa angebaut.

Sammeln, Trocknen und Aufbewahrung

Salbeiblätter werden einzeln von Hand gesammelt, oder man schneidet im Juni oder Juli, kurz bevor sie blühen, die oberen Triebe ab. Die Pflanzen können zwei- bis dreimal nachgeerntet werden. Die Blüten werden gelegentlich auch einzeln gesammelt. Im alten Rom war es Brauch, am Ende der Salbeiernte ein Fest zu feiern, und es war verboten, das Kraut mit Eisen zu sammeln. Da die Blätter so fleischig sind, sollten sie vor Vollmond gesammelt werden.

Salbeiblätter werden an einem schattigen Ort getrocknet, an dem die Luft zirkulieren kann. Das Kraut sollte regelmäßig gewendet werden, damit es gleichmäßig trocknet. Getrocknete Salbeiblätter können in Säcken und Papiertüten gelagert werden, Salbeipulver dagegen muss in geschlossenen Behältern aufbewahrt werden und hält nur kurze Zeit.

Saatguterhaltung und Keimung

Die Saatguterhaltungstechnik für Salbei ähnelt der für Basilikum, da beide derselben Familie angehören. Die großen Samen fallen leicht heraus, sind manchmal aber auch schwer aus den Samenbehältern zu entfernen. Man muss die ideale Zeit für die Samenernte finden, wobei ein Vergrößerungsglas sehr hilfreich sein kann: Überprüfen Sie, wann die Samen reif sind und herausfallen.

☞ FINGERZEIGE FÜR DEN ANBAU

Salbei ist eine mehrjährige Pflanze und wächst wild in den nährstoffarmen Böden der sonnigen Bergregionen im Mittelmeerraum. Er kann aber in den meisten Böden auch leicht gezogen werden. Der Boden muss etwas Kalk enthalten, und die Pflanzen mögen einen sonnigen Standort mit ein wenig Schatten, können aber auch in Gegenden mit wenig Regen angepflanzt werden.

Am einfachsten lässt sich Salbei aus gekauften Setzlingen ziehen, oder man sät ihn im Frühling unter Glas aus. Von älteren Pflanzen können Stecklinge genommen und im Frühling eingesetzt werden, oder man vermehrt Salbei durch Absenker. Dazu werden Zweige der Pflanze im Frühling oder Sommer auf den Boden gebogen und mit Erde oder Steinen bedeckt, damit sie sich nicht bewegen können. Sobald die Zweige beginnen, Wurzeln zu bilden, werden sie abgeschnitten und einzeln eingepflanzt. Roter Salbei kann nur durch Stecklinge oder Absenker vermehrt werden.

Alle Salbeipflanzen sollten mindestens alle vier Jahre erneuert und müssen im Sommer leicht zurückgeschnitten werden, um neues Wachstum anzuregen und die Pflanzen buschiger zu machen. Wird Salbei zu spät im Jahr zurückgeschnitten oder das alte Holz verletzt, werden die Pflanzen anfälliger für Frost. In Schwaben wächst einem Volksglauben nach Salbei, der am Karfreitag vor Sonnenaufgang zurückgeschnitten wurde, ganz besonders gut. Einem anderen Volksglauben nach muss man Salbei und Raute nebeneinanderpflanzen, um Kröten fernzuhalten und die Salbeipflanze davon abzuhalten, giftig zu werden.

In Warwickshire kursiert das Sprichwort *»Pflanzt du Raute und Salbei zusammen, gedeiht der Salbei bei jedem Wetter«*, das diese These unterstützt. Moderne Autoren aber sind ganz anderer Meinung und gehen davon aus, dass Raute Salbei sogar vergiften kann, wenn die beiden zu nahe aneinander wachsen. Salbei und Rosmarin verhelfen einander allerdings unbestreitbar zu Wachstum und Gesundheit, und die positive Wirkung, die Salbei auf Kohlpflanzen ausübt, ist immer wieder bestätigt worden. Biogärtner spritzen alte oder eingehende Pflanzen mit Salbeiaufguss ein, um sie zu stärken und erneutes Wachstum anzuregen. Außerdem kann man mit dem Aufguss Pflanzenschädlinge fernhalten.

Panaschierte Varietäten und Goldsalbeisorten sind hübsche Zierpflanzen, können im Winter aber eingehen. Alle Salbeisorten kann man allerdings im Winter für den Küchengebrauch und medizinische Zwecke in Töpfen oder Blumenkästen halten. Salbei lässt sich gut umpflanzen.

GAUMENFREUDEN

Salbei verdankt seinen guten Ruf zu einem Großteil auch seinen kulinarischen Eigenschaften. Der Geschmack und die medizinische Wirksamkeit der Pflanze standen einst in so hohem Ansehen, dass holländische Kaufleute schwarzen Tee und Salbei im Verhältnis 2:1 mit gesundheitsbewussten chinesischen Händlern tauschen konnten. Auch in Europa war Salbeitee bis zu Beginn des 20. Jahrhunderts ein anerkannter Ersatz für Schwarztee und Kaffee.

Salbei ist ein stark aromatisches Kraut mit einem intensiven, warmen Geschmack, der zur Bitterkeit neigt. Die Blätter sollten sparsam verwendet werden und sind Salbeipulver als Gewürz vorzuziehen, da dieses schnell an Aroma verliert. Die Blätter sollten in etwas Wasser aufgeweicht werden oder mit den anderen Zutaten köcheln, um ihren vollen Geschmack zu entwickeln. In vielen Rezepten kann man anstatt der Blätter auch die Blüten verwenden, da sie nicht so scharf sind.

Die alten Römer buken Salbeisüßigkeiten, die sie nach Kalb- und Wildfleischgängen servierten, um diese leichter verdaulich zu machen. In Europa wurde im 17. und 18 Jahrhundert zu diesem Zweck Salbeitee serviert. Damals war Salbei so beliebt, dass man ihn in Käse presste, in Teig frittierte, auf Butterbrot aß und in der einen oder anderen Form in die Hälfte aller Gerichte mengte. Heutzutage bereiten wir aus ähnlichen Gründen Salbeifüllungen zu: Sie machen Fleischge-

richte wie Ente, Huhn, Gans und Truthahn noch appetitlicher und unterstützen den Verdauungsprozess. Kocht man Salbei mit Nahrungsmitteln, werden diese konserviert und halten länger.
Die kulinarischen Verwendungsmöglichkeiten von Salbei sind zahlreich: Die Blätter würzen Fisch, Aal, Schweine- und Lammbraten, Kalbsleber, Hasen, Pilze, Gerste, Würstchen, rohen Schinken und Grillfleisch. Sie finden sich aber auch in Saucen, Dips, Backwaren, Marinaden, Füllungen, Apfelkuchen, Erbsen, Saubohnen und süßen Pfannkuchen. Kleinvögel können in Salbei gewickelt werden, und Braten werden vor dem Rösten mit Salbei gespickt. Butterbrote mit Salbei schmecken herrlich, und auch Essig lässt sich mit dem Kraut würzen. Junge Salbeisprossen passen zu Salat und können in Omeletts gegeben werden.

Muskatellersalbei wurde früher sehr häufig verwendet, um Bier zu würzen und Wein, besonders Wermutwein, ein leichtes Muskataroma zu verleihen. Pasteten mit Muskatellersalbei zählten einst zu den traditionellen britischen Gerichten. Griechen kandierten einst die gallapfelähnlichen Früchte des apfeltragenden Salbeis (*Salvia pomifera*) und verkauften diese als große Delikatesse.
Wein lässt sich mit Salbeiblättern fermentieren, nimmt dann aber einen derart starken Geschmack an, dass er nur noch als Medizin eingenommen werden kann. Ein aromatisch angenehmerer Salbeiwein wird hergestellt, indem man einen Liter Rot- oder Weißwein (trocken) über eine großzügige Handvoll Salbeiblätter gießt und das Ganze dann eine Woche lang ziehen lässt, bevor man es abseiht. Mehr als ein kleines Glas vor oder während den Mahlzeiten sollte aber nicht getrunken werden.

Erwähnenswerte Rezepte

Zunächst ein Rezept aus dem 17. Jahrhundert:

»Um ein Schwein zu rösten

Nehme man ein fettes Exemplar, putze ihm den Bauch und fülle gehackten Salbei, Korinthen, Muskatblüte und geriebene Muskatnuss hinein. Dann lasse man den Braten über einem kleinen Feuer lange rösten und entfache daraufhin ein munteres Feuer, um ihn knusprig zu machen. Man serviere ihn mit Korinthen, Brot, Salbei, Butter und Muskat, die mit Rosenwasser zu einer dünnen Sauce vermischt wurden.«[138]

Und nun ein traditionelles englisches Rezept:

»Salbei-Zwiebel- und Gänsefüllung

Man hacke 30 Gramm Zwiebeln und 15 Gramm grüne Salbeiblätter sehr fein, gebe sie mit vier Esslöffeln Wasser in eine Schmorpfanne und lasse das Ganze zehn Minuten lang langsam köcheln. Dann gebe man einen Teelöffel Pfeffer und Salz und 30 g feine Semmelbrösel hinzu und vermische alles sorgsam. Nun gieße man 150 ml Brühe, Bratensaft oder geschmolzene Butter darüber, verrühre alles und lasse es einige weitere Minuten köcheln.
Anmerkung: Dies ist eine sehr würzende Sauce für Schweinebraten, Geflügel, Gänse oder Enten oder grüne Erbsen an Fastentagen.«[139]

Und nun noch ein etwas ungewöhnlicheres Rezept:

»Salbei-Creme

Man nehme einen Liter Sahne, koche diese gut und gebe dann 150 ml Saft vom roten Salbei hinzu, die halbe Menge Rosenwasser und ein Viertelpfund Zucker, und fertig ist ein hervorragendes Gericht. Und dieses kann man zubereiten mit jeder Art von süßen Kräutern, sodass es wohlschmeckend und gesund ist.«[140]

Salbeipesto

Moderne Köche werden Salbei wohl eher zu Pesto als zu einer süßen Sauce verarbeiten. Im Prinzip wird Salbeipesto ebenso zubereitet wie Basilikumpesto (siehe Kapitel »Basilikum«, S. 126 f.), nur dass statt der Blätter die Blüten der Salbeipflanze verwendet werden, da sie geschmacklich wesentlich feiner sind. Für eine cremige Konsistenz wird Leinsamen- oder Walnussöl verwendet, und zum Verdicken Pinienkerne oder Walnüsse. Vermengen Sie alles in der Küchenmaschine und verwenden Sie die Pesto frisch oder frieren Sie sie für später ein.

Fenchel-Salbei-Salat

Putzen Sie zwei Fenchelknollen und eine halbe mild schmeckende Zwiebel und schneiden Sie sie in Scheiben. Schälen Sie zwei kernlose Orangen und schneiden Sie diese ebenfalls in feine Stückchen. Vermengen Sie alles mit ca. 50g Salbeiblüten. Würzen Sie das Ganze mit Walnuss- oder Hanföl (Olivenöl ist geschmacklich zu dominierend), Weinessig und etwas Salz. Lassen Sie den Salat mindestens 30 Minuten lang ziehen. Servieren Sie ihn auf einem Bett aus gemischtem Salat wie rotem und grünem Kopfsalat, Rucola oder Endivie.

Brathühnchen mit Salbei

Putzen Sie ein Brathühnchen, tupfen Sie es innen trocken und salzen Sie es dann großzügig innen und außen. Füllen Sie es mit einer kleinen Handvoll frischen Salbeiblättern, schwarzen Pfefferkörnern und drei bis vier grob gehackten Knoblauchzehen. Braten Sie das Hühnchen wie gewohnt und entfernen Sie den Salbei, bevor Sie das überschüssige Fett abgießen und das Hühnchen servieren.

HAUSHALTSHILFEN

Salbei eignet sich genauso wie die Kamille hervorragend als Desinfektionsmittel und besitzt noch dazu aromatische Eigenschaften, die einige Insekten und auch Mäuse vertreiben. Salbei war einst dafür berühmt, dass er Wanzen vom Bett fernhielt. Mäuse meiden das Kraut angeblich noch mehr, wenn es am Nachmittag des St.-Ulrichs-Tages gesammelt wurde (der heilige Ulrich ist nämlich der Schutzpatron, der bei Mäuseplagen angerufen wird). Einigen Kräuterbüchern zufolge sollte man das Kraut verbrennen, um die Tiere zu vertreiben. In geschlossenen Räumen ist das zwar möglich, endet für die anwesenden Hausbewohner aber mit argen Kopfschmerzen.

Aus Salbeispitzen und Alaun kann eine gelbbraune Pflanzenfarbe gewonnen werden, mit Kaliumkarbonat ein dunklerer Gelbton, mit Kupfersulfat ein Grünton und mit Eisensulfat ein schönes Graugrün.

ॐ SCHÖNHEITSPFLEGE

Eine der schönsten Geschichten über die kosmetischen Eigenschaften des Salbeis ist die der vier Diebe von Toulouse und ihres berühmten Essigs. Im 17. Jahrhundert verheerte die Pest ganze Landstriche, die Angst griff um sich und die Stadtbewohner verbarrikadierten sich in ihren Häusern, weil sie hofften, auf diese Weise der Epidemie zu entkommen. Doch es gab vier Diebe, die ihre Angst überwanden und das Ereignis zu ihrem Vorteil ausnutzten. Fröhlich spazierten sie in von der Pest befallene Häuser und stahlen, was sie in die Finger bekamen. Das Ungewöhnliche war, dass sie im Gegensatz zu allen anderen Plünderern nicht erkrankten. Aber wie es eben so kommt, wurden die vier eines Tages auf frischer Tat ertappt. Die Obrigkeit versuchte, hinter ihr Geheimnis zu kommen, doch die Diebe schwiegen beharrlich. Erst als man ihnen die Freiheit versprach, gaben sie ihr Geheimnis preis: Sie hatten sich großzügig mit einem Kräuteressig eingerieben, bevor sie die Pesthäuser betraten, und waren deswegen von der Krankheit verschont geblieben. Die Diebe wurden freigelassen und lebten bis ans Ende ihrer Tage von ihrer Beute. Diejenigen aber, die ihnen ihr Geheimnis entrissen hatten, hatten noch mehr Glück: Das Rezept für den *Essig der Vier Diebe* wurde ein großer kommerzieller Erfolg, das Geschäft florierte, und schon wenig später kaufte ganz Frankreich den Essig, um sich vor der Pest zu schützen.

In seiner kosmetischen Wirkungsweise ist der Salbei eng mit der Kamille verwandt: Er wirkt desinfizierend und antiseptisch, ist aber zusammenziehender als die Kamille. Salbei ist unentbehrlich bei vergrößerten Poren und besonders wirksam in der Behandlung von unreiner Gesichtshaut. Dampfbadmischungen mit Salbei eignen sich bei chronischer Fetthaut – wer aber sehr empfindliche Haut hat oder zu geplatzten Äderchen neigt, sollte auf Dampfbäder vollständig verzichten. Ein einfacher Aufguss aus Salbei kann im Kühlschrank aufbewahrt und einige Tage lang konserviert werden, indem man etwas Weinessig oder Benzoetinktur hineingibt.

Er eignet sich hervorragend als stärkendes und zusammenziehendes Gesichtswasser und übertrifft in seiner Wirkung viele kommerzielle Produkte. Salbeikompressen reinigen Entzündungen und Problemhaut. Salbeitee oder -essig kann äußerlich angewendet werden, um Sonnenbrandschmerzen zu lindern, und ein Salbeiblüten-Essig-Präparat kann in die Haut gerieben werden, um die Nerven zu stärken. Das ätherische Öl wird kommerziell bei der Herstellung von einigen Parfüms verwendet, und Salbeiblätter finden sich häufig in Potpourris. Salbeitee kann auch in Bäder gegeben werden, obwohl er Emaille verfärben kann. Außerdem kann man ihn direkt als Körperlotion verwenden. Das Kraut findet sich in vielen Hautcremes und auch in Deodorants. Der milden desinfizierenden und stärkenden Wirkung wegen wird es auch in die ersten Bäder von Neugeborenen gegeben.

Salbei ist zu Recht berühmt auf dem Gebiet der Atem- und Mundhygiene. Er kann als Tee, Mundspülung oder Gurgelwasser verwendet werden, reinigt und desinfiziert den Mund und verbessert den Atem. Ein einzelnes Blatt kann als Notfallzahnbürste dienen, und Salbeitee ist ein hervorragendes Gurgelwasser. Die Blätter können zum Einreiben der Zähne und des Zahnfleischs verwendet oder in eine Paste gemengt werden. Außerdem kann man sie auch einfach kauen, oder Sie spülen sich den Mund mit einer Salbei-Mundspülung aus. Salbei findet sich in den meisten kommerziellen Zahnpasten, da er das Zahnfleisch stärkt und positiv beeinflusst, Zahnfleischbluten stillt und das Infektionsrisiko verringert.

Außerdem ist Salbei ein wichtiges Haarkraut: Ein neutrales Shampoo, zum Beispiel ein Babyshampoo, kann in ein Produkt für schnell fettendes Haar verwandelt werden, indem man etwas starken Salbeitee hineingibt. Salbei stärkt außerdem die Kopfhaut und die Haarwurzeln und verdunkelt das Haar leicht, was von Vor- oder Nachteil sein kann. Eine Teemischung aus starkem Rosmarin und Salbei, die aufgegossen und mit Essig oder Alkohol haltbar gemacht wurde, ergibt ein hervorragendes Haartonikum für dunkles Haar. Es sollte alle zwei Tage sparsam aufgetragen und vor der Haarwäsche großzügig eingesetzt werden.

Erwähnenswerte Rezepte

Essig der Vier Diebe

Vermengen Sie je eine Handvoll getrocknete Pfefferminz-, Thymian-, Salbei-, Lavendel- und Rosmarinblätter und eine Handvoll getrocknete Lavendelblüten in einer großen Keramik- oder Porzellanschüssel. Sie können auch frische Kräuter verwenden, allerdings brauchen Sie dann eine größere Menge. Geben Sie 100 ml Apfelessig und so viel weiches Regenwasser oder destilliertes Wasser hinzu, dass die Kräuter vollständig bedeckt sind. Decken Sie die Schüssel ab und stellen Sie sie an einen dunklen Ort. Gießen Sie immer wieder frisches destilliertes Wasser nach, sodass der Wasserpegel gleich bleibt. Vermengen Sie in einem sterilen, fest verschließbaren Einmachglas 60 ml 90%igen Alkohol oder eine entsprechende Menge an niedriger prozentigem Alkohol mit zwei Teelöffeln reinen Kampferkristallen (keine Mottenkugeln!). Geben Sie 25 Tropfen hochwertige Myrrhentinktur hinzu. Verschließen Sie das Glas sorgsam, schütteln Sie es gründlich und stellen Sie es an einen kühlen Ort. Gießen Sie zehn Tage später die Kräutermischung durch ein Sieb und vermengen Sie sie mit der Kampfer-Myrrhen-Mischung. Filtern Sie das Ganze nun durch Filterpapier. Wenn Sie den säuerlich-beißenden Geruch mögen, können Sie etwas mehr Essig hinzugeben. Der Kräuteressig kann in Badewasser gegeben und nach dem Baden verwendet oder einfach als erfrischendes Körpertonikum eingesetzt werden.

Früher gab man auch Knoblauch in die Zubereitung, um ihre medizinische Wirksamkeit zu verstärken, aber wegen des penetranten Geruchs kann nur davon abgeraten werden. Der Essiggeruch der fertigen Mischung ist anfangs sehr stark, verfliegt aber schnell.

MEDIZINISCHE EIGENSCHAFTEN

»Wer für immer leben will,
Isst Salbei im Mai und auch April.«

Altes englisches Sprichwort

Salbei ist ein wundervolles, wenn nicht gar wundertätiges Kraut. Er zählt zu den Kräutern, die dem Menschen am längsten bekannt sind, und wurde wegen der erstaunlichen Bandbreite an Krankheiten und Leiden, die er kuriert, von allen großen Kräuterkennern und Heilern gelobt. Einer der Gründe für seinen guten Ruf mag sein, dass er angeblich Unfruchtbarkeit heilt und die Fruchtbarkeit unterstützt. Auch wenn dieser Glaube dem modernen Leser übertrieben erscheint, gibt es bislang keine Gegenargumente: Die moderne Forschung hat die Wirkung des Krauts auf den Hormonhaushalt bestätigt und einer der Salbeiarten den Namen *Salvia horminum* verliehen. Im Mittelalter verschrieb man das Kraut, um Totgeburten aus der Gebärmutter zu treiben, und nahm es in großen Dosierungen ein, um Fehlgeburten auszulösen. Dioskurides schrieb dazu: *»Die Abkochung der Blätter und Stängel hat, getrunken, harntreibende Wirkung, löst die Menstruation und Abtreibungen aus.«*[141] Salbeiessenz wurde verabreicht, um die Geburt zu erleichtern und Unfruchtbarkeit zu bekämpfen, und die Blüten des weiß blühenden Salbeis galten als besonders wirksam gegen starke Menstruationsblutungen. Eng verbunden damit ist die Wirkung des Krauts auf Mütter, die abstillen und den Milchfluss verringern wollen, die von der modernen Medizin bestätigt wurde. Salbeitee kann dazu sowohl innerlich als auch äußerlich ein bis zwei Wochen lang angewendet werden. Es ist nicht sicher, ob der Ruf des Salbeis als Aphrodisiakum auf seine direkte Wirkung auf die Geschlechtsorgane oder die Hormondrüsen zurückzuführen ist, oder ob er nur wegen seines Rufs als magisches Kraut wirksam ist.

Moderne Medizin

Die medizinischen Wirkungen des Salbeis sind so weitläufig, dass der Laie zu Recht staunen mag. Seine vielen Anwendungen sind darauf zurückzuführen, dass er auf drei verschiedene Weisen wirkt. Die wichtigste ist als Drüsenkraut: Salbei reguliert die Hormondrüsen und kann ein wahrer Segen für pubertierende Jugendliche und Frauen in den Wechseljahren sein. Außerdem reguliert er die Aktivitäten der Schweißdrüsen und beeinflusst das Verdauungssystem und die Speicheldrüsen.

Die zweite Wirkung des Salbeis ist sein antiseptischer Effekt. Als Gurgelwasser oder Tee bei Halsschmerzen ist die Wirkung des Salbeis beinahe sprichwörtlich, und er kann als Tee oder Inhalationskraut als Heilmittel bei Nebenhöhlenbeschwerden eingesetzt werden. Außerdem wirkt er gegen Grippe und Erkältungen, die die Lunge, den Magen, die Därme oder die Blase betreffen.

Drittens wirkt Salbei als anregendes und stärkendes Medikament, das sich positiv auf die Leber und das Verdauungssystem auswirkt. Er hat milde, aber deutlich heilende Wirkung auf die Milz und eine »unkeusche« Leber, wie ein deutscher Kräuterkenner es so nett ausdrückte. Auf diese Weise kann er sich positiv auf den gesamten Organismus, die Durchblutung, das Gehirn und das Nervensystem auswirken und hat sich als besonders wirksam in der Behandlung älterer Patienten erwiesen. Der Geruch von Salbei ist beschwingend, besonders wenn man ihn mit Eisenkraut vermengt oder in süßem Apfelwein einweicht, und unterstützt die Heilung. Butterbrote mit Salbei sind aus der Mode gekommen, sollten aber als vorbeugende Maßnahme wieder eingeführt werden.

Um die Liste der medizinischen Wirkungsweisen des Salbeis komplett zu machen, sei noch erwähnt, dass er äußerlich als Wundkraut und wärmender Umschlag eingesetzt werden kann. Salbeiblätter wurden in England auch als lindernde Medizin bei Asthmapatienten eingesetzt, indem man sie mit dem Kraut ausräucherte. Schwangere Frauen sollten Salbei in der Küche äußerst vorsichtig verwenden, weil sein Einfluss auf den Hormonhaushalt nicht vorhersehbar ist.

Homöopathischer Salbei wird gegen nächtliche Schweißausbrüche, Reizhusten, Zahnfleischbluten und Schmerzen in der Mundhöhle verabreicht.

Besondere Heilmittel

Tee gegen übermäßiges Schwitzen

Einer der wirksamsten Tees gegen übermäßige Schweißbildung wird aus zwei Teilen Salbeiblättern, einem Teil Silbermantel, einem Teil Braunwurz (*Scrophularia nodosa*), einem Teil Königskerzenblüten, einem Teil Liebstöcklblättern und einem Teil Liebstöcklwurzeln zubereitet. Um übermäßiges Schwitzen und andere Symptome der Wechseljahre zu lindern, mischt man ihn zu einem weiteren Tee, der aus drei Teilen Frauenmantel, zwei Teilen Silbermantel, zwei Teilen Schlüsselblumenblüten, einem Teil Löwenzahnblättern, einem Teil Wegwartenblättern, einem Teil Odermennig, einem halben Teil Mädesüßblüten, zwei Teilen Zitronenmelisse und je zwei Teilen Waldmeister und Johanniskraut besteht. Die Kräuter sollten gut vermengt und der Tee über einen Zeitraum von mehreren Monaten hinweg zwei- bis dreimal täglich getrunken werden.

SALBEI IN HAUS UND HOF

Bienen lieben Salbeiblüten, und Salbeihonig ist eine Spezialität Dalmatiens, wo das Kraut wild wächst. Salbei ist ein gebräuchlicher Bestandteil von Kräutertabak und Schnupftabak.

Verwendung in der Tiermedizin

Salbei ist in der Tiermedizin ebenso wichtig wie für die Menschen. Tiere mit Husten, Zahnproblemen, Augeninfektionen, Durchfall, angeschwollenen Milchdrüsen und Unfruchtbarkeit können mit Salbeitee behandelt werden. Insekten wie Flöhe und Zecken können mit einem Kräuteröl vertrieben werden, das aus je gleichen Teilen Eberraute, Wermut, Salbei, Rosmarin, Eisenkraut, Majoran oder Oregano, Kapuzinerkressensamen und Poleiminze besteht, die eine Woche lang in Olivenöl gezogen haben und dann sorgfältig abgegossen und durch Kaffeefilter gefiltert wurden. Befinden sich irgendwelche pflanzlichen Rückstände in dem Öl, verdirbt es schnell. Am Ende gibt man noch einige Tropfen natürliches Eukalyptusöl hinzu. Reiben Sie das Fell des Tieres mit einigen Tropfen des Öls ein, bevor Sie es in von Insekten befallene Gegenden lassen, und geben Sie auch auf seinen Lagerplatz einige Tropfen des Öls.

NEBENSÄCHLICHES UND WISSENSWERTES

Salbei wurde ebenso häufig als magisches wie als medizinisches Heilmittel eingesetzt. Von Salbeiblättern hieß es, dass sie so zusammenziehend wirkten, dass sie Flüsse austrocknen konnten, und man glaubte, dass sie sich im Werkzeugkasten jedes Einbrechers befanden, weil sie das Öffnen von Schlössern erleichterten. In einigen Regionen Europas hieß es, dass man eine magische Anzahl an Salbeiblättern einnehmen müsse, um bestimmte Fieberformen und Geisteskrankheiten zu heilen. Außerdem glaubte man, dass das Kraut Dämonen und den Teufel aus dem Haus treibe. In Belgien aß man sieben Salbeiblätter, um verwundete Füße zu heilen, und in Sussex glaubte man, auf diese Weise Fieber zu heilen. In anderen Gegenden von Großbritannien und in Frankreich musste man neun Blätter am ersten Tag, acht Blätter am zweiten, sieben Blätter am dritten usw. essen, um geheilt zu werden. Eine katholische Version dieses Brauches wurde im 15. Jahrhundert in Tirol aufgezeichnet: Man pflückte vor Sonnenaufgang drei Salbeiblätter, schrieb auf jedes ein Gebet, las es laut vor und rezitierte dann fünf Paternoster und fünf Ave-Maria. Waren Gott und die heilige Maria dem Patienten zugeneigt, verschwand das Fieber. In der Schweiz wendete man eine sympathetische Kur gegen schlechten Atem an: Man hängte eine bestimmte Anzahl Salbeiblätter in den Kamin und ging davon aus, dass die Quelle des schlechten Atems gemeinsam mit den Blättern austrocknen würde.

Salbei wurde häufig mit Kröten, Würmern und Schlangen in Verbindung gebracht, Tieren also, die im alten Volksglauben eine wichtige Rolle in der Fruchtbarkeitsmagie spielten. John Gerard empfahl das Kraut als Gegenmittel bei Schlangenbissen. Albertus Magnus glaubte, dass ein Wurm oder ein Vogel entstehen würde, wenn man Salbei in Mist vergrub, und dass dieser Wurm Blitz und Donner hervorbringen könne, wenn man ihn verbrannte. Außerdem hieß es, dass er einen Menschen, der Kontakt mit ihm hatte, einen Monat oder länger um den Verstand bringen könne. In Pulverform brachte er Schlangen ins Haus, wenn man ihn verbrannte. Eine norddeutsche Hexe wurde angeklagt, ein Mädchen dazu gebracht zu haben, eine Kröte zu gebären, indem sie ihm Salbeiblättersuppe zu essen gab. Der italienische Volksglaube behauptet, dass Salbei eine Frau schwängern könne, ohne dass ein Mann im Spiel sei. Eine Frau, die endlich ein Kind empfangen wollte, sollte während ihrer Menstruation jeden Morgen eine kleine Menge Salbeiessenz auf nüchternen Magen einnehmen.

Ähnlich, aber wesentlich wahrscheinlicher, ist der deutsche Volksglaube, nach dem eine unfruchtbare Frau regelmäßig Salbeitee trinken soll, um wieder fruchtbar zu werden. In Franken schlug man an einem bestimmten Frühlingstag junge Frauen mit »Lebensruten« (Salbeizweigen), damit sie fruchtbar wurden. Salbeiblätter können auch verwendet werden, um einen widerspenstigen Liebhaber zu verhexen, indem man »Adam Eva« auf ein Blatt, »Jesus Maria« auf ein weiteres und den Namen der zukünftigen Liebenden auf ein weiteres schrieb. Die Blätter wurden dann pulverisiert und unter das Essen des Geliebten gemengt.

Salbei und die Kunst der Weissagung

In England wurde Salbei eindeutig mit Frauen assoziiert. Ein Gärtnersprichwort aus Birmingham besagt:
»Wenn der Salbeibusch prächtig gedeiht,
Ist der Hausherr kein Hausherr, was ihn nicht freut.«[142]

Seiner walisischen Form nach heißt es, wenn der Salbei im Garten hoch wächst, dann wird die schwangere Hausherrin sicher ein Mädchen gebären. Stirbt in einem englischen oder französischen Garten ein Salbeibusch ab, gilt das als schlechtes Omen für das Familienmitglied, das mit der Pflanze assoziiert wird. In Norfolk hängten die Bauern einen Salbeitopf im Haus auf und lasen das Schicksal und den gesundheitlichen Zustand entfernter Verwandter aus seinem Wachstum ab. In Nordengland wurde mit Hilfe von Rotsalbei eine Form der Liebesweissagung praktiziert. Eine Gruppe von drei, fünf oder sieben Mädchen ging in den Garten und jede sammelte einen Zweig Rotsalbei. Danach stellten sie eine Schale mit Rosenwasser auf einen Stuhl in der Mitte des Zimmers und gaben den Salbei hinein. In die Mitte des Raums hängte man eine Wäscheleine, die Mädchen hängten ihre Unterröcke linksherum darüber und setzten sich dann in völliger Stille auf eine Bank an der anderen Seite des Raums. Um Mitternacht erschien der zukünftige Ehemann jedes Mädchens, nahm ihren Salbei auf und besprengte sie mit Rosenwasser.

Legenden

Die hessischen Wild- oder Waldfrauen haben ein Sprichwort, das angeblich kein Mensch jemals verstanden hat. Wenn die Frauen die Bauern auf den Feldern arbeiten sehen, seufzen sie und rufen:

»Wenn die Bauern nur wüssten, wie man das weiße Heidekraut verwendet, und den wilden weißen Salbei, dann würden sie mit silbernen Hacken arbeiten!«[143]

In ihren Äußerungen muss etwas Wahres liegen, denn die französischen Feen sollen genau dasselbe sagen. Nachdem einmal eine Fee von einem Menschen gefangen worden war, warnten ihre Freunde sie aus dem Wald:

»Verrate nicht das Geheimnis des Salbeis, denn wenn die Reichen es erfahren, werden sie die Armen verhungern lassen.«[144]

ꟈ LITERARISCHE ERWÄHNUNGEN

»Salbei ist ein mondfreundliches, magisches Kraut: Salbei, mit seinen Blättern, die so warzig sind wie eine Krötenhaut und so silbrig wie das Mondlicht. Salbei, fleischig und filzhäutig anzufassen, ist ölig und würzig für die Zunge. Salbei, sanft aber zäh, Salbei, unbeschreiblich rein, aber weltlich und magisch. Seine Wirkung ist so direkt und doch so verschleiert wie der Körper einer Frau für ihren Geliebten.«

Nach: Schwester Clarissas unveröffentlichtem
»Book of Natural Observations«

»Trinkst du die Raute gemischt mit Salbei,
Treibt es die Gifte aus dir heraus.
Kochst du sie tüchtig frisch und frei
Mit duftenden Blüten vom Rosenstrauß,
Wirst du nicht seekrank auf tosender See,
Gefeit und geschützt durch Salbeitee.
Zudem verwandeln Salbei und Wein,
Fleisch und Saucen in köstliche Leckerei'n.«

Nach: »The School of Salernum«, S. 32

»Es gibt nur wenige Büsche, die dem Salbei gerecht werden, denn der dient dem Arzt, dem Koch, dem Diener, den Reichen und den Armen.
Er ist ein außergewöhnlich gutes Kraut für diejenigen, die dafür nicht nach Frankfurt oder Venedig reisen können, sondern das edelste deutsche Kraut billig in ihren Gärten anbauen können.«

Nach: Hieronymus Bock: »Kreutterbuch«

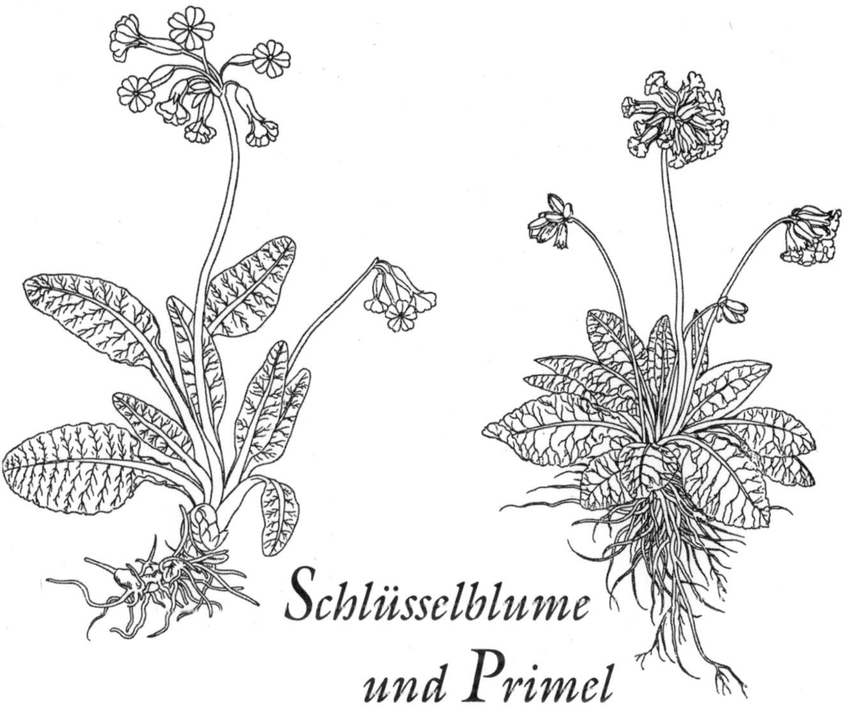

Schlüsselblume und Primel

ETYMOLOGISCHES

Der Name Schlüsselblume entstand, weil die langen und schmalen Blüten der Pflanze an einen Schlüsselbund, an dem der Schlüssel zum Himmel hängt, erinnern. Der lateinische Name der Pflanze, *Primula*, weist auf ihre saisonale Bedeutung hin: Sie ist die *prima rosa*, die erste »Rose«, die im Frühling erscheint.

Die Mitglieder der Familie der Primelgewächse (*Primulaceae*) sind zahlreich und sehr unterschiedlich. Sie ist in viele Arten und Unterarten aufgeteilt. Viele von ihnen sind so eng miteinander verwandt, dass sie sich kreuzen, Hybride erzeugen und so die botanische Klassifikation erschweren. Um der Einfachheit willen und für den Zweck dieses Buches reicht es, zu wissen, dass alle europäischen gelb blühenden Schlüsselblumen und Primeln (*Primula veris, Primula elatior, Primula vulgaris*) medizinisch verwendet werden können, auch wenn der Echten Schlüsselblume, *Primula veris*, der Vorzug zu geben ist. Die farbreichen gekreuzten Gartensorten haben andere Eigenschaften. Auch die Aurikel (*Primula auricula*) und die Mehlprimel (*Primula farinosa*) sind Teil der medizinischen Tradition.

Volksnamen

Primula Veris – Schlüsselblume

Deutsch:	Schlüsselblümchen, Himmelsschlüssel, Primel, Frauenschlüssel, St.-Petersschlüssel, Wiesenschlüsselblume, Fastenblume, Schmalzschüsseli, Pluderhose, Eierblume, Pankooksblume, Gelber Scharnigl, Weiße Petonie, Frühlings-Schlüsselblume, Arznei-Schlüsselblume, Apothekerprimel, Arzneiprimel, Bärenohr, Ehrezeicheli, Erdprimel, Fünfwundenblume, Gichtblume, Handschuhblume, Kirchenschlüssel, Kuckucksblume, Madäneli, Osterblume, Trubechnöpfli
Englisch:	Cowslip, Primrose, Peagles, Paigles, Peggle, Plumrocks, Palsy wort, Petty mulleins, Key flower, Herb Peter, Key of Heaven, Our Lady's keys, Artetyke, Cowslop, Spring cowslip, Butterrose, Buckles, Crewel, Fairy cups, Passwort, Drelip, May flower

In alten Kräuterbüchern wurde sie auch Herba paralysis, Verbascum odoratum, Arthritica und Betonica alba genannt.
Die Namen Schlüsselblume und Primel werden wahllos verwendet, obwohl es sich um botanisch unterschiedliche Pflanzen handelt.

Primula elatior – Hohe Schlüsselblume

Deutsch:	Wald-Schlüsselblume, Hohe Primel, Waldprimel, Große Schlüsselblume
Englisch:	Oxlip
Französisch:	Primevère, Primerolle, Coucou, Printanière, Primevère à grande fleurs
Italienisch:	Primavera, Pestalache, Occhio di civetta
Walisisch:	Briallu Mair

Primula auricula – Aurikel

Deutsch:	Platenigl, Gelbes Gamsveigerl, Gelber Speik, Gamsbleamerl
Englisch:	Mountain cowslip, Dusty miller, Auricula, Bear's ear

ÄUSSERE MERKMALE

Die Schlüsselblume zählt zu den ersten Blumen, die im Frühling ihr Köpfchen aus der Erde, manchmal auch dem Schnee, schieben. Ihre Blätter sind leicht zu erkennen: Sie sind relativ groß, eiförmig, gezahnt, stark faltig und haben eine muntere hellgrüne Farbe. An der Unterseite sind sie pelzig und haben eingerollte Ränder. Die Blätter weisen keinen speziellen Geruch auf, schmecken aber leicht bitter. Im Herbst bringt das Kraut erneut Blätter hervor. Außerdem zeigt es im Februar zwei winzige Blättchen und zwischen Ende Februar und Anfang März entwickelt sie ihre vollständige Blattrosette. Im April schießt aus dieser ein langer Stängel hervor, der wiederum ein Büschel kleiner, eigelbfarbener, süß riechender und glockenförmiger Blüten hervorbringt. Die Blüten haben meist fünf Blütenblätter, die jeweils einen goldfarbenen Fleck aufweisen. Der Duft der Blüten ist süß und honigartig.

Gartenprimelblüten erscheinen an einzelnen Blütenstängeln. Andere Primelgewächse haben kurze Blütenstängel und rosafarbene, gelbliche oder sogar braune Blüten in den verschiedensten Formen. Die meisten von ihnen weisen aber ein dunkelgelbes oder orangefarbenes Saftmal auf. Schlüsselblumen und Primeln werden selten größer als 25 cm.
Die Wurzeln der Schlüsselblume sind mehrjährig, kurz, außen graubraun und innen gelblich weiß. Die Pflanze weist viele Nebenwürzelchen auf. Die Wurzeln schmecken extrem bitter, verströmen aber einen angenehmen anisartigen Geruch, der stärker wird, wenn die Wurzeln getrocknet werden.

✿ STANDORT, JAHRESZEIT UND NÜTZLICHE PFLANZENTEILE

Kultivierte Schlüsselblumen und Primeln finden sich in den meisten feuchten Gegenden Europas. Schlüsselblumen und hohe Schlüsselblumen wachsen wild in Kleinasien und fast ganz Europa, abgesehen von wasserarmen Gegenden und dem hohen Norden. Die Aurikel (*Primula auricula*) wächst bis zu einer Höhe von 2 000 m, gedeiht aber auch in Gärten auf Meereshöhe.
Die Schlüsselblume mag sonnige, offene Standorte und niedrige Höhen. Gelegentlich findet sie sich auch auf trockenen Wiesen und Weiden, an sonnigen Hängen, auf offenen Feldern oder unter Hecken und leichtem Unterholz. Die hohe Schlüsselblume (*Primula elatior*) ist die erste *Primula*, die sich im Frühjahr zeigt. Sie mag feuchte Standorte an schattigen Hängen, feuchten Wiesen, in

Wäldern und an Feldrainen oder in dichtem Unterholz. Außerdem gedeiht sie in Bergregionen. Die Aurikel fühlt sich in trockenerem Boden, an Hecken, auf Wiesen und an Bahnschienen wohl.

Sammeln, Trocknen und Aufbewahrung

Schlüsselblumenwurzeln sollten im Frühling ausgegraben werden, bevor die Pflanze zu blühen beginnt. Da die Pflanzen in der Wildnis häufig gefährdet sind, sollten sie nur gesammelt werden, wenn es gesetzlich erlaubt ist oder sie in Gärten wachsen. Selbst das Pflücken ist in manchen Gegenden verboten. Schlüsselblumenblüten können mit oder ohne die grünen Blütenkelche geerntet werden, nachdem sie sich vollständig geöffnet haben. Die Blätter werden kurz vor oder während der Blüte gesammelt. Verwelkende, gelbliche oder erkrankte Blätter müssen aussortiert werden. Sie sollten locker in Körbe gelegt werden, damit die Blätter und Blüten so wenig beschädigt werden wie nur eben möglich. Es ist ratsam, bei der Ernte von Schlüsselblumen und Primeln Baumwollhandschuhe zu tragen, da es sonst zu Ausschlägen kommen kann.

Schlüsselblumenblätter und -blüten müssen schnell getrocknet werden, damit sie ihre gelbe Farbe erhalten. Sie sollten in sehr dünnen Schichten auf Papier oder Stoff ausgelegt werden. Das Papier bzw. der Stoff muss häufig gewechselt werden, um die winzigen Insekten zu entfernen, die man meistens mit dem Kraut einsammelt. Schlüsselblumenwurzeln sollten sauber gebürstet oder schnell unter laufendem Wasser gewaschen werden, um jeglichen Schmutz zu entfernen, und dann der Länge nach aufgeschnitten und in einem schattigen, luftigen Raum auf einer Schnur aufgehängt werden.

Saatguterhaltung und Keimung

Es gibt viele verschiedene Gartenprimeln, die am besten durch Pflanzenteilung vermehrt werden. Für die medizinische Verwendung werden die wilden Sorten geerntet, die ebenfalls durch Pflanzenteilung, aber auch durch Aussäen der Samen in Blatthumus oder lockeren, feuchten Boden direkt nach ihrer Reifung erfolgen kann.

☞ FINGERZEIGE FÜR DEN ANBAU

Da viele der wild wachsenden Schlüsselblumen mittlerweile geschützt sind, sollten Sie sie für medizinische Zwecke in Ihrem eigenen Garten anbauen. Für die Gartenkultur und als Winterhauspflanzen wurde eine erstaunliche Fülle an Zierprimeln gezüchtet. Diese Kreuzungen haben nur schwache oder gar keine medizinischen Eigenschaften, sind dafür aber sehr hübsch anzusehen. Die Aurikel (*Primula auricula*) wird in vielen Gärten angebaut, und die normale Schlüsselblume schmückt verwilderte Ecken des Gartens und Rasen und fühlt sich unter Obstbäumen und auch als mehrjährige Randbepflanzung wohl.

Schlüsselblümchen brauchen eine Mischung aus Sonne und Schatten sowie Feuchtigkeit, um gedeihen zu können. Sie sollten auf jeden Fall vor den aggressiven Strahlen der Mittagssonne geschützt und in reichhaltigen Boden gepflanzt werden. Mulch und Blatthumus schützen die empfindlichen Kronen und die kurzen Wurzeln der Pflanzen und speichern Feuchtigkeit. Sobald die Pflanze aufhört zu blühen, sollte sie mit Kompost oder Mulch versorgt werden. Die runzligen Blätter trichtern Regen und Feuchtigkeit direkt in die Wurzeln, trotzdem ist es aber fast nicht möglich, die Pflanzen zu überwässern. Werden sie nicht genug gegossen oder der direkten Mittagssonne ausgesetzt, verwelken sie.
Die Aurikel sollte an einen sonnigen, offenen Standort gepflanzt werden. Sie benötigt weniger Feuchtigkeit als ihre durstigen Verwandten. Dafür ist sie durch Vögel gefährdet, die an den jungen Blättern und Blüten picken. Am besten pflanzt man die Aurikel deswegen unter Lavendel oder größere Büsche.

Primel-Gartensorten können durch Pflanzenteilung und in einigen Fällen auch durch Aussaat vermehrt werden. Wilde Primeln und Aurikeln gedeihen am besten, wenn sie im Herbst durch Pflanzenteilung vermehrt werden. Die Samen können auch dünn in einem Frühbeet in Blatthumus ausgesät werden, sobald das Wetter es im Frühjahr zulässt. Die Keimung erfolgt unregelmäßig. Ältere Samen sollten stratifiziert werden. Die Keimlinge werden dann in Kästen pikiert, wobei man zwischen den Pflanzen einen Abstand von mindestens fünf Zentimetern lassen sollte. Die entstehenden großen Pflanzen sollten im November oder im folgenden Frühjahr an ihren endgültigen Standort umgepflanzt werden. Nach zwei Wachstumsjahren können sie dann geteilt werden. Wenn gewünscht, können Primeln auch drinnen in schattigen Blumenkästen aufgezogen werden.
In der Schweiz hieß es, dass die Aurikel die Tochter der Schlüsselblume sei, weil sie erst erscheint, wenn diese zu blühen aufhört. In Norddeutschland glaubte man, dass Schlüsselblumen leuchtendere Blüten hervorbringen würden, wenn man sie am Gründonnerstag umpflanzte.

Wer mit Primeln arbeitet, kann Allergien entwickeln, besonders wenn die Haut Sonnenlicht ausgesetzt wird. Deswegen sollten Sie immer Handschuhe tragen, wenn Sie die Pflanzen berühren.

GAUMENFREUDEN

Frische Schlüsselblumenblätter können in gemischten Salat oder Gemüsemischungen gegeben werden. Auch als Gewürzkraut harmonieren einige gehackte Schlüsselblumenblätter gut mit anderen Kräutern. Die Blüten ergeben hübsche Garnierungen und können ebenfalls in Salat gegeben, aber auch mit grünem Gemüse gekocht werden. Zusammen mit Taglilienknospen kann man aus ihnen auch eine leckere Blütenbrühe herstellen.
Schlüsselblumeneingemachtes und Schlüsselblumenpulver können in Kuchen, Pies und Obsttorten gegeben werden, um ihnen einen blumigen Geschmack zu verleihen. Ein berühmtes englisches Reisgericht wurde mit Honig, Mandeln, Safran und gemahlenen Primeln hergestellt. Schlüsselblumenblüten werden häufig kandiert und als Garnierungen verwendet oder frisch in grünen Salat gegeben. Ein dekorativer Essig kann hergestellt werden, indem man die Blüten in weißen Weinessig gibt.

Aber am bekanntesten ist die Schlüsselblume in kulinarischen Kreisen wegen des Weines, den man aus den Blüten herstellen kann. Er enthält die medizinischen Wirkstoffe von Schlüsselblumentee und fördert den Schlaf. Außerdem hält er sich gut und ist erfrischend. Sein Aroma erinnert leicht an Honig. Der Dichter Alexander Pope schwärmte in einem seiner Briefe von dem Wein: *»Zukünftig werde ich alle großen Gedanken in Schlüsselblumenwein, dem Lethe-Trank, ertränken.«*

Erwähnenswerte Rezepte

»Schlüsselblumenwein

Zutaten: Auf je viereinhalb Liter Wasser gebe man drei Pfund Würfelzucker, die Schale von zwei Zitronen, den Saft (oder den Saft und die Schale) von einer Sevilla-Orange und viereinhalb Liter Schlüsselblumenknospen.[145] Auf 15 Liter Wein gebe man je eine Flasche Branntwein.
Zubereitung: Man koche den Zucker und das Wasser eine halbe Stunde lang gemeinsam und entferne sorgfältig allen Abschaum, der dabei entsteht. Die kochende Flüssigkeit gieße man dann über die Orangen- und Zitronenschale und den Saft, der abgeseiht werden sollte. Wenn die Flüssigkeit milchwarm ist, gebe man die Schlüsselblumen, die von den Stän-

geln gepflückt wurden, hinzu. Und auf 35 Liter Wein gebe man drei Esslöffel gute frische Bierhefe. Man lasse das Ganze drei oder vier Tage lang gären und gebe es dann mit dem Branntwein in ein Fass[146] und lasse es zwei Monate lang ziehen, bevor man es in Flaschen abfülle.
Zeit: Kochzeit eine halbe Stunde, Gärung drei bis vier Tage, Reifung zwei Monate.
Saison: Herzustellen im April oder Mai.«

Nach: Mrs Beetons »Household Management«, S. 881

»Konservierung aller Arten von Blüten, wie Rosen, Veilchen, Schlüsselblumen, Levkojen etc.

Man nehme wohl aufgeblühte und sauber gepflückte Blüten, zerkleinere sie sehr sorgfältig im Mörser mit dem dreifachen Maß an Zucker und danach nehme man sie heraus und gebe sie in einen kleinen irdenen Kochtopf. Wenn sie gründlich über dem Feuer erhitzt wurden, gebe man sie in irdene Töpfe.«

Nach: John Shirley: »An Accomplished Ladies' Rich Closet«, S. 36

»Paste aus Veilchen, Rosen, Ringelblumen, Schlüsselblumen oder Süßholz

Man zerkleinere oder besser pulverisiere die trockenen Blüten seiner Blumen und gebe etwas feines Ingwer-, Zimt- und nach Belieben Moschuspulver hinein und vermenge alles gründlich. Dann löse man etwas Zucker in Rosenwasser auf und koche es ein wenig und gebe etwas Safran hinzu, wenn man mit Ringelblumen arbeitet – ansonsten kann der Safran ausgelassen werden. Nun koche man das Ganze auf dem Feuer auf und gebe den Brei eines gerösteten Apfels hinzu, der vorher über einem Kohlefeuer gut getrocknet wurde, und fülle dann alles in ein Gefäß, das vorher mit Rosenwasser benetzt wurde, und bearbeite die Paste mit einem Messer. Nun brösele man etwas Kandiszucker klein, aber nicht zu Pulver, und gebe etwas Gummi-Tragant hinzu, damit es den Anschein erweckt, als wäre es Kandiszucker, und schneide die Paste nach Belieben mit einem mit Rosenwasser benetzten Messer in Stücke.«

Nach: Sir Hugh Platt: »Delightes for Ladies«, S. 36

Einfacher lässt sich dieses komplizierte historische Rezept zubereiten, indem man zunächst zwei Kilogramm weißen Zucker in etwas Wasser bis zum Gelierpunkt auf dem Zuckerthermometer aufkocht. Lassen Sie das Ganze nun abkühlen und geben Sie dann ein Kilogramm fein gehackte Schlüsselblumenblütenblätter und dieselbe Menge Apfelgelee hinzu. Kochen Sie das Ganze nun auf kleiner Hitze, bis sich die Zutaten vollständig vermengt haben. Schöpfen Sie den Schaum ab, damit er nicht kristallisiert, und gießen Sie die Paste in sterilisierte Gläser. Versiegeln Sie diese und lagern Sie sie an einem kühlen, trockenen Ort.

HAUSHALTSHILFEN

Schlüsselblumen werden manchmal als Ersatz für Schwarztee verwendet oder diesem beigemischt, damit er blumiger schmeckt, wie es zum Beispiel bei Jasmintee der Fall ist. Mit einem Absud aus den Blüten kann man Ostereier gelb färben, und wegen ihres süßen Geruchs und der fröhlichen Farbe finden sie sich außerdem in Duftsäckchen und Potpourris. Schlüsselblumenwurzeln werden außerdem als Zusatzstoff einigen Reinigungsmitteln beigemischt, weil sie reich an Saponinen sind, die das Gewebe reinigen, ohne es anzugreifen. Wegen des hohen Saponingehalts finden sich die Wurzeln auch in Brausegetränken.

ॐ SCHÖNHEITSPFLEGE

Im 16., 17. und 18. Jahrhundert waren Primelwasser und -wein beliebte Gesichtswässer. Turner schrieb dazu: *»Es gibt einige Frauen, welche die Blüten der Schlüsselblume mit Weißwein besprengen und dann destillieren und später ihre Gesichter damit waschen, um Falten zu vertreiben und sich schön zu machen in den Augen der Welt, eher als in denen Gottes, den zu beleidigen sie sich nicht fürchten.«*[147] Der frische Saft der Schlüsselblume oder eine Salbe aus ihren Blüten wurde verwendet, um Falten, Sommersprossen und Hautflecken zu entfernen und die Gesichtshaut weich zu machen und zu bleichen. Da eine schneeweiße Gesichtsfarbe heutzutage kein Schönheitsmerkmal mehr ist, wird die Primel in der Kosmetik kaum noch verwendet. Die Blüten finden sich aber gelegentlich in Blumengesichtswassern oder Gesichtsdampfbädern und Duftbadesäckchen.

Ähnlich dem Johanniskraut kann die Schlüsselblume gelegentlich Hautprobleme im Zusammenhang mit Sonnenlicht hervorrufen. Wer empfindliche Haut hat, sollte deswegen keine kosmetischen Schlüsselblumenprodukte verwenden.

▣ MODERNE MEDIZIN

Die Schlüsselblume ist eine stärkende, beruhigende und schmerzstillende Pflanze, die milde wirkt. Sie kann einzeln als Schlaf- und schmerzstillendes Kraut verwendet oder vermengt mit anderen Kräutern, die ihre Wirkungsweise verstärken, eingenommen werden.

Die Schlüsselblume hat neben ihren stärkenden Eigenschaften drei wichtige medizinische Wirkungsbereiche:

1. Sie lindert und reguliert niedrigen Blutdruck und schlechte Durchblutung sowie Schwindel, Kopfschmerzen und Migräne und regelt einige der unangenehmen Symptome der Wechseljahre. Sie hilft gegen Arteriosklerose, Paralyse und die Nachwirkungen von Schlaganfällen. Alleine schon aus diesen Gründen kann man sie als Tee für ältere Menschen gar nicht genug empfehlen.
2. Zweitens wirkt sie mild abführend, harntreibend und wurmbekämpfend. Bis zu einem gewissen Grad besitzt die gesamte Pflanze diese Eigenschaften, am stärksten aber sind die Wurzeln. Die Schlüsselblume ist deshalb ein wertvolles Mittel gegen Gicht und Rheuma und wird als blutreinigendes Frühlingskraut verwendet.
3. Darüber hinaus hat die Schlüsselblume schleimlösende und schweißtreibende Wirkung, weswegen sie ein hervorragendes Heilmittel bei Erkältungen, Husten und leichten Grippefällen ist.

Schlüsselblumenblätter werden als warme, schmerzlindernde Umschläge auf rheumatische oder arthritische Gelenke und auf Prellungen und Verstauchungen aufgelegt. Die gesamte Pflanze kann ins Badewasser gegeben werden, um steife Glieder wieder beweglich zu machen. Schlüsselblumentee mit Leinsamenöl können als Erste-Hilfe-Mittel gegen leichte Verbrennungen verwendet werden.
Schlüsselblumentee wird meist aus den Blüten der Pflanze oder aus einer Blüten-Blätter-Mischung zubereitet. Wird ein stärkeres Heilmittel notwendig, kann man stattdessen auch Wurzeltee einsetzen. Homöopathische Schlüsselblumentinktur wird bei der Behandlung von Neuralgie, Schwindelgefühlen, Nierenbeschwerden, Ekzemen, Rheumaschmerzen, drohenden Schlaganfällen und starken Kopfschmerzen wie Migräne verwendet.

Viele Menschen reagieren sehr empfindlich auf Primelpollen und bekommen schon einen Ausschlag, wenn sie die Pflanze nur berühren. Es muss wohl nicht erwähnt werden, dass derart empfindliche Personen die Schlüsselblume auch als Heilkraut vermeiden sollten und eine Behandlung umgehend abgesetzt werden muss, wenn allergische Reaktionen auftreten.

Besondere Heilmittel

Tee für ältere Menschen

Ein einfacher Tee wird aus zwei Teilen Schlüsselblumenblüten, einem Teil Lavendelblüten, einem Teil Eisenkraut (*Verbena officinalis*) und 1/4 Teil Meisterwurzwurzeln (*Peucedanum ostruthium*) hergestellt. Älteren Patienten, deren Gedächtnis langsam schlechter wird, kann er nur wärmstens empfohlen werden. Einzeln oder in Kombination mit einem Tee zur Blutdruckregulation ist er eine gute Vorbeugung gegen Arteriosklerose. Er verringert das Risiko arterieller Verstopfungen und kann in einigen Fällen auch geistige Verwirrung und Gedächtnisverlust entgegenwirken.

SCHLÜSSELBLUME UND PRIMEL IN HAUS UND HOF

Neben Maulbeeren werden an Seidenraupen auch die Blätter der *Primula vulgaris* verfüttert. Die Blüten weisen orangefarbene Saftmale für Bienen auf, die die Pflanze lieben. Im 13. Jahrhundert empfahl Albertus Magnus, kranken Tieren eine Medizin aus Schlüsselblumenblüten zu verabreichen, die am 1. Mai vor Sonnenaufgang gesammelt worden waren. In einigen Gegenden folgt man diesem Rat noch heute. Schlüsselblumenblätter werden, mit anderen Kräutern vermischt, als Schnupftabak verwendet.

NEBENSÄCHLICHES UND WISSENSWERTES

Die Schlüsselblume zählt zu den ersten Blumen, die im Frühling erscheinen. Deswegen hieß es, dass die allerersten Schlüsselblumen magische Fähigkeiten besäßen. In Dänemark glaubte man, dass jeder, der die ersten drei Schlüsselblumen des Jahres aß, das ganze Jahr über gegen Schilddrüsenbeschwerden gefeit sei.

Einem weitverbreiteten Bauernaberglauben zufolge bringt es Unglück, wenn man im Frühjahr zu wenige Primeln oder Schlüsselblumen ins Haus holt. Die Franzosen glaubten, dass die Gänseküken deswegen im Ei absterben. In Nordengland hieß es, dass das Geflügel stirbt, und in Norfolk musste man mindestens 13 Primeln ins Haus bringen, damit die noch ungeschlüpften Küken überlebten. In Shropshire war das Geflügel in Gefahr, wenn jemand eine einzelne Primel mit nach Hause brachte. In Somerset schadete es dem Kind, wenn unter seiner Wiege weniger als 13 Primeln standen, während mehr als 13 es schützten. Auf Rügen wiederum brachten Schlüsselblumen, ganz gleich wie viele, das Glück ins Haus. Schlüsselblumen wurden oft auf Schatzsuchen und Reisen ins Elbenland mitgenommen. Viele Menschen glaubten, dass die goldenen »Schlüssel«blüten auf magische Weise die Schlösser verborgener Türen öffnen konnten, wenn man nur die richtige Anzahl an Blüten bei sich trug. In der Schweiz hieß es, dass Schlüsselblumen sich in verborgene Schätze verwandeln konnten.

Schlüsselblumen schaden dem Menschen oder schützen ihn vor Schaden. In Somerset galt es als klug, beim Ostergang in die Kirche Veilchen, Weidenkätzchen und Primeln zu tragen. Auf diese Weise, so glaubte man, würden die Veilchen jeden Schaden abwenden, der entstand, wenn man die falsche Anzahl Primeln pflückte. Einem deutschen Volksglauben nach sollte man am Abend des 1. Mai eine Schlüsselblume und acht andere Blumen pflücken und diese dann in eine Truhe schließen. Waren seltsame Geräusche aus der Truhe zu hören, konnte man sicher sein, eine Hexe gefangen zu haben. In Irland hängte man sich am 1. Mai Primeln über die Türschwelle, um das Haus vor Hexen und Elben zu schützen. In Somerset hängte man am selben Tag eine Primelkugel auf. Außerdem nagelte man die Pflanzen an die Stallwand und band sie Kühen und Pferden um den Bauch, um sie zu schützen. In Somerset durfte man am 1. Mai nur grüne Kleidung tragen, wenn man Schlüsselblumen und Vergissmeinnicht als Schutz vor Pixies bei sich trug. Primeln galten auch als allgemeiner Schutz gegen Magie am Johannisabend.

In Lincolnshire tragen die Kinder am Maifeiertag oft eine bestimmte Primelsorte. In anderen Teilen Englands war einst der Brauch weitverbreitet, Primelkugeln zu basteln. Liebevoll nannte man sie Tosties, Cucking Balls oder Tissty-Tossties. Um sie herzustellen, band man mehrere Dutzend Blüten mit kurzen Stängeln mit einem robusten Faden zu einem gelben Ball zusammen.

Schlüsselblumen und Primeln und die Kunst der Weissagung

In einigen Gegenden Deutschlands heißt es, dass Gerste und Hanf hoch werden, wenn die Schlüsselblumen im Frühling sehr hoch wachsen. Einem italienischen Aberglauben zufolge gilt es als schlechtes Omen für die kommende Ernte, wenn in jedem Wintermonat eine Schlüsselblume blüht. Ein walisisches Sprichwort lautet: *»Unzeitige Früchte, ungelegene Nachrichten.«* Hier gilt es als besonders unglückliches Zeichen, wenn die Primeln im Juni ein zweites Mal blühen. In England galt eine zur Weihnachtszeit blühende Primel als sicheres Zeichen für nahende Krankheiten oder anderes Unglück.

Schlüsselblumen und Primeln wurden in vielen Ländern als Liebesorakel verwendet. Deutsche Mädchen, die während der Osterwoche blühende Schlüsselblumen fanden, glaubten, dass sie noch in diesem Jahr heiraten würden. In Nordengland schnitten die jungen Leute Primelstaubgefäße mit scharfen Scheren ab und versteckten die Spitzen an einem geheimen Ort. Wuchsen die Staubgefäße innerhalb von 24 Stunden wieder auf ihre ursprüngliche Größe heran und hatte man die ganze Zeit über an seinen Schatz gedacht, dann würde die Liebe gedeihen.

Legenden

Bevor die Schlüsselblume mit der Jungfrau Maria und dem heiligen Peter assoziiert wurde, glaubten die Nordeuropäer, dass sie zu den Blumen der Freya oder Hulda zählte. Ihre Blüten betrachtete man als Schlüssel zu den Schatzpalästen der Göttinnen.

Einer tirolerischen Legende nach blühten die Schlüsselblumen zum ersten Mal, als die Heiden versuchten, die Schlüssel zum Himmelstor nachzumachen. Als der heilige Peter erstmals von dem Sakrileg hörte, fielen ihm vor Schreck seine eigenen Schlüssel herunter. Sofort schickte er einen Engel, um sie ihm zurückzubringen. Als der himmlische Botschafter auf der Erde ankam, waren um die Schlüssel des Heiligen schon die winzigen Blüten aus der Erde geschossen.

LITERARISCHE ERWÄHNUNGEN

»Der Blütenmai, der jetzt aus grünem Schoß,
Die Primel sprießen lässt so mühelos.
Heil dir, du wunderbarer Mai,
du weckst die Liebe in uns neu.

Willkommen, sei willkommen!
Aus vollen Händen füllst du Berg und Tal.
Verzaub're uns mit Duft und Vogelschall.«

Nach: John Milton: »Song: On May Morning«

»Bleiche Primeln,
Die sterben unvermählt, eh sie geschaut
Des goldnen Phoebus starken Sonnenstrahl, ein Übel,
Das die Mädchen oft befällt. Das Schlüsselblümchen
Keck und frisch, die Kaiserkrone, Lilien aller Art, gekrönt von
Einer Schwertlilie! O hätt' ich die, um dir den
Blumenkranz zu flechten, mein süßer Freund,
Und dich mit Blüten zu bestreu'n.«

Nach: William Shakespeare:
»Das Wintermärchen«, 4. Aufzug, 3. Szene

»In Grüppchen, schön verteilt im Wald,
Steh'n Primeln gelb wie hingemalt.
Ein Anemonenteppich liegt
Schneeweiß an Bäume hingeschmiegt
Und deckt die kleinen Veilchen zu.
Die Glockenblume lugt hervor,
Und zeigt den blauen Blütenflor.«

Nach: A. A. Milne:
»When We Were Very Young«, S. 84

»Es weht warm aus allen Höh'n,
Kann man schon den Frühling seh'n?
Hoch im Baume klopft der Specht,
Tief im See erwacht der Hecht.
Schlüsselblumen steh'n im Feld,
Leuchten fröhlich rot und gelb.
Bald kehrt auch die Schwalbe heim,
Dann wird wieder Frühling sein.«

Nina Arrowsmith

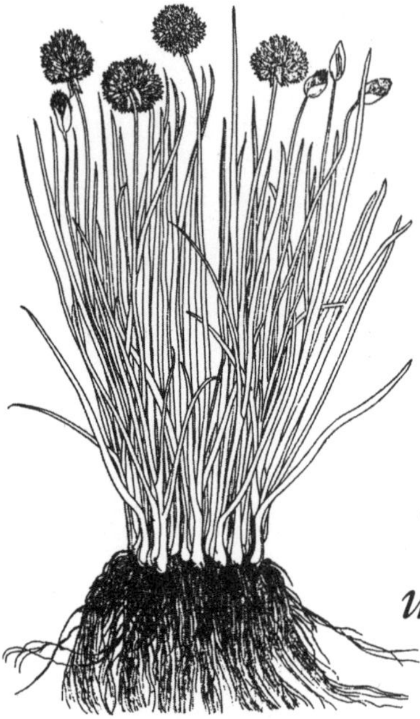

Schnittlauch und Bärlauch

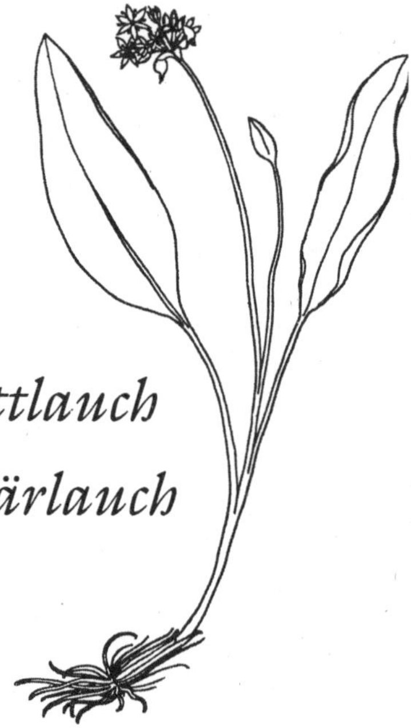

ETYMOLOGISCHES

Der Name Schnittlauch entstand, da von der Pflanze nur die oberen Teile geerntet werden, die einfach abgeschnitten werden können. Der Bärlauch (*Allium ursinum)* erhielt seinen Namen, weil Bären das Kraut lieben und es meist das Erste ist, das sie nach ihrem langen Winterschlaf zu sich nehmen.

Der Schnittlauch (*Allium schoenoprasum*) ist eines der kleinsten Mitglieder einer riesigen botanischen Gattung: der Zwiebelartigen (*Allium*), und zählt zur Familie der Zwiebelgewächse (*Alliaceae*). Er ist mehrjährig. Bärlauch gehört zu den vielen Formen von Wildem Knoblauch, die dieser botanischen Gruppe angehören. Die meisten Alliumarten sind essbar und variieren botanisch je nach örtlicher Umgebung.

Von all den verschiedenen Zwiebeln können die Etagenzwiebel (*Allium x proliferum*) und die Winterzwiebel (*Allium fistulosum*) wie Schnittlauch verwendet werden. Der chinesische Schnittknoblauch (*Allium tuberosum)* schmeckt wie eine Mischung aus Zwiebeln und Knoblauch.

Volksnamen

Allium schoenoprasum – **Schnittlauch**

Deutsch:	Schmallauch, Suppenkraut, Beestlauch, Binsenlauch, Brislauch, Graslauch, Pfannkuchenkraut, Prieslauch, Schnittling, Schnittzwiebel, Spaltlauch
Englisch:	Chives, Cive garlic, Civet, Rashleek, Sedgeleek
Französisch:	Vivette, Ciboulette, Petite pourreau, Civette
Italienisch:	Cipoletta, Cipollina
Spanisch:	Cebollino
Holländisch:	Bieslook
Russisch:	Šnittluk, Rezanec
Irisch:	Síobhas

Allium ursinum – **Bärlauch**

Deutsch:	Waldlauch, Rämschelen, Teufelsknoblauch, Hexenzwiebel, Zigeunerlauch, Wilder Knoblauch, Waldknoblauch, Hexenzwiebel, Wilder Lauch, Latschenknofel, Ränsel, Rams, Ramsell, Hexenknofel, Judenzwiebel, Wurmlauch Knoblauchrauke, Waldherre, Ramsel, Ramschel
Englisch:	Ramsons, Bear's garlic, Wild garlic, Ramps, Ramshorns, Ramsey, Rommy, Hog's garlic, Gipsy's gibbles, Devil's posey, Badger's flower, Onion stinkers, Snake's food, Stinking Jenny, Water leek, Brandy bottles, Iron flower, Moly, Stink plant
Russisch:	Luk medvežij

ÄUSSERE MERKMALE

Schnittlauch wächst in dichten Büscheln bis zu einer Höhe von 30 cm. Die »Blätter« der Pflanze sind hohle, dünne Schäfte, die aus winzigen Zwiebeln wachsen und am unteren Ende in weißen Hüllen stecken. Schnittlauchblüten sind zu Kugeln zusammengehäuft und zumeist weiß mit einem leichten Lila- oder Blaustich. Reife Schnittlauchsamen sind flach, faltig und schwarz. Sie verteilen sich leicht, entweder durch den Wind oder indem sie auf den Boden fallen.

Bärlauch wächst ebenfalls in Gruppen, allerdings nicht ganz so eng wie Schnittlauch. Die Pflanzen können an ihrem durchdringenden Knoblauchgeruch erkannt werden, der manchmal ganze Wälder durchdringt. Einige Giftpflanzen ähneln Bärlauch zwar im Aussehen, nicht aber im Geruch. Er wird bis zu 30 cm hoch und bringt Anfang des Frühjahrs zwei bis drei große, lanzenförmige grüne Blätter hervor. Etwas später folgen dann Blütenstängel und sternförmige weiße Blüten. Junge Bärlauchblätter rollen sich an den Rändern, werden mit dem Alter aber flacher.

Chinesischer Schnittknoblauch ist etwas größer als Schnittlauch und die Blätter sind beinahe flach. Die Blüten sind weiß und so dekorativ, dass man das Kraut guten Gewissens auch im Blumenbeet anpflanzen kann.

Etagenzwiebeln ähneln kleinen Zwiebeln, weisen an den Schaftenden aber Brutzwiebeln auf. Diese können abgerundet, länglich, rot, weiß oder grün sein. Die Pflanze wächst aufrecht, bis die Schäfte zu schwer werden und abbrechen. Die Brutzwiebeln verwurzeln sich im Boden und bringen neue Pflanzen hervor. Etagenzwiebeln sind mehrjährig und leicht anzubauen.

STANDORT, JAHRESZEIT UND NÜTZLICHE PFLANZENTEILE

Schnittlauch und ähnliche Wildzwiebeln wachsen wild in gemäßigtem nördlichem Klima und werden in Gärten auf der ganzen Welt angebaut. Wildzwiebeln und wilder Schnittlauch finden sich auf Bergwiesen, in Mooren, in sumpfigen Gegenden, an Flussufern und auf feuchten Wiesen. Schnittlauch sprießt schon früh im Jahr und kann von da an bis zum ersten Winterfrost wiederholt geerntet werden, solange man verhindert, dass die Pflanze blüht. Schnittlauch blüht meist im Juni, Juli und August und bildet schnell Samen aus.
Bärlauch findet sich unter laubwechselnden Bäumen, besonders Birken, oder im feuchten Boden von Tälern und an Flussufern. In einigen Gegenden kommt er gar nicht vor, in anderen wiederum bildet er im Frühling tiefgrüne Teppiche. Bärlauch kann schon im März und dann bis in den Juni hinein, wenn er abstirbt, geerntet werden.

Sammeln, Trocknen und Aufbewahrung

Schnittlauch sollte an trockenen Tagen mit einer scharfen Schere oder einem Messer etwa 2,5 cm über dem Boden abgeschnitten werden. Er gedeiht auch

nach mehrfachem Zurückschneiden. Wird er bei Regen geschnitten, läuft das Wasser in die Stängel, die sich dann gelb verfärben und verwelken. Schnittlauchblüten können einzeln für den Küchengebrauch gesammelt oder abgeschnitten werden, damit die Pflanze mehr »Blätter« produziert. Chinesischer Schnittknoblauch und Etagenzwiebeln können ebenfalls wiederholt zurückgeschnitten werden. Bärlauchblätter werden gesammelt, bevor die Pflanze blüht, und die Zwiebeln werden im Spätherbst ausgegraben. Bärlauchzwiebeln können in Notzeiten als Zwiebelersatz verwendet werden.
Schnittlauch und Bärlauch lassen sich erfolgreich einfrieren oder gefriertrocknen, aber nicht gut trocknen.

Saatguterhaltung und Keimung

Die verschiedenen Schnittlauchsorten kreuzen sich miteinander, weshalb Isolationsmaßnahmen notwendig sind, wenn Sie in Ihrem Garten mehr als eine Sorte erhalten wollen. Schnittlauchsamen bleiben bei normaler Lagerung nicht länger als ein bis zwei Jahre keimfähig. Chinesischer Schnittknoblauch kreuzt sich normalerweise nicht mit normalem Schnittlauch und kann zeitgleich im Garten angebaut werden. Die Samen sind ebenfalls kurzlebig und müssen getrocknet und eingefroren werden, wenn sie über einen längeren Zeitraum hinweg gelagert werden sollen. Bei der Keimung von Bärlauchsamen kann eine Kältebehandlung vor dem Aussäen von Vorteil sein. Als Daumenregel gilt, die Samen direkt nach der Ernte auszusäen. Die Pflanzen bringen nicht viele Samen hervor und werden meist vegetativ vermehrt. Etagenzwiebeln können nur vegetativ vermehrt werden, indem man die Brutzwiebeln in den Boden oder einen Blumentopf steckt und dünn mit Erde bedeckt. Da sie nicht blühen, kreuzen sie sich auch nicht miteinander und anderen Zwiebeln, weswegen in einem Garten mehrere Sorten erhalten werden können, solange die Brutzwiebeln nicht in der Nähe anderer Sorten wurzeln. Es gibt mehrere eindrucksvolle Sorten, die als Blickfänge in Gemüse- und Ziergärten gepflanzt werden können.

☞ FINGERZEIGE FÜR DEN ANBAU

Eine der hartnäckigsten Gärtnerlegenden lautet, dass erbettelte oder gestohlene Kräuter besser gedeihen als gekaufte. Gestohlener Schnittlauch wäre dieser Maxime zufolge besser als ehrlich erworbener. In Bayern heißt es, dass Schnittlauch nicht während des abnehmenden Mondes gepflanzt werden soll, da er sonst angeblich unter die Erde kriecht. Stattdessen sollte man ihn am Abend des St.-Georg-Tages (23. April) einpflanzen.

Schnittlauch fühlt sich nicht in allen Böden gleich wohl, hat er sich einmal etabliert, braucht er neben Unkrautjäten, Düngen und gelegentlichem Umpflanzen aber kaum mehr Aufmerksamkeit. Schnittlauch mag gelegentliches Düngen mit Kaffeesatz und Kompost – Zwiebelgewächse und Regenwürmer scheinen Kaffeesatz besonders zu mögen. Die Pflanzen können im Spätherbst oder Frühling durch Pflanzenteilung vermehrt werden. Viele Gärtner empfehlen, Schnittlauch Jahr für Jahr umzupflanzen, damit der Boden nicht auslaugt. Auf diese Weise kann auch die Ausbreitung von Krankheiten verhindert werden. Die Samen werden im März oder April ausgesät und müssen feucht gehalten werden, bis die ersten Austriebe erscheinen. Schnittlauch kann auch in Blumentöpfe umgepflanzt und für den Winter ins Haus gebracht werden. Werden die Topfpflanzen spillerig und triebarm, sollten sie eine Zeit lang an einen kühlen Ort gestellt und nicht gegossen werden. Pflanzen Sie den geteilten Wurzelstock dann in frischen Boden um (am besten eine Kompost-Gartenerde-Mischung), stellen Sie ihn wieder nach drinnen und gießen Sie ihn regelmäßig. Eingetopfter Schnittlauch kann im Sommer auch einen »Gartenurlaub« machen. Er wird dann vor den Wintermonaten geteilt und umgetopft. Schnittlauch treibt sehr früh im Jahr, bevor sich die meisten größeren Zwiebeln aus dem kalten Boden gewagt haben, weshalb er nach den langen Wintermonaten eine besonders wertvolle Vitaminquelle darstellt.
Schnittlauch kann wie Knoblauch neben Rosen gepflanzt werden, um Blattläuse fernzuhalten. Durch diese Mischkultur werden auch das Wachstum und der Duft der Rosen und die Schärfe des Schnittlauchs unterstützt. Schnittlauch kann außerdem neben Sellerie, Salat und Erbsen gepflanzt werden, die er ebenfalls vor Blattläusen schützt. Eine Schnittlauchbrühe wird verwendet, um von Schorf befallene Apfelbäume und von Mehltau befallene Stachelbeeren zu spritzen, oder die Pflanzen werden auf die Baumscheibe gesetzt. Tomaten, Gurken und Karotten gedeihen in der Nähe von Schnittlauchpflanzen besser.

Bärlauch wird selten angebaut, aber einige tschechische Gemüsegärtner haben versucht, bessere Bärlauchsorten zu züchten. Die Samen der Wildpflanzen werden unter Glas ausgesät und müssen an einen feuchten, schattigen Standort gepflanzt werden, am besten unter Buchen.

GAUMENFREUDEN

Schnittlauch wird schon seit mindestens 5 000 Jahren als Küchenkraut verwendet, ist von den alten Griechen und Römern seltsamerweise aber nicht geschätzt worden. Karl der Große ordnete seinen Anbau in den Klostergärten an. Schnittlauch ist reich an Eisen und Vitamin C, stimuliert die Verdauungsorgane und ist so mild, dass er auch Genesenden und Personen mit schwachem Magen verabreicht werden kann. Außerdem zählt er zu den ersten Pflanzen, die sich im Frühling durch den Schnee graben, weswegen er sich in vielen traditionellen Gründonnerstagssuppen und -pfannkuchen findet. Derartige Kräutergerichte sollen die Familie für den Rest des Jahres vor Krankheiten schützen. In Russland ist es Brauch, am 20. Mai Schnittlauchpfannkuchen zu servieren.

Schnittlauch sollte immer frisch gegessen werden, um Vitaminverlust zu verhindern. Fein gehackter Schnittlauch kann auf Butterbrot gegessen werden, passt aber auch gut in Salatsaucen, Streichkäse, Dips und Hüttenkäse. Das Kraut oder einzelne Blüten sind eine hübsche Garnierung für Suppen, Vichyssoise, Hors d'oeuvres, Pfannkuchen, gekochte oder gebackene Kartoffeln, Kürbis- und Reisgerichte, Saucen, gekochtes Fleisch und Omeletts. Schnittlauchbutter wird mit gegrilltem Fleisch oder Fisch serviert. Schnittlauchzwiebeln können wie Silberzwiebeln eingemacht werden, sind aber ziemlich klein. Die echten Silberzwiebeln sind seit einigen Jahren übrigens gefährdet, weil sie nur noch von kommerziellen Züchtern angebaut werden und ihren Platz in den Gärten verloren haben.

Bärlauch schmeckt wesentlich stärker als Schnittlauch. Frische Bärlauchblätter können gekocht oder gedämpft werden und werden ebenso zubereitet wie Brennnesseln und Spinat, die auch geschmacklich gut mit dem Kraut harmonieren. Bärlauch kann im Frühling in großen Mengen gesammelt und für die spätere Verwendung in kleinen Portionen eingefroren oder zu Pesto verarbeitet werden. Bärlauch kann stark reinigend und abführend wirken, aber in Maßen genossen ist er eine Delikatesse. In jedem Fall aber sollte man erst einmal eine Kostprobe nehmen, bevor man ihn als Gewürz verwendet. Wer deftiges Essen mag und einen unempfindlichen Magen hat, kann ihn roh in Suppen und Salaten oder mit Streich- oder Hüttenkäse essen.

Erwähnenswerte Rezepte

Kalte Schnittlauchsauce

Kochen Sie zwei Eier hart und vermischen Sie die Eigelbe mit einem ungekochten Eigelb. Geben Sie mehrere Esslöffel frisch gepresstes Sonnenblumen- oder Leinöl und die halbe Menge Weinessig (kein Balsamico!) hinzu, bis eine dickflüssige Sauce entsteht. Fügen Sie nun Salz und eine

Handvoll frisch gehackten Schnittlauch bei. Die Sauce kann mit einigen Teelöffeln Semmelbröseln oder den gehackten gekochten Eiweißen gestreckt werden. Wünschen Sie eine würzigere Sauce, sollte noch französischer Senf hinzugegeben werden. Estragon, Kerbel, Ampfer und Pimpinelle (Salatgurkenkraut) harmonieren gut mit Schnittlauch. Die Sauce kann mit Fisch oder kaltem Fleisch serviert werden.

Schnittlauchblütenomelett

Schlagen Sie drei Eier mit Salz, frisch gemahlenem schwarzem Pfeffer und zwei Teelöffeln gehackter frischer Petersilie auf. Erhitzen Sie einen Teelöffel Olivenöl in einer Pfanne und gießen Sie dann die Eiermischung hinein, sodass sie dünn den Boden der Pfanne bedeckt. Schwenken Sie die Pfanne und streuen Sie dann die einzelnen Blüten von drei Schnittlauchblütenbällen und zwei Esslöffel geriebenen Käse (Schweizer Käse, Cheddar oder Ähnliches) in die Mitte des Omeletts. Falten Sie das Omelett, wenn der Käse geschmolzen ist, und servieren Sie es mit einer Garnierung aus einzelnen Schnittlauch- oder Borretschblüten.

Kräuterstrudel

Dieses Rezept ist traditionell für die Alpenregion. Geben Sie 250g weißes Mehl und eine Prise Salz auf eine Arbeitsplatte, formen Sie eine Vertiefung und geben Sie in diese ein Ei, 60g geschmolzene Butter und einige Esslöffel lauwarmes Wasser. Kneten Sie die Masse, bis ein steifer, aber formbarer Teig entstanden ist. Geben Sie Wasser nach, wenn der Teig zu steif, und Mehl, wenn er zu weich wird. Lassen Sie ihn abkühlen und rollen Sie ihn dann mit dem Nudelholz auf einem großen, mit Mehl bestreuten Tuch so dünn wie möglich aus. Pinseln Sie die Oberseite mit geschmolzener Butter ein. Vermengen Sie in einer Schüssel 1/8l saure Sahne und fünf oder sechs Eier und verteilen Sie das Ganze auf dem Teig. Würzen Sie es mit Salz und Pfeffer und bedecken Sie die Schmandschicht mit gehackten Kräutern wie Schnittlauch, Petersilie, Kerbel, Ampfer, Pimpinelle, Dill und Basilikum.

Rollen Sie den bestrichenen Teig zusammen, indem Sie ihn an einem Ende von dem Tuch lösen, falten und dann rollen, bis eine lange Rolle entstanden ist. Diese wird vorsichtig in eine mit Butter bestrichene Backform gegeben und kann, wenn nötig, geknickt werden. Backen Sie den Strudel bei mittlerer Hitze im Ofen, bis die Oberseite Farbe annimmt. Nehmen Sie ihn nun aus dem Ofen und bestreichen Sie ihn mit geschmolzener Butter. Geben Sie ihn erneut in den Ofen und backen Sie ihn, bis er golden wird. Servieren Sie den Strudel heiß als Hauptgericht oder Beilage.

Bärlauchsuppe

Ernten Sie im Frühling mehrere Handvoll frischen Bärlauch und, wenn möglich, auch die ersten frischen Brennnesselspitzen (pflücken Sie diese mit Gummihandschuhen und Küchenzange). Waschen Sie sorgfältig allen Schmutz ab (im Falle der Brennnesseln sind erneut Handschuhe zu tragen) und gießen Sie die Kräuter dann durch ein Sieb ab. Stellen Sie einen zur Hälfte mit gesalzenem Wasser gefüllten Topf auf den Herd und geben Sie geschälte und gewürfelte Kartoffeln hinein, bis der Topf fast voll ist. Kochen Sie die Kartoffeln fast gar und geben Sie dann den Bärlauch und die Nesseln hinzu. Lassen Sie das Ganze köcheln, bis das Grünzeug gar ist, und pürieren Sie es dann mit dem Pürierstab. Servieren Sie die Bärlauchsuppe warm mit einem Klecks gestampfter Kartoffeln pro Portion. Gekochter Bärlauch und gekochte Brennnesseln lassen sich gut einfrieren.

MEDIZINISCHE EIGENSCHAFTEN

Schnittlauch zählte nie zu den wichtigen Heilkräutern, Bärlauch aber gilt noch immer als hervorragendes Stärkungs- und Reinigungskraut. In der Antike beobachteten Gelehrte, dass hungrige Bären nach ihrem langen Winterschlaf zum nächsten Bärlauchfeld hinübertrotteten und sich satt fraßen. Schon wenig später wurde ihr zottiges Fell glatt und glänzend, und sie waren für die Frühlingsjagd bereit. Die Menschen folgten dem Beispiel ihrer bärigen Verwandten und begannen, die Blätter im Frühling zu essen – mit erstaunlichen Ergebnissen. Von da an verschrieben die meisten Kräuterkenner die Pflanze als blutreinigendes und tonisierendes Kraut. Nicholas Culpeper schrieb, dass Bärlauch *»Wunder bewirken kann an der phlegmatischen Beschaffenheit des Körpers«*, und empfahl ihn, um die Lungen und die Därme zu öffnen, Asthma zu bekämpfen und mit Blähungen verbundene Koliken zu lindern.

Moderne Medizin

Wilder Bärlauch wird von modernen Kräuterkennern als eine auswurffördernde Heilpflanze, ein wirksames Wurmkur- und abführendes Reinigungsmittel geschätzt. Er wirkt bei der Vorbeugung von arteriellen Beschwerden und Kreislaufproblemen mit, insbesondere bei hohem Blutdruck. Bärlauch zieht die Gebärmutter zusammen und hat außerdem heilende und desinfizierende Wirkung, wenn er äußerlich auf Schnitte und Wunden angewendet wird. Personen mit schlechter Gesichtsfarbe, Akne oder beginnendem Rheuma tut frischer Bärlauch oder eine Bärlauchteekur im Frühling wohl.

Wer sich an dem starken Geruch von Bärlauch stört, kann es mit seinem milderen Verwandten, dem Schnittlauch, versuchen. Schnittlauch kann, ebenso wie Bärlauch, schädlich sein, wenn er in ungewöhnlich großen Mengen eingenommen wird, ist aber bei regelmäßigem und gemäßigtem Konsum sehr wohltuend. Beide Kräuter reinigen den Darm, die Lungen und das Blut und unterstützen die Blutbildung. Karotten- und Schnittlauchsaft können mehrere Wochen lang regelmäßig getrunken werden, um Darmparasiten zu vertreiben. Gegen Drüsenschwellungen helfen Umschläge aus gehacktem Schnittlauch, und Umschläge aus gequetschten Bärlauchblättern haben antiseptische Wirkung.

In der chinesischen Medizin verwendet man Schnittlauch, um Kälte gegenzuwirken, das Blut in Bewegung zu bringen und Übelkeit und Appetitlosigkeit zu bekämpfen.

SCHNITTLAUCH UND BÄRLAUCH IN HAUS UND HOF

Tiere, vor allem Rinder, aber auch Hunde und Katzen, können kleine Mengen Schnittlauch in ihr Futter gemischt bekommen. Er schützt sie vor Wurmbefall, wirkt als allgemeines Stärkungsmittel und reinigt das Blut.

NEBENSÄCHLICHES UND WISSENSWERTES

Eine der größten Städte der USA, Chicago, verdankt ihren Namen dem indianischen Wort *shikato*, das einen Ort bezeichnet, an dem wilde Zwiebeln und wilder Knoblauch wachsen.

In Deutschland besagt der Aberglaube, dass es den Tod des Hausvaters bedeutet, wenn der Schnittlauch im Garten einzugehen beginnt.

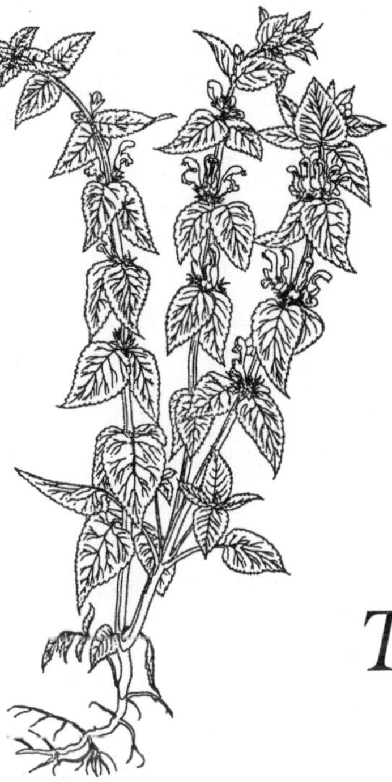

Taubnessel

ETYMOLOGISCHES

Nesseln, die nicht brennen, sind als »Taub«nesseln bekannt. Der lateinische Name für die Weiße Taubnessel (*Lamium album)* bezieht sich auf die weißen (*album*) Blüten, die wie ein Mund bzw. ein Rachen (*laimos*) geformt sind. Die griechischen Namen *galeopsis* und *galeobdolon* beziehen sich ebenfalls auf die Blüten, die an das Gesicht eines Wiesels erinnern und den Tieren auch geruchlich gleichen. Das lateinische *maculatum* bedeutet gefleckt, *purpureum* purpurfarben und *amplexicaule* bezieht sich auf das botanische Detail, dass die Blätter den Stängel umfassen.

Die Erklärungen in diesem Kapitel beziehen sich, soweit nicht anders angegeben, auf die gemeine Weiße Taubnessel. Taubnesseln gehören zur Familie der Lippenblütler (*Lamiaceae* bzw. *Labiatae*). Da die verschiedenen Taubnesseln vor der Blüte nur schwer auseinanderzuhalten sind, werden sie häufig miteinander, aber auch mit ihren nahen Verwandten, den Brennnesseln, verwechselt.

Die mehrjährige Weiße Taubnessel ist botanisch unter den Namen *Lamium album, Lamium capitatum* oder *Lamium vulgatum* bekannt. Die mehrjährige Goldnessel wird als *Lamiastrum galeobdolon, Lamium galeobdolon* oder *Galeopsis galeobdolon* bezeichnet, und die ebenfalls mehrjährige Gefleckte Taubnessel als *Lamium maculatum*. Die Purpurrote Taubnessel wird *Lamium purpureum* genannt. Volksbotaniker unterscheiden zwischen den Pflanzen meist nur anhand der Farbe ihrer Blüten.

Volksnamen

Lamium album – Weiße Taubnessel

Deutsch:	Taubnessel, Tote Nessel, Zahme Nessel, Milde Nessel, Lugnessel, Bienesaug, Zauberkraut, Blumennessel, Kuckucksnessel, Sügerli, Wurmnessel
Englisch:	Dead nettle, Blind nettle, Dumb nettle, Deaf nettle, Archangel und Bee nettle
Spanisch:	Ortiga muerta
Italienisch:	Ortica bianca, Ortica che non punge
Französisch:	Lamier
Chinesisch:	»Kraut der lächelnden Mutter«

Lamiastrum galeobdolon – Goldnessel

Deutsch:	Gold-Taubnessel, Gewöhnliche Goldnessel
Englisch:	Weasel's Snout, Yellow archangel, Dummy nettle
Französisch:	Ortie haute
Italienisch:	Ortica gialla

Lamium maculatum – Gefleckte Taubnessel

Deutsch:	Getupfte Taubnessel
Englisch:	Spotted dead nettle
Französisch:	Ortie rouge
Italienisch:	Dolci mele, Milzadella

Purpurrote Taubnesseln heißen auf Englisch *purple dead nettle*, auf Französisch *pied de poulet* und auf Italienisch *erba ruota* oder *ortica fetida*.

ÄUSSERE MERKMALE

Weiße Taubnesseln wachsen häufig in unmittelbarer Umgebung von Brennnesseln und sind daher bis zur Blütezeit für den Laien nur schwer von ihnen zu unterscheiden. Die Blätter der Taubnessel sind von einem leichten Flaum überzogen und weicher als die der Brennnessel. Außerdem weisen sie einen helleren Grünton auf. Die hohlen Blattstiele sind viereckig und behaart. Die Blätter sind entlang des Stängels immer in gegenüberliegenden Paaren angeordnet. Beim Zerdrücken der Pflanze wird ein unangenehmer Geruch freigesetzt. Die Blütenstände, die in Quirlen von sechs bis zwölf miteinander verbundenen Einzelblüten auftreten, haben eine cremeweiße oder weiße Farbe. Die Form der Blüten erinnert an einen geöffneten Mund oder eine Vulva, ein Eindruck, der durch den langen, halsförmigen Stiel noch verstärkt wird. Frühe Kräuterkundige erkannten in der Blüte ein Wieselgesicht. Die Samen der Taubnessel sind winzig und werden abgeworfen, wenn sie reif sind. Die Pflanze kann bis zu 50 cm groß werden, und ihre obersten Teile hängen aufgrund des hohen Eigengewichts der dicht stehenden Blütenquirle häufig herunter. Die faserigen Wurzeln der Taubnessel wachsen dicht unter der Erdoberfläche und sind von weißlicher Färbung.

Die Wurzeln der Goldnessel wachsen nicht so kriechend wie die der Weißen. Die Goldnessel ist insgesamt kleiner und gedrungener im Wuchs, ihre Blüten sind gelb, manchmal mit roten Flecken versehen, und in der Form zwar ähnlich, aber ausladender als die der Weißen Taubnessel.

Die Stängel der Purpurroten Taubnessel sind wie die der Weißen Taubnessel viereckig und leicht behaart. Die Blätter sind klein, mit einem Stich Purpur versehen, an den Rändern gezackt und entspringen den Gelenken der Pflanze. Der Eigengeruch des Krauts ist äußerst unangenehm, und die kleinen Blüten haben eine rötliche oder bräunlich rote Färbung.

STANDORT, JAHRESZEIT UND NÜTZLICHE PFLANZENTEILE

Taubnesseln wachsen häufig in der Nähe von menschlichen Behausungen. Wie schon Culpeper feststellte, *»wachsen sie fast überall außer in der Straßenmitte. Die Goldnessel wächst meist auf dem nassen Boden von Wäldern«.*[148] Meist treten sie in großer Zahl auf, kommen dafür aber in anderen Gegenden gar nicht vor. Die Pflanze wurde durch den Menschen nach Norden und Westen verbreitet und die Samen von Elstern und Ameisen an den unwahrscheinlichsten Orten fallen gelassen. Taubnesseln können in den meisten Regionen Europas und des Orients, seltener in Nordamerika, angetroffen werden und wachsen bis zu einer Höhe von ca. 2 250 m. Große Ansammlungen finden sich in der Nähe von Zäunen, Hecken, Mauern, Gebäuden, an Dorfstraßen und Müllhalden, Feldbegrenzungen und Eisenbahngleisen sowie auf Friedhöfen, Feldern und Wiesen, in verwilderten Gärten, auf ungepflügtem Ackerland oder an Waldrändern. Die Goldnessel bevorzugt feuchte, schattige Wälder und liebt große Höhen.

Die Weiße Taubnessel wird von Mai bis Ende August und erneut im Herbst bis hinein in den Winter gesammelt. Wahlweise können in derselben Zeit auch nur die Blüten geerntet werden, je nach Vorliebe mit oder ohne den grünen Blütenkelch. Goldnesseln werden nur von April bis Juli gesammelt, Purpurrote Taubnesseln von April bis September.

Sammeln, Trocknen und Aufbewahrung

Schätzungsweise 90 Arbeitsstunden erfordert das Sammeln von zwei Pfund getrockneten Blüten der Weißen Taubnessel, woraus der hohe Preis resultiert, der in Kräuterläden und Apotheken oft dafür verlangt wird. Viele Kräuterkenner bevorzugen es, die ganze Pflanze zu sammeln, andere wiederum ernten nur die Blüten samt Blütenkelch. Die Pflanze sollte nur an sehr trockenen, sonnigen Tagen geerntet und lose in einen Korb gelegt werden, um sie nicht zu zerdrücken. Beim Sammeln wird der Gebrauch von Schutzhandschuhen dringend empfohlen, da Taubnesseln häufig zusammen mit ihren unangenehmen Verwandten, den Brennnesseln, wachsen.
Taubnesseln sollten in dunklen, luftigen Räumen oder auf Dachböden getrocknet werden. Dafür breitet man die gesammelten Teile auf Papier- oder Tuchbahnen aus. Durch den Einsatz von künstlichen Wärmequellen kann man Ernteausfälle durch Schimmel und Feuchtigkeit vermeiden. Der charakteristische unangenehme Geruch der Pflanzen verfliegt während des Trocknungsprozesses allmählich. Fachmännisch behandelte Taubnesselblüten behalten auch nach dem Trocknen ihre elfenbeinerne Farbe.

Saatguterhaltung und Keimung

Da die Pflanze so weit verbreitet ist und beinahe überall gedeiht, werden Taubnesseln meist wild wachsend gesammelt. Am einfachsten vermehrt man sie, indem man konkurrierende Pflanzen entfernt, den Boden mit Blattkompost mulcht und den Nesseln dadurch Raum und Nährstoffe für die eigenständige Verbreitung schafft.

☞ FINGERZEIGE FÜR DEN ANBAU

Weiße Taubnesseln wachsen häufig an Rändern von Gemüsegärten oder Wäldern und sollten darin unterstützt werden, da sie erwiesenermaßen das Wachstum von benachbartem Gemüse fördern. Ab und an pflanzen Biogärtner sie auch zu eben diesem Zweck ein. Purpurfarbene Taubnesseln sind unter Gärtnern allerdings nicht sehr beliebt. Sie zählen zu den Pflanzen, die im Frühling mit als Erste aus dem Boden schießen, sich bei fehlender Aufsicht in kürzester Zeit ausbreiten und den Garten zu überwuchern drohen. Bei aufmerksamer Pflege stellt sich dies allerdings nicht als ernstzunehmendes Problem dar. Die nur einjährige Purpurne Taubnessel wird, nachdem sie einmal ausgerissen wurde, höchst selten wiederkehren, es sei denn, die Pflanze hatte bereits geblüht und sich vermehrt, oder die blühenden Pflanzen wurden nach dem Ausreißen unachtsam auf den Komposthaufen geworfen.

Taubnesseln werden nur selten angebaut, aber bereits existierende Bestände können dazu ermutigt werden, sich weiter auszubreiten, indem man die Samen erntet und aussät, die Pflanzen teilt oder sogar Stecklinge nimmt.

Dem Volksglauben nach finden die Bewohner eines Hauses die Heilmittel für ihre Leiden in unmittelbarer Umgebung ihres Heims. So bedeutet beispielsweise ein üppiger Bewuchs mit Weißer Taubnessel, dass die Hausherrin vermutlich an Gebärmutterentzündungen oder Weißfluss leidet, gegen die die Pflanze besonders hilfreich ist. Erscheint diese Volksweisheit auf den ersten Blick auch kurios, so enthält sie doch einen Funken Wahrheit, denn viele Kräuter sind sogenannte Signalpflanzen, wachsen also nur dort in rauhen Mengen, wo gewisse Bodenarten und Mineralien sowie bestimmte mikroklimatische Bedingungen vorhanden sind. Diese Bedingungen können im Umkehrschluss wiederum dem Auftreten gewisser Krankheiten Vorschub leisten.

GAUMENFREUDEN

Die jungen und zarten Triebe und Blätter aller Taubnesselarten können als Salat verzehrt werden, die der Purpurroten Taubnessel sind aber besonders zu empfehlen, da sie weniger behaart und filzig sind. Taubnesseln können auf dieselbe Weise zubereitet werden wie Brennnesseln. In Zeiten des Hungers wurden früher die Wurzeln von Taubnesseln gekocht und mit Salz, Öl und Essig als Salat serviert. Getrocknet und pulverisiert können Taubnesseln als medizinische Nahrungsergänzungsmittel verwendet werden. Gerard empfahl, die Blüten ähnlich wie die des Veilchens (siehe Kapitel »Veilchen«, S. 553) in Zucker einzulegen. Destilliertes Weiße-Taubnessel-Wasser wurde früher ausgeschenkt, um die Stimmung aufzuhellen und die Lebensgeister wiederzuerwecken.

HAUSHALTSHILFEN

Durch das Aufkochen von Taubnesselwurzeln in Wasser erhält man, wie bei Brennnesselwurzeln, einen gelben Farbstoff. Die slawischen Wenden verwendeten einen Sud aus abgekochten Taubnesseln und Sumpfgarbe (*Achillea ptarmica*), um ihre Milchbottiche auszuwaschen. Sie glaubten, die Milch so vor dem Schlechtwerden und Hexenzauber zu bewahren. Wissenschaftlich betrachtet war diese Praxis, zumindest um die Milch haltbarer zu machen, gar nicht so abwegig, denn gewisse Inhaltsstoffe sowohl von Taub- als auch von Brennnesseln verzögern die Bildung von Milchsäure und verhindern damit, dass die Milch »sauer« wird.

▣ MEDIZINISCHE EIGENSCHAFTEN

Die Volksmedizin begreift die medizinischen Eigenschaften der Taubnesseln vom Ansatz der Signaturenlehre her: Die Weiße Taubnessel wirkt demnach gegen Erkältungen und Infektionen im Genital- und Harnwegsbereich. Außerdem hieß es, dass sie Weißfluss heilen würde. Goldnesseln wurden gegen schwere oder hartnäckige Entzündungen eingesetzt, und die Purpurrote Taubnessel stillte Blutungen. Culpeper empfahl die Verwendung von Purpurroten Taubnesseln auch, um die Menstruation zu unterbinden. Die moderne Medizin hat diese klassischen Anwendungsbereiche bestätigt. Die Weiße Taubnessel gilt noch immer als wirksames Heilmittel bei Blässe und Blutarmut.

Moderne Medizin

Die Weiße Taubnessel zählt zu den wichtigsten Kräutern zur Behandlung von klassischen Frauenleiden. Sie zieht die Gebärmutter zusammen, stärkt und kräftigt die weiblichen Organe und lindert Gebärmutterkrämpfe. Unter bestimmten Bedingungen kann sie auch die Stärke und die Regelmäßigkeit der menstruellen Blutungen regulieren. Aufgrund ihrer harntreibenden und desinfizierenden Wirkung wird die Weiße Taubnessel auch eingesetzt, um Schleim zu lösen und Weißfluss zu behandeln, Schmerzen beim Urinieren zu lindern und Blutarmut nach besonders heftigen Monatsblutungen entgegenzuwirken. Frauen, die eine gewisse Veranlagung für derartige Beschwerden haben, sollten regelmäßig einen Tee zu sich nehmen, der aus je gleichen Teilen Weißer Taubnessel, Frauenmantel und Silbermantel aufgebrüht wird. Männer, die unter Prostatabeschwerden leiden, können ihre Schmerzen ebenfalls mit Taubnesseltee lindern. Ein Tee aus einem stark harntreibenden Kraut wie beispielsweise Schachtelhalm oder Goldrute (*Solidago virgaurea*) und der blühenden Weißen Taubnessel, der über einen Zeitraum von vier Wochen regelmäßig eingenommen wird, ist eine exzellente Maßnahme, um Nieren- und Blasenbeschwerden vorzubeugen.

Die Weiße Taubnessel wirkt auch antibakteriell, reinigend und erweichend. Jede Art von innerer Entzündung kann mit Weißer Taubnessel (bei hartnäckigen Fällen wird Goldnessel beigemengt), behandelt werden. Die Blüten der Weißen Taubnessel wirken blutreinigend und werden erfolgreich in der Behandlung von Ekzemen, Hautausschlägen und anderen Hautkrankheiten eingesetzt. Die Pflanze kann auch in Wasser gekocht werden, bis sie etwas fester wird, und muss anschließend abkühlen. Die gallertartige Masse kann dann als desinfizierender und heilender Umschlag auf offene Stellen und frische Brandwunden, aber auch zur äußerlichen Linderung von verhärteten und geschwollenen Körperteilen aufgelegt werden. In der Homöopathie wird *Lamium album* in der Behandlung von Kopfschmerzen eingesetzt, besonders wenn diese »wandern«. Goldnessel findet entweder einzeln oder zusammen mit der Weißen Taubnessel Verwendung in der Behandlung von infektiösen und chronischen Beschwerden.

Die Purpurrote Taubnessel verfügt sowohl über blutstauende als auch blutbildende Eigenschaften. Die Blüten können als Tee getrunken werden, um Blutungen zu stillen und den Menstruationsfluss zu verringern. Die zerdrückten Blätter können direkt auf offene Wunden aufgetragen werden. Zur Erste-Hilfe-Behandlung von Schnittwunden empfiehlt sich die Verwendung von Wattebäuschen, die vorher mit Tinktur aus Purpurroter Taubnessel durchtränkt wurden. Auch die homöopathische Tinktur wird zum Blutstillen angewandt. Gegen Nasenbluten hilft es, sich frisch zerriebene Taubnesselblätter in den Nacken zu legen. Ein Tee, der aus einem Teil Hirtentäschel, einem halben Teil Blutwurz (*Potentilla erecta*) und zwei Teilen Purpurroter Taubnessel aufgebrüht wird, kann, wenn man ihn mehrere Tage lang in kleinen Schlucken einnimmt, wahre Wunder als blutstillendes Mittel vollbringen. Sollte kein Blutwurz erhältlich sein, ersetzt man diesen einfach durch einen Teil Immergrünblätter (*Vinca minor*). Eine kleine Nebenwirkung hat die Purpurrote Taubnessel allerdings: Wie viele andere blutstillende Mittel kann sie auch Verstopfungen verursachen.

TAUBNESSELN IN HAUS UND HOF

Bienen lieben Taubnesseln. Kleinere Bienen sammeln vor allem den Nektar der Purpurroten Taubnessel, aber die »Rachen« der weißen und goldenen Blüten sind derart lang und schmal, dass Bienen Schwierigkeiten haben, an den Nektar heranzukommen. Daher neigen sie dazu, sich durch die »Kehlen« der Blüten hindurchzubeißen.

Rinder meiden den eigentümlichen Geruch von Taubnesseln. Frisch verweigern sie sie schlichtweg, lassen sich aber gelegentlich dazu herab, sie in getrockneter Form zu fressen.

Verwendung in der Tiermedizin

Zerriebene Purpurrote Taubnesseln werden bei Rindern und anderen Nutz- und Haustieren häufig als blutstillende Salbe oder Notfallverbände auf Wunden gelegt.

NEBENSÄCHLICHES UND WISSENSWERTES

Im 13. Jahrhundert schrieb Albertus Magnus, dass Diebe anhand eines komplizierten Rituals, bei dem unter anderem fließendes Wasser und Weiße Taubnessel eine wichtige Rolle spielten, dazu gezwungen werden könnten, ihr Diebesgut wieder herauszurücken. In Süddeutschland wurden die Wurzeln der Weißen Taubnessel am Tag des Almauftriebs ausgegraben, anschließend in Wasser und Wein gewaschen und dann als Amulett getragen, das den Träger vor Diebstahl, Neid und Missgunst beschützen sollte. In Eberfeld wurde im 18. Jahrhundert Weiße Taubnessel verwendet, um kaltes, rheumatisches Fieber zu kurieren. Der Patient musste dazu auf die Pflanze urinieren und folgenden Reim wiederholen:
»Hier mach ich mein Wasser auf diesen Samen
In allen Fieber Namen
Das Fieber will ich meiden
Bis dass ich komm und will die Sonne abschneiden.
Im Namen Gottes, des Vaters, des Sohnes und des heiligen Geistes, Amen.«[149]

Kinder lieben es, die langhalsigen Blüten zu pflücken und den süßen Nektar auszulutschen oder Pfeifen aus den großen Stängeln zu basteln.

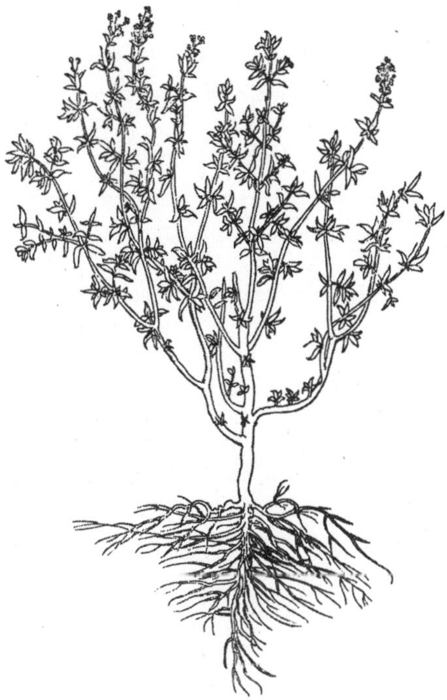

Thymian

ETYMOLOGISCHES

Der deutsche Name Thymian und seine lateinische Wurzel *thymus* leiten sich laut einigen Etymologen von dem griechischen Ausdruck *thuein* ab, der »Brandopfer« bedeutet. Andere glauben, dass er sich aus dem Namen der ägyptischen Pflanze *thm* ableitet, die ein Verwandter des heutigen Gartenthymians war und bei der Vorbereitung der Verstorbenen für die Mumifizierung verwendet wurde.

Thymiane gehören zur Familie der Lippenblütler (*Lamiaceae* oder *Labiatae*) und sind meist mehrjährig, je nach Art und Sorte aber unterschiedlich frostanfällig. Der Echte Thymian (*Thymus vulgaris*) ist eine Gartenform, die meist aromatischer ist als wilde Thymiane wie Sand- oder Wildthymian (*Thymus serpyllum*), Feldthymian (*Thymus pulegioides*) oder der Zitronenthymian (*Thymus citriodorus*). Andere Gartenformen sind der Winter- oder Gartenthymian, eine schmalblättrige und stark aromatische Sorte, und der Silberthymian, der, wie der Name schon sagt, silberglänzende Blätter trägt.

Es wurden verschiedene Duft- und bunte Sorten entwickelt, zwischen denen es viele Verwechslungen gibt, da Großhändler häufig schlampig mit den Namen umgehen. Unzählige Kreuzungen und lokale Wildsorten existieren, zum Beispiel Marokkanischer Thymian, Spanischer Thymian, Mastikthymian oder Japanischer Thymian.

Volksnamen

Thymus vulgaris – **Thymian**

Deutsch:	Echter Thymian, Römisches Kuttelkraut, Demut, Gartenthymian, Immenkraut, Welscher Quendel, Zimis, Chölm, Kunerle, Spanisches Kudelkraut, Hühnerkohl
Englisch:	Thyme, Time, Garden thyme, Common thyme
Französisch:	Thym, Farigoule, Frigoule, Mignotise des Genevois
Russisch:	Čebrek
Italienisch:	Timo, Erbaccia
Irisch:	Tím

Thymus serpyllum – **Wilder Thymian, Feldthymian**

Deutsch:	Quendel, Karwendel, Jungfernzucht, Judenmutter, Geismajoran, Rauschkraut, Wohlschmecki, Feldkümmel, Feldthymian, Sandthymian, Zitronenthymian, Gemeiner Thymian, Arzneithymian, Wilder Zimt, Liebfrauenbettstroh, Marienbettstroh, Rauschkraut, Rainkümmel, Grundling, Wurstkraut, Keale, Holleien, Langhaariger Thymian, Gebirgsthymian, Alpenthymian, Gebirgsquendel
Englisch:	Lemon thyme, Our Lady's bedstraw, Mother thyme, Creeping thyme, Breckland thyme, Horse thyme, Brotherwort, Hillwort, Bank thyme, Mountain thyme, Shepherd's thyme. Veraltet: Wild time, Running time, Creeping time, Mother of time, Muske of time, Pullial mountaine, Pella mountaine
Französisch:	Serpolet

Italienisch:	Serpillo, Sermollino selvatico, Serpollino, Pepolino, Timo selvaggio
Spanisch:	Serpol
Dänisch:	Mutter Mariessengehalm
Irisch:	Slan-lus, Lis mna brat, Lus nan Righ Bhreatunn, Mac Righ Bhreatunn
Polnisch:	Macierza dusza (»Mutternseele«)

ÄUSSERE MERKMALE

Echter Thymian ist zumeist buschig und wird bis zu 30 cm hoch. Er hat eine holzige und faserige Pfahlwurzel und einen aufrechten, häufig holzigen Stamm, der sich mehrfach verzweigt. Die Blätter sind winzig, zahlreich, spitz, speer- oder diamantenförmig, an den Rändern leicht gebogen und an der Unterseite mit weißem Flaum bedeckt. Sie wachsen in Paaren und sind grau, graugrün oder dunkelgrün, manchmal auch mehrfarbig. Die Blätter sind mit winzigen Öldrüsen überzogen, und die gesamte Pflanze verströmt einen stark aromatischen, erfrischenden Geruch, der an Majoran erinnert. Thymian schmeckt beißend und leicht bitter. Die Blüten erscheinen in Gruppen von je drei bis sechs winzigen, rosa- oder lilafarbenen, gelegentlich auch weißen Blumen.

Nicholas Culpeper beschreibt den Wilden Thymian als eine Pflanze mit: *»einer kleinen, faserigen, kriechenden Wurzel, aus der eine große Zahl sehr schlanker, geneigter, holziger Stängel hervorgehen, die zwei kleine, rundliche grüne Blätter am Gelenk an kurzen Fußstängeln sitzen haben. Die Blüten wachsen an den Spitzen der Stängel zwischen den Blättern in kleinen losen Spitzen von rötlich purpurner Farbe. Die Blätter und Blüten haben einen starken, angenehmen Geruch.«*[150]

Wilder Thymian ist sehr klein, meist nicht höher als 25 cm, die Stängel können sich aber auf 60 cm ausbreiten. Sie liegen am Boden oder hängen von Ufern und Felsen herab und bilden »Betten« oder »Kissen«, die einen sehr angenehmen Geruch verströmen, wenn sie berührt werden. Die Blüten des Wilden Thymians sind meist fliederfarben, manchmal aber auch weiß oder blassrosa.

☼ STANDORT, JAHRESZEIT UND NÜTZLICHE PFLANZENTEILE

Gartenthymian wächst in einigen Regionen des Mittelmeerraums und Kleinasiens wild und verwildert in warmen Gegenden auf der ganzen Welt. Auch wenn er schnell dem Frost erliegt, kann er selbst so nördlich wie in Island angebaut werden. Er mag nährstoffarmen Boden auf kargen Hügeln, an steinigen Orten oder auf ungepflügtem Boden und ist an Hügelflanken und steinigen Abhängen sowie in der *Macchia* anzutreffen. Zumeist blüht er zwischen Mai und August.

Wilder Thymian gedeiht in ganz Europa, Nordamerika und Asien bei einer Meereshöhe von bis zu 3 000 m. Er blüht den ganzen Sommer über und ist nicht sehr wählerisch, was seinen Standort betrifft. Wilder Thymian wächst häufig auf Ameisenhügeln und schmückt Pfade und Straßenränder mit seinen Blütenbüscheln. Er gedeiht gut auf sandigem Boden, in Heiden und auf Dünen, er mag steinige Bergflanken. Auf salzhaltigem und sehr feuchtem Boden und an Standorten mit wenig Sonneneinfall und hoher Luftverschmutzung fühlt er sich nicht wohl.

Sammeln, Trocknen und Aufbewahrung

Gartenthymian kann zwischen Mai und August gesammelt werden, während oder kurz bevor die Pflanze blüht. Man sollte ihn nicht zu spät im Jahr zurückschneiden, da er dann dem Frost erliegen könnte. Wilder Thymian kann von Frühsommer bis September geerntet werden. Nur die aromatischsten Pflanzen werden geerntet, da zwischen den Pflanzen je nach Lokalität starke Unterschiede im Ölgehalt bestehen, wobei die Bergsorten den Flachlandpflanzen allgemein vorzuziehen sind. Die Pflanzen werden mit einer scharfen Schere oder Sichel oberhalb der Wurzeln abgeschnitten und die größeren holzigen Stängel vor dem Trocknen entfernt.

Thymian kann zum Trocknen in kleinen Bündeln an einem luftigen, schattigen und dunklen Ort aufgehängt werden. Selbst in feuchterem Klima trocknet er gut, allerdings sollte er während des gesamten Trocknungsprozesses weder berührt noch gewendet werden. Ist er trocken, werden die Blätter schnell vom Stängel gepflückt. Diese müssen in geschlossenen Behältern aufbewahrt werden, um das Aroma zu erhalten. Getrockneter Thymian hält ein Jahr lang und verliert danach an Stärke.

Wilder Thymian wird nur selten für medizinische Zwecke getrocknet, da man selbst unter einer Schneedecke meistens frisches Kraut finden kann.

Saatguterhaltung und Keimung

Thymiansamen bleiben zwei bis drei Jahre lang keimfähig, wenn sie gut gelagert werden. Wilder Thymian kann nach Zitrone riechen, und die kultivierten Sorten weisen eine erstaunliche Duftspanne von Kümmel bis Zitrone auf. Die meisten Gartensorten sind weniger winterfest als der Wilde Thymian. Thymiansorten kreuzen sich miteinander und müssen isoliert werden, wenn die Sortenreinheit erhalten bleiben soll. Was für die Minze gilt, gilt auch für den Thymian: Halten Sie die verschiedenen Sorten vom Blühen ab und erlauben Sie nur einer Sorte auf einmal zu blühen, damit möglichst wenige Kreuzungen auftreten. Andernfalls kreuzen sich die Pflanzen miteinander, die Samen fallen auf den Boden und die entstehenden Kreuzungen sind deswegen kaum von den Originalpflanzen zu unterscheiden. Die meisten Kultursorten werden durch Pflanzenteilung und Stecklinge vermehrt, was auch hilft, die Sorten zu erhalten. Schneiden Sie buschige Zweige mit einer Länge von 7,5 cm ab, bevor die Pflanze blüht, zupfen Sie die unteren Blätter ab und stecken Sie die Stängel dann in Wurzelsubstrat. Sie können in einem schattigen Frühbeet oder einem Topf im Inneren des Hauses aufgezogen werden. Bodenwärme beschleunigt den Wurzelungsprozess. Thymianpflanzen können auch durch Absenker vermehrt werden.

☞ FINGERZEIGE FÜR DEN ANBAU

Thymian gedeiht am besten an geschützten Standorten mit vollem Sonneneinfall. Er mag lockeren und sandigen Boden, der mit Kalk angereichert und nicht zu stark gedüngt wurde. Neben Lavendel gedeiht er besonders gut. Die winzigen Samen des Thymians werden im April draußen oder etwas früher drinnen ausgesät. Beim Aussäen im Freien ist es ratsam, die Samen mit Sand zu vermengen, damit sie gut verteilt werden, und sie an einem trockenen und warmen Tag auszusäen. Halten Sie sie gleichmäßig warm. Innerhalb von drei bis fünf Wochen sollten Sämlinge erscheinen, die auf einen Abstand von 20 bis 30 cm zwischen den Pflanzen ausgedünnt oder umgepflanzt werden sollten.

Thymianbeete sollten alle drei Jahre neu bepflanzt oder erneuert werden. Außerdem ist darauf zu achten, dass die Pflanzen nicht zu spät im Jahr zurückgeschnitten werden, da sie andernfalls dem Frost erliegen könnten. Auf der anderen Seite müssen sie aber regelmäßig beschnitten werden, da sie sonst struppig und unansehnlich werden. Am besten erntet man die Pflanzen regelmäßig und schneidet sie im Juni und Juli rigoros zurück. Bis heute gibt es keine Erklärung dafür, warum Thymian den einen Winter überlebt und im nächsten einfach eingeht.

Im Winter leiden die Pflanzen vor allem an starken Tag-Nacht-Temperaturunterschieden, besonders wenn sie nicht von einer schützenden Schneedecke bedeckt sind, oder wenn der Boden im Frühling trocken ist. Die Pflanzen können mit einer Mulchschicht bedeckt werden, die nach starkem Regen, aber vor dem ersten Frost ausgebreitet wird. Junger Thymian kann auch in Blumenkästen umgepflanzt oder im Winter ins Haus gebracht werden.

Ältere Thymianpflanzen werden geteilt, sobald sie sich vom Frost erholt haben, oder man nimmt im Frühsommer Stecklinge. Damit man ständig frischen Nachschub hat, sollte man jedes Jahr einige Pflanzen Samen ausbilden lassen oder einige Zweige absenken, bis sie Würzelchen ausbilden. Aus den Samen entstehen im nächsten Jahr Jungpflanzen, manchmal aber an unerwarteten Stellen, da die Samen von Ameisen verbreitet werden. Thymian ist zumeist hitze- und dürrebeständig, braucht im Winter aber eine Abdeckung.

Thymian unterstützt das Wachstum von Kohlpflanzen und hält die kleine Kohlfliege und den Kohlweißling fern. Außerdem eignet er sich gut für Behälter wie Hängekörbe, Blumenkästen und Terrakottatöpfe, da er schnell zu einem dicken Busch heranwächst.

Wilder Thymian wächst angeblich nur dort, wo die Luft sauber und rein ist und keine Herbizide eingesetzt werden. Er mag steinigen und sandigen, säurehaltigen Boden und kann vermehrt werden, indem man im Juli die Samen der etablierten Pflanzen aussät oder die Pflanzen teilt. Die Samen müssen fest in den Boden gedrückt und sollten nicht mit Erde bedeckt werden. Die Keimung kann unregelmäßig ausfallen. Wilder Thymian eignet sich hervorragend für Fliesenspalten in Gartenwegen, als Randbepflanzung oder als Bedeckung für Steingärten, Mauern und steinerne Sitzgelegenheiten. Garten-Zitronenthymian wird meist durch Stecklinge oder Pflanzenteilung vermehrt. Francis Bacon erzählt von Thymianpfaden, die mit Wildem Thymian und Mauerpfeffer (*Sedum acre*) bepflanzt waren. Hat sich der Wilde Thymian einmal etabliert, braucht er außer Unkrautjäten kaum Aufmerksamkeit.

GAUMENFREUDEN

Auch wenn die Franzosen den höchsten Weinkonsum in Europa pro Einwohner aufweisen, ist das allgemeine Gesundheitsniveau erstaunlich hoch. Einigen Fachleuten zufolge ist dies ihrem weisen und überlegten Gebrauch von Knoblauch,

Zwiebeln und Thymian zu verdanken. Die alten Griechen verwendeten Thymian sehr selten, die alten Römer hingegen benutzten ihn als Gewürz für Käse und Schnäpse. Auch heute noch wird er in warmen Gegenden als Nahrungskonservierungsmittel verwendet. Die Blätter sollten immer von den holzigen Stängeln entfernt und als Gewürz eher sparsam verwendet werden.

Thymian regt den Appetit an und hat einen positiven Effekt auf die Leber- und Gallenblasenfunktion. Fett wird leichter verdaulich, wenn man es mit Thymian würzt, weswegen er zu Lamm, Hammel, Aal und Geflügel sowie Würstchen gegeben wird. Außerdem fügt man ihn in kleinen Mengen Eintöpfen, Ragouts, Marinaden, Suppen, Salaten, Füllungen, Saucen, Braten, Fisch und Meeresfrüchten bei.

Auch Mayonnaise wird mit Thymian gewürzt, und er gehört zu den berühmten Kräutern der Provence, nach denen die ganze Landschaft duftet, wie schon der Troubadour Peire Vidal um 1200 begeistert sang:
»Wie meine Brust sich atmend spannt,
Spür ich die Luft aus der Provence!
Ich kenn', weiß Gott, kein süß'res Land
Als von der Rhone bis nach Vence,
Vom Meeresstrand bis zur Durance,
Wo mich die Freude übermannt.«

Ein Thymianzweig findet sich auch in sogenannten *Bouquets garnis*, also Kräutersträußchen, die man mitkocht, und das Kraut passt zu Zucchini, Karotten, Tomaten, Zwiebeln, Aubergine, Guacamole und sauren Gurken. Roggen, Hafer und Gerste sowie Sauermilchsuppen (Stohsuppen) können mit ihm gewürzt werden. Likören und Kräuteressig verleiht er einen einzigartigen Geschmack. Schweineschmalz wird, ähnlich wie Gänsefett, mit Kirschstängeln und Thymian erhitzt und dann abgeseiht, damit er angenehmer schmeckt. Die verschiedenen Thymiansorten weisen eine erstaunliche Geschmacksvielfalt auf, die von Zitrone über Kümmel bis hin zu Kampfer reicht.

Thymiangelee wird meistens mit Zitronenthymian zubereitet und kann mit gegrilltem, gekochtem und gebratenem Fleisch und Fisch serviert werden. Zitronenthymian findet sich auch in Käse und Streichkäse, Obstsalaten, Fruchtgelee und Stachelbeerengerichten. Wilder Thymian kann als Ersatz für Garten- und Zitronenthymian verwendet werden. Die zierlichen Thymianblüten sind hübsche Garnierungen für würzige Gerichte.

Erwähnenswerte Rezepte

Thymianbutter

Schlagen Sie ein Päckchen weiche Butter in einer kleinen Schüssel auf und mischen Sie mehrere Esslöffel fein gehackte Thymianblätter, einen kleinen Zweig frisch gehackten Französischen Estragon und eine Prise Ysop unter. Geben Sie unter ständigem Weiterrühren Tropfen für Tropfen einen Teelöffel frischen Zitronensaft dazu. Formen Sie die Butter zu einem Haufen und stellen Sie sie kühl.

HAUSHALTSHILFEN

Thymian ist stark keimtötend und kann direkt als Tee oder mit Reinigungsmitteln vermengt als desodorierende und desinfizierende Mischung verwendet werden. Thymian und Wilder Thymian werden schon seit Jahrhunderten zum Ausstreuen und Ausräuchern benutzt und finden sich in vielen Duftsäckchen und Kräuterkissen. Fliegen werden von dem Kraut angezogen, wohingegen Thymianöl Mücken abwehrt. Thymiankissen werden von manchen Medizinern wegen ihrer desinfizierenden Wirkung verwendet. Einst war es Brauch, schwangere Frauen auf Betten aus frischen Kräutern wie Zitronenthymian, Kümmel oder Echtem Labkraut (*Galium verum*) zu betten, um das Infektionsrisiko zu senken und die Wehen zu lindern, daher die vielen Volksnamen.

ॐ SCHÖNHEITSPFLEGE

Die desodorierende und desinfizierende Wirkung des Thymians macht ihn zu einem wichtigen Kosmetikkraut. Wilder Thymian besitzt dieselben Eigenschaften, allerdings in abgeschwächter Form. Thymianbäder sind stimulierend und röten, reinigen und desodorieren die Haut. Für ein Thymianbad lässt man die Blütenspitzen von Wildem oder Gartenthymian 24 Stunden lang in Wasser einweichen und seiht die Flüssigkeit dann ins Badewasser ab. Thymianwasser kann auch als Gesichtscreme verwendet werden, und Thymianpulver wird gelegentlich in Talkumpuder gegeben oder bei der Herstellung von Seifen verwendet. Thymianöl ist ein wichtiger Bestandteil kommerzieller Zahnpasten und Mundspülungen. Ätherisches Thymianöl hat starke keimtötende Wirkung. Augenspülungen können mit einer kleinen Menge Thymiantee versetzt werden, oder man gibt die Blätter in Dampfbäder. Kosmetiker empfehlen für die meisten Hauttypen eine Dampfbadmischung aus je gleichen Teilen Kamillen- und Lavendelblüten und Thymian. Es heißt, dass der systematische Gebrauch von Thymian als Gewürz, vor allem bei stark fetthaltigen Gerichten, Akne lindert.

MEDIZINISCHE EIGENSCHAFTEN

Die alten Römer verwendeten Wilden und Gartenthymian, um Melancholie und Kopfschmerzen zu behandeln, und in späteren Jahren wurde das Kraut gegen Schlafprobleme, Alpträume, Schwindelanfälle, Asthma, nervöse Störungen und Alkoholvergiftungen eingenommen. Plinius schrieb, dass man giftige Tiere vertreiben könne, indem man Thymian verbrennt. Außerdem verwendete man ihn als wärmende Kompresse. Hildegard von Bingen schrieb, dass Thymian auch in der Behandlung von Lepra wirksam ist. Hebammen verabreichten ihren Patientinnen das Kraut, um die Geburt zu erleichtern und totgeborene Kinder und die Nachgeburt auszustoßen. Schwangere Frauen wurden auf Lager aus Wildem Thymian gebettet, um die Wehenschmerzen zu lindern. Thymianlager sollten auch die Empfängnis und die Menstruation verhindern. Männer verwendeten das Kraut, um Genitalverletzungen zu behandeln.

Moderne Medizin

In der modernen Medizin ist Thymian vor allem wegen seiner antiseptischen Wirkung von Bedeutung. Ätherisches Thymianöl ist ein besonders wirksames und starkes keimtötendes Mittel und dient außerdem als leichtes örtliches Betäubungsmittel. Es wird bei der Herstellung verschiedener pharmazeutischer Produkte eingesetzt und ist so stark, dass es für die äußere Anwendung meist mit einem Trägeröl verdünnt werden muss, da es sonst Bläschen hervorrufen kann. Viele Sirups, Salben, Sterilisierungs- und Reinigungsmittel enthalten Thymianöl, und auch Mullverbände werden mit dem Öl getränkt. In der Aromatherapie wird das Kraut sehr häufig eingesetzt, vor allem gegen Grippe, die es einerseits wegen seiner keimtötenden Wirkung behandelt, andererseits aber auch, weil es den Patienten dazu veranlasst, die Krankheit »auszuschwitzen«. Geht die Grippe um, isst man vorbeugend Gerichte, die stark mit Kräutern wie Thymian und Salbei sowie Zwiebeln und Knoblauch gewürzt sind.

Außerdem hat Thymian stark schleimlösende Wirkung. Thymiantee oder -inhalationen behandeln leichten Husten sowohl bei Kindern als auch bei Erwachsenen. Ätherisches Thymianöl ist sehr wirksam und kann in großen Dosierungen zwischen sechs und zwölf Gramm sogar tödlich wirken. Es kann unter medizinischer Aufsicht gegen chronischen Husten, Keuchhusten, Asthma, Tuberkulose und Lungenbeschwerden eingesetzt werden.

Thymian wirkt auch anregend und lindert nervöse Erschöpfungszustände. Außerdem unterstützt er die Konzentrationsfähigkeit und wirkt gegen geistige Entkräftung. Wer unter Blutarmut oder allgemeiner Kraftlosigkeit leidet, kann eine Thymianteekur (keine Thymianölkur!) durchführen. Das Kraut lindert außerdem Krämpfe, Koliken und Blähungen. Thymianöl wird von Ärzten als Kur gegen Hakenwürmer und andere Darmparasiten verschrieben. Dieses wird meistens aus einer Mischung verschiedener Thymiansorten hergestellt, da diese unterschiedlich stark sind. Ein homöopathisches Thymianpräparat wird verwendet, um die Atemwege und den Magen-Darm-Trakt zu reinigen und zu stärken. In der chinesischen Medizin gilt Thymian als stark wärmende Medizin, die die Kälte vertreibt, gegen Husten wirkt und Magenprobleme wie Verstopfung und Erbrechen lindert.

Wilder Thymian kann innerlich als Ersatz für Gartenthymian verwendet werden, auch wenn seine medizinische Wirkung in der Regel schwächer ist. Wilder Thymian wirkt gegen Kopfschmerzen und Kater und eignet sich in Teeform bestens für die Langzeitbehandlung von Blutarmut. Homöopathischer *Thymus serpyllum* wird als nervenstärkende Medizin und gegen Keuchhusten verschrieben. Da man sich mit Wildem Thymian kaum vergiften kann, kann er auch Kindern verabreicht und über einen langen Zeitraum hinweg eingenommen werden. Sowohl Wilder als auch Gartenthymian werden äußerlich auf vielfältige Weise angewendet: Thymianbäder gelten als allgemein kräftigend, und Bäder aus wildem Thymian sind bei rachitischen Kindern besonders wirksam. Außerdem stärken sie die Nerven und lindern rheumatische Schmerzen. Kompressen aus Wildem Thymian werden als Erste-Hilfe-Maßnahme bei Verrenkungen und Prellungen aufgelegt. Bei Nasenbluten wird empfohlen, Pulver aus Wildem Thymian zu schnupfen. Wilder-Thymian-Geist kann zum Einreiben bei leichteren Schmerzen und Krämpfen eingesetzt werden, und Lager aus dem Kraut gleichen die schädliche Wirkung von Wasseradern und Erdstrahlungen aus. Thymianöl-Injektionen werden immer noch gegen Lepra eingesetzt. Das Öl wird auch zum Einpinseln von Ekzemen, Frostbeulen, Verbrennungen, Flechtengrind und anderen parasitären Hautkrankheiten verwendet und als Gegenreizmittel bei rheumatischen oder gelähmten Gliedmaßen sowie als Inhalier- und Sprühmittel gegen chronischen Husten und Erkältungen verabreicht.

ꙮ Besondere Heilmittel

Weil Thymiantee medizinisch so wirksam ist, sollte man auf 1/4 l Wasser nur einen Teelöffel getrockneten Echten Thymian geben. Schwangere Frauen und Kinder sollten das Kraut vollständig meiden, besonders in Ölform.

Hustentee für Kinder

Vermengen Sie einen Teil Blätter des Wilden Thymian, einen Teil Kirschstängel, einen Teil Kamillenblüten und je zwei Teile Veilchen- und Ampferblätter. Ein gestrichener Teelöffel der Mischung wird in drei Litern Wasser gekocht. Der Tee muss zehn Minuten lang ziehen und kann, mit Honig gesüßt, je nach Bedarf über den Tag verteilt esslöffelweise verabreicht werden. Er sollte nicht länger als vier bis sechs Wochen lang eingenommen werden.

THYMIAN IN HAUS UND HOF

Thymian wird in Spanien und Frankreich für die Ölproduktion auf großen Plantagen angebaut. Getrockneter Thymian findet sich in vielen kommerziellen Kräutertabakmischungen und kann auch in Räucherwerk gegeben werden. Bienen lieben Thymian.

Nicht nur Gartenthymian, sondern auch Wilder Thymian ist ein Bienenkraut und wird von Schafen und Ziegen mit Freuden verzehrt. Katzen rollen sich in dem Kraut und knabbern daran herum. Außerdem heißt es, dass er Läuse aus dem Hühnerstall vertreibt. In Deutschland gab man Hühnern im Mai früher Wilden Thymian ins Wasser, um sie vor Krankheiten zu schützen, und Enten- und Hühnereier wurden auf Nester aus Wildem Thymian gebettet, damit die Küken schneller schlüpften. Es hieß, dass die unheimlichen Mächte während der zwölf Weihnachtstage besonders stark wären, weswegen man zu dieser Zeit die Kühe mit Kränzen aus Wildem Thymian fütterte, der zu Pfingsten gesammelt worden war. Kühe wurden angeblich vor Krankheiten geschützt und gaben mehr Milch, wenn man ihre Euter mit einem Absud aus Wildem Thymian wusch, der am Johannistag gesammelt wurde. Wilder Johannisthymian wurde außerdem verwendet, um am Weihnachtsabend Bäume auszuräuchern, damit sie im kommenden Jahr mehr Früchte hervorbrachten. In Tschechien und in der Slowakei band man die letzten Ähren der Kornernte zusammen und schmückte sie mit Wildem Thymian. Unter dieses »Zelt« legte man dann einen Stein. Es sollte den Waldfrauen als Zuhause für den Winter dienen.

Verwendung in der Tiermedizin

Tiere werden statt mit Echtem häufig mit Wildem Thymian behandelt, da er milder und leichter erhältlich ist. Rindern kann er verabreicht werden, um leichten Husten und Darmbeschwerden zu lindern. Sehr schwache neugeborene Tiere werden mit einem Alkoholextrakt aus Wildem Thymian eingerieben, um sie zu stärken. Kompressen aus Wildem Thymian werden auch angewendet, um Magenkrämpfe und Koliken zu behandeln. Thymianfutter und -öl werden gegen Würmer und andere Darmparasiten verabreicht, auch wenn man sehr achtsam mit der richtigen Dosierung sein muss, die von Tier zu Tier unterschiedlich ausfällt. Thymianöl wird von manchen Tierchirurgen als Antiseptikum und keimtötendes Mittel eingesetzt und kann auch verabreicht werden, um Fehlgeburten auszulösen.

NEBENSÄCHLICHES UND WISSENSWERTES

Wilder und Echter Thymian haben angeblich aphrodisierende Wirkung. Sie waren den Göttinnen Aphrodite und Venus geweiht, und Bittsteller opferten Venus in ihren Tempeln Rosen und Thymian. Auch die Musen waren Thymiangeschenken nicht abgeneigt. Thymianbetten spielten bei den griechischen Fruchtbarkeitsritualen eine zentrale Rolle, und im Mittelalter überreichten die Damen ihrem Ritter Thymianzweige oder Tücher, die mit einem Thymianzweig und einer Biene bestickt waren, um ihren Mut zu steigern. Roma und Sinti erklären ihre Liebe traditionell mit einem Thymiangeschenk. Englische Landmächen trugen Thymianzweige, Lavendel und Minze, wenn sie einen Mann auf sich aufmerksam machen wollten, und die englischen Jungen waren überzeugt davon, dass Biersuppe mit Thymian mutig macht. In Deutschland war es Tradition, dass sich Bräute zur Trauungszeremonie etwas gesegneten Thymian in die Schuhe oder Blusen steckten. In Brandenburg legte sich die Braut das Kraut in den Schuh und wiederholte dabei:

»Ik tret, ik tret up Thymian
Kieck du mir keene andre an.«[151]

Im Mittelalter war es in Deutschland ein Mädchenbrauch, an den der heiligen Maria geweihten Feiertagen, besonders am 15. August, Thymian zu sammeln und ihn in der Kirche weihen zu lassen. Sie hängten ihn über ihren Betten auf und glaubten, dass er sie vor Krankheiten und Unglück schützen würde. In Österreich und Böhmen hängten sich Mädchen, denen der Teufel nachstellte, Thymianbündel in ihre Schlafzimmerfenster, und wer vom Teufel verfolgt wurde, dem riet man, sich neben ein Thymianbüschel zu setzen. Es hieß außerdem, dass das Kraut Hexen und Blitze abwehren würde, und Plinius schrieb, dass es gefährliche Tiere vertrieb, während die Arbeiter ihr Nachmittagsschläfchen hielten.

Eberraute und Echter Ehrenpreis (*Veronica officinalis*) gelten als besonders wirkungsvolle dämonenvertreibende Kräuter, wenn sie zusammen mit Wildem Thymian verwendet werden. In Mitteleuropa band man Wilden Thymian und Mauerpfeffer (*Sedum acre*) zu Kränzen und trug diese zu Mariä Himmelfahrt und Pfingsten in Prozessionen durch die Stadt. Pfingstkränze halten angeblich Hexen von Ställen und Kellern fern und beugen kleineren Haushaltsunfällen vor. In einigen Teilen Deutschlands setzte man diese Kränze auch Erkrankten, die vom sagenhaften Bilmesschnitter oder dem Tod bedroht wurden, auf den Kopf. Auch in Somerset war die Verbindung zwischen Thymian und dem Tod weitverbreitet. Dort galt es als unheilbringend, wenn man Thymian mit ins Haus brachte, da man fürchtete, die Elben zu erzürnen und den Tod anzuziehen. In Wales findet sich Thymian auf vielen Gräbern.
In Deutschland existierte der etymologisch begründete Glaube, dass Wilder Thymian, der auch als Quendel bekannt ist, Erfolg im Handel bringt und Geschäftsleuten und Ladenbesitzern bei ihren Angelegenheiten hilft. Man musste nur etwas Wilden Thymian drei Mal über seinem Kopf schwenken und dabei wiederholen: *»Quandel mach mir Handel!«*[152]

Bauen Kinder sich draußen ein Haus zum Spielen, ernennen sie meistens die Stelle zum »Schlafzimmer«, an der Wilder Thymian wächst. Erwachsene, die sich zufällig neben Thymian setzen oder aus Versehen auf ihn treten, erfreuen sich an seinem angenehmen Aroma.

Legenden

Wilder Thymian galt lange als Frauenpflanze. Er war der Göttin Freya geweiht, die ihn als Bett benutzt haben soll. Außerdem assoziierte man ihn mit Frau Holle und später mit der Jungfrau Maria. Letztere Verbindung ist so stark, dass man den Thymian in Tirol mit dem Spitznamen Maria Karwendelin (»Maria vom Wilden Thymian«) versah. Der Legende nach hat die heilige Anna als Kind ihr

Bett mit Wildem Thymian ausgelegt. Bei ihrer Hochzeit trug sie angeblich einen Thymiankranz, und es heißt, dass sie auf ihrer Reise über die Berge auf Thymian gebettet lag. Einer flämischen Legende nach legte die heilige Maria das Jesuskind auf ein Bett aus süß riechendem Thymian.

Thymian und die Kunst der Weissagung

Am Abend des St.-Agnes-Tages (20. Januar) pflückten die Mädchen, die den Namen ihres zukünftigen Ehemannes wissen wollten, einen Rosmarin- und einen Thymianzweig. Diese mussten dreifach mit Wasser besprüht und in je einen Schuh gelegt werden. Die Schuhe stellte man dann auf beiden Seiten des Bettes auf. Bevor das Mädchen zu Bett ging, musste es den folgenden Vers wiederholen:
»Heilige Agnes, allen Liebenden wohlgesinnt,
Lind're mein Leid, damit ich meinen Liebsten find.«[153]
War die heilige Agnes guter Stimmung, träumte die Bittstellerin in der folgenden Nacht von ihrem Geliebten.

LITERARISCHE ERWÄHNUNGEN

»Es war zur Zeit, als Bienen sprechen konnten,
Da war auch ich ein Teil vom Bienenvolk,
Das Thymian schleckend sich in Wonne sonnte
Jedoch trotz Bienenfleiß errang ich nie Erfolg.
Wenn ich vom Nektarsammeln spät nach Hause kam,
Blieb ich die Pechmarie vom ganzen Schwarm.

Ich brummte giftig, wenn der Thymian geizig
Mich nicht an seinem Nektar saugen ließ,
Nur mich – die andern saugten fleißig,
Ob Drohne, Wespe, Schmetterling, es war ihr Paradies.
Von Trauer tief gebeugt kroch ich auf Knien,
Mein Leid beklagend, zu der Bienenkönigin.

›Die Götter, Majestät, sind Euch gewogen,
Gewährt mir darum gnädig Euer Ohr.
Schmarotzer haben sich am Thymian vollgesogen,
Sie sind mit ihm gut Freund, ich bleibe außen vor!‹
Sie summte lächelnd: ›Arme Biene, glaub mir,
du musst dem Thymian dienen, nicht der Thymian dir.‹«

Nach: »It was a Time when silly bees«, Text Robert Earl of Essex zugeschrieben

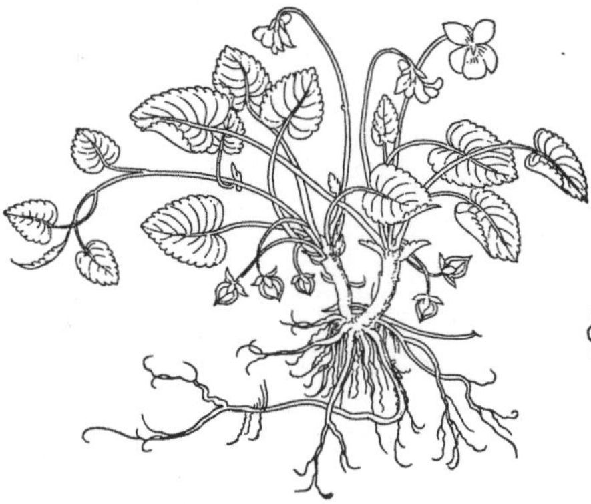

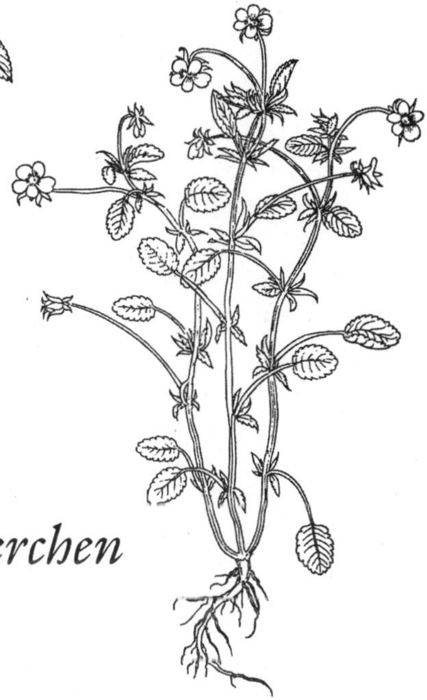

Veilchen und Wildes Stiefmütterchen

ETYMOLOGISCHES

Der deutsche Name Veilchen ist auf die lateinische Bezeichnung *viola* zurückzuführen, und die Farbe Violett hat ihren Namen dem Kraut zu verdanken. Früher nannte man auch Blumen wie das Schneeglöckchen, die Mondraute und das Immergrün Veilchen, und Volksbotaniker verwenden das Wort noch immer gelegentlich für alle wilden Veilchen und Stiefmütterchen.
Den Namen Stiefmütterchen verdankt die Pflanze dem Aufbau ihrer Blüten: Das unterste, stark gefärbte und kräftige Kronblatt ist die Stiefmutter, die die beiden seitlich sitzenden »Tochterblätter« bedeckt, die wiederum die beiden oben sitzenden »Stieftochterblätter« bedecken. Der botanische Name *Viola tricolor* bedeutet »dreifarbiges Veilchen«.

Das mehrjährige Märzveilchen (*Viola odorata*) ist nur eines der Veilchengewächse (*Violaceae*) und leicht mit anderen Veilchen zu verwechseln. Diese haben zwar eine ähnliche Erscheinung, riechen aber anders und haben auch nicht dieselben medizinischen Eigenschaften. Das bekannteste von ihnen ist das Hundsveilchen (*Viola canina*).

Das Stiefmütterchen (*Viola tricolor*) wächst wild und ist ein- oder zweijährig, gelegentlich auch mehrjährig, dann aber meist kurzlebig. Gärtner haben über die Jahrhunderte hinweg auf Kosten der medizinischen Wirksamkeit viele farbenfrohe und großblütige Gartenstiefmütterchen entwickelt.

Volksnamen

Viola odorata – Veilchen

Deutsch:	Wohlriechendes Veilchen, Märzveilchen, Mariennägelein, Violaten, Marienstengel, Oeschen, Osterveigerl, Schwalbenblume, Veicherln, Veieli, Viönli, Viole
Englisch:	Sweet violet, Sweet-smelling violet, Common violet, March violet, Sweet-scented violet, Sweet blue violet, Garden violet, English violet, Violet
Französisch:	Violette odorante, Violette de mars, Violette de carême, Fleur de mars, Violetees des haies
Italienisch:	Viola mammola, Violetta, Viola zopa
Spanisch:	Violeta
Portugiesisch:	Violeta
Isländisch:	Tyrsfiola
Walisisch:	Gwiolydd
Russisch:	Fialka

Viola tricolor – Wildes Stiefmütterchen

Deutsch:	Stiefmütterchen, Feldstiefmütterchen, Freisamkraut, Dreifaltigkeitskraut, Samtveilchen, Schöngesicht, Mädchenauge, Unnütze Sorge, Muttergottesschuh, Gedenkemein, Liebesgesichtli, Ackerstiefmütterchen, Echtes Stiefmütterchen, Jesusli, Sammetblümelein, Fäldänkeli, Schwägerli, Ackerveilchen, Ackerviole, Denkblümlein, Fronsamkraut, Freisam, Freisamveilchen, Jelängerjelieber, Jesusblümchen, Stiefkindle, Schwiegerblume, Tag-/Nachtveilchen

Englisch:	Heart's ease, Lovers' thoughts, Wild pansy, Herb constancy, Herb Trinitatis, Love-and-idle, Love-lies-bleeding, Love-true, Loving idol, Call-me-to-you, Jack-jump-up-and-kiss-me, Kiss-me-quick, Cuddle me, Tittle-my-fancy, Meet-me-in-the-entry, Pink-eyed John, Pink-o'-the-eye, Flower o' luce, Flamy, Bird's eye, Biddy's Eyes, Bouncing Bet, Gentleman-tailor, Stepmother, Banewort, Pussy-face, Monkey's Face, Cat's face, Coach-horse, Bullweed
Französisch:	Pensée, Fleur de la Trinité, Herbe de la Trinité
Italienisch:	Viola del pensiero, Viola di tre colori, Erba della Trinitá, Viola farfalla, Suocera e nuora
Spanisch:	Pensiamento, Trinitaria
Dänisch:	Stedmirsblomst
Schwedisch:	Styfmorsfiol
Irisch:	Goirmín
Russisch:	Anjutiny glazki

Viola canina **– Hundsveilchen**

Deutsch:	Gewöhnliches Hundsveilchen, Wilder Oster, Veigerl, Nicht riechendes Veilchen
Englisch:	Blue violet, Pig violet, Snake violet, Summer violet, Hypocrites, Hedge violet, Horse violet, Blue mice, Shoes and stockings, Cuckoo's shoes and Cuckoo's stockings, Heath violet

ÄUSSERE MERKMALE

Nach Dioskurides hat das Veilchen: *»ein kleineres, zarteres, dunkleres Blatt als der Efeu, ist diesem aber nicht unähnlich; der Stängel kommt mitten aus der Wurzel, er trägt ein äußerst wohlriechendes purpurfarbiges Blümchen. Es wächst an schattigen, trockenen Stellen.«*[154]

Nicholas Culpepers Beschreibung ist etwas detaillierter: *»Die Wurzel ist mehrjährig. Sie ist lang, schlank, gekrümmt und faserig. Die Blätter wachsen an langen, schlanken Blattstängeln, sind von rundlicher Erscheinung, unten herzförmig* *und an den Rändern leicht gefräst. Sie sind dunkelgrün und von ihnen gehen mehrere schlanke, kriechende Stängel ab, die an den Gelenken Wurzeln fassen. So vermehrt sich die Pflanze. Die Blüten werden einzeln von langen, schlanken Fruchtstängeln getragen, die direkt aus der Wurzel entspringen. Sie sind groß, von schönem tiefem Blau oder Lila und duften stark. Die Samen sind eiförmig, zahlreich und enden in Fortsätzen.«*

Märzveilchen können leicht an ihrem einzigartigen Geruch erkannt werden. Ihre Blüten können dunkellila, blau, rosa oder weiß sein. Die Blätter bilden eine Rosette und sind an der Unterseite flaumig. Veilchen bringen im März oder April kleine Blätter und auffällige Blüten hervor. Später im Jahr sind die Blüten kleiner und unauffällig, aber fruchtbar, und die Blätter werden größer.

Das einjährige Wilde Stiefmütterchen ähnelt seinem zweijährigen Verwandten aus dem Garten, hat aber einen längeren Blütenstängel und viel kleinere Blüten. Es wird bis zu 30 cm hoch, und die Blüten haben selten einen größeren Durchmesser als 2,5 cm. Des Nachts und während Regenschauern hängt die Blüte nach unten. Die Wurzeln riechen ähnlich wie Pfirsichkerne. Der Stängel des Wilden Stiefmütterchens ist dreieckig, hohl und verzweigter als der von anderen Veilchen. Die tief sitzenden Stiefmütterchenblätter sind herzförmig, die oberen hingegen sind in gezackte und abgerundete Lappen unterteilt. Stiefmütterchenblüten schmecken nach Gras und haben keinen besonderen Geruch. Sie weisen fünf lila, weiße und gelbe Blütenblätter auf. Stiefmütterchen, die an feuchten Standorten wachsen und vorrangig lilafarbene Blüten tragen, sollen medizinisch besonders wirksam sein. Alle wilden Stiefmütterchen weisen ein Kronblatt auf, das mit dunklen Saftmalen gestreift ist, die den Bienen ihren Weg zu Nektar und Pollen weisen sollen. Stiefmütterchensamen sind gelb und birnenförmig.

ॐ STANDORT, JAHRESZEIT UND NÜTZLICHE PFLANZENTEILE

Das Märzveilchen zählt zu den ersten Blüten, die sich im Frühjahr zeigen, und wird schnell durch die geruchlosen Veilchen abgelöst. Das süße Märzveilchen mag feuchte Standorte und reichhaltigen Boden an kalten, schattigen und brachliegenden Stellen. Es gedeiht im Unterholz, an grasigen Wald- und Wegesrändern, an Hecken und Flussufern, an abschüssigen Weiden und an Ruinenmauern. Veilchen wildern gelegentlich aus und finden sich dann in der Nähe von Gärten, Obstgärten und Friedhöfen. Die Heimat des Veilchens ist Südwesteuropa, aber auch andere Gegenden sind zu seiner natürlichen Umgebung geworden. Es wächst bis zu einer Höhe von 1 000 m in Europa, Asien, Indien, einigen Regionen Afrikas und gelegentlich in Nordamerika. Veilchenblätter werden einzeln oder gemeinsam mit den Blüten geerntet, und die Wurzeln werden ausgegraben, wenn die Pflanze Winterschlaf hält.

Wilde Stiefmütterchen wachsen wild in fast allen Teilen der nördlichen Hemisphäre, vor allem in Eurasien und von dort aus östlich über das Altaigebirge bis nach Indien. Sie gedeihen auf Feldern, Weiden, in Gärten, auf kultiviertem Boden, an Flussufern, auf sandigen Hügeln, an Bergen, Dünen und Getreidefeldern. Sie zählen zu dem ersten »Unkraut«, das sich auf brachliegendem Boden niederlässt, und wenn die Pflanzen in großer Zahl auftreten, weist das auf Kalkmangel hin. Sie blühen das ganze Jahr über immer wieder und können einjährig, zweijährig und sogar mehrjährig sein. Kräuterkenner ernten meist die ganze blühende Pflanze ohne Wurzeln.

Sammeln, Trocknen und Aufbewahrung

Die ersten Märzveilchen können in großen Mengen gesammelt werden, ohne die Pflanzen oder ihre Vermehrungsfähigkeit zu gefährden. Tatsächlich stimuliert man die Pflanzen eher zu neuer Blütenproduktion, wenn man die ersten Blüten pflückt. Samentragende Blüten werden erst später im Jahr hervorgebracht und sind gut unter den Blättern versteckt. Veilchenblüten sollten an einem sonnigen Morgen gesammelt werden, bevor sie sich vollständig geöffnet haben, und in große flache Körbe gelegt werden, wobei man sie so wenig wie möglich berühren sollte. Gartenveilchen haben nicht dieselben medizinischen Eigenschaften wie ihre wilden Verwandten. Veilchenblätter werden gesammelt, bevor die Pflanze blüht, und die Wurzeln können zwischen September und November ausgegraben werden. Veilchen müssen so schnell wie möglich an einem trockenen, luftigen Ort getrocknet werden, da ihr Duft flüchtig ist. Zur Not kann man auch künstliche Hitze einsetzen. Sie sollten einzeln auf Papierschichten, Sieben oder Tüchern ausgebreitet und häufig gewendet werden. Die Unterlage sollte (außer bei Sieben) gewechselt werden, wenn sie feucht wird, damit die Blüten während des Trocknungsprozesses ihre Farbe behalten. Ausgebleichte Blüten sind medizinisch wertlos. Getrocknete Veilchen wiegen nur ein Fünftel ihres ursprünglichen Gewichts. Die Wurzeln sollten schnell gewaschen und dann zum Trocknen auf Schnüren aufgehängt werden.

Wilde Stiefmütterchen, die von ungespritzten Roggenfeldern geerntet wurden, sind angeblich medizinisch wirksamer als andere, besonders in der Behandlung von Getreideallergien, Hautkrankheiten und Ausschlägen. Sie sollten morgens an einem sonnigen Tag geerntet und sorgfältig getrocknet werden, um Schimmelbildung zu vermeiden.

Saatguterhaltung und Keimung

Wollen Sie medizinisch wirksame Veilchensorten oder Sorten mit besonders schönen Blüten sortenrein erhalten, müssen diese sorgfältig von anderen Sorten isoliert werden. Ameisen schleppen die Samen mit Vorliebe mit sich herum, weshalb die Pflanzen im Frühjahr immer wieder an den unerwartetsten Stellen hervorkommen und ineinanderwachsen. Deswegen kreuzen sich die verschiedenen Veilchensorten mit großer Sicherheit, wenn Sie sie nicht sorgfältig trennen. Am besten sät man die Samen gleich nach der Reifung auf feuchtem Boden aus und bedeckt sie dann mit Blattkompost.

Veilchensamen sind nur schwer an den Pflanzen zu finden und können vom Garteneuling leicht übersehen werden, weil sie so nah am Boden und von den Blättern verdeckt wachsen. Außerdem entwickeln sie sich erst spät im Jahr. Um sie zu finden, muss man regelrecht auf die Jagd gehen und sollte sie mehrere Tage lang beobachten, um herauszufinden, wann sie wirklich reif sind. Wenn es so weit ist, können sie auf der Stelle ausgesät werden, oder man trocknet die Samenkapseln sorgfältig in einem luftigen, trockenen Raum.

Wilde Stiefmütterchen kreuzen sich meist nicht mit Gartensorten und bringen zur selben Zeit große Mengen an Samen hervor. Samentragende Stiefmütterchen können ohne Wurzeln gesammelt werden. Die Samen lässt man dann an einem sonnigen Platz auf Papier, Tüchern oder Sieben aus feinem Draht ausreifen. Werdende Saatguterhalter sollten nicht vergessen, dass Gartenstiefmütterchensorten meistens erst im zweiten Jahr Samen hervorbringen. Viele wohlmeinende Gärtner säubern ihren Garten im Herbst zu gründlich und nehmen zweijährigen Pflanzen wie Stiefmütterchen, Nachtviole, Fingerhut oder Nachtkerze jede Möglichkeit, die Rosette auszubilden, die sie im nächsten Jahr brauchen, um Blüten und Samen zu produzieren.

☞ FINGERZEIGE FÜR DEN ANBAU

Das Märzveilchen wird auf kommerzieller Ebene für die Herstellung von Veilchenöl angebaut, ist wegen seiner frühen, hübschen Blüte aber auch ein sehr häufiger Anblick in Gärten. Gartenliebhaber züchten schon seit dem 17. Jahrhundert großblühende Gartensorten. Veilchen bringen meist im Frühling ihres zweiten Jahres Blüten hervor und sollten nach jeder Blütesaison ausgewechselt oder umgepflanzt werden, damit ihre Blüten schön aussehen. Veilchen brauchen warmen und feuchten, aber nicht lehmigen Boden mit leicht basischem pH-Gehalt. Im Sommer mögen sie Halbschatten, im Herbst dagegen volle Sonneneinstrahlung. Veilchen fallen schnell der Spinnmilbe zum Opfer, wenn sie zu viel Sonne bekommen. Dies zeigt sich daran, dass die Blätter plötzlich gelb werden. Im Vollschatten gehen sie schnell ein oder verkümmern. Veilchen gedeihen in leicht sandigem, tiefenbearbeitetem Boden, der mit verrottetem Mist, Kompost oder Blattkompost angereichert wurde. Sie reagieren gut auf saubere, frische Luft und leiden unter giftigen Abgasen. Veilchen können auch drinnen auf sonnigen Fensterbrettern gezogen werden.

Die meisten Gärtner ziehen es vor, die Pflanzen zu teilen oder Ausläufer zu verwenden, anstatt sie durch Samen zu vermehren. Veilchensamen keimen sehr langsam und werden häufig von geschäftigen Ameisen weggetragen, bevor sie überhaupt hochkommen konnten. Sie sollten geschichtet oder vor einer winterlichen Frostperiode ausgesät werden. Veilchen, die im April gepflanzt wurden, blühen im September. Pflanzt man sie im Oktober, blühen sie im kommenden Frühjahr. Veilchen gedeihen gut zwischen Wicken und profitieren von einer Mulchschicht aus verrottetem Mist oder Blattkompost. Sie sollten an einem bedeckten, feuchten Tag mit einem Abstand von 30 cm zwischen den Pflanzen gesetzt werden. Am besten hält man sie feucht, indem man einen umgedrehten Blumentopf über sie stülpt, bis sie Wurzeln gefasst haben. Das funktioniert aber nur, wenn Ihr Garten nicht allzu stark von Ameisen heimgesucht wird. Das Beet sollte regelmäßig gejätet und umgegraben werden. Entfernen Sie dabei auch Ausläufer. Einige Gärtner trimmen ihre Veilchen auf ein baumartiges Wachstum. Dazu bindet man mehrere starke Pflanzen an einen tief in die Erde gesteckten Pflock und düngt sie zwei bis drei Jahre lang gut. Während dieser Zeit werden alle Blüten und Ausläufer entfernt. Sobald sich der »Baum« etabliert hat, lässt man die Pflanzen blühen.

Die Samen von Wilden Stiefmütterchen werden von Ameisen verbreitet, weswegen die Pflanzen Jahr um Jahr wiederauftauchen. Am besten keimen sie in der Nähe von Roggen, in der Umgebung von Weizen hingegen fühlen sie sich unwohl. Wilde Stiefmütterchen werden in Gärten manchmal in Massenbepflanzungen eingesetzt, und großblütige Gartensorten werden als Zierde eingepflanzt. Einjährige Wilde Stiefmütterchen sollten im Frühjahr ausgesät werden, Garten- und zweijährige Sorten hingegen im Herbst, damit man ihren Anblick schon früh im Jahr genießen kann. Stiefmütterchen sollten nicht mit Kalk oder Dolomitenkalk gedüngt werden, denn sie mögen keinen Boden mit hohem Kalkgehalt.

GAUMENFREUDEN

Sehr junges Veilchengrün ergibt annehmbares Salatgrün und kann als Frühlingsgemüse gekocht werden. Veilchenblätter gelten als geeignetes Gewürz für Brechbohnensalat und sind reich an Vitamin C und Karotin. *Viola verecunda* wurde früher in China als Gemüsepflanze angebaut.

Veilchenblüten stehen bei Konditoren hoch im Kurs, weil man sie als Naturfarbe verwenden kann und sie gleichzeitig süß riechen und sauer schmecken. Selbst Veilchenblütentee hat eine angenehme lila Farbe, was auch für den Veilchenessig gilt, den Francis Bacon so sehr schätzte. Die alten Römer stellten einen lilafarbenen Wein aus frischen Veilchen her. Außerdem kann man die zierlichen Blüten zu Gelee, Marmelade, Sorbet, Sirup, Eiscreme, Bonbons, Veilchenbutter, Zucker und Likör verarbeiten. Junge Veilchenblüten und -knospen werden kandiert und zur Dekoration auf Kuchen, Gebäck und Pudding gegeben. Veilchenblechkuchen war eine beliebte Süßigkeit, die man einst einnahm, um das Herz zu stärken und die Eingeweide zu kräftigen.

Stiefmütterchenblüten können zu einem hervorragenden herzstärkenden Sirup verarbeitet werden und ergeben hübsche Garnierungen für Gerichte wie Kartoffelsalat, Hüttenkäse, Avocadodips, pochierten Lachs, grüne oder Fruchtsalate. Auch Gartenstiefmütterchen können als Garnierungen oder zur Sirupzubereitung verwendet werden.

Erwähnenswerte Rezepte

Veilchensirup

Ein ausgezeichneter Veilchensirup für Sorbet, Desserts oder Tee wird folgendermaßen hergestellt:
»Man nehme die Blüten des blauen Veilchens, schneide das Weiße ab und gebe auf je ein Pfund Veilchen einen Liter kochendes Wasser und ein Pfund weißen Zucker. Man rühre alles zusammen und lasse es dann in

einem fest geschlossenen irdenen Gefäß vier Tage lang ruhen. Dann gieße man es ab, drücke die Flüssigkeit heraus und erwärme diese vorsichtig über einer kleinen Flamme, bis sie sich zu einem Sirup verdickt.«[155]

Bei dem Weißen, das hier erwähnt wird, handelt es sich um die Blütenkelche, die entfernt werden sollten. Einige Autoren empfehlen, den Sirup in einem verschlossenen Zinngefäß ziehen zu lassen, damit sich Geschmack und Farbe verstärken, und zuletzt noch einige Tropfen Zitronensaft hinzuzugeben.

Kandierte Veilchenblüten

Kandierte Veilchen erfreuen nicht nur den Gaumen, sondern auch das Auge. Ein sehr altes Rezept lautet folgendermaßen:
»Man nehme die verschiedenen Blüten und schneide die Stängel, wenn sie zu lang sind, etwas kürzer. Dann vermische man acht Löffel Rosenwasser mit einem Pfund Zucker und koche das Ganze auf, bis es durchsichtig ist. Wenn es steif wird und abkühlt, tauche man die Blüten hinein, nehme sie sofort wieder heraus und lege sie nebeneinander auf ein Sieb. Bis sie trocken und hart sind, gebe man sie in einem Speisewärmer auf ein Kohlefeuer.«[156]

Köche von heute, die ein Zuckerthermometer besitzen, sollten den Rosenwassersirup auf 115 °C erwärmen und die Blüten eine Minute lang hineintauchen. Ein Backblech im warmen Backrohr kann als Ersatz für den Speisewärmer dienen.

Noch einfacher ist es, ein Eiweiß steifzuschlagen und dann einige Tropfen hochprozentigen Schnaps wie beispielsweise Wodka hinzuzufügen. Bepinseln Sie dann mit einem Küchenpinsel sehr frische und fleckenfreie Blüten mit dem Eiweiß. Als Nächstes werden die Blüten vollständig in eine Schüssel mit weißem Zucker getaucht und dann zum Trocknen vorsichtig auf ein Stück Backpapier oder Butterbrotpapier auf einen Backrohrrost gelegt. Wenn sie vollständig getrocknet sind, werden sie in einem luftdichten Behälter gelagert. Kandiert man eine große Menge Blüten, können diese in einem luftdichten Behälter eingefroren werden, schmecken aber nicht so gut wie frische Blüten.

Veilchengelee und Veilchenmarmelade

Weichen Sie die Veilchenblüten in kochendem Wasser ein. Seihen Sie das Ganze ab und geben Sie so viel Zucker in die Flüssigkeit wie Wasser. Fügen Sie etwas Apfelsaft hinzu und erhitzen Sie die Mischung, bis sie kocht. Kochen Sie sie weiter, bis sie den Gelierpunkt erreicht hat, und füllen Sie sie dann in sterilisierte Gläser ab.

Veilchenbutter

Stellen Sie einen sehr dicken Zuckersirup aus zwei Pfund Zucker und wenig Wasser her, und erwärmen Sie ihn, bis er eine Temperatur von 104 °C erreicht hat oder schwache Fäden zieht. Geben Sie dann ein Pfund zerdrückte Veilchenblüten und ein Pfund Apfelgelee hinein und lassen Sie das Ganze auf sehr kleiner Flamme zehn Minuten lang köcheln, bevor Sie es in sterilisierte Gläser abfüllen.

Veilchenbonbons

Vermengen Sie 1/2 Pfund zerdrückte Veilchenblüten mit einem Pfund Zucker und erwärmen Sie das Ganze auf 118 °C. Heben Sie dann umgehend ein mit Zucker gesüßtes steifgeschlagenes Eiweiß unter und gießen Sie das Ganze in eine mit Butter ausgestrichene Form. Trocknen Sie die Masse ganz langsam in einem lauwarmen Backrohr.

Veilcheneiscreme

Schlagen Sie 400 g Zucker und acht Eigelb auf, bis das Masse cremig ist, und mischen Sie dann esslöffelweise 750 ml kochende Milch unter. Fügen Sie 250 ml frische Sahne und einige Esslöffel Veilchensirup hinzu. Erwärmen Sie das Ganze unter ständigem Rühren langsam, bis es am Löffel (aber nicht am Topfboden!) kleben bleibt. Lassen Sie die Masse nicht kochen, da sie sonst gerinnt. Frieren Sie sie in der Eismaschine oder gießen Sie sie in ein Gefäß und geben Sie sie bei höchster Einstellung in die Gefriertruhe.

Veilchenessig

Entfernen Sie die Stängel von drei Handvoll frischen Veilchenblüten und geben Sie sie in eine Einliterflasche. Füllen Sie die Flasche mit gutem klarem Apfel- oder Weißweinessig auf. Lassen Sie die verschlossene Flasche zwei Wochen lang in der Sonne oder an einer warmen Stelle stehen. Seihen Sie das Ganze dann ab, filtern Sie es durch Filterpapier und gießen Sie es in dekorative, einwandfrei geputzte Flaschen, die Sie anschließend fest verkorken.

HAUSHALTSHILFEN

Die Königin Viktoria war einer der größten Fans des Veilchens und wies ihre Gärtner an, es in großen Mengen für Sträußchen, Kränze und Girlanden anzubauen. Primeln, Veilchen und weiße Rosen wurden bei englischen Hochzeiten häufig ausgestreut, um die Reinheit und Züchtigkeit der Braut zu symbolisieren. Für die Griechen war die Blume ein Symbol für Schönheit und die wandelnde Natur des Lebens. In Lincolnshire war es Brauch, am Karfreitag ein weißes Veilchen im Knopfloch zu tragen. Die Einwohner von Gloucestershire brachten früher keine Veilchen ins Haus, weil sie Angst vor Flöhen hatten. Die alten Römer verwendeten das Veilchen ganz anders: Hier hieß es, dass Veilchenkränze gegen übermäßigen Alkoholgenuss wirken würden.

Alle Veilchen, besonders das gewöhnliche Märzveilchen, können in Potpourris gegeben werden. Außerdem kann man sie zu Kränzen und Girlanden flechten. Die Veilchen, die traditionell in der Parfümindustrie, im Kunstgewerbe oder als Kauwurzeln für zahnende Kinder verwendet wurden, sind keine Veilchen, sondern die Veilcheniris (*Iris germanica var. florentina)*, die nach Veilchen riecht.

ॐ SCHÖNHEITSPFLEGE

Die meisten kommerziellen Veilchenprodukte haben absolut nichts mit Veilchen zu tun und werden aus synthetischen, billigen Essenzen hergestellt. Echtes Veilchenöl ist flüchtig, riecht exquisit und ist dementsprechend teuer. Es wird aus frischen Veilchenblüten und -blättern hergestellt, die kurz vor der Blüte gesammelt werden. Veilchenöl lähmt kurzzeitig den Geruchssinn. Ein billiges, aber authentisches Veilchenbadeöl lässt sich herstellen, indem man wohlriechende Veilchenblüten mehrere Wochen lang in frischem Mandel- oder Jojobaöl ziehen lässt. Veilchenblätter werden als Kompressen verwendet, um müde Augen zu erfrischen, und in Ziegenmilch eingeweichte Veilchenblüten können als Waschlotion dienen. Eine Heilsalbe aus weißem Wachs, Rosenöl und Veilchenöl glättet gesprungene Lippen und aufgeraute Hände.

Eine Teekur aus Stiefmütterchenblättern und -blüten reinigt die Haut von innen und wirkt gegen Hautunreinheiten. Stiefmütterchenblüten finden sich häufig in Gesichtswässern für empfindliche Haut.

Erwähnenswerte Rezepte

Toilettenwasser

Ein süß riechendes Toilettenwasser lässt sich aus einer Mischung süß riechender Blüten wie Rosen, Veilchen und Lavendel, Weißdorn, Orange und Apfel und Kräutern wie Zitronenthymian, Orangenminze oder Zitronenmelisse herstellen. Füllen Sie ein Glas mit den Blüten und Kräutern und bedecken Sie sie mit einem Teil Weingeist und zwei Teilen destilliertem Wasser. Lassen Sie das Ganze fest verschlossen mindestens drei Wochen lang an einer kühlen Stelle ziehen, seihen Sie es dann ab und filtern Sie es durch Filterpapier. Geben Sie, wenn nötig, etwas destilliertes Wasser hinzu, füllen Sie das Ganze in dekorative Fläschchen ab und verschließen Sie diese.

MEDIZINISCHE EIGENSCHAFTEN

»Obwohl das Veilchen süß, die Nessel störend duftet,
Ist jedes Kraut auf seine Weise Medizin.
Das erste klärt den Kopf, der zu viel schuftet,
Heilt Ohnmacht, Fallsucht und erfrischt den Lebenssinn.« [157]

Wie Nicholas Culpeper in seinem Kräuterbuch schreibt, ist das Veilchen *»eine feine, erfreuliche Pflanze der Venus, von sanfter Natur und in keinster Weise* *schädlich«.* Das Kraut ist so mild, dass man es auch Kindern geben kann, die an Halsschmerzen oder Husten leiden. Veilchenblüten haben leicht schleimlösende Wirkung und werden von Kräuterkennern seit Jahrhunderten gegen Husten, Erkältungen, Angina, Keuchhusten, Asthma, Lungenentzündungen und Schwindsucht verschrieben und eingenommen, um die Stimmen von Sängern zu kräftigen. Athener verwendeten einen Veilchenherztrank, um Zornesausbrüche zu mäßigen und Schlaflosigkeit zu heilen, und die Professoren der medizinischen *Schule von Salernum* hielten die Pflanze für äußerst wirksam gegen die Folgen von Alkoholmissbrauch. Veilchen galten als herzstärkend und schmerzlindernd, und es hieß, dass sie ebenso das Gift der Cholera austreiben wie Durst löschen und Fieber senken konnten. In Deutschland, Dänemark, Frankreich und Pennsylvania war der Glaube weitverbreitet, dass man, wenn man die ersten drei Frühlingsveilchen aß, ein Jahr lang keinen Schüttelfrost bekommen könne. In Schlesien hieß es, dass man unter diesen Umständen ein Jahr lang »gutes Blut« haben werde. In Thüringen glaubte man, dass man gesund bleiben würde, wenn man seine Augen mit den ersten drei Frühlingsveilchen berührte. Diese wurden übrigens auch in Kränze gewoben, die Kopfschmerzen und einen »feuchten Kopf« linderten.

Veilchenblätter wurden jahrhundertelang für Umschläge verwendet, um Schwellungen und Verstauchungen zu behandeln. Hippokrates empfahl Veilchenumschläge gegen Kopfschmerzen und Melancholie, und Plinius verschrieb ein Einreibemittel aus Essig und Veilchenwurzeln gegen Gicht und Milzbeschwerden. Einem weiteren antiken Kräuterbuch zufolge half es gegen Kopfschmerzen, sich den Kopf mit frischen Veilchenblättern zu reiben und dabei einen Spruch zu wiederholen. Hildegard von Bingen empfahl Veilchenblattumschläge gegen verschwommene Sicht, was von Otto Brunfels unterstützt wurde, der außerdem Veilchenwasser gegen Fieber, fiebrige Geschwülste, eine hitzige und geschwollene Leber und die fiebrige Beulenpest verschrieb. Er glaubte, dass es wilde Zornesfeuer aus dem Gehirn und Magenschmerzen sowie stechende Herzschmerzen vertreiben würde.

Hildegard von Bingen rühmte den inneren und äußeren Gebrauch von Veilchen als Krebsheilmittel, und Culpeper hielt das Veilchen für: *»kalt und feucht, solange es frisch und grün ist. Es kann verwendet werden, um die Hitze und Fehltemperierung des Körpers zu kühlen, gleich ob von innen oder von außen. Es lindert Kopfschmerzen, die durch Schlafmangel entstanden sind, und Schmerzen, die durch ansteigende Hitze verursacht wurden, wenn man es auf dieselbe Weise oder mit Rosenöl anwendet.«*[158]

Das Wilde Stiefmütterchen wurde vor allem in der Antike als Kindermedizin verwendet, wurde aber auch in der Behandlung von Geschlechts- und Hauterkrankungen und gelegentlich als Aphrodisiakum eingesetzt. Ein Aufguss aus Stiefmütterchen wurde in das Badewasser von Neugeborenen gegeben, oder man gab dem Kind einige Tropfen destilliertes Stiefmütterchenwasser, um allergische Reaktionen auf Getreide und Milch zu verhindern. Kleine Kinder mit Lungenbeschwerden, Asthma, Fieber und Epilepsie wurden ebenfalls mit Stiefmütterchentee oder destilliertem Stiefmütterchenwasser behandelt.

Moderne Medizin

Während der letzten Jahrhunderte hat der Ruf des Veilchens als Heilkraut stark gelitten. Bis vor Kurzem war es wenig mehr als ein Riechsalzkraut, erlebt jetzt aber wieder ein Comeback. Ein Tee aus gleichen Teilen Veilchenblättern, Rotkleeblüten und Ampferblättern wird mittlerweile von einigen Kräuterkennern als Vorbeugemaßnahme gegen Krebs in Kehlkopf, Gebärmutter, Zunge und Lungen verschrieben. Gelegentlich wird er sogar eingesetzt, um die Schmerzen bösartiger Geschwüre zu lindern und um die Ausbreitung des Krebses zu unterbinden. Die Behandlung kann durch eine äußerliche Behandlung mit Veilchenblattumschlägen, -fußbädern oder Veilcheneinreibemitteln unterstützt werden, oder man kann Veilchenblätter essen oder mit ihnen gurgeln.

Wer befürchtet, aufgrund seiner Familiengeschichte oder seiner Arbeitsbedingungen an Krebs zu erkranken, oder zu Allergien neigt, kann es mit einer vorbeugenden Teekur versuchen. Nehmen Sie vier Wochen lang zwei bis drei Mal am Tag eine Teemischung, bestehend aus je gleichen Mengen Veilchen, Klee und Ampfer, ein und wechseln Sie dann für die nächsten vier Wochen zu einem Ringelblumenblütentee, der ebenfalls vorbeugend wirken soll, vor allem gegen Magen-, Leber- und Milzkrebs. Auch ein Tee aus europäischer Mistel ist geeignet. Die Kräuter sind sehr mild und können ohne schädliche Nebenwirkungen mehrere Monate lang eingenommen werden.

Veilchenwurzeln sind saponinreicher als die Blätter und Blüten und deswegen stark abführend. Unter medizinischer Aufsicht können sie eingenommen werden, um anhaltenden Husten zu behandeln, die Gifte aus kontaminierten Nahrungsmitteln aus dem Körper zu ziehen, und hartnäckige Verstopfungen und Nierensteine zu lösen. Veilchensamen sind ebenfalls stark abführend und werden bei Nierensteinen und -gries verschrieben. Veilchenblätter haben leicht abführende Wirkung, und die Blüten sind sogar noch milder. Ein Tee aus Veilchenblättern und -blüten kann selbst Kindern mit Verstopfungen verabreicht werden.

Außerdem wirkt er schweißtreibend und fiebersenkend. Jung und Alt hilft er gegen Erkältungen, Husten und Halsschmerzen.

Ein homöopathisches Präparat aus blühendem Veilchen wird gegen krampfartigen Husten, Augen- und Ohrenschmerzen, Handgelenkrheumatismus sowie Verspannungen im rechten Handgelenk und Schmerzen in den Fingergelenken verabreicht.

Umschläge aus frischen jungen Veilchenblättern können auf Geschwüre, Wunden und Ausschläge gelegt werden. Veilchenöl wird wie Rosenöl in die Schläfen einmassiert, um Kopfschmerzen und Fieber zu lindern. Veilchenessig, -kaltkompressen und -tinkturen können für dieselben Zwecke sowie gegen Schwellungen und Rheumaschmerzen angewendet werden. Geschwollene Mandeln und Halsschmerzen lassen sich mit einem Gurgelwasser aus Veilchenblättern behandeln.

In der chinesischen Medizin werden Veilchen (*Viola yedoensis*) verwendet, um Hitze zu vertreiben, heiße Schwellungen zu kühlen und Schwellungen an Augen, Ohren und Hals zu behandeln. Außerdem setzt man sie gegen Ziegenpeter ein.

Die medizinische Wirkung des Wilden Stiefmütterchens ähnelt der des Veilchens, das Stiefmütterchen hat aber stärkere blutreinigende Eigenschaften als ihr süß duftender Verwandter. Stiefmütterchenwurzel- und -samentee können als Brechmittel und starkes Abführmittel eingesetzt werden. Ein Tee aus der blühenden Pflanze wirkt schweißtreibend, löst Nierensteine und -gries auf und reinigt die Nieren. Erkältungen, Husten, Katarrhe und Rheumaschmerzen lassen sich ebenfalls mit Tee aus Wildem Stiefmütterchen bekämpfen. Außerdem wirkt er gegen Akne, Ausschläge, Skrofulose und allergische Verdauungs- und Hautprobleme.

Während Stiefmütterchentee Kindern ohne Bedenken verabreicht werden kann, sollte man ihnen die Tinktur aus Wildem Stiefmütterchen allerdings nur tropfenweise geben. Die Wirksamkeit der Pflanze gegen Milch- und Getreideallergien und Neurodermitis sollte dringend genauer untersucht werden, da sie zu den wenigen Kräutern zählt, die sich in diesem Bereich als hilfreich für Kinder erwiesen haben. Das frische oder das getrocknete Kraut kann, mit Honig vermengt, auf Wunden und Ausschläge gegeben werden, und die Tinktur der blühenden Pflanze wird auf Hautbläschen angewendet. Ein Tee für Erwachsene besteht aus 15 bis 30g der Blätter und Blüten des Wilden Stiefmütterchens auf einen Liter kochendes Wasser. Über einen Zeitraum von maximal drei bis vier Wochen kann man zwei bis drei Tassen am Tag trinken.

Stiefmütterchen werden, gleich dem frischen Kraut, homöopathisch gegen Ekzeme, Milchschorf und andere Hautbeschwerden verschrieben. Sie sollten vor allem dann eingesetzt werden, wenn der Urin einen starken, katerurinähnlichen Eigengeruch aufweist.

Besondere Heilmittel

Kinder-Hustentee

Eine milde Teemischung gegen Hustenreiz bei Kindern besteht aus einem Teil Wildkirschenstängeln, einem Teil Thymianblättern, zwei Teilen Ampferblättern, einem Teil Kamillenblüten und zwei Teilen Veilchenblättern. Kochen Sie einen Teelöffel Kräutermischung in 1/4 l Wasser auf, lassen Sie den Tee zehn Minuten lang ziehen und seihen Sie ihn dann ab. Wahlweise kann er mit Honig gesüßt werden. Er wird teelöffelweise nach Bedarf verabreicht. Stärker in der Wirkung, aber geschmacklich unangenehmer wird der Tee, indem man eine Prise Sonnentau (*Drosera rotundifolia*), drei Teile Lungenkraut (*Pulmonaria officinalis*), zwei Teile Spitzwegerichblätter und einen Teil fein gehackte Süßholzwurzeln (*Glycyrrhiza glabra*) hinzufügt.

Tee gegen Hautprobleme

Wer zu Hautausschlägen, Ekzemen oder Akne neigt, kann deren Auftreten durch einen Tee verhindern, der aus je einem Teil Walnussblättern (*Juglans regia*), Erdrauch (*Fumaria officinalis*) und Wildem Stiefmütterchen besteht. Der Tee sollte zwei bis drei Mal im Jahr für zwei oder drei Wochen dreimal täglich eingenommen werden.

VEILCHEN UND STIEFMÜTTERCHEN IN HAUS UND HOF

Veilchenblüten enthalten viel Nektar und sind bei Bienen sehr beliebt. Auch Schmetterlinge lieben die Blüten und legen manchmal so viele Eier im Stängel ab, dass er platzt. Sowohl Veilchen als auch Stiefmütterchen werden in Fachtests verwendet, um den Säure- oder Alkaligehalt von Substanzen zu ermitteln. Wachsen auf einem Feld auffällig viele Stiefmütterchen, ist dies ein klares Zeichen dafür, dass der Boden zu wenig Kalk enthält.

Dem bäuerlichen Aberglauben nach bringt es Unglück, entweder die ersten Veilchen des Jahres oder weniger als eine ganze Handvoll des Krauts ins Haus zu bringen. In Worcestershire waren die Enten und Entenküken vom Tode bedroht, wenn man weniger als eine Handvoll Veilchen mit nach Hause brachte. In Bayern hieß es, dass die Gänseküken schneller schlüpften, wenn man der brütenden Gans Veilchen unterschob.

Verwendung in der Tiermedizin

Tee oder Tinktur aus Wilden Stiefmütterchen kann schädlich für Katzen sein, eignet sich aber in kleinen Mengen für Hunde mit Herzbeschwerden. Pferde, Windhunde und Tauben, die unter Rennstress leiden, reagieren gut auf das Kraut, sei es als Aufguss oder als Honigsirup.

NEBENSÄCHLICHES UND WISSENSWERTES

Bei den alten Griechen war das Veilchen der Persephone geweiht, und man streute die Blüten auf die Gräber von Jungfrauen und Jungen, die nach ihrem dritten Lebensjahr gestorben waren. Seitdem wird das Veilchen mit dem Tod der Jungen und Unschuldigen assoziiert. Magier verwendeten Veilchenwurzeln als Räucherwerk, um den Eintritt in die Geisterwelt zu erleichtern. Noch heute heißt es, dass Veilchen auf den Gräbern von Jungfrauen besonders gut gedeihen, und die Wenden glaubten, dass die Pflanze in Wahrheit eine verzauberte junge Frau sei. Alle zehn Jahre verwandelt es sich in der Walpurgisnacht (der Nacht auf den 1. Mai) angeblich in eine Jungfrau zurück. Konnte ein Mann die Blüte im richtigen Moment auf die rechte Weise pflücken, würden die Jungfrau und ihr Schatz ihm gehören.

In Athen wurde das Veilchen schon lange vor der Geburt Christi angebaut und war einst sogar Symbol dieser Stadt. Auch die Römer verehrten das Veilchen. In Arabien sagt man von seiner Geliebten, dass sie Augen wie Veilchen habe, und Gerard fand, dass das Veilchen: *»die Erinnerung an Ehrlichkeit, Anmut und alle guten Tugenden in einem großzügigen und edlen Mann weckt: Denn es wäre ein unansehnliches und verdorbenes Ding (wie ein gewisser weiser Mann einst sagte), auf ein hübsches und schönes Ding zu schauen und nicht das Edle, sondern etwas Verdorbenes und Missgestaltetes zu sehen.«*[159]

Die symbolische Bedeutung des Veilchens hat seitdem nichts von ihrer Wichtigkeit verloren. Es findet sich auf vielen Wappen, und die Roma und Sinti von heute betrachten es als Symbol für Unsicherheit und Ruhelosigkeit.

Zu Beginn des 13. Jahrhunderts befahl ein österreichischer Herzog seinen Untertanen, die Ufer der Donau nach dem ersten Veilchen abzusuchen. Die keuscheste Jungfrau seines Reiches wurde geschickt, um die Blüte zu pflücken, und brachte sie mit einer großen Zeremonie zum Hof.

Der Minnesänger Neidhart von Reuental dichtete auf diesen Veilchenbrauch eine deftige Parodie, die aber mit einer poetischen Strophe beginnt:
»Urlaub hat der Winter
Und auch der kalte Schnee.
Der Sommer ist gesünder,
Am Anger blüht der Klee
In süßer Üppigkeit.
Ihr Ritter, edle Frauen,
Ihr sollt in Frühlingsauen
Nach ersten Veilchen schauen –
Der Mai ist wunderschön.
Begrüßt die Sommerzeit
In ihrem bunten Kleid,
So reich und angenehm.
Jetzt will ich auf der Weide
Das erste Veilchen finden.
Herrgott, mach mir die Freude,
Damit wir überwinden
Das Leid der Winterzeit.«

In Böhmen krönte man die Pfingstkönigin mit einer Girlande aus den ersten Veilchen und Gänseblümchen. Ein Kräuterbuch aus dem zehnten Jahrhundert beschreibt diese ersten Veilchen als besonders wirksam gegen bösartige Geister.

In Deutschland wurde das Wilde Stiefmütterchen, das auch als Dreifaltigkeitskraut bekannt ist, am Trinitatisfest (dem Sonntag nach Pfingsten und 50. Tag nach Ostern) zusammen mit anderen Kräutern in die Kirche getragen, um es segnen zu lassen. Die Dreifaltigkeitskräuter galten als besonders wirksam gegen Krankheiten von Tier und Mensch. Früher bereitete man Liebestränke mit Stiefmütterchen zu, und ein magisches Heilmittel gegen Schwindsucht wurde aus

Stiefmütterchen gebraut, die am Johannistag zwischen elf und zwölf Uhr vormittags gepflückt wurden. In Transsilvanien badete man die Neugeborenen in einem Bad aus Wilden Stiefmütterchen, um sie gegen Krankheiten und böse Einflüsse zu schützen.

In England war es früher Brauch, seinen weiblichen Hausangestellten zu Ostern ihren Lohn auszuzahlen und ihnen ein Paar Handschuhe zu schenken. Aus diesem wirtschaftlichen Brauch erwuchs die Tradition, am Valentinstag um Handschuhe zu bitten. In Oxfordshire sprachen die jungen Frauen die Männer am Valentinstag früher mit dem folgenden Reim an:
»Die Rose ist rot, das Veilchen blau,
Der Goldlack süß, und du bist es auch.
Das sind die Worte, die ich mag
Und ein neues Paar Handschuh zum Ostertag.«[160]

Dieser Reim ist die Quelle der zahlreichen »Rosen sind rot, Veilchen sind blau»-Gedichte und -Reime.

Auch in der Schweiz zahlte man seine Hausangestellten im Frühling aus, wenn die Veilchen blühten. Die Kinder sangen dann folgenden Reim:
»Vise-Vischöli, Meister gimmers Löhli!
Leg de Seckel uf de Tisch und gimmer, wa'd'mer schuldug bisch!«[161]

Veilchen und Stiefmütterchen und die Kunst der Weissagung

Im Volksglauben gab es eine enge Verbindung zwischen Veilchen und Frühling. Sie dienten als Omen für das kommende Jahr. In Bayern hieß es, dass die Ernte früh erfolgen werde, wenn die Veilchen vor dem St.-Josephs-Tag am 19. Mai erblühten. Hatten sie lange Stängel, würde auch der Lein hoch wachsen, und wenn sie am 8. Juni noch immer blühten, würde das Korn angeblich einer Krankheit zum Opfer fallen und die zweite Heuernte mager ausfallen. Einem englischen Glauben zufolge war es ein sicheres Zeichen für Seuchen oder Epidemien, wenn Rosen und Veilchen im Herbst blühten.

In Böhmen glaubte man, dass Veilchen nach dem ersten Gewitter des Jahres ihren süßen Geruch verlieren würden. Das ist sogar richtig, denn Märzveilchen blühen nur bis Sommeranfang, und die nachkommenden Veilchen sind geruchlos. Der bayrische Glaube, dass man Sommersprossen bekommt, wenn man an den ersten Veilchen des Jahres riecht, ist wohl deswegen entstanden, weil die Märzsonne sehr schnell Sommersprossen hervorruft, und Leute, die die ersten

Veilchen finden, verbringen meist viel Zeit im Freien und in der Sonne. Isst man die ersten Veilchen, schadet das angeblich dem Geschmackssinn oder verleiht Mundgeruch. In Frankreich nennt man die Blume auch *Violette folle* (»verrücktes Veilchen«), und in Deutschland trug sie früher den Beinamen *Dulle Vyoliken,* weil man glaubte, dass jeder, der an den ersten Frühlingsveilchen roch, Frühjahrsmüdigkeit oder Wahnvorstellungen bekam. In Sachsen brachten Kinder keine Stiefmütterchen mit ins Haus, weil sie Angst hatten, ihre Mütter zu töten.

Legenden

Das Veilchen war zu verschiedenen Zeiten Persephone, Pan, Aphrodite, Priapus, Saturn und dem nordgermanischen Kriegsgott Tyr geweiht. Im alten Griechenland ehrte man die Hausgötter mit den Blumen und webte sie in die Saturnalien-Girlanden. Einer der altgriechischen Namen für das Veilchen lautet *priapeion*. Nach John Gerard beschenkten die ionischen Nymphen Jupiter mit Veilchen, und eine Geschichte erzählt, dass Zeus seine Geliebte Io in eine Kuh verwandelte, um sie vor Heras Eifersucht zu schützen, und dass Veilchen aus der Erde sprossen, damit sie etwas zu fressen hatte. Seit diesem Tag tragen die lilafarbenen Blüten ihren Namen. Einer weiteren Legende nach verwandelte Apollo die Tochter des Atlas in ein Veilchen, als sie versuchte, sich vor ihm zu verstecken.

Hinter jedem der zahlreichen Volksnamen des Stiefmütterchens steckt eine Geschichte. Der Name Dreifaltigkeitskraut entstand wegen ihrer dreifarbigen Blüten und ihrer Verwendung am Trinitatistag. Einer Pfälzer Legende nach roch das Wilde Stiefmütterchen einst ebenso gut wie das Märzveilchen. Man pflückte es wegen seines süßen Geruchs, auch wenn man dafür die Getreidefelder niedertrampeln musste. Das Wilde Stiefmütterchen betete daraufhin zur heiligen Dreifaltigkeit und bat darum, seinen Duft zu verlieren, damit das Getreide verschont bleibe. Das Gebet wurde erhört, und von da an nannte man das Kraut nach der Trinität.

In der Ukraine kennt man die Pflanze als »Bruder und Schwester«. Der Legende nach heirateten einst ein Bruder und seine Schwester, die nicht wussten, dass sie verwandt waren. Als sie die Wahrheit herausfanden, waren sie so entsetzt, dass Gott sich ihrer erbarmte und sie in ein Stiefmütterchen verwandelte.

ஐ LITERARISCHE ERWÄHNUNGEN

»Wenn Primeln gelb und Veilchen blau
Und Maßlieb, silberweiß im Grün,
Und Kuckucksblumen rings die Au
Mit bunter Frühlingspracht umblühn,
Des Kuckucks Ruf im Baum erklingt
Und neckt den Ehemann, wenn er singt:
Kuku, Kuku, Kuku; der Mann ergrimmt,
Wie er das böse Wort vernimmt.«

Nach: Shakespeare: »Liebes Leid und Lust«,
5. Aufzug, 2. Szene, übersetzt von Graf Baudissin

»Die Primel ist ein Bauernkind,
Das Veilchen eine Nonne.
Ich lieb die Rosenkönigin,
Die schönste unter der Sonne.«

Nach: Thomas Hood: »Flowers«

»So weint nicht, meine Dame, weint nicht mehr,
Die Tränen fließen zu spät,
Das gepflückte Veilchen heilt nimmermehr,
Selbst wenn süßer Regen drauf niedergeht.«

Nach: Anonymous: »The Friar of Orders Gray«

Die Rose duftet, doch sie verblasst mit der Zeit,
Das Veilchen ist süß, doch schnell ihre Blüte vorbei.
Der Kopf der Lilie neigt sich zur Vergänglichkeit
Und der Schnee schmilzt dahin in der Sonne des Mai.

Nach: Theocritus: »The Despairing Lover«

»Oh, grausame Liebe! Warum muss ich denn
dein Höhnen ertragen, wenn
Ich vor Sehnsucht verbrenn'?
Deine Medizin ist doch sicherlich
Für alle gemacht – außer für mich.
Ich verlass dich und wende den kranken Sinn
Den Stiefmütterchen zur Linderung hin.
Ihr macht mein Herz so heiter und leicht,
Was die Liebe bei mir bestimmt nie erreicht.«

Nach: Robert Herrick: »To Pansies«

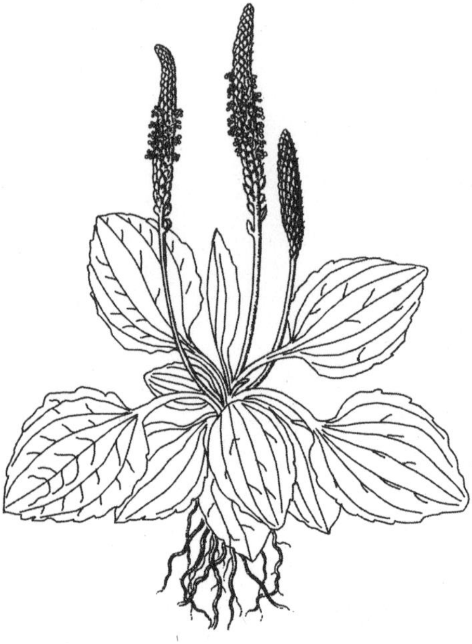

Wegerich

ETYMOLOGISCHES

Der Wegerich ist eine trittfeste Pflanze und gedeiht auch an häufig begangenen Stellen – daher sein deutscher Name. Die botanische Bezeichnung *plantago* hat sich aus dem lateinischen Wort *planta* entwickelt, das »Sohle« oder »Fußabdruck« bedeutet, und bezieht sich offensichtlich auf die breiten, fußförmigen Blätter der Pflanze. Die botanischen Terme *lanceolata, media* und *major* beschreiben die Größe und Form der Blätter.

Es gibt viele verschiedene Wegeriche. Der Breitwegerich (*Plantago major)* ist der wohl bekannteste, gefolgt vom Mittleren Wegerich, dem (*Plantago media)*, und dem Spitzwegerich (*Plantago lanceolata)*. Zu den weiteren Wegerichen zählen, um nur einige zu nennen, der Strandwegerich (*Plantago maritima*), der Sandwegerich (*Plantago arenaria*), der Hirschhornwegerich (*Plantago coronopus*), der Indische Flohsamen (*Plantago ovata*) und das einjährige Flohkraut (*Plantago afra*). Alpenwegerich (*Plantago alpina*) wächst bis zu einer Höhe von 1 800 m oder mehr und gilt als am besten geeignet für medizinische Zwecke. Im Südwesten der USA werden wegen ihrer Samen *Plantago wrightiana* und *Plantago rhodosperma* angebaut. Alle Wegeriche zählen zur Familie der Wegerichgewächse (*Plantaginaceae*), und die meisten von ihnen sind mehrjährig.

Volksnamen

Plantago major – **Breitwegerich**

Deutsch:	Wegerich, Wegtritt, Sündenkraut, Lügenblatt, Heudieb, Breitblättriger Wegerich, Großer Wegerich, Wegebreit, Wegeblatt, Wegetrene, Rippenblatt, Saurüssel, Mausöhrle, Ackerkraut, Gemeiner Wegerich, Schafszunge
Englisch:	Plantain, Ribgrass, Ripple grass, Plantine, Land Plantine, Cart-track-plantain, Waybroad, Waybread, Snakeweed, Rat's tail, Pony's tail, Cuckoo's bread, Canary food, Birdseed, Wayberry, Hard heads, Healing blade, Poverty grass, Boots and stockings, Scent bottles, Ashy pokes, Soldiers, Fighting cocks, Englishman's foot, Lamb's foot, White man's foot
Altenglisch:	Wegbráde
Französisch:	Plantain
Italienisch:	Piantaggine
Russisch:	Podorožnik bol'šoy
Dänisch:	Laegeblad
Schwedisch:	Läkeblad
Irisch:	Slán lus, Cabbag Parick

Plantago lanceolata – **Spitzwegerich**

Deutsch:	Spitzfederich, Spitzfedrich, Spießkraut, Schlangenzunge, Katzenstühlchen, Hundsrippen, Lügelblattl, Lungenblattl, Heufressa, Ripplichrut, Rossrippe, Spitzwegeblatt, Wegetritt, Aderblatt, Aderkraut, Heilwegerich, Siebenrippe, Wundwegerich, Nervenkraut, Lungenblatt, Heilkraut, Fünfaderkraut, Zuckerbrot
Englisch:	Narrow-leaved Plantain, Ribwort, Ribwort-Plantain, Ribble grass, Black Plantain, Black boys, Blackjack, Nigger's heads, Blacksmiths, Chimney sweep, Sweep's brushes,

	Gypsy, Tinker-tailor grass, Lords and Ladies, Swords and spears, Conqueror flowers, Jack straws, Baskets, Clock, Conkers, Carl Doddy, Long plantain, Snake plantain, Lamb's tongue, Goosetongue, Hen plant, Wendles, Kemps, Kempseed, Cocks
Französisch:	Plantain lancéolé, Bonne femme, Oreille de lièvre, Herbe à cinq cotês
Spanisch:	Llanten
Italienisch:	Lanciuola, Mestolaccio, Arnoglossa
Russisch:	Podorožnik lancetnyj

Plantago coronopus – **Hirschhornwegerich**

Deutsch:	Hirschhornsalat, Schlitzwegerich, Schlitzblattwegerich, Mönchsbart, Kapuzinerbart, Ziegenbart, Krähenfußwegerich
Englisch:	Buck's horn plantain, Hart's horn plantain, Star of the earth
Französisch:	Corne de cerf
Italienisch:	Coronopo
Spanisch:	Cuervo di ciervo, Estrellamar
Russisch:	Koronopus

ÄUSSERE MERKMALE

Breitwegerich wird bis zu 30 cm hoch und hat faserige gelbliche Wurzeln, die an einem kurzen Rhizom hängen, das aussieht, als habe man ein Stück davon abgebissen. Die Blätter wachsen in Form einer Rosette aus dem Boden.
Der Mittlere Wegerich weist eine flach auf dem Boden aufliegende Blattrosette auf. *»Die Blätter sind breit, groß und oval, an den Rändern gewellt und weisen sieben (fünf bis elf) lange Nerven auf, die ihre gesamte Länge durchziehen, und auch den breiten, hohlen Stängel bis in die Wurzel hinein.«*[162] Die Blätter und Wurzeln haben keinen besonderen Geruch und schmecken salzig, grasig und leicht zusammenziehend. Wegerichblüten sind an einem einzelnen Blütenstängel zusammengehäuft, der mindestens so lang ist wie die Blätter der Pflanze. Die Blüten sind winzig und grün, lila, rosa oder braun.

Spitzwegerich wird ebenfalls höchstens 30 cm hoch und hat lange, spitze Blätter mit drei bis sieben stark heraustretenden Adern, die ihnen das Aussehen von Kordsamt verleihen, und gleich diesem Stoff werden die Blätter mit dem Alter kraus. Ihr Durchmesser beträgt selten mehr als 2,5 cm, und sie sind dunkelgrün. Am Fuß der Rosette sind sie wollig. Wie auch beim Breitwegerich trägt ein einzelner Blütenstängel eine einzelne Ähre unauffälliger Blüten, die eine undefinierbare Farbe aufweisen und winzige Samen hervorbringen.

STANDORT, JAHRESZEIT UND NÜTZLICHE PFLANZENTEILE

Wegeriche wachsen in fast ganz Europa, Nord- und Mittelasien, Nord- und Südamerika, Australien, Neuseeland und Nordafrika bis zu einer Höhe von 2 000 m. Sie gedeihen auf sandigem, verdichtetem oder steinigem Boden, aber auch auf kultiviertem Grund und feuchtem Grasland. Sie sind ein sehr widerstandsfähiges Unkraut. Es heißt, dass der weiße Mann das Kraut, das ihm auf Schritt und Tritt folgte, mit in die Neue Welt brachte, wodurch der englische Name *White man's footstep* entstand. Wegerich blüht meist von April bis in den September hinein.

Sammeln, Trocknen und Aufbewahrung

Wegerichblätter sollten kurz, bevor sich die Samen bilden, also von April bis Mai oder Juni, über der Wurzel abgeschnitten werden. Dabei ist sorgfältig darauf zu achten, dass die Pflanze nicht verletzt wird. Wegerichwurzeln können im Frühling geerntet werden, und die Samen werden gesammelt, wenn sie reifen.

Wegerichblätter müssen direkt nach dem Sammeln getrocknet oder weiterverarbeitet werden. Sie werden in sehr dünnen Schichten auf Tüchern oder Sieben ausgebreitet und so schnell wie möglich getrocknet, wenn nötig auch mit künstlicher Hitze. Entfärbte oder verdunkelte Blätter müssen aussortiert werden, da sie medizinisch wirkungslos sind. Die Wurzeln können an einer Leine in einem luftigen Raum getrocknet werden. Wegerichsirup hält sehr lange und kann an einem dunklen, kühlen Ort mehrere Jahre lang gelagert werden. Wegerichsaft hält für kurze Zeit im Kühlschrank.

Saatguterhaltung und Keimung

Wegerichsorten werden mit Ausnahme einiger weniger Sorten, die besonders zarte und heilkräftige Blätter aufweisen, nicht für die Sortenerhaltung vermehrt. Die zu erhaltenden Sorten kreuzen sich mit wilden Sorten und müssen isoliert werden, wenn die Sortenreinheit erhalten bleiben soll. Die Samen sind leicht zu sammeln, da sie in einer Ähre auf dem Blütenstängel sitzen, aber einige von ihnen fallen heraus, und die aus ihnen entstehenden Pflanzen sollten umgehend entfernt werden, damit keine Verwechslungen zwischen wilden Sorten und Kulturpflanzen entstehen. Hirschhornwegerich wird häufig als Wintergemüse angebaut. Die Pflanze bildet nur selten schon früh im Jahr Samen aus, weswegen die Saatguterhaltung schwierig ist. In manchem Klimagebiet ist es ratsam, ihn in einem Gewächshaus zu ziehen, um Samen ernten zu können.

☞ FINGERZEIGE FÜR DEN ANBAU

Wegerich wird wegen seines Rufes eines hartnäckigen und zähen Unkrauts nur selten in Gärten angebaut. Zumeist wächst er wild an Gartenwegen, Wegesrändern und auf Kiesboden. Er wächst gerne in der Nähe von Rotem Klee.

GAUMENFREUDEN

Die jungen Blätter der meisten Wegeriche sind essbar und können als Grüngemüse gekocht oder gedämpft werden. Außerdem kann man sie gehackt in Suppen und Salate geben. Es empfiehlt sich, vor dem Kochen die Fasern aus den Blättern zu entfernen oder sie nach dem Kochen zu pürieren und durch ein Sieb zu drücken. Wegerichblätter waren in China einst ein verbreitetes Küchengemüse, und der Hirschhornwegerich wurde in Europa als Wintergemüse angebaut. Die Blätter werden nach dem Winter geerntet, wenn sie noch jung und zart sind. Alle Wegerichblätter werden später im Jahr rau, sehnig und ungenießbar. Als Notmahl können die Samen geröstet oder zu Mehl verarbeitet werden. Roh gegessen wirken sie abführend, verlieren diese Wirkung aber, wenn sie gekocht werden.

Indische Flohsamen *(Plantago ovata)* sondert beim Kochen eine gelatineartige Substanz ab, die als Zusatzstoff für Eiscreme und Medikamente verwendet wurde. Aus den Samen wird in Indien ein Getränk hergestellt.

HAUSHALTSHILFEN

Spitzwegerich wurde früher verwendet, um eine klebrige Substanz herzustellen, mit der man Musselin und Leinen stärkte. Die frischen Blätter wurden in Wasser eingeweicht, das man dann als Wäschestärke verwendete. Wegerichfasern wurden gelegentlich auch zum Spinnen und Weben benutzt.

ॐ SCHÖNHEITSPFLEGE

Wegerichaufguss kann als Hautreinigungsmittel dienen. Außerdem kann er auf die Brust aufgetragen werden, um die Haut zu stärken und zu straffen. Fynes Moryson bemerkte 1617 in seinem *Itinerary*: *»Von den Paduanern heißt es, dass sie Frauen mit kleinen Brüsten lieben, weswegen ihre Frauen den Saft des Wegerichs benutzen, um sie vom Wachsen abzuhalten.«*

MEDIZINISCHE EIGENSCHAFTEN

»Und du, Wegerich, Mutter der Kräuter, nach Osten geöffnet, innen mächtig; Karren fuhren über dich hinweg, Königinnen ritten über dich, über dir weinten Bräute, schnaubten Ochsen. Ihnen allen widerstehst und widerstandest du; So widerstehst du auch Gift und Ansteckung und dem Feind, der über das Land fährt.«

Aus dem angelsächsischen Neunkräutersegen, Z. 7–13

Es gibt so gut wie keine Krankheit, die nicht irgendwann einmal mit dem einen oder anderen Wegerich behandelt wurde. In der Antike gab es ein Buch, das nur von den Heilkräften des Wegerichs handelte, und Pseudo-Apuleieus zählte alleine für den Breitwegerich 24 medizinische Eigenschaften auf. Nach Plinius ist Wegerich so wohltuend, dass er Fleisch zusammenwachsen lässt, auch nachdem es zerschnitten und gekocht wurde. Kräuterkenner im alten China lobten den Breitwegerich ebenfalls und verwendeten ihn, um die Augen zu reinigen und die Sehkraft zu stärken, Husten zu lindern, Nieren zu reinigen und die Fruchtbarkeit von Frauen und insbesondere Männern zu steigern.

Zu den vielen Krankheiten, die im Laufe der Jahre mit Wegerich behandelt wurden, zählen die Pest, tertiäres und quartäres Fieber, psychische Erkrankungen, Schüttelfrost, Kopfschmerzen, Wechseljahrsbeschwerden, Gicht, Leberverhärtung, Probleme beim Wasserlassen, Schilddrüsenfehlfunktionen, Tuberkulose, Wurmbefall, blutige Ausflüsse und Husten. Die Blätter wurden auf Schnittverletzungen aufgelegt, und frühe Chirurgen bereiteten ein Wegerichwasser zum Desinfizieren von Wunden zu. Wegerichblätter und Wegerichkompressen wurden bei Gicht, Podagra, Geschwüren, Verbrennungen, Furunkeln, Fisteln, Karbunkeln, geschwollenen und schmerzenden Füßen und den Bissen von Schlangen und tollwütigen Hunden und Skorpionstichen aufgelegt. Außerdem wurden sie gegen Flechtengrind, Kopfschmerzen, Hämorrhoiden, Bauch-, Ohren- und Zahnschmerzen, taube Gliedmaßen und Bindehautentzündung verschrieben. Die Wurzeln des Wegerichs wurden in die Backentaschen gelegt, um Zahnschmerzen vorzubeugen. In England band man sie den Patienten um den Hals, um Kopfschmerzen, Schilddrüsenerkrankungen bei Kindern, Rachitis und Fieber zu heilen. Bayrische Volksheiler rieten Personen mit häufigen Kopfschmerzen, eine ungleiche Zahl an Wegerichwurzeln mit weißem Faden in weißen Stoff zu nähen und sich das Amulett mit einem blauen Band um den Hals zu hängen, wenn der Mond aufging. Das Amulett musste am nächsten Tag entfernt werden, während die Sonne aufging. Der Patient sagte dann drei Ave-Maria auf und warf das Amulett in einen schnell fließenden Fluss.

In Bayern hängte man an Rachitis erkrankten Mädchen drei Wegerichwurzeln um den Hals. Jungen mit derselben Krankheit bekamen zwei Wurzeln, die drei Tage lang getragen und dann verbrannt wurden. Dioskurides empfahl, bei tertiärem oder Drei-Tage-Fieber drei Wegerichwurzeln, drei Gläser Wasser und drei Gläser Wein einzunehmen. Bei quartärem oder Vier-Tage-Fieber wurden sie vierfach konsumiert. In Deutschland band man Patienten mit tertiärem Fieber drei Wurzeln auf den Rücken oder nähte drei Wegerichblätter unter dem Bett ein.

Einem Sprichwort zufolge hat der Wegerich 99 Wurzeln, von denen jede eine bestimmte Art von Fieber heilen kann. Hildegard von Bingen empfahl, sich sieben Wegerichwurzeln oder Wegerichstängel, die vor dem Sonnenaufgang ausgegraben worden waren, um den Hals zu binden und über den Rücken herabhängen zu lassen, um Fieber zu heilen. In der Pfalz gab man Fieberkranken einen Wegerichwurzelsaft zu trinken und band vor Sonnenaufgang fünf Wegerichwurzeln unter ihrem Bett fest. Am ersten Tag musste der Patient fünf Paternoster aufsagen, am zweiten Tag vier, am dritten drei und so weiter, bis das Fieber vertrieben war.

Moderne Medizin

Auch wenn man heutzutage keine dieser Kuren mehr benutzt, stehen die Wegeriche in hohem medizinischem Ansehen. Alte Autoritäten hielten den Breitwegerich für wirksamer, heutzutage werden der Spitz- oder Alpenwegerich bevorzugt. Spitzwegerich ist ein starkes Reinigungskraut und wird häufig als Frühlingskur in Tee-, Saft- oder Sirupform verabreicht. Außerdem reinigt er die Nieren, den Magen und die Leber und besonders die Lunge. Er senkt Fieber und ist deswegen ein unverzichtbares Medikament gegen Infektionen und fiebrige Atemwegserkrankungen. Wer mit dem Rauchen aufhört, sollte Wegerich einnehmen, um einen Teil der Teerablagerungen aus den Lungen zu entfernen. Nur Lungenkraut (*Pulmonaria officinalis*) ist mit der Lungenwirkung des Wegerichs gleichzusetzen.

Ein homöopathisches Präparat, das aus der gesamten Spitzwegerichpflanze gewonnen wird, wird gegen Nervenschmerzen, Skrofulose, Atemwegsprobleme und Zahn- und Ohrenschmerzen verschrieben. Breitwegerich wird verwendet, um Blähungen, Hautentzündungen, Impotenz und Kopf-, Ohren- und Zahnschmerzen zu behandeln. Außerdem ist er ein wichtiges Heilmittel gegen Bettnässen.

Alle Wegeriche sind hervorragende Wundkräuter. Kräuterpfarrer Sebastian Kneipp bemerkte hierzu: *»Wie mit Goldfäden näht der Wegerichsaft den klaffenden Riss zu, und wie an Gold sich nie Rost ansetzt, so flieht dem Wegerich jede Fäulnis und faules Fleisch.«*[163] Für die Behandlung von Wunden sollten die Blätter gestampft oder gequetscht und dann als Erste-Hilfe-Verbände auf Schnittverletzungen, Verbrennungen, Nesselverbrennungen, rheumatische Stellen oder Hautverfärbungen aufgelegt werden. Insektenstiche sollten so schnell wie möglich mit Wegerichtinktur befeuchtet werden. Die Blätter können auch auf gichtige Schwellungen, Ekzeme und entzündete Augen aufgelegt werden. Wegerichwurzeln und -blätter ohne Adern können aufgerollt und in die Backen neben schmerzende Zähne gesteckt oder als lockere Ohrenstöpsel bei Ohrenschmerzen verwendet werden.

Wegerichsamen, besonders die Samen des einjährigen Flohkrauts (*Plantago afra* oder *Plantago psyllium*), werden medizinisch verwendet, da sie in Wasser eingeweicht eine gelatineartige Konsistenz annehmen. Sie können wie Leinsamen eingenommen werden, um Verstopfungen zu lösen und den Verdauungstrakt zu reinigen. Sie sind mild genug, um auch Kindern verabreicht zu werden.

In der chinesischen Medizin werden vor allem die Samen des Orientalischen Wegerichs (*Plantago asiatica*) verwendet. Sie unterstützen die Wehen und wirken gegen Prostataprobleme, Schmerzen beim Wasserlassen, Ödeme, Husten, Augenbeschwerden und männliche Unfruchtbarkeit. Schwangere Frauen sollten sie allerdings keinesfalls einnehmen. Ein Brei aus den Samen und braunem Reis verstärkt angeblich die Produktion von sexuellen Sekreten und steigert die Fruchtbarkeit. Dafür werden 30 g Wegerichsamen in 750 ml Wasser aufgekocht, bis die Hälfte des Wassers verdunstet ist. Der Reis wird in 1 1/4 l Wasser eingeweicht. Die Wegerichflüssigkeit wird in den Reis abgeseiht, und alles wird gekocht, bis die Masse weich ist.

Besondere Heilmittel

Wegerichsaft

Verarbeiten Sie die frischen Wegerichblätter mit dem Entsafter oder quetschen Sie sie, bestreuen Sie sie mit einer Zuckerschicht und lassen Sie sie mehrere Stunden lang ziehen, bevor Sie sie auspressen. Frischer Kräutersaft sollte immer unverzüglich verzehrt oder in sterile Flaschen abgefüllt werden, die sorgfältig versiegelt im Kühlschrank aufbewahrt werden. Abgestandener oder übel riechender Saft sollte auf keinen Fall mehr konsumiert werden. Trinken Sie über einen Zeitraum von mehreren Wochen hinweg ein- oder zweimal täglich einen mit einem Glas Wasser oder Fruchtsaft verdünnten Teelöffel Wegerichsaft. Besonders in der Genesungsphase nach Lungenentzündungen und für aufhörende Raucher ist er sehr heilsam.

Wegerichtinktur

Für eine Wegerichtinktur zur Erste-Hilfe-Behandlung von Schnittwunden, Kratzern, Verbrennungen und Insektenstichen gibt man fein gehackte oder gehäckselte Wegerichblätter (am besten die des Spitzwegerichs) in ein dunkles Glas. Gießen Sie klaren, hochprozentigen Schnaps auf, bis die Kräuter vollständig bedeckt sind, und stellen Sie das Glas dann in einen warmen, dunklen Raum. Lassen Sie die Tinktur dort mehrere Tage lang ziehen, bevor Sie sie abseihen und filtern. Sie hält lange und stellt eine sinnvolle Ergänzung für Ihr Medizinschränkchen dar.

Wegerichsirup

Es ist ratsam, immer etwas Wegerichsirup zur Hand zu haben. Er kann prophylaktisch eingenommen werden, wenn Erkältungen und Grippen kursieren, und bietet sich als ermunternde Frühlingskur an. Nehmen Sie hierzu vier Wochen lang jeden Tag ein bis zwei Teelöffel auf nüchternen Magen ein.
Wegerichsirup wird durch Kochen oder Gärung hergestellt. Für einen gekochten Sirup füllt man einen Topf halbvoll mit frisch gewaschenen

Spitzwegerichblättern und nach Belieben ein oder zwei Handvoll Wacholderbeeren. Bedecken Sie die Kräuter mit Wasser und lassen Sie sie zwei Stunden lang auf sehr kleiner Flamme köcheln. Seihen Sie das Ganze ab und geben Sie dann mehrere Pfund Zucker in die Flüssigkeit. Lassen Sie das Ganze nun weiterköcheln und rühren Sie es häufig um, bis es eine sirupartige Konsistenz erreicht hat. Seihen Sie den Sirup erneut ab, füllen Sie ihn in saubere und sterilisierte Flaschen, versiegeln Sie diese und lagern Sie sie an einem kühlen, dunklen Ort.

Wegerichsirup kann auch hergestellt werden, indem man frisch gewaschene Blätter und Zucker schichtweise in ein Einmachglas oder einen Krug mit weiter Öffnung füllt und das Gemisch für einen Tag ziehen lässt. Am nächsten Morgen und am Tag danach werden immer wieder Blätter nachgegeben, bis das Glas bis auf einen Rand von 2,5 cm gefüllt ist. Versiegeln Sie das Glas nun sorgfältig mit mehreren Schichten Pergamentpapier und binden Sie es fest zu. Graben Sie im Garten an einer warmen Stelle (starker Frost ist schädlich!) ein Loch in die Erde und stellen Sie das Glas hinein. Legen Sie ein Brett auf das Glas und beschweren Sie dieses mit einem Stein, sodass kein Schmutz in das Glas kommen kann, und füllen Sie das Loch dann wieder mit Erde auf. Der Stein sollte aus dem Boden herausragen, damit Sie die Stelle wiederfinden können. Lassen Sie den Sirup drei Monate lang »arbeiten« und graben Sie das Glas dann vorsichtig aus. Kochen Sie den Sirup erneut auf, seihen Sie ihn dann ab und füllen Sie ihn in sterilisierte Flaschen ab.

WEGERICH IN HAUS UND HOF

Wegerich ist auf Weiden nicht gern gesehen, da er Raum und Nährstoffe für ergiebigere Heupflanzen raubt. Außerdem lässt er sich schlecht trocknen und zerkrümelt schnell, wenn die Trocknung doch einmal gelingt. Nützlich ist er nur als »Feuerblatt«: Landwirte drehen die Blätter, um zu überprüfen, ob das Heu trocken genug ist und sich nicht selbst entzünden kann. Die frischen grünen Blätter verursachen bei Rindern und Pferden Durchfall. Schafe, Ziegen und Schweine hingegen können sie ohne Beschwerden fressen. Vögel, auch Käfigvögel, lieben Wegerichsamen, die sich in vielen Kanarien- und Sittichfuttermischungen finden. Einigen Taubenexperten zufolge bleiben die Vögel eher zu Hause, wenn man einige Wegerichähren in den Taubenschlag legt, und einige Imker versichern, man würde nicht von den Bienen gestochen, wenn man sich ein Wegerichblatt unter die Zunge legt. Breitwegerich wird gelegentlich als Tabakersatz verwendet.

Verwendung in der Tiermedizin

Wegerich eignet sich für Tiere genauso als Wundkraut wie für Menschen. Die Blätter können gequetscht und direkt auf die Wunden aufgelegt werden, um den Heilungsprozess zu unterstützen.

NEBENSÄCHLICHES UND WISSENSWERTES

Erasmus von Rotterdam berichtete einst in seinen *Colloquia*, wie sich eine Kröte mit Hilfe von Wegerich von einem Spinnenbiss erholte. Verwundete Kröten heilten sich danach selbst, indem sie unter die Pflanze krochen. Im Jahr 1331 wurde der Volksglaube aufgezeichnet, dass ein Ankläger vor Gericht Wegerich bei sich tragen solle, damit er den Prozess gewinnt. Hildegard von Bingen verschrieb das Kraut gegen Liebeszauber. In Böhmen aßen Jäger, Duellanten und Soldaten auf nüchternen Magen Wegerichwurzel, um einen Tag lang »kugelsicher« zu sein. Der heilsamste Wegerich wächst angeblich auf geweihtem Boden.

In England glaubte man früher, dass man unter Wegerichpflanzen am Johannisabend magische Kohlen finden könne (mehr dazu im Kapitel über Beifuß, S. 393), und grub die Wurzeln aus, um sie als Alraunen zu verwenden. Alraunen wurden eigentlich aus der Echten Alraune (*Mandragora officinarum*) gewonnen, da die Ernte dieser Pflanze aber schwierig ist, wurden häufig Ersatzkräuter verwendet. Echte Alraunen wachsen nur im Süden und konnten dem Volksglauben nach nur mit Hilfe eines vollkommen schwarzen Hundes ausgegraben werden, der von dem schrecklichen Geschrei der verletzten Pflanze getötet wurde. Die Wurzeln der Roten Zaunrübe, der Schwertlilie, des Enzians, der Tollkirsche, des Wegerichs und einiger anderer Kräuter wurden ausgegraben und dann zu kleinen Männer- und Frauenfiguren zurechtgeschnitzt. Die Figuren wurden je nach Größe als Amulett getragen oder bekleidet an einen Ehrenplatz gestellt und mit großem Respekt behandelt. Zufriedene Alraunen brachten Glück und Reichtümer ins Haus und unterstützten ihre Besitzer in Herzensangelegenheiten, erleichterten Geburten, verrieten die Verstecke verborgener Schätze und beeinflussten den Ausgang von Gerichtsprozessen.

In Frankreich warnte man die Kinder davor, Wegerich zu pflücken, und empfahl ihnen, gut mit den Pflanzen umzugehen, da man Wegerich für eine Pflanze

Gottes hielt. Brachte ein Kind Wegerich mit ins Haus, wurde es gescholten, da man glaubte, dass er Krankheit und Tod mit sich brächte. Aber Kinder hören kaum auf Ermahnungen, und die biegsamen Wegerichstängel sind einfach zu verlockend. Sie können geflochten und verwoben werden, um Möbel und Körbe herzustellen – daher der Volksname »Katzenstühlchen«. In England schlugen sich die Kinder mit den Blättern, weswegen der Wegerich hier auch als *soldier* (»Soldat«) oder *fighting cock* (»Kampfhahn«) bezeichnet wird.

Wegerich und die Kunst der Weissagung

Viele Kinder zerreißen die Blätter, um herauszufinden, wie viele Adern sie durchziehen. In Deutschland hat der gewonnen, der den Wegerich mit den längsten Fasern ausgewählt hat, und wer ein Blatt mit einer geraden Anzahl an Fäden hat, dem wird ein Wunsch erfüllt. In der Schweiz und in Österreich hat das Kind mit den meisten Fäden angeblich die meisten Lügen erzählt oder die meisten Sünden begangen. In Tirol zählen die Kinder an den Fäden die Jahrzehnte ab, die sie noch zu leben haben, oder können erfahren, wie viele Geliebte sie haben werden. Außerdem lässt sich an den Fäden auch vorhersagen, wie viele Kinder man haben wird: Lange Fäden stehen dabei für Jungen, kurze für Mädchen.

LITERARISCHE ERWÄHNUNGEN

»Romeo: »Ein Blatt vom Wegerich ist dafür ausgezeichnet.«
Benvoglio: »Wofür?«
Romeo: »Für ein lädiertes Bein.«

Nach: Shakespeare: »Romeo und Julia«, 1. Aufzug, 2. Szene

»Der zehnte Stern ist Almareth,
Der Jasper sein Stein, und Wegerich
Sein Königskraut.«

Nach: John Gower: »Confessio amantis«

»Man sah mit wahrer Seelenlust ihn schwitzen,
Wie nämlich eine Regenrinne tropft,
Wenn Glaskraut oder Wegrich sie verstopft,
Troff seine Stirn, als er begeistert schrie:
Gott segne diese lustge Kompanie!«

Nach: Geoffrey Chaucer: »The Canterbury Tales, Der Prolog des Dienstmannes vom Kanonikus«, übertragen von Adolf von Düring, 1886

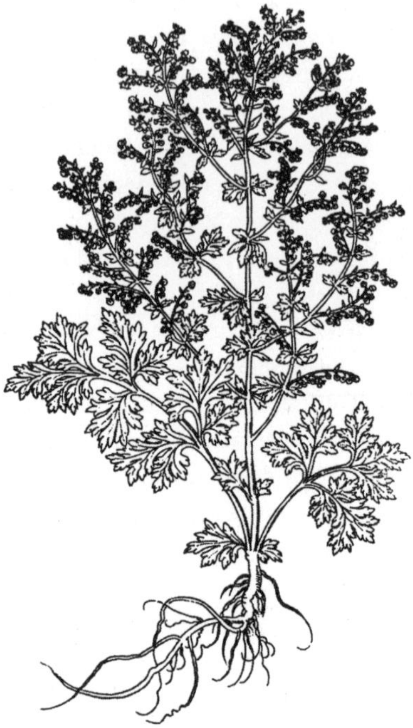

Wermut

ETYMOLOGISCHES

Der moderne Begriff Wermut ist etymologisch auf die althochdeutsche Bezeichnung *wermouta* oder *weramote* zurückzuführen. Im Mittelhochdeutschen heißt das Kraut *wërmuot.*

Die genaue Bedeutung dieser mittelalterlichen Begriffe ist unsicher, es kann aber angenommen werden, dass sie mit dem Wort für Darmwürmer verwandt sind. Wermut könnte einfach heißen: werm – uot – Würmer raus. Die englische Bezeichnung *wormwood* (altenglisch: *wermód*), beschwört das Bild von wurmzerfressenem Holz förmlich herauf. Tatsache ist, dass Wermut medizinisch auch heute noch vor allem als Wurmkur verwendet wird.

Die lateinische Bezeichnung *artemisia* geht auf die griechische Göttin Artemis (*römisch: Diana*) zurück. Der Sage nach soll Artemis die wundersamen Kräfte des Wermutkrauts einst dem Zentauren Cheiron offenbart haben. Im Altertum wurde die Pflanze daher häufig als spezifisch weibliches Kraut angesehen. So wurde Wermut unter anderem als Aphrodisiakum oder zum Einleiten der Menstruation verwendet, aber auch um Abtreibungen vorzunehmen.

Der Ursprung der zweiten botanischen Bezeichnung, *absinthium*, liegt gleichfalls im Dunkeln. Möglicherweise stammt sie von dem altgriechischen Wort für »unangenehm« oder »untrinkbar« ab. Da Wermutkraut tatsächlich einen unangenehmen Geschmack hat, käme »untrinkbar« der Wirklichkeit nahe.

Wermutkraut ist ein mehrjähriges Mitglied der Familie der Korbblütler (*Asteraceae*, früher *Compositae*). Die Gattung *Artemisia* beinhaltet zahlreiche sowohl medizinisch als auch kulinarisch wertvolle Pflanzen wie Beifuß, Estragon, Eberraute, Europäischen und Mexikanischen Wermut sowie Strandbeifuß. Die meisten Artemisien werden zur Aufbereitung alkoholischer Getränke oder in der Parfümindustrie benutzt.

Volksnamen

Artemisia absinthium – **Wermut**

Deutsch:	Alsem, Grabkraut, Wiegenkraut, Kampferkraut, Wurmtod, Absinth, Artenheil, Heilbitter, Magenkraut, Ölde, Schweizertee, Aetsch, Bermet, Else, Elsenkraut, Gottvergess, Wermat, Wörmken, Wolfszausert
Englisch:	Wormwood, Absinth, Absinthe, Warmot, Mugwort, Green ginger, Old woman (das Gegenstück zur *Old man* genannten Eberraute)
Französisch:	Absinth, Absinthe, Aluine
Spanisch:	Ajenjo, Agenjo
Italienisch:	Assenzio, Assinz, Assenzio romano
Skandinavien:	Malurt, Malört, Bartholomacisblomster
Walisisch:	Wermod
Russisch:	Polyn gor'kaja
Lateinisch:	Aloxinum
Altdeutsch:	Alahsam

ÄUSSERE MERKMALE

Nicholas Culpeper beschreibt das Wermutkraut folgendermaßen: »*Diese nützliche Pflanze wird etwa einen Meter hoch. Der Stängel ist blassgrün, kräftig, aufrecht und in sehr viele Zweige unterteilt. Die Blätter sind beidseitig von blassgrüner Farbe und in viele Teile aufgeteilt. Sie fühlen sich weich an, machen die Finger aber bitter. Die Blüten sind zahlreich, klein, umhüllt, hängen herab und sind anfangs von blassolivgrüner Farbe. Nach einer Weile aber werden sie bräunlich.*«

Die Pflanze hat einen strauchartigen Wuchs und erinnert auf den ersten Blick an Unkraut. Die festen Stängel sind stark verzweigt und belaubt und bilden am Grund eine holzige Rosette. Die Blätter sind beidseitig behaart, was ihnen einen silbrigen Schimmer verleiht. Sie sind breiter und gespreizter als die der Eberraute und weisen Öldrüsen auf. Die Blüten sind unscheinbar und von gelblicher oder grünlich gelber Farbe. Der charakteristische stechende, aromatische Geruch des Wermuts wird freigesetzt, sobald die Öldrüsen in den Blättern leichtem Druck ausgesetzt werden. Der Geschmack ist extrem bitter und würzig und hinterlässt ein leichtes Brennen in Mund und Rachen.

☼ STANDORT, JAHRESZEIT UND NÜTZLICHE PFLANZENTEILE

Wermut bevorzugt trockene, kalkhaltige Böden, obwohl er unter den verschiedensten Bedingungen wächst und gedeiht. In Europa und Eurasien ist er ein sehr häufiger Anblick. Auf dem amerikanischen Kontinent wurde er von den Europäern eingeführt. Er wächst bis zu einer Höhe von 2 000 m auf Klippen, an Flussufern, in Gärten und Weingärten, verlassenen Steinbrüchen, auf Schutthaufen, steinigen Wegen, Auffahrten oder Müllhalden, entlang von Gartenzäunen und Hecken oder Mauern, auf Wiesen und steinigen Weideflächen oder am Straßenrand. In feuchten, sumpfigen Gebieten gedeiht er nicht. Er bevorzugt Halbschatten und blüht von Juli bis Oktober oder November. Das gesamte blühende Kraut wird im Juli oder August, allerdings ohne die Wurzeln, geerntet, bevor die Blüten eine bräunliche Färbung angenommen haben. In Westfalen glaubte man, dass Wermut, der nach Mariä Himmelfahrt am 15. August gesammelt wurde, am wirkungsvollsten sei. Ein altes Sprichwort lautet: »*Wann Maria is nach'n Himmel fahr, dann moss du den Wermöt von'n Gaoren halen.*«[164]

Sammeln, Trocknen und Aufbewahrung

Wermut wird in den Vereinigten Staaten, Brasilien, im südlichen Sibirien und in einigen Gegenden Europas angebaut. Wild wachsender Wermut wird in Russland und rund um das Schwarze Meer gesammelt. Wermut sollte an trockenen, sonnigen Tagen von insektenfreien Pflanzen gesammelt werden. Eine erste Ernte kann bereits nach einem Winter erfolgen, mit der Haupternte sollte man allerdings warten, bis die Pflanze zu blühen beginnt. Die Pflanzenspitzen werden dann zu Blütebeginn mit einem Messer oder einer Schere abgetrennt und die frischen grünen Blätter abgezupft und zum Trocknen auf Stoff- oder Papierbahnen gelegt. Die abgeschnittenen Stängel können auch zu kleinen Bündeln oder Fächern zusammengebunden und an einem luftigen Platz zum Trocknen aufgehängt werden. Einer alten Tradition aus dem Piemont zufolge muss Wermut, der für magische Zwecke dienen soll, mit der bloßen linken Hand gepflückt werden.

Kommerziell angebauter Wermut wird unter freiem Himmel auf im Schatten stehenden, hölzernen Gerüsten getrocknet oder aber an Leinen, die über ein nicht allzu sonniges Feld gespannt wurden, aufgehängt. Die Pflanze trocknet nur dann optimal, wenn das Wetter mindestens 20 °C warm und trocken ist. Wermut kann auch auf Leinen in einem luftigen Schuppen oder Dachboden zum Trocknen aufgehängt werden. Sollte das Kraut nach mehreren Tagen immer noch nicht trocken sein oder ist das Wetter ungewöhnlich feucht, ist die zusätzliche Verwendung künstlicher Wärmequellen zu empfehlen, um den Trockenprozess abzuschließen.

Das getrocknete Kraut sollte von den Stängeln abgenommen und auf die richtige Größe zurechtgeschnitten werden. Ein optimales Ergebnis lässt sich erreichen, wenn man die Blätter durch ein grobes Sieb reibt. Getrockneter Wermut sollte in luftdichten Behältnissen aufbewahrt werden, da die filzigen Blätter leicht Feuchtigkeit absorbieren.

Saatguterhaltung und Keimung

Wermut aus unterschiedlichen regionalen Anbaugebieten variiert in Wachstumsgewohnheiten und Ölgehalt. In nahezu jedem Winkel der Welt trifft man auf botanisch unterschiedliche *Artemisia*-Mitglieder, die die verschiedensten medizinischen Eigenschaften aufweisen.

Wermut wird üblicherweise durch Pflanzenteilung vermehrt. Es ist zwar möglich, Samen von reifen Pflanzen zu gewinnen, aber nach längerer Lagerung fällt die Keimung meist unregelmäßig aus. Pflanzen- oder Wurzelteilung ist wesentlich einfacher und garantiert die Sortenreinheit.

Ein Wermutzweig im Bohnensamenbehälter hält Bohnenkäfer fern, besser aber trocknet man die Bohnen und friert sie anschließend ein, um die Käfer abzutöten. Einige der lästigen Insekten überleben den Gefrierschock zwar und kriechen nach dem Auftauen hervor, um über die Bohnen herzufallen, doch ein weiterer Tiefkühlvorgang tötet auch die hartnäckigsten Käfer. Bohnenkäfer sind weitaus gefährlicher für die Ernte als Erbsenkäfer, weil sie deutlich mehr als nur eine Bohne fressen und sich systematisch durch ein ganzes Bohnenglas fressen können.

☞ FINGERZEIGE FÜR DEN ANBAU

Wermut war bereits im prähistorischen Europa bekannt und wurde in süddeutschen Klostergärten schon im neunten Jahrhundert angepflanzt. Er gedeiht in den meisten Böden, bevorzugt aber reichhaltige, trockene und kalkhaltige Erde und ein trockenes Klima. Die Wurzel ist mehrjährig und die Pflanze vermehrt sich selbst. Sie braucht, bis auf gelegentliches Wässern und Unkrautjäten, nur wenig Pflege. Wermut kann durch Aussäen, Pflanzenteilung oder Stecklinge vermehrt werden. Er wird oft auf erosionsgefährdeten Böden oder Brachland angebaut.

Wermut übt einen negativen Einfluss auf die meisten Kräuter in seiner Nähe aus. Fenchel, Salbei, Kümmel und Anis werden in ihrem Wachstum durch Wermut stark beeinträchtigt und gehen in seiner Nachbarschaft nicht selten ein. Diese negative Wirkung erstreckt sich allerdings auch auf Pflanzenschädlinge: Viele von ihnen meiden das Kraut. Es kann neben Johannisbeeren angepflanzt werden, um Schädlinge fernzuhalten, oder man bereitet eine Brühe oder einen Tee aus ihm zu und sprüht die gefährdeten Pflanzen damit ein. Einige Experten empfehlen, kleine, mit einer Mischung aus Wermutextrakt und frischem Tomatenpflanzensaft gefüllte Schüsseln aufzustellen, um Fliegen im Haus zu vergiften. Eine sicherere, wenn auch wesentlich giftigere Alternative ist jedoch nach wie vor die traditionelle Verwendung einer Mischung aus Fliegenpilz und Milch.

Es kann vorkommen, dass Wermut selbst Opfer von Schädlingsbefall wird: Blattläuse können dann in so großer Zahl auftauchen, dass der gesamte Stängel wie schwarz gefärbt wirkt. Wenn es einmal so weit gekommen ist, sollten die Stängel stark zurückgeschnitten und nur die jungen, unbefallenen Blätter zur medizinischen Verwendung gesammelt werden. Biogärtner können die Blattläuse auch auf den Pflanzen lassen, sodass die natürlichen Feinde der Läuse, wie Marienkäfer oder Ohrenwürmer, sich satt fressen und fortpflanzen können. Die Nützlinge werden die Blattläuse die gesamte Saison und das nächste Jahr hindurch bekämpfen.

GAUMENFREUDEN

Wermutsamen vergällen Spirituosen, und hier und da findet man das Kraut in winzigen Mengen in Saucen. Der bittere, aromatische Eigengeschmack und seine durststillenden Qualitäten machen Wermut bei Schnapsbrennern zum beliebten Kraut. Die meisten Magenbitter wie auch Cinzano, Absinth, Wermut, Vermouth oder Absinthwein beinhalten Wermutkraut. Gelegentlich wird er auch unter Most oder Apfelwein gemischt. Wermut wurde im Mittelalter zum Würzen von Bier verwendet. Der resultierende Trank diente medizinischen Zwecken, war aber nicht so lange haltbar wie andere Biere. Aus diesem Grund, und weil sich Geschmäcker nun einmal ändern, wurde Wermut als Bierzusatz nach und nach durch den Hopfen verdrängt.

Der schlechte Ruf, der den ursprünglich aus Algerien stammenden Absinth seit seiner Einführung im Frankreich des 19. Jahrhunderts verfolgt, lag nicht nur an der minderen Qualität einiger Absinthsorten, sondern auch an dem damals sehr hohen Wermutgehalt. Nimmt man Wermut über einen längeren Zeitraum hinweg regelmäßig ein, kann er sehr gefährlich werden. Die Mischung aus einer potenziell gefährlichen Rauschdroge, hochprozentigem Alkohol und dem ungesunden Lebensstil, der meist mit dem Alkoholismus einhergeht, kann tödliche Konsequenzen haben und Schwindelanfälle, Krämpfe, Übelkeit, Gedächtnisverlust oder auch epilepsieähnliche Anfälle auslösen. In der Schweiz wurde Absinth daraufhin 1908 verboten und seitdem sind viele Regierungen diesem Beispiel gefolgt. Absinth (in Frankreich bekannt als *Muse verte*, *Verte* oder *Apéro*) kann grünlich oder farblos sein. Einige der Kräuter und Gewürze, die traditionell dazu verwendet werden, dem Absinth sein typisches grünes Äußeres und seinen eigenwilligen Geschmack zu verleihen, sind Sternanis, Gewöhnlicher Anis, Ysop, Fenchel, Angelika, Majoran und Zitronenmelisse.

Nicht alle Getränke, die aus verschiedenen Kräutern hergestellt werden und auch Wermut enthalten, sind grundsätzlich giftig, sondern können, als Aperitif oder Magenbitter in Maßen eingenommen, sogar kräftigende und wohltuende Wirkung haben. Der eigenwillige Geschmack von wermuthaltigen Getränken kann äußerst angenehm und anregend sein, wenn man sie in Maßen genießt.

HAUSHALTSHILFEN

»Reift beim Wermut der Samen, hol zwei Bündel ins Haus, heb ihn auf bis zum März, weil er Flöhe vertreibt. Ist das Zimmer gefegt und der Wermut gestreut, kriegt der Floh kalte Füße – und schon nimmt er Reißaus.«

Nach: Thomas Tusser: »Five Hundred Pointes of Good Husbandrie«, 1573

In Zeiten, in denen Fliegen, Läuse und Wanzen selbst in gut geführten Haushalten zahlreich waren, streute man Wermut auf dem Boden aus oder hängte ihn an den Wänden auf, um das Ungeziefer fernzuhalten. Im Wäscheschrank legte man Wermut zwischen die Laken, und kleine Zweige des Krauts wurden zum Schutz vor Fliegen und anderen Insekten in das Hutband gesteckt. Pelze und Wollstoffe wurden in mit Wermutkraut ausgelegten Kisten verstaut, und Haushälterinnen benutzten Wermut in der Bibliothek, um teure Bücher vor Wurmfraß zu bewahren. Außerdem wurde das Kraut mit Tinte vermengt, damit Mäuse das Papier nicht annagten.

Blumengestecken verleihen einige silbrig schimmernde Wermutstängel ein glamouröses Aussehen. Auch Räucherwerk wird mit etwas Wermut versehen, oder man setzt das Kraut als Färbemittel ein. Durch einfaches Aufkochen kann ein gelber Farbton erzielt werden, und durch die Beigabe von Salz entsteht ein grünblauer Farbton. Gibt man grünes Vitriol hinzu, erhält man eine olivgrüne Farbe. Schmutzige, insbesondere ölige Hände können unter fließendem Wasser mit frischem Wermutkraut gereinigt werden.

ॐ SCHÖNHEITSPFLEGE

Wermut kommt in der Kosmetik nicht oft zum Einsatz. Wertmutaufgussumschläge behandeln Augenringe und Rheuma, wirken aber auch gegen Schwellungen, Verstauchungen und krankhafte Absenkungen des Fußgewölbes. Außerdem kann man einen mit etwas Essig verdünnten Wermutaufguss als Gesichtswasser gegen Hautunreinheiten verwenden.

MEDIZINISCHE EIGENSCHAFTEN

Wermut gilt noch vor der Raute als das bitterste bekannte Heilkraut. Laut Dioskurides kannten die Ägypter ihn schon 1600 v. Chr. unter dem Namen *somi*.

Er wird wiederholt im Alten Testament genannt, und auch die alten Kelten schätzten seine medizinischen Eigenschaften. Die Griechen gaben ihm den Namen »Mutter aller Kräuter« und verwendeten ihn vor allem zur Behandlung von Frauenleiden. Außerdem setzten sie ihn als Gegengift für Schierlings- und Pilzvergiftungen sowie den giftigen Biss des sagenhaften Meeresdrachen ein.
Bei Dioskurides heißt es: Er *»hat zusammenziehende, erwärmende und reinigende Kraft, wenn gallige Stoffe in Magen und Darm eingedrungen sind«.* Außerdem schreibt er ihm folgende Wirkungsweisen zu: Er *»ist auch ein harntreibendes und vorbeugendes Mittel gegen Seekrankheit und Aufblähungen; mit Sesel oder Keltischer Narde eingenommen, bewährt er sich auch gegen Bauch- und Magenschmerzen; ein Aufguss oder abgekochter Sud daraus wird auch bei Appetitlosigkeit und Gelbsucht herangezogen, indem täglich drei Becher getrunken werden.«*[165]

Theophrastus beobachtete, dass Schafe, denen Wermutkraut zu fressen gegeben wurde, den Inhalt ihrer Gallenblase verloren. Tabernaemontanus empfahl daraufhin den Verzehr von Wermutkraut, um *»boshafte, mit zu viel Galle angefüllte Weibsbilder«*[166] zu beruhigen. Die *Schule von Salernum* verschrieb Wermut gegen Seekrankheit, und Hildegard von Bingen verwendete ihn gegen Kopfschmerzen, Gicht, Melancholie, Zahnschmerzen und Inkontinenz. Brunfels glaubte, dass der Verzehr des Krauts den Körper von allen »cholerischen Dämpfen« durch Darm und Niere reinigen könne. Extern wurde Wermutsalbe zur Behandlung von Erschöpfungszuständen, Wurmbefall und bösen Winderkrankungen verwandt. Wermutsaft wurde auch in die offenen Wunden von Pestpatienten gerieben, um eine spätere Narbenbildung zu verhindern. Eine lange vor der Entdeckung von Impfstoffen praktizierte Behandlung aus Italien war allerdings besonders bizarr: Mit zuvor in Wasser eingeweichtem Wermut schlug der behandelnde Arzt auf die offenen Pestbeulen des Erkrankten ein, kochte das Kraut danach in dem Wasser auf und gab dem Patienten den »Tee« dann zu trinken.

Moderne Medizin

Wermut gilt als erstklassige Kur gegen Wurmbefall und Darmparasiten. Häufig wird er in diesem Zusammenhang mit Knoblauch (oder anderen Zwiebelarten wie Bärlauch), Thymian und einem abführenden Kraut vermischt.

Der zweite wichtige medizinische Wirkungsbereich des Wermuts ist der als Magenbitter und Leberkraut, das stimulierend auf den Darm wirkt. Allerdings sollte Wermut nur eingenommen werden, wenn man unter einem schwachen Magen und einer schwachen Verdauung leidet, und muss in Fällen von Gastritis, eiternden Geschwüren, inneren Blutungen oder bei akutem Fieber und starken Magenschmerzen unbedingt gemieden werden. Wermut regt den Appetit an, lindert Blähungen und Völlegefühl und erleichtert den Stuhlgang. Er stimuliert die Leber und die Gallenblase und gilt als hervorragendes Getränk zur Nachbehandlung von an der Gallenblase operierten Patienten. Er wirkt außerdem gegen Blutarmut und wird gelegentlich als Gegengift verwendet. Die Wirkung von Wermut variiert von Patient zu Patient: Während er bei den einen zusammenzieht, wirkt er bei den anderen abführend. Außerdem kommt es häufig zu Wechselwirkungen mit anderen Kräutern und Medikamenten. Die Wermutbehandlung muss sofort unterbrochen werden, wenn schädliche Nebenwirkungen auftreten. Schwangeren Frauen wird dringend von der Einnahme abgeraten. Einige Patienten vertragen homöopathische Wermutzubereitungen deutlich besser.

Wermut wirkt als Emmenagogum, d. h., er löst die Menstruation aus, erleichtert die Geburt und ist in großen Dosierungen als Abtreibungsmittel verwendet worden, was in der Vergangenheit häufig zu Wermutvergiftungen geführt hat. Wermut ist außerdem harntreibend und wird auch verwendet, um leichteres Fieber zu behandeln. Die Volksmedizin glaubt noch heute, dass er gegen Epilepsie wirkt. Dies mag daran liegen, dass große Wermutdosierungen Kurzzustände auslösen können, die an epileptische Anfälle erinnern.

Im Umgang mit Wermut ist Vorsicht anzuraten. Die Pflanze sollte nicht leichtfertig gehandhabt werden. Die regelmäßige Einnahme großer Dosierungen kann ebenso gefährlich sein wie die Selbstmedikation mit Absinth. Für schwangere oder stillende Frauen und Patienten, die an Geschwüren oder inneren Blutungen leiden, wirkt Wermut tatsächlich als Gift. Am besten prüft man die eigene Reaktion auf Wermut zwei- bis dreimal, selbst wenn er von einem Kräuterkenner oder Arzt verschrieben wurde. Auch bei kleinsten Dosierungen ist es nicht ratsam, das Kraut länger als acht Wochen lang einzunehmen. Die besten Ergebnisse werden durch einen Wermuttee erzielt, der aus einem Teelöffel Wermutblättern auf 1/41 Wasser zubereitet wird. Trinken Sie den Tee je eine halbe Stunde vor den Mahlzeiten. Wermuttinktur oder -extrakt sollten nur in kleinsten Mengen und über kurze Zeit eingenommen werden. In einigen Ländern ist Wermutöl auf Rezept als Verdauungstonikum oder Wurmkur erhältlich.

Artemisia maritima wird homöopathisch als Wurmkur eingesetzt. In der chinesischen Medizin nutzt man Wermut zur Behandlung von leichtem Fieber und niedrigem Sommerfieber, sowie um das Blut zu kühlen und durch Hitze verursachte Blutungen zu stillen.

Besondere Heilmittel

Kneiföl

Kneiföl war einst ein weitverbreitetes Hausmittel gegen Koliken und Magenschmerzen von Kleinkindern. Es wird aus je einer Handvoll Kamille und Pfefferminze und einer winzigen Menge Wermut und Raute zubereitet, die in einem Topf vermengt und dann in einem Liter Wasser aufgekocht werden. Danach wird das Ganze abgeseiht und höchstens dreimal täglich teelöffelweise verabreicht. Bewahren Sie die Mischung im Kühlschrank auf und erneuern Sie sie alle zwei Tage.

WERMUT IN HAUS UND HOF

Wermut wird in Lagerräumen und im Haus eingesetzt, um Mäuse, Käfer, Rüsselkäfer und anderes Ungeziefer fernzuhalten. Zu diesem Zweck kann man ihn auch in die Ecken des Kornfeldes pflanzen, und bei strategischer Platzierung hält er Mäuse von Scheune und Kornspeicher fern. Vorratskammern und Lagerräume werden mit einem Wermutaufguss gegen Insekten besprüht, und Imker benutzen ihn, um sich zu schützen, wenn sie Honig aus ihren Bienenstöcken holen.

Verwendung in der Tiermedizin

Wermut wurde nicht nur in der magischen und der Hausheilkunde verwendet, sondern auch von Tierärzten. Pflanzenbündel wurden als vorbeugende Maßnahme gegen magische Krankheiten in das Haus oder den Stall gehängt. Von Flöhen befallene Katzen, Hunde und andere Haustiere können mit einem Wermutbad behandelt oder einem Wermutaufguss besprüht werden. Wermut kann bei innerer Verwendung negative Wirkungen auf empfindliche Tiere haben, daher sollte er äußerst vorsichtig eingesetzt werden. Sollten dennoch Probleme auftreten, kann die weniger aggressive Eberraute als Ersatz verwendet werden. Wermut ist ein starkes Antiseptikum, Insektizid und Wurmmittel und wirksam gegen Räude. Die meisten Wurmkuren auf Kräuterbasis, insbesondere für Pferde, beinhalten Wermutkraut oder seinen mexikanischen Verwandten *Epazote*. Einige Kräutertierärzte verabreichen Wermut auch in Heilmitteln gegen epidemische Tierkrankheiten.

NEBENSÄCHLICHES UND WISSENSWERTES

Auf Hochzeiten, bei Begräbnissen oder feierlichen Prozessionen wurde Wermut häufig gegen schwarze Magie eingesetzt. Trauernde Frauen trugen Wermut bei sich, und man legte ihn den Toten mit in den Sarg, warf ihn bei Leichenverbrennungen ins Feuer oder als Totengabe in die offenen Gräber. In der Schweiz ist es hier und da Brauch, dass Bräutigam und Braut Wermut in ihren Taschen tragen, um sich vor bösen Einflüssen zu schützen. In Mexiko wurden die Feierlichkeiten zu Ehren der Salzgöttin einst von mit Wermutgirlanden behangenen tanzenden Frauen durchgeführt. 1483 versuchten 2136 Jungfrauen aus Erfurt, Dürre und Armut von der Stadt abzuwenden, indem sie sich mit Wermut schmückten und durch die Straßen der Stadt zogen.

Den Ruf einer magischen Pflanze hat der Wermut wohl seinen Bitterstoffen zu verdanken. Im Volksglauben wurden Tod, Krankheit und Unglück oftmals personifiziert oder direkt den Machenschaften von Hexen, Geistern, Zauberern und anderen bösartigen Wesen zugeschrieben. Früher glaubte man, dass diese Wesen den bitteren Geschmack des Wermuts ebenso wenig mögen wie die Menschen. Durch Plinius ist überliefert, dass die Menschen sich früher Wermut unter das Kopfkissen legten, um böse Geister aus ihrem Schlaf und ihren Träumen zu vertreiben. Martin Luther berichtete von Menschen, die Wechselbälger vertrieben, indem sie die Wiege mit Wiegenkraut (Wermut) ausräucherten. In der Schweiz wurde dagegen eine Mischung aus Wermut und Raute verwendet, um die Schlafenden vor den Nachtelben zu beschützen. Vergrub man ein Bündel Wermutkraut unter dem Stalleingang, sollte damit das »böse Volk« von den Tieren ferngehalten werden. In Norddeutschland hängte man das Kraut aus diesem Grund an der Stallwand auf. In Italien nahm man während Exorzismen Wermut und Knoblauch in den Mund, damit der Teufel einem nicht die unsterbliche Seele stehlen konnte. Europaweit trugen Liebende Wermutkraut bei sich, um sich vor Hexenneid zu schützen. In einigen Gegenden glaubte man außerdem, dass Wermut gegen verzauberte Gewehre oder Pistolen wirken würde. In Russland trugen die Menschen kleine Wermutamulette um den Hals oder unter den Armen, um sich vor Wassergeistern und bösartiger Beeinflussung zu schützen. In der Woche nach dem siebten Sonntag nach Ostern sollte man Wermut ins Wasser werfen, wenn man nachts badete.

In slawischen Ländern gaben die Frauen Wermutkraut, Lorbeer und geweihtes Öl auf die Herdplatte, um mit dem Rauch Hagel und von »bösen« Priestern oder Hexen verursachte Unwetter von Haus und Feldern abzuwenden. Bei

Hexenunwetter füllten die Frauen einen tönernen Topf mit glühenden Kohlen und legten Wermut in die Glut. Der entstehende Qualm berauschte die Hexen angeblich so stark, dass sie aus den Sturmwolken fielen.

Wermut galt auch als magisches Heilmittel für Krankheiten. In Litauen glaubte man, dass Wermut den »Schrecken«, der für verschiedene Kinderkrankheiten verantwortlich gemacht wurde, austreiben konnte. Ähnlich wie Beifuß wurde er früher am Körper getragen, um Erschöpfungszuständen vorzubeugen.

In Deutschland werden in einigen Gegenden noch heute gelegentlich kranke oder als verhext geltende Menschen mit Wermutbündeln geschlagen, um die Krankheit und die für die Erkrankung verantwortlichen bösen Geister auszutreiben. Im 19. Jahrhundert versuchte man in den italienischen Abruzzen, auf diese Weise die Pocken zu behandeln: Die Kranken wurden mit Wermutbündeln traktiert und ihre Matratzen mit dem Kraut ausgestopft. Vor nicht allzu langer Zeit war es in Österreich noch Brauch unter Eltern, gewalttätige Kinder wegen ihrer »Gottlosigkeit« mit Wermutruten zu züchtigen.

Wermut und die Kunst der Weissagung

Wenn der Wermut im Herbst zu ungewöhnlicher Höhe heranwächst, wird es angeblich einen strengen Winter mit viel Schneefall geben. Ein nur in England vorkommender Glaube geht davon aus, dass ein nächtlicher Wermuttraum Glück im Alltag bedeute. Die Slawen gebrauchten das Kraut, um zu erfahren, ob ein kranker Angehöriger wieder genesen würde. Der Patient musste zu diesem Zweck jeden Morgen auf einen frischen Wermutstängel beißen. Starb dieser ab, würde der Kranke genesen, andernfalls aber bestand kaum noch Hoffnung für ihn.

LITERARISCHE ERWÄHNUNGEN

»Wermut ist ein Kraut, so bitter wie die Liebe,
so bitter wie das Leben: Man kennt ihn als das Kraut der Traurigkeit,
als Kraut der Prüfung, der Trübsal und der Klagen.
Doch auch dieses am meisten gefürchtete, dieses bitterste Kraut
leuchtet sanft wegen der Kräfte, die ihm die Jungfrauen,
der Mond und die Mondsüchtigen verliehen haben.«

Nach: Schwester Clarissas unveröffentlichtem
»Book of Natural Observations«

»Denn die Lippen der fremden Frau sind süß wie Honigseim,
und ihre Kehle ist glatter als Öl,
hernach aber ist sie bitter wie Wermut und
scharf wie ein zweischneidiges Schwert.
Ihre Füße laufen zum Tode hinab;
ihre Schritte führen ins Totenreich.«

Sprüche Salomos 5,3–5

»Wo die Kammer gefegt ist und der Wermut gestreut,
Blüht auf die Gesundheit,
Weil der Wermut die Krankheit vertreibt.«

Nach: Tusser: »July's Husbandry«

»Gedenke doch, wie ich so elend und verlassen,
mit Wermut und Bitterkeit getränkt bin!
Du wirst ja daran gedenken, denn meine Seele sagt mir's.
Dies nehme ich zu Herzen, darum hoffe ich noch.«

Klagelieder Jeremias 3,19–21

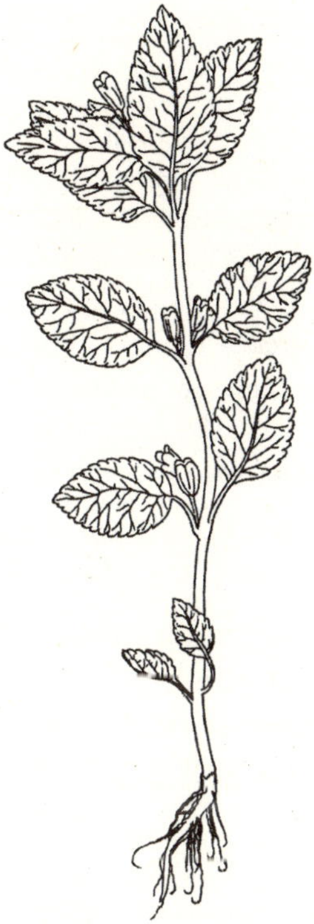

Zitronenmelisse

ETYMOLOGISCHES

Der botanische Name *Melissa*, und somit auch die deutsche Bezeichnung Melisse, ist griechischen Ursprungs und bezieht sich auf die Bienen, die die Pflanze in großer Zahl umschwärmen. Da sie als offiziell anerkanntes Kräuterheilmittel galt, wurde sie *Melissa officinalis* genannt. Die Bezeichnung Zitronenmelisse entstand aufgrund ihres frischen Zitrusaromas.

Die Zitronenmelisse ist ein mehrjähriges Mitglied der Familie der Lippenblütler (*Lamiaceae*).

Volksnamen

Melissa officinalis – **Zitronenmelisse**

Deutsch:	Melisse, Gartenmelisse, Immenblatt, Hasenohr, Mutterkraut, Herztrost, Bienenkraut, Zitronenkraut, Riechnessel, Nervenkräutel, Spanischer Salbei, Frauenwohl, Frauenkraut, Herbstkraut, Herzkraut, Honigblume, Limonikraut, Wanzenkraut, Bienenfang, Bienensaug, Darmgichtkraut, Englische Brennnessel, Herzbrot, Herztrost, Ivenblatt, Mutterwurz, Nervenkräutel, Pfaffenkraut, Riechnessel, Salatkräutle, Wanzenkraut, Zahnwehkraut, Zitronella
Englisch:	Lemon balm, Apiastrum, Bawme, Baulm, Balme, Melissa, Balm gentle, Smiths bawme, Carpenters bawne, Ironwort, Sweet balm, Garden balm, Blue Balm, Common balm, Cure-all, Dropsy plant, Golden oder Green balm, Beebalm
Französisch:	Mélisse, Citronelle, Citronnade, Herbe au citron, Piment des abeilles
Spanisch:	Toronjil
Italienisch:	Melissa, Apiastro, Citraggine, Erba cedrata, Citronella
Dänisch:	Hjertensfryd
Russisch:	Melissa lekarstvennaja, Limonnaja Mjata

Die nordamerikanische Goldmelisse (*Monarda didyma)*, ebenfalls ein Mitglied der Lippenblütler, wird wegen des ähnlichen Namens häufig mit der Zitronenmelisse verwechselt. Ihr englischer Namen lautet *Bee balm* bzw. *Oswego tea.*

ÄUSSERE MERKMALE

Zitronenmelisse hat einen mehrjährigen Wurzelstock und bildet, wenn sie sich etabliert hat, einen dicken, mittel- bis hellgrünen, blattreichen und kompakten Busch. Die Pflanzen können bis zu dreißig Jahre alt und einen Meter hoch werden, auch wenn sie meistens vorher dem Frost erliegen. Die ganze Pflanze verströmt einen starken, süßlichen Zitronenduft. Ihre Blätter schmecken nach Zitrone und haben einen würzigen, säuerlichen Nachgeschmack. Die vielen Stängel wachsen aufrecht und sind eckig, verästelt und fein behaart. An ihren Knotenpunkten bildet sich jeweils ein Paar herzförmiger Blätter. Die Blätter wachsen paarweise gegenüberliegend und sind entweder herzförmig oder oval, faltig, laufen spitz zu und haben gezackte Ränder. Sie enthalten Öldrüsen und haben oft einen öligen Glanz, der im Winter oder bei zu trockenem Wetter aber verschwindet. Die Blätter ähneln denen von Katzenminze und Nesseln, das wichtigste Erkennungsmerkmal der Pflanze stellt aber ihre glatte buschförmige Erscheinung dar. Zitronenmelissenblüten sind unauffällig und treten in Blütenständen von drei bis sechs Blüten auf. Ihre Farbe variiert zwischen reinem und gelblichem Weiß, Rosa, Rot, Hellblau und Violett. Die Samen sind klein, schwarz und fallen leicht heraus.

STANDORT, JAHRESZEIT UND NÜTZLICHE PFLANZENTEILE

Zitronenmelisse ist hauptsächlich eine Kulturpflanze und fühlt sich bis zu einer Höhe von 1 000 m wohl. In einigen Teilen des Orients und Südeuropas wächst sie wild und wildert in Weingärten, Hecken, auf Mauern, Geröll und an Zäune aus. Man findet sie auch in verlassenen Gärten. In sehr nördlichen oder kalten Regionen sollte sie als einjährige Pflanze behandelt werden, im Süden aber ist sie mehrjährig. Zumeist blüht sie von Juni bis in den September hinein. Zitronenmelissenblätter werden gesammelt, bevor die Pflanze blüht, oder man schneidet die gesamte Pflanze vor dem ersten Frost ab.

Sammeln, Trocknen und Aufbewahrung

Für den Küchenbedarf empfiehlt es sich, Zitronenmelisse frisch zu schneiden. Blätter, die nach der Blüte gesammelt werden, sind nicht mehr so aromatisch wie vorher geerntete, und getrocknete Blätter haben einen schwächeren Geschmack als frische. Beim kommerziellen Anbau werden die Pflanzen im Juni und September mit Sicheln geerntet. Sie sollten nicht zu spät im Jahr zurückgeschnitten werden, da sie sonst unter dem Frost leiden. Wie viele andere Kräuter auch können Zitronenmelissenpflanzen viele Jahre ohne Frostschäden überstehen, bis dann bei einem einzigen Barfrost im Frühjahr ganze Bestände eingehen.

Zitronenmelisse verliert beim Trocknen schnell viel ätherisches Öl und wird deshalb am besten frisch oder tiefgefroren verwendet. Eine Alternative besteht darin, die Wirkstoffe in Alkohol zu konservieren. Bei Rekordernten können die Blätter getrocknet werden. Dafür müssen sie schnell von den Stängeln gepflückt und an einem luftigen, schattigen Ort getrocknet werden. Die getrockneten Blätter sollten im Ganzen aufbewahrt und erst kurz vor der Benutzung zerkleinert werden. Zitronenmelisse sollte nie in Metallbehältern gelagert werden. Getrocknet hält sie nur einige Monate.

Saatguterhaltung und Keimung

Zitronenmelisse tritt in mehreren unterschiedlichen, auch panaschierten, Sorten auf, und der Ölgehalt ist von Sorte zu Sorte anders. Will man eine Sorte rein halten, muss sie isoliert werden, da Bienen Zitronenmelisse lieben und Kreuzungen verursachen können. Außerdem gestaltet es sich schwierig, die Samen zu ernten, da sie leicht aus den Blüten herausfallen. Die beste Methode hierfür besteht darin, die reifenden Samen täglich mit einem Vergrößerungsglas zu untersuchen. Nachdem die Pflanze geblüht hat, bildet sie eine gelbliche Kugel, die sich zu einer Samenkapsel entwickelt. Die Pflanze sollte geschnitten werden, wenn der Großteil der Samen fast reif ist, und zum Reifen auf Stoffbahnen gelegt oder kopfüber in Papiertüten gegeben werden. Zitronenmelissensamen bewahren ihre Keimfähigkeit normalerweise für zwei bis drei Jahre, können aber auch erfolgreich mit Silikagel getrocknet und dann eingefroren werden.

☞ FINGERZEIGE FÜR DEN ANBAU

Schon Karl der Große ordnete den Anbau von Zitronenmelisse in den mittelalterlichen Klostergärten an. Sie wächst, wenn sie sich einmal etabliert hat, üppig und kann sogar zum Ärgernis werden, da sie sich konstant selbst vermehrt. Da eine einzige Mutterpflanze zahlreiche weitere Pflanzen hervorbringt, kann die Zitronenmelisse als Beeteinfassung von großem Nutzen sein. In warmem Klima wächst sie innerhalb von zwei Jahren zu einem buschartigen Gewächs heran. Zitronenmelisse ist zwar nicht prinzipiell für Frost anfällig, kann aber in Jahren, in denen sich Frost und Tauwetter häufig abwechseln, vollständig absterben. Zitronenmelisse wehrt Pflanzenschädlinge ab und unterstützt das Wachstum der Pflanzen in ihrer Umgebung. Die Zitronenmelisse muss alle vier Jahre erneuert werden, wenn sie medizinischen oder kulinarischen Zwecken dienen sollte.

Zitronenmelissensamen werden im April oder Mai ausgesät und keimen innerhalb von drei bis vier Wochen. Am einfachsten kann Melisse durch Pflanzenteilung im Frühjahr oder Herbst vermehrt werden. Etablierte Pflanzen samen bereitwillig selber aus und tolerieren volle Sonneneinstrahlung, ziehen aber feuchten Boden vor und fühlen sich an schattigen Standorten mit humusreichem Boden besonders wohl. Es empfiehlt sich, im Herbst den Boden zwischen den Pflanzenwurzeln aufzulockern und die alten Stängel vor Sommerende zurückzuschneiden. In besonders kalten Gegenden können die Pflanzen mit Zweigen, Stroh oder Mulch geschützt werden, bevor der erste starke Frost einsetzt. Zitronenmelisse fühlt sich während der Wintermonate auch in Blumenkästen wohl.

GAUMENFREUDEN

Die außergewöhnlichen Qualitäten, die Zitronenmelisse als Gewürzkraut zeigt, werden gerne übersehen, wahrscheinlich weil das Kraut sich nur schwer trocknen lässt und nur noch selten in Kräutergärten angepflanzt wird. Zitronenmelisse kann in vielen Rezepten als Ersatz für Zitronenthymian und Zitronen verwendet werden. Auch mit der Minze teilt sie viele Gewürzqualitäten. Zitronenmelisse verliert viel von ihrem delikaten Geschmack, wenn sie gekocht wird, und schmeckt am besten, wenn die kleinen, zarten Blätter erst kurz vor dem Servieren gepflückt und den Speisen beigegeben werden. Da die Blätter zart sind und ein sehr feines Aroma haben, kann man größere Mengen als bei den meisten anderen Kräutern verwenden.

Im sechzehnten Jahrhundert empfahl Otto Brunfels, Fleisch mit destilliertem Zitronenmelissenwasser einzureiben, um Maden fernzuhalten. Auch im Zeitalter der Kühlschränke und Gefrierkühltruhen kann Melissentee verwendet werden, um Fleisch abzureiben, das nicht mehr ganz so frisch ist. Hühnchen und Lamm werden vor dem Braten häufig mit Zitronenmelisse eingerieben. Geröstete Ente mit einer Füllung aus Äpfeln, Dörrpflaumen und gehackter Melisse ist ein kulinarischer Genuss. Auch Fisch kann vor dem Kochen mit dem Kraut gefüllt werden, und Aalsuppe wird häufig damit gewürzt. Hühnchen wird gelegentlich mit einer Sherry-Zitronenmelissen-Sauce serviert. Salate und Joghurtsaucen harmonieren gut mit Zitronenmelisse, und Olivenöl und Essig können für den Winter mit dem Kraut verfeinert werden. Die Blätter passen gut zu süßen und herzhaften Gerichten und können in kleinen Mengen in Eiercreme, Milchpudding, Joghurt und gebackene Apfelgerichte gegeben werden.
Früher bereitete man medizinische Pfannkuchen aus Eiern, Zucker, Rosenwasser und Zitronenmelissensaft zu. Auch heutzutage kann man seinen Pfannkuchenteig mit einer großzügigen Portion gehackter Zitronenmelissenblätter versehen. Die Pfannkuchen werden mit Honig oder Ahornsirup serviert.

John Evelyn empfahl folgendes Rezept: »*Man verwendet die zarten Blätter in einer Mischung mit anderen Kräutern. Gibt man im Sommer frisch gesammelte Zweige in Wein und andere Getränke, verleihen sie ihnen eine wunderbar anregende Wirkung: Diese edle Pflanze bringt einen unvergleichlichen Wein hervor, der wie Himmelsschlüsselblumenwein gemacht wird.*«[167]

Heutzutage verwendet man das Kraut, was Getränke betrifft, nur noch zum Würzen von Limonade, süßem Weinpunsch, Früchtebowle und Eistee. Auch Hochprozentiges aus Zitronenmelisse ist ein Genuss und kann, in Maßen getrunken, an dunklen, regnerischen Wintertagen die schlechte Laune vertreiben. Melissengeist ist ein medizinisches Getränk, das mit kochendem Wasser als wärmendes Mittel an kalten Tagen getrunken wird, wenn die Grippe im Umlauf ist.

Zitronenmelisse lässt sich schlecht trocknen und wird am besten frisch verwendet. Sie kann gehackt und in kleinen Portionen in Eiswürfelbehältern eingefroren werden. Die einzelnen Würfel können dann in einer Plastiktüte für den Winter aufbewahrt werden.

Erwähnenswerte Rezepte

Zitronen-Joghurt-Sauce

Diese Sauce ist sehr einfach zuzubereiten und passt zu Getreide- und Obstgerichten. Sie kann mit Hirse, Quinoa, Wildreis, Bulgur, Couscous oder Kompott aus frischen Früchten und frischen Obstsalaten serviert werden. Vermengen Sie 250g Joghurt mit einem gehäuften Esslöffel gehackter Zitronenmelissenblätter. Zu Getreidegerichten können noch ein bis zwei gepresste Knoblauchzehen und etwas Salz hinzugefügt werden, zu Früchten ein bis zwei Esslöffel Honig oder Rohrzucker.

HAUSHALTSHILFEN

Ihr frischer Zitronenduft macht die Zitronenmelisse zu einem angenehmen Potpourri- und Duftkissenkraut. Sie eignet sich auch als wohltuender Zusatz für schlaffördernde Kopfkissen. Außerdem kann man sie zum Streuen verwenden oder als Lufterfrischer in Bündeln in die Küche hängen. Zitronenmelisse hält

Motten von Regalen und Wäsche fern. Reinigungsmitteln und Polituren können einige Tropfen Zitronenmelissengeist beigefügt werden, um ihnen ein frisches Zitronenaroma zu verleihen.

ॐ SCHÖNHEITSPFLEGE

Zitronenmelissenöl oder -wasser wird Parfüms und Duftwässern beigefügt und in kosmetischen Produkten als Duftstoff verwendet. Zitronenmelissenwasser wird hergestellt, indem man eine Flasche mit frischen Blättern füllt, sie mit klarem, starkem Alkohol bedeckt und dann gut verschlossen eine Woche lang in der Sonne stehen lässt. Danach muss die Flüssigkeit abgeseiht und durch Filterpapier gefiltert werden. Das Melissenwasser kann, wenn gewünscht, mit destilliertem Wasser verdünnt werden. Es heißt, dass es Sommersprossen entfernen kann.

Ein starker Zitronenmelissenaufguss macht das Haar dunkler und überdeckt den ersten Grauschimmer. Augentropfen oder Kompressen aus dem Kraut lindern müde, brennende Augen, und Melissengurgelwasser macht den Atem frisch. Ein anregendes Bad kann aus einigen Zitronenmelissenblättern zubereitet werden, die in einem Tuch oder Säckchen unter den Heißwasserhahn gehängt werden.

MEDIZINISCHE EIGENSCHAFTEN

Die Signatur der Zitronenmelisse sind ihre herzförmigen Blätter. Sie zählt zu den besten Herz- und Nervenkräutern und schon bei den frühesten Kräuterkennern hieß es, dass sie *»die Natur in allen ihren Wirkungen stärkt«*[168] und Traurigkeit und Melancholie vertreibt. Arabische Ärzte lobten sie über alle Maßen, Paracelsus mengte sie in sein *Elixir Vitae*, und Mönche nahmen sie zur Unterstützung ihrer Konzentrationsfähigkeit ein. Man verschrieb sie gegen melancholische Dämpfe, die aus Herz und Arterien aufstiegen, und setzte sie auch gegen Hysterie und Hypochondrie, Epilepsie und zum Erwecken der Lebensgeister ein. Außerdem hieß es, dass sie das Hirn stärke, den Körper verjünge und, Schweigsamen auf die Zunge gelegt, Maulfaulheit lösen würde. Zitronenmelisse wurde gelegentlich als Ersatz für Andorn verwendet.

Moderne Medizin

Auch die moderne Medizin hat die Wirksamkeit der Zitronenmelisse als Herz- und Nervenkraut bestätigt. Sie zählt zu den wenigen Kräutern, die einen stärkenden Einfluss auf das Herz ausüben und gleichzeitig die Nerven beruhigen. Schüler, ältere Personen und Patienten mit nervösen Beschwerden können sie über einen langen Zeitraum hinweg ohne schädliche Nebenwirkungen einnehmen. Ihr Aroma ist so angenehm und erfreulich, dass sogar bekennende Kräuterteeverweigerer von ihrem Duft verführt werden können.

Zitronenmelisse kann regelmäßig eingenommen werden, um das Herz zu stärken und Herzinfarkten vorzubeugen. Homöopathen verschreiben sie bei allgemeinen Erschöpfungszuständen, Hysterie, Schlafproblemen, nervösen Herzproblemen, Migräne und Blähungen. Das Öl der Pflanze wurde bei der homöopathischen Behandlung von Allergien eingesetzt. Auch Genesende und Patienten, die überarbeitet oder ungewöhnlich hohem Stress ausgesetzt sind, profitieren von regelmäßigem Zitronenmelissenkonsum. Schüler und Studenten können sich vor Prüfungen mit Zitronenmelisse beruhigen, und Patienten, die an Schlaflosigkeit leiden, sollten regelmäßig zwei Stunden vor dem Zubettgehen einen Schlaftrunk aus Zitronenmelisse einnehmen. Wegen ihres stärkenden Effekts auf Herz und Nerven eignet sie sich, vor allem in Kombination mit Lavendel, als Erholungsmittel nach Herzinfarkten oder bei halbseitiger Lähmung, Durchblutungsstörungen, Ohnmachtsanfällen, Blutarmut, Krämpfen und nervösen Verdauungsbeschwerden. Zitronenmelisse lindert die Symptome von Nikotinvergiftungen, Seekrankheit und nervöser Übelkeit. Schwangeren Frauen hilft sie gegen morgendliche Übelkeit, und ein Tee aus Zitronenmelisse und Gänsefingerkraut (*Potentilla anserina*) lindert menstruale Krämpfe.

Zitronenmelissentee findet sich in vielen Kräuterprodukten, um diese geschmacklich angenehmer zu machen. Der beste Tee wird aus den frischen Blättern der grünen Pflanze hergestellt. Die aktiven Inhaltsstoffe können mit hochprozentigem Alkohol aus den frischen Blättern extrahiert werden. Das entstehende Melissenwasser wird teelöffelweise in heißem Wasser aufgelöst. In der Aromatherapie wird das Kraut sehr häufig eingesetzt.

Umschläge aus frischen, gestampften Zitronenmelissenblättern haben kühlende, heilende und beruhigende Wirkung, wenn sie äußerlich bei Wunden, Blutergüssen und Schnitten angewendet werden. Schmerzen, die durch Krämpfe, Milchknoten und nervöse Migräne hervorgerufen wurden, und die Symptome von Jetlag können gelindert werden, indem man die betroffene Körperregion oder den Kopf mit Melissenwasser einreibt. Bäder aus Majoran und Zitronenmelisse helfen Frauen mit nervösen weiblichen Beschwerden. Zitronenmelisse wird außerdem in der Behandlung von Virus- und Autoimmunkrankheiten eingesetzt und zeigt ausgleichende Wirkung bei Schilddrüsenproblemen. Dementsprechend wirkt sie auch gegen Erschöpfungszustände und chronische Müdigkeit sowie menstruale Unausgeglichenheiten. Außerdem hat sie sich als hilfreich bei der Behandlung von akutem Herpes und Gürtelrose erwiesen.

Besondere Heilmittel

Melissen-Stärkungsmittel

Das Zitronenmelissenwasser, das im Abschnitt »Schönheitspflege« beschrieben wurde, kann auch für medizinische Zwecke verwendet werden. Ein Stärkungsmittel wird zubereitet, indem man eine Flasche mit den Melissen-Pflanzenspitzen und einigen Zweigen Betonie (*Stachys officinalis*, früher auch als *Betonica officinalis* bekannt), etwas unbehandelter geriebener Zitronenschale, einer gestampften Muskatnuss, einigen Koriandersamen, einer Zimtstange und einigen Gewürznelken füllt. Füllen Sie die Flasche mit reinem hochprozentigem Alkohol auf und lassen Sie sie gut verstöpselt in der Sonne stehen, bis sich die Zubereitung verdunkelt. Seihen Sie das Ganze ab, filtern Sie es durch Filterpapier und verdünnen Sie es nach Bedarf mit destilliertem Wasser. Melissen-Stärkungsmittel kräftigt die Nerven und das Herz und verbessert das Gedächtnis und die Konzentrationsfähigkeit.

Durchblutungsfördernder Tee

Dieser Tee kann als erfrischendes Getränk zwischen den Mahlzeiten eingenommen werden. Vermengen Sie einen Teil Zitronenmelissenblätter, einen Teil Europäische Mistel und einen Teil Weißdorn (*Crataegus laevigata*). Gießen Sie einen Teelöffel Kräuter mit 1/4 l kochendem Wasser auf und lassen Sie den Tee 10 bis 15 Minuten lang abgedeckt ziehen.

ZITRONENMELISSE IN HAUS UND HOF

»Dorthin sprenge nach Vorschrift Gewürze, zerriebene Melissen und das gemeine Cerinthengras. (...) Dann lassen die Bienen sich von selbst auf dem mit Kräutern bestreuten Platz nieder und verstecken sich im tiefsten Winkel des Stockes.«

Nach: Vergil: »Georgica«

Zitronenmelisse ist, ihrem botanischen Namen entsprechend, ein Bienenkraut. Man kann Bienen mit Zitronenmelissentee füttern, der mit dem Honig eines anderen Bienenstocks oder Zucker gesüßt ist. Außerdem kann man die Bienenstöcke mit Zitronenmelisse einreiben, um zu verhindern, dass das Bienenvolk ausschwärmt. Zitronenmelissenhonig ist besonders aromatisch. Nach Tabernaemontanus stechen Bienen niemanden, der Zitronenmelisse bei sich oder einen Melissenkranz auf seinem Kopf trägt. Zitronenmelisse kann auch als Viehfutter verwendet werden, und es heißt, dass sie die Milchproduktion von Milchvieh steigert. Getrocknete Zitronenmelissenblätter werden außerdem als Geschmackszusatz in Kräutertabakmischungen verwendet.

Verwendung in der Tiermedizin

Zitronenmelisse wird von Tierärzten als leichtes Beruhigungsmittel und als Gegenmittel bei Schock verwendet. Kühen verabreicht man nach dem Kalben Zitronenmelissen-Majoran-Tee.

NEBENSÄCHLICHES UND WISSENSWERTES

Zitronenmelisse war schon bei den alten Griechen als Heilkraut bekannt und wurde im Tempel der Diana in Ephesus verwendet. Dioskurides schrieb: *»Das Laub, mit Wein eingenommen oder als Pflaster aufgelegt, heilt Patienten, die von Skorpionen oder Spinnen gestochen oder von Hunden gebissen wurden.«*[169] Nach Plinius kann Zitronenmelisse den Blutfluss einer Wunde stillen, wenn das Schwert, durch das die Wunde verursacht wurde, gefunden und das Kraut daran befestigt wird. Später dann wurde das Kraut in Zaubertränken verwendet, die Magie und Hexenwerk entgegenwirken sollten, und am Johannisabend hängte man es über der Tür auf, um Hexen und andere böse Einflüsse abzuwehren. Die Hebammen empfahlen, Zitronenmelissenzweige in Babywindeln zu wickeln, um böse Geister, Bauchschmerzen und Blähungen fernzuhalten.

LITERARISCHE ERWÄHNUNGEN

»Würzige Kräuter entfalten den Duft,
Melisse und Fenchel veredeln die Luft,
Wenn sie den Bienenstock gastlich verzier'n,
Um den Bienenschwarm freundlich nach Hause zu führ'n.«

John Clare: »The Shepherd's Calendar«, Mai, S. 55

DANKSAGUNGEN

Ein Buch, an dem so lange gearbeitet wurde, wurde von vielen Menschen beeinflusst. Als ich mit dem Schreiben begann, arbeitete ich in einem Kräuterladen in München. Mein Dank gilt besonders Wilhelm Lindig, seiner Frau Elfriede und Gisela, die mir den Zugang zu Kräutern eröffneten und ihr praktisches Wissen großzügig mit mir teilten. Wilhelm Lindig hatte sein Handwerk von seinem Vater gelernt und war so ein Meister auf seinem Gebiet, dass Kunden aus ganz Deutschland in sein Geschäft kamen. Gedankt sei auch den Kunden, deren tiefgehende Fragen mich immer wieder zu meinen Nachschlagewerken hasten ließen.
In der Zeit vor dem Internet musste man den Großteil seiner Nachforschungen noch in Bibliotheken betreiben. Die Bibliothekare der Bayrischen Staatsbibliothek in München kannten mich noch von der Arbeit an meinem ersten Buch und waren so entgegenkommend wie zuvor. Später führte ich meine Nachforschungen in der British Library in London fort. Dort bin ich erstmals dem wahren britischen Understatement begegnet: Nicht selten brach ich in lautes Lachen aus, wenn ich auf ein hanebüchenes Rezept stieß. Aber anstatt mich für den Lärm, den ich veranstaltete, zurechtzuweisen, kam jemand an meinen Tisch und sagte: »Da müssen Sie ja etwas sehr Amüsantes gefunden haben!?« Die wunderbarste Bibliothek aber entdeckte ich versteckt hinter dem Herbarium des Museum of Natural History in Kensington. Hier fand ich einen Großteil aller alten Kräuterbücher, und die Besucher waren so spärlich, dass oft mehrere Bibliothekare nur auf mich warteten. Die Bibliothek befand sich in einem der Geschütztürme des Gebäudes, in dem man sich wie im sprichwörtlichen Elfenbeinturm fühlte. Ich wäre gerne länger dort geblieben. Später nutzte ich auch die Einrichtungen der Wiener Nationalbibliothek. Inzwischen sind viele Informationen über Kräuter und hervorragende Illustrationen im Internet zu finden. Wenn Sie sich weiter mit dem Thema beschäftigen möchten, empfehle ich, nicht die Volksnamen, sondern die lateinischen botanischen Namen einzugeben, um auf seriöse Seiten zu gelangen.

Als ich mit diesem Buch begann, dachte ich, dass meine Arbeit sich auf das Sammeln von Informationen beschränken würde, und unterschätzte die Zeit, die es mich kosten würde, mir Kompetenz und Sachverstand in den verschiedenen Gebieten der Kräuterkunde anzueignen. Es reicht nicht, einfach Rezepte zu kopieren und zu hoffen, dass sie richtig sind. Wenn der Autor wenig praktische Erfahrung im Umgang mit Kräutern besitzt, kommt nicht mehr heraus als ein weiteres Exemplar in einer langen Reihe immergleicher Kräuterbücher, die einfach die Erfahrungen anderer wiederkäuen. Ich kann mich nicht erinnern, wann mir klar wurde, dass mein Wissen sehr begrenzt war. Vermutlich kam die Einsicht irgendwann zwischen den zahlreichen schlecht gefärbten Wollknäueln, den leichten Vergiftungen nach Salbei-Ausräucherungen meines Hauses, meinen kulinarischen Experimenten mit Dachsfett und Gelees, die selbst dann keiner essen wollte, wenn sie gelungen waren, und Kosmetika, die sich einfach nicht binden wollten. Meine Lektoren drängten, dass ich das Buch endlich fertigstellte, aber ich blieb dickköpfig: Ich wollte wirklich Tiefgründiges über das Thema wissen. Ich kann ihnen nicht genug für ihre Engelsgeduld in Anbetracht immer wieder verlängerter Abgabetermine danken, zumal ich nie ein böses Wort von ihnen gehört habe. Hätte ich gewusst, dass es so lange dauern würde, bis ich wieder ungestörte Ruhe haben würde, um das Buch zu beenden, hätte ich mich sicher anders verhalten.

In diesem Buch stecken zwei Jahrzehnte an Erfahrungen: Ich war Herausgeberin einer deutschen Zeitschrift für Biogärtnerei, eines der Gründungsmitglieder einer österreichischen Vereinigung zur Saatguterhaltung, arbeitete im Garten, kochte, engagierte mich für den Schutz bedrohter Pflanzenarten und -sorten und lebte zudem lange Zeit auf dem Land. Ich glaube, dass ich eine praktische Grundlage in den verschiedenen Wissensgebieten besitze, über die ich geschrieben habe, aber mir ist auch bewusst, dass sich hier und da bestimmt Fehler eingeschlichen haben. Ich hoffe, dass mich meine Leser darauf aufmerksam machen, damit ich sie für kommende Auflagen korrigieren kann.
Die Leser der Gartenzeitschrift *Kraut & Rüben* und die Mitglieder der Organisation für Saatguterhaltung Arche Noah, viele Biogärtner und Gärtner haben mir Fragen über Fragen gestellt und ihre Erfahrungen mit mir geteilt. Ich danke ihnen allen für ihre Hilfe und das unerwartete Wissen, das ich von ihnen lernen durfte. Ausführliche Lektüre und Tagungen in der Alten und der Neuen Welt, besonders aber in Osteuropa, haben mich viel darüber gelehrt, wie Menschen in unterschiedlichen Kulturen mit Kräutern leben und umgehen. Meine Freundschaft zu Bozica Papes-Mokos führte mich zurück in eine bäuerliche Welt, die ich noch aus Italien kannte und nun in Kroatien wiederfand. Durch meine Zusammenarbeit mit verschiedenen Organisationen zur Saatguterhaltung, Genbanken und Austauschprogrammen mit ausländischen Wissenschaftlern konnte ich Einsichten in die formaleren Gebiete des wissenschaftlichen Arbeitens gewinnen.

Nachdem ich viele Jahre lang auf Deutsch veröffentlicht hatte, kehrte ich 1999 in die Vereinigten Staaten zurück und musste mich an eine sehr veränderte Welt gewöhnen, seit ich dort zuletzt gelebt hatte. Eine weitere große Herausforderung war es, wieder ausschließlich auf Englisch zu schreiben. Mein besonderer Dank

gilt Donna Chesner, die niemals an meinem Können und meinen Fähigkeiten zweifelte, auch wenn ich den Glauben schon fast verloren hatte, und Thomas Gladis, der den Kontakt aufrechterhielt.
Während des Übersetzungs- und Veröffentlichungsprozesses habe ich die moderne Technik schätzen gelernt, als zwischen Hamburg und Arizona, Berlin, Österreich und München mit erstaunlicher Geschwindigkeit Berge von E-Mails ausgetauscht wurden, die wie die sprichwörtlichen goldenen Fäden Menschen und Buchinhalte miteinander verbanden. Mein Dank gilt Vito von Eichborn, der an das Buch glaubte, und Michael Goerden und seinen Mitarbeitern bei Ullstein, die mich den gesamten Erscheinungsprozess hindurch großzügig unterstützten, Sarah Heidelberger, die wie eine Sklavin (nur fröhlicher) arbeitete, um die Übersetzung fertigzustellen und dabei viel Koordinationsarbeit übernahm, Michael Korth, der den Liedern und Gedichten durch seine Übertragungen wieder zu einer Melodie verhalf, und Rena Keller, die die Kräuter in diesem Buch auch dem Auge des Lesers schmackhaft machte.

Von Herzen danke ich außerdem:
- meiner Mutter, meiner Großmutter und meinem Großvater, die ihr Gärtnerwissen und ihren Enthusiasmus an mich weitergaben,
- meiner Schwester, die nie aufhört zu fragen,
- Michael, der die vielen Entstehungsjahre dieses Buches mit mir durchlebte,
- Nina, die mir beibrachte, Pflanzen wieder mit den Augen eines Kindes wahrzunehmen und mir später mit ihrer Professionalität so sehr geholfen hat,
- den österreichischen Gärtnern, Bauern und Kräuterkennern, die mit ihren Kräutern leben
- und all den anderen, deren Namen ich nicht genannt habe, und die mir mehr geholfen haben, als ich beschreiben kann. Eure Großzügigkeit treibt mich an und inspiriert mich.

Nancy Arrowsmith, Bisbee, 2007

»Nun hab' ich meine Arbeit ausgeführt.
Ich wünsch Euch langes Leben, Glück und sanften Tod.
Da Ihr die Heilregeln so freundlich habt studiert,
Wünsch ich zudem, dass Ihr sie niemals braucht.
Behüt Euch Gott.«

Nach: Sir John Harrington: »The School of Salernum«, S. 50

BIBLIOGRAFIE

Abbildungen der Heilkräuter: Deutsches Kräuterhaus, Uehlfeld, Demantsfürth, 1937
Albertus Magnus: »Die echten Werke«, Aschendorff, 1982
Androsko, Rita J.,: »Natural Dyes and Home Dying«, New York, 1971
Angier, Bradford: »Feasting Free on Wild Edibles«, Harrisburg, Pennsylvania, 1972
Arber, Agnes: »Herbals: their Origin and Evolution«, Cambridge, 1953
Arrowsmith, Nancy: »Elfen, Trolle, Hobgoblins. Die Geister von Mittelerde und andere Fabelwesen«, München, 2005
Arrowsmith, Nancy: »Saatgutgewinnung im Hausgarten«, translation of »Seed to Seed«, Suzanne Ashworth, Krems, 1996
Artusi, Pellegrino: »La Scienza in Cucina e l'Arte di Mangiare Bene«, Torino, 1974
Ashworth, Suzanne: »Seed to Seed«, Decorah, Iowa, 1991
Auda, Domenico: »Breve Compendio di Maravigliosi Segreti«, Roma, 1663
Aylett, Mary: »Country Wines«, London, 1953
Babudri, F.: »Fonti Vive dei Veneto Giuliani«, Milano, 1926
Back, Phillipa: »Herbs around the House«, London, 1977
Bächtold-Stäubli, Hanns: »Handwörterbuch des deutschen Aberglaubens«, 10 Bde., Berlin 1987 (1927)
Baker, Charles H.: »The Gentleman's Companion«, New York, 1944
Barash, Cathy Wilkinson: »Edible Flowers: from Garden to Palate«, Fulcrum, Golden, Colorado, 1995
Bastanzi, Giambattista: »Le Superstizioni delle Alpi Venete«, Treviso, 1888
Beeton, Mrs. Isabella: »The Book of Household Management«, New York, 1977, reprint London 1861
Bellman, Carl Michael: »Der Lieb zu Gefallen«, München, 1976
Bensky, Dan and Andrew Gamble: »Chinese Herbal Medicine Materia Medica«, Eastland Press, Seattle, 1993
Bernus, Alexander von: »Alchymie und Heilkunst«, Nürnberg, 1969
Bertoldi, Vittorio: »Un Ribelle nel Regno de' Fiori«, Geneva, 1923
Besler: »Hortus Eyestettensis«, Faksimile, 1713
Bibel, Die, nach der Übersetzung von Martin Luther
Bitterkraut, Christoph: »Artzney-Kunst«, Lindau, 1971 (1677)
Boccaccio, Giovanni: »Das Dekameron«, München, 1952
Bock, Gisela Reineking von: »Bäder, Duft und Seife«, Köln, 1976
Bock, Hieronymus H.: »Kreütterbuch« Faksimile, München, 1964
Boksch, Manfred, Bott, Irmgard, Zucchi, Herbert: »Das Ökokräutergartenbuch«, Frankfurt, 1983
Boland, Maureen und Bridget: »Was die Kräuterhexen sagen. Ein magisches Gartenbuch«, München, 1997
Bose, Sir J. C.: »Life Movements in Plants«, Calcutta, 1918
Bose, Sir J. C.: »The Motor Mechanism of Plants«, London, 1928
Bose, Sir J. C.: »The Nervous Mechanism of Plants«, London, 1926
Brand, John: »Observations on the Popular Antiquities of Great Britain«, 3 Bnd., Detroit, 1969
Braun, Hans: »Heilpflanzen-Lexikon für Ärzte und Apotheker«, Stuttgart, 1974
Bronzini, Giovanni B.: »Vita Tradizionale in Basilicata«, Matera, 1964
Brooklyn Botanic Garden, »Dye Plants and Dyeing – a Handbook«, Brooklyn, 1973
Browne, Sir Thomas: »The Works of Sir Thomas Browne«, 4 Bnd., London, 1965
Brunfels, Otto: »Contrafayt Kräuterbuch«, Faksimile, München, 1964
Buchman, Dian Dincin: »Feed Your Face«, London, 1973
Budge, E. A. Wallis: »Amulets and Superstitions«, New York, 1978
Buffler, Martha und Reich, Willi: »Gemüse im Garten«, Stuttgart, 1967
Burbank, Luther: »The Harvest of the Years«, New York, 1927
Burbank, Luther: »My Beliefs«, New York, 1927
Burbank, Luther: »Partner of Nature«, London, 1940
Burgess, W. V.: »Birds and Flowers in Fact and Fancy«, London, 1907
Burne, Charlotte Sophia: »Shropshire Folk-Lore«, 2 Bnd., London, 1973
Burns, Robert: »Poems and Songs«, Oxford, 1969
Burns, Robert: »Gedichte und Lieder«, Berlin, 1974
Burton, Robert: »The Anatomy of Melancholy«, London, 1977

Burton, Robert: »Anatomie der Melancholie«, Zürich, 1988
Castiglioni, Arturo: »Storia della Medicina«, Milano, 1927
Cerruti: »Von der gesunden Lebensweise«, München, Faksimile, 1983
Chambers, Robert: »Popular Rhymes of Scotland«, Detroit, 1969
Chaucer, Geoffrey: »The Complete Works«, London, 1947
Chaucer, Geoffrey: »Die Canterbury-Erzählungen«, Frankfurt a. Main, 2001
Chaucer, Geoffrey: »Troilus und Criseyde«, Frankfurt a. M., 2000
Cherfas, Jeremy, Fanton, Michel und Jude: »The Seeds Savers' Handbook«, Bristol, UK, 1996
Child, Francis James: »The English and Scottish Popular Ballads«, 5 Bnd., New York, 1965
Choice Notes from Notes and Queries, London, 1859
Clair, Colin: »Of Herbs and Spices«, London, 1961
Clare, John: »The Shepherd's Calendar«, London, 1964
Cobbett, William: »Cottage Economy«, London, 1926
Cockayne, Rev. Oswald: »Leechdoms, Wortcunning and Starcraft«, 3 Bnd., London, 1864–6
Cole, William: »Adam in Eden or Nature's Paradise«, London, 1657
Cole, William: »The Art of Simpling«, London, 1656
Colum, Padraic: »A Treasury of Irish Folklore«, New York, 1967
Coon, Nelson: »Using Wayside Plants«, New York, 1969
Cortese, Isabella: »Verborgene heimliche Künste unnd Wunderwerck«, Hamburg, 1596
Crow, W. B.: »The Occult Properties of Herbs«, Wellingborough, 1969
Culpeper, Nicholas: »Culpeper's Complete Herbal«, Foulsham, London
Cole, William: »English Physician«, arranged by Mrs. Leyel, London, 1947
Cole, William: »English Physician and Complete Herbal«, London, 1636
Dähnhardt, Oskar: »Natursagen«, 4 Bnd., Leipzig, 1909
De Bhaldraithe: »English Irish Dictionaty«, Dublin, 1959
Delatte, A.: »Herbarius, Recherches sur le cérémonial usité les Anciens«, Liége, 1938
Delfino, Giuseppe, und Schmuckher, Aidano: »Stregoneria Magia Credenze e Superstizioni a Genova e in Liguria«, Biblioteca Lares, Vol. 39, Firenze, 1973
Densmore, Frances: »How Indians Use Wild Plants for Food, Medicine & Crafts«, New York, 1974 (1928)
Dent, Alan: »World of Shakespeare«: Plants, New York, 1971
Die deutsche Heilpflanze, Weimar, 1934
Dinand, August Paul: »Handbuch der Heilpflanzenkunde«, München, 1921
Dioskurides: »De Materia Medica. Fünf Bücher über die Heilkunde«, Hildesheim, 2002
Dragendorff, Georg: »Die Heilpflanzen der verschiedenen Völker und Zeiten«, Stuttgart, 1898
Drayton, Michael: »Poly-Olbion«, Oxford, 1961
Dunmire, William W., und Tierney, Gail D.: »Wild Plants of the Pueblo Province«, Santa Fe, New Mexico, 1995
Dyer, Rev. T. F. Thiselton: »British Popular Customs«, London, 1876
Dyer, Rev. T. F. Thiselton: »Domestic Folk-Lore«, London, 1881
Dyer, Rev. T. F. Thiselton: »The Folk-Lore of Plants«, London, 1889
Dyer, Rev. T. F. Thiselton: »Folk-Lore of Shakespeare«, New York, 1966
Eberhardt, Johann Peter: »Arneigelahrtheit«, Halle, 1778
Elsevier's Dictionary of Pharmaceutical Science and Techniques, Amsterdam, 1968
Emboden, William: »Narcotic Plants«, London, 1972
Englert, Dr. Ludwig: »Von altdeutscher Heilkunst«, Leipzig, 1935
Evelyn, John: »Acetaria. A Discourse of Sallets«, London, 1699
Faber, Stefanie: »Das Rezeptbuch für Naturkosmetik«, München, 1974
Faber, Stefanie: »Kräuter-Kosmetik«, München, 1979
Fahrenkamp, Hans J.: »Wie man eyn teutsches Mannsbild bey Kräfften hält«, München, 1975
Farmer, Fannie: »The Fannie Farmer Cookbook«, 12th ed., New York, 1980
Ferguson, John: »Bibliographical Notes on the Histories of Inventions and Books of Secrets«, London, 1959
Finamore, Gennaro: »Tradizioni popolari Abruzzesi«, Torino, 1894
Fischer, Eugen: »Heilpflanzen«, Bern, 1975
Fischer, Hermann: »Die Heilige Hildegard von Bingen«, Münchener Beiträge zur Geschichte und Literatur der Naturwissenschaften und Medizin, Heft 7/8, München, 1927

Fitter, Richard und Alistair: »Parey's Blumenbuch: Blütenpflanzen Deutschlands und Nordwesteuropas«, Berlin, 2000
Flaws, Bob: »Das Yin und Yang der Ernährung«, München, 1994
Fletcher, William: »Superstition in Review«, London, 1933
The Folk-Lore Journal, London, 1883–89
Folk-Lore Quarterly, 6 Bnd., Paris, 1948
Fossel, Annemarie: »Das Jahr der Blumen«, Innsbruck, 1940
Foster, Gertrude B., and Loude, Rosemary F.: »Park's Success with Herbs«, Greenwood, South Carolina, 1980
Fournier, P.: »Le Livre des Plantes Médicinales et Vénéneuses de France«, 2 Bnd., Paris, 1948
Francé, Raoul: »Harmonie in der Natur«, Stuttgart, 1926
Francé, Raoul: »Die Seele der Pflanze«, Berlin, 1924
Francé, Raoul: »Die technischen Leistungen der Pflanzen«, Leipzig, 1919
Francé, Raoul: »Die Welt der Pflanze«, Berlin, 1912
Frazer, Sir James George: »The Golden Bough«, 13 Bnd., New York, 1966
Frazer, Sir James George: »Der goldene Zweig. Eine Studie über Magie und Religion«, Köln, 1968
Freeman, Margaret B.: »Herbs for the Medieval Household«, New York, 1943
Fuchs, Leonhardt: »Alt Kreüterbüchlein«, Heilbronn, 1951
Fuchs, Leonhardt: »Neu Kreüterbuch«, Faksimile, München, 1964
Galen: »Werke«, 5 Bnd., Stuttgart, 1939
Ganzenmüller, Wilhelm: »Die Alchemie im Mittelalter«, Paderborn, 1938
»Das Naturgefühl im Mittelalter«, Bd. 18 der Beiträge zur Kulturgeschichte des Mittelalters und der Renaissance, Berlin, 1914
Garland, Sarah: »The Complete Book of Herbs and Spices«, London, 1979
Garland, Sarah: »Der duftende Kräutergarten«, München, 1988
Genders, Roy: »The Wild Flower Garden«, London, 1976
Gerardi, Johannis: »Catalogus Arborum, Fructicum ac Plantarum«, Weilheim, 1962 (London 1599)
Gessner, Otto, und Orzechowski, Gerhard: »Gift- und Arzneipflanzen von Mitteleuropa«, Heidelberg, 1974
Geuter, Maria: »Kräuter in der Ernährung«, Schaffhausen, 1976
Gianci, Sergio: »Le Piante Medicinali delle Isole Eolie«, Pungitopo Editore, 1978
Gilbertie, Sal: »Herb Gardening at its Best«, New York, 1984
Gibbons, Euell: »Stalking the Healthful Herbs«, New York, 1966
Gibbons, Euell: »Stalking the Wild Asparagus«, New York, 1970
Gill, W. W.: »A Second Manx Scrapbook«, Bristol, 1932
Gladstar, Rosemary: »Herbal Healing for Women«, Simon and Schuster, New York, 1993
Goethe, J. W.: »Die Metamorphose der Pflanzen«, Bern, 1947
Goethe, J. W.: »Natur«, München, 1962
Golowin, Sergius: »Die Magie der verbotenen Märchen«, Hamburg, 1973
Goodwin, Jill: »A Dyer's Manual«, London, 1982
Graubard, Mark: »Astrology and Alchemy«, New York, 1953
Gray, Asa: »New Manual of Botany«, New York, 1908
Greene, Richard Leighton: »The Early English Carols«, Oxford, 1977
Gregory, Lady Augusta: »Visions and Beliefs in the West of Ireland«, London, 1970
Grieve, Mrs. Maude: »A Modern Herbal«, London, 1976 (1931)
Grieve, Mrs. Maude: »Culinary Herbs & Condiments«, New York, 1971 (1934)
Grigson, Geoffrey: »The Englishman's Flora«, London, 1955
Grimm, Jacob: »Deutsche Mythologie«, 3 Bd., Berlin, 1875–78
Grimmelshausen, H. J. Chr.: »Der abenteurliche Simplicissimus«, München, nicht datiert
Gubernatis, Angelo de : »La Mythologie des Plantes«, 2 Bd., Paris, 1882
Gunther, Robert T. (Hrg.): »The Greek Herbal of Dioscurides«, New York, 1959
Hagger, Conrad: »Neues Saltzburgisches Koch-Buch«, Augsburg, 1719
Hahn, Mary: »Praktisches Kochbuch«, Berlin, 1952
Hall, Dorothy: »The Book of Herbs«, London, 1976
Hansen, Harold A.: »Der Hexengarten. Die Zauberkräuter des Mittelalters und ihre Wirkung« München, 1987
Harrington, Sir John (Übs.): »The School of Salernum«, Salerno, 1953

Hazlitt, W. Carew: »Old Cookery Books and Ancient Cuisine«, London, 1902
Hegi, Gustav: »Illustrierte Flora von Mittel-Europa«, 13 Bd., München, 1913–1918
Heilmann, Karl Eugen: »Kräuterbücher in Bild und Geschichte«, München, 1973
Helm, Eva Marie: »Feld-, Wald- und Wiesenkochbuch«, München, 1978
Henderson, William: »Notes on the Folk-Lore of the Northern Counties of England and the Borders«, London, 1897
Henggeler, S., und O. Schmid: »Biologischer Pflanzenschutz im Garten«, Aarau, 1980
Henglein, Martin: »Die heilende Kraft der Wohlgerüche und Essenzen«, München, 1988
The Herbal Review, and Herbs, The Herb Society, London, 1976
Herrick, Robert: »The Complete Poetry of Robert Herrick«, New York, 1963
Hewitt, Jean: »The New York Times Natural Foods Cookbook«, New York, 1971
Hildegard von Bingen: »Heilkunde«, Salzburg, 1957
Hildegard von Bingen: »Naturkunde«, Salzburg, 1959
Hippokrates: »Die Werke des Hippokrates«, 3 Bd., Hrg: Richard Kapferer, Stuttgart, 1995
Hobday, E.: »Cottage Gardening«, London, 1877
Hodgart, Matthew: »The Faber Book of Ballads«, London, 1965
Höfler, M.: »Deutsches Krankheitsnamen-Buch«, München, 1899
Howarth, Sheila: »Herbs with Everything«, New York, 1976
Hübner, Barbara: »Die Zubereitung von Getreidegerichten«, Bad Liebenzell-Unterleugenhardt, 1974
Hunnius, Curt: »Pharmazeutisches Wörterbuch«, Berlin, 1966
Huson, Paul: »Mastering Herbalism«, London, 1974
Hutchinson, J.: »Wild Flowers in Colour«, Middlesex, 1974
Huxley, Alyson: »Natural Beauty with Herbs«, London, 1977
Hyatt, Richard: »Chinese Herbal Medicine«, New York, 1978
Illustrated Polyglottic Dictionary of Plant Names, edited by Armenag K. Bedevian, Cairo, 1936
Jackson, Kenneth Hurlstone: »A Celtic Miscellany«, London, 1976
Jacobs, Betty E. M.: »Growing Herbs and Plants for Dyeing«, Mountain View, Missouri, 1977
Jager, Gerhard: »Die Rezepturen der königlich bayerischen Leib- und Hof-Apotheke«, Bayreuth, 1984
Jahrbuch für Volkskunde, Würzburg, 1965
Jung, C. Gustav: »Mysterium Coniunctionis«, Zürich, 1955
Kaiser, Ernst: »Paracelsus«, Reinbek bei Hamburg, 1969
Kamphoevener, Elsa Sophia von: »An Nachtfeuern der Karawan-Serail«, Hamburg, 1970
Keats, John: »The Poetical Works of John Keats«, hrsg. von W. Garrod, London, 1962
Keats, John: »Gedichte«, Wiesbaden, 1960
Kirk, Donald R.: »Wild Edible Plants of Western North America«, Naturegraph Publishers, Happy Camp, California, 1975
Kitchiner, William: »Cook's Oracle«, London, 1860
Knap, Alyson Hart: »Wild Harvest«, Toronto, 1975
Kneipp, Sebastian: »Heilkräuter nach Kneipp«, München, 1936
Kneipp, Sebastian: »So sollt ihr Leben«, Faksimileausgabe 1897, 4 Bd.
Koschtschejew: »Wildwachsende Pflanzen in unserer Ernährung«, Leipzig, 1986
Kranich, Ernst Michael: »Die Formen-Sprache der Pflanzen«, Stuttgart, 1976
Krauss, Friedrich S.: »Südslavische Hexensagen«, Bd. XIV, in: Mitteilungen der Anthropologischen Gesellschaft in Wien, Wien, 1884
Krauss, Friedrich S.: »Südslavische Pestsagen«, Bd. XIII, Wien, 1883
Krayer, E. Hoffmann, und Bächtold-Stäubli, Hanns: »Handwörterbuch des deutschen Aberglaubens«, 10 Bd., Berlin, 1932
Kremer, Bruno P.: »Duft- und Aromapflanzen«, Kosmos Verlag, Stuttgart, 1988
Kreuter, Marie-Luise: »Kräuter und Gewürze aus dem eigenen Garten«, München, 1979
Kreuter, Marie-Luise: »Der Bio-Garten«, München, 1988
Kreuter, Marie-Luise: »Wunderkräfte der Natur«, Genf, 1978
Kroeber, Ludwig: »Zur Geschichte, Herkunft und Physiologie der Würz- und Duftstoffe«, München, 1949
Künzle, Johann: »Chrut und Unchrut«, München, 1915
Die Kulturpflanze, Berlin, 38 Bd., 1952–1990

Läufer, Otto: »Farbensymbolik im deutschen Volksbrauch«, Hamburg, 1948
Lankester, Edwin: »Vegetable Substances used for the Food of Man«, London, 1832
Lauter, Dr. Werner: »Hildegard-Bibliografie«, Alzey, 1970
Leese, Otto: »Pflanzliche Arzneistoffe«, in: »Lehrbuch der Homöopathie«, Heidelberg, 1973
Levy, Juliette de Baïracli: »Die Aufzucht junger Hunde nach natürlichen Methoden«, Zürich, 1966
Leyel, Mrs. C. F.: »Herbal Delights«, London, 1937
Liebster, Günther: »Heilkraft aus dem Garten«, München, 1985
Lieutaghi, Pierre: »Il Libro delle Erbe«, Milano, 1981
Lilienkron, Rochus von: »Deutsches Leben im Volkslied um 1530«, Hildesheim, 1966
Linnaei, Caroli: »Systema Naturae«, Leipzig, 1748
Lippert, F.: »Zur Praxis des Heilpflanzenanbaus«, Planegg, 1939
Loewenfeld, Claire, und Back, Phillipa: »Schön und gesund durch Kräuter«, Berlin, 1967
Lu, Henry C.: »Chinese System of Food Cures«, Sterling Publishing Co, Inc, New York, 1986
Lumbroso: »Matizia Maroni, el mal del moc«, Roma, 1968
Lupton, Thomas: »A Thousand Notable Things«, London, 1791
Lyly, John: »The Complete Works«, 3 Bd., Oxford, 1973
Mabey, Richard: »Das neue BLV Buch der Kräuter«, München, 1989
Machado y Álvarez, Antonio: »Biblioteca de las tradiciones populares españolas«, 11 Bd., Sevilla, 1883–86
MacNicol, Mary: »Flower Cookery«, New York, 1967
Mann, H.: »Die Moderne Parfümerie«, Augsburg, 1912
Mann, H.: »Die Schule des modernen Parfümeurs«, Augsburg, 1912
Mannhardt, Wilhelm: »Der Baumkultus der Germanen und ihrer Nachbarstämme«, Berlin, 1875
Mansfeld, Rudolf: »Kulturpflanzen-Verzeichnis«, hrsg. von Schultze-Motel, Jürgen, 4 Bd., Berlin, 1986
Markham, Gervase: »A Way to Get Wealth«, London, 1625
Marzell, Heinrich: »Alpenblumen«, München, 1927
Marzell, Heinrich: »Bayerische Volksbotanik«, Nürnberg
Marzell, Heinrich: »Geschichte und Volkskunde der deutschen Heilpflanzen«, Stuttgart, 1938
Marzell, Heinrich: »Die Pflanzenwelt der Alpen«, Stuttgart, 1933
Marzell, Heinrich: »Volksbotanik«, Berlin, 1935
Marzell, Heinrich: »Wörterbuch der deutschen Pflanzennamen«, 5 Bd., Leipzig, 1951
Matthiolus, Pierandrea: »Kräuterbuch«, Faksimile, 1626
Mauerhofer, Walter: »Heimische Gewürzkräuter«, Saalfelden
Medicinal Plants of the Arid Zones, UNESCO Arid Zone Research Nr. 13
Mercatante, Anthony S.: »Der magische Garten«, Zürich, 1980
Mességué, Didier: »Die Kräuter meines Vaters«, München, 1974
Mességué, Maurice: »Von Menschen und Pflanzen«, München, 1972
Mességué, Maurice: »Das Mességué Heilkräuter-Lexikon«, München, 1976
Mességué, Maurice: »Die Natur hat immer Recht«, München, 1973
Meyer, Th.: »Arzneipflanzenkultur und Kräuterhandel«, Berlin, 1934
Meyer-Berkhout, Edda: »Würzige Kräuterküche«, München, 1972
Milne, A. A.: »When We Were Very Young«, E. P. Dutton & Co., New York
Millspaugh, Charles F.: »American Medicinal Plants«, New York, 1974 (1892)
Milton, John: »Das verlorene Paradies«, übersetzt von Karl Eitner, Leipzig, k. A.
Miloradovich, Milo: »Growing and Using Herbs and Spices«, New York, 1952
Montagné, Prosper: »Larousse Gastronomique«, New York, 1965
Montez, Lola: »The Arts of Beauty«, London, 1858
Moore, Michael: »Medicinal Plants of the Desert and Canyon West«, Santa Fe, New Mexico, 1989
»Los Remedios, Traditional Herbal Remedies of the Southwest«, Santa Fe, New Mexico, 1990
Mother Goose's Melodies, Faksimileausgabe von 1883, New York, 1970
Muenscher, Walter A., and Rice, Myron A.: »Garden Spice and Wild Pot-Herbs«, Ithaca, New York, 1955
Mühle, E.: »Die Krankheiten und Schädlinge der Arznei-, Gewürz-, und Duftpflanzen« Berlin, 1956
Murr, Josef: »Die Pflanzenwelt in der griechischen Mythologie«, Innsbruck, 1890
Murray, Margaret: »The Witch Cult in Western Europe«, Oxford, 1962
Nielsen, Esther: »Natürlich färben«, Haldenwang, 1985

Nino, Antonio de: »Usi e Costumi Abruzzesi«, 6 Bd., Firenze, 1883
Northall, G. F.: »English Folk-Rhymes«, London, 1892
Oertel-Bauer: »Lexikon der Naturheilkunde«, Köln, 1976
Ohrbach, Barbara Milo: »Kräuter und Blumendüfte im Haus«, Köln, 1988
Ohrt, F.: »Herba, Gratia Plena«, Bd. XXVIII, Nr. 82, F. F. Communications, Helsinki, 1929
Orient-Cluj, Julius: »Die Arzneimittel des Volkes und dessen Mystizismus«, Mittenwald/Bayern, 1931
Ostermann, V.: »La Vita in Friuli«, Udine, 1894
Owen, Elias: »Welsh Folk-Lore«, Owestry, 1887
The Oxford Dictionary of Quotations, London, 1968
Paracelsus: »Von der rechten Heilkunst«, Stuttgart, 1939
Partridge, Eric: »Usage and Abusage«, London, 1969
Payne, Joseph Frank: »English Medicine in the Anglo-Saxon Times«, Oxford, 1904
Pegge, Samuel: »The Forme of Cury«, London, 1780
Perger, H. Ritter von: »Deutsche Pflanzensagen«, Stuttgart, 1864
Perring, F. H., and Walters, S. M.: »Atlas of the British Flora«, London, 1962
Peterson, Roger Tory, and McKenny, Margaret: »A Field Guide to Wildflowers of Northeastern and North-central North America«, Boston, 1968
Philbrick, Helen, and Gregg, Richard B.: »Companion Plants«, London, 1967
Phillips, Harry R.: »Growing and Propagating Wild Flowers«, Chapel Hill, 1985
Phillips, Roger: »Wild Flowers of Britain«, London, 1977
Pickering, Charles: »Chronological History of Plants«, Boston, 1879
Piemontese, Alessio (pseud.): »The Secrets of Alessio«, 1559–66
Pitré, Giuseppe: »Medicina Popolare Siciliana«, Firenze, 1949
Planta Medica, Stuttgart, 1952
Platt, Sir Hugh: »Delightes for Ladies«, London, 1948 (1594)
Pomini, Luigi: »Il Campo Sperimentale delle Piante Medicinali Aromatiche die Varallo Sesia«, Vercelle, 1953
Pomini, Luigi: »Erboristeria Pedemontana«, 2 Bd., Vercelli, 1953
Porta, Joh. Baptistae: »De Miraculis Rerum Naturalium«, Napoli, 1558
Pomini, Luigi: »Magia Naturalis«, 1644
Porter, Enid: »Cambridgeshire Customs and Folklore«, London, 1969
Prato, Katharina: »Die Süddeutsche Küche«, Graz, 1885
Pritzel, G., und Jessen, C.: »Die deutschen Volksnamen der Pflanzen«, Hannover, 1884
Radford, E., and M. A.: »Encyclopaedia of Superstitions«, London, 1947
Ralston, W. R. S.: »The Songs of the Russian People«, London, 1872
Rantasale, A. V.: »Einige Zaubersteine und Zauberpflanzen im Volksglauben der Finnen«, Bd. 712, F. F. Communications, Helsinki, 1959
Reid, Daniel: »Handbuch der chinesischen Heilkräuter«, München, 1998
Reiser, Karl: »Sagen, Gebräuche, und Sprichwörter des Allgäus«, 2 Bd., Kempten, 1895
Relics of Popular Antiquities, Publication of the Folk-Lore Society I, London, 1878
Renzi, Salvatore de: »Storia documentata della Scuola Medica di Salerno«, Napoli, 1857
Richardson, Rosamond: »Hedgerow Cookery«, Middlesex, 1980
Riccardi, Paolo: »Pregiudizi e Superstizioni del popolo Modenese«, Roma, 1969
Ricci, Franco Maria: »Herbarium, natural remedies from a medieval manuscript«, Milano, 1980
Rodale, J. I.: »How to grow Vegetables and Fruits by the Organic Method«, Emmaus, Pennsylvania, 1970
Rogers, Julia Ellen: »The Book of Useful Plants«, Doubleday, New York, 1913
Rogler, August: »Kräutersegen«, München, 1971
Rohde, Eleanour Sinclair: »A Garden of Herbs«, New York, 1969 (1936)
Rothenberg, Jerome: »Technicians of the Sacred«, New York, 1968
Sanecki, Kay N.: »Das Buch der Kräuter und Heilkräuter«, Hamburg, 1985
Scherzer, Conrad: »Die Flora alter Bauerngärten und Friedhöfe«, Nürnberg, 1922
Scherzer, Hans: »Erd- und pflanzengeschichtliche Wanderungen durchs Frankenland«, Kaufbeuren, 1920
Schrödter, Willy: »Pflanzen-Geheimnisse«, Eschwege, 1968
Schuppli, Ida, und Hinterer, Betty: »Grabnerhof-Kochbuch«, Wien, 1918
Schwarz, Hedwig: »Pharmaziegeschichtliche Pflanzenstudien«, Mittenwald/Bayern, 1931

Schweizerisches Archiv für Volkskunde, 20 Bd., Zürich, 1897
Shakespeare, William: »Shakespeare's Histories and Poems«, London, 1950
Sheperd, Renee: »Recipes from a Kitchen Garden«, Ten Speed Press, Berkeley, California, 1993
Shirley, John: »The Accomplished Ladies Rich Closet of Rarities«, London, 1688
Simonis, Werner-Christian: »Taschenbuch der Heil- und Gewürzkräuter«, Frankfurt, 1976
Singer, Charles: »Early English Magic and Medicine«, Proceedings of the British Academy
Singer, Charles: »From Magic to Science«, Dover, 1958
Sister Clarissa's unpublished Book of Natural Observations
Smith, John: »A Dictionary of Popular Names of the Plants«, London, 1882
Söhns, Franz: »Unsere Pflanzen«, Zeitschrift für den deutschen Unterricht, 11. Jahrgang, Leipzig, 1897
Spenser, Edmund: »The Works«, 7 Bd., Baltimore, 1943
Starkie, Walter: »Auf Zigeunerspuren« (In Sara's Tents), München, 1957
Stearm, William: »Botanical Latin«, Newton Abbot, 1973
Steinbichler, Eveline: »Steinbichlers Lexikon«, Frankfurt, 1963
Steinmetz, E. F.: »Vocabularium Botanicum«, Amsterdam, 1947
Stevens, John: »The National Trust Book of Wild Flower Gardening«, London, 1987
Stevenson, Burton: »Stevenson's Book of Quotations«, New York, 1967
Strabo, Wahlafridus: »Hortulus«, übs. von Raef Payne, Pittsburg, Pennsylvania, 1966
Strunz, Franz: »Geschichte der Naturwissenschaften im Mittelalter«, Stuttgart, 1910
Sturtevants's Edible Plants of the World, ed. U. P. Hendrick, New York, 1972
Sunset Books and Magazine, ed.: »Low-Fat Mexican Cook Book«, Menlo Park, California, 1994
Thompson, William A. R. et al.: »Healing Plants; a Modern Herbal«, London, 1978
Thorpe, Benjamin: »Northern Mythology«, 3 Bd., London, 1851
Tillyard, E. M. W.: »The Elizabethan World Picture«, London, 1970
Tomkins, Peter, and Bird, Christopher: »The Secret Life of the Plants«, New York, 1973
Tongue, Ruth L.: »Somerset Folklore«, London, 1965
Treben, Maria: »Gesundheit aus der Apotheke Gottes«, Waidhofen, 1978
Valnet, Jean: »Aroma-Therapie«, Heyne Verlag, München, 1986
Vergil: »Aeneis«, übs. von Wilhelm Plankl und Karl Vretska, Stuttgart, 1954
Vergil: »Georgica. Vom Landleben«, übs. von Otto Schönberger, Stuttgart, 1994
Vogel, Virgil J.: »American Indian Medicine«, Norman, Oklahoma, 1970
Walters, W. D.: »Wonderful Herbal Remedies«, Swansea, 1973
Warnke, Fr.: »Pflanzen in Sitte, Sage, und Geschichte«, Leipzig, 1878
Watts, Alan W.: »Nature, Man and Woman«, New York, 1970
Weckerin, F. Anna: »Ein köstlich new Kochbuch«, Amberg, 1598
Wiesener, Julius von: »Die Rohstoffe des Pflanzenreichs«, 6 Bd., Weinheim, 1962
Wilde, Lady: »Ancient Cures, Charms and Usages of Ireland«, Detroit, 1970
Willfort, Richard: »Gesundheit durch Heilkräuter«, Linz, 1973
Winkelmann, H. C. W.: »Die Wirkstoffe unserer Heilpflanzen«, Freiburg, 1951
Winter, Fred: »Technik der modernen Kosmetik«, Wien, 1921
Wittstein, G. C.: »Etymologisch-botanisches Handwörterbuch«, Niederwalluf bei Wiesbaden, 1971
Withalm, Berthold: »Naturgemäßes Volksheilbuch«, Graz, 1955
Woodman, Mary: »Home-Made Wines«, London, nicht datiert
Woodward, Marcus (ed.): »Gerard's Herball«, London, 1927
Wordsworth, William: »Wordsworth's Poems«, 3 Bd., London, 1955
Wright, Joseph (ed.) »The English Dialect Dictionary«, London, 1898
Wright, Michael (ed.), »The Complete Indoor Gardener«, London, 1974
»Zander Handwörterbuch der Pflanzennamen«, hrsg. von Encke, Fritz, Buchheim, Günther, Seybold, Siegmund, 13. und 14. Ausgabe, 1984
Zimmermann, Walter: »Geschichte der Pflanzen«, Stuttgart, 1969
Zingerle, Ignaz: »Sagen aus Tirol«, Graz, 1969

ANMERKUNGEN

1 Nach der Einführung in das »Grete Herball«
2 Nach: »The Grete Herball«, S. 109
3 Nach: S. 56
4 Nach: Radford, E. und M. A.: »Encyclopaedia of Superstitions«, S. 48
5 Nach: Cole, William: »Adam in Eden«, Einführung
6 Nach: Markham, Gervase: »Cheape and Good Husbandry«, S. 18
7 Aus: Shakespeare, William: »Othello«, Erster Aufzug, 3. Szene
8 Nach: »Einführung«
9 Nach: »Early English Magic and Medicine«, Band 4
10 Nach: »A Rich Closet of Rarities«, S. 7
11 Nach: »Handwörterbuch des deutschen Aberglaubens«, Band II, S. 1221
12 Nach: »Folk-Lore Journal«, Vol. I, S. 26
13 Nach: Frazer, Sir James George: »The Golden Bough«, Kapitel »Balder and the Mistletoe«
14 Nach: »The Complete Herbal«, S. 399
15 Nach: Kitchiner: »The Cook's Oracle«, S. 234
16 Nach: Mrs. Beeton: »Book of Household Management«, S. 207
17 Nach: Shirley, John: »A Rich Closet of Rarities«
18 Nach: Schroeter, Caspar : »Allzeit fertiges Haußverwalter rarem Kochbuch«, 1712
19 Nach: Gerard, John: »Herball«, S. 100
20 Nach: Horaz: »Satiren«, Buch II, Sat. 4, l. 27
21 Nach: Nicholas Culpeper: »The Complete Herbal«, S. 39
22 Nach: Kitchiner, William: »The Cook's Oracle«, S. 262
23 Adaptiert nach: Mrs. Isabella Beetons »The Book of Household Management«, S. 214
24 Nach: Grieve: »A Modern Herbal«, S. 86
25 Nach: Culpeper, Nicholas: »The Complete Herbal«, S. 39f.
26 Nach: Dioskurides: »De Materia Medica«
27 Nach: Leland, Charles Godfrey: »Sweet Basil«
28 Nach: »Handwörterbuch des deutschen Aberglaubens«, Band I, S. 1554
29 Nach: »The Grete Herball«, S. 250
30 »reyssen zu unkeüscjeyt«, nach: Brunfels, Otto: »Contrafayt Kreüterbuch«
31 »Etlich andere wen sye wöllen eeliche werck treiben essen sye den somen mit zwyblen eygs dotteren und pfeffer.« Nach: ebd.
32 Nach: »Handwörterbuch des deutschen Aberglaubens«, Band I, S. 1559
33 »date et och en de Brennessle«, nach: »Handwörterbuch des deutschen Aberglaubens«, Band I, S. 1556
34 Etwa: »Die Tochter hat vielleicht in die Nesseln gepinkelt.«
35 Nach: »Handwörterbuch des deutschen Aberglaubens«, Band I, S. 1559
Etwa: »Im Namen des Vaters,
Reib' die Nessel und das Nesselblatt,
Mit Gutem Heinrich ein,
Das wird es schon vertreiben.«
36 Nach: Dioskurides: »De Materia Medica«
37 Nach: Hegi, Gustav: »Illustrierte Flora von Mitteleuropa«, Band 5/2, S. 1294
38 Nach: »Handwörterbuch des deutschen Aberglaubens«, Band II, S. 296
Etwa: »Ich liege auf Silber und Dill, Mein Kind soll so sein, wie ich will.«
39 Nach: »Handwörterbuch des deutschen Aberglaubens«, Band II, S. 297
40 Nach: Boulestin, S. 40
41 Nach: S. 198

[42] Nach: Huson: »Mastering Herbalism«, S. 231
[43] Nach: Culpeper, Nicholas: »The Complete Herbal«, S. 183
[44] Aus: »Handwörterbuch des deutschen Aberglaubens«, Band 3, S. 1436
[45] Nach: S. 593
[46] Nach: G. F. Northall: »English Folk Rhymes«, S. 111
[47] Nach: ebd., S. 110
[48] Nach: Brand: »Popular Antiquities«, Band I, S. 383
[49] Nach: Henderson: »Notes on the Folk-lore of the Northern Counties«, S. 104
[50] Gemeint sind die drei Nornen, die nordischen Schicksalsgöttinnen. Sie entsprechen den griechischen Moiren: Clotho spinnt den Lebensfaden, Lachesis misst seine Länge und Atropos schneidet ihn ab.
[51] Nach: »The Works of Sir Thomas Browne«, Band III, S. 463
[52] Nach: »A Rich Closet«, S. 23
[53] Nach: Culpeper, Nicholas: »The Complete Herbal«, S. 203
[54] Nach: Huson, Paul: »Mastering Herbalism«, S. 234
[55] Nach: S. 104
[56] Nach: S. 596
[57] Nach: Culpeper, Nicholas: »The Complete Herbal«, S. 203
[58] Nach: Tongue, Ruth L.: »Somerset Folklore«, S. 32
[59] Nach: Henderson, William: »Notes on the Folk-lore of the Northern Countries«, S. 227
[60] Vintler, nach: »Handwörterbuch des deutschen Aberglaubens«, Band III, S. 1489
Etwa: »Manche sind so wahnsinnig, Johanniskraut vor dem rechten Tag auszugraben, das macht den Menschen lieb und vertraut, auch wenn man einander nicht kennt.«
[61] Nach: »Handwörterbuch des deutschen Aberglaubens«, Band III, S. 1488
[62] Nach: »Handwörterbuch des deutschen Aberglaubens«, Band V, S. 806
Etwa: »Wind, da hast du Salz, Asche und Kümmel, nimm es mit nach Hause zu Frau und Kind.«
[63] ebd.
[64] Nach: Shirley, John: »A Rich Closet«, S. 109
[65] Nach: ebd., S. 102
[66] Nach: S. 199
[67] Hochdeutsch etwa:
»Denn wir Deutschen sind solche Narren, dass wir keine Sache achten, und auch wenn in unseren Landen köstliche, wohlriechende Kräuter und Blumen wachsen, müssen wir, wenn wir krank werden, in der Apotheke Stärkungen suchen aus Indien und Arabien, weil wir sonst nicht daran glauben können.«
[68] Nach: »The Complete Herbal«, S. 227
[69] Aus: »Handwörterbuch des deutschen Aberglaubens«, Band II, S. 362
Hochdeutsch etwa: »Dost, Hartheu und weiße Heidt, tun dem Teufel viel Leid.«
[70] Nach: Culpeper, Nicholas: »The Complete Herbal«, S. 257
[71] Nach: Burne, Charlotte S.: »Shropshire Folk-Lore«, S. 248
[72] Nach: Burne, Charlotte: »Shropshire Folk-Lore«, S. 248f.
[73] Nach: Kitchiner: »The Cook's Oracle«, S. 227
[74] Nach: Beeton, Mrs.: »Household Management«, S. 237
[75] ebd.
[76] Nach: Kitchiner: »The Cook's Oracle«, S. 244
[77] Nach: »Handwörterbuch des deutschen Aberglaubens«, Band VI, S. 1529
Im dänischen Original lautet das Sprichwort: »Peterselii helpt de Mannen to Paerdt, De vrouwen onder de Aerdt«.
[78] Nach: Dioskurides: »De Materia Medica«
[79] Nach: »The Works«, Band III, S. 178

80 Nach: »School of Salernum«, S. 29
81 Nach: »Hortulus«, S. 33
82 Nach: Harrington, Sir John: »The School of Salernum«, S. 55.
83 Nach: »Handwörterbuch des deutschen Aberglaubens«, Band VII, S. 543
84 Nach: Burton, Robert: »An Anatomy of Melancholy«, S. 567
85 Nach: »Handwörterbuch des deutschen Aberglaubens«, Band III, S. 546
86 Nach: ebd.
87 Nach: Leyel, C. F.: »Herbal Delights«, S. 72
88 Nach: Burton, Robert: »The Anatomy of Melancholy«, S. 566
89 Nach: »The Complete Herbal«, S. 302
90 Ein Sprichwort aus Herefordshire, nach: »Choice Notes«, S. 242
91 Nach: S. 134
92 Nach: S. 11
93 Nach: Shirley, John: »Rich Closet«, S. 71
94 Nach: »Handwörterbuch des deutschen Aberglaubens«, Band VII
95 Nach: »The Complete Herbal«, S. 397
96 Nach: ebd., S. 157.
97 Nach: »The Folk-Lore Journal«, Band I, S. 215
98 Nach: William Henderson: »Notes on the Folk-Lore of the Northern Counties«, S. 101
99 Nach. S. 29
100 Nach: Shirley, John: »The Accomplished Ladies' Rich Closet of Rarities«, S. 23
101 Nach: Culpeper, Nicholas: »The Complete Herbal«, S. 192
102 Nach: Dioskurides: »De Materia Medica«
103 Nach: »Delites for Ladies«, S. 59
104 Nach: S. 66
105 Nach: Dioskurides: »De Materia Medica«
106 Nach: ebd.
107 Nach: Mannhardt, Wilhelm: »Baumkultus«, S. 81
Mit der Bimelle ist die Bibernelle *Pimpinella saxifraga* gemeint.
108 Nach: ebd., S. 62
109 Nach: Tongue, Ruth: »Somerset Folklore«, S. 33
110 Nach: Dioskurides: »De Materia Medica«
111 Nach: Dioskurides: »De Materia Medica«
112 Nach: Robert Chambers: »Popular Rhymes of Scotland«, S. 331
113 Nach: ebd.
114 Nach: Radford, E., and M. A.: »Encyclopaedia of Superstitions«, S. 178
115 Nach: Platt, Sir Hugh: »Delight for Ladies«, S. 24
116 Nach: Shirley, John: »The Accomplished Ladies' Rich Closet«, S. 110
117 Nach: Band I, S. 8
118 Nach: »Acetaria«, S. 13
119 Nach: Burton: »An Anatomy of Melancholy«, Band II, S. 224
120 Nach: Culpeper, Nicholas: »The Complete Herbal«, S. 208
121 Nach: »The Complete Herbal«, S. 191
122 »The Complete Herbal«, S. 74
123 Etwa: »Die ganz gewöhnliche Kamille ist das wichtigste Rezept der Ärzte, denn ohne diese Blume können sie nicht viel ausrichten.«
124 Ein weißes Bienenwachs, das aus sehr jungen Bienenstöcken hergestellt wird.
125 Nach: Hegi, Gustav: »Illustrierte Flora von Mitteleuropa«, Band V/I, S. 2279
126 Nach: »Handwörterbuch des deutschen Aberglaubens«, Band V, S. 1559
127 Nach: Clare, John: »The Sheperd's Calender«, S. 56
128 Nach: Kitchiner: »The Cook's Oracle«, S. 237

[129] Nach: S. 42
[130] Nach: Shirley, John: »A Rich Closet«, S. 30
[131] Nach: Evelyn, John: »Acetaria«, Appendix
[132] Nach: »The Complete Herbal«, S. 274
[133] Nach: »De Materia Medica«
[134] Nach: S. 52
[135] Nach: S. 60
[136] Nach: S. 53
[137] Etwa: »Warum stirbt der Mensch, wenn Salbei in seinem Garten wächst?«
[138] Nach: Shirley, John: »An Accomplished Ladies' Rich Closet of Rarities«, S. 108
[139] Nach: Kitchiner William: »The Cook's Oracle«, S. 237
[140] Nach: Shirley, John: »An Accomplished Ladies' Rich Closet of Rarities«, S. 148
[141] Nach: Dioskurides: »De Materia Medica«
[142] Nach: Northall: »English Folk Rhymes«, S. 492
[143] Nach: »Handwörterbuch des deutschen Aberglaubens«, Band VII, S. 896
[144] Nach: ebd.
[145] Gemeint sind die gelben Blüten, die ohne grünen Blütenkelch gesammelt wurden.
[146] Das Fass sollte mit einem Gärspund verschlossen werden, damit die Gärungsgase entweichen können.
[147] Nach: Grieve: »Herbal«, S. 231
[148] Nach: »The Complete Herbal«, S. 29
[149] Nach: »Handwörterbuch des deutschen Aberglaubens«, Band VIII, S. 706
[150] Nach: »The Complete Herbal«, S. 371
[151] Nach: »Handwörterbuch des deutschen Aberglaubens«, Band VII, S. 418
Etwa: »Ich lauf', ich lauf' auf Thymian, schau du mir keine and're an.«
[152] Nach: ebd., S. 419
[153] Nach: Northall, G. F.: »English Folk Rhymes«, S. 112
[154] Nach: »De Materia Medica«
[155] Nach: Shirley, John: »Rarities«, S. 22
[156] Ebd., S. 38
[157] Nach: »The School of Salernum«, S. 58
[158] Nach: »The Complete Herbal«, S. 380
[159] Nach: Gerard, John: »Grete Herball«, S. 198
[160] Nach: Northall, G. F.: »English Folk Rhymes«, S. 199
[161] Aus: Hegi, Gustav: »Illustrierte Flora von Mitteleuropa«, Band VII, S. 652
Hochdeutsch:
»Veilchen, liebes Veilchen, Meister, gib mir den Lohn,
Leg das Säckchen auf den Tisch und gib mir, was du mir schuldig bist!«
[162] Culpeper, Nicholas: »The Complete Herbal«, S. 273
[163] Nach: »Deutsche Heilpflanzen«, Band II, S. 126
[164] Nach: »Handwörterbuch des deutschen Aberglaubens«, Band 9, S. 501
Etwa: »Wenn Maria in den Himmel aufgefahren ist, dann musst du den Wermut im Garten sammeln.«
[165] Nach: Dioskurides: »De Materia Medica«
[166] Nach: Hegi, Gustav: »Illustrierte Flora von Mitteleuropa«, Band VI/2, S. 655
[167] Acetaria, S. 10
[168] Nach: Culpeper, Nicholas: »The Complete Herbal«, S. 36
[169] Nach: Dioskurides: »De Materia Medica«, Register

TABELLE DER ANWENDUNGSBEREICHE DER HEILKRÄUTER

Abführmittel	Bärlauch, Fenchel, Schlüsselblume, Stiefmütterchen, Wegerich
Appetitanregung	Petersilie
Arthritis, Arthrose	Arnika, Johanniskraut, Kamille
Asthma	Andorn, Thymian
Augenspülung, Sehschwäche	Augentrost, Fenchel, Frauenmantel, Ringelblume
Beruhigung	Johanniskraut, Kamille, Lavendel, Majoran, Pfefferminze
Bettnässen	Johanniskraut-Teemischung (S. (S. 221)
Blähungen	Angelika, Anis, Basilikum, Beifuß, Koriander, Kümmel, Majoran, Petersilie, Pfefferminze, Bohnenkraut, Ysop, Zitronenmelisse
Blasenschwäche	Hopfen, Schafgarbe
Blutarmut	Andorn, Bärlauch, Frauenmantel, Johanniskraut-Teemischung (S. 221), Majoran, Petersilie, Ringelblume, Rosmarin, Schafgarbe, Schnittlauch, Taubnessel (weiß, purpur), Wermut, Wilder Thymian, Zitronenmelisse
Blutdruck (hoch)	Mistel
Blutdruck (niedrig)	Mistel, Rosmarin, Schlüsselblume
Blutergüsse	Arnika, Borretsch, Johanniskraut, Zitronenmelisse
Blutreinigung	Ampfer, Borretsch, Brennnessel, Frauenmantel, Petersilie, Schlüsselblume, Stiefmütterchen, Taubnessel (weiß)
Blutstillung	Frauenmantel, Schachtelhalm, Schafgarbe , Taubnessel (purpur)
Brüste (Spannungen)	Frauenmantel, Majoran
Depressionen	Borretsch, Johanniskraut
Desinfektion	Bärlauch, Basilikum, Kamille, Kümmel, Lavendel, Majoran, Rosmarin, Salbei, Taubnessel (weiß), Thymian
Durchblutungsstörungen	Angelika, Lavendel, Rosmarin, Salbei, Schafgarben-Teemischung (S. 327), Schlüsselblume, Zitronenmelissen-Teemischung (S. 599)
Durchfall	Ampfer, Fenchel, Koriander
Entspannung (allgemein)	Hopfen, Kamille, Majoran, Pfefferminze
Entwässerung	Frauenmantel, Rosmarin, Schachtelhalm, Schafgarbe
Entzündungen (allgemein)	Hopfen, Huflattich, Johanniskraut, Kamille, Kümmel, Lavendel, Malve, Oregano, Raute, Spitzwegerich
Erkältung	Dost, Huflattich, Kamille, Majoran, Pfefferminze, Salbei, Schlüsselblume, Stiefmütterchen, Veilchen
Erschöpfung (geistige)	Baldrian, Johanniskraut, Oregano, Pfefferminze, Rosmarin, Zitronenmelisse
Fieber	Angelika, Borretsch, Brennnessel, Huflattich, Pfefferminze, Spitzwegerich, Veilchen, Wermut
Frauenstärkung	Frauenmantel, Taubnessel (weiß)
Frostbeulen	Ringelblume
Geburtsvorbereitung	Anis

Gicht	Angelika, Arnika, Brennnessel, Farne, Johanniskraut, Kamillen, Krause Minze, Petersilie, Schafgarbe, Schlüsselblume, Wegerich
Halsschmerzen	Brennnessel, Malvengurgelwasser (S. 465), Salbei, Veilchen
Hämorrhoiden	Schafgarben-Teemischung (S. 327)
Harntreibend	Baldrian, Borretsch, Petersilie, Schlüsselblume, Bohnenkraut, Taubnessel (weiß), Wermut
Hautausschläge	Stiefmütterchen-Teemischung (S. 560)
Herzbeschwerden (nervöse)	Borretsch, Johanniskraut, Lavendel, Pfefferminze
Herzschwäche	Rosmarin, Zitronenmelisse
Hexenschuss	Dost, Farne, Johanniskraut
Husten	Andorn, Engelsüß, Huflattich, Schlüsselblume, Bohnenkraut, Stiefmütterchen, Streifenfarne, Thymian, Veilchen, Waldfrauenfarn, Ysop
Husten (Kinder)	Wilder-Thymian-Teemischung (S. 541), Veilchenblatt-Teemischung (S. 560)
Insektenstiche	Lavendel, Malve, Petersilie, Ringelblume, Wegerich
Kolik (Kleinkinder)	Dill, Fenchel, Kamille
Kopfschmerzen	Kamille, Krause Minze, Lavendelöl, Majoran (Inhalation), Rosmarin, Salbei, Schlüsselblume, Veilchen, Wilder Thymian
Krampfadern	Borretsch, Ringelblume
Krämpfe (allgemein)	Kamille, Majoran, Petersilie, Pfefferminze, Ringelblume
Krebs (Vorsorge und Linderung)	Mistel, Ringelblumen-Teemischung (S. 292), Veilchen
Kreislaufbeschwerden	Arnika, Bärlauch, Borretsch, Lavendel
Leber (Stärkung)	Salbei, Wermut
Lungenreinigung	Bärlauch, Lavendel, Schafgarbe, Schnittlauch, Spitzwegerich
Magenstärkung	Hopfen-Teemischung (S. 428), Krause-Minze-Teemischung (S. 483), Malven-Teemischung (S. 465), Wermut
Menstruation (Einleitung)	Arnika, Beifuß, Brennnessel, Kümmel, Majoran, Poleiminze, Römische Kamille, Rosmarin, Wermut, Ysop
Menstruation (Regulierung)	Brennnessel, Frauenmantel, Johanniskrautsaft, Ringelblume, Schafgarbe, Taubnessel (weiß, purpur)
Menstruationsbeschwerden	Dost, Hopfen, Ringelblume, Schafgarbe, Zitronenmelissen-Teemischung (S. 598)
Migräne	Basilikum, Johanniskraut, Lavendel, Schlüsselblume, Zitronenmelisse
Milchflussförderung	Basilikum, Dill, Fenchel, Kümmel
Milchknoten	Majoran, Petersilie, Zitronenmelisse
Narbenheilung	Ringelblume
Nasenbluten	Brennnessel, Schachtelhalmsaft, Schafgarbe, Wilder Thymian
Nervenschwäche	Angelika, Baldrian, Basilikum, Beifuß, Dost, Johanniskraut, Kamille, Lavendel, Majoran, Pfefferminze, Zitronenmelisse
Neuralgie (Nervenschmerzen)	Angelika, Baldrian, Lavendel
Nieren	Beifuß, Borretsch, Schachtelhalm, Schafgarbe, Spitzwegerich
Nierensteine	Beifuß, Petersilie, Schachtelhalm, Stiefmütterchen

Reinigung (allgemein)	Bärlauch, Borretsch, Huflattich, Malve, Pfefferminze, Ringelblume, Schachtelhalm, Spitzwegerich, Taubnessel (weiß)
Rheuma	Angelika, Arnika, Brennnessel, Dost, Farne, Hopfen, Johanniskraut, Kamille, Krause Minze, Kümmel, Majoran, Petersilie, Schafgarbe, Schlüsselblume, Wegerich
Schlaflosigkeit	Anis, Baldrian-Teemischung (S. 388), Hopfen, Johanniskraut, Lavendel, Zitronenmelisse
Schleimlösung	Andorn, Angelika, Basilikum, Dill, Huflattich, Schlüsselblume, Taubnessel (weiß), Thymian
Schweißtreibend	Angelika, Borretsch, Ringelblume, Schlüsselblume, Bohnenkraut, Veilchen
Schwitzen (Regulierung)	Salbei-Teemischung (S. 497), Schachtelhalm, Ysop
Reisekrankheit	Dost, Pfefferminze, Zitronenmelisse
Sodbrennen	Angelika
Stärkung (allgemein)	Andorn, Angelika, Beifuß, Brennnessel, Schafgarbe, Thymian
Übelkeit	Anis, Pfefferminze, Zitronenmelisse
Verbrennungen	Arnika, Brennnessel, Lavendel, Petersilie, Ringelblume, Wegerich
Verdauungssystem (Stärkung, Anregung)	Andorn, Anis, Beifuß-Teemischung (S. 397 f.), Dill, Frauenmantel-Teemischung (S. 417), Hopfen, Johanniskraut, Koriander, Kümmel, Petersilie, Pfefferminze, Ringelblume, Rosmarin, Salbei, Schafgarbe, Bohnenkraut
Verstauchungen	Arnika, Huflattich, Johanniskraut
Wechseljahrsbeschwerden	Baldrian, Frauenmantel, Salbei, Schafgarbe, Schlüsselblume, Wermut
Weißfluss	Taubnessel (weiß)
Wunde Füße	Huflattich, Ringelblumen
Wunden	Arnika, Bärlauch, Frauenmantel, Johanniskraut, Kamille, Kümmel, Lavendel, Ringelblume, Salbei, Schafgarbe, Taubnessel (weiß), Veilchen, Wegerich, Zitronenmelisse
Wurmkur	Bärlauch, Männliches Farnkraut, Oregano, Römische Kamille, Schlüsselblume, Wermut
Zahnfleischbluten	Arnika
Zahnschmerzen	Dost, Kamille, Pfefferminze, Schafgarbe

TABELLE DER WICHTIGSTEN NAHRUNGSMITTEL UND IHRER WÜRZKRÄUTER

Aal	Beifuß, Majoran, Salbei, Thymian, Ysop, Zitronenmelisse
Apfel	Apfelminze, Salbei
Aubergine	Bohnenkraut, Thymian, Basilikum
Avocado	Majoran
Birne	Anis
Blumenkohl	Bohnenkraut
Bohnen	Bohnenkraut, Dill, Minze, Ysop
Brokkoli	Dill
Brühe	Ampfer, Ringelblume, Ysop
Buchweizen	Petersilie
Dinkel	Koriander
Dorsch	Anispulver
Eier	Majoran
Eiercreme	Zitronenmelisse
Eintopf	Bohnenkraut, Koriander, Petersilie, Thymian, Ysop
Eisgetränke	Minze, Zitronenmelisse
Ente	Basilikum, Beifuß, Majoran, Salbei, Zitronenmelisse
Erbsen	Minze, Rosmarin, Salbei, Ysop
Fisch (allg.)	Bohnenkraut, Dill, Fenchel, Rosmarin, Salbei, Thymian, Zitronenmelisse
Früchtebowle	Minze, Zitronenmelisse
Fruchtgelee	Zitronenthymian
Gans	Ampfer, Beifuß, Majoran, Salbei
Geflügel (allg.)	Beifuß, Bohnenkraut, Fenchel, Majoran, Salbei, Thymian, Ysop,Zitronenmelisse
Gemüsesaft	Basilikum, Borretsch, Huflattich, Minze
Gerste	Koriander, Thymian
Grillfleisch	Salbei
Gurke	Borretsch, Dill, Ysop
Hafer	Koriander, Thymian
Hammelfleisch	Minze, Thymian
Hase	Salbei
Hirse	Koriander
Hüttenkäse, Ricotta	Anis, Basilikum, Bohnenkraut, Borretsch, Dill, Kümmel, Petersilie, Schnittlauch
Joghurtsaucen	Dill, Petersilie, Minze, Zitronenmelisse
Kalbfleisch	Ampfer, Majoran, Rosmarin, Ysop
Kalbsleber	Salbei
Karotten	Fenchel, Koriander, Majoran, Minze, Thymian

Kartoffeln	Dill, Fenchel, Kümmel, Minze, Petersilie, Ringelblumenblüte, Rosmarin, Salbei, Schnittlauch, Ysop
Käsekuchen	Minze
Kohl	Bohnenkraut, Dill, Koriander, Kümmel, Minze
Kräuterbutter	Basilikum, Minze, Ringelblume, Rosmarin, Thymian, Veilchen
Kürbis	Bohnenkraut, Rosmarin, Schnittlauch
Lamm- und Ziegenfleisch	Ampfer, Bohnenkraut, Koriander, Majoran, Minze, Rosmarin, Salbei, Thymian, Zitronenmelisse
Leber	Majoran
Limonade	Minze, Zitronenmelisse
Linsen	Koriander
Mayonnaise	Bohnenkraut, Thymian
Meeresfrüchte	Thymian
Obstsalat	Borretsch, Minze, Zitronenmelisse, Zitronenthymian
Omelette	Ampfer, Basilikum, Majoran, Petersilie, Ringelblume, Salbei, Schnittlauch
Pilze	Majoran, Salbei
Pizza	Oregano
Pudding	Zitronenmelisse
Quitte	Anis
Räucherfleisch	Koriander
Reis	Koriander, Ringelblume, Schnittlauch
Rindfleisch (gekocht)	Majoran
Roggen	Kümmel, Rosmarin, Thymian
Rostbraten	Koriander, Ysop
Rüben	Ampfer, Bohnenkraut, Minze
Salat	Ampfer, Anis, Beifuß, Borretsch, Brennnessel, Dill, Fenchel, Huflattich, Lavendel, Malve, Minze, Petersilie, Ringelblume, Schafgarbe, Schlüsselblume, Schnittlauch, Thymian, Wegerich, Ysop, Zitronenmelisse
Sauerkraut	Kümmel
Saure Gurken, Eingemachtes	Dill, Thymian
Schalentiere	Anis
Schweinefleisch	Ampfer, Basilikum, Beifuß, Kümmel, Rosmarin, Salbei, Ysop
Spanferkel	Rosmarin
Spinat	Ampfer, Brennnessel, Koriander, Minze, Rosmarin
Tomate	Basilikum, Bohnenkraut, Dill, Oregano, Thymian
Truthahn	Majoran, Salbei
Weizen	Majoran, Rosmarin
Wild	Beifuß, Rosmarin
Würstchen	Bohnenkraut, Koriander, Kümmel, Majoran, Salbei, Thymian, Ysop
Zucchini	Bohnenkraut, Majoran, Thymian
Zwiebeln	Thymian

REGISTER DER KOCHREZEPTE

REGISTER DER WICHTIGSTEN VOLKSNAMEN